Sobotta Atlas der Anatomie

Innere Organe

Sobotta解剖学图谱

内脏器官

主　编　Friedrich Paulsen, Jens Waschke

主　审　丁自海

总主译　刘　芳　杨向群

主　译　杨向群　张雅芳　熊绍虎　丁光辉

第24版

河南科学技术出版社

·郑州·

内容提要

1904年出版至今,《Sobotta解剖学图谱》铸就了解剖学图谱的一座丰碑,它以逼真的解剖插图、详细的表面解剖图片、影像诊断图像和可快速查阅的参考表格,深深吸引了全世界医师、医学生的目光。《Sobotta解剖学图谱》提供的经典插图可以直接与陈列在实验室的解剖标本相媲美,以无与伦比的准确性将学生引入解剖学殿堂。《Sobotta解剖学图谱》(套装4册)(德文第24版)是一部闻名全世界、制作质量极高的详细的解剖学图谱。其1500余幅插图——从标本绘制的图、切面图、表格到放射影像、超声影像、CT和MRI——涵盖了人体大体解剖的所有方面。Sobotta的目的是针对医学生和医师双方的需要,直接供临床应用时参阅。

图书在版编目(CIP)数据

Sobotta解剖学图谱. 内脏器官/(德)弗里德里希·保尔森,(德)延斯·瓦施克主编;杨向群等主译. —24版. —郑州:河南科学技术出版社,2022.12
ISBN 978-7-5725-0652-9

Ⅰ.①S… Ⅱ.①弗… ②延… ③杨… Ⅲ.①人体解剖学—图谱 Ⅳ.①R322-64

中国版本图书馆CIP数据核字(2022)第160350号

出版发行: 河南科学技术出版社
北京名医世纪文化传媒有限公司
地址:北京市丰台区万丰路316号万开基地B座115室 邮编:100161
电话:010-63863186 010-63863168
策划编辑: 焦万田
文字编辑: 郭春喜
责任审读: 周晓洲
责任校对: 龚利霞
封面设计: 中通世奥
版式设计: 崔刚工作室
责任印制: 程晋荣
印 刷: 河南瑞之光印刷股份有限公司
经 销: 全国新华书店、医学书店、网店
开 本: 889 mm×1194 mm 1/16 **印张:** 96.25 **字数:** 2650千字
版 次: 2022年12月第24版 2022年12月第2次印刷
定 价: 1200.00元(全4册)

如发现印、装质量问题,影响阅读,请与出版社联系并调换

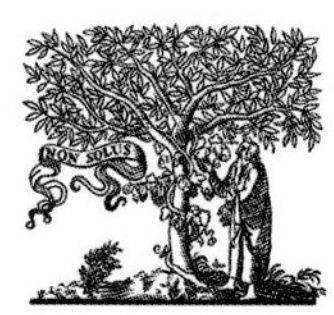

Elsevier (Singapore) Pte Ltd.
3 Killiney Road, #08-01 Winsland House I, Singapore 239519
Tel: (65) 6349-0200; Fax: (65) 6733-1817

Original publication:
Elsevier GmbH
Bernhard-Wicki-Str. 5, 80636 Munich, Germany
Sobotta, Atlas der Anatomie-3 Bände und Tabellenheft im Schuber, 24th edition

ISBN:9783437440106

This Translation of Sobotta, Atlas der Anatomie-3 Bände und Tabellenheft im Schuber, 24th edition, by Friedrich Paulsen & Jens Waschke was undertaken by Henan Science and Technology Press and is published by arrangement with Elsevier (Singapore) Pte Ltd.

Sobotta, Atlas der Anatomie-3 Bände und Tabellenheft im Schuber, 24th edition, by Friedrich Paulsen & Jens Waschke 由河南科学技术出版社进行翻译,并根据河南科学技术出版社与爱思唯尔(新加坡)私人有限公司的协议约定出版。

《Sobotta 解剖学图谱:内脏器官》(第 24 版)(杨向群,张雅芳,熊绍虎,丁光辉　主译)
ISBN: 978-7-5725-0652-9

注　意

本译本由 Elsevier (Singapore) Pte Ltd. 和河南科学技术出版社完成。相关从业及研究人员必须凭借其自身经验和知识对文中描述的信息数据、方法策略、搭配组合、实验操作进行评估和使用。由于医学科学发展迅速,临床诊断和给药剂量尤其需要经过独立验证。在法律允许的最大范围内,爱思唯尔、译文的原文作者、原文编辑及原文内容提供者均不对译文或因产品责任、疏忽或其他操作造成的人身及(或)财产伤害及(或)损失承担责任,亦不对由于使用文中提到的方法、产品、说明或思想而导致的人身及(或)财产伤害及(或)损失承担责任。

著作权合同登记号:豫著许可备字-2021-A-0159

院士简介

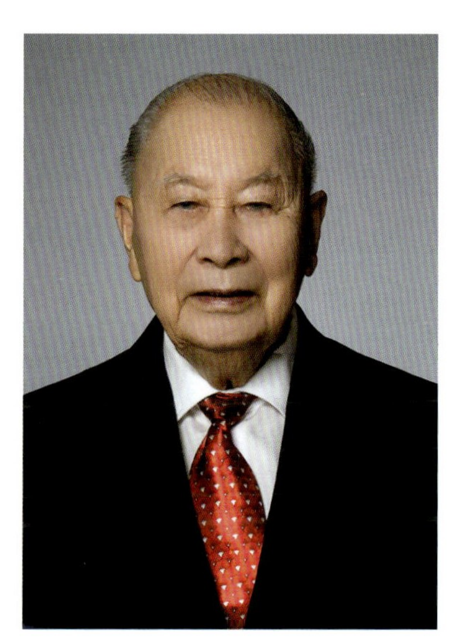

钟世镇 中国工程院资深院士，1925年生，广东省五华县人。我国现代临床解剖学奠基人，我国数字人和数字医学倡导者。中国解剖学会名誉理事长，南方医科大学临床解剖学研究所名誉所长，广东省创伤救治科研中心名誉主任，中华医学会数字医学分会终身名誉主任，国际数字医学会名誉会长，广东省增材制造协会名誉会长，第174次和208次香山科学会议执行主席。获国家科技进步二等奖6项，获广东省科学技术突出贡献奖、“何梁何利基金”科技进步奖、中华医学会数字医学分会创始成就奖、中国显微外科终身成就奖、“叶剑英奖”“柯麟医学奖”。第六届全国人大代表，获“全国优秀教师”“全军优秀共产党员”“总后勤部科技一代名师”等荣誉称号。

主审简介

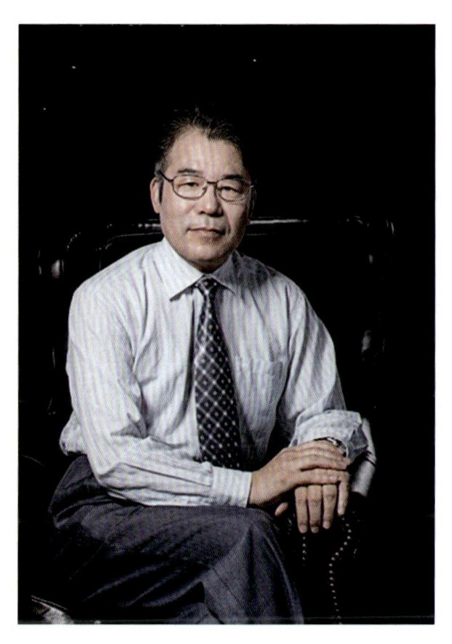

丁自海 南方医科大学教授、博士生导师、微创外科解剖学研究所所长，临床解剖学家。在临床解剖学研究中，特别在皮瓣解剖学、脊柱微创解剖学、腔镜解剖学等领域取得一系列成果。发表论文120余篇。培养硕士、博士、博士后60余名。享受国务院政府特殊津贴。现任中国解剖学会理事，中国解剖学会护理解剖学分会主任委员，国家自然科学基金评审和教育部学位论文评审专家。获军队、省部级科技进步奖6项。主持国家自然科学基金和军队、省部级重大科技计划项目6项。总主编《钟世镇现代临床解剖学全集》《临床解剖学丛书》(第2版)，主编、主译解剖学专著15部。

编者名单

主　审　丁自海

总主译　刘　芳　杨向群

主　译　杨向群　张雅芳　熊绍虎　丁光辉

副主译　李文生　吕海芹　李志宏　于振海

译　者　（以姓氏笔画为序）

丁光辉　海军军医大学附属东方肝胆外科医院
于振海　滨州医学院
孔　艳　安徽医科大学
吕叶辉　上海健康医学院
吕海芹　东南大学医学院
刘　芳　海军军医大学
孙　燕　复旦大学上海医学院
李文生　复旦大学上海医学院
李志宏　上海健康医学院
李建忠　长治医学院
李晓童　上海交通大学医学院
杨向群　海军军医大学
杨慧科　哈尔滨医科大学
时冬辰　海军军医大学附属长海医院
何潇敏　海军军医大学
沃　雁　上海交通大学医学院
张乃丽　滨州医学院
张雅芳　哈尔滨医科大学
庞庆阳　海军军医大学
钱阳阳　海军军医大学附属长海医院
姬瑞娟　海军军医大学
熊绍虎　海军军医大学

序

问渠那得清如许，为有源头活水来。《Sobotta 解剖学图谱》，是由德国学者编写，在国际上颇具影响力的经典巨著。在此次的德文第 24 版中，F. Paulsen 和 J. Waschke 沿用了第 1 版的 3 卷内容，将解剖学与临床医学紧密结合，增加了大量的临床要点和临床案例，同时对肌、关节和神经图表进行了修订，更加有利于读者理解绘图中的解剖学结构及其临床意义，体现出“满眼生机转化钧，天工人巧日争新；预支五百年新意，到了千年又觉陈”。

气清更觉山川近，意远从知天地宽。在总主译刘芳教授和杨向群教授组织的国内 15 所院校专家团队的辛勤努力下，经主审丁自海教授的倾力把关和河南科技出版社的鼎力支持，出版了这套高水平译著。春种一粒粟，秋收万颗种，该书的出版为我国解剖学和临床学科的学术发展添砖加瓦，提供了难能可贵的“独留巧思传千古”资料。

看似寻常最奇崛，成如容易却艰辛。这部巨著的主要特点是胚胎发育与大体结构相结合，穿插临床真实案例，并附患者影像学资料。请君莫奏前朝曲，听唱新翻杨柳枝。该书体现解剖与临床的完美结合，借图表进一步展示全身各部肌的起止、分布、神经支配和功能。我是长年耕耘在我国临床解剖学园地里的一名老园丁，关怀着园地里的一花、一草、一木，采得百花成蜜后，为谁辛苦为谁甜。这套译著是新出现在园地里的一朵奇葩，对于解剖学教师、医学生及临床医师都有很好的参考价值。在庆贺优秀版本出版之际，我欣为之序！

中国工程院院士
南方医科大学教授 钟世镇
2021 年夏于广州

前 言

《Sobotta 解剖学图谱》(*Sobotta Atlas der Anatomie*)德文第 24 版由 Friedrich Paulsen 和 Jens Waschke 主编，于 2017 年出版，该(德文)版图谱距离 1904 年 Johannes Sobotta 第 1 版图谱的出版已有 113 年。

现代人体解剖学的概念，不再是单独讲述人体宏观结构的大体解剖学，而是以经典的人体解剖学为基础，广泛吸纳了细胞生物学、发育生物学、人体胚胎学、组织学、人类学、病理学等学科的最新发展成就，并将它们有机地融合于大体解剖学之中，同时还用最新的知识和思维解释了某些疾病的发病机制，提供新的诊断和治疗方法，特别是结合解剖学知识介绍了一些新的、行之有效的外科手术，从而大大拓宽了解剖学的理论内涵和应用范畴。《Sobotta 解剖学图谱》在描述人体宏观结构的大体解剖学内容的同时还涵盖上述内容。

《Sobotta 解剖学图谱》共分 3 卷，包括解剖学总论和肌骨骼系统，内脏器官，头部、颈部和神经解剖。绘图非常精美、结构展示真实而准确，在图的下方配以文字说明，介绍图的呈现方式及展示内容。在这一版中，作者针对图的内容，引入了大量的相关临床要点及临床案例，将解剖与临床的关系体现得淋漓尽致。此外，两位教授还对《Sobotta 解剖学图谱》的肌、关节和神经图表进行了修订再版，以图表的形式呈现肌的起止、分布、神经支配和功能，每块肌都附有一个小的示意图，并以红色突出显示相应肌；所有图表与图谱中的相关图片相互呼应并为之提供参考。

中文版的页码及排版方式与原著完全对应，专业名词索引采用英中对照的形式附于各卷包括图表分册的最后。在翻译的过程中，译者基本按照原著的原意进行翻译，同时也对表述存在歧义、错误或不妥的个别语句及绘图进行了修改。中文名词的翻译以我国公布的《人体解剖学名词》(第 2 版)和《组织学与胚胎学名词》(第 2 版)为准，对于少量尚未涵盖的名词，译者根据经验和中文习惯进行了翻译；对于个别临床常用的非标准名词予以保留。

此版《Sobotta 解剖学图谱》译者来自国内 15 所院校，并请第 41 版《格氏解剖学》的主译丁自海教授作为全套图谱的主审，对译文进行审阅把关。各章节的译文均经过初稿、译者互审、副主译统稿、主译审校及主审把关，力求翻译准确，用词得当，语句流畅。各位译者认真负责、尽心尽力，经过多环节的审校和把关，有力地保证了译著的质量。

我们有幸邀请到国内著名临床解剖学家、中国工程院资深院士、南方医科大学钟世镇教授为本中文版作序，在此表示深深的谢意！

感谢河南科学技术出版社对翻译工作和译著出版的大力支持，在译者、主审和出版社编辑们的共同辛勤付出和不懈努力下，这套百年巨著德文第 24 版的中文版得以与广大读者见面，在此谨向所有为译著顺利出版做出贡献的同仁们致以衷心的感谢！也期望本中文版译著对我国解剖学和临床学科的发展有所帮助。

由于译者受各自专业所限，可能对于某些内容如胚胎发育、临床相关内容等的描述不够准确，或者出现错误，敬请读者批评指正。

刘 芳 杨向群

2021 年 6 月

主编简介

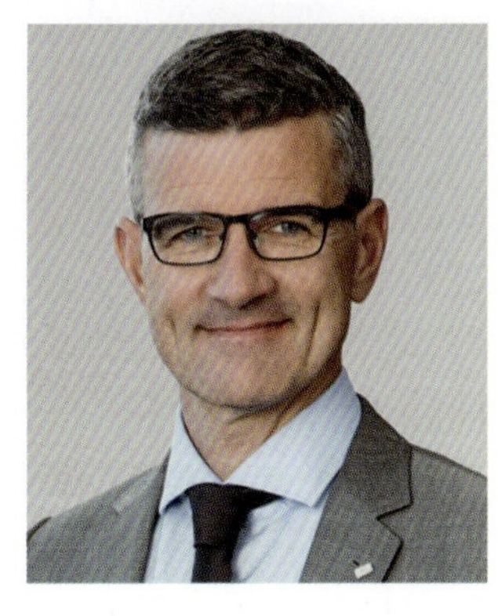

Friedrich Paulsen 教授

为学生开设的解剖课

在 Friedrich Paulsen 教授的教学中，他反复强调的一点就是，确保学生们在他的解剖课上都能实地解剖捐献的遗体。他认为，亲自动手解剖是极其重要的，不仅仅能更好地理解解剖学的三维立体结构、获得所有医学领域的基础知识，同时在解剖课上，你还将首次触摸并感觉人体各个器官和组织，而且在大多数情况下，这也将是你第一次密切接触有关死亡、将死和临床死亡原因的诸多问题。你不仅要学习解剖学，而且还要学习作为团队中的一员如何去处理这样一个非常独特而又富有挑战性的场面。

Friedrich Paulsen 教授 1965 年出生于基尔，在布伦瑞克市高中毕业，他最初接受的是护士培训，之后他进入基尔 Christian Albrechts 大学(CAU)学习医学。他在 CAU 口腔颌面外科专科医院完成实习医师培训后，在 CAU 耳鼻喉科专科医院做过一段时间的住院医师。1997 年，他在 CAU 解剖学研究所获得医学博士学位，1998 年转到该所工作，并于 2001 年进一步获得国家解剖学博士学位。2003 年，他获得位于慕尼黑的 Ludwig Maximilians 大学(LMU)和位于哈雷/威滕堡的 Martin Luther 大学(MLU)解剖学系的全职教授职位。他在哈雷创建了一个临床解剖学培训中心。这次在谢绝了 Saarland 大学提供的教授职位之后，他接受了位于纽伦堡的 Friedrich Alexander 大学(FAU)解剖学教授和解剖学研究所所长的职位，这是他自 2010 年以来一直担任的职位。同时，他一再谢绝其他一些著名大学提供的教授职位。

Friedrich Paulsen 教授是英国、爱尔兰及罗马尼亚解剖学会的荣誉会员。他曾获多项科学奖项，包括 Dr. Gerhard Mann SICCA 研究奖、德国眼科医师联合会的 SICCA 研究奖，以及位于斯洛伐克布拉迪斯拉发的 Comenius 大学的纪念章等。此外，他还获得了数项教学奖。

他的研究重点是眼表面的先天免疫反应及眼干燥症的病因。他曾赴西班牙和英国进行访问研究，他是 *Annals of Anatomy* 期刊的主编，并担任 *Learning and Teaching* 期刊副总裁，自 2016 年起成为 FAU 大学行政管理机构成员。

Friedrich Paulsen 教授
功能和临床解剖学系
解剖学研究所
弗里德里希-亚历山大大学
学院大街 19 号
91054 埃尔朗根
德国

主编简介

Jens Waschke 教授

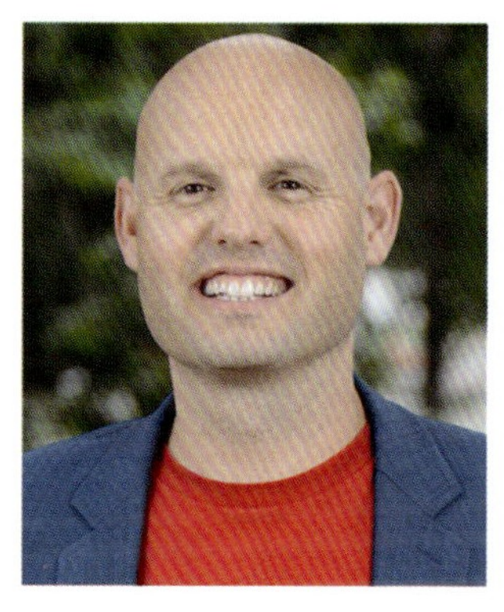

使解剖课更贴近临床

Jens Waschke 教授认为，现代解剖学教学中最重要的挑战之一就是如何优化课程，以满足临床培训及之后临床实践的要求。

他认为："解剖学图谱中的临床相关内容为医学院第一学期学生提供了解剖学的基础知识，同时也向他们表明，完全掌握人体解剖学对他们之后的临床实践是十分重要的，而不仅仅是死记硬背一些解剖结构。另一方面，我们倾向于避免涉及高度专业化的细节，因为这些精细解剖只供少数专家之需要，偶尔用于疾病诊断或手术，就像其他的现代解剖学图书中所描述的那样。由于在接受培训的初始阶段，学生还不能区分哪些是必需的基础知识，哪些是专业化知识，这可能会导致他们的心理负担过重，反而阻止他们专注于那些必要的基础知识。"

Jens Waschke 教授(1974 年出生于拜罗伊特)在维尔茨堡大学学习医学，2000 年在 Detlev Drenckhahn 教授的指导下获得解剖学博士学位。经过在解剖学教研室和内科的实习后，他于 2007 年获得解剖学和细胞生物学教授资格。2003—2004 年 Jens Waschke 作为访问学者，在 Fitz-Roy Curry 教授的指导下，在加利福尼亚大学戴维斯校区工作了 9 个月。从 2008 年起，他担任了维尔茨堡大学新成立的解剖学研究所第三科室主任，随后任慕尼黑 Ludwig Maximilians 大学教授，自 2011 年起担任该校解剖学研究所第一科室(植物解剖学)负责人。Jens Waschke 教授热衷于德国解剖学会的相关工作，他是该学会专业解剖学组的一名考官，同时也是该学会研究委员会的成员，是减少甲醛暴露工作组的领导。他是国际解剖学家协会联合会(IFAA)的代表、埃塞俄比亚解剖学会(ASE)名誉会员。

在他的研究工作中，主要研究了细胞黏附调节和人体内外屏障功能的生物学机制。他的研究主要集中在炎症反应过程中内皮屏障的调节，以及在大疱性皮肤病天疱疮、克罗恩病和心律失常性心肌病等疾病中的细胞黏附损伤机制。其目的是为了更好地了解细胞黏附并发现新的治疗方法。

Jens Waschke 博士，教授
解剖学研究所
第一科室(植物解剖学)
Ludwig Maximilians 大学(LMU)
Pettenkofer 大街 11 号
80336 慕尼黑
德国

德文第24版序言

1904 年 5 月，Johannes Sobotta 在其图谱第 1 版的序言中写道："从尸体解剖课上获得的长期经验使得作者确保那些显示周围神经系统和血管的绘图准确描绘了其关联结构，这与学生习惯于在尸体上看到的是一样的，即他们描绘的血管和神经都来自同一区域。此外，在图谱的编排上，文字叙述部分与整页图表交替出现。后者包含图谱的主要插图，而前者除了草图、示意图和图例外，还包含一段简明扼要的文字，以帮助学生在解剖实验室使用该书时能快速查找相关信息。"

如同时尚会经常变化一样，学生的阅读和学习习惯也发生着变化。多媒体无处不在，各种信息和新鲜刺激唾手可得，这无疑是这些习惯以前所未有的速度发生改变的主要原因。出版商和出版社必须跟上这些发展的步伐和学生们不断变化的期望，了解他们想要的图谱和教科书，并保证附有数字版。除了采访学生和系统调查之外，出版商有时还可以从教科书市场本身来衡量学生的期望。声称内容全面详尽的教科书越来越遭到抛弃，而那些教学上能满足学生教育需求且涵盖了课程和考试内容的教科书反而更受欢迎——无论他们是学习医学、牙科还是生物医学的。同样，如其他的解剖学图谱一样，《Sobotta 解剖学图谱》中的绘图以其精确的写实绘法表现了实际解剖时的情景，曾使全世界的几代医师和医学专家为之着迷，但学生们时常反映这些绘图太过于复杂和详细。这一冲突的现实要求我们考虑，如何进一步发挥这部解剖学图谱的明显优势——一部有 100 多年传承历史，再版了 23 次的德文解剖学图谱，它早已成为准确性和质量的基准——以满足现代教学理念，而整体上又不失其独特、高档和原创的特点。

出于教学原因，我们保留了 Sobotta 的最初理念，择其精华予以出版。内容编排上如同自第 1 版以来的那样，分为 3 卷：①解剖学总论和肌骨骼系统；②内脏器官；③头部、颈部和神经解剖。虽然第 1 版序言中提及的排版概念可能是过时的，即每幅绘图配一段解释性文字，但现在这种方式又重新流行起来了——我们只是简单地将其现代化了。因此，本书中的每幅绘图均以一小段解释文字结束，旨在向学生介绍所显示的结构，以及说明在这个特定区域选择这种特殊的解剖方法和显示方式的原因。各个章节都按目前的学习习惯进行了系统的编排，同时也更新或替换了多幅绘图。这些新图大多是从学习者的角度进行设计的，使之更容易研究血液供应和神经支配的主要路径。此外，我们还修改了许多现有的插图，并减少了标注的数量，使用粗体字方便访问解剖内容。大量的临床实践案例（"临床要点"）以最有活力的方式向初学者展示有些"枯燥"的解剖学主题，向初学者证明解剖学对于他们以后的职业生涯有多重要，并让他们对即将到来的临床培训有一种诱人的体验。修订后的另一个特点是，每个章节新增了一段介绍性序言，概括了本章节学习内容和关键问题，并包括一个真实的临床案例。此外，每一章结尾都总结性地提出一些问题，这些代表性的问题在解剖学考试的口试和笔试中常常被问及。与第 23 版一样，每章还包括一段每一身体局部胚胎学的简介。

读者应该注意两件事：

1. 第 24 版《Sobotta 解剖学图谱》无法替代常规的解释性教科书。

2. 教育理念不管有多好，学生自己仍然需要花很多时间进行强化学习——好的教育理念只代表获取知识更容易。解剖学其实并不难学，但的确需要花费很多时间；要知道多花费一些时间是值得的，因为从长远来看，每个人——包括医师和患者——都会受益匪浅。《Sobotta 解剖学图谱》第 24 版的目的是，不仅促进了你的学习，而且还使你花在学习上的时间变得轻松愉快。因此，《Sobotta 解剖学图谱》将是你今后反复想翻阅和咨询的工具书，不论是在你的学习阶段，还是在你之后的职业生涯中。

埃尔朗根和慕尼黑，2017 年夏

正值第一版出版 113 年之际

Friedrich Paulsen 和 Jens Waschke

德文第24版致谢

《Sobotta 解剖学图谱》第 24 版的修订工作再次充满乐趣，越置身其中，对《Sobotta 解剖学图谱》的自豪感就越强烈。

尤其是现在，以 Sobotta 一以贯之的高品质要求，再次出版这部解剖学恢宏巨著，更需要在出版社的协调下进行大量的团队合作。Katja Weimann 博士承担了《Sobotta 解剖学图谱》第 24 版修订的主要工作，她广泛协调了整个项目，我们非常感谢她的辛勤付出。此外，若没有 Andrea Beilmann 博士的长期经验，许多工作是不可能完成的。她曾参与了《Sobotta 解剖学图谱》前几个版本的修订工作，一直是我们 Sobotta 团队的强大精神支柱。对她给予的帮助和支持，我们由衷地表示感谢。Benjamin Rempe，负责《Sobotta 解剖学图谱》第 24 版修订工作的幕后 4 人小组的成员之一，第一次参与此项目，但他以全部的热心和激情投入了这项任务。他独特的激励团队的方式深深地感动了编辑们，这也成为了他们的动力源泉。Benjamin：非常感谢你。现在，我们时常愉快地回忆起每月的电话会议，从中得知 Benjamin Rempe 和 Andrea Beilmann 博士是如何帮助我们精心制作 Sobotta 图谱，他们虽然方法不同，但都直观地采取了统一的工作方式，展现出非凡的天赋。Sibylle Hartl 与 Andrea Beilmann 博士合作，负责协调此项目，并负责整个印刷工作。我们衷心地感激她。Dorothea Hennessen 和 Rainer Simader 博士共同负责《Sobotta 解剖学图谱》第 24 版修订出版的全部管理工作，他们从未对 Sobotta 团队失去信心，也不担心时间过于紧凑。如果没有他们两位的坚韧和维护，那么此版以现在的式样出版发行是不可能的。在此，我们一同感谢 Antje Kronenberg 博士（负责编辑）、abavo GmbH 团队（负责图像处理技术和文字输入）和 Nicola Kerber（版式设计），感谢他们的参与，他们理应分享成功后的喜悦。另外，Ursula Osterkamp-Baust 博士竭尽全力为图谱编制索引，对此我们深表感谢。

特别感谢我们的插图绘制团队：Katja Dalkowski 博士，Marie Davidis，Johannes Habla，Anne Kathrin Hermanns，Martin Hoffmann，Sonja Klebe，Jörg Mair 和 Stephan Winkler，他们不仅更新了原有的绘图，还帮助我们绘制了大量新插图。

我们还要感谢为我们提供临床图像的各位专家教授，他们是：慕尼黑 Ludwig Maximilians 大学临床放射学研究所的 Frank Berger 博士，埃尔朗根/纽伦堡 Friedrich Alexander 大学耳鼻喉科语音矫正和儿童听力专科的 Christopher Bohr 教授，杜塞尔多夫 Heinrich Heine 大学眼科的 Eva Louise Bramann 博士，莱比锡大学耳鼻喉科和门诊部主任 Andreas Dietz 教授，杜塞尔多夫 Heinrich Heine 大学眼科的 Gerd Geerling 教授，哈雷/威滕伯格 Martin Luther 大学的大学医务室和门诊神经内科的 Berit Jordan 博士，慕尼黑 Ludwig Maximilians 大学外科的 Axel Kleespies 博士，维尔兹堡 Julius Maximilians 大学耳鼻喉疾病中心的 Norbert Kleinsasser 教授，汉堡-阿尔托纳/奥腾森耳鼻喉科诊所的 Hannes Kutta 博士，维尔兹堡 Julius Maximilians 大学麻醉科的 Christian Markus 博士，埃尔朗根/纽伦堡 Friedrich Alexander 大学解剖学第二科室的 Jörg Pekarsky，哈雷/威滕伯格 Martin Luther 大学放射诊断科的 Dietrich Stövesandt 博士，慕尼黑 Ludwig Maximilians 大学外科的 Jens Werner 教授，埃尔朗根的 Tobias Wicklein 博士，以及哈雷/威滕伯格 Martin Luther 大学医务室和门诊神经内科主任 Stephan Zierz 教授。

最后但同样重要的是，我们要感谢我们的家人。在我们全身心投入第 24 版《Sobotta 解剖学图谱》这段时间里，他们不仅非常宽容和理解，而且无论何时，在我们需要反馈的时候，他们都为我们提出了非常有帮助的建议。你们一直都是我们真正的支持者。

埃尔朗根和慕尼黑，2017 年夏

Friedrich Paulsen 和 Jens Waschke

1. 缩写列表

单数：

A. = 动脉
Lig. = 韧带
M. = 肌
N. = 神经
Proc. = 突起
R. = 分支
V. = 静脉
Var. = 变异

复数：

Aa. = 动脉
Ligg. = 韧带
Mm. = 肌
Nn. = 神经
Procc. = 突起
Rr. = 分支
Vv. = 静脉

♀=女性
♂=男性

> 百分比：
> 鉴于个体测量值的巨大差异，以百分比表示的大小只能作为一个近似值。

2. 方向和位置的一般术语

下列术语用来表示身体各器官或各部分相互之间的位置，不管身体处于何体位(如仰卧或直立)，不管四肢的方向和位置。这些术语不仅用于人体解剖学，而且也用于临床医学和比较解剖学。

一般术语

前-后=前面-后面(如胫前动脉和胫后动脉)
腹侧-背侧=朝向腹部-朝向背部
上-下=上面-下面(如上鼻甲和下鼻甲)
颅侧-尾侧=朝向头部-朝向尾部
右-左=右侧-左侧(如右髂总动脉和左髂总动脉)
内-外=内面-外面
浅-深=浅面-深面(如指浅屈肌和指深屈肌)
中，中间=位于另两个结构之间(如中鼻甲位于上鼻甲和下鼻甲之间)
正中=位于中线(脊髓前正中裂)，正中平面是一个矢状面，分身体为左右两半
内侧-外侧=靠近身体中线-远离身体中线(如腹股沟内侧窝和外侧窝)
额的=位于额状面，但也朝向前面(如上颌骨的额突)
纵向的=与纵轴平行(如舌的上纵肌)
矢状的=位于矢状面
横的=位于横断面
横向的=横向方向(如一块胸椎的横突)

表示四肢方向和位置的术语

近侧-远侧=朝向或远离肢体附着端或某结构的起点(如桡尺关节近侧和远侧)
用于上肢的
桡侧-尺侧=在桡侧-在尺侧(如桡动脉和尺动脉)
用于手部的
掌侧-背侧=朝向手掌-朝向手背(如掌腱膜，骨间背侧肌)
用于下肢的
胫侧-腓侧=在胫侧-在腓侧(如胫前动脉)
用于足部的
跖侧-背侧=朝向足底-朝向足背(如足底外侧和内侧动脉，足背动脉)

3. 括号的使用

[ ]：方括号内的拉丁术语是指《解剖学术语》(1998)的备选术语，如肾 Ren[肾 Nephros]。为了保持图表说明的文字短小精悍，备选术语一般只用于词根不同的单词，因为这对准确无误地理解临床术语(如肾病学)是必需的。它们主要用来标注图表中具有中心作用的特定器官或结构。

( )：圆括号的使用方式有以下几种

- 引用《解剖学术语》中的以圆括号列出的名称，如腰小肌(M. psoas minor)
- 尚未收入官方命名系统中的名称，但主编认为这个称谓很重要且具临床意义，如颧牙槽嵴(Crista zygomaticoalveolaris)
- 指示某一给定结构的起源，如动脉的脊髓支(椎动脉)

颜色比对

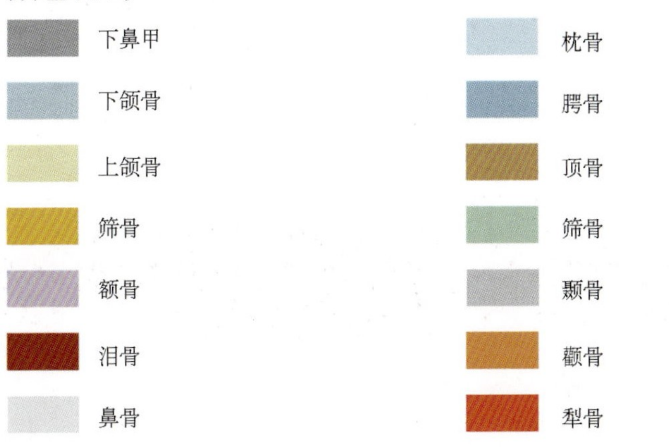

新生儿时，一种颜色可表示不同的颅骨：

鼻骨，颞骨，下颌骨
上颌骨，门齿骨
枕骨，腭骨

目　录

第 5 章　胸腔器官

局部结构 …… 4
心 …… 24
肺 …… 60
食管 …… 74
断面 …… 84

第 6 章　腹腔器官

发生 …… 98
局部结构 …… 100
胃 …… 122
肠 …… 134
肝和胆囊 …… 154
胰 …… 176
脾 …… 188
神经血管 …… 194
切面 …… 196

第 7 章　腹膜后间隙与盆腔

局部结构 …… 210
肾和肾上腺 …… 222
泌尿系统 …… 244
直肠和肛管 …… 250
生殖器官 …… 260
断面 …… 310

附录

图片来源 …… 320
索引 …… 321

第 5 章

胸腔器官

5

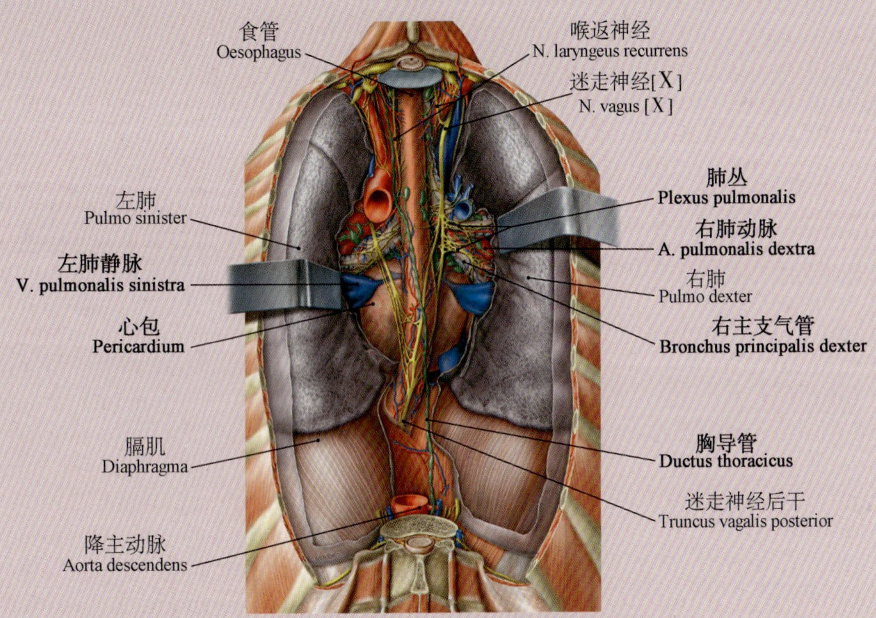

引言

打开**胸腔**是师生们在解剖课上遇到的关键操作之一，他们会充满着敬畏、悬念和兴趣。在这些课程中，暴露心和肺，以及允许自己抓住(包括字面上和隐喻上)这些人体的生命器官，被认为是一种很大的特权。

胸腔(Cavitas thoracis)由胸廓(Cavea thoracis)围成，由肋骨、胸椎和胸骨组成。胸廓**下方**被**膈肌**分隔；上方与颈部**无明确**分界。胸前壁由重要的**辅助呼吸肌**组成，切除后可见胸腔内的**两个胸膜腔**(Cavitates pleurales)、肺及两肺之间的**纵隔**。**胸腺**紧贴胸骨后方，位于纵隔内。**上腔静脉**(V. cava superior)偏右侧，弯曲的主动脉(aorta)占据上纵隔。气管位于大血管之间，分为右和左主支气管，气管后方是**食管**。在面向膈肌的下纵隔内主要是位于心包(pericardium)中的**心**(Cor)，几乎完全位于膈肌上。**肺**(Pulmones)位于纵隔两侧的胸腔内。

主题

学习本章后，应该能够：

胸腔

- 描述胸腔、纵隔和胸膜腔的组成，包括其中的神经血管走行；
- 描述胸腺的位置和功能；

心

- 解释心的发生，包括胎儿血液循环及一些可能的重要畸形；
- 在标本和X线上说明心的位置、方向和投影，清楚地指出其边缘；
- 描述心腔的内部和外部结构及心壁层次，心包和心肌骨骼；
- 解释各心瓣膜的结构、功能和投影及听诊类型和功能障碍；
- 指出心传导系统，包括窦房结和房室结在标本上的精确定位，理解心的自主神经支配；
- 在标本上指出冠状动脉及其所有重要分支，描述它们在冠心病的发展、诊断和治疗中的重要性；掌握静脉的主要特征；

气管和肺

- 描述下呼吸道的结构和发生及气管的分部；
- 指出肺的投影、分叶和分段及支气管树系统；
- 描述肺的功能性和固有血管，包括起源、走行和功能，以及肺的淋巴管道系统和自主神经支配；

食管

- 指出食管的分部和狭窄及毗邻关系；
- 描述食管近端和远端食管闭合的机制及其临床意义；
- 阐明各部食管的神经血管走行，包括静脉与肝门静脉系统的关系。

临床要点

为了反映诸多解剖细节对未来日常临床工作的参考价值，下面通过描述一个典型的案例，以展示本章内容的重要性。

肺栓塞

个案研究

一名22岁的学生来到急诊室，主诉从美国飞回后的第二天早晨因气短和咳嗽而醒来，起床后发现左小腿明显增粗。

检查结果

心率120/min，呼吸35/min，均显著加快。患者意识清醒且有完全的定向能力。主诉左小腿疼痛剧烈、气急和胸痛。左小腿发红并可见扩张的静脉，波及踝部至大腿之间。

诊断过程

血气分析显示血氧含量下降。由于怀疑肺动脉栓塞，主要检测了血中凝血值和D-二聚体，后者由血凝块（栓子）裂解产物形成。胸腔CT血管造影显示，数支肺动脉分支缺失。心脏超声检查（超声心动图）表明右心室负荷加重，彩色多普勒超声证实了左侧股静脉区的深静脉因血凝块（栓子）而缺失。

诊断

下肢深静脉栓塞引起的肺栓塞（图a）。股静脉的血凝块部分脱落而堵塞于肺动脉形成栓塞。在排除凝血性疾病之前，跨大西洋飞行、口服避孕药和吸烟是已知的危险因素。

治疗

建立静脉通路，给予纤溶酶原激活药以降解血凝块（溶栓）。此外，患者经鼻胃管给氧。溶栓成功，患者一周后症状基本消失。

解剖实验室

为了理解这个临床案例，我们需要关注两个人体局部：腿部静脉和胸腔器官。在解剖学课程中，静脉一般有一点被忽略，常常只是被简化为动脉的支持结构，走行与伴行动脉一致，因而在描述上也相似。然而在某些部位有一些例外或者有一定的临床意义需要阐明。四肢的**浅（浅筋膜内）静脉系统**不与动脉伴行；**深（筋膜深面）静脉系统**有2条静脉，通常从远端（前臂/小腿）与相应的动脉伴行，在近端进一步融合为1条。然而，由于浅静脉通过**穿静脉**与深静脉系统相连，穿静脉内有半月瓣，仅允许血液流向深静脉，因此大部分（约75%）的静脉血通过深静脉系统回流到心。

由于静脉中的血栓能被血流所冲破，可能危及生命。它们作为栓子通过**下腔静脉**（V. cava inferior）进入**右心房**（Atrium dextrum），通过**右心室**（Ventriculus dexter）进入**肺动脉**（A. pulmonales），后者将静脉血输送到肺。

在右侧，主支气管位于动脉之上；静脉紧邻动脉前下方。在已切除的肺表面，所见黑色淋巴结是肺门淋巴结。

如果从肺门开始切除肺实质，可以看到肺动脉沿着支气管树分支走行，而**肺静脉**（V. pulmonales）独立前行。肺动脉呈特征性的黄色，与所有和心相关联的动脉一样，因为肺动脉肌层有许多弹性纤维，是一种弹性动脉。在肺栓塞时，相当大一部分血管直径消失，那么气体交换表面的急剧减少会导致急性呼吸困难。然而，威胁生命的是肺循环压力的上升，右心立即或永久地受影响，因此死亡可能是由于右心衰（肺心病）引起的。因此，在实验室准备心标本时永远要注意右心室的壁强度，正常是3～5mm厚，大约是左心室的1/3。心壁增厚可以作为右心慢性损伤的征兆。

第一次把一颗心握在手里时是一种特殊的感觉！为确定方位，握心时必须始终保持与它在纵隔里的位置一样，让右心室位于前面！

返回临床

治疗改为口服6个月的苯丙香豆素®用于抗凝。分子生物学研究显示为凝血因子V的突变，从而导致遗传倾向。因此，建议不要服用避孕药，以及戒烟。在长途旅行或计划怀孕时，建议患者皮下注射低分子肝素和穿紧身袜。

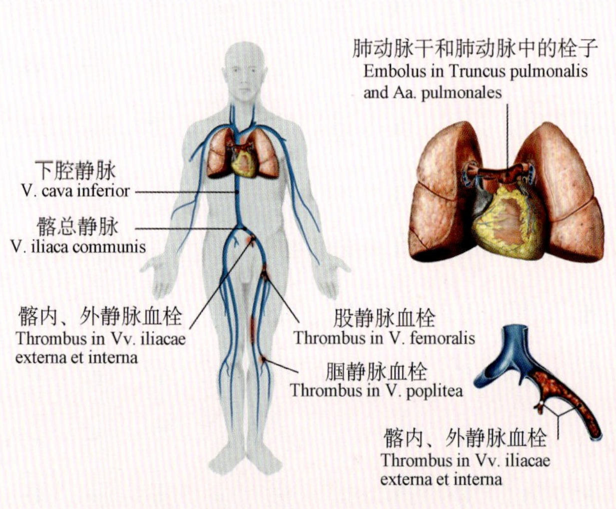

图a　合并肺栓塞并发症的深静脉血栓形成[L266]

胸膜腔和纵隔

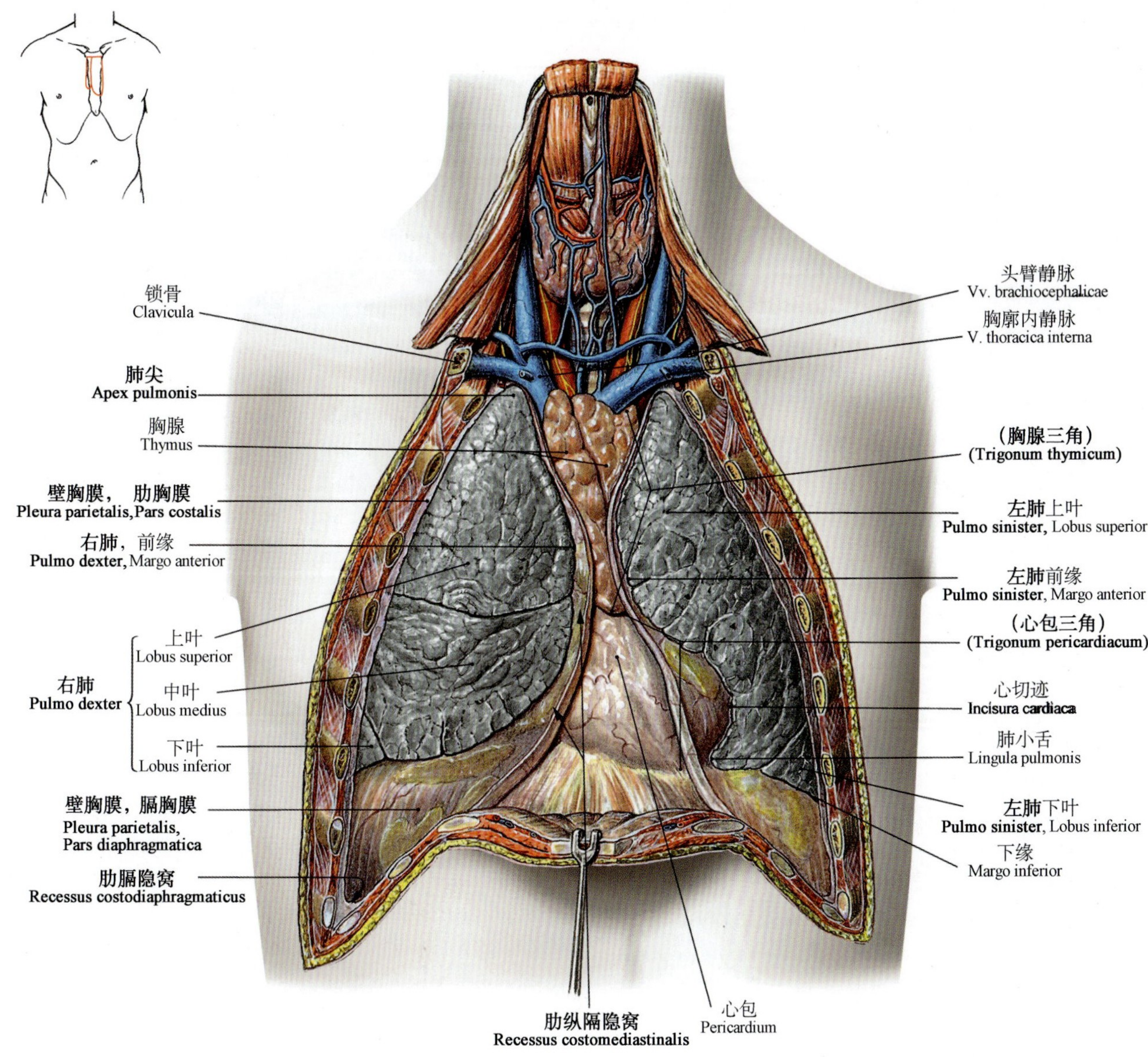

图 5.1 纵隔和胸膜腔

青春期男孩的胸膜腔，前面观，胸壁已切除。

打开**胸廓**，可见**胸腔**、两侧胸膜腔，包绕两肺。胸腔被中间的**纵隔**所分开。纵隔内包括裹于心包内的心、**胸腺**及经胸廓上口与颈部相连、经膈肌与腹部相连的**血管神经**。胸膜腔被**壁胸膜**(Pleura parietalis)所覆盖。壁胸膜分为纵隔胸膜、肋胸膜和膈胸膜，**脏胸膜**(Pleura visceralis)覆盖在肺的外表面。壁、脏胸膜形成的狭小的间隙(胸膜腔)，含有 5ml 浆液，有助于肺贴附于胸壁内。

胸膜腔在两侧以**胸膜顶**(Cupula pleurae)向上突出，超过胸廓上口达 5cm。胸膜内侧界相互游离，两侧之间上方为胸腺三角、下方为心包三角。胸膜腔有 4 对**胸膜隐窝**(Recessus pleurales)，肺在深吸气时可扩张至此(译者注：通常深呼吸时肺不能到达肋膈隐窝)：

- **肋膈隐窝**：外侧，腋中线处深达 5cm。
- **肋纵隔隐窝**：两侧纵隔与胸壁之间的腹侧。
- **膈纵隔隐窝**：膈肌与纵隔之间的尾侧。
- **椎纵隔隐窝**：背侧，与脊柱相邻(→图 5.104)。

临床要点

肺炎(胸膜炎)的炎症反应、心衰的充血(左侧)，或肺和胸膜的肿瘤可造成胸膜腔内液体增多(**胸腔积液**)。当淋巴由破裂的胸导管流入胸膜腔时，会产生乳糜胸。胸腔积液叩诊呈浊音。在肋膈隐窝抽吸胸腔积液可明确病因和改善呼吸运动。

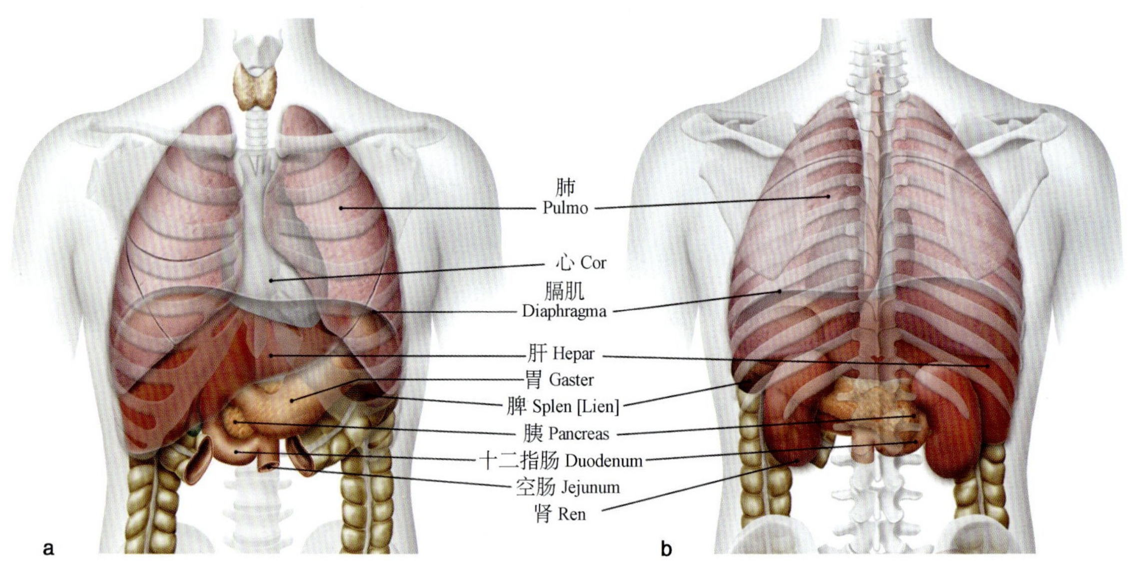

图 5.2a 和 b　胸腔和上腹部器官示意图[前面观(a)和后面观(b)][L275]

胸腔内有:**心**,位于心包内。**纵隔**两侧容纳右**肺**和左**肺**。由于膈肌顶较高(右侧:呼气时位于第 4 肋间隙,ICS;左侧:低半个或一个肋间隙)。肋除了胸腔器官,也保护**上腹部器官**(右侧:肝和胆囊;左侧:胃和脾;脊柱两侧:肾和肾上腺)。这些器官由此受到较好的保护,免受机械撞击。

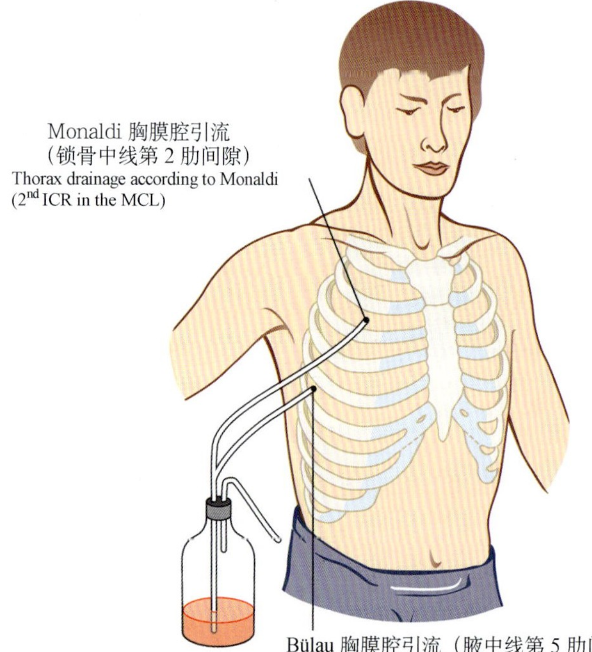

图 5.3　胸部插管示意图(右侧前面观)[L126]

胸部插管有两种方法:按**Monaldi 法**,在锁骨中线(MCL)的第 2 肋间隙(2nd ICS)进行穿刺;按**Bülau 法**,在腋中线的第 5 间隙进行穿刺。

临床要点

如果肺的呼吸运动因胸膜腔积血(血胸)或胸膜腔积气(张力性气胸)而受到损害,或者肺因气胸而塌陷,则需要进行**胸腔插管**,以便将血液吸出及让肺重新扩张。对此有两条途径能将对周围器官损害的风险降到最小。**Monaldi 引流**:在锁骨中线第 2 肋间隙。为了避免损伤胸骨旁动脉和静脉,不应过于偏内侧插管,腋部的神经血管和肋间臂神经位于其外侧。**Bülau 引流**:在腋中线的第 5 肋间隙。肝位于右膈肌顶下方,此处插管不会穿到肝。但最大呼气时,膈肌顶可以伸至第 4 肋间隙。临床前急救中两种途径都是可取的,然而在医院发生气胸时应选择 Monaldi 路径法。

局部结构

纵隔

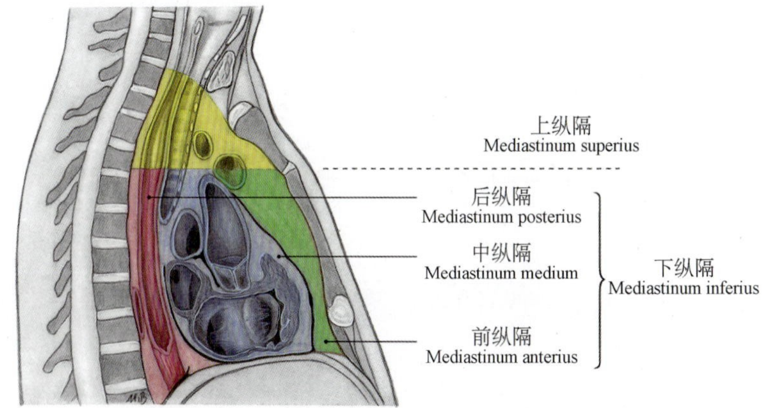

图 5.4 纵隔的结构

分隔两侧胸膜腔的结缔组织空间被称之为**纵隔**。纵隔可分为下纵隔-心位于此处，以及上纵隔。下纵隔可进一步划分为心包前方的前纵隔，容纳心包的中纵隔，以及心包后方的后纵隔。

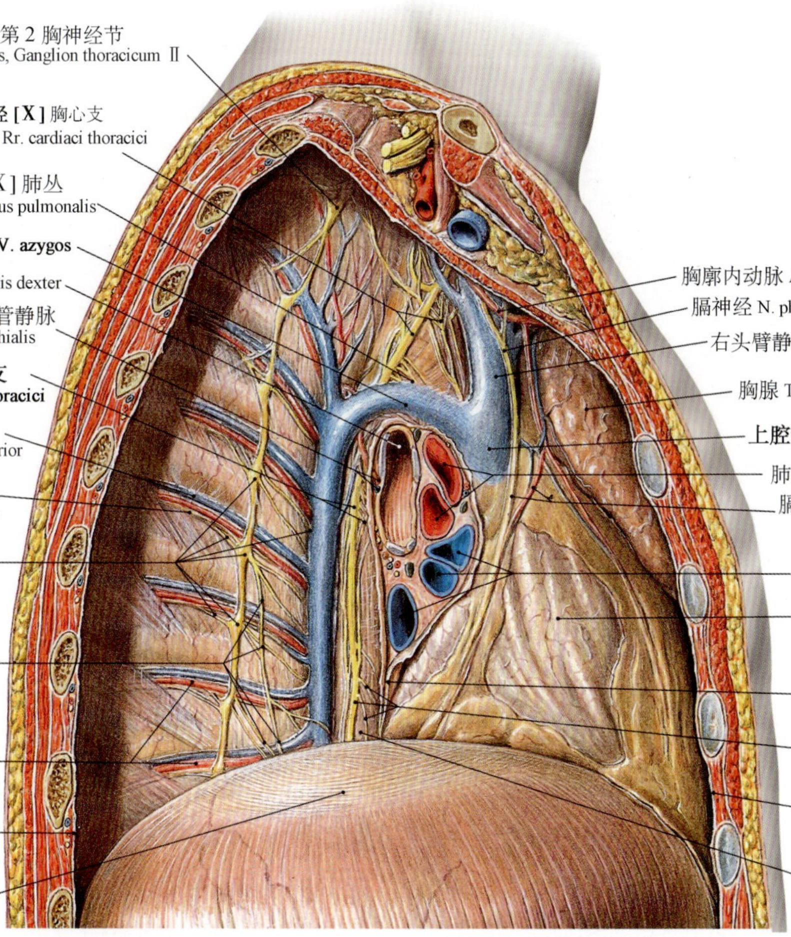

交感干，第 2 胸神经节
Truncus sympathicus, Ganglion thoracicum Ⅱ
迷走神经 [X] 胸心支
N. vagus [X], Rr. cardiaci thoracici
迷走神经 [X] 肺丛
N. vagus [X], Plexus pulmonalis
奇静脉 V. azygos
右主支气管 Bronchus principalis dexter
支气管支（主动脉）；支气管静脉
R. bronchialis (Aorta); V. bronchialis
迷走神经 [X] 胸心支
N. vagus [X],Rr. cardiaci thoracici
肋间后静脉
V. intercostalis posterior
胸神经 [T7]，肋间神经
N. thoracicus [T7],N. intercostalis
交感干，交通支
Truncus sympathicus,
Rr. communicantes
内脏大神经
N. splanchnicus major
肋间后动脉
Aa. intercostales posteriores
壁胸膜，肋胸膜
Pleura parietalis, Pars costalis
膈肌中心腱
Diaphragma, Centrum tendineum
胸廓内动脉 A. thoracica interna
膈神经 N. phrenicus
右头臂静脉 V. brachiocephalica dextra
胸腺 Thymus
上腔静脉 V. cava superior
肺动脉 Aa. pulmonales
膈神经；心包膈动、静脉
N. phrenicus;
A.; V. pericardiacophrenica
肺静脉 Vv. pulmonales
纤维心包；壁胸膜，
纵隔胸膜 Pericardium
fibrosum;Pleura parietalis,
Pars mediastinalis
肺韧带 Lig. pulmonale
迷走神经 [X] 食管丛
N. vagus [X],Plexus
oesophageus
壁胸膜，肋胸膜
Pleura parietalis,Pars costalis
食管 Oesophagus

图 5.5 青春期男孩的纵隔和胸膜腔

右侧面观，胸外侧壁和右肺已切除。

右侧面观，**奇静脉**在后纵隔特别突出，它沿脊柱上升，跨越右肺根后在第 4/5 胸椎水平从背侧注入上腔静脉。迷走神经[X]在右主支气管(Bronchus principalis dexter)后方到达食管，而膈神经在上腔静脉前方到达心包。

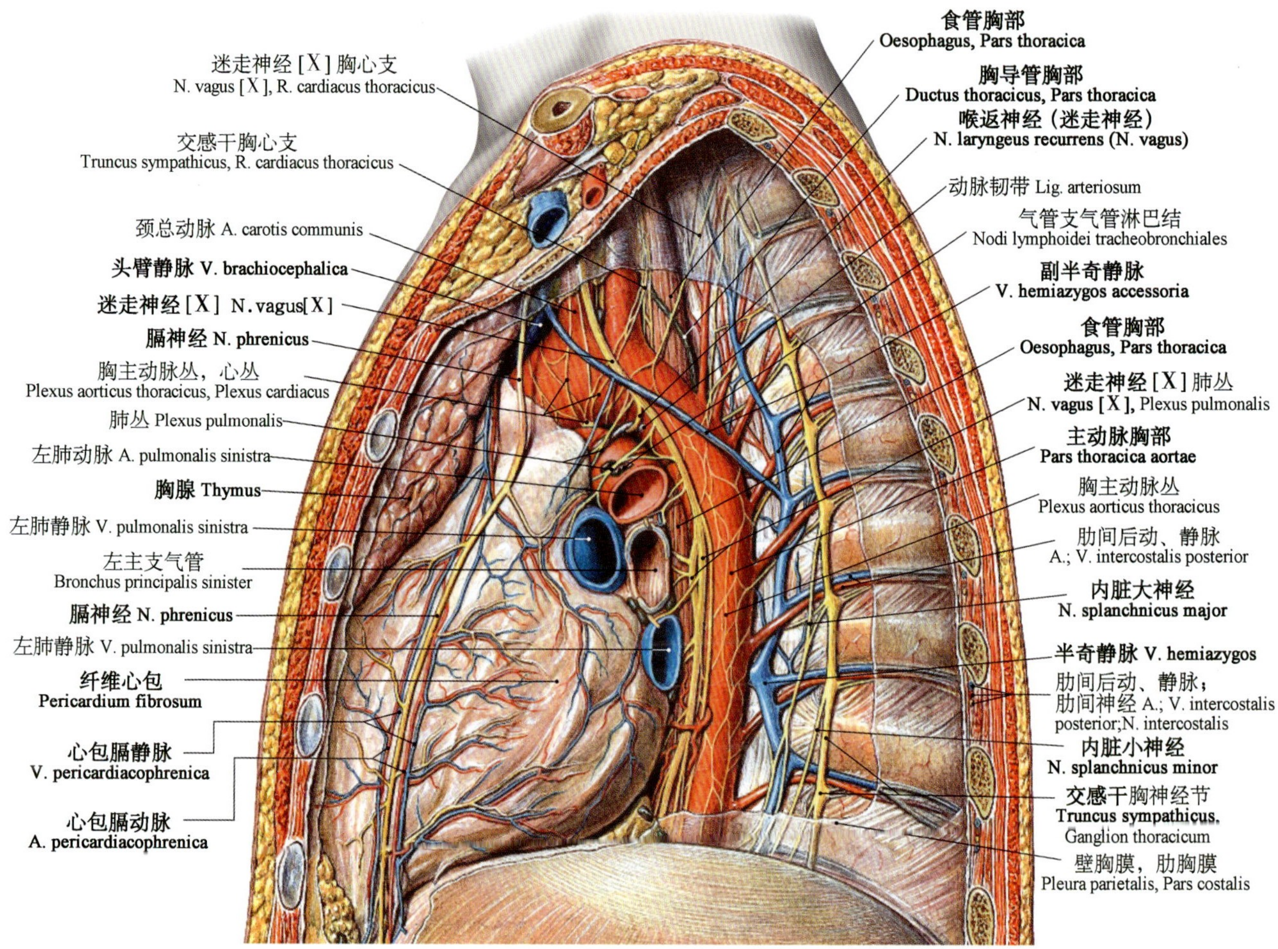

图 5.6　青春期男孩的纵隔和胸膜腔

左侧面观，胸外侧壁和左肺已切除。

左侧面观，后纵隔主要被主动脉所占据，它在脊柱前方下降至左侧。半奇静脉位于椎体外侧，行于第 10 至第 7 胸椎之间，注入奇静脉。半奇静脉常与副半奇静脉相交通，后者收集上部肋间静脉的血液。再向外侧，肋头表面是**交感神经系统交感干**上的神经节，它发出内脏大、小神经。迷走神经在发出喉返神经后经肺根后方到达食管，喉返神经在左侧勾绕主动脉弓。中纵隔为心包和心，此处膈神经与心包膈血管伴行。上纵隔内胸腺覆盖于大血管前方。

上纵隔的内容	下纵隔的内容
• 胸腺 • 气管 • 食管 • 主动脉和肺动脉干 • 头臂静脉和上腔静脉 • 淋巴结构：淋巴干（胸导管，支气管纵隔干）和纵隔淋巴结 • 自主神经系统（交感干，迷走神经及喉返神经） • 膈神经	• **前纵隔**：乳腺的胸骨后淋巴引流管 • **中纵隔**：心包，心及近心血管（升主动脉，肺动脉干，上、下腔静脉根部） 膈神经及心包膈血管 • **后纵隔**：降主动脉，食管及迷走神经食管丛，胸导管，交感干及内脏神经，奇静脉和半奇静脉及肋间神经血管

胸腺

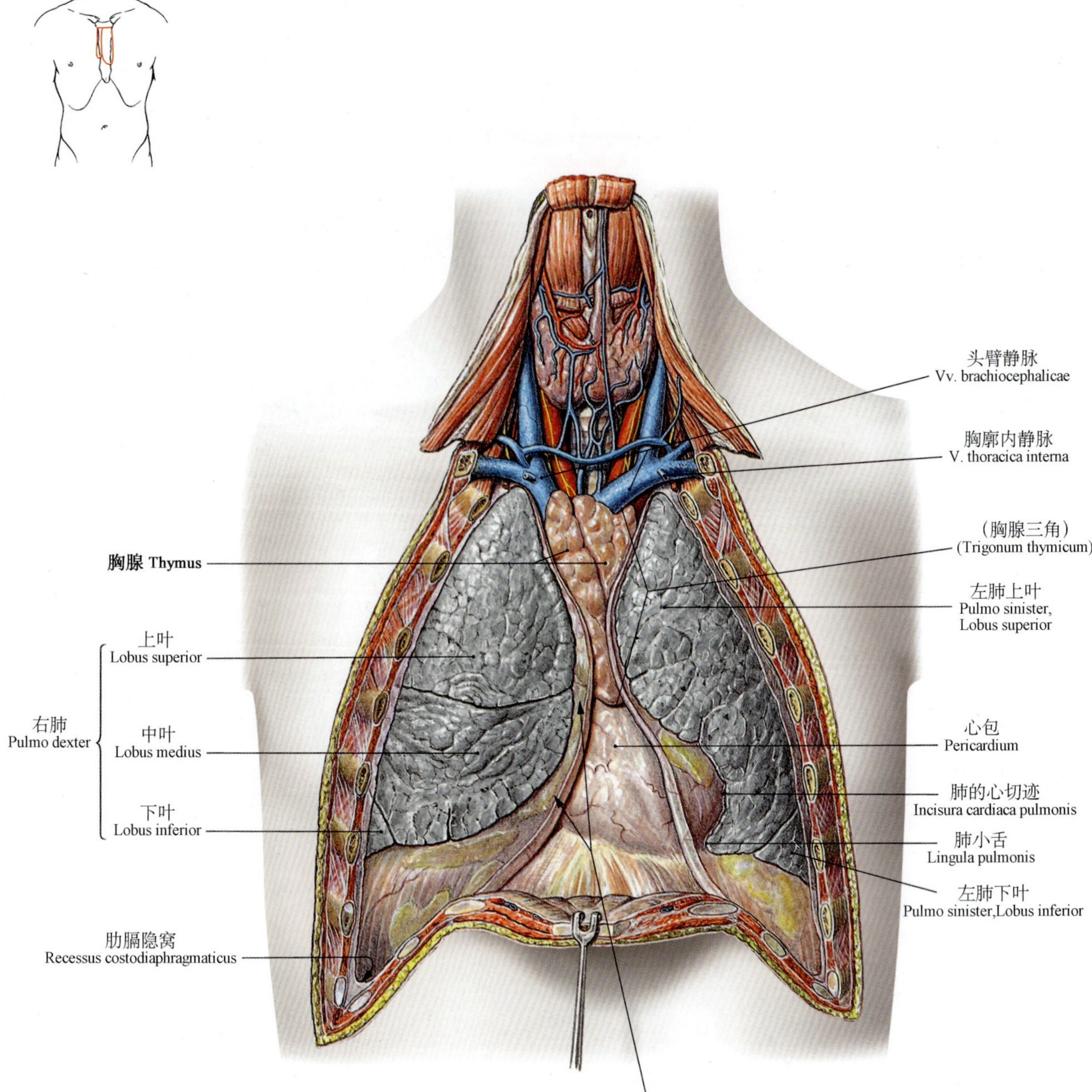

图 5.7 有胸腺的青少年男孩上纵隔

前面观；胸前壁已切除。

胸腺位于上纵隔两侧胸膜腔内侧壁之间的胸腺三角内。胸腺的组织成分在其整个生命周期内会发生变化，由于在此过程中胸腺的总体积几乎保持不变，所以相对而言在新生儿比成人大（→图 5.9）。青年人的胸腺还是相当大的，青春期后适应性的胸腺组织逐渐被脂肪组织所替代，因此老年人的胸腺常难以分辨。老年人胸腺几乎完全被两叶脂肪所替代，基于这种原因，解剖时经常只见到胸腺剩件，肉眼上仅仅靠来自胸廓内动脉的小分支及与头臂静脉相连的静脉来辨认。然而，适应性的胸腺组织一直保留着免疫应答的作用。

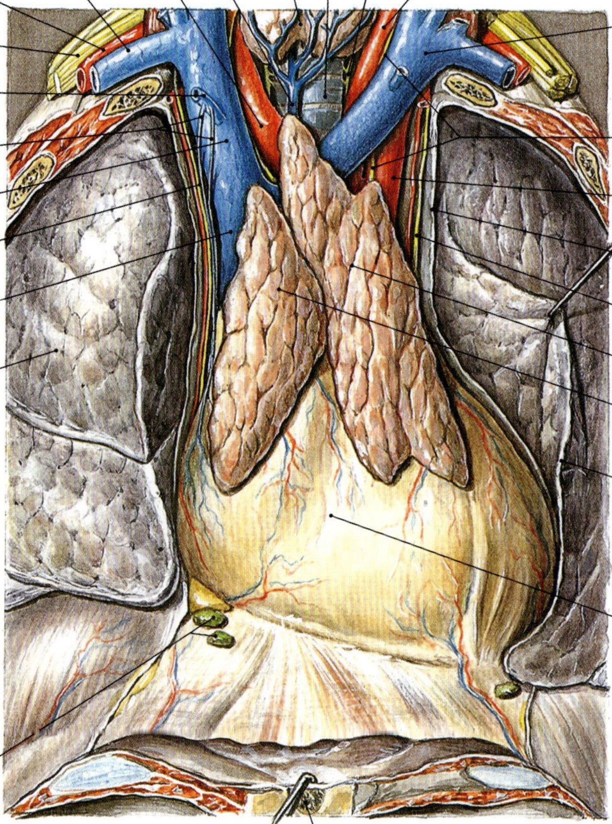

图 5.8　青少年男孩的胸腺(前面观)

胸腺是初级**淋巴器官**,作用于 T 淋巴细胞的增殖和选择。然后 T 淋巴细胞离开胸腺,在次级淋巴器官中定居,在适应性免疫反应中发挥作用。

胸腺由第 3 咽囊的内胚层和第 3 咽沟的外胚层发育而来,肉眼观它由两个叶(右叶和左叶)组成,覆盖于上纵隔前部的大血管上。显微镜下这些叶可分成小叶。

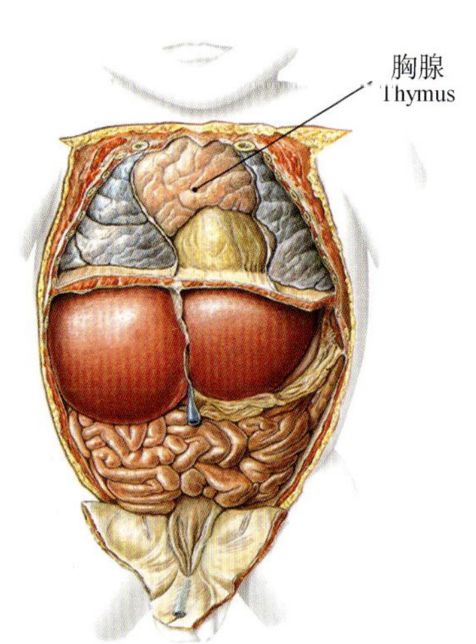

图 5.9　新生儿胸腺的位置(前面观;腹前壁已切除)

膈神经

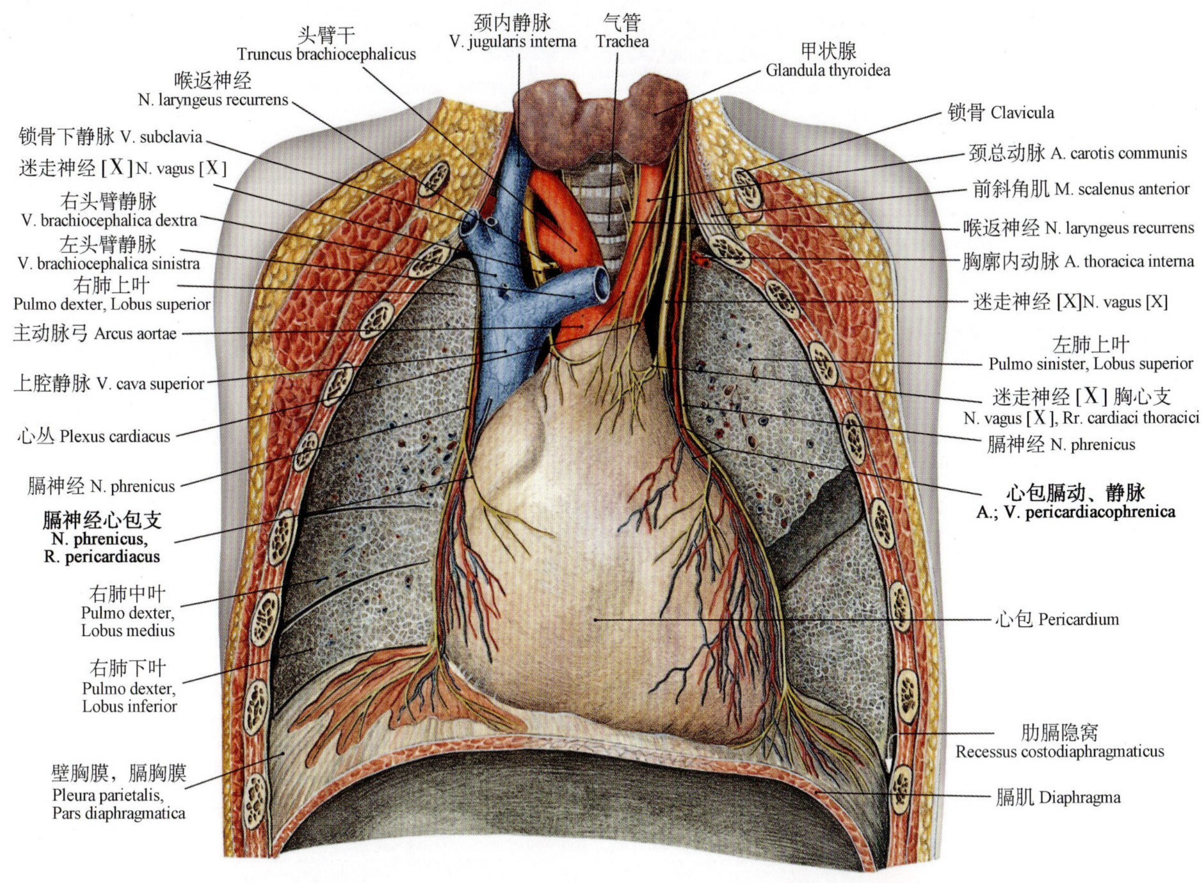

图 5.10　**中纵隔；前面观；胸前壁已切除，肺的冠状切面**

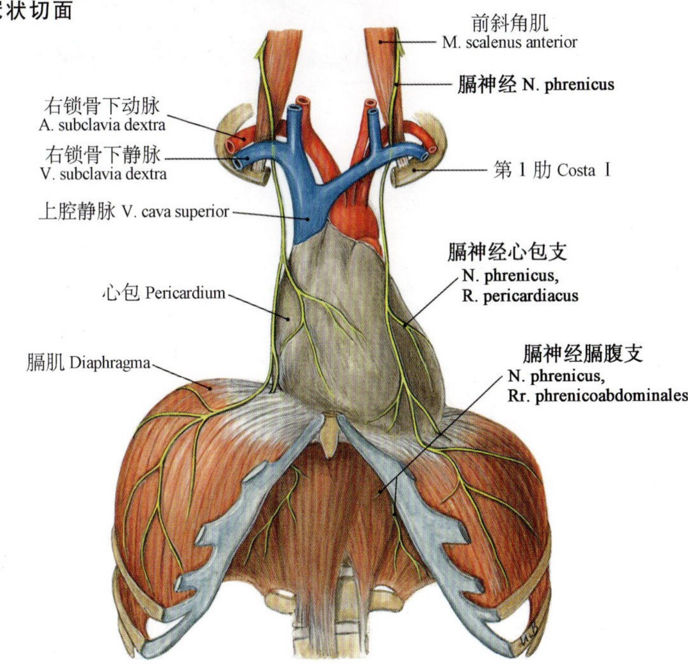

图 5.11　**膈神经的走行**

膈神经起源于颈丛的 C3-C5 段（主要是 C4），在颈部经前斜角肌（重点肌！）表面下行，然后在**中纵隔**下部经肺根部前方到达心包，此处与心包膈血管伴行，被纵隔胸膜所覆盖，下行至膈肌支配其运动。此外，它还有到心包的感觉支（心包支），分布到膈胸膜和膈肌下方壁腹膜（膈腹支）。膈腹支还分布到肝和胆囊的脏腹膜。

临床要点

膈神经的进化过程在截瘫中具有临床意义。C4 节段以下的脊髓损伤不会导致呼吸功能障碍，而 C4 节段损伤可能导致窒息。

肝和胆囊由膈腹支支配，可引起**右肩牵涉痛**（如肝抽吸术、胆囊炎）。在脾破裂时，有类似的左肩放射痛。

（杨向群　译）

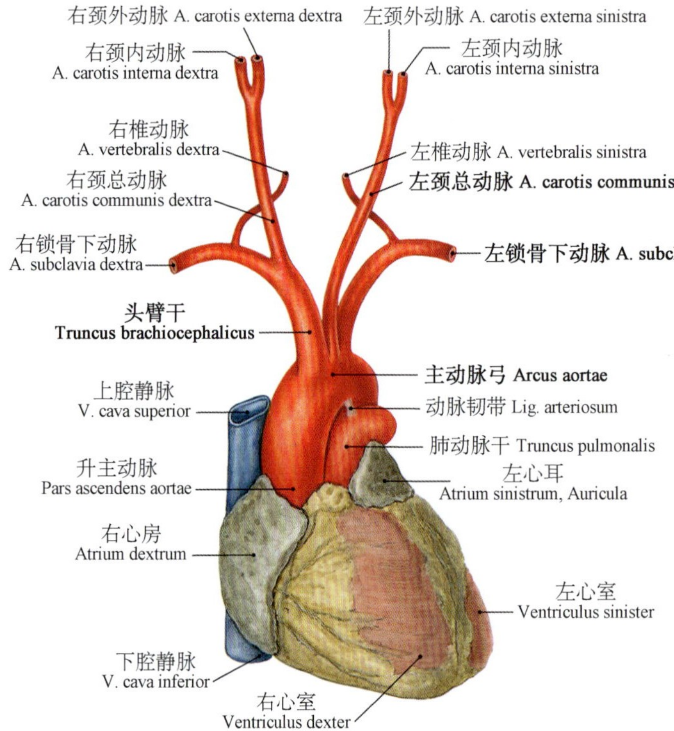

图 5.12 升主动脉和主动脉弓及其发出的大动脉(前面观)

升主动脉(Pars ascendens aortae, Aorta ascendens)处于心包内,故仍位于下纵隔内。升主动脉在上纵隔处移行为**主动脉弓**,后者通过动脉韧带与肺动脉干相连,进而移行为降主动脉(Pars descendens aortae)的胸主动脉段(→图 5.15)。主动脉弓发出以下分支:

- 头臂干(右),分为右锁骨下动脉和右颈总动脉。
- 左颈总动脉。
- 左锁骨下动脉。

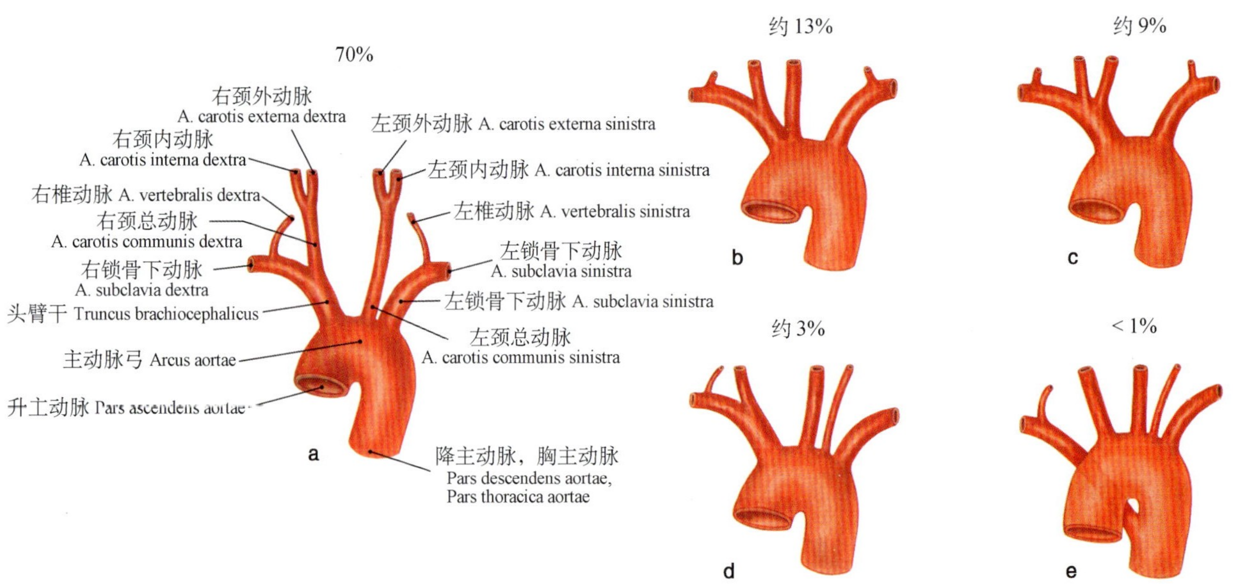

图 5.13a-e 主动脉弓发出的大血管变异

a“教科书范例”。

b 头臂干和左颈总动脉共干。

c 头臂干和左颈总动脉共同分支。

d 主动脉弓发出独立的左椎动脉。

e 右锁骨下动脉作为主动脉弓的最后一个分支。这一畸形动脉(Lusoria **动脉**)大多在食管后面向右侧走行,可能会导致吞咽问题(吞咽困难)。

主动脉弓发出独立分支到甲状腺的发生率相对罕见,该动脉可发自头臂干或直接发自主动脉弓。

上纵隔的动脉-主动脉弓及其分支

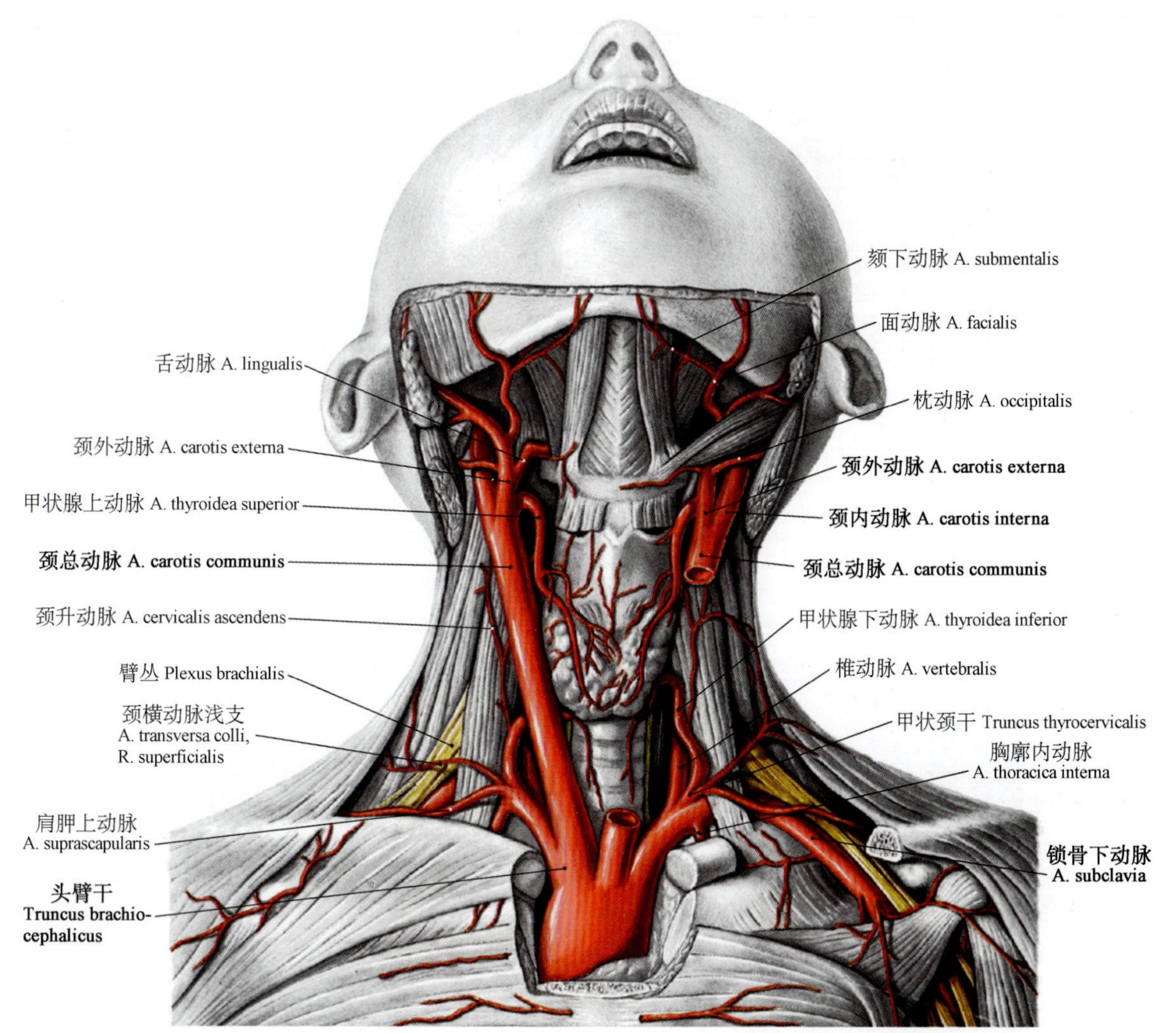

图 5.14 主动脉弓及其大动脉分支

前面观；胸骨柄已切除[S010-2-16]。

在上纵隔内，**主动脉**弓先发出头臂干，后者分为右锁骨下动脉和右颈总动脉。再发出左颈总动脉和左锁骨下动脉。

胸主动脉(Pars thoracica aortae，Aorta thoracica)和**腹主动脉**(Pars abdominalis aortae，Aorta abdominalis)存在差别。

胸主动脉分为：

- **升主动脉**，发出冠状动脉。
- **主动脉弓**：见前述。
- **降主动脉**(Aorta descendens)包括供应胸壁的壁支和胸部脏器的脏支。

(译者注：我国将胸主动脉定义为主动脉弓以下、穿膈肌主动脉裂孔前的降主动脉，不包括升主动脉和主动脉弓)。

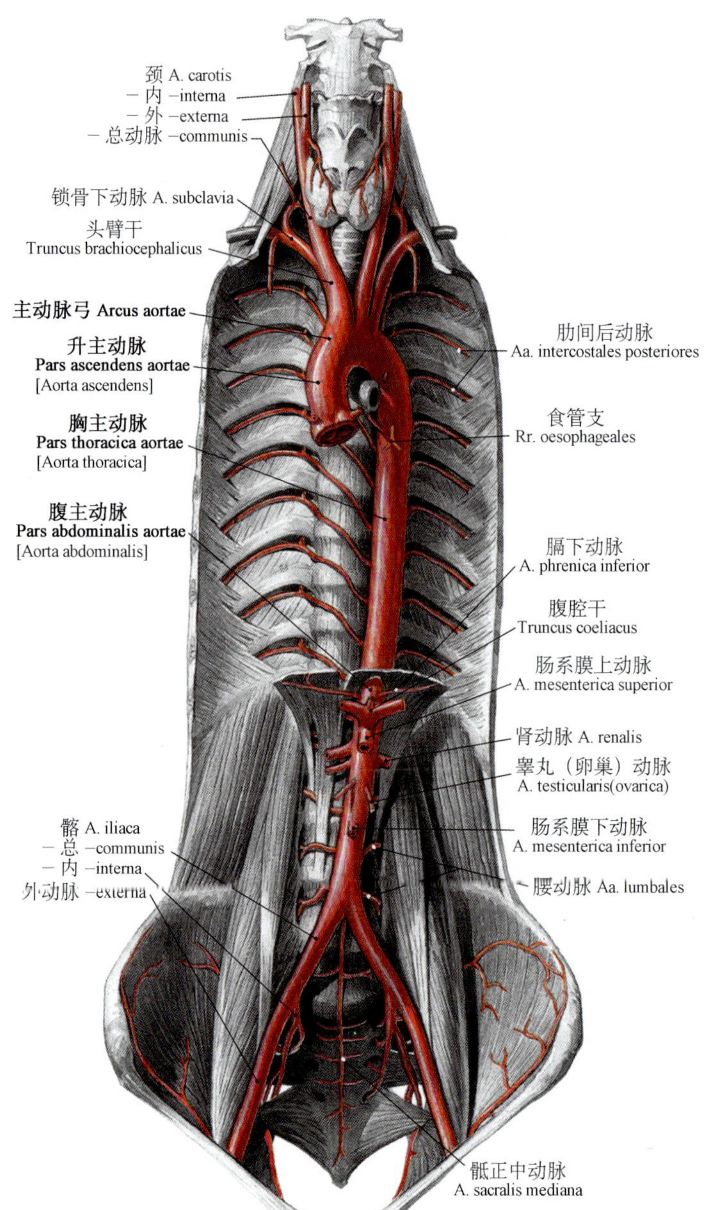

图 5.15　主动脉分段及其发出大动脉的部分

前面观；已切除胸腹壁、胸腹腔和盆腔的所有脏器和神经血管[S010-2-16]。

胸主动脉的壁支

- 肋间后动脉：9 对（前 2 对肋间动脉源于锁骨下动脉的肋颈干）。
- 肋下动脉：走行于第 12 对肋下方。
- 膈上动脉：分布到膈肌的上方。

胸主动脉的脏支

- 支气管支：肺的营养性血管。
- 食管支：3～6 支分布到食管。
- 纵隔支：供应纵隔和心包的细小分支。

主动脉在第 12 胸椎的水平通过由膈肌的左、右脚构成的主动脉裂孔，进而延续为**腹主动脉**。腹主动脉也有壁支和脏支，腹部壁支因而也延续胸部的分支系统，腹主动脉在第 4 腰椎的水平分为终支。

腹主动脉的壁支

- 膈下动脉：分布到膈肌的下面。
- 腰动脉：4 对；最后 1 对源于骶正中动脉。

腹主动脉的脏支

- 腹腔干：第 1 支不成对分支，在第 12 胸椎的水平、主动脉裂孔正下方（图 5.15）。
- 肾上腺中动脉：分布于肾上腺的细小分支。
- 肠系膜上动脉：发自第 1 腰椎水平的不成对血管（图 5.15）。
- 肾动脉：起自第 2 腰椎水平。
- 睾丸/卵巢动脉：供应男性睾丸和女性卵巢的下行血管。
- 肠系膜下动脉：发自第 3 腰椎水平的不成对血管（→图 5.15）。

两支**髂动脉**（髂总动脉）和骶骨前方不成对的**骶正中动脉**是腹主动脉的**终支**。

上纵隔的静脉

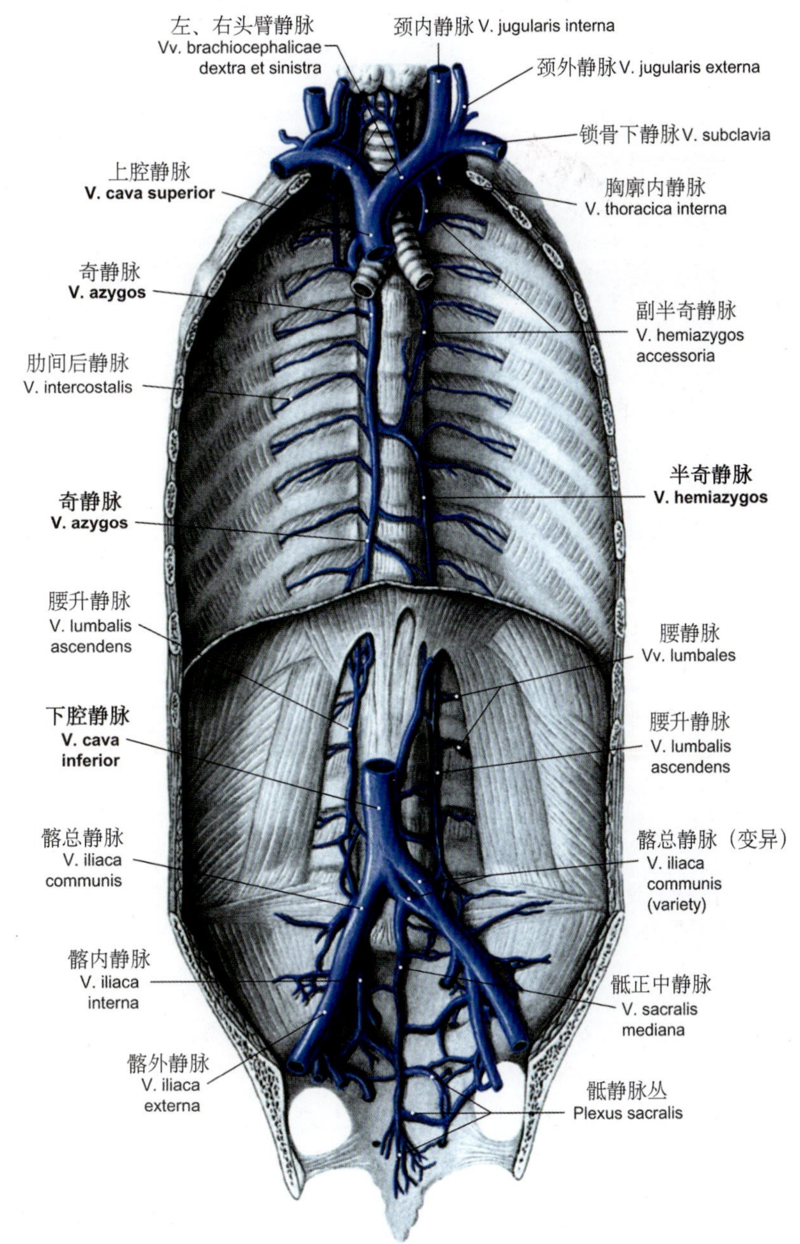

图 5.16　上腔静脉和下腔静脉及其属支

前面观；已切除胸前壁、胸腹腔和盆腔的所有脏器和神经血管[S010-2-16]。

上腔静脉在脊柱右侧、第 1 胸肋关节后方由两侧头臂静脉汇合而成，在第 4 和第 5 胸椎水平进入右心房之前接受跨过右主支气管的奇静脉。奇静脉和相应的半奇静脉构成**奇静脉系统**。该系统及其壁、脏属支与降主动脉的分支相对应。

奇静脉的壁属支

- 肋间后静脉：来自胸后壁。
- 肋下静脉：位于最低一对肋骨的下面。
- 膈上静脉：来自膈肌的上方。

奇静脉的脏属支

- 来自纵隔部分器官的静脉回流（纵隔静脉、食管静脉、支气管静脉、心包静脉）。

奇静脉走行在后纵隔的下半部分，通常在脊柱的前方或其右侧，因此并不总形成**半奇静脉**。如果出现半奇静脉，则它在第 10～7 胸椎汇入奇静脉，因而向上的行程由副半奇静脉接续。

下腔静脉在第 5 腰椎水平的腹主动脉右侧，由两个盆部静脉（髂总静脉）形成。在很大程度上，它的属支与腹主动脉的壁支和成对的脏支相似，并接受膈肌下方的膈下静脉。

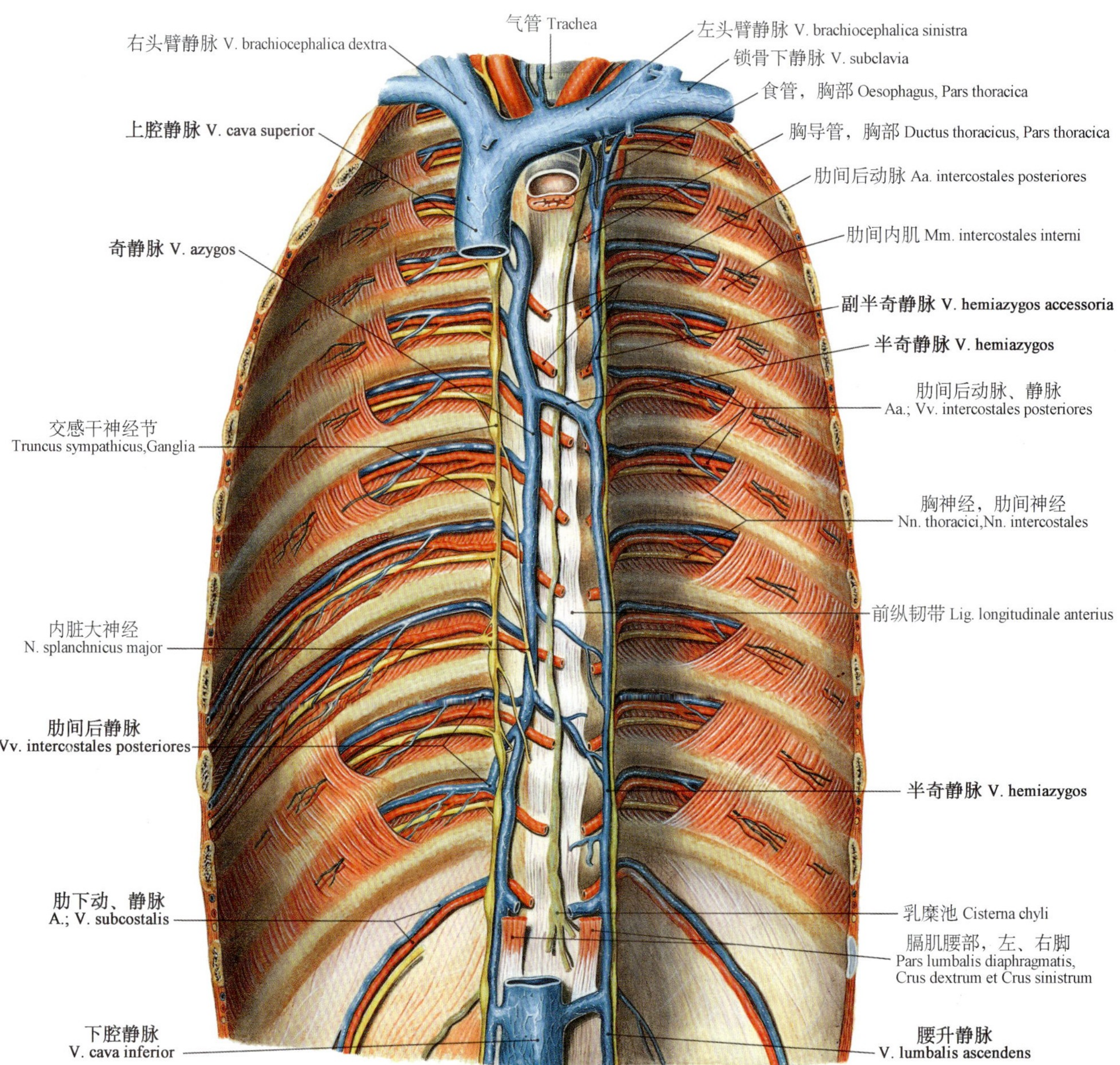

图 5.17　奇静脉系统

胸后壁前面观；膈肌已切除。

奇静脉系统连接上、腔静脉及对应于胸主动脉分支的上、下腔静脉属支。**奇静脉**在脊柱的**右侧**上升，并在第 4/5 胸椎的水平从后方汇入上腔静脉。**左侧**相对应的**半奇静脉**，在第 10～7 胸椎注入奇静脉。**副半奇静脉**收集上部肋间静脉的血液。在膈肌下方，腰升静脉向上分别续为奇静脉和半奇静脉，并且连接下腔静脉。奇静脉系统以这种方式参与了两个腔静脉之间的侧支循环系统。这些**腔静脉吻合**包括下列通道。

- 腹壁上静脉（连接胸廓内静脉）和腹壁下静脉（连接髂外静脉）。
- 胸腹壁静脉（连接腋静脉）和腹壁浅静脉（连接股静脉）。
- 奇/半奇静脉（汇入上腔静脉）和腰静脉（汇入下腔静脉）。
- 椎静脉丛通过肋间后静脉/腰静脉汇入奇静脉系统，汇入髂内静脉或直接注入下腔静脉。

后纵隔的动脉

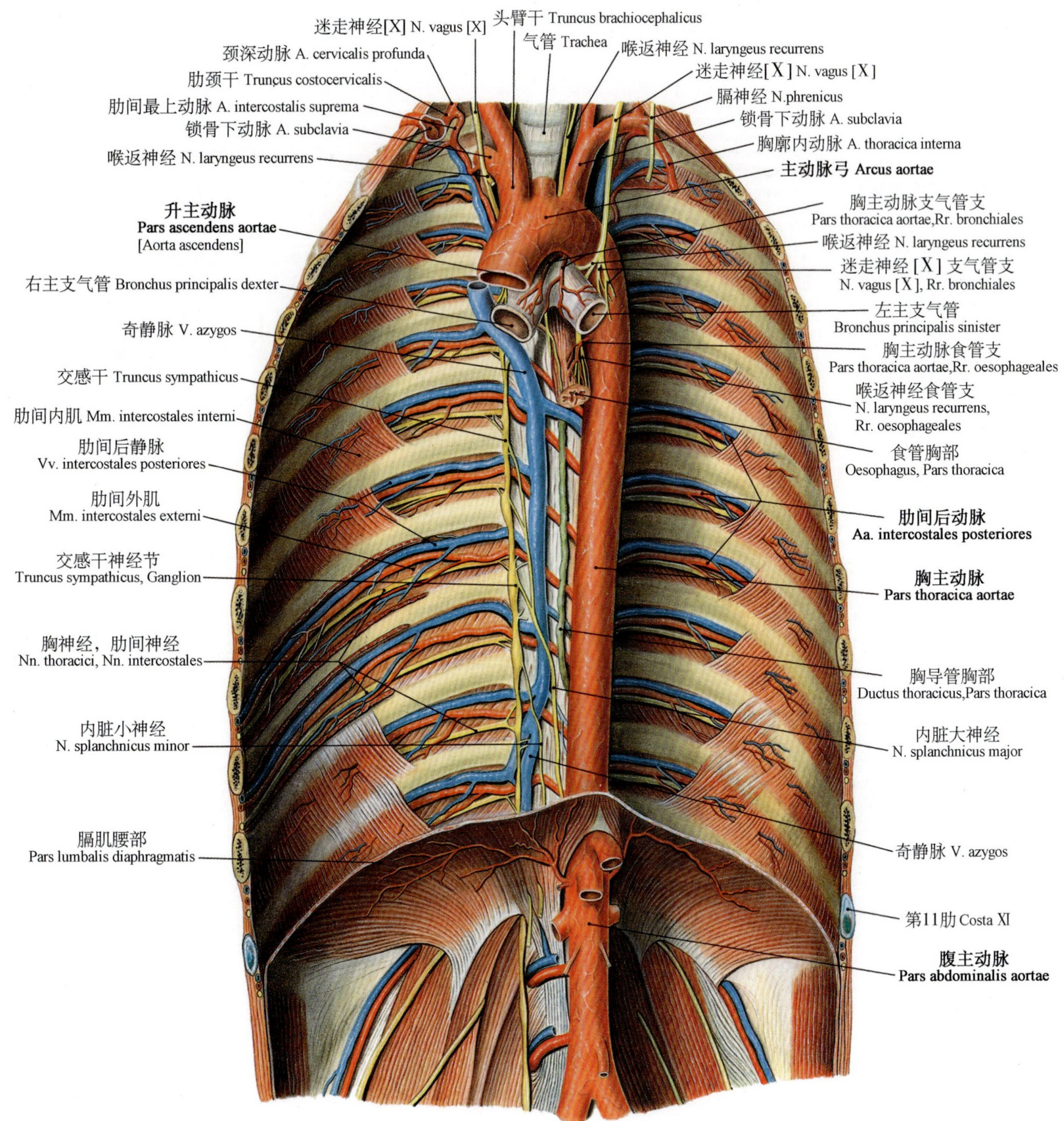

图 5.18　胸主动脉；胸后壁(前面观)

降主动脉下行进入后纵隔(胸部)继而穿过膈肌(腹部)。

胸主动脉的分支	
分布到胸壁的壁支	• 肋间后动脉：9 对(前两对肋间动脉源于锁骨下动脉的肋颈干) • 肋下动脉：在第 12 对肋下走行的最后 1 对 • 膈上动脉：分布到膈肌的上面
分布到胸部脏器的脏支	• 支气管支：肺的营养性血管(在右侧大部分源于右侧第 3 对肋间后动脉) • 食管支：3～6 支分布到食管 • 纵隔支：供应纵隔和心包的小分支

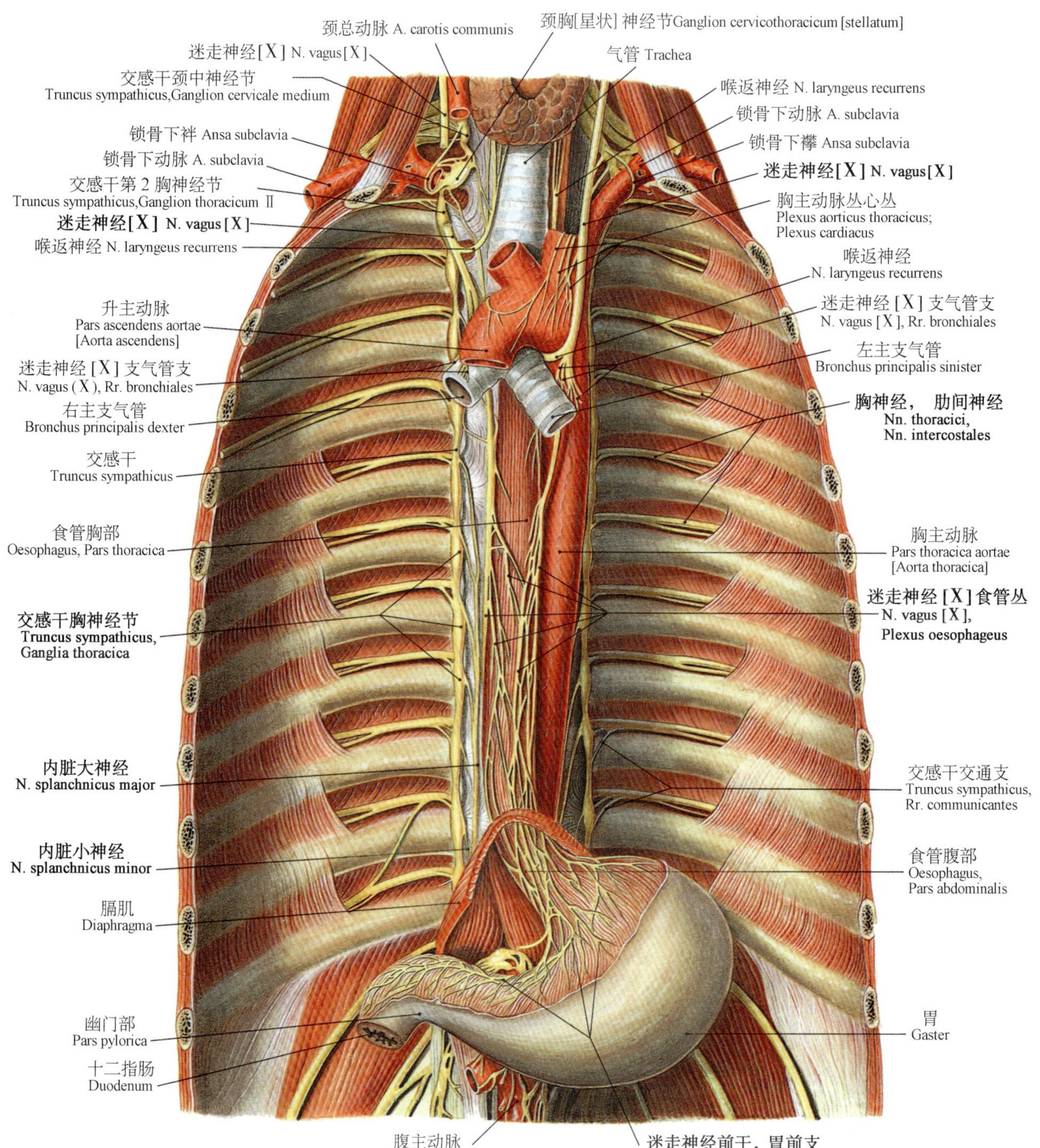

图 5.19 后纵隔的神经

胸后壁前面观；膈肌已切除。

在后纵隔内，一方面是**躯体神经系统**中的肋间神经(n. Intercostales)；另一方面，是**自主神经系统**中一部分的交感神经系统(交感干)和副交感神经系统(迷走神经)。**交感干**在后纵隔内形成 12 个胸神经节，由节间支相连构成的椎旁链。交感神经系统的节前神经元位于脊髓侧角(C8-L3)中，节前纤维与脊神经一起离开椎管。节前纤维通过白交通支到达交感干神经节，这也是节后神经元的胞体所在之处。它们的轴突通过灰交通支返回脊神经及其分支。一些节前神经元没有在交感干中交换神经元，而是以内脏大、小神经到达腹主动脉的神经丛交换神经元。**迷走神经**的节前神经元走行在肺根后方至食管形成食管丛，在此形成迷走神经前干和后干，并随食管穿过膈肌进入腹主动脉的自主神经丛。由于节后神经元通常位于各个器官附近，因此这里没有相互联系。

纵隔的淋巴管和淋巴结

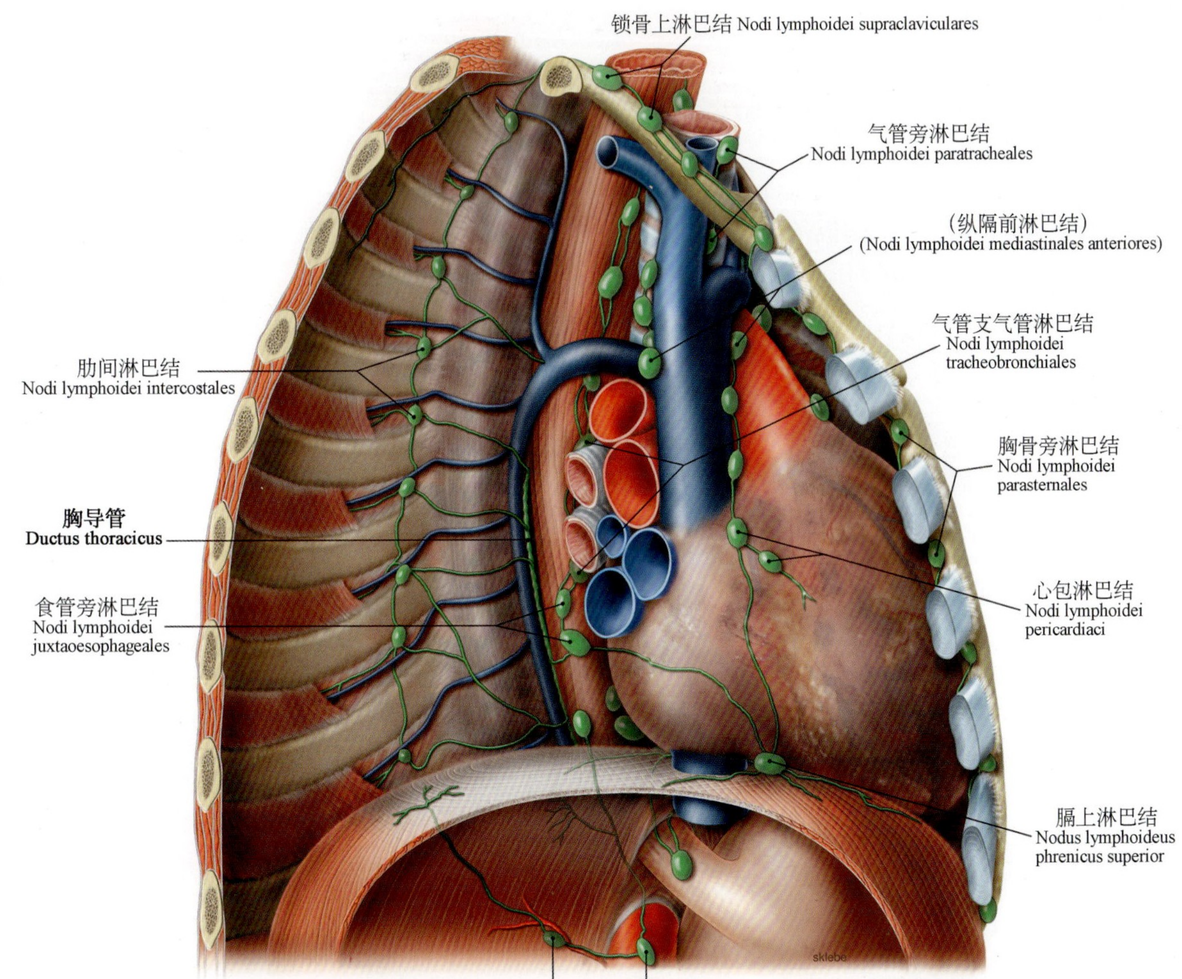

图 5.20 纵隔的淋巴管和淋巴结

右前外侧面观;胸外侧壁已切除[L238]。

纵隔中有各种淋巴结群,分为壁淋巴结(引流胸壁)和脏淋巴结(引流胸腔脏器)。淋巴从这些淋巴结注入主要的淋巴干。

壁淋巴结

- 胸骨旁淋巴结:在胸骨两侧。收集胸前壁、乳腺和膈肌的淋巴后注入锁骨下干。
- 肋间淋巴结:在肋头之间。引流后胸壁的淋巴,其输出淋巴管直接注入胸导管。

脏淋巴结与支气管纵隔干相连

- 纵隔前淋巴结:在大血管的两侧,属支来源于肺和胸膜、膈肌(膈上淋巴结)、心和心包(心包淋巴结),以及胸腺。
- 纵隔后淋巴结:分布在气管和支气管(气管支气管和气管旁淋巴结)和食管(食管旁淋巴结)。

淋巴干

胸导管在脊柱前方穿膈肌(→图 5.17),并在后纵隔内上升,首先走行在胸主动脉后方,然后在食管后方,达第 7 颈椎;跨过左胸膜顶,最后从后方注入左静脉角(在锁骨下静脉和颈内静脉汇合处)。在注入前,接受在纵隔中独立走行的左支气管纵隔干、左锁骨下干(来自臂部)和左颈干(来自颈部)的淋巴。在右侧,短的(1cm)右淋巴导管主要连接相应的淋巴干,并注入右静脉角。

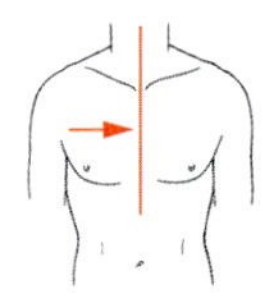

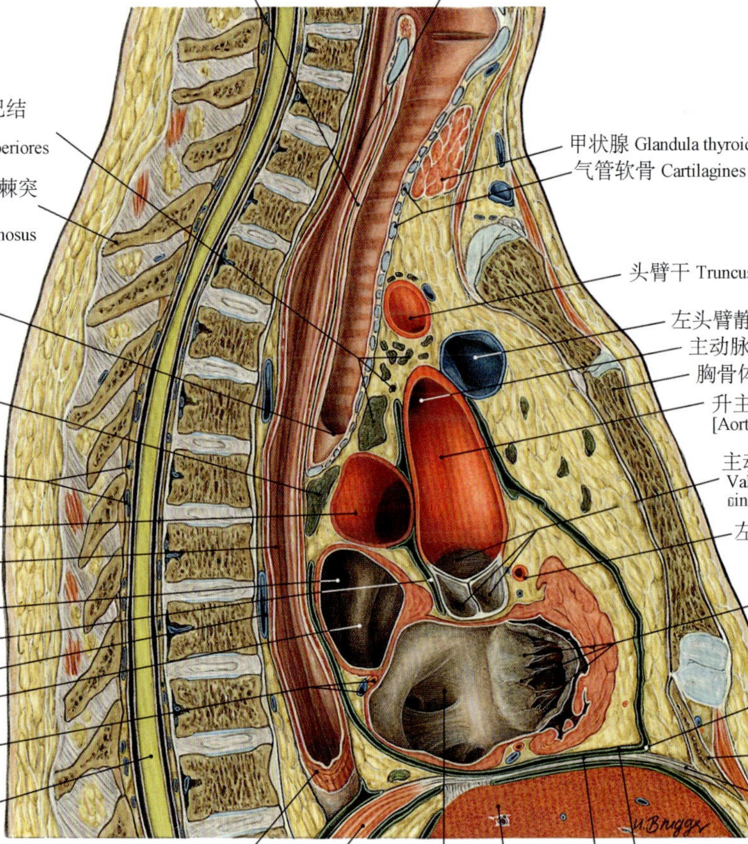

气管膜壁
Trachea, Paries membranaceus

食管颈部
Oesophagus, Pars cervicalis

气管支气管上淋巴结
Nodi lymphoidei tracheobronchiales superiores

第 7 颈椎［隆椎］棘突
Vertebra cervicalis Ⅶ [prominens], Proc. spinosus

气管杈，气管隆嵴
Bifurcatio tracheae, Carina tracheae

气管支气管下淋巴结
Nodus lymphoideus tracheobronchialis inferior

椎内后静脉丛
Plexus venosus vertebralis internus posterior

右肺动脉 A. pulmonalis dextra

食管胸段
Oesophagus, Pars thoracica

左肺静脉 V. pulmonalis sinistra

心包横窦
Sinus transversus pericardii

半奇静脉 V. hemiazygos

左心房 Atrium sinistrum

右冠状动脉；心中静脉
A. coronaria dextra; V. cardiaca media

脊髓 Medulla spinalis

甲状腺 Glandula thyroidea

气管软骨 Cartilagines tracheales

头臂干 Truncus brachiocephalicus

左头臂静脉 V. brachiocephalica sinistra

主动脉弓 Arcus aortae

胸骨体 Corpus sterni

升主动脉 Pars ascendens aortae [Aorta ascendens]

主动脉瓣左、后、右半月瓣
Valva aortae, Valvulae semilunares sinistra, posterior et dextra

左冠状动脉 A. coronaria sinistra

右房室瓣［三尖瓣］
Valva atrioventricularis dextra [Valva tricuspidalis]

心包腔
Cavitas pericardiaca

胸骨剑突
Sternum, Proc. xiphoideus

膈肌胸骨部
Pars sternalis diaphragmatis

食管 Oesophagus

膈肌腰部 Pars lumbalis diaphragmatis

右心房 Atrium dextrum

肝 Hepar

脏层［心外膜］
Lamina visceralis [Epicardium]

壁层 Lamina parietalis

浆膜心包
Pericardium serosum

图 5.21　胸腔；正中矢状切（右侧面观）
在这类切面中，后纵隔食管近端至中纵隔左心房的毗邻关系呈现得特别清楚。上述两结构仅由心包腔（Cavitas pericardiaca）分隔。

临床要点

因食管紧邻心脏，可经**食管行超声心动图检查术**。用超声探头插入食管，对心，特别是心瓣膜的观察，比通过胸廓外侧的检查结果更为准确。

（李晓童　译）

后纵隔

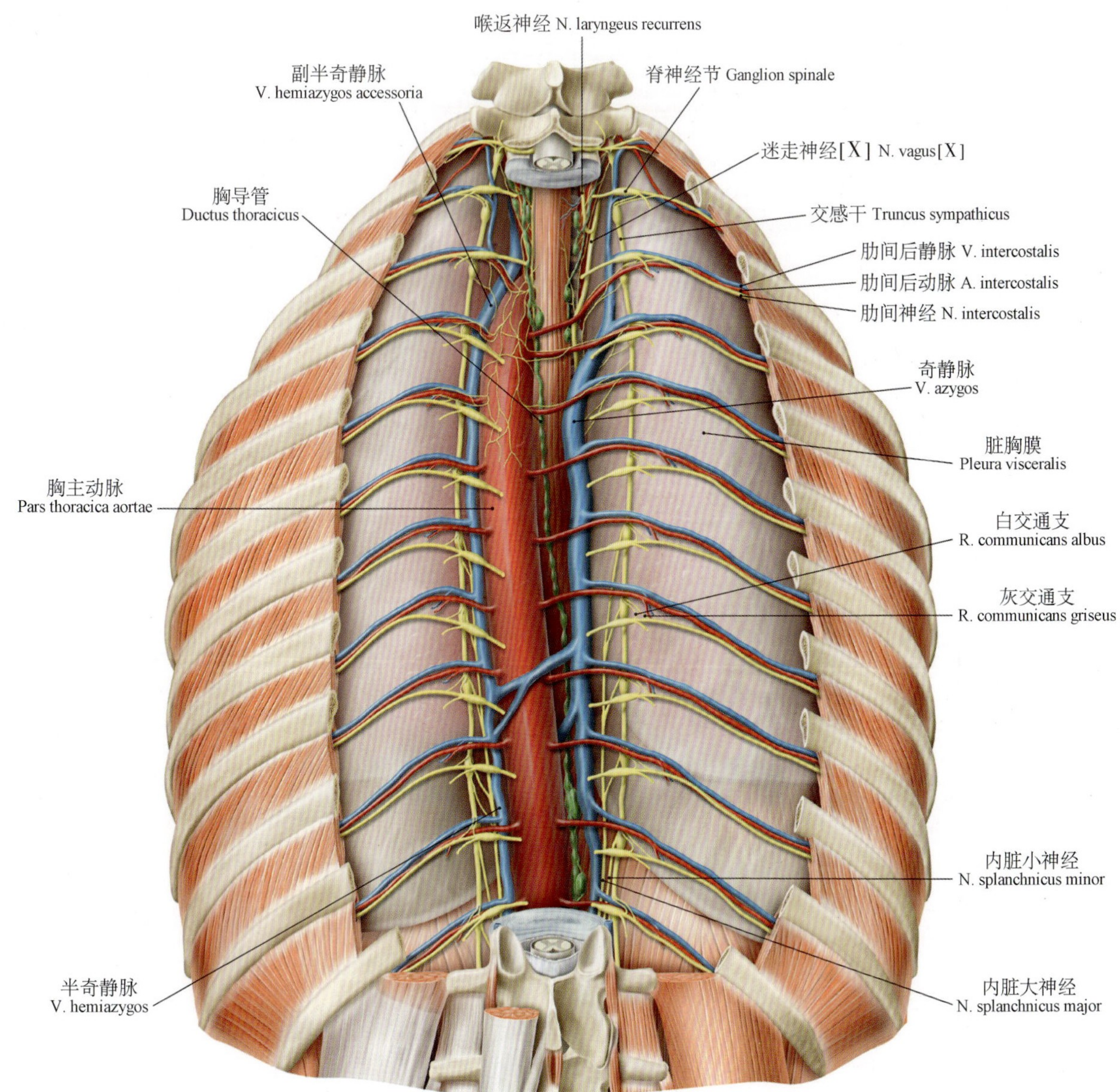

图 5.22 后纵隔

后面观，已切除包含脊椎的胸后壁[L275]。

此图显示后纵隔内神经和血管的局部解剖学关系。因为这种图示通常不用于解剖操作中，所以它对理解该局部结构的毗邻关系特别有用。肋间血管、淋巴管和神经（从上到下依次为：肋间后静脉、肋间后动脉、肋间神经；VAN）均位于相应肋骨下缘，由肋胸膜的背面行向两侧。肋间后动脉节段性起自于**胸主动脉**，后者走行于身体正中矢状面的左侧。**奇静脉**自脊柱（此图仅保留脊柱腰段和颈段）右侧上行，沿途收集（右侧）肋间后静脉的回流。身体左侧下份与奇静脉相应的位置有**半奇静脉**走行，该静脉于第 8～9 肋的水平汇入奇静脉，身体左侧上份相应的位置有**副半奇静脉**。肋间神经为脊神经的前支。脊神经借交通支连于自主神经系统的**交感干**。人体最主要的淋巴导管-**胸导管**自脊柱前方、胸主动脉和奇静脉之间上行。在上纵隔内，食管紧贴于脊柱前面。

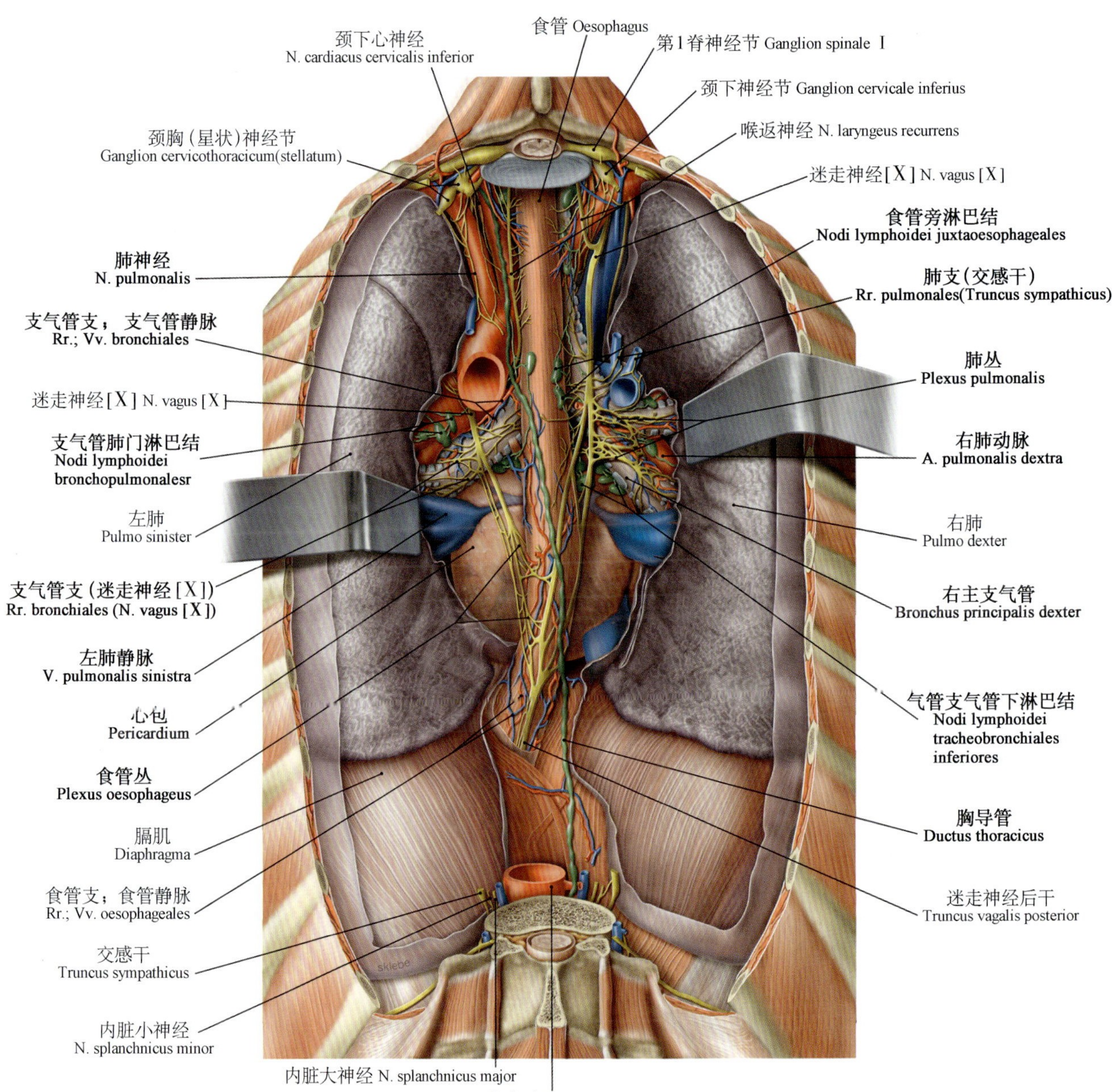

图 5.23 后纵隔

后面观，已切除包括脊椎在内的胸后壁。

打开肋胸膜，肺向外固定于两侧。此外，胸主动脉和奇静脉系及交感干于穿膈肌处被切断[L238]。

胸导管由腰干和肠干在膈肌下方汇合而成，于主动脉的右后方穿主动脉裂孔至胸腔，行于脊柱前面。此图可见整个**食管**胸段及其前方的**心包**和肺根（Radix pulmonis）。食管穿膈肌腰部的食管裂孔，与自主神经丛（**食管丛**）伴行，此丛内的副交感神经纤维在穿食管裂孔之前汇集成**迷走神经干**。由于胃在发生过程中发生旋转，因此由后面可见主要由右迷走神经纤维形成的迷走神经后干。自主神经纤维所形成的**肺丛**主要位于主支气管后方，并与主支气管一起入肺门，此丛内的副交感神经纤维来自迷走神经，其内的交感神经来自于交感干（此图未显示）。

胸廓上口

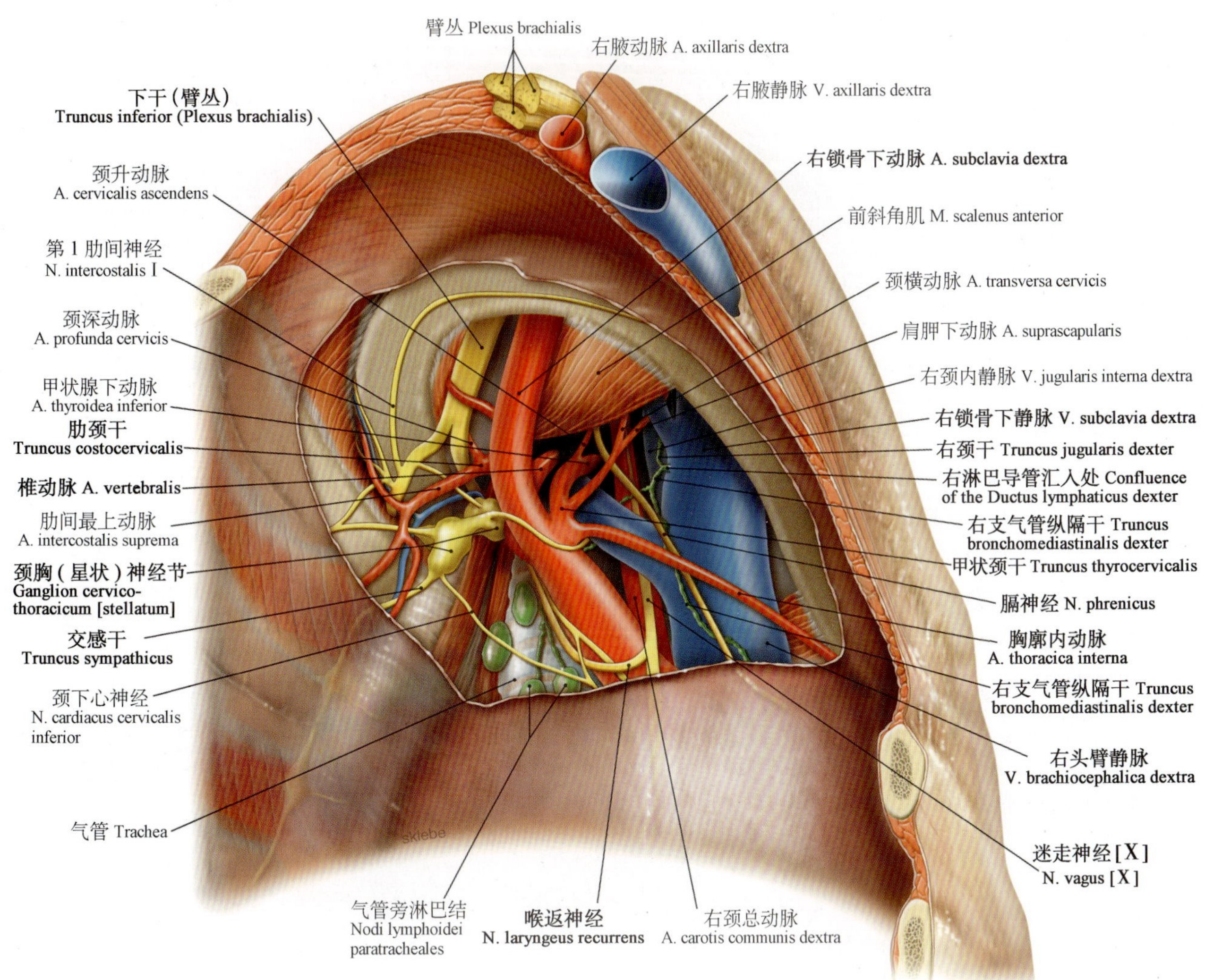

图 5.24 胸廓上口的神经和血管

右侧，下面观；胸膜顶已切除[L238]。

胸膜顶与前斜角肌前方的锁骨下静脉及该肌后方(**斜角肌间隙**)的锁骨下动脉和臂丛相毗邻。锁骨下动脉发出胸廓内动脉(经胸骨侧面下降)、椎动脉、甲状颈干及其分支。肋颈干位于前斜角肌后方，它发出颈深动脉和肋间最上动脉。膈神经走行于头臂静脉的前方。在其后方，迷走神经发出喉返神经，勾绕右锁骨下动脉，而后上行至颈部。锁骨下动脉的后方可见交感干及其颈胸神经节(星状神经节)。最难识别的是短小的右淋巴导管，它接受右支气管纵隔干、右颈干和锁骨下干汇入后注入右静脉角(锁骨下静脉和颈内静脉汇合处)。

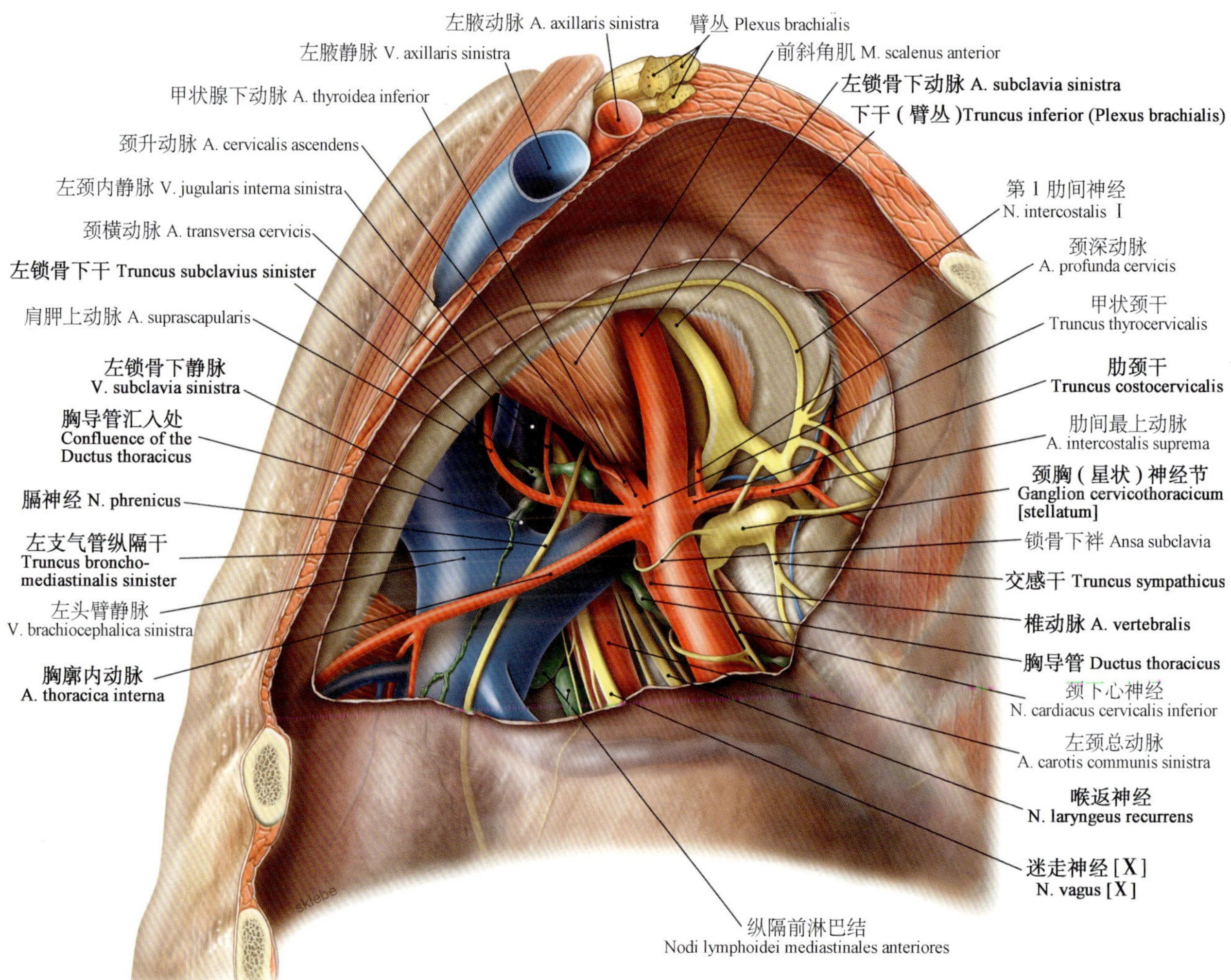

图 5.25 胸廓上口的神经和血管

左侧，下面观，胸膜顶已切除［L238］。

此处仅描述与右侧神经血管走行相异的结构（→图 5.24）。在胸腔左侧，左**迷走神经**下行更远才发出左喉返神经，后者勾绕主动脉弓（未显示）再上行至颈部。此区域的操作尤需注意**胸导管**的走行，以免伤及。**胸导管**于后纵隔上行，跨过左侧胸膜顶，然后从后方注入左静脉角（锁骨下静脉和颈内静脉汇合处）。在此之前，胸导管接受左支气管纵隔干、左锁骨下干和左颈干的淋巴回流（未显示）。

心血管系统的组成

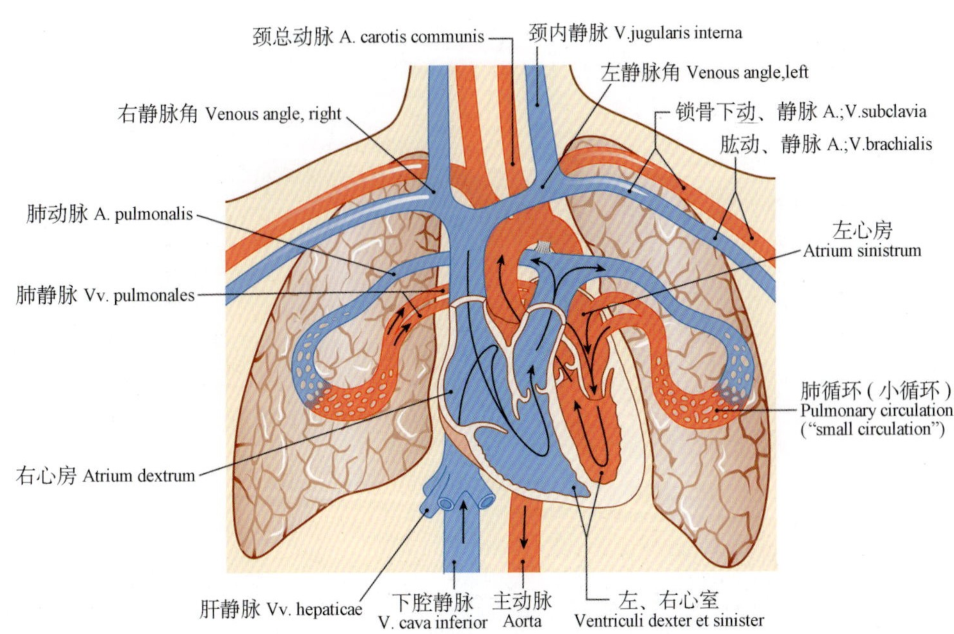

图 5.26 心血管系统的组成

蓝色:静脉血,红色:动脉血[L126]。

心血管系统由心和血管组成,可分为**体循环**(大循环)和**肺循环**(小循环)两个部分,两者相连成为一有机整体。心是心血管系统的枢纽器官,以吸力泵和压力泵的方式驱动血液循环。心可相应地分成左右两半,每半均由一个心房和一个心室(Ventriculus)组成。

按此方式,血液从心泵入**动脉**并通过**静脉**回心,这个过程的耗氧量可以忽略不计!在体循环中,左心室(Ventriculus sinister)的含氧血经主动脉及其各级分支流至全身毛细血管,在此氧气被利用、二氧化碳被吸收。因而静脉血为缺氧血,经静脉返回,这些静脉在回流至右心房前形成上、下腔静脉(Vv. cavae superior and inferior)。随后,静脉血液自右心室泵出,经肺动脉干和左、右肺动脉进入肺循环。在肺内,新的氧气交换入血,呼气发生。肺静脉将含氧血输送回左心房(Atrium sinistrum),完成血液循环。

心驱动血液在全身循环,因此其功能与血液的功能是一致的。

心血管系统**最重要的功能**:

- 为机体提供氧气和营养物质(呼吸气体和营养物质的运输)。
- 热调节(血液的热量传递)。
- 防御功能(免疫细胞和抗体的运输)。
- 激素控制(激素的输送)。
- 止血(血小板及凝血因子的输送)。

心被心间隔分成**左右两半**,每半借瓣膜(房室瓣)进一步分为右**心房**和左心房,以及右**心室**和左心室。因此,心间隔也分为两部分。

- 左右心房之间的**房间隔**。
- 左右心室之间的**室间隔**,包括上份狭小的膜部(Pars membranacea)和占其大部分的、由心肌构成的肌部(Pars muscularis)。

动脉和静脉肉眼可见,因此被称为**宏循环**(macrocirculation)血管。在器官间质内的**微循环**(microcirculation)血管连接着动脉和静脉。外周小动脉血压降低,因此可在毛细血管中进行氧气和二氧化碳的交换。此后,小静脉重新收集血液并逐渐汇合成中、大静脉。

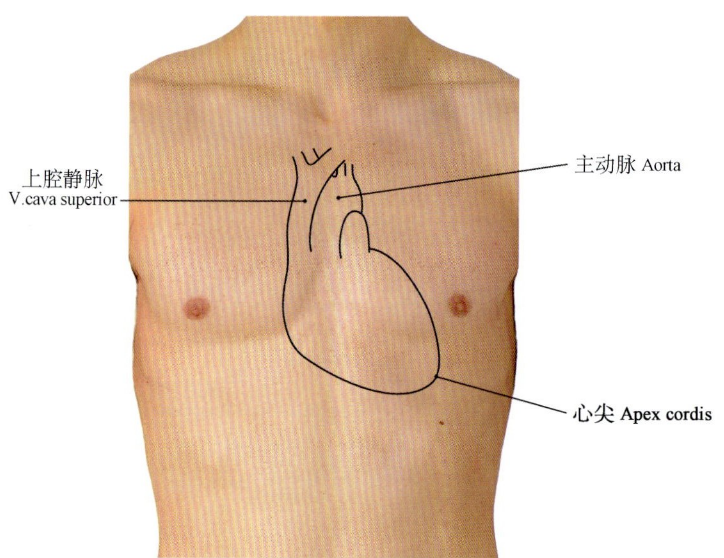

图 5.27　心的胸前壁投影

心偏向正中线的左侧，并非位于胸腔正中。

心右缘的体表投影为经胸骨右缘外侧 2cm、第 3 肋软骨和第 6 肋软骨之间的连线。**心左缘**的体表投影为第 3 肋下缘（胸骨旁 2～3cm）和左锁骨中线之间的连线。（译者注：心左缘的左下点多投影于左锁骨中线的第 5 肋间隙处）。

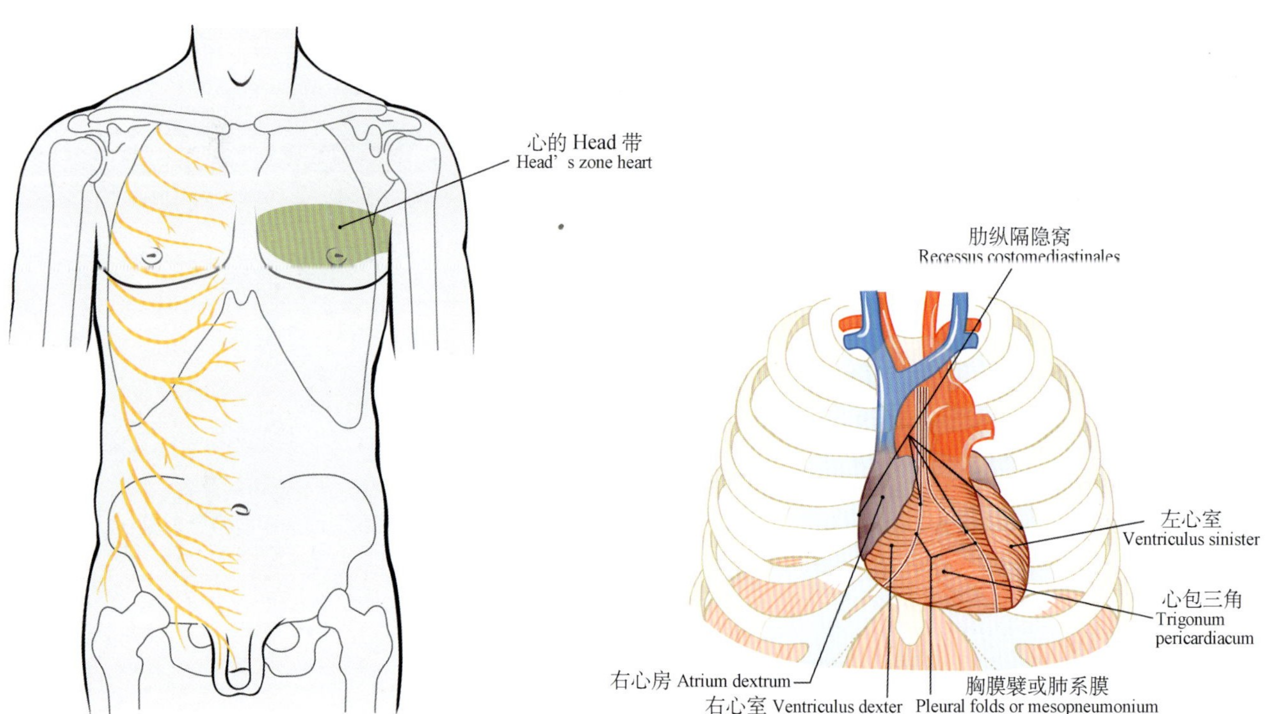

图 5.28　心的牵涉痛带（Head 带）[L126]

心的刺激经传入神经纤维传导至中枢神经系统，与来自特定皮肤区域（皮节）的神经纤维在相应的脊髓节段中走行在一起。心的皮节为 T3 和 T4。这一与器官相关、感知疼痛的皮肤区域，被称为心的**Head 带**。

图 5.29　心的胸壁投影示意图[L126]

临床要点

诸如**心绞痛**或**心肌梗死**等循环系统疾病，有时可引起心 Head 带的疼痛和触觉过敏，在 T3 和 T4 皮节可感知到（放射性疼痛）。

心的投影

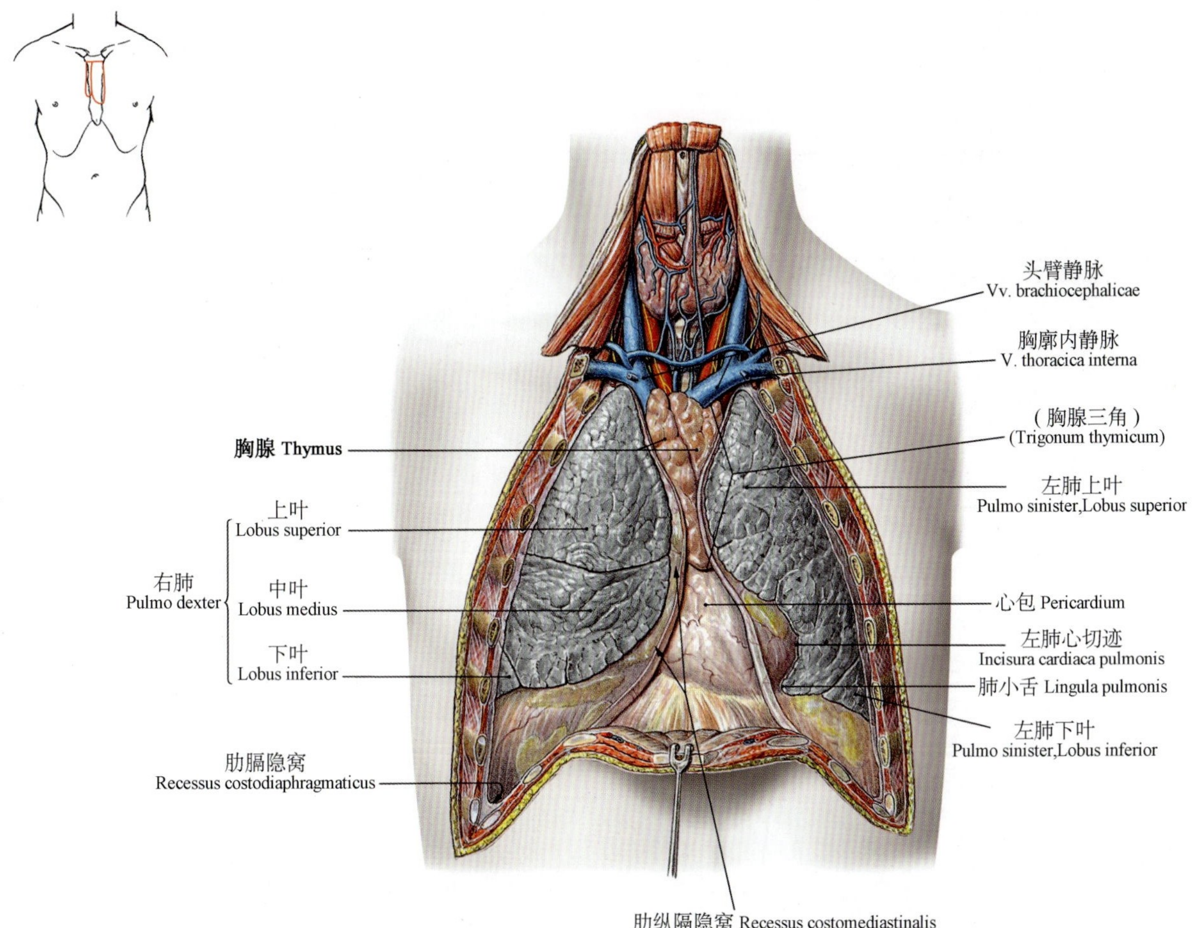

图 5.30　心的胸壁投影

胸壁移除后的纵隔和胸膜腔(前面观)。

心是个锥体形、四腔、肌性中空器官,其大小与每个人的拳头相仿,重 250～300g。心有4 面:朝向前方的**胸肋面**主要由右心室组成;朝向下方的**膈面**由部分左右心室组成;右**肺面**由右心房组成,左肺面主要由左心室组成。右心室并不参与形成心的左缘或右缘。心的后面无正式的解剖学命名,此面由左心房形成。由于心房在很长一段时间内被视为上游静脉的一部分,从而放弃了对心后面的命名。

胸肋面的大部分被两侧的肺和胸膜所覆盖,此区域与胸膜腔的**肋纵隔隐窝**相对。自第 4 肋向下,两侧胸膜边缘彼此分离,继而于其之间形成心包三角,心包在此三角内与胸前壁直接相贴。

临床要点

若心的**重量超过** 500g(**临界心重量**),则心肌无法获得充足的血供,从而导致心肌缺血,并可继发心脏组织死亡(心肌梗死)。若心扩大至 1100g,则被称为**巨心症**。心脏**叩诊**可初步判断心的**大小**。因为被肋纵隔隐窝的胸膜所覆盖,因为充满气体的肺使叩诊音减幅,心整体轮廓的投影对应于**相对心浊音**区。若心的相对心浊音界向左越过锁骨中线,则提示左心室肥大。心直接贴于胸前壁的区域称心包三角,此处的叩诊音最为低沉,即是**绝对心浊音**区(→图 5.29)。绝对心浊音界虽无诊断价值,但可用于紧急情况下的右心室内注射(**心内注射**),以避免损伤胸膜而形成气胸。心内注射常于第 4 或第 5 肋间隙、胸骨左侧约 2cm 处进针。然而,此项操作风险相对较大,基本上已被弃用。

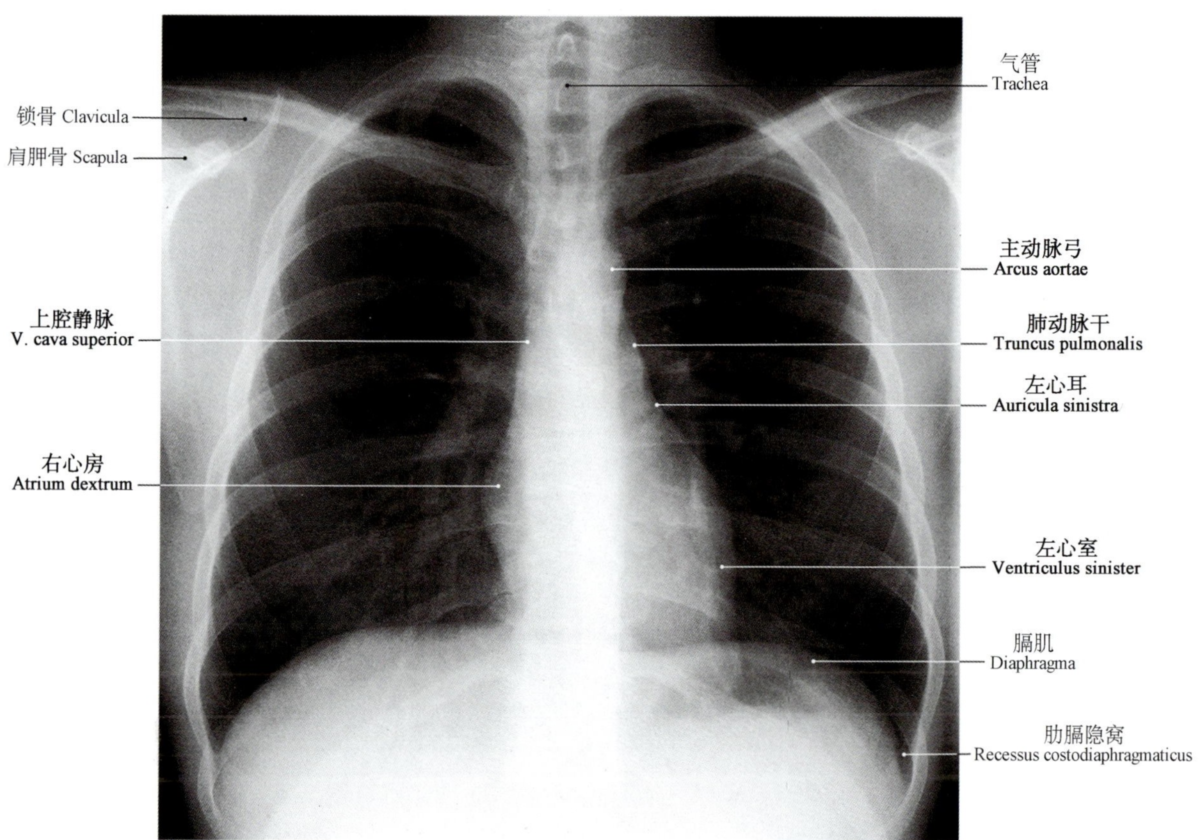

图 5.31 胸廓与胸腔脏器

X 线正位片。X 线检查可用于评估心的大小。除此之外，对了解形成心轮廓的结构也至关重要。

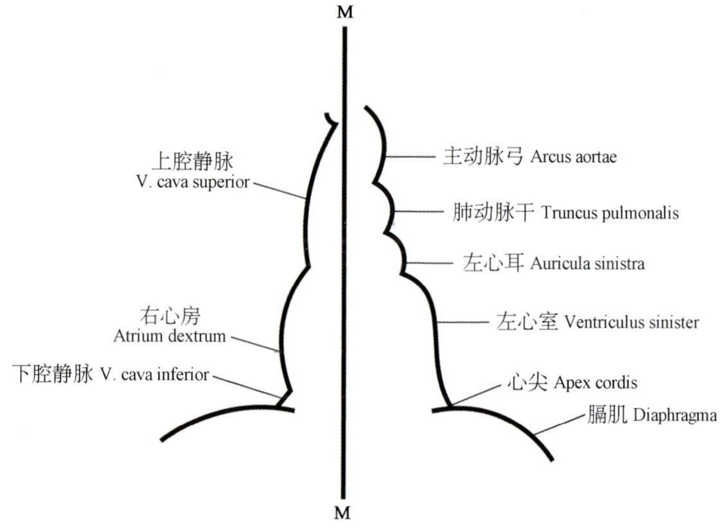

图 5.32 心轮廓 X 线影像示意图

心右缘自上而下由以下部分构成

- 上腔静脉。
- 右心房。

心左缘从上到下分别为

- 主动脉弓。
- 肺动脉干。
- 左心耳(Auricula sinistra)。
- 左心室。

因此，右心室并未参与形成心的左缘或右缘。

M＝人体的正中矢状面

临床要点

胸部 X 线检查可提供心的大小信息。虽然心横径有个体差异，但如果心的横径大于胸部横径的一半，则被视为心脏增大，可由心肌组织**肥大**或心壁**扩张**而引起。在多数情况下，心左面(左肺面)增大，则意味着左心室受损。此种情况可能是由于体循环的**高血压**、**血管狭窄**，**主动脉瓣**或**二尖瓣关闭不全**等引起。然而，X 线正位片无法呈现诸如肺动脉高压、慢性阻塞性肺病(哮喘)或肺动脉阻塞(肺栓塞)等造成的右心室扩大，因为右心室并未参与形成心的左缘或右缘。此种情况需进行计算机断层扫描(CT)或磁共振断层成像(MRI)以获取侧面或断层图像。

发生

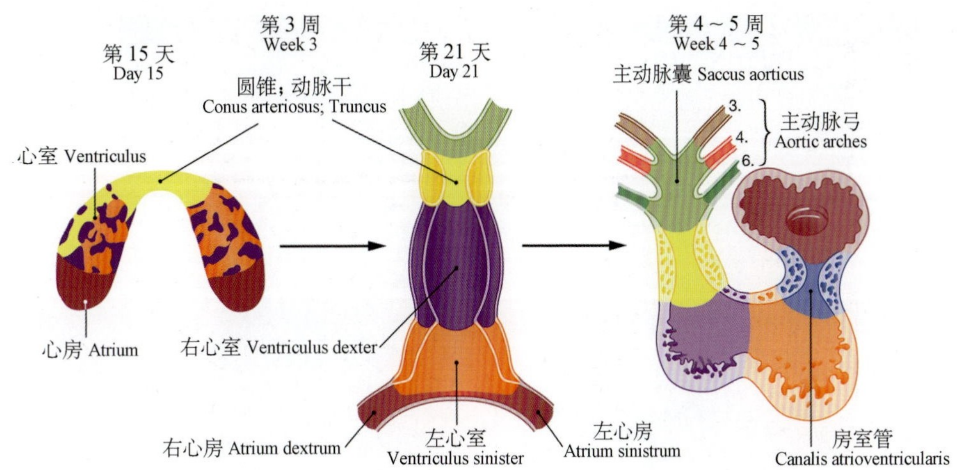

图 5.33　胚胎第 3～5 周心的发生阶段［L126］

胚胎**第 3 周**，生心区中胚层内的血管丛形成最初的马蹄形**心内膜管**。心内膜管周围的间隙形成围心腔，与体腔相通。围心腔的内层浓缩成心肌，心外膜由从横膈和肝原基迁移而来的细胞发育而来。心内膜管的两侧融合成**管状心**，于第 3 周末即开始节律性地收缩。管状心首先分出成对的心房与静脉窦作为流入道的部分，一个心室和一个动脉圆锥作为流出道的部分。第 4～5 周时，管状心各部分经不同程度的延长和重分布转变为 S 型**心环**。心房与心室之间的连接被局限于不成对的房室管，房室管首先是流入左心室的左份，随后分流至中线，并由心内膜垫分隔为右房室管开口和左房室管开口。心内膜垫形成房室瓣。

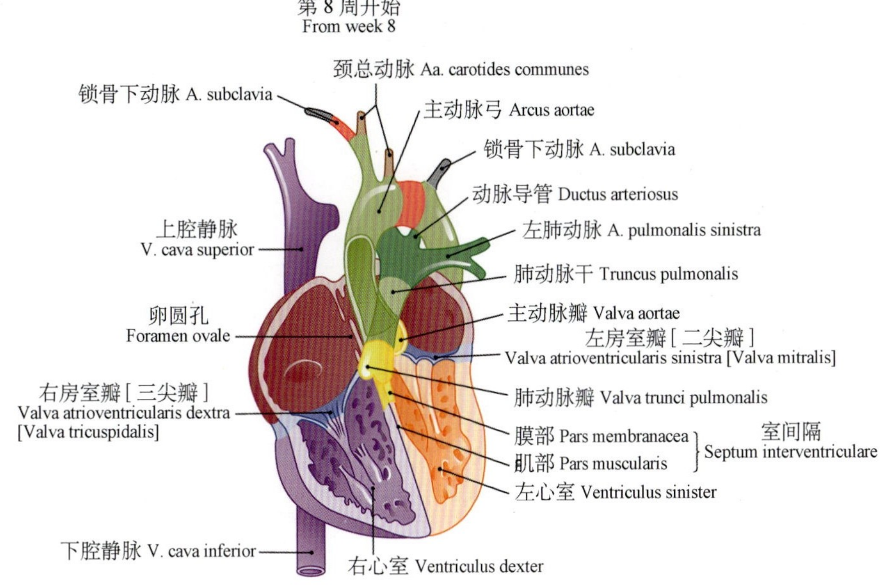

图 5.34　胚胎第 5～7 周心的发生阶段［L126］

胚胎第 5～7 周，**室间隔**（肌部）发生，部分分隔两心室。直至第 7 周末最终因室间隔膜部的加入而隔开之前，左、右心室一直彼此连通。流出道的动脉圆锥呈螺旋状分隔，与相邻的主动脉囊一道形成**肺动脉干**和**主动脉**。

咽弓动脉起源于主动脉囊。然而，在 6 条咽弓动脉中，只有第 3、第 4 和第 6 三条咽弓动脉发生并形成近心部的动脉。颈总动脉起源于第 3 咽弓动脉；第 4 咽弓动脉向右发生出锁骨下动脉，向左发生出主动脉弓。肺动脉和动脉导管发生自第 6 咽弓动脉。

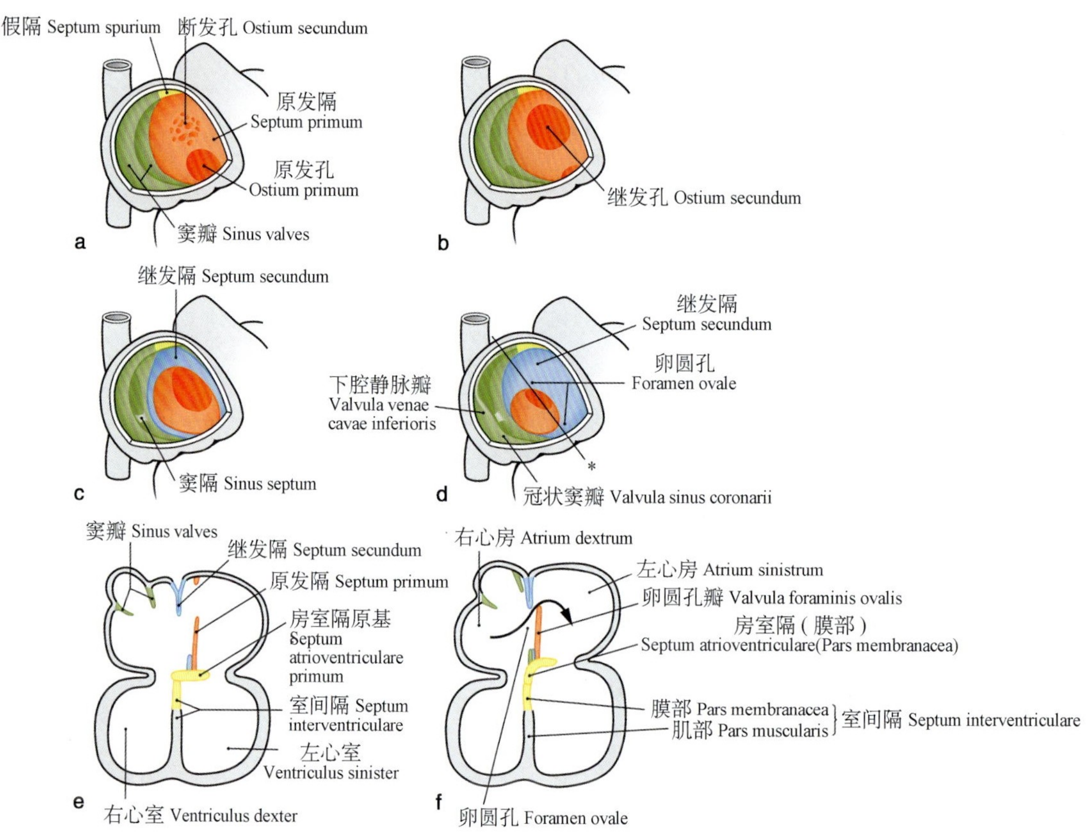

图 5.35a-f 胚胎心房的分隔过程

第 5 周（a，b），第 6 周（c，e），第 7 和 8 周（d，f）；右心房开放（a-d）和四心腔平面（e 和 f）[L126]。

a 房间隔发生于胚胎第 5～7 周，始于**原发隔**的形成，后者持续生长并与其下方的**原发孔**分离。

b 原发隔上份，细胞程序性死亡（凋亡）形成**继发孔**。

c、e **继发隔**于原发隔的右侧长出。两者彼此相邻，并一道封闭卵圆孔。

d、f 原发隔形成**卵圆孔瓣**，可使右心房的血液定向流入左心房（→图 5.37）。出生后，由于左心房压力升高，卵圆孔瓣关闭卵圆孔（→图 5.39）。

* e 和 f 为切面图。

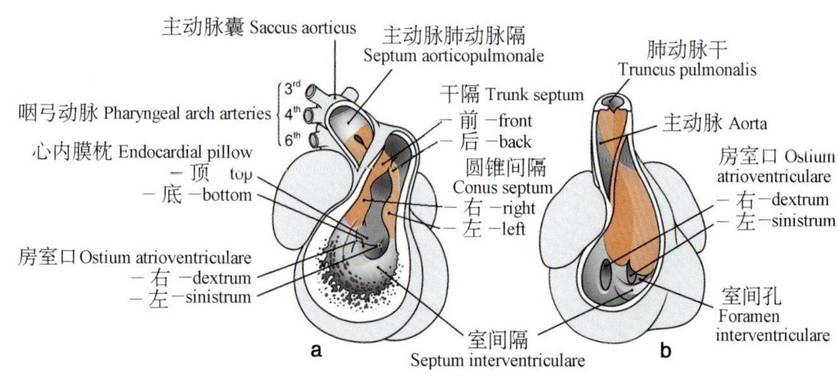

图 5.36a、b 流出道的分隔 [L126]

胚胎第 5～7 周，流出道同样也被再分隔。在此过程中，管状心内已可见到流出道各部（心圆锥、动脉干、主动脉囊）（→图 5.33），它们被若干嵴所分隔。由于这些嵴彼此垂直排列，从而融合形成螺旋状的**主动脉肺动脉隔**，后者将流出道分隔为升主动脉和肺动脉干。

临床要点

若流出道螺旋状分部未能发生，升主动脉与肺动脉干血流彼此直接相邻，因此造成主动脉将异常发自右心室，而肺动脉干起于左心室（大血管错位）。这种畸形将导致体循环和肺循环彼此完全分离，没有氧合血进入体循环并至人体各器官。在上述情况中，室间隔和房间隔常因此而未能闭合，意味着出生时即有心室缺损。无此类开口的婴儿有可能生存！此类心脏缺陷占所有心脏缺陷病例的 5%，还是相对罕见的。

出生前的血液循环

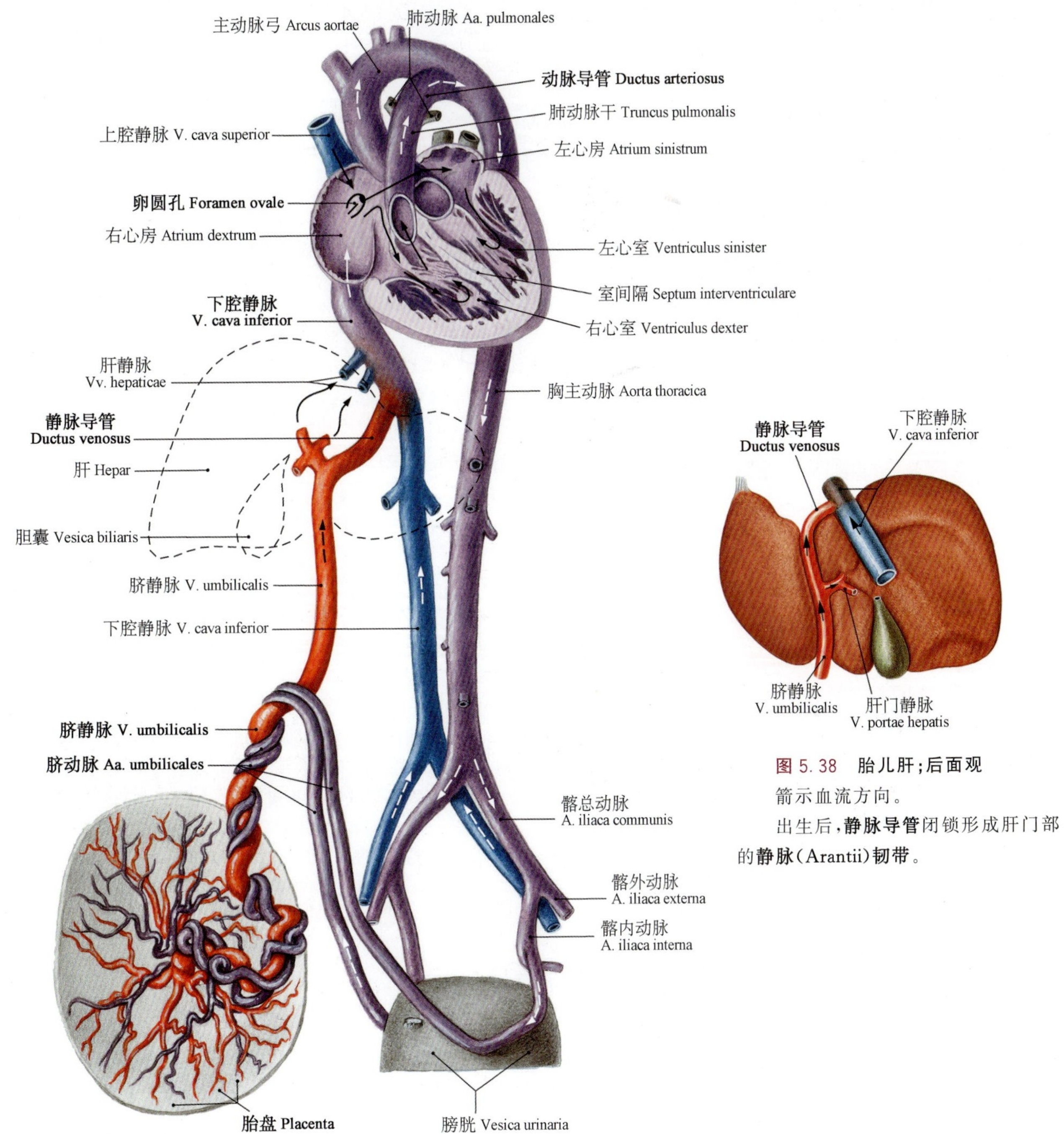

图 5.38　胎儿肝;后面观

箭示血流方向。

出生后,**静脉导管**闭锁形成肝门部的**静脉(Arantii)韧带**。

图 5.37　出生前的血液循环(胎儿血液循环)的示意图

此示意图中,不同的颜色表示血液内的氧含量:氧合血(红色)、未氧合血(蓝色)、混合血(紫色)。箭示血流方向。

出生前循环不同于出生后循环,后者无脐带血管、静脉导管、动脉导管和卵圆孔(→图 5.39)。

胎儿的未氧合血经髂内动脉分支**脐动脉**流入胎盘。血液于此处进行氧合,而后氧合血经脐静脉流回胎儿。由于肝中的血流阻力相对较高,因此脐静脉内氧合血经**静脉(Arantii)导管**绕肝而行。在下腔静脉汇入处的瓣膜(Valvula venae cavae inferioris)的导引下,血液主要通过卵圆孔流入左心房。因此,氧合血以最短的路径被输送至身体诸器官。上腔静脉的血液流入右心室,在此经**动脉(Botalli)导管**作为旁路血管由肺动脉干流入主动脉,从而绕过非功能性肺循环。

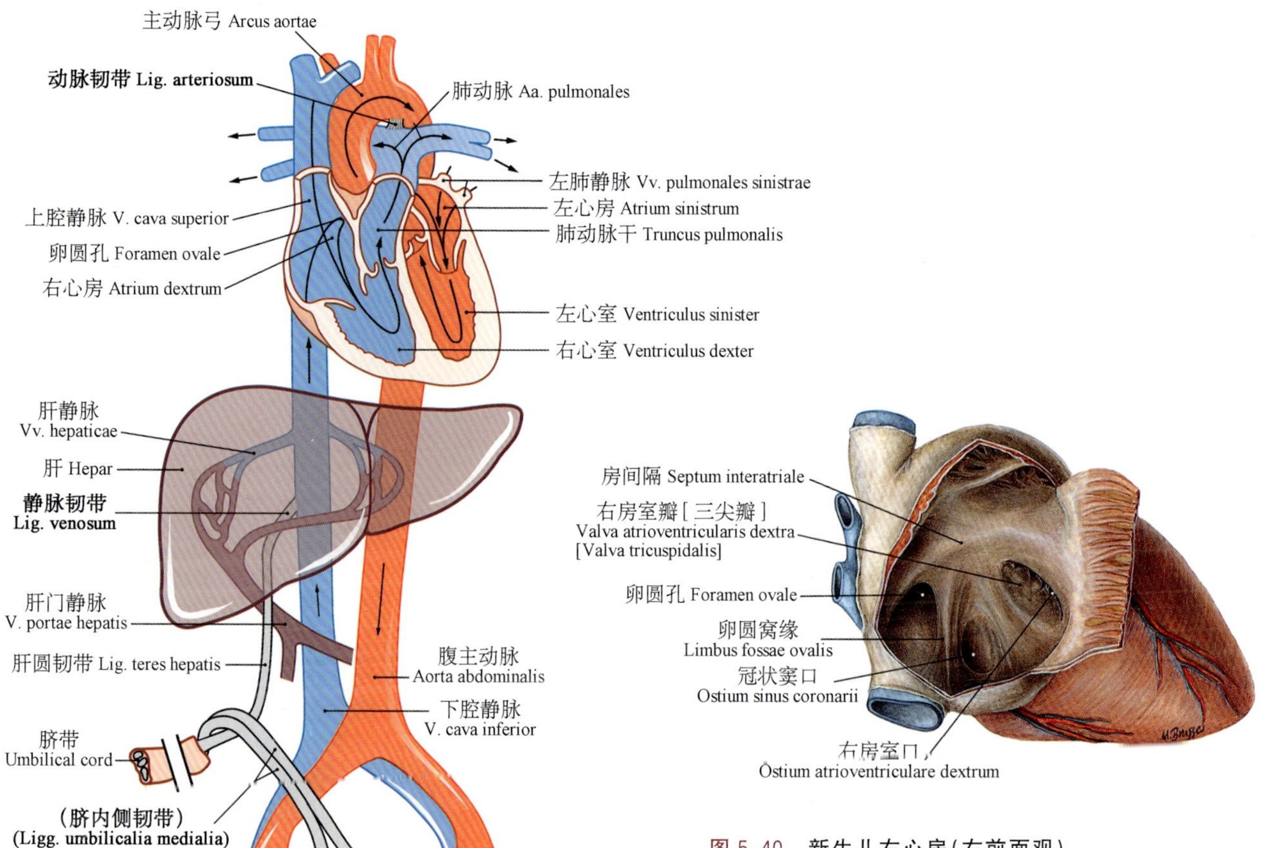

图 5.40　新生儿右心房(右前面观)

出生后,卵圆孔最初仅因压力而关闭,因而,此时的新生儿心标本依然可见卵圆孔的开口。

图 5.39　出生后血液循环示意图[L126]

出生时,胎盘血液循环被阻断。新生儿的呼吸使肺充气,肺循环启动,左心房的压力随之增加。与胎儿循环相比,出生后循环发生以下变化。

左心房与右心房之间卵圆孔的瓣膜样连接由于左心房压力的增加而被动关闭。

随后,卵圆孔瓣与断发隔融合。卵圆孔的遗迹形成**卵圆窝**。

动脉导管出生后几天内闭锁形成**动脉韧带**(→图 5.45)。

静脉导管在出生后闭锁形成肝门处的**静脉韧带**。

脐静脉闭锁形成位于肝和腹壁之间的**肝圆韧带**。

脐动脉远端闭锁形成**脐内侧韧带**,以此为基础形成腹壁内面的脐内侧襞。

临床要点

动脉导管未闭:由于前列腺素 E_2 对导管有扩张作用,前列腺素合成抑制药可导致导管闭合,可有助于避免手术。然而,由于这些活性物质可用作消炎药和镇痛药,也可能导致孕妇体内的胎儿出现动脉导管的过早关闭。

卵圆孔未闭:约 20% 的成年人卵圆孔仍有开口。尽管并无功能上的意义,但可导致腿部静脉血栓以栓子的形式流入体循环,并由此引发器官梗死和脑卒中。

(时冬辰　译)

心脏缺陷

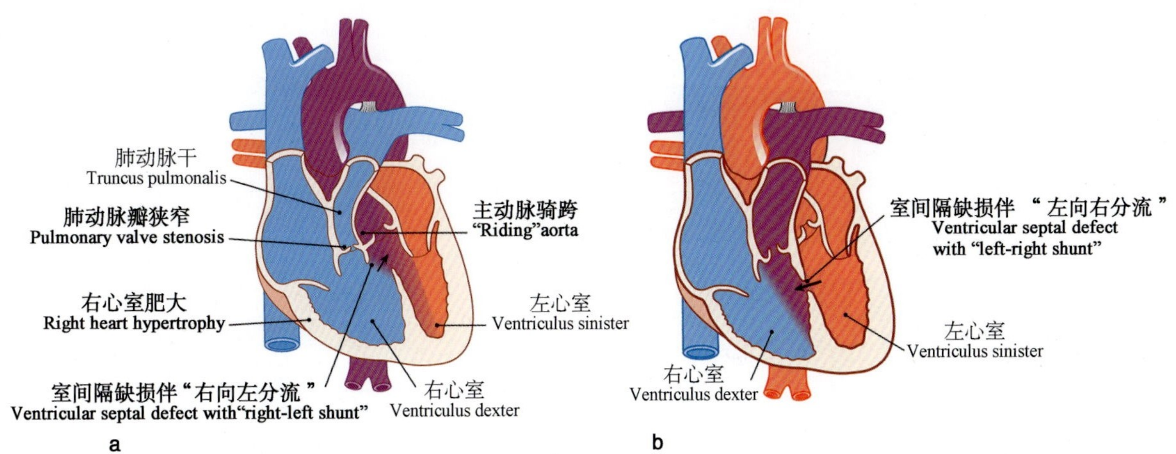

图 5.41a、b　心脏缺陷：法洛四联症(a)和室间隔缺损(b)，示意图(前面观)[L126]

在心发生期间，若其相对复杂的分隔过程没有发生，儿童出生时就伴有心脏缺陷。因此，理解心的发生过程对先天性心脏病的诊断和大多数手术治疗方式是必需的。

如果心室流出道没有被对称地分隔开，就会发生**法洛四联症**，这是合并**右向左分流的**最常见的**畸形**(占心脏缺损的9%)，来自右心室的血液流入了体循环。在所有的先天性心脏病中，**室间隔缺损**是最常见的类型(占心脏缺陷的25%)，大多数是由于膜部的室间隔没有完全闭合，导致左心室血液被泵入肺循环，称之为**左向右分流**。

临床要点

先天性心脏缺陷在全部新生儿中的发生率为0.75%，因此它是最常见的发生异常疾病。所幸的是，因为有些心脏缺陷通常并不影响心功能，所以并非所有的心脏缺陷(vitia)都需要治疗。为了掌握儿科学和青少年医学中的有关主要心脏缺陷的发生机制和临床症状，你最起码要熟悉心的基本发生过程。鉴于其在医学上的重要性，以及与各种学科考试的相关性，我们在这里简要讨论一下几个最重要的先天性心脏缺陷。在病理生理学上，最常见的心脏缺陷可分为3类。

- **左向右分流缺陷**(室间隔缺损占25%，房间隔缺损占12%，动脉导管未闭占12%)最为常见，其共同的发病机制是：由于体循环压力增大，血流从左向右进入肺循环。如果不施行手术纠正，肺动脉高压将导致右心功能不全。
- **右向左分流缺陷**(法洛四联症占9%，大血管移位占5%)，与上一型相反，此型以皮肤呈蓝色(发绀)为特征，这是由于未氧合的血液从肺循环进入了体循环。
- 第3类是**阻塞性缺陷**(肺动脉瓣狭窄、主动脉瓣狭窄、主动脉缩窄各占6%)，此时，相应的心室会发生肥大。

法洛四联症是室间隔缺损、肺动脉瓣狭窄、右心室肥厚和主动脉“骑跨”的组合病症。由于动脉圆锥的不对称分隔，肺动脉瓣过窄，主动脉过宽并移位至室间隔上(“骑跨”)。由于肺动脉瓣狭窄，继之出现右心室肥厚，而右心室肥厚又导致了经室间隔缺损形成的右向左分流，从而引起发绀。

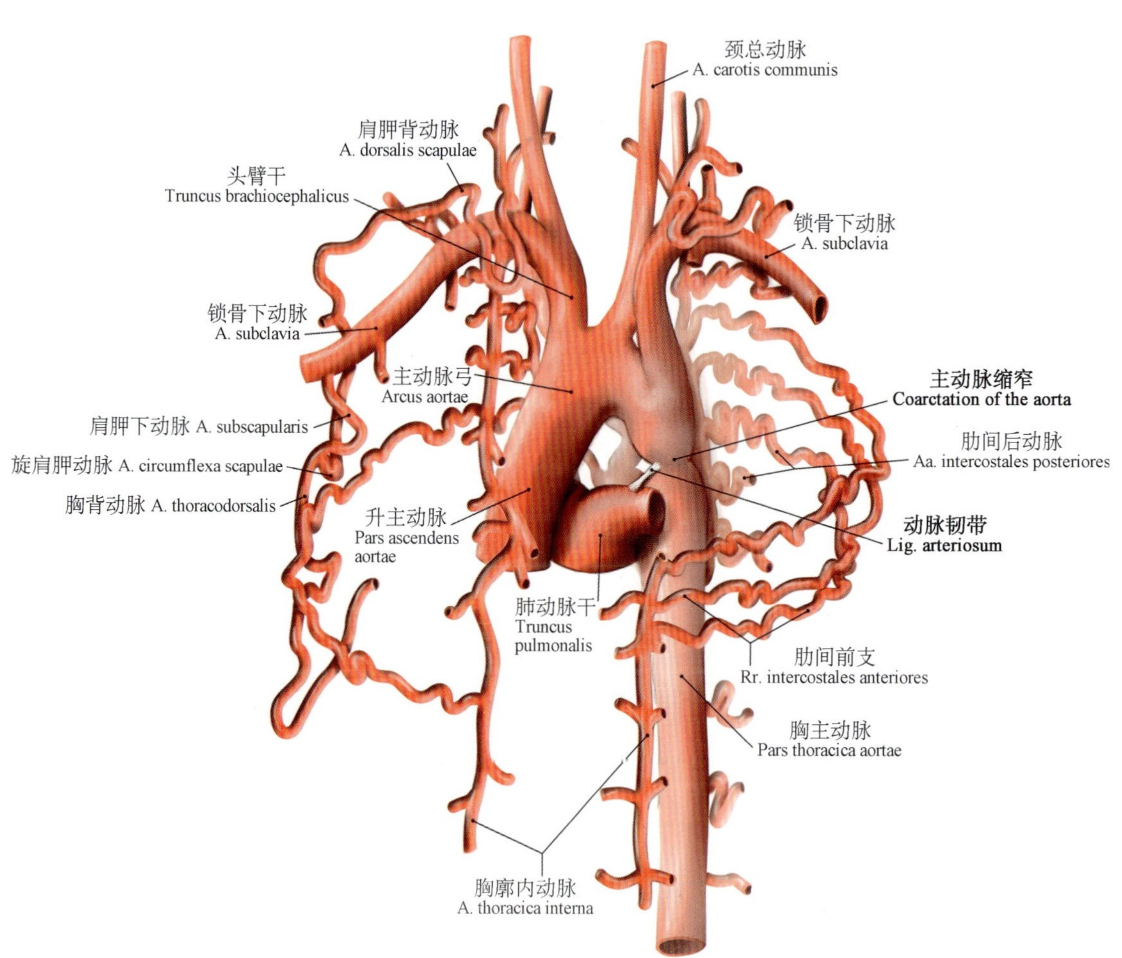

图 5.42　**主动脉缩窄半示意图(前面观)**[L266]

出生后，由于血液中氧含量增加，动脉导管闭合。当动脉导管的闭塞波及主动脉弓的周围部，就导致了主动脉缩窄。

临床要点

主动脉缩窄：主动脉缩窄时，会发生左心肥大且伴上半身高血压；下半身则相反，血压过低。其特异性诊断指标是在两肩胛骨之间可听到心的收缩期杂音，以及X线检查发现的肋骨缺损，这是由于肋间后动脉到胸廓内动脉的旁路循环而导致的。主动脉狭窄必须通过手术或扩张予以纠正，否则即使在年轻的患者，也可出现心力衰竭和卒中。由于血液中的前列腺素可使动脉平滑肌失去张力，致使动脉导管保持开放状态，因此前列腺素合成抑制药可有助于促进出生后仍未闭合的动脉导管闭合。由于用于抗炎和镇痛的药物中多少有一些前列腺素抑制药，因而用于孕妇可引起动脉导管提前闭合，从而导致胎儿损伤。

由于这些活性物质不同程度地存在于治疗炎症和减轻疼痛的药物中，在孕妇会导致动脉导管过早阻塞，并对胎儿造成损害。

心的位置

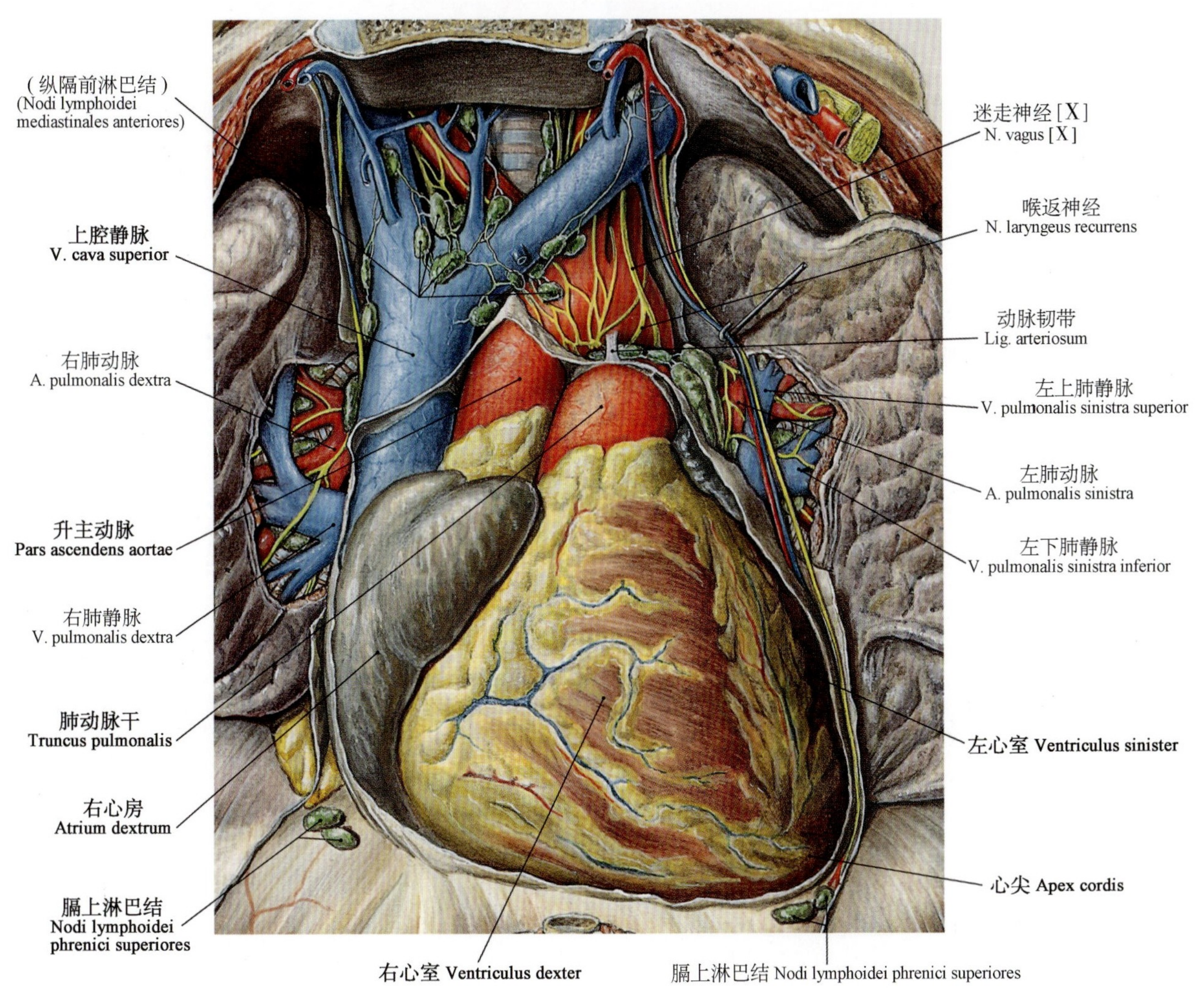

图 5.43 **心的位置**

胸腔原位，前面观，心包已打开。

心位于下纵隔中部的心包腔内。心底较宽，斜向右上方，至相应的大血管根部的瓣膜平面。心尖（Apex cordis）朝向左前下方。连接心底和心尖形成一个**长轴**（12cm），该轴斜行于胸部，即从右侧的后上方走向左侧的前下方。该轴与3个空间平面形成的夹角大约都是45°。心有4个面（→图5.29）。心的前面（**胸肋面**）主要由右心室构成，下面（**膈面**）紧邻膈肌，由部分右心室和左心室组成。临床上，心的下面对应于心电图诊断中的“后壁”，如“这是后壁心肌梗死的问题”。**肺面**是由右侧的右心房和左侧的左心室所围成。

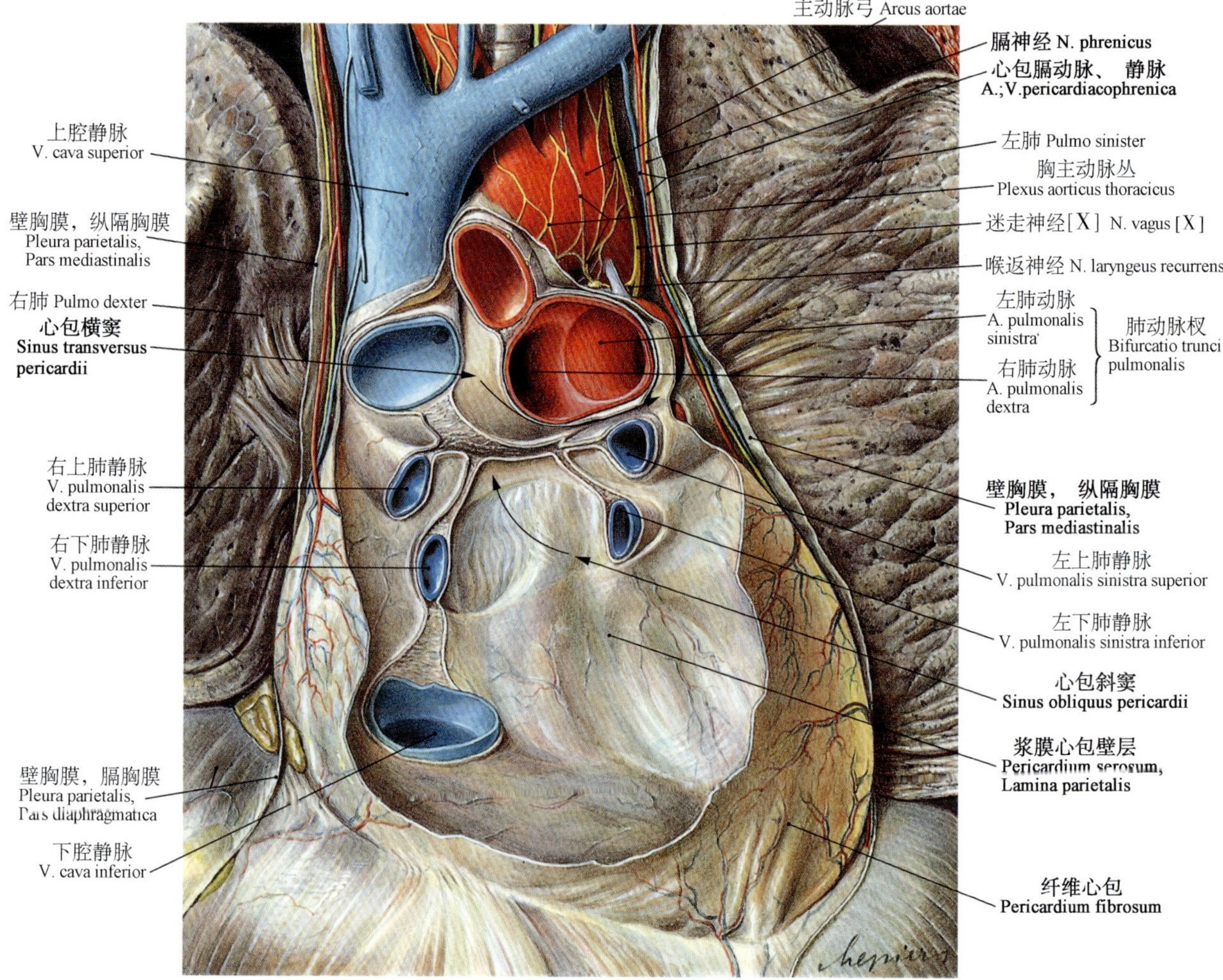

图 5.44 **心包**

前面观，已切除心包前壁和心。

心包包裹着心，可固定心，并使其无摩擦地收缩。心包的外层是由致密结缔组织构成的**纤维心包**，紧邻其内的是**浆膜心包**，这部分浆膜心包为壁层，其向前在大血管的流出道折叠至心的上面而形成脏层(即**心外膜**)。在心房的后方，心包反折到心外膜并在下腔静脉与上腔静脉之间形成一垂直褶皱、在右上肺静脉与左上肺静脉之间形成一水平褶皱。从而在心包的后侧产生两个隐窝(心包窦，如箭所示)。

- **心包横窦**：位于上腔静脉或主动脉与肺动脉干之间的水平褶皱的上方。
- **心包斜窦**：位于两侧肺静脉之间的水平褶皱的下方。

纤维心包连接

- 膈肌的中心腱。
- 胸骨的后方(胸骨心包韧带)。
- 气管杈(支气管心包膜)。

在外侧，**壁胸膜**的**纵隔胸膜**覆盖心包。膈神经和心包膈血管走行于纵隔胸膜和心包之间。

心外膜是浆膜心包的脏层。

临床要点

心包腔通常含有 15～35ml 的浆液。包括心在内的心包总体积有 700～1100ml。在心力衰竭或心包炎症(**心包炎**)时，液体会积聚(**心包积液**)于心包腔，甚至影响心的活动。在心脏病发作或损伤(刀刺)后心壁破裂的情况下，可以发生**心包压塞**，其中的血液抑制心功能，因而通常产生致命的后果。

心

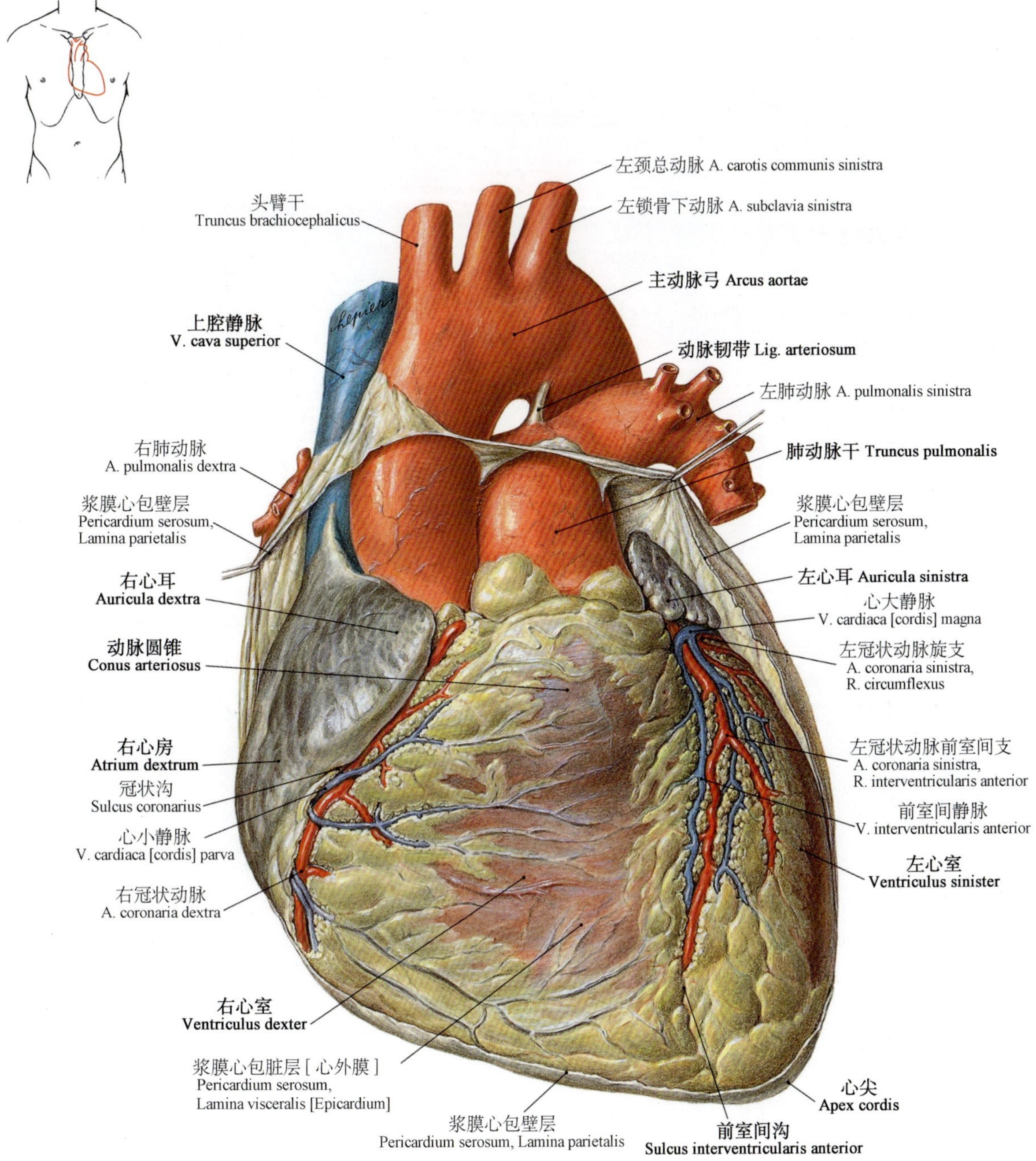

图 5.45 **心(前面观)**

心的重量为 250～300g,约为个人的拳头大小。心尖朝向左下方,心底对应**冠状沟**的位置,右冠状动脉行于其中。心包括左、右心室腔(心室)和左、右心房腔(心房)。在前方(胸肋面),**前室间沟**对应于心中隔(室间隔)的位置,左冠状动脉的前室间支行于其中。心室的另一界限**后室间沟**(→图 5.46)位于下方(膈面)。在右心室转至肺动脉干之前,右心室扩展至动脉圆锥。相反,由于肺动脉干后方的主动脉呈螺旋形走行,主动脉自左心室的起始处在外部看不到,因此主动脉开始于肺动脉干的右侧。肺动脉干通过动脉韧带连接于主动脉弓,该韧带是胎儿血液循环中动脉导管的遗迹(→图 5.37)。两个心房都有一个盲袋,被称为左、右心耳(Auriculae dextra and sinistra)。上、下腔静脉进入右心房,4 条肺静脉进入左心房。

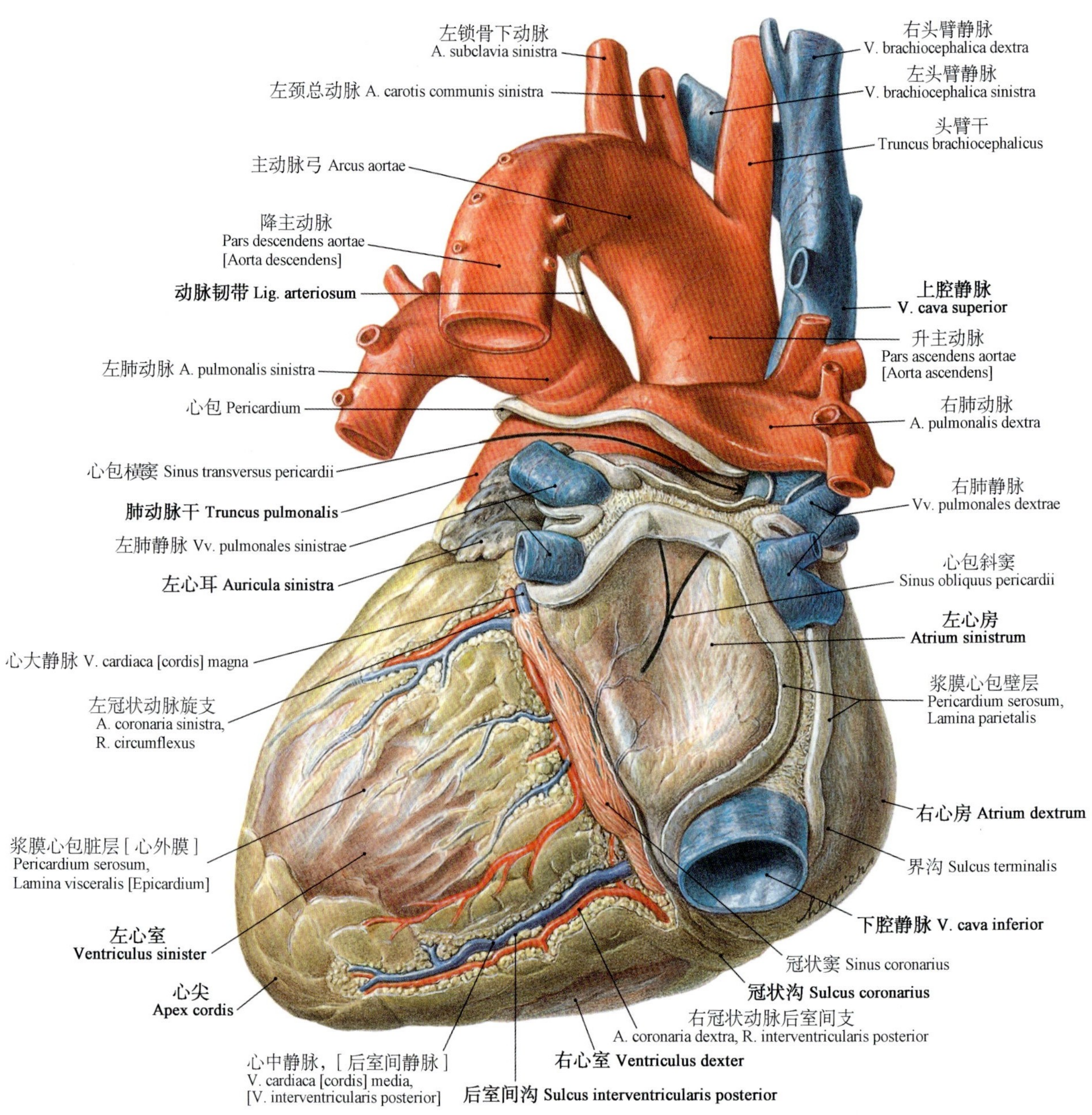

图 5.46　心（后面观）（说明见图 5.45）

临床要点

在解剖课中看到的大多数心都是扩大的。这表明伴有心脏**肥大**（如高血压）或**扩张**（如酗酒、病毒性疾病、遗传原因）的疾病的发生率非常高。专业运动员（通过训练，心内物质合成增多）的心重可达 500g。这被认为是**临界心重量**，因为如果超过这个重量，心就不能保证足够的血液供应，并且可导致心肌梗死。

心壁

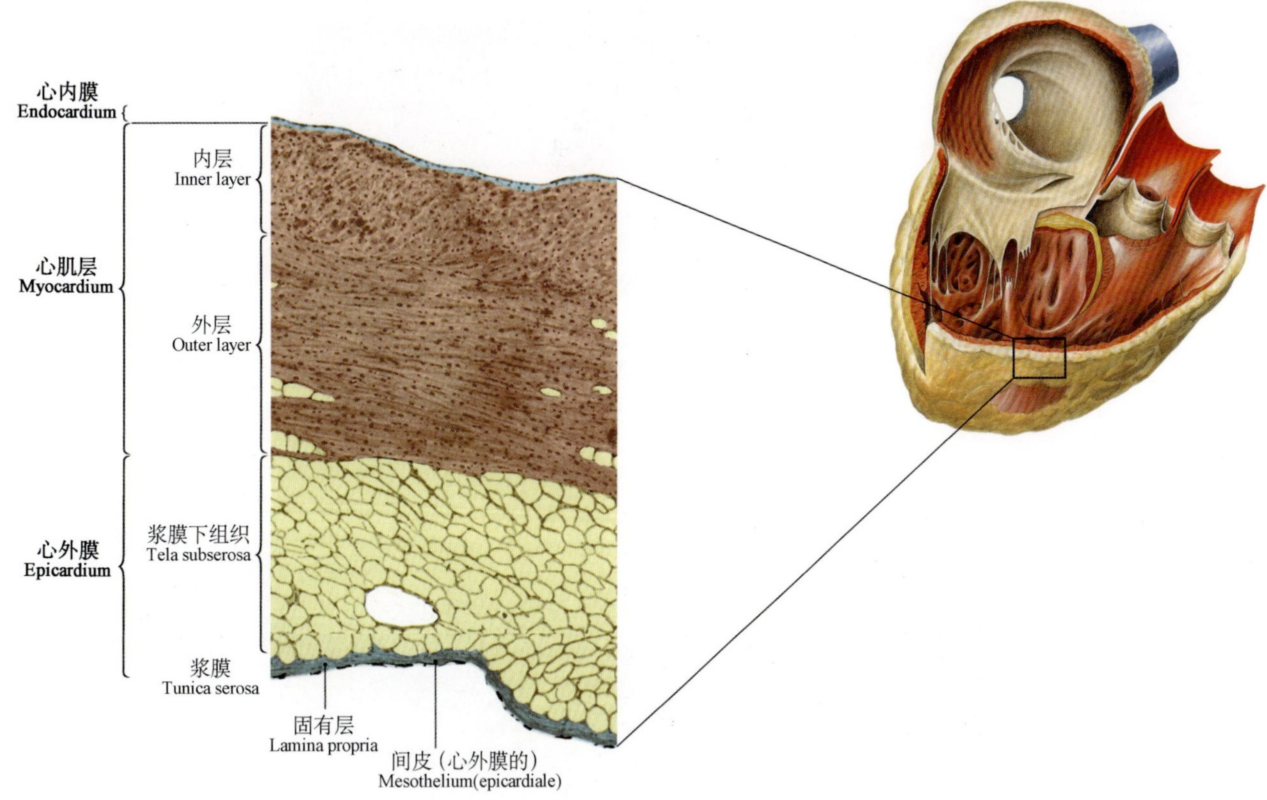

图 5.47 心壁的结构；取自右心房（参照［S010-2-16］）

心壁由 3 层结构组成：

- **心内膜**：是心壁的内表面，由内皮和结缔组织组成。
- **心肌层**：由心肌细胞组成。
- **心外膜**：是心壁的外表面，其上的浆膜和浆膜下层相当于浆膜心包的脏层。在人类，浆膜下层有大量脂肪组织，心的血管和神经行于其中。

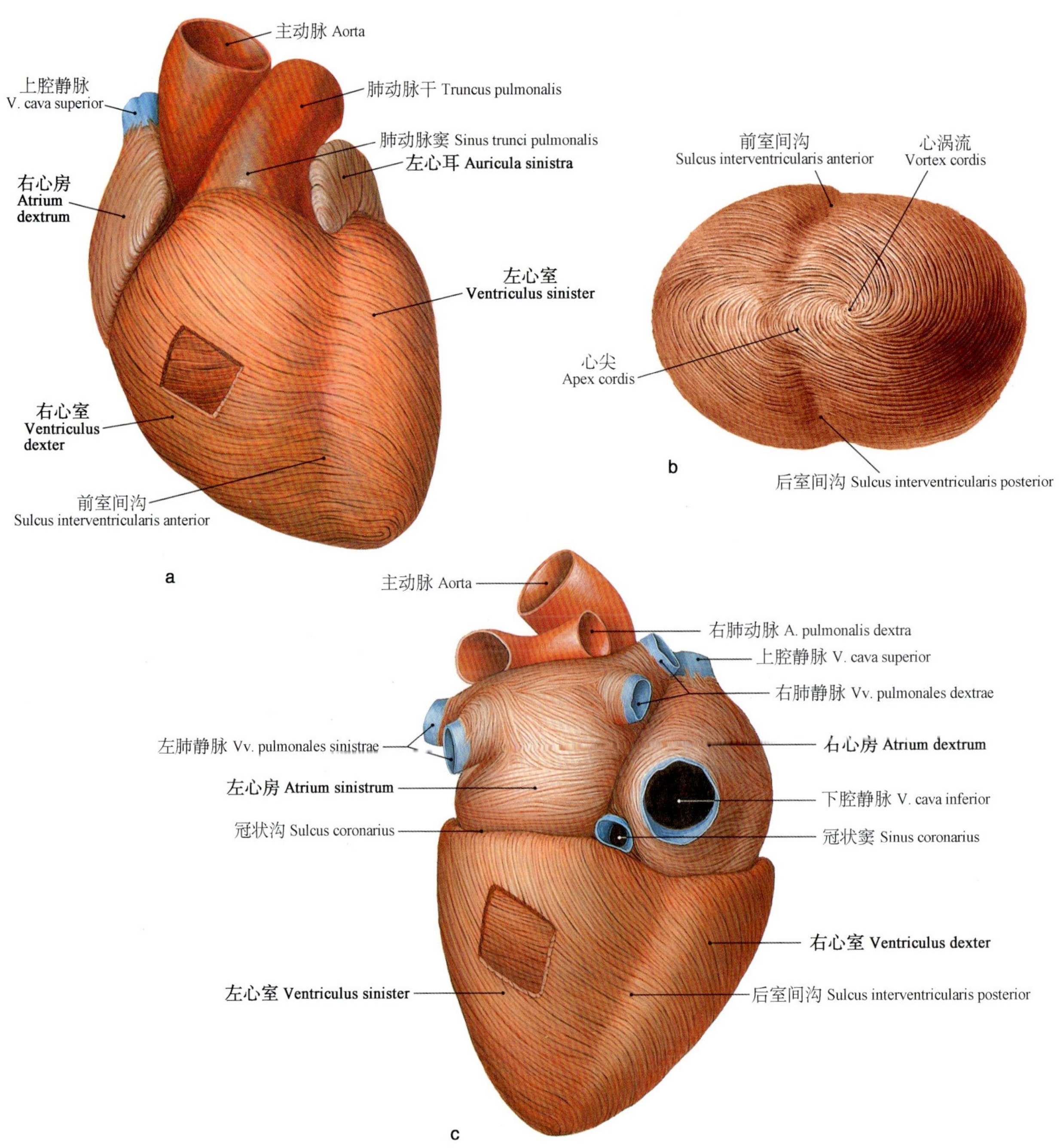

图 5.48　a-c 心肌

前面观(a)、心尖部(b)和后面观(c)。

心肌纤维由心肌细胞组成，并沿心呈螺旋状排列。在心房和右心室壁上形成 2 层；在左心室甚至有 3 层。由于左心室必须将血液泵入体循环，其内压力比右心室高，因此左心室的心肌及其整个心壁要厚得多，右心室壁厚 3～5 mm，而左心室为 8～12 mm。

临床要点

当左心室壁厚超过 15 mm 时即表现为**肥大**，可由高血压或主动脉瓣狭窄引起。对于**右心室**，**其壁厚超过** 5mm 即存在肥大，除肺动脉瓣狭窄外，由慢性阻塞性肺疾病如哮喘或肺栓塞引起的肺动脉高压是应该考虑的另一个原因。

心腔

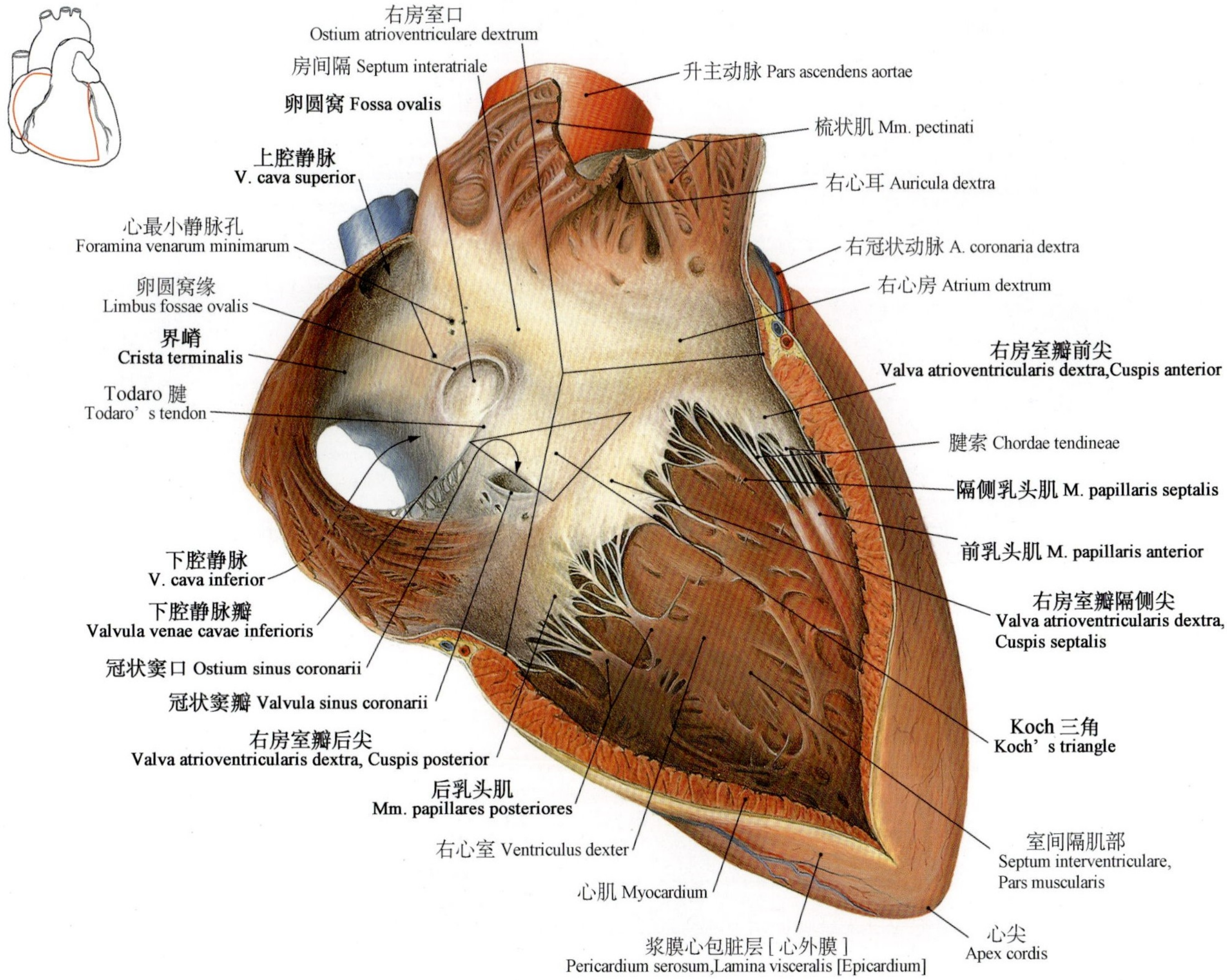

右房室口
Ostium atrioventriculare dextrum
房间隔 Septum interatriale
卵圆窝 Fossa ovalis
上腔静脉
V. cava superior
心最小静脉孔
Foramina venarum minimarum
卵圆窝缘
Limbus fossae ovalis
界嵴
Crista terminalis
Todaro 腱
Todaro’ s tendon
下腔静脉
V. cava inferior
下腔静脉瓣
Valvula venae cavae inferioris
冠状窦口 Ostium sinus coronarii
冠状窦瓣 Valvula sinus coronarii
右房室瓣后尖
Valva atrioventricularis dextra, Cuspis posterior
后乳头肌
Mm. papillares posteriores
右心室 Ventriculus dexter
心肌 Myocardium
浆膜心包脏层 [心外膜]
Pericardium serosum,Lamina visceralis [Epicardium]
升主动脉 Pars ascendens aortae
梳状肌 Mm. pectinati
右心耳 Auricula dextra
右冠状动脉 A. coronaria dextra
右心房 Atrium dextrum
右房室瓣前尖
Valva atrioventricularis dextra,Cuspis anterior
腱索 Chordae tendineae
隔侧乳头肌 M. papillaris septalis
前乳头肌 M. papillaris anterior
右房室瓣隔侧尖
Valva atrioventricularis dextra,
Cuspis septalis
Koch 三角
Koch’ s triangle
室间隔肌部
Septum interventriculare,
Pars muscularis
心尖
Apex cordis

图 5.49 右心房和右心室(前面观)

右心房由内面光滑的心房窦(腔静脉窦)和内面粗糙的肌部组成,后者包括梳状肌(Mm. pectinati)。**界嵴**位于这两个部分之间,此处是一个重要的标志,因为产生电刺激、属于传导系统的窦房结位于其外部(心外膜下)上腔静脉和右心耳(→图 5.51)的交汇处。**卵圆窝**是在房间隔(Septum interatriale)上的卵圆孔遗迹,其边缘稍高形成卵圆窝缘。**冠状窦**是心最大的静脉,其开口(Ostium sinus coronarii)处有一瓣膜(冠状窦瓣),下腔静脉的开口处也有瓣膜(下腔静脉瓣);然而,这些瓣膜都不会封闭管腔。心的小静脉直接注入右心房(心最小静脉孔)。Todaro 腱(下腔静脉瓣腱)是下腔静脉瓣的延伸,也是一个重要的标志,因为它与冠状窦和三尖瓣(右房室瓣)的交汇区域形成**Kock 三角**,是房室结所在位置(→图 5.61—图 5.63)。在右心室,3 个瓣尖通过腱索(Chordae tendineae)连接到 3 个乳头肌(前、后和隔侧乳头肌)。这里只能看见室间隔肌部。心传导系统(Leonardo Da Vinci 节制索)的纤维(此处不可见)从室间隔肌部伸展到前乳头肌,此纤维联系被称为**隔缘肉柱**(→图 5.63)。

左心室
Ventriculus sinister
右心室
Ventriculus dexter

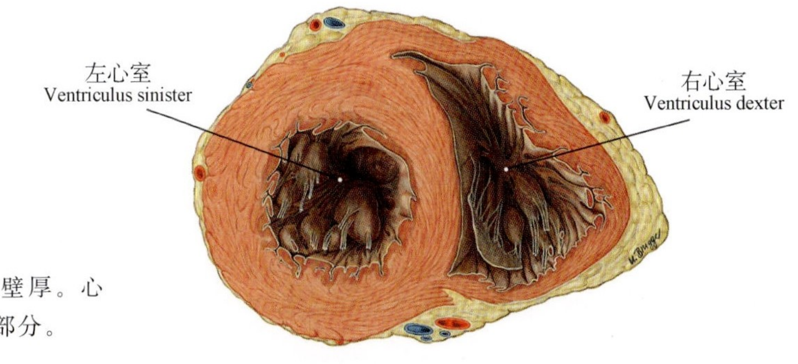

图 5.50 左、右心室(横断面,上面观)

由于具有更强大的肌层,左心室壁比右心室壁厚。心肌细胞的排列表明室间隔在功能上是左心室的一部分。

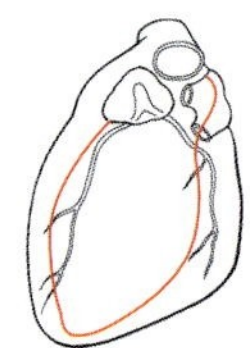

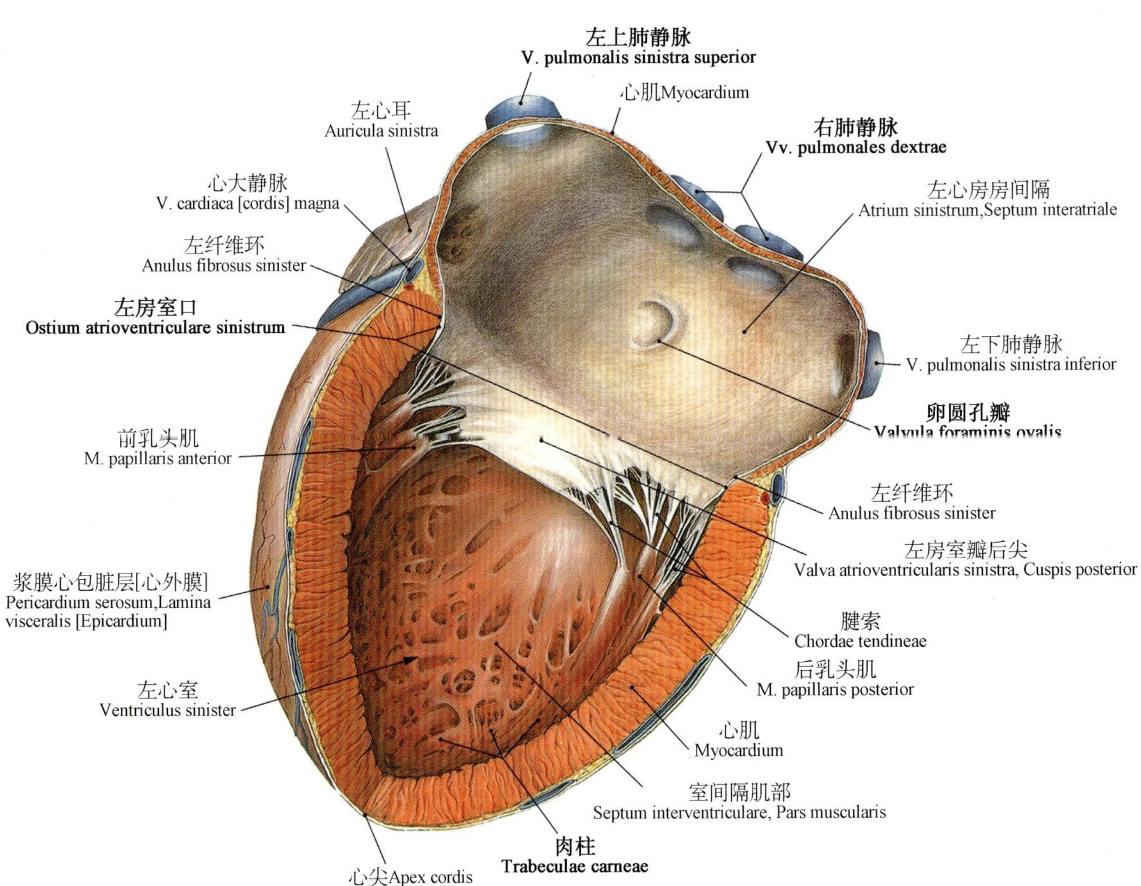

图 5.51　**左心房和左心室(侧面观)**

左心房包含左心耳,有 4 个肺静脉注入其中。卵圆孔瓣在房间隔的壁上形成一新月形叶片样结构,是心发生中原发隔的遗迹(→图 5.35)。左房室口包含二尖瓣并与左心室相连接。心室壁因有肌性小梁(肉柱)的存在,粗糙不光滑。

心腔

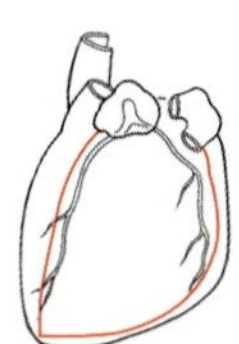

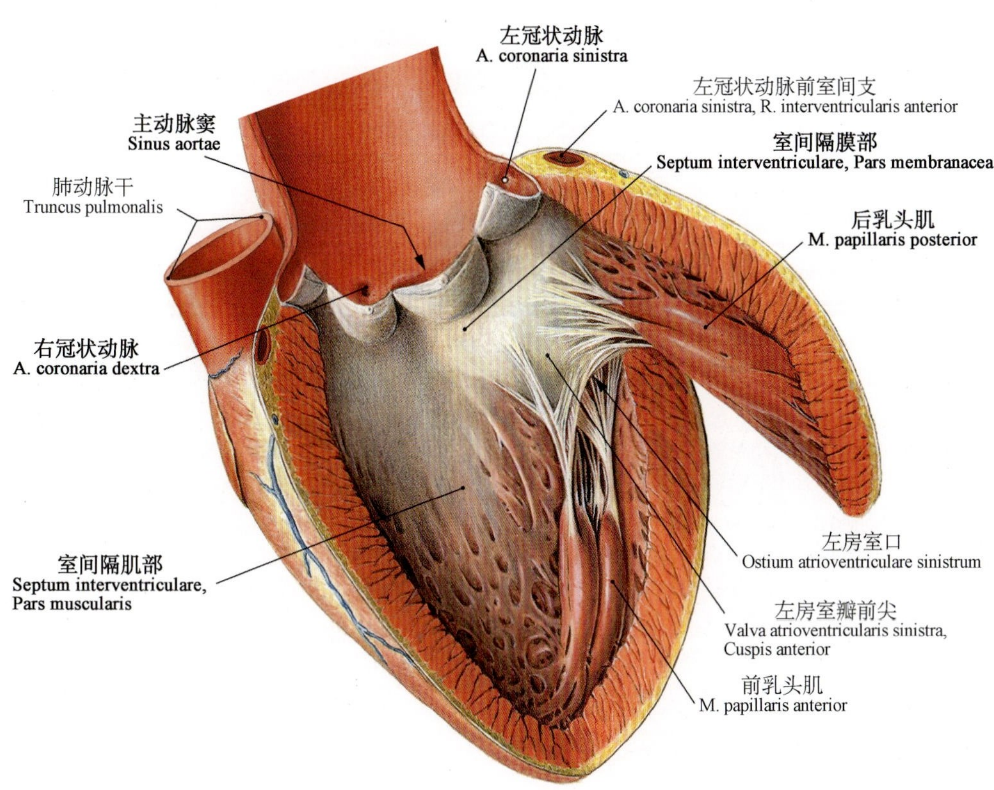

图 5.52 **左心室(侧面观)**

室间隔**膜部**在左房室瓣下方，面积大约 1 cm²。室间隔的最大部分由肌部组成。主动脉窦在主动脉瓣半月瓣的后面，是左、右**冠状动脉**(Aa. coronariae dextra and sinistra)的起源处。

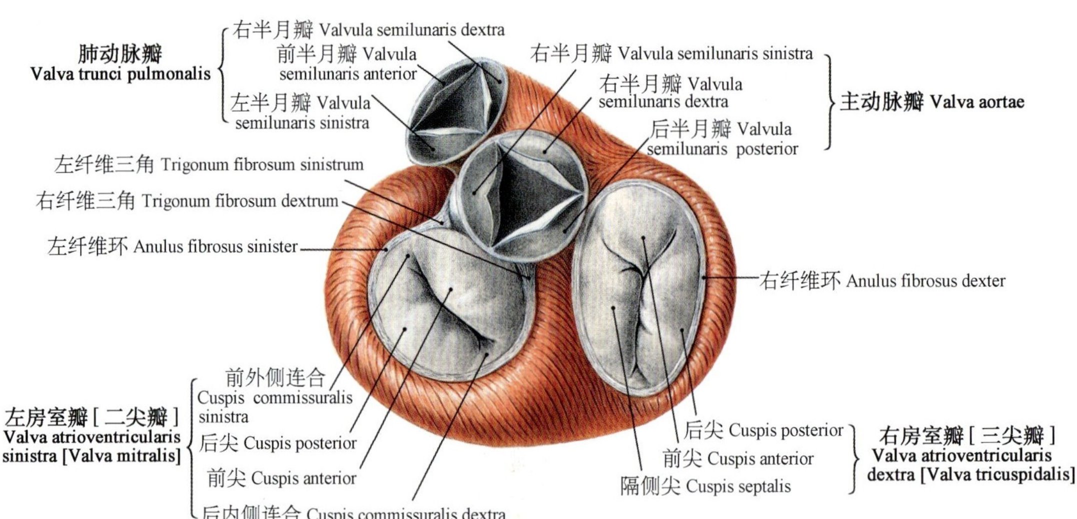

图 5.53 心瓣膜

上面观，已切除心房、主动脉和肺动脉干。

心有左、右房室瓣(Valva atrioventicularis)，左房室瓣在左心房与左心室之间，右房室瓣在右心房与右心室之间。右房室瓣(Valva atrioventricularis dextra)由 3 个瓣尖(**三尖瓣**)组成，左房室瓣由 2 个瓣尖(**二尖瓣**)组成，瓣尖通过腱索固着于乳头肌，可防止瓣膜脱垂。在心室和大血管之间还有左侧的**主动脉瓣**(Valva aortae)和右侧的**肺动脉瓣**(Valva trunci pulmonalis)，两者均由 3 个半月瓣(Valvulae semilunares)形成。在**心缩期**的射血阶段，血液由心室射入大血管，**半月瓣**开放且尖瓣关闭。在**心舒期**的充盈阶段，**尖瓣开放**以便血液由心房注入心室，此时半月瓣关闭。

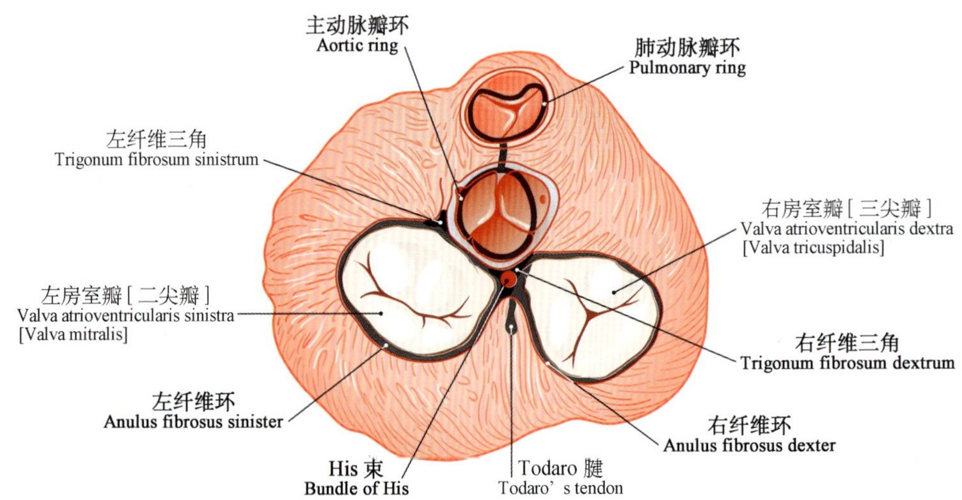

图 5.54 心纤维骨骼示意图(上面观)[L126]

心瓣膜固定于心纤维骨骼上，心纤维骨骼包括在左、右房室瓣周围由结缔组织形成的纤维环(左、右纤维环)以及半月瓣周围的纤维环。在纤维环之间有右纤维三角，心传导系统的 His 束行经此三角由右心房至室间隔。心纤维骨骼除了**稳定心瓣膜外**，还作为**心房和心室的电绝缘体**而发挥作用，因为所有心肌细胞都附着于心纤维骨骼，该绝缘体的存在可以保证心房的电兴奋不会直接进入心室，从只能通过 His 束传递到心室。

心瓣膜

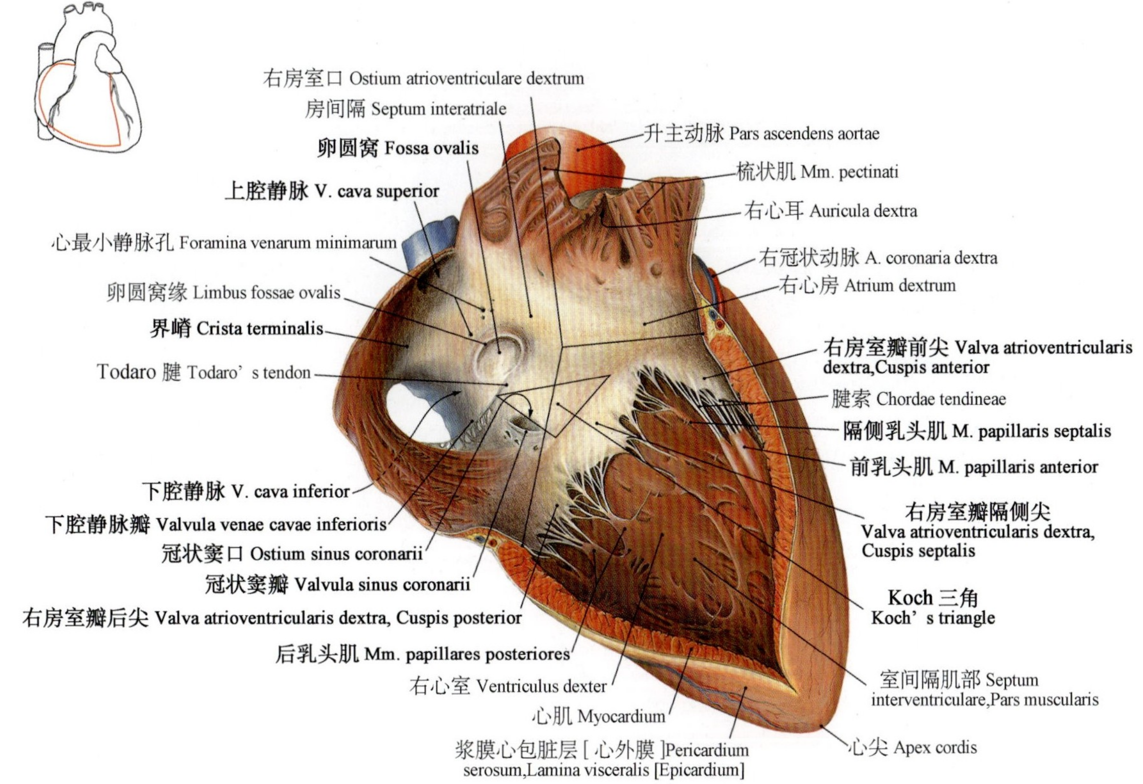

图 5.55　右房室瓣(前面观)

右心房和右心室之间隔以三尖瓣，该瓣由 3 个瓣尖组成，并通过腱索与 3 个**乳头肌**(前、后和隔侧乳头肌)相连。在心室收缩期，通过乳头肌的主动收缩，瓣尖可防止血液射回心房。

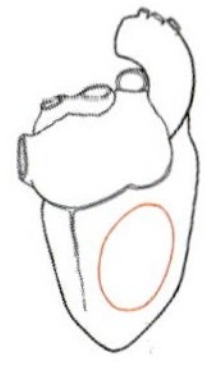

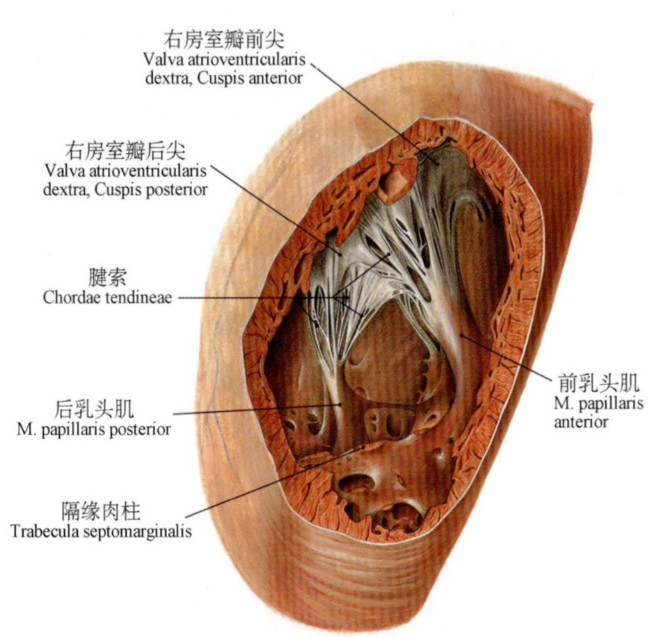

图 5.56　右房室瓣的乳头肌(前面观)

右心室自室间隔向前打开，显示 3 个**乳头肌**(m. papillares)中的 2 个。**腱索**连接前乳头肌与三尖瓣(右房室瓣)前尖(Cuspis anterior)，以及后乳头肌与后尖(Cuspis posterior)。

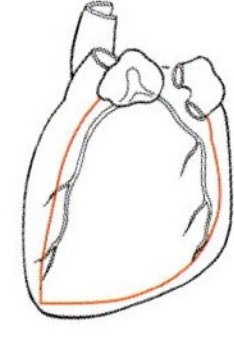

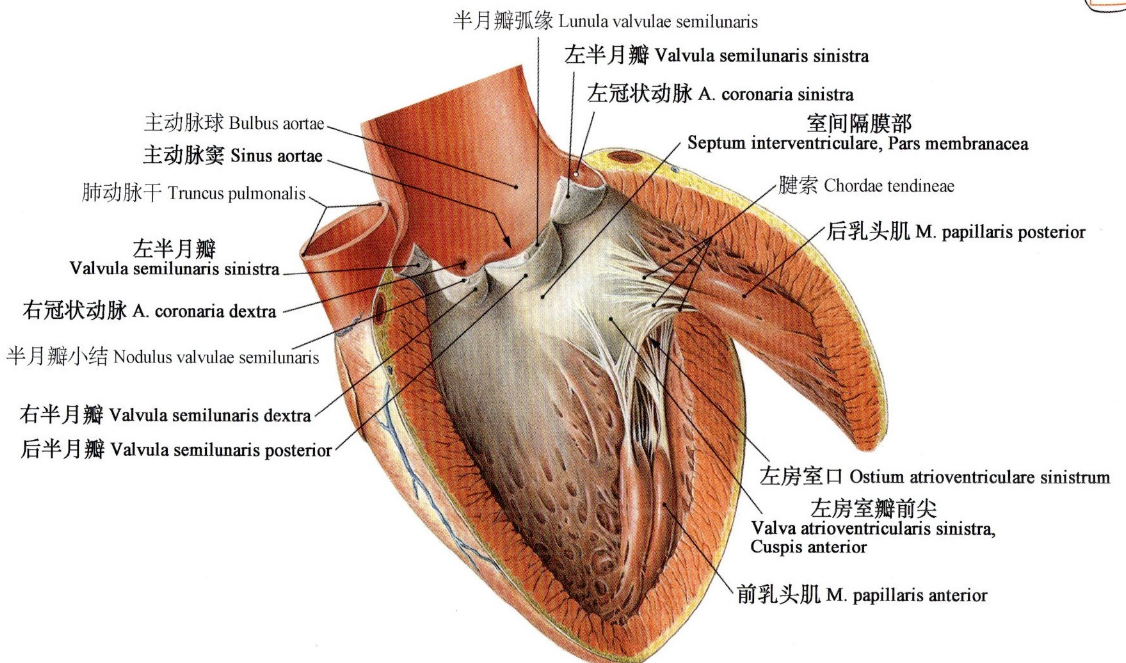

图 5.57 左房室瓣和主动脉瓣(侧面观)
二尖瓣(左房室瓣)由 2 个瓣尖组成；相应地有 2 个**乳头肌**(前乳头肌和后乳头肌)。血液经**主动脉瓣**被泵入主动脉的扩张部分(主动脉球)，主动脉瓣由 3 个半月瓣组成。

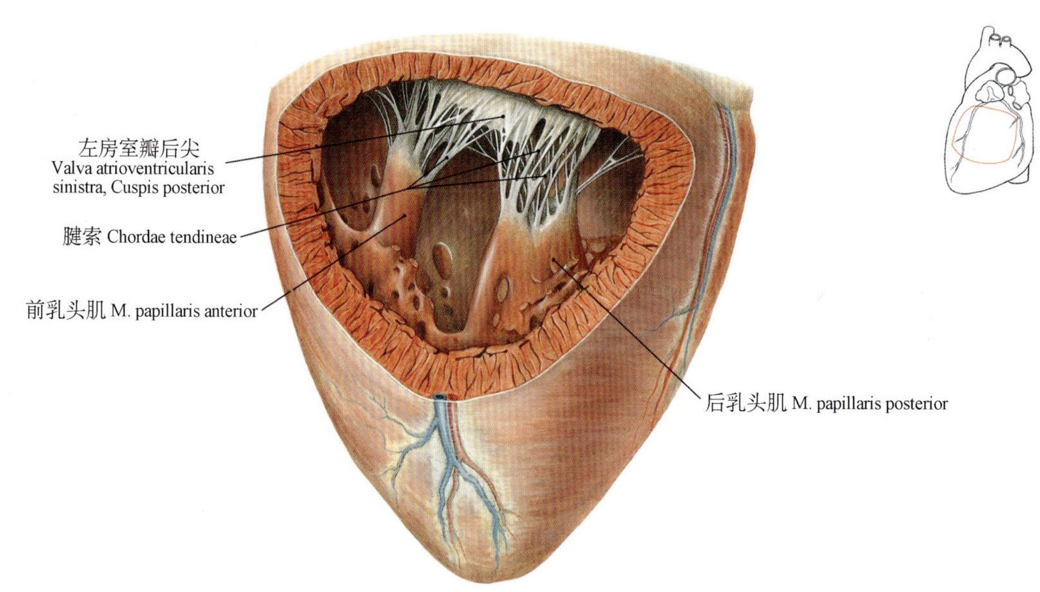

图 5.58 左房室瓣的乳头肌(前上面观)
图中左心室已打开，可见二尖瓣的 2 个**乳头肌**，**腱索**将前乳头肌与左房室瓣前尖及后乳头肌与后尖连接起来。

心瓣膜的体表投影

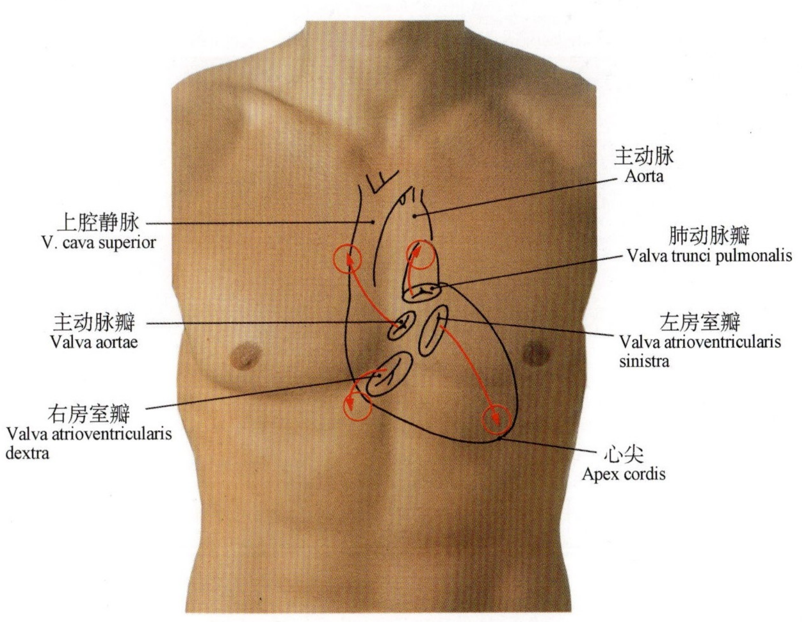

图 5.59 **心瓣膜的体表投影和在胸前壁的听诊位置**

4个心瓣膜的体表投影形成1个自正中平面稍偏左的十字形，瓣膜的体表投影实际重要性较小，因为瓣膜区产生的心音和杂音，可随着血流（箭所示）传递至最大脉冲点（圆圈所示），可在这些脉冲点进行听诊。

	心瓣膜的体表投影	心瓣膜的听诊位置
肺动脉瓣	胸骨左缘，第3肋软骨	左侧胸骨旁第2肋间隙
主动脉瓣	胸骨左缘，第3肋间隙	右侧胸骨旁第2肋间隙
二尖瓣	左侧第4～5肋软骨	左侧锁骨中线第5肋间隙
三尖瓣	胸骨的后方，第5肋软骨	右侧胸骨旁第5肋间隙

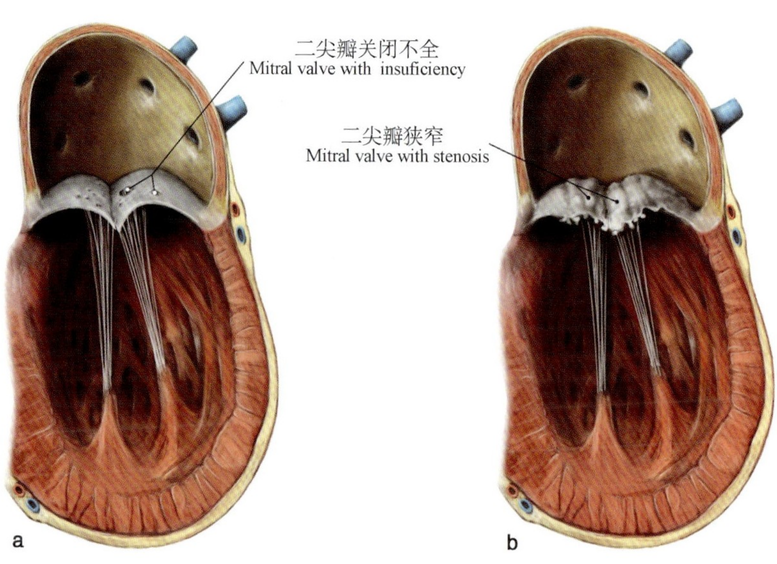

图 5.60 以二尖瓣为例显示心瓣膜的病理改变:(a)二尖瓣关闭不全,(b) 二尖瓣狭窄[L266]

除了先天性心瓣膜狭窄的心脏缺陷外,其他情况下如炎症过程中也可发生伴随着关闭不全或狭窄的心瓣膜缺陷或畸形。

临床要点

用听诊器检查心脏(**听诊**)时,会在不同部位听到**心音**,这是心脏活动所产生的。

- **第一心音**出现于心缩期的开始,是由于心室收缩和房室瓣的关闭而产生。
- **第二心音**出现于心舒期的开始,是由于半月瓣的关闭而产生。

心脏杂音由瓣膜功能障碍引起,健康人并不出现。瓣膜狭窄(stenosis)及关闭不全(失效)都可能引起杂音,杂音出现的时间及其定位可为判断各瓣膜的功能障碍提供信息。

心脏杂音在各瓣膜的听诊位点处最响。如果在**心缩期**(即在第一和第二心音之间)于一**房室瓣**上方听到杂音,意味着该瓣**失效**,因为该瓣膜在这个时期应该处于关闭状态而听不到杂音。如果在**心舒期**于房室瓣上方听到杂音,这表明该瓣**狭窄**,因为该瓣膜应该在充盈期处于开放状态而听不到杂音。**半月瓣**与房室瓣的情况正好相反。瓣膜狭窄可以是先天性的,也可以是后天获得性的(风湿性疾病、细菌性心内膜炎)。瓣膜失效常常是后天获得性的,心脏病发作时如果固定房室瓣的乳头肌受损,也能导致瓣膜失效。

(李晓童 译)

心的电兴奋和传导系统

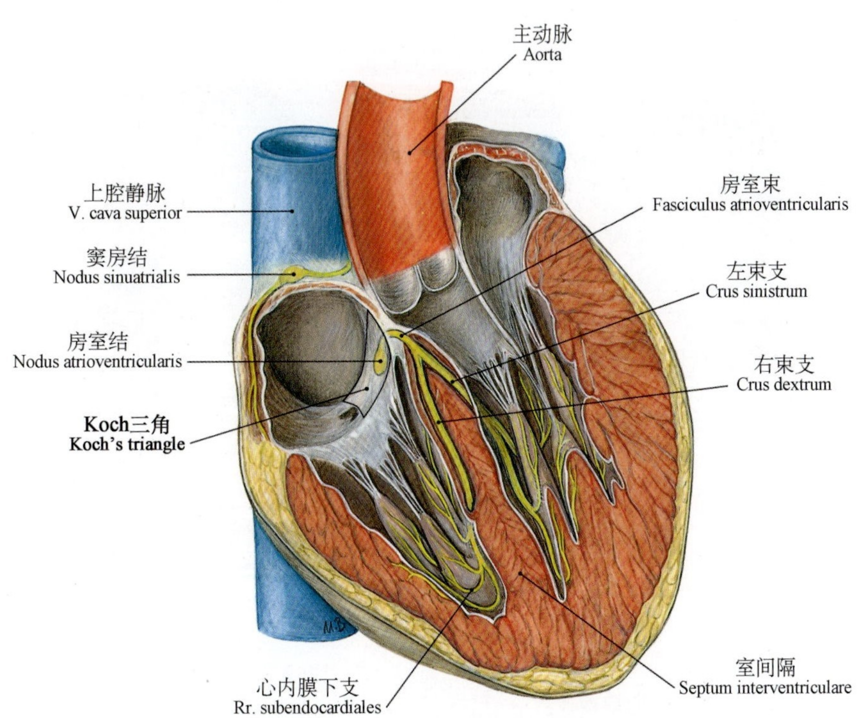

图 5.61 心切面,示沿心轴方向的电兴奋和传导系统

心具有一个由特化的心肌细胞(没有神经纤维!)构成的电兴奋和传导系统,可分为4个部分。

- **窦房结**(Nodus sinuatrialis,Keith-Flack 结)。
- **房室结**(Nodus atrioventricularis, Aschoff-Tawara 结)。
- **房室束**(Fasciculus atrioventricularis,His 束)。
- **左、右束支**(Crura dextrum and sinistrum,Tawara 支)。

窦房结内电兴奋是由心肌细胞自动去极化而独立启动的,频率约为70/min。**窦房结**大小约3mm×10mm,位于右心房心外膜下,上腔静脉和右心耳交界处的沟槽内(界沟),与腔面的界嵴相对应。有的窦房结被心外膜下的脂肪所覆盖,便肉眼可见。窦房结自身的动脉(窦房结支)常起源于右冠状动脉。窦房结的兴奋通过心房肌传导到**房室结**,短暂延搁以便心室充分充盈。

房室结大小约5mm×3mm,位于Koch三角内,嵌入房室隔的心肌中。Koch三角由Todaro腱、冠状窦口和三尖瓣隔侧尖所围成(→图5.55)。房室结也有自身的动脉供应(房室结支),该动脉常在后室间支起点附近起源于优势冠状动脉(多数为右冠状动脉)。

His 束(约4mm×20mm)经右纤维三角将电信号从房室结传到室间隔。

在室间隔膜部,His 束分成**左右束支**。左束支分为前、间隔和后支,分布于包括乳头肌和心尖在内的心肌各个部分。右束支在室间隔心内膜下降至心尖,经隔缘肉柱到达前乳头肌(→图5.63)。

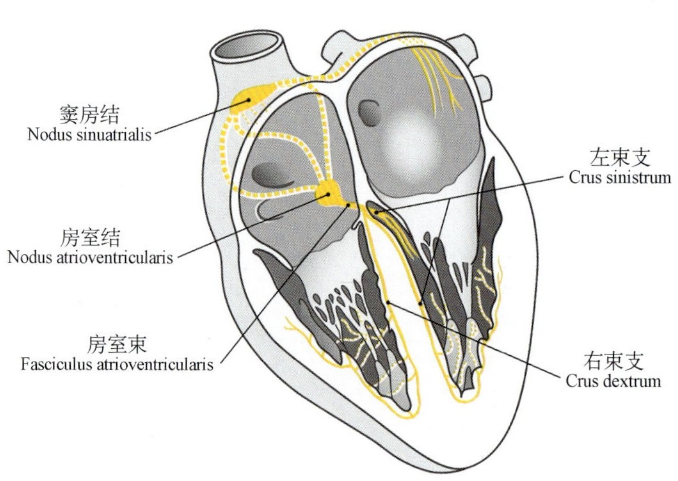

图 5.62　心的电兴奋和传导系统示意图[L126]
心房内的虚线表示兴奋区域不是通过特化的心肌组织，而是由正常工作心肌产生的。

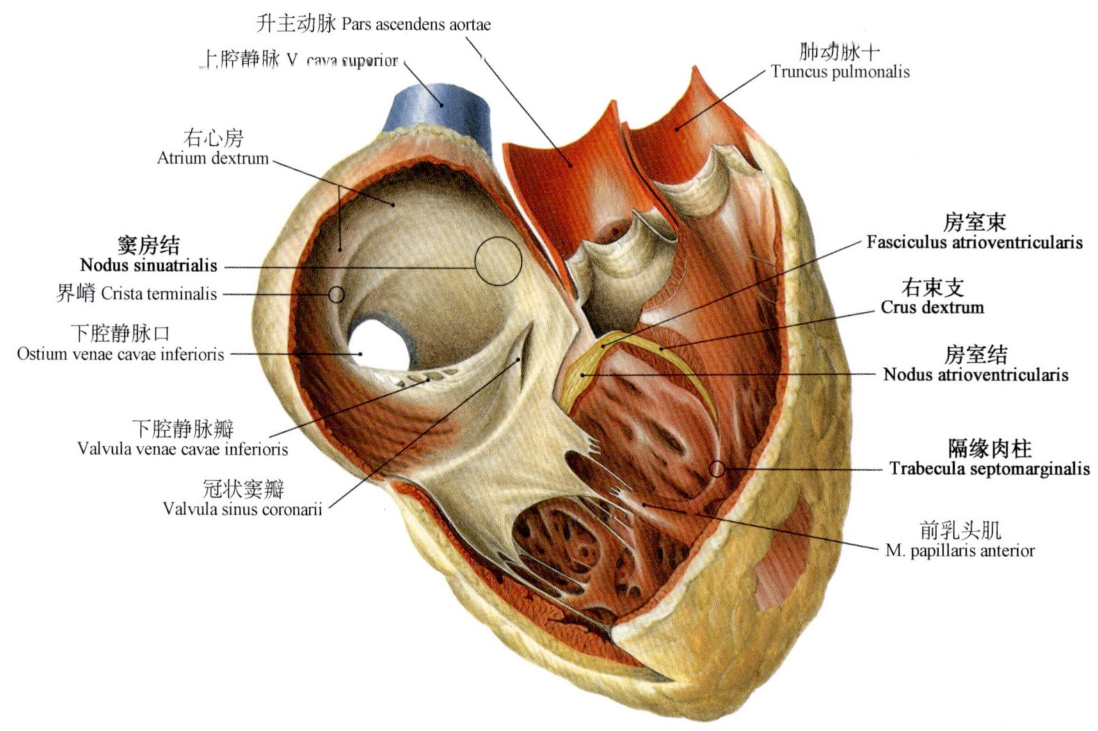

图 5.63　心的电兴奋和传导系统
电兴奋和传导系统分为 4 个部分(图→5.61)。

图中清楚地见到右束支的部分纤维如何通过**隔缘肉柱**到达右前乳头肌。

心的电兴奋和传导系统

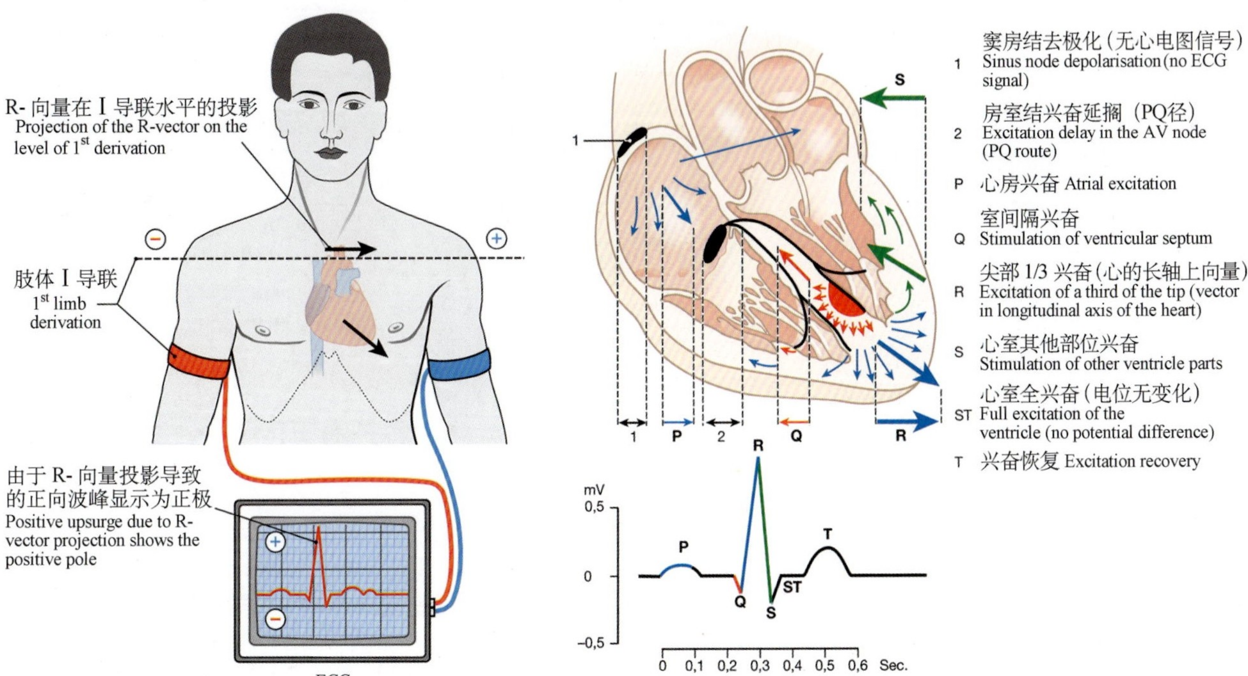

图5.64 心电图(ECG)的解剖学基础[L126]

兴奋从窦房结开始传播,在房室结传导延搁后,通过His束传至室间隔,左、右束支发出分支,最后刺激心室肌。这种兴奋传播可以被电极转移到体表,如果兴奋向体表的电极传导,就会产生一个正向波峰。由于窦房结体积小,其兴奋无法识别。

P波代表心房的兴奋。房室结的兴奋延搁发生在PQ段,在此段中整个心房肌兴奋,因此未见电位变化。**Q波**来自于室间隔内短暂的兴奋下行传播。**R波**的上升支是由兴奋向心尖传导所引起的,下降支和**S波**则是由兴奋离开心尖所引起。在ST段,整个心室肌兴奋。由于复极化是按相反的顺序发生,所以**T波**在ECG上又显示出一个正向波峰。因为通常至少连接3条肢体导联,我们就可以确定电轴及从最大R波的偏离来确定心电轴。然而,由于两个心室肌的质量和组织的电兴奋性不一,心电轴与解剖学的心轴并不相同。

临床要点

ECG能确诊心律失常性疾病,如心搏过快(**心动过速,>100/min**)、过慢(**心动过缓,<60/min**)或仅仅是不规则(**心律失常**)。然而,除此之外,在冠心病(如心脏病发作)及其他循环系统疾病,如心肌炎症,也会影响兴奋传导。心电图对心肌梗死的鉴别特别重要。

如果心房纤维绕过房室结直接连到His束或心室肌(Kent束)、心律失常也会发生(**Wolff-Parkinson-White综合征**)。如果这些心律失常产生不适症状,且药物治疗无效,那么必须通过心导管手术切断旁路。

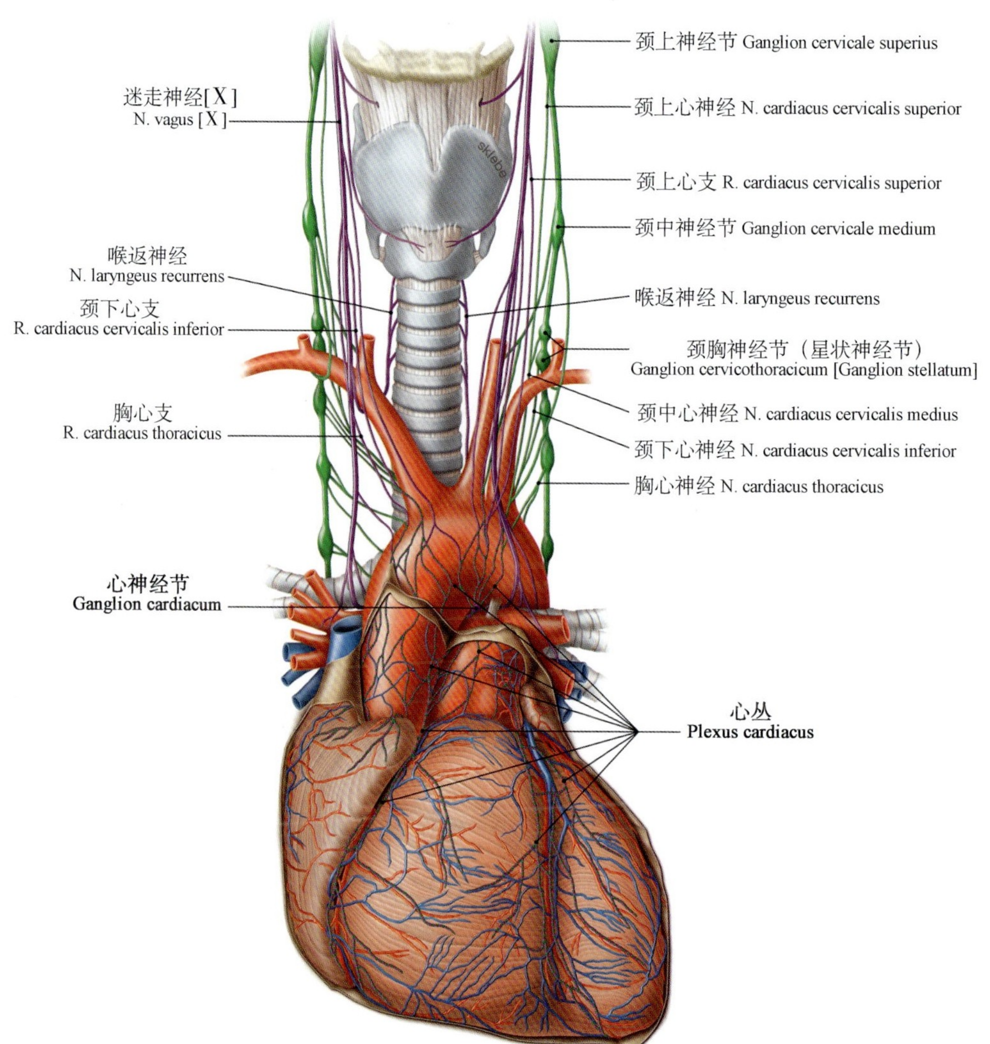

图 5.65　心的神经支配：心丛包括交感（绿色）和副交感（紫色）神经纤维示意图[L238]

电传导系统和工作心肌的功能可以通过自主神经调节来适应全身血容量的需求。该部分自主神经系统是**心丛**，包括交感和副交感神经纤维。**交感神经纤维**是节后神经纤维，其胞体（核周体）位于交感干颈神经节内，通过 3 条神经（颈上、中、下心神经）到达心丛。**交感神经系统**增加心率（正性变时作用）、传导速度（正性变传导作用）和心肌细胞的兴奋性（正性变力作用）。此外，收缩力（正性肌力作用）增加、弛缓加快（正性松弛作用）、细胞内聚力增强（正性黏着作用）。**副交感神经系统**具有负性变时、变传导、变力作用，对心房也有负性肌力作用。**副交感神经纤维**来源于迷走神经的节前神经纤维，以颈上心支和颈下心支，或胸心支到达心丛，由神经节转换为节后神经元。此处主要为微小神经节（心神经节），多达 500 个。

临床要点

交感神经张力增高，如由应激引起，会伴有心率加快（**心动过速**）和血压升高（**高血压**）。副交感神经纤维的损伤也可导致心动过速。心输出量的增加会提高心肌细胞的氧需求量，伴冠状血管狭窄（冠心病）时可导致心绞痛和心肌梗死。

心的神经支配

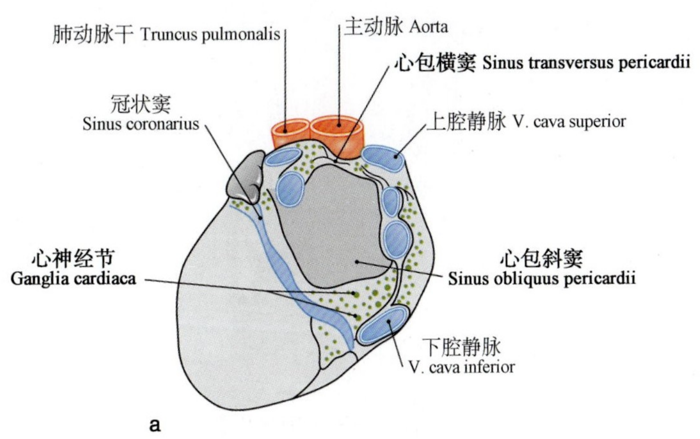

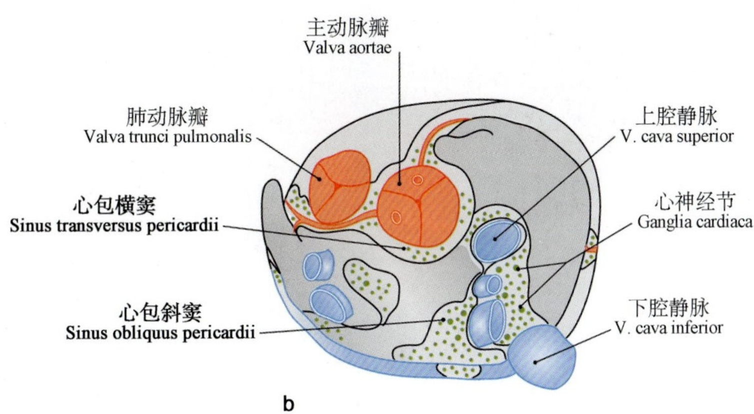

图 5.66a、b　心丛及神经节示意图

后面观(a)和上面观(b)[L126]。

心丛的**副交感神经纤维**在其自身神经节(**心神经节**)中进行换元。和其他器官一样,这些神经节常埋在器官壁内,心副交感神经节通常是显微级的,解剖时肉眼看不到。含副交感神经节后神经元胞体(核周体)的神经节,大量分布于大血管上,以及埋于心表面的心外膜中。因此,可分辨的升主动脉**浅**、**前组**小神经节多达500个。**深**、**后组**在动脉血管(升主动脉和肺动脉干)和静脉血管(上腔静脉和肺静脉)之间延伸到心包横窦。后组向下扩展到心包后层进入心包斜窦中。

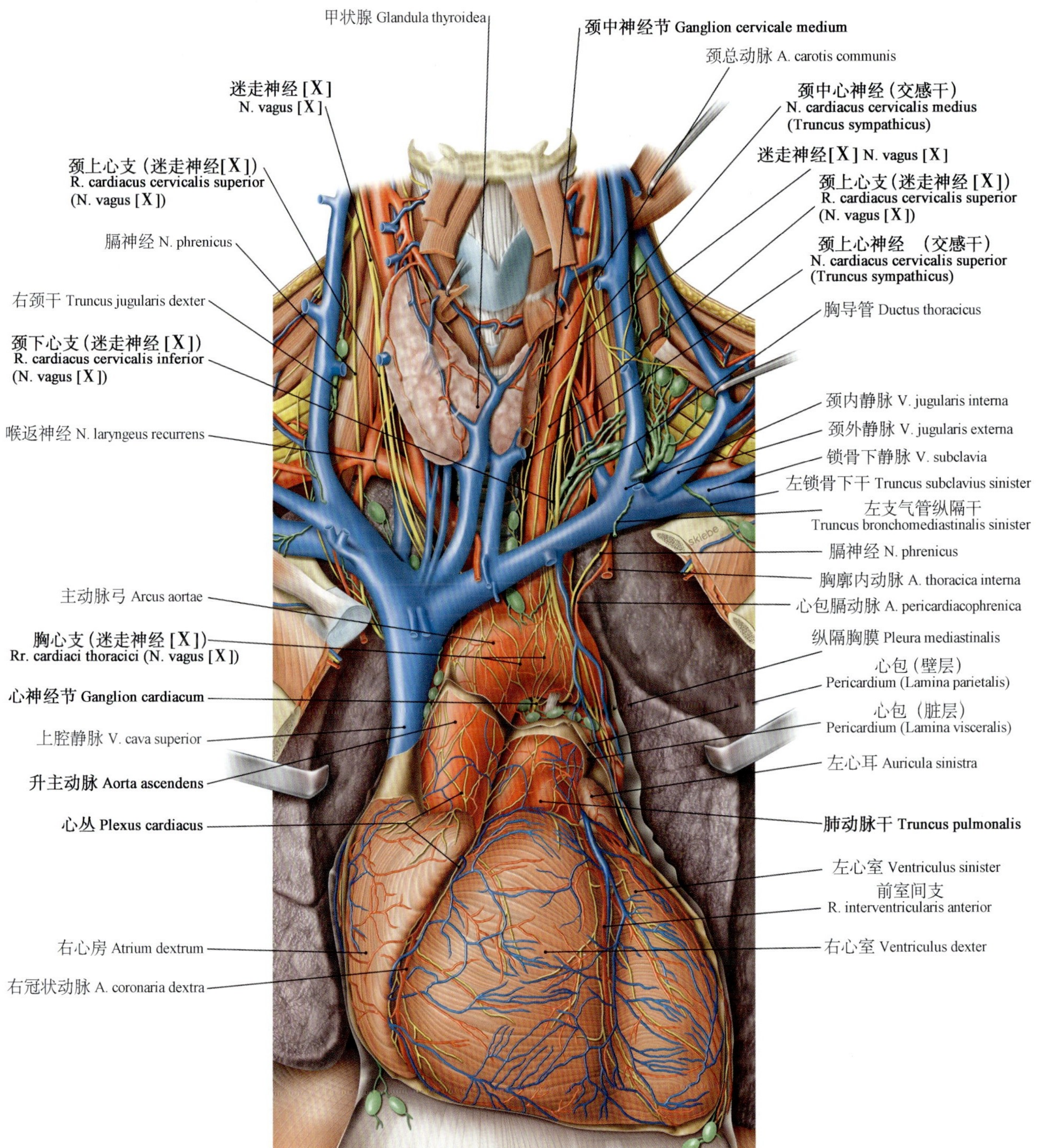

图 5.67　原位心丛

前面观；切除胸前壁、打开纵隔和心包显露心[L238]。

图示上纵隔和中纵隔下部(中纵隔)。中心区的**心丛**是自然位(原位)，显示自主神经元的走行。**交感神经元**节后纤维以**颈上、中、下心神经**从交感干至心丛。心丛的浅、前部沿升主动脉和肺动脉干扩展，进而随心的血管分支分布到心表面。另一方面，**副交感神经元**来自迷走神经及其喉返神经的节前纤维，以**颈上、下心支**，或**胸心支**到达心丛，由神经节转换为节后神经元。此处主要是微小**神经节(心神经节)**，多达500个。可在肺动脉干和主动脉弓之间的动脉韧带右侧观察到一个大神经节。

(孔　艳　译)

冠状动脉

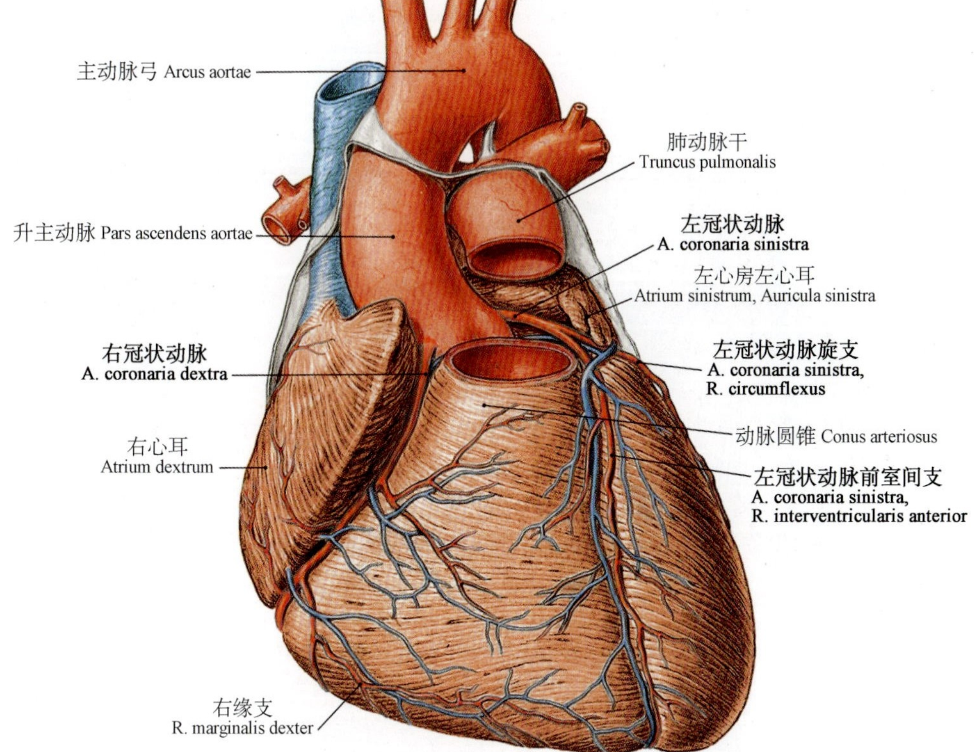

图 5.68　冠状动脉(前面观)

右冠状动脉(A. coronaria dextra)起自主动脉右窦,在冠状沟内走行至心右缘(Margo dexter),然后转至膈面,通常在此处发出作为终末支的**后室间支**。

左冠状动脉(A. coronaria sinistra) 发自主动脉左窦,其主干在距起始部位约 1cm 处分为**前室间支**和**旋支**,前室间支走向心尖,而旋支在冠状沟内绕左心室边界走向后面。

通常认为,发出后室间支的冠状动脉是"优势型"。右冠状动脉通常(均衡型及右优势型冠状动脉循环共占 75%,见第 56 页和 57 页)是优势型动脉。

右冠状动脉的重要分支

- 动脉圆锥支
- 窦房结支(占 2/3):至**窦房结**
- 右缘支
- 右后外侧支
- 房室结支:**至房室结**(主要来源)
- 后室间支(主要来源)和供应 His 束的室间隔支

左冠状动脉的重要分支

前室间支
- 动脉圆锥支
- 外侧支(临床:对角支)
- 室间隔支

旋支
- 窦房结支(占 1/3):至**窦房结**
- 左缘支
- 左室后支

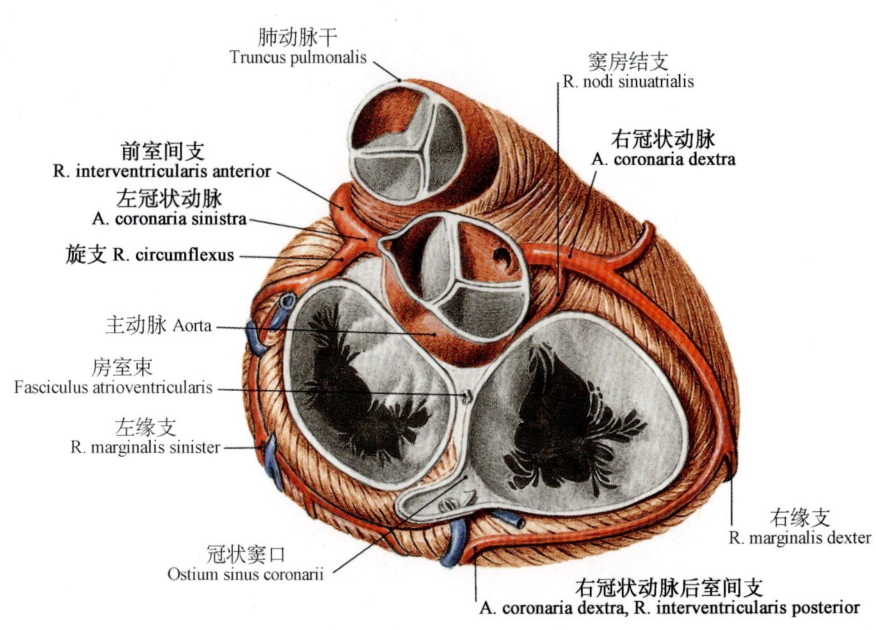

图 5.69　冠状动脉(上面观)

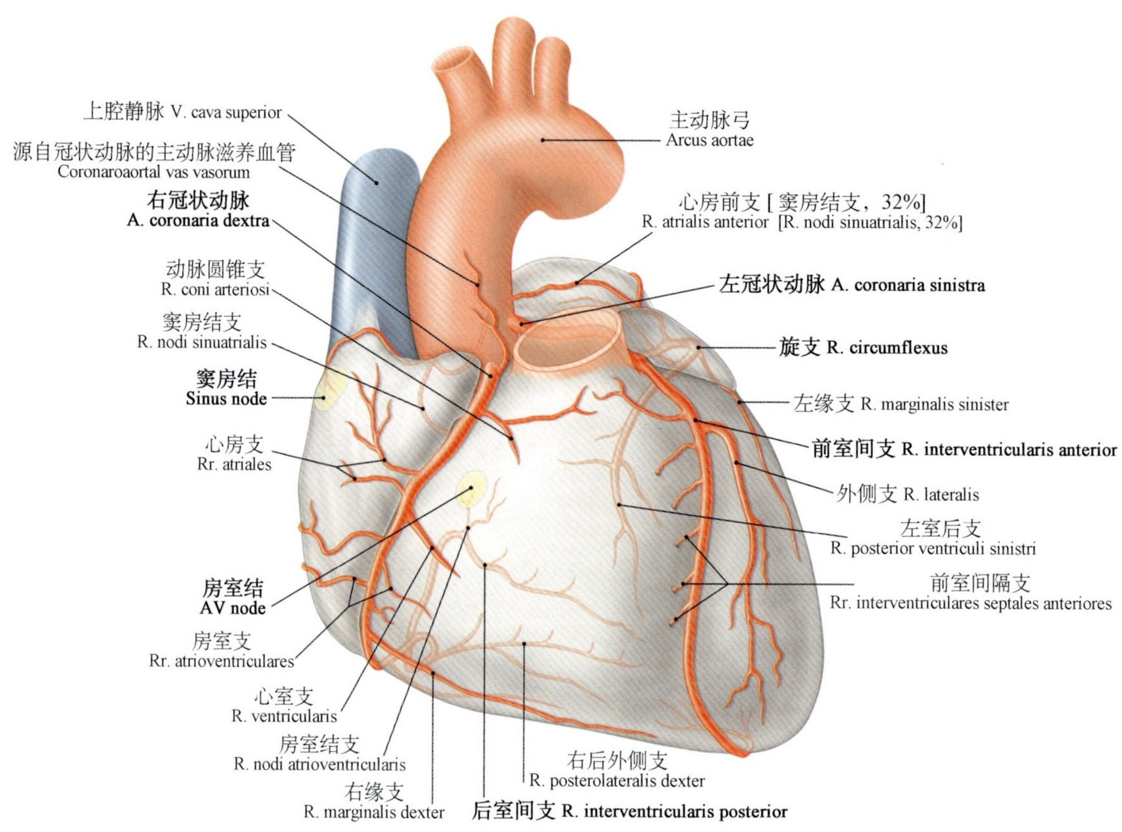

图 5.70　**冠状动脉的分支**[L238]

右冠状动脉在冠状沟处几乎垂直下降。**窦房结支**是其向右侧发出的第一个分支，起始段是被覆盖的，从右心耳行至窦房结。另外，右冠状动脉在胸肋面上进一步分支，供应右心耳和右心室。右冠状动脉在转向膈面之前发出**右缘支**。在心的下面，右冠状动脉（均衡型）通常发出**后室间支**。**房室结支**发自后室间支几乎垂直弯入后室间沟的部位。

与右冠状动脉相比，**左冠状动脉**很快就分为 2 个主要分支：**前室间支**继续沿胸肋面下行并在心尖方向发出**外侧支**。**旋支**在其转至膈面之前和**左缘支**一起供应心与左肺相对的面，在那里形成作为终末支的**左室后支**。

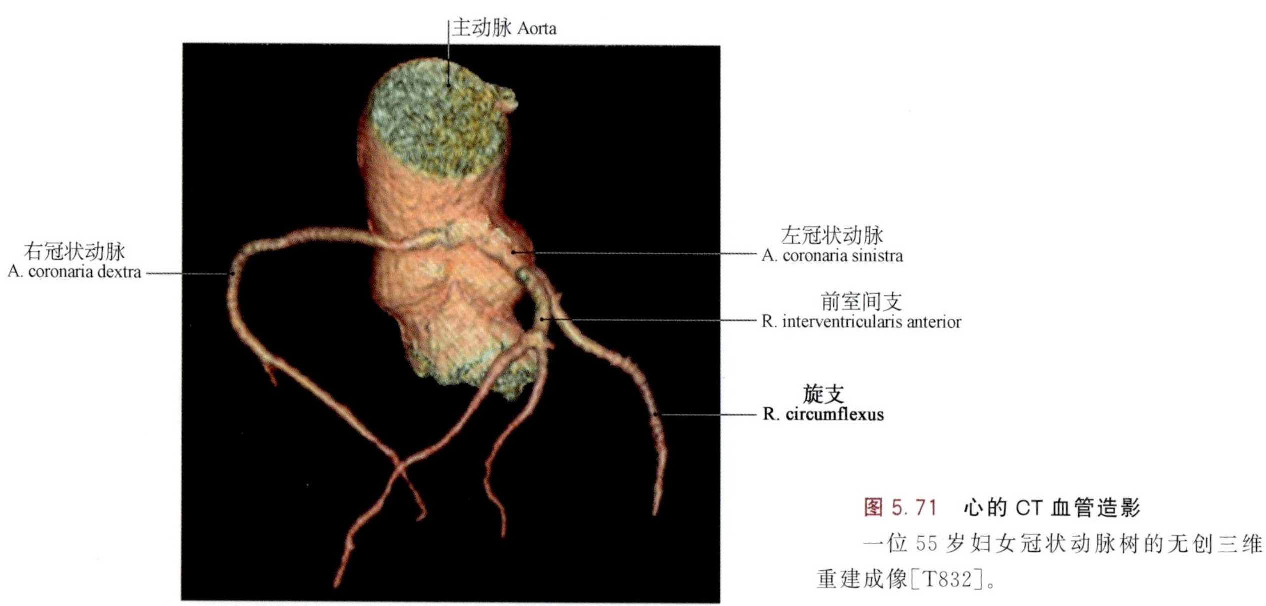

图 5.71　**心的 CT 血管造影**

一位 55 岁妇女冠状动脉树的无创三维重建成像[T832]。

冠状动脉循环的类型

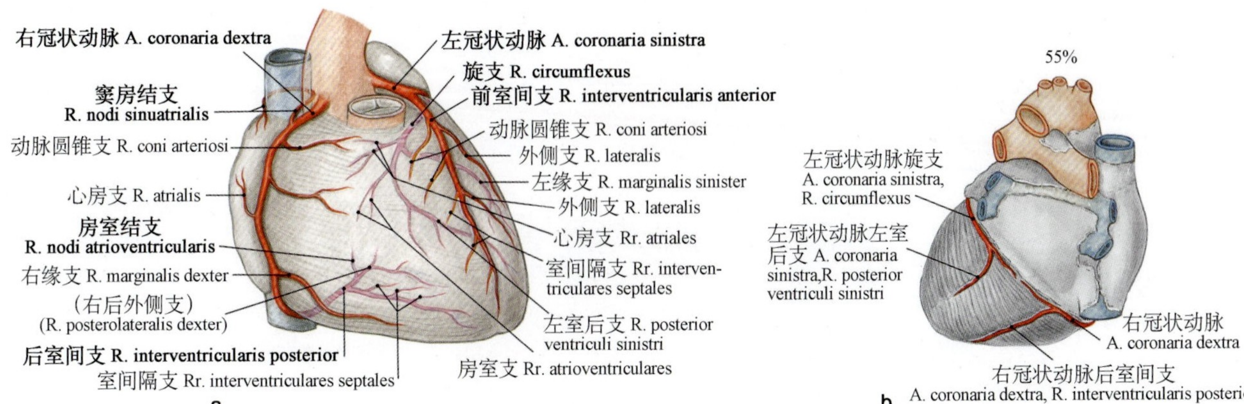

图 5.72a、b 均衡型冠状动脉循环
前面观(a)和后面观(b)。

后室间支通常起自右冠状动脉(55%),但不覆盖左心室的后面,这种分布被称为**均衡型循环**。

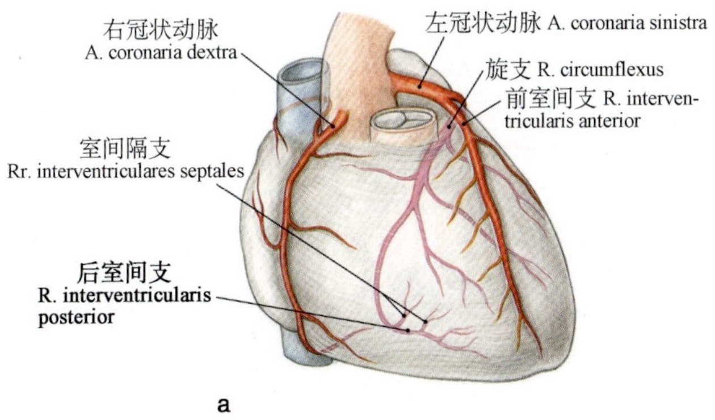

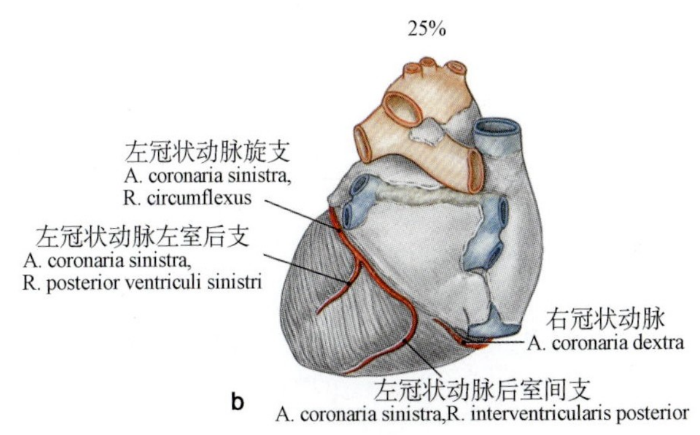

图 5.73a、b 左优势型冠状动脉循环
前面观(a)和后面观(b)。

11%~20%的人后室间支起自左冠状动脉,这种分布被称为**左优势型循环**。

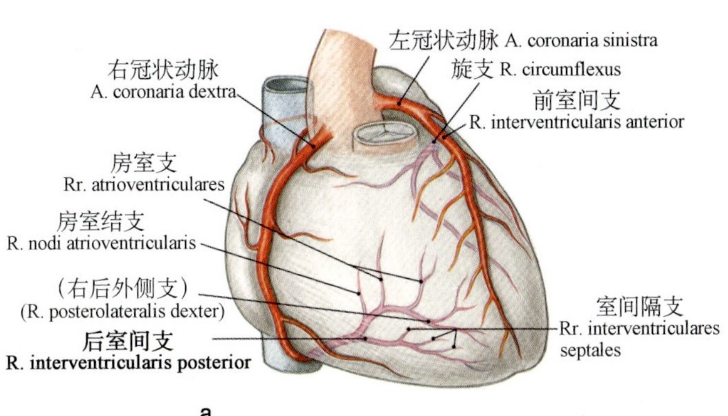

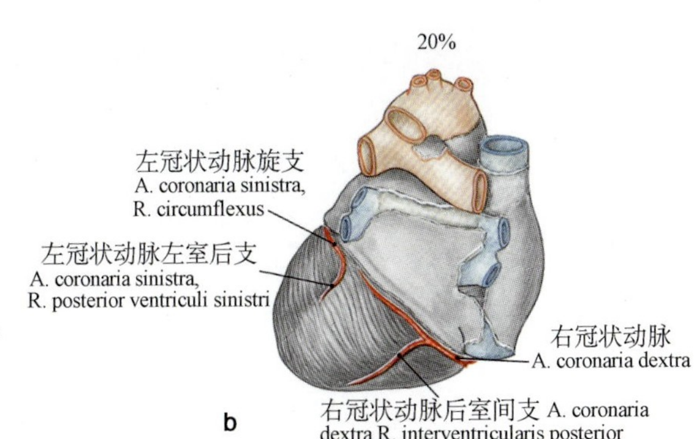

图 5.74a、b 右优势型冠状动脉循环
前面观(a)和后面观(b)。

14%~25%的人右冠状动脉不仅发出后室间支,而且供应左室后面,这种情况被称为**右优势型循环**。

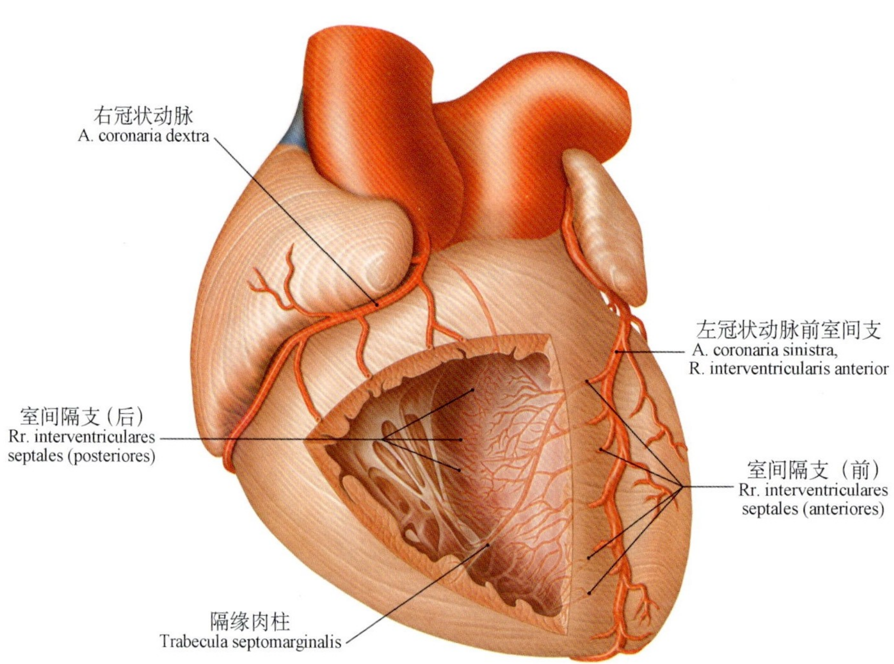

图 5.75　室间隔的动脉供应，均衡型循环（前面观）［L238］

室间隔的前2/3，包括节制索和右前乳头肌，皆由**前室间支**的室间隔支供应。只有**后** 1/3 室间隔接受后室间支的室间隔分支的血液供应，在均衡型和右优势型循环中，后室间支发自右冠状动脉。所以，除了区分不同类型的循环外，还有另一种根据冠状动脉的“优势”进行分类的方法，主要在临床上使用。这里的区分主要依赖于后室间支来源于哪支冠状动脉及室间隔后部和左心室膈面（临床医师称为“后壁”）的血液供应。80％以上的人是均衡型和右优势型循环，其优势动脉是右冠状动脉，仅有 20％的人优势动脉为左冠状动脉。**优势动脉**也供应**房室结**和 **His 束**。房室结动脉经常穿入心壁，穿入之处位于冠状动脉在冠状沟内发出后室间支进入后室间沟的部位。His 束由后室间支的近侧室间隔分支营养。因此，大部分人中（“一般规律”）作为主要心脏起搏器的窦房结，以及房室结和 His 束都是由右冠状动脉供应的。

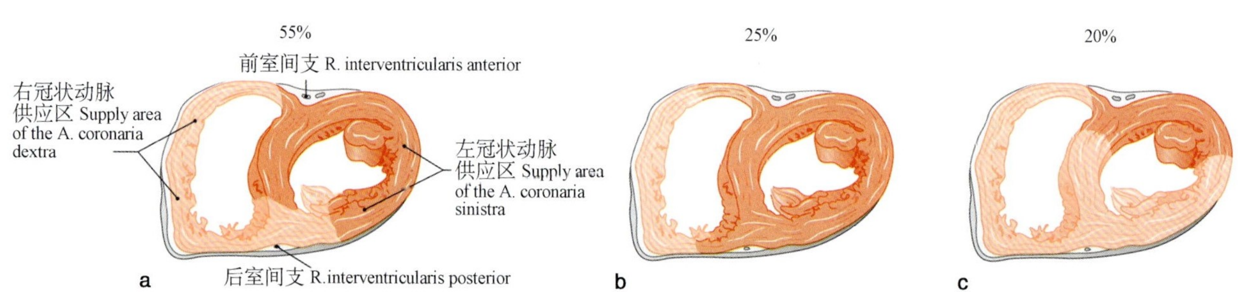

图 5.76a-c　右冠状动脉（浅红色）和左冠状动脉（深红色）供血区域的横断面（下面观）［L126］

a **均衡型循环**：左冠状动脉的前室间支通过室间隔支供应大约室间隔的前 2/3，右冠状动脉的后室间支的相应分支抵达室间隔的后 1/3。

b **左优势型循环**：左冠状动脉供应整个室间隔和房室结。

c **右优势型循环**：右冠状动脉供应室间隔的 2/3 和左心室后面大部分区域。

这种分布模式可预示当某个冠状动脉发生阻塞时心脏病发作的严重程度。

冠心病和冠状动脉的供血区域

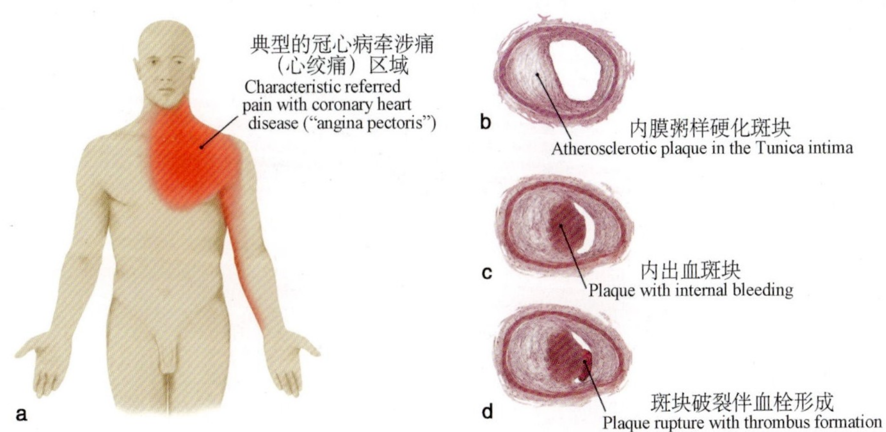

图 5.77a-d　**冠心病(CHD)[L266]**

a **症状学**：在冠心病中，当心肌灌注不足（缺血）时，胸闷是常见的感觉，称为**心绞痛**。这一症状不能辨别是否仍有可能存在少量心肌灌注，或在血管完全闭合的情况下是否存在心肌细胞损坏（坏死）这样的威胁。如果心肌塌陷，就会出现**心脏病发作（心肌梗死）**。根据牵涉痛区域（Head带），主要在左侧胸区感到疼痛，并放射至左臂和颈部的左半部分。然而，应该注意的是疼痛也可能放射至右侧，或根本没有疼痛，因为导致冠心病的危险因素也常常损害传入神经纤维，如糖尿病。因此，如果没有彻底的诊断，就无法排除心脏病发作！

b-d **动脉粥样硬化导致冠心病**：在大部分病例中，冠心病是由冠状动脉及其分支的**动脉粥样硬**化引起的。糖尿病、血压升高（高血压）、血中高胆固醇水平（高胆固醇血症）和吸烟是伴随的危险因素。在这些病例中，含有胆固醇的脂肪沉积触发冠状动脉内膜的炎症过程。这种**慢性炎症过程**可形成使血管腔狭窄的动脉粥样硬化斑块(b)，并可发生出血(c)。由于血液流动条件的因素，尤其是升主动脉上的冠状动脉开口或冠状动脉的分支开口常受斑块的影响。如果这些斑块破裂，则内皮细胞的保护层会消失，则血凝块（血栓）形成，可能完全充填管腔(d)。如果管腔完全闭塞并且不能自行再通，则心肌组织会崩解并**导致心肌梗死**。值得注意的是，动脉硬化通常是一种**全身性疾病**，并且影响体循环，引起血压升高。因此，心肌梗死患者患卒中、肾或肠梗死及外周动脉疾病(PAD)的风险增加，后者由于血流量不足而导致行走因疼痛受限。

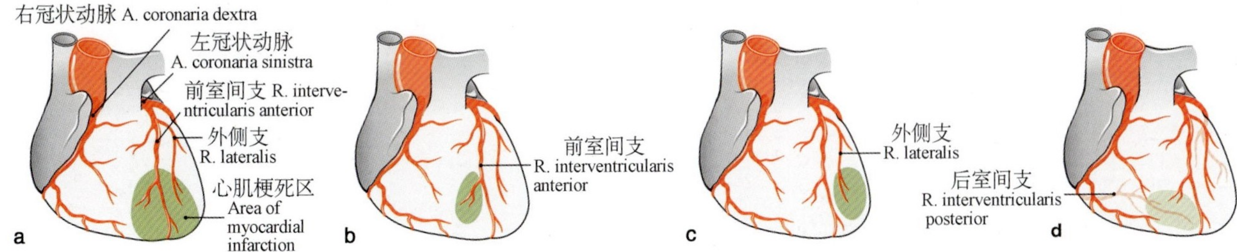

图 5.78a-d　**冠状动脉闭塞的梗死类型[L126]**

a 由前室间支孤立性闭塞导致的**前壁心肌梗死**。

b 由前室间支远端闭塞导致的**心尖部心肌梗死**。

c 如果只有外侧支受到影响，则会导致**侧壁心肌梗死**。

d 后室间支的闭塞导致下方的膈面梗死，被称为**后壁心肌梗死**。

临床要点

因为冠状动脉是功能性终动脉，某一分支闭塞将导致一定的梗死模式，这些梗死通常可以通过心电图的各种变化来确定。最安全的确认方法是利用X线造影剂进行心导管检查。在**后壁心肌梗死**中，房室结的灌注通常受到损害，这是由于其灌注动脉通常起自后室间支的开口部位（→图5.70），并将导致心动过缓型心律失常。因为右心室肌壁的氧需求量比左心室低，孤立的后壁心肌梗死也常由于压力的原因导致右冠状动脉的近端闭塞。在这种情况下，由于窦房结的灌注不足，心动过缓可能非常明显。

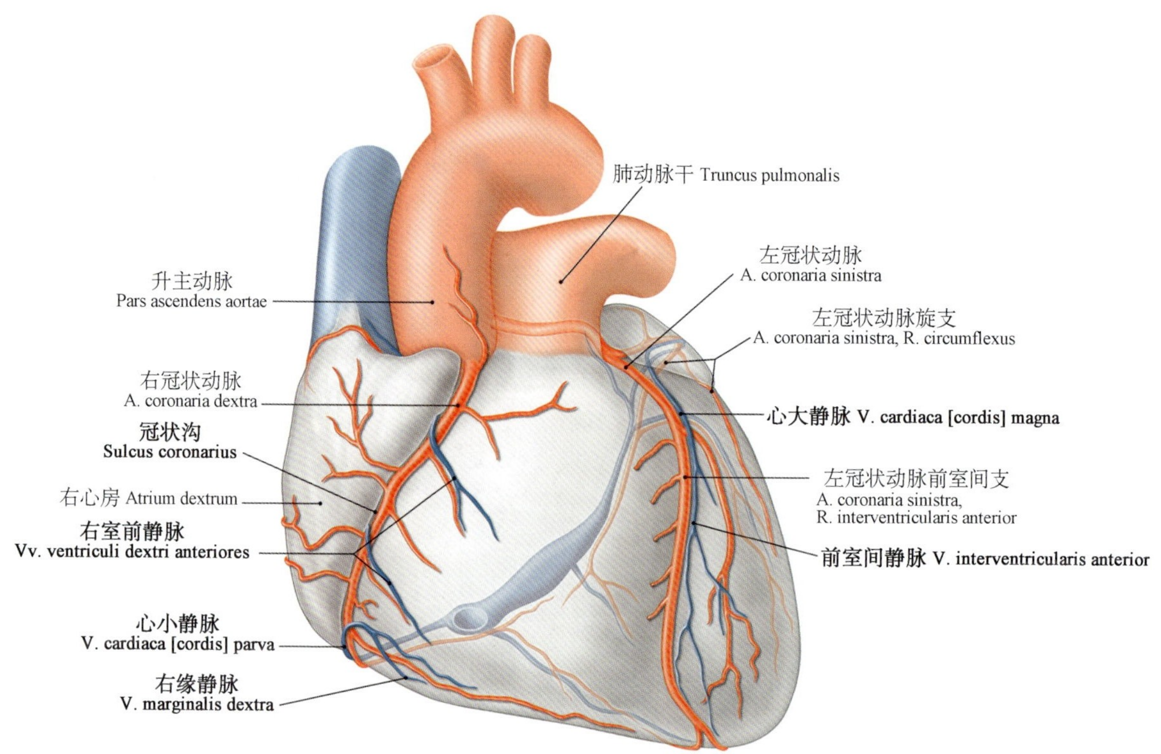

图 5.79 心的静脉(前面观)[L238]

心的静脉血通过3个**主要系统**回流。75%的静脉血由**冠状窦**接收并汇入右心房,其余的25%通过**跨心壁**系统和**心壁内**系统直接流入心房和心室。

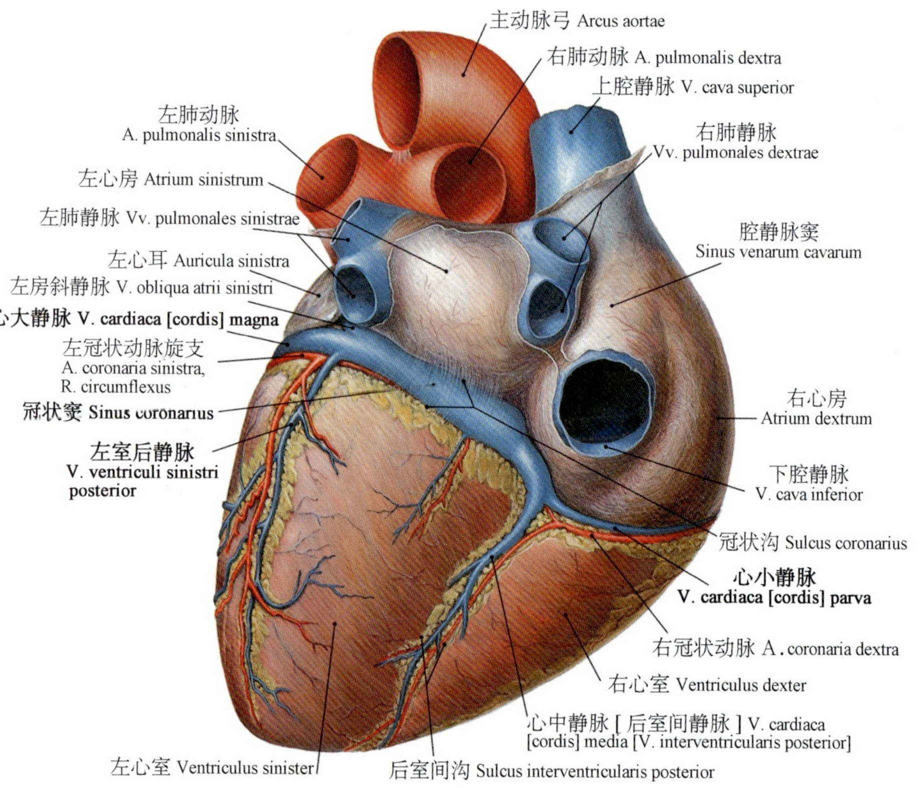

图 5.80 心的静脉(后下面观)

心的静脉

冠状窦系统
- 心大静脉:对应于左冠状动脉供血区
  - 前室间静脉
  - 左缘静脉
  - 左室后静脉
- 心中静脉:在后室间沟内
- 心小静脉:在右冠状沟内,50%的出现率
- 左房斜静脉

跨心壁系统
- 右室前静脉
- 心房静脉

心壁内系统
- 心最小静脉(Thebesian静脉)

气管和支气管投影

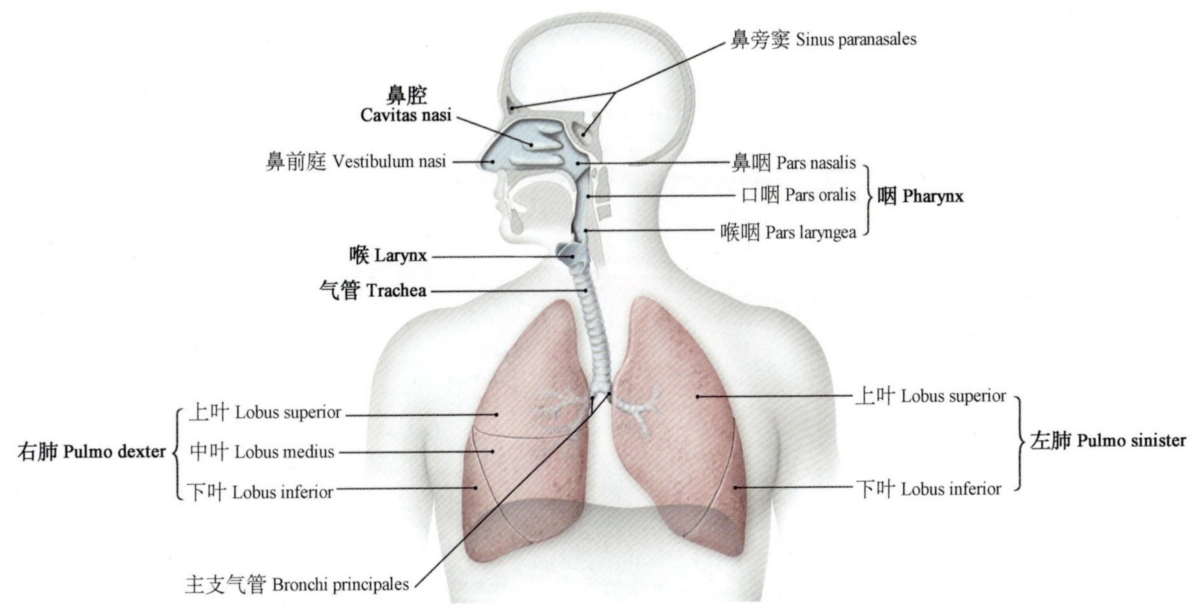

图 5.81　上、下呼吸道示意图[L275]

呼吸系统分为上呼吸道和下呼吸道。

上呼吸道

- 鼻腔(Cavitas nasi)。
- 咽。

下呼吸道

- 喉。
- 气管。
- 肺。

右肺(Pulmo dexter)有3叶,左肺(Pulmo sinister)有2叶。

(译者注:通常称鼻、咽、喉为上呼吸道,气管和各级支气管为下呼吸道,而肺为呼吸器官。)

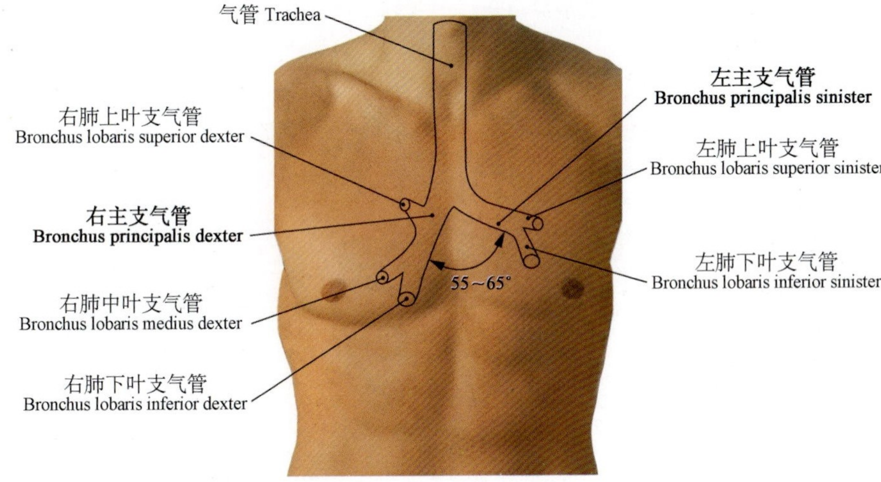

图 5.82　气管和主支气管在胸前壁的投影

气管长10～13cm,在深吸气期间可延伸达5cm。它起始于喉的环状软骨处,平第7颈椎水平;它分为两个主支气管的分叉处,平第4～5胸椎(第2～3肋)。主支气管之间的角度为55°～65°。**右主支气管**(Bronchus principalis dexter)更粗大,长1～2.5cm,**几乎垂直走行**,而**左主支气管**(Bronchus principalis sinister)的长度几乎是右主支气管的2倍,并斜向走行。

临床要点

由于右主支气管的陡峭走行,在异物吸入(aspiration)过程中,吸入的物体通常进入**右肺**。如果发生窒息,该知识可为医师提供一个至关重要的时间优势!

插管时也应考虑主支气管位置的不对称:在通过口腔将橡胶软管(tubus)插入下呼吸道以实现通气时,如果该管插入太深,通常会进入陡峭的右主支气管,因而在通气期间只有右肺通气。所以,置管后应进行肺部听声(听诊)以确保其在气管中的位置正确!

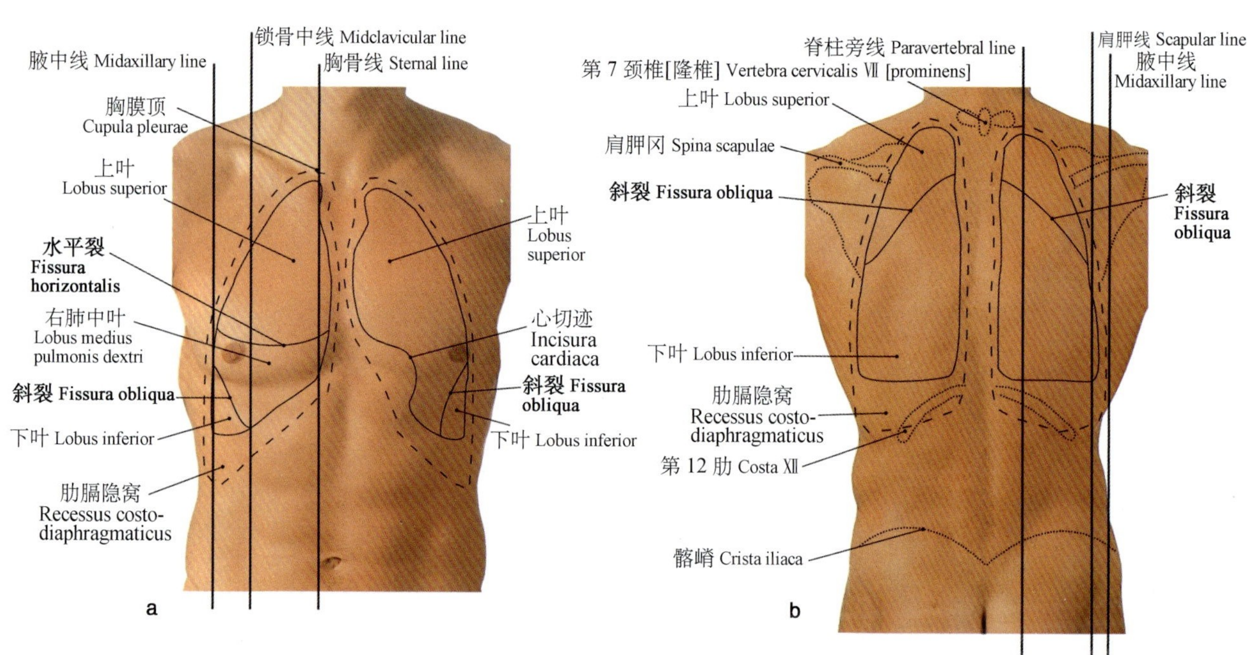

图 5.83a、b　**肺和胸膜边界的胸前壁(a)和背部(b)投影**

右肺被**斜裂**和**水平裂**区分为 3 叶，斜裂沿第 4 肋后外侧分隔上叶和下叶，然后从腋中线处急剧下降，在锁骨中线处到达第 6 肋。因此，在肺前面斜裂将中叶和下叶分开(→图 5.90 a 和 b)。在前方，水平裂沿第 4 肋继续延伸，将上叶和中叶分开。

左肺只有2 个叶，二者被**斜裂**分开。由于心使纵隔向左膨出(心切迹)，所以左肺容积比右肺小，其在胸骨线和锁骨中线上的位置也与右肺不同(见表)。

壁胸膜分为纵隔胸膜、肋胸膜和膈胸膜(→图 5.1)(译者注：通常将**壁胸膜**分为纵隔胸膜、肋胸膜、膈胸膜和胸膜顶)。**胸膜腔**以有 4 个胸膜隐窝为特点，最大的胸膜隐窝是**肋膈隐窝**，其在腋中线内向外延伸达 5cm。

肺边界＝实线，胸膜边界＝虚线。

	右肺下界	左肺下界
胸骨线	与第 6 肋相交	与第 4 肋相交
锁骨中线	平行于第 6 肋	与第 6 肋相交
腋中线	与第 8 肋相交	同右肺
肩胛线	与第 10 肋相交	同右肺
脊柱旁线	与第 11 肋相交	同右肺

胸膜下界：比相应的肺下界低 1 个肋。

临床要点

为确定肺的**大小和呼吸动度**及**病变的部位**，肺和胸膜的边界在体格检查中有重要意义，其可提示肺炎(pneumonia)或胸膜腔内液体体积增加(胸膜腔积液)。**胸膜腔积液**穿刺在肋膈隐窝进行。只有**壁胸膜**受痛觉神经支配而对**疼痛敏感**，如果肺炎或肺癌伴有胸痛，则可认为壁胸膜受累。

如果空气进入胸膜腔，则肺部分或完全塌陷(**气胸**)。在叩诊时，会听到响亮的(hypersonorous)叩击声音。

肺

发生

第 25 天 Day 25

前肠 Foregut

肺芽 Lung bud

胃 Stomach

心包腔 Pericardial cavity

中肠 Midgut

后肠 Hindgut

a

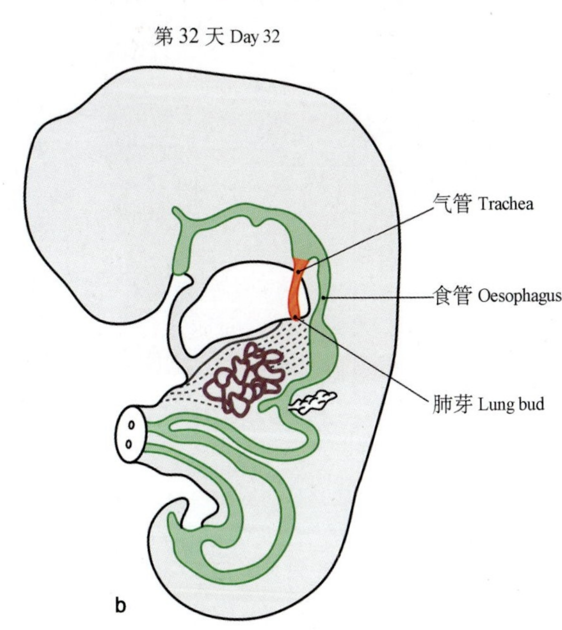

图 5.84a、b　第 25 天(a)和第 32 天(b)的下呼吸道发生 [L126]

喉、气管和肺的上皮组织在第 4 周由前肠的内胚层发育而来，结缔组织、平滑肌和血管起源于周围的中胚层。首先是**肺芽形成**，向**喉气管沟**延伸，作为主支气管前体的**支气管芽**从其下端萌出。

临床要点

食管和气管分隔的破坏可导致异常的旁路流通连接(**气管食管瘘**)，这常与盲端食管(**食管闭锁**)有关。

从**第 28 周**开始，肺泡产生**表面活性物质**，这是一种降低肺泡表面张力的分泌物。如果有必要的话，从第 35 周开始所产生的表面活性物质的量通常足以产生**自主呼吸**。表面活性物质产生不足会导致**呼吸窘迫综合征**(RDS)，这是早产儿最常见的死亡原因。在 30 周之前出生的早产儿中，RDS 的发生率高达 60%。因为肺只有在出生后吸入空气，法医可以用**浮力试验**来确定婴儿是出生前(肺下沉)、还是出生后死亡(肺漂浮)。

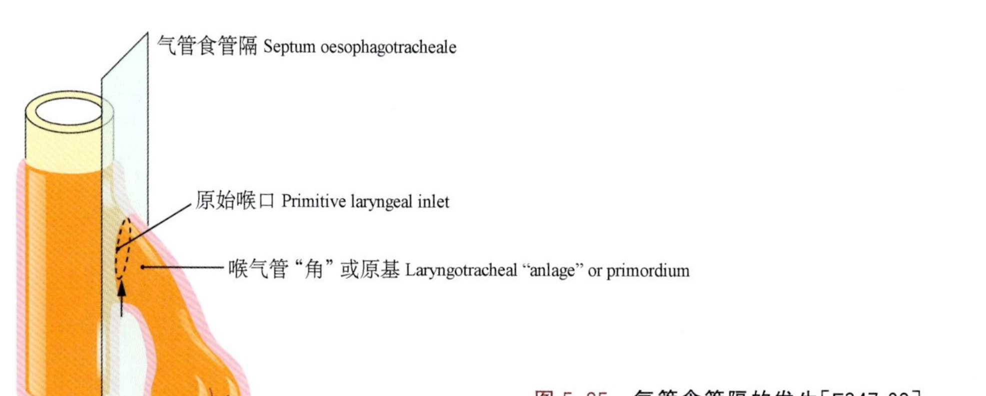

图 5.85 气管食管隔的发生[E347-09]

在第 4 周和第 5 周期间，两侧形成间充质皱襞；皱襞与气管食管隔相连接，从而将下呼吸道的原基与食管分开。

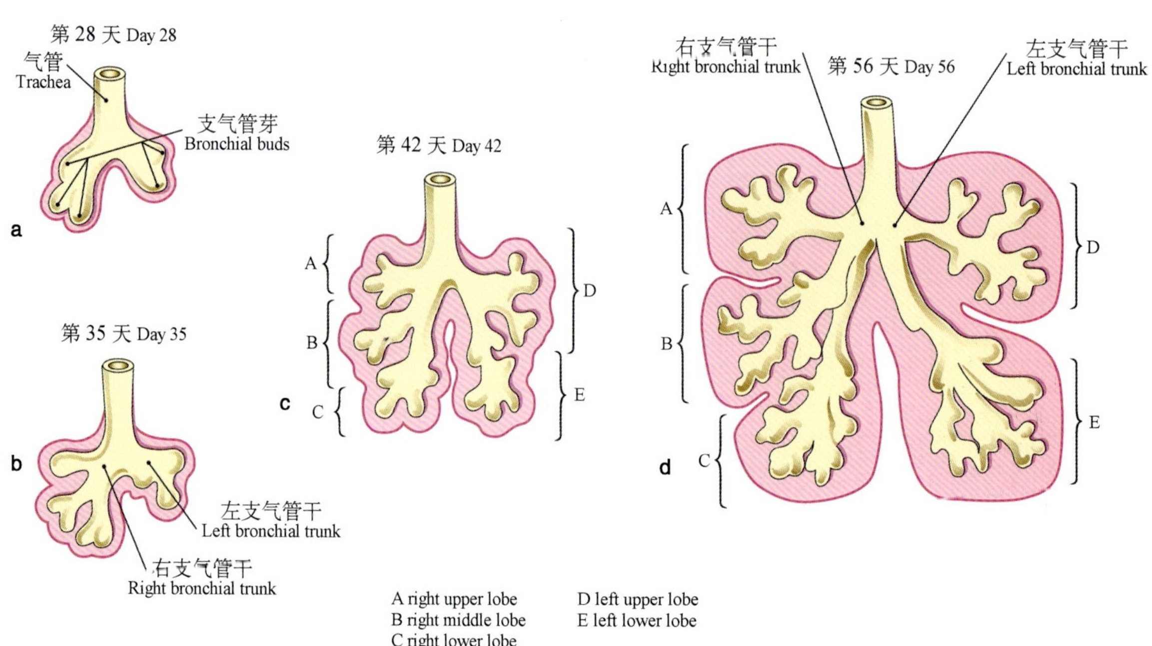

图 5.86a-d 肺的发生分期[E347-09]

肺发生的 3 个阶段之间既有所区别又部分重叠。

- **假腺期**（第 7～17 周）：形成呼吸系统的传导部。
- **小管期**（第 13～26 周）：呼吸系统的呼吸部（气体交换）早期发生。
- **肺泡期**（第 23 周～出生后第 8 年）：肺泡形成。因此，肺的发育在出生时尚未完成，而是持续到童年时期！

（张雅芳 译）

气管和支气管

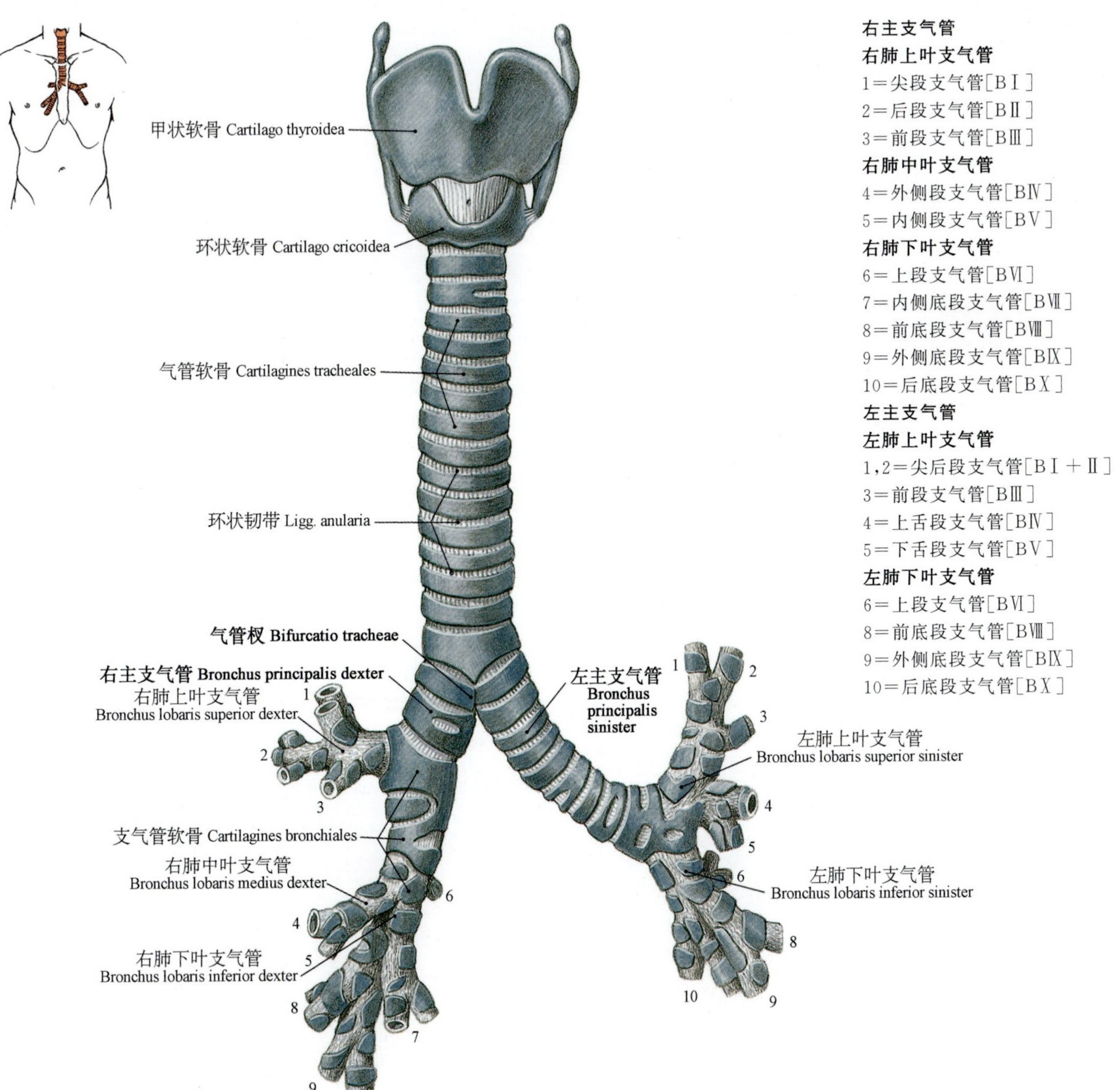

图 5.87 下呼吸道包括喉、气管及支气管(前面观)

气管长 10～13cm,位于喉环状软骨与气管杈(Bifurcatio tracheae)之间,末端分叉形成 2 个主支气管(Bronchi principales)。气管分为颈部(Pars cervicalis)和胸部(Pars thoracica),其体表投影和形态结构如图 5.81 所示。主支气管进一步在右侧分为 3 个、左侧分为 2 个肺叶支气管(Bronchi lobares),肺叶支气管分出肺段支气管(Bronchi segmentales)。右肺有 10 个肺段,因此有 10 个肺段支气管。但是,左肺的第 7 肺段及相应的支气管缺如。

这里没有对支气管树进行更详细地系统描述。支气管经过 6～12 级分支后,逐渐变成**细支气管**,后者直径不到 1mm,因而只有在显微镜下才能清楚看到。由于细支气管的管壁没有软骨和腺体,所以很容易与支气管区分开来。每个细支气管提供 1 个肺小叶(Lobulus pulmonis),细支气管再经过 3～4 级分支形成**终末细支气管**。终末细支气管是呼吸系统的**导气部**的最后一级结构,总容量为 150～170ml。一个终末细支气管提供一个肺腺泡(Acinus pulmonis)。终末细支气管再经过 10 余次分级后形成带有导管和肺泡囊的呼吸性细支气管。肺腺泡的各个部分都有肺泡,因而属于呼吸系统的**呼吸部或换气部**。

临床要点

呼吸系统导气部分的容积(150～170ml)相当于**解剖无效腔**,其临床意义与**复苏**有关。在肺通气时,肺与外界交换的气体容积需超过 170ml,反之若交换气体容积不足 170ml 时,肺泡内就无含氧空气进入,交换的只是进入了气道内的空气。因此,缓慢地大容量通气比小容量快速通气效果更佳。

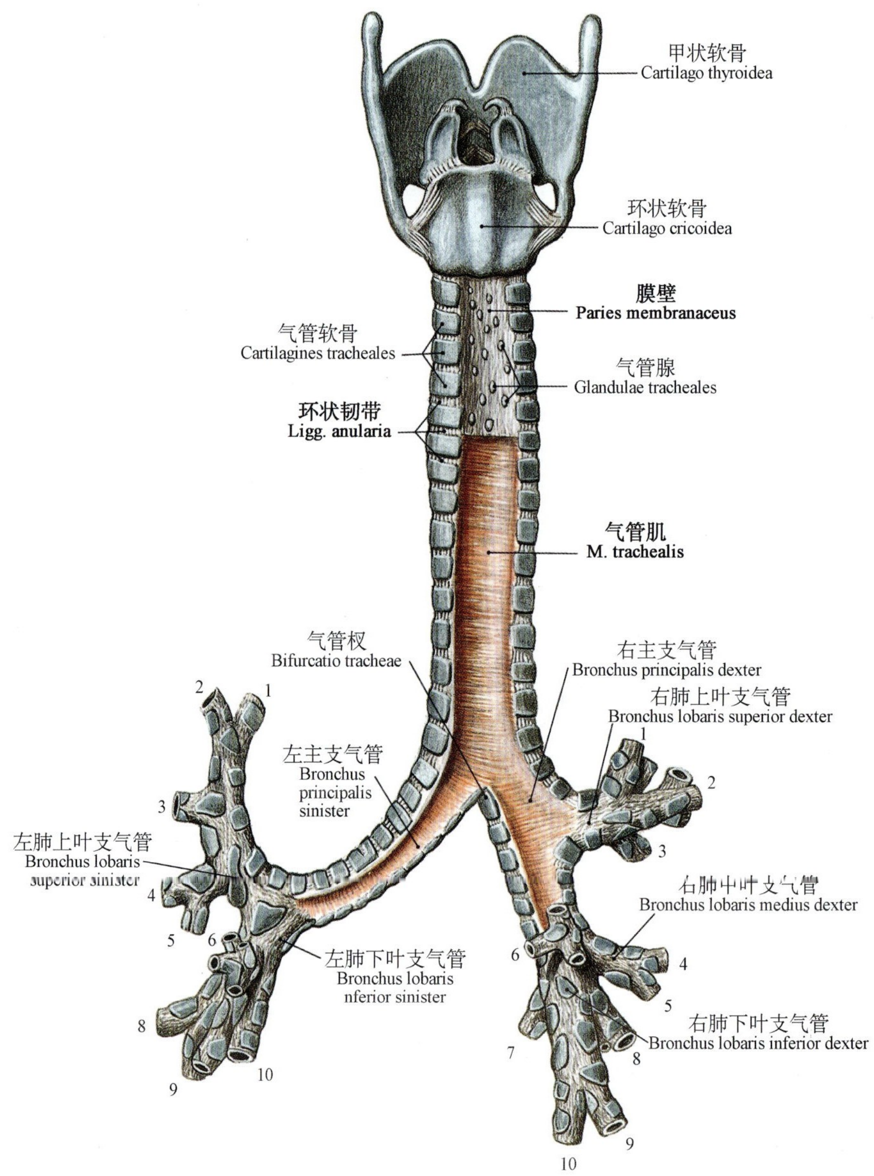

图 5.88 **下呼吸道包括喉、气管及支气管(后面观)**

支气管树的系统组成如图 5.87 所示。通过后面观可以清楚地看到气管和主支气管的后壁不含软骨(膜壁),而是主要由平滑肌(气管肌)组成。各个气管软骨环之间以弹性结缔组织构成的环状韧带相连,因此深吸气时气管可延长 5cm。

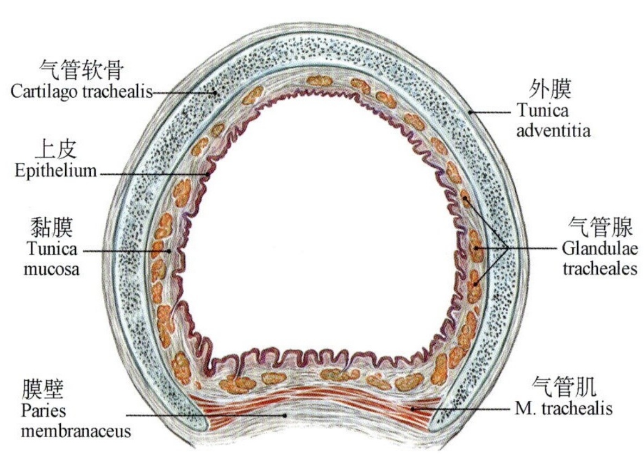

图 5.89 **气管横断面(显微镜下观)**

气管和主支气管的壁含有一层黏膜(Tunica mucosa)、黏膜的外面依次为纤维肌软骨膜和外膜。纤维肌软骨膜由 16~20 个呈马蹄形的透明软骨组成的气管软骨构成,气管软骨的开口位于气管后面,该处由平滑肌(气管肌)连接。

肺

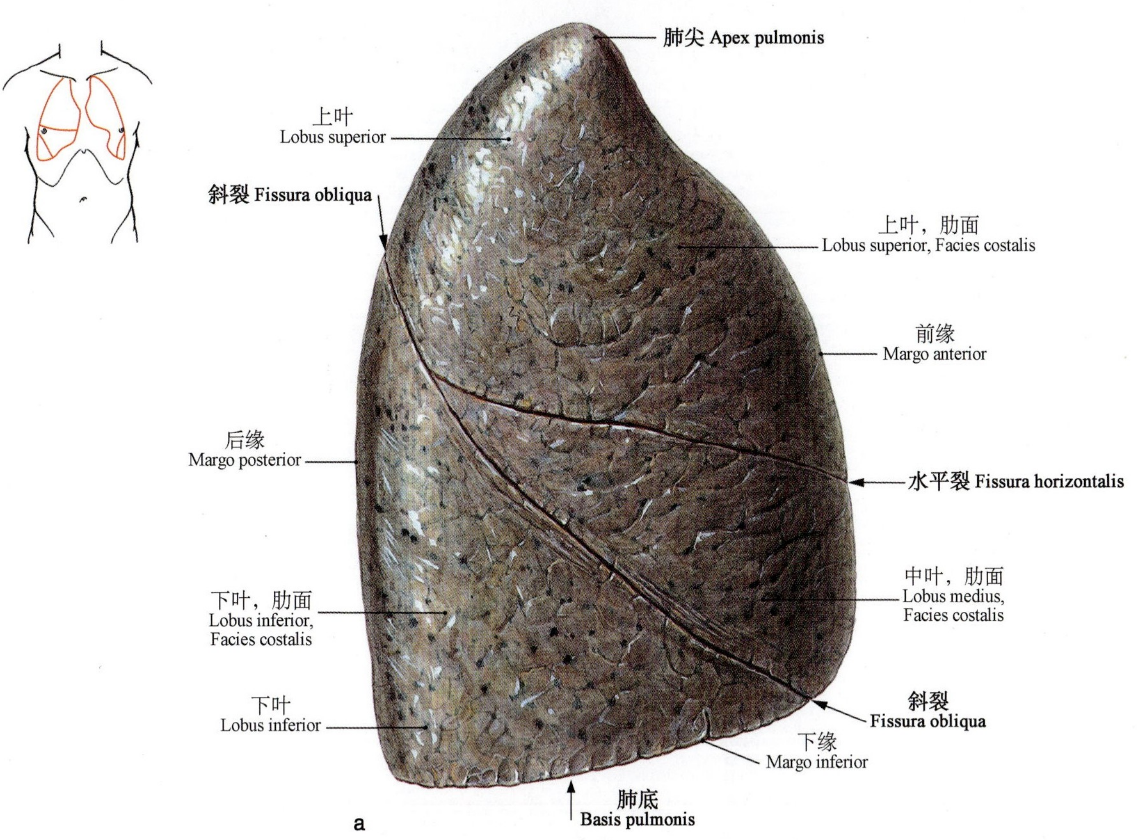

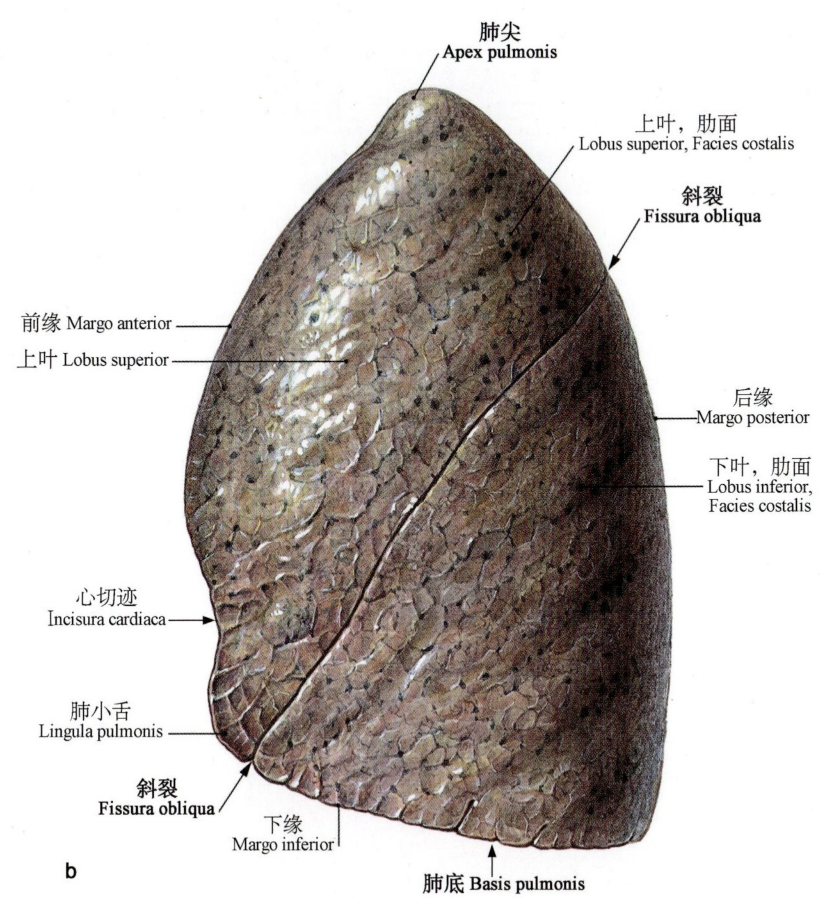

图 5.90a、b 右肺(a)和左肺(b)(外侧面观)

右肺被斜裂和水平裂分成3 叶 **(上叶、中叶和下叶)**，**左肺被斜裂分成2 叶(上叶和下叶)**。左肺上叶的肺小舌与右肺中叶相对应；肺小舌在心切迹的下面形成舌状突起。

右肺的容积为 2～3L，在最大吸气时甚至可达 5～8L，与之对应的气体交换表面积为 70～140m^2。由于心略向左侧倾斜，因而左肺的容积比右肺要小 10%～20%。

肺的上端有一个**尖(肺尖)**，下端有一个宽大的**底(肺底)**。肺的表面被脏胸膜覆盖，根据局部结构关系可以被分成 3 个区域。外侧的**肋面**向下经过下缘以后移行为**膈面**(→图 5.91)，其内侧面位于前缘和钝的后缘之间的区域，又称**纵隔面**。

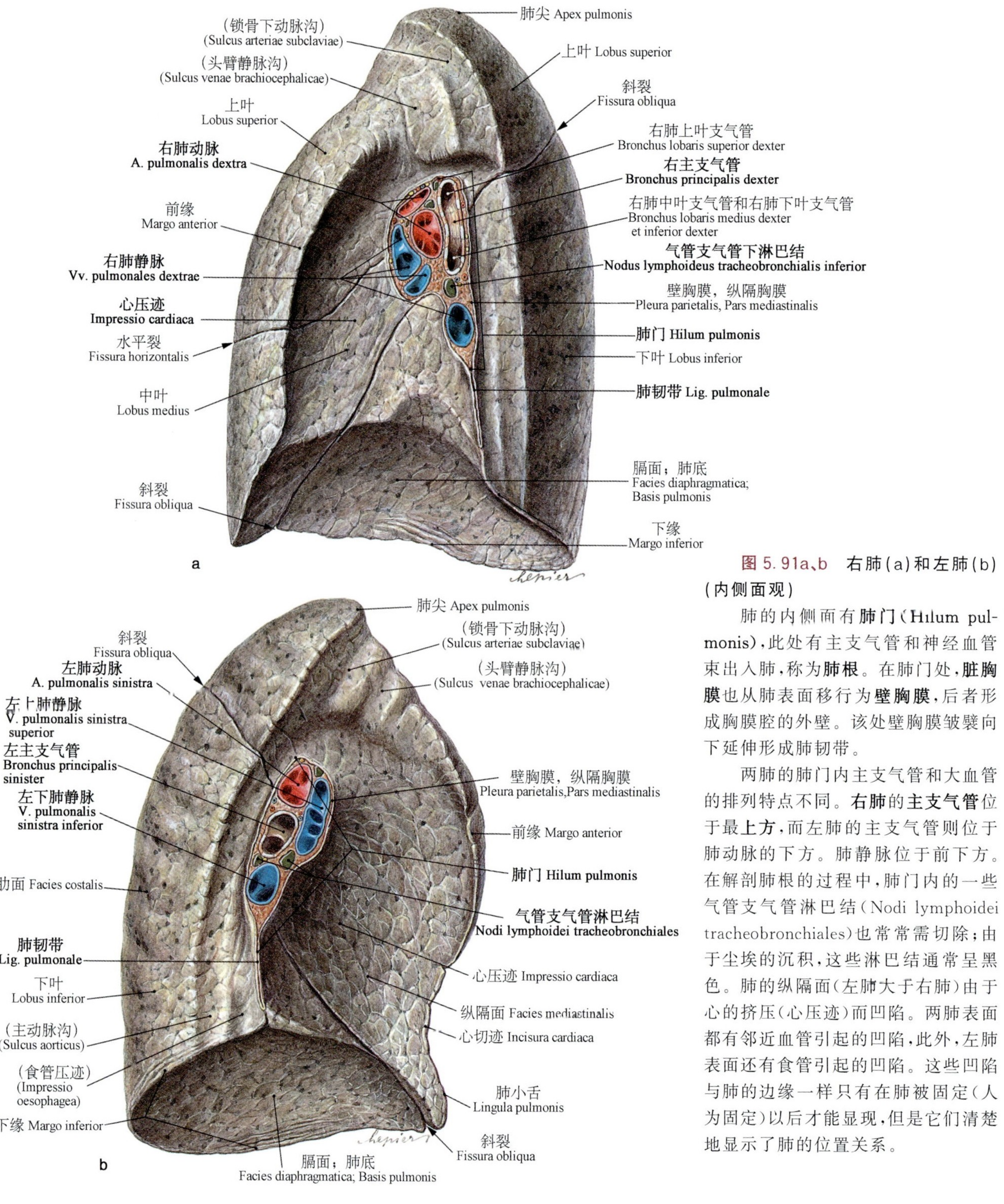

图 5.91a、b　右肺(a)和左肺(b)(内侧面观)

肺的内侧面有**肺门**(Hilum pulmonis)，此处有主支气管和神经血管束出入肺，称为**肺根**。在肺门处，**脏胸膜**也从肺表面移行为**壁胸膜**，后者形成胸膜腔的外壁。该处壁胸膜皱襞向下延伸形成肺韧带。

两肺的肺门内主支气管和大血管的排列特点不同。**右肺**的**主支气管**位于最**上方**，而左肺的主支气管则位于肺动脉的下方。肺静脉位于前下方。在解剖肺根的过程中，肺门内的一些气管支气管淋巴结(Nodi lymphoidei tracheobronchiales)也常常需切除；由于尘埃的沉积，这些淋巴结通常呈黑色。肺的纵隔面(左肺大于右肺)由于心的挤压(心压迹)而凹陷。两肺表面都有邻近血管引起的凹陷，此外，左肺表面还有食管引起的凹陷。这些凹陷与肺的边缘一样只有在肺被固定(人为固定)以后才能显现，但是它们清楚地显示了肺的位置关系。

临床要点

由于肺尖可以高出胸廓上口达 5cm，在经锁骨下静脉施行**中心静脉置管术**(CVC)时会有损伤肺及“戳破”胸膜的危险，也就是临床医师所说的**气胸**，胸膜腔被打开后会引起肺塌陷。在颈部进行颈内静脉内置入 CVC 时原则上也会出现这种危险，因为置管的穿刺方向是朝向胸锁关节，因而容易刺入肺尖。然而，在锁骨下静脉内插入 CVC 的危险更大，因为锁骨下静脉在汇入头臂静脉之前与胸膜腔直接接触(→图 5.117)。

肺段

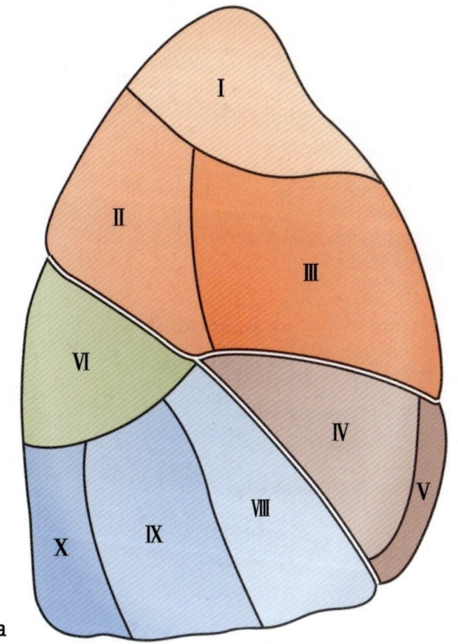

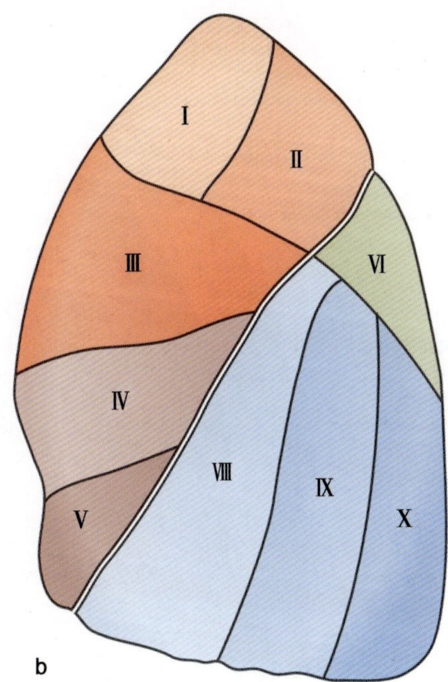

右肺 Pulmo dexter

上叶 Lobus superior

- 尖段 [S I] Segmentum apicale [S I]
- 后段 [S II] Segmentum posterius [S II]
- 前段 [S III] Segmentum anterius [S III]

中叶 Lobus medius

- 外侧段 [S IV] Segmentum laterale [S IV]
- 内侧段 [S V] Segmentum mediale [S V]

下叶 Lobus inferior

- 上段 [S VI] Segmentum superius [S VI]
- 内侧 [心] 底段 [S VII] Segmentum basale mediale [cardiacum] [S VII]
- 前底段 [S VIII] Segmentum basale anterius [S VIII]
- 外侧底段 [S IX] Segmentum basale laterale [S IX]
- 后底段 [S X] Segmentum basale posterius [S X]

左肺 Pulmo sinister

上叶 Lobus superior

- 尖后段 [S I + II] Segmentum apicoposterius [S I + II]
- 前段 [S III] Segmentum anterius [S III]
- 上舌段 [S IV] Segmentum lingulare superius [S IV]
- 下舌段 [S V] Segmentum lingulare inferius [S V]

下叶 Lobus inferior

- 上段 [S VI] Segmentum superius [S VI]
- 前底段 [S VIII] Segmentum basale anterius [S VIII]
- 外侧底段 [S IX] Segmentum basale laterale [S IX]
- 后底段 [S X] Segmentum basale posterius [S X]

图 5.92a、b **右肺(a)和左肺(b)的支气管肺段(外侧面观)**[L126]

肺叶进一步分为圆锥形的肺段,肺段与肺段之间被结缔组织间隔不完全分隔,因此肺的表面看不到肺段的境界。每个肺段有独自的**肺段支气管**和肺段动脉。**右肺**有10 **个肺段**:上叶 3 段,中叶 2 段,下叶 5 段。由于纵隔向左侧膨出更多,第 VII 段(内侧底段,→图 5.93a)缺失或体积严重压缩并与 VIII 段融合,所以**左肺**只有9 **个肺段**。另外,由于右肺中叶的肺段与左肺小舌的两个肺段相对应,所以两肺肺段的划分相似。

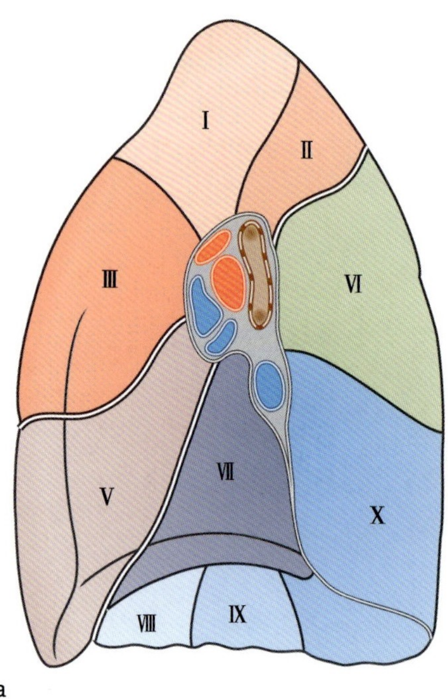

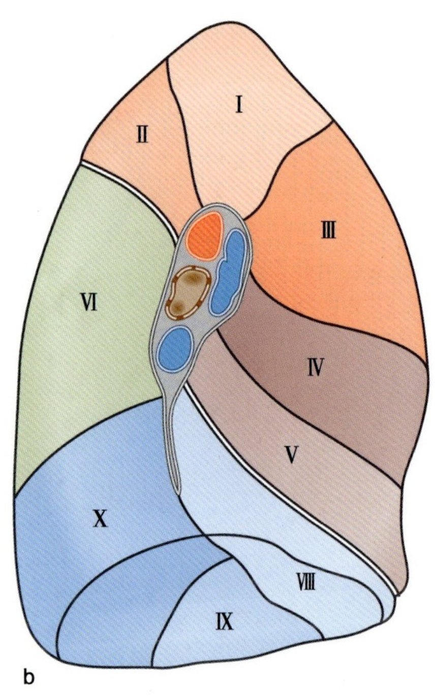

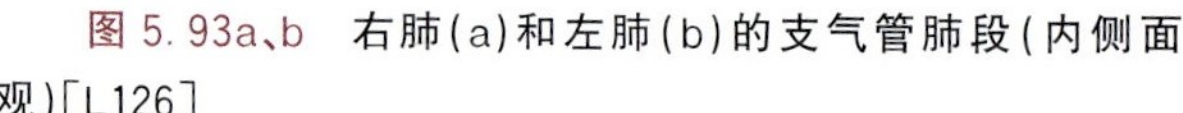
图 5.93a、b　**右肺(a)和左肺(b)的支气管肺段(内侧面观)**[L126]

右肺有 10 个肺段。相比之下，由于第Ⅶ段(内侧底段)缺如，左肺只有 9 个肺段。

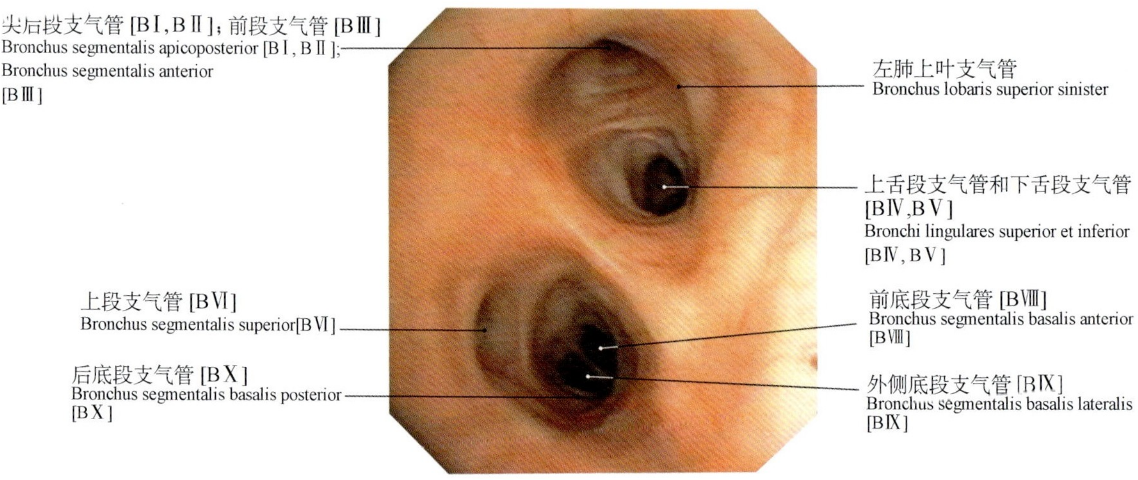

图 5.94　**支气管;左肺肺段支气管的支气管镜观察**

如图中所见，左侧的第Ⅶ肺段支气管缺如(图 5.93 b)。

临床要点

了解肺段对帮助**支气管镜检查**的定位是很重要的。支气管镜检查的一个指征是诊断性影像检查发现不明确的占位性病变，需要通过活检明确病变性质以排除或诊断肿瘤。支气管镜检查的另一个指征是难治性肺炎，此时检查目的是为了确定病原体。

肺的血管

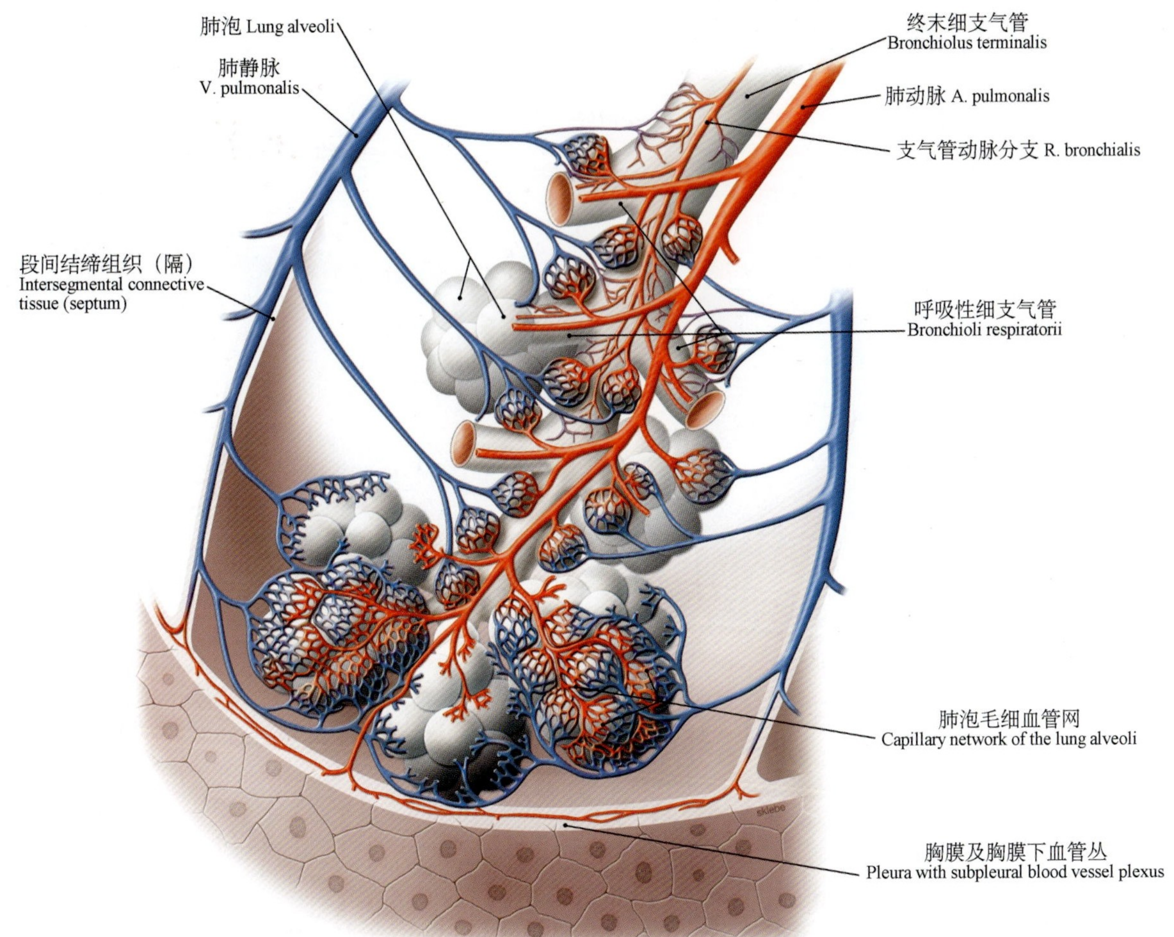

图 5.95 肺腺泡及其血液供应[L238]

肺有两套血管系统，二者通过位于肺泡壁（肺泡间隔）内的终末分支相交通。肺循环中的肺动脉和肺静脉构成**功能性血管**，负责血液的气体交换。肺动脉的分支走行于支气管周围和胸膜下结缔组织内，将缺氧的血液从右心输送到肺泡。与此相反，肺静脉走行于肺段间的结缔组织中，将富含氧的血液输送到左心房。

肺的**营养性血管**供应肺组织本身。支气管动脉和支气管静脉一起与支气管伴行，支气管静脉汇入奇静脉系统（→图 5.111）。

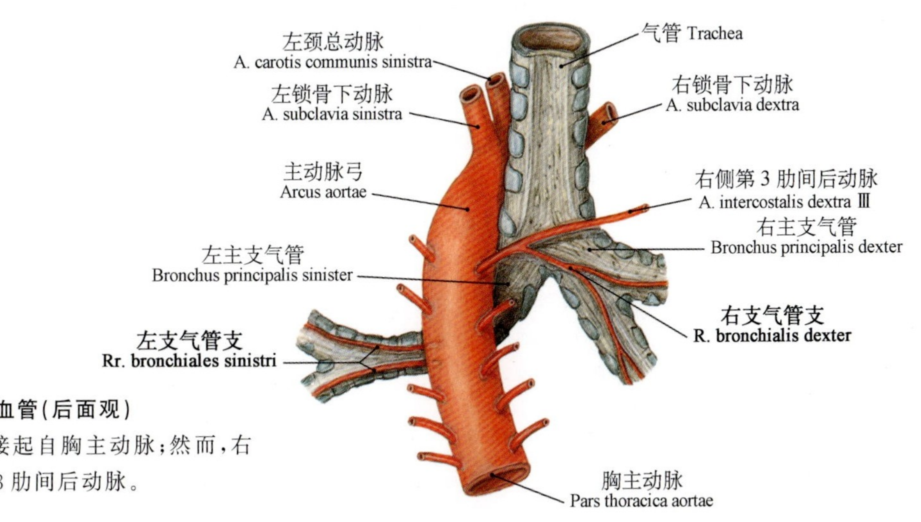

图 5.96 肺的营养性血管（后面观）

左侧的支气管动脉直接起自胸主动脉；然而，右支气管动脉通常起自右第 3 肋间后动脉。

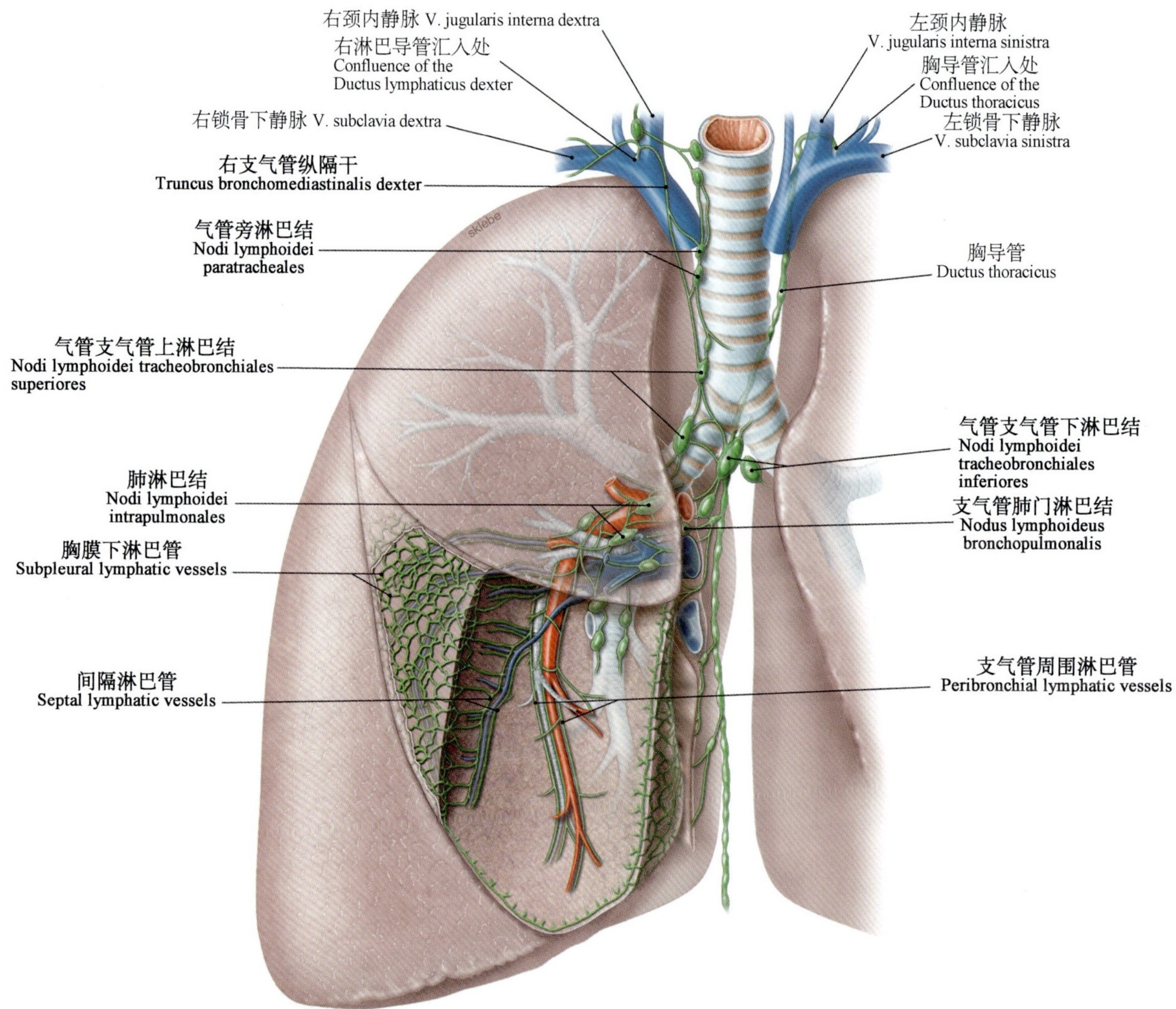

图 5.97 肺的淋巴管和淋巴结示意图(前面观)[L238]

肺有两套淋巴管系统,二者在肺门处汇合。**支气管周围淋巴管系统**沿着支气管走行,沿途包括几站淋巴结。第 1 站**淋巴结**位于肺叶支气管分出肺段支气管的树状分支附近。第 2 站是位于肺门的**支气管肺门淋巴结**。紧随其后的是已经位于肺根内的**气管支气管淋巴结**。气管杈将气管支气管淋巴结分成了位于其上方的气管支气管上淋巴结和位于其下方的气管支气管下淋巴结。淋巴从此处流入**气管旁淋巴结**或两侧的**支气管纵隔干**,因此淋巴通路没有严格的两侧对齐。

与此相反,**胸膜下**和**间隔淋巴管系统**的第 1 站淋巴结是气管支气管淋巴结。这些精细的淋巴通路在肺的表面形成多边形网状结构,网状结构的网眼与单个肺小叶的边界相对应。由于尘埃(废气和香烟烟雾)的沉积,使肺小叶的边界在解剖中清晰可见。

临床要点

临床医师通常将所有的肺淋巴结统称为**肺门淋巴结**。这种说法是不正确的,因为肺内淋巴结广泛分布于肺实质内。由于这些语言上的不准确性,有些增大的肺实质内淋巴结可能过早地被认为是独立病变,即肺实质占位性病变,为了澄清这些病变性质,从而开始了不必要的检查。

原位肺的血管神经通路及肺的神经支配

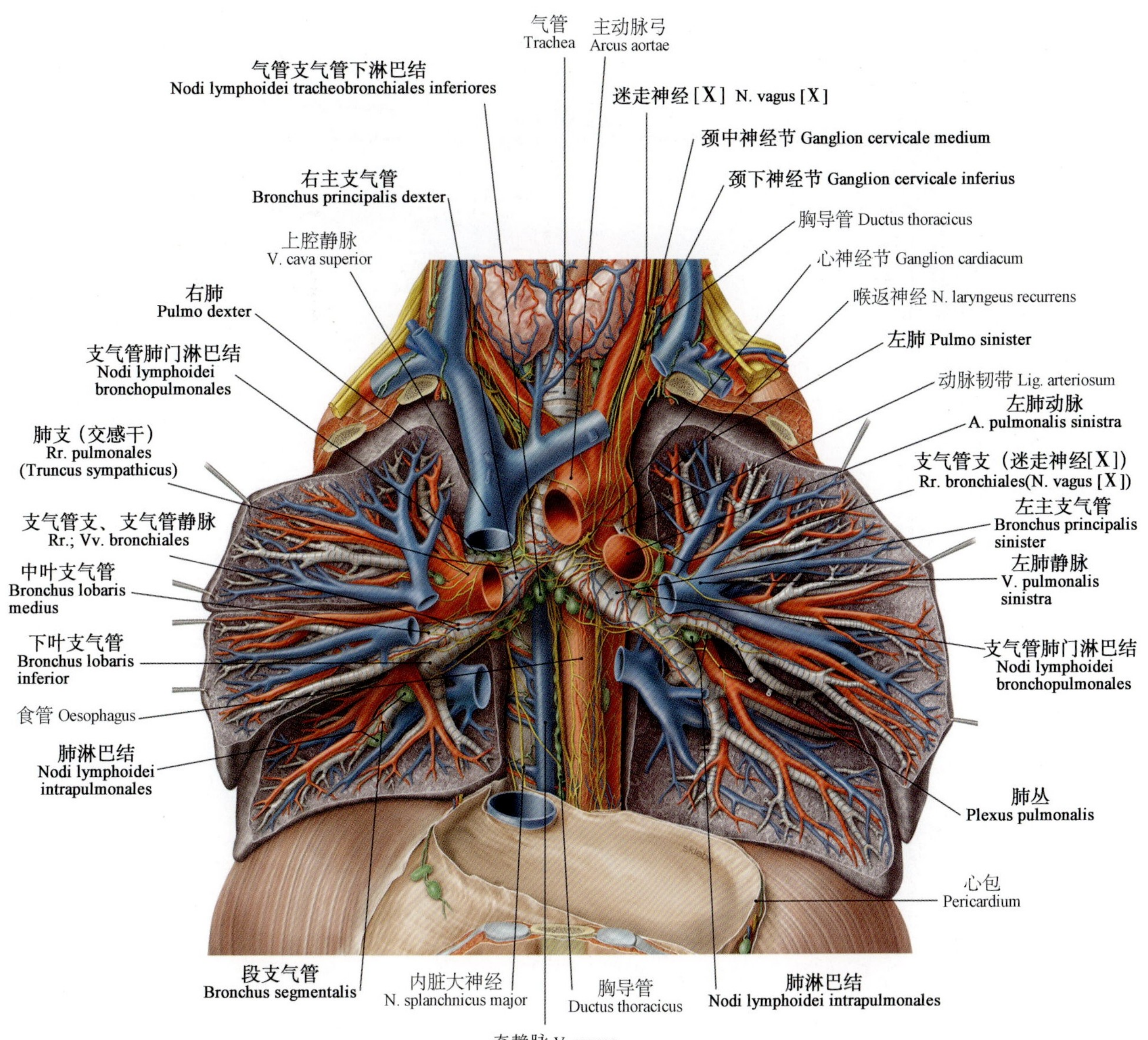

图 5.98 肺支气管树及血管神经

前面观；心及心包已被切除[L238]。

主支气管止于肺门，与肺的血管神经一起构成**肺根**。主支气管分为**肺叶支气管**，后者又分出**肺段支气管**并与**肺动脉**分支伴行。相反，**肺静脉**则独自走行于已被切除的胸膜下及段间结缔组织内。这些大血管统称为肺功能性血管，因为它们为血液提供氧气，从而为整个身体供氧。这些血管在解剖中清晰可见。图中还显示了通常在解剖中并不明显的较细的神经血管：**支气管动脉**和**支气管静脉**，这些血管为肺组织提供营养，构成肺的营养性血管。这些营养性血管直接沿支气管走行。支气管周围淋巴管系统的淋巴通路与肺内淋巴结相连，后者是第1站淋巴结，位于肺叶支气管分出肺段支气管的树枝状分叉处。第2站**支气管肺门淋巴结**正好位于肺门。

肺丛的自主神经纤维中的传出神经纤维和传入神经纤维在主支气管上形成一个网络。交感神经纤维（**肺支**）是节后纤维，来自颈交感干的下神经节（颈下神经节）和胸交感干的上神经节。副交感神经纤维（**支气管支**）来自迷走神经[Ⅹ]和喉返神经，仍为节前纤维。副交感神经的突触转换通常发生于肺丛的微小神经节内。**交感干**使支气管扩张（**支气管舒张**）以促进肺通气，而**副交感神经**使支气管狭窄（**支气管收缩**）并激活黏液腺的分泌。迷走神经还将传入神经纤维从肺引至脑干，以便能够传递牵拉刺激和疼痛刺激。

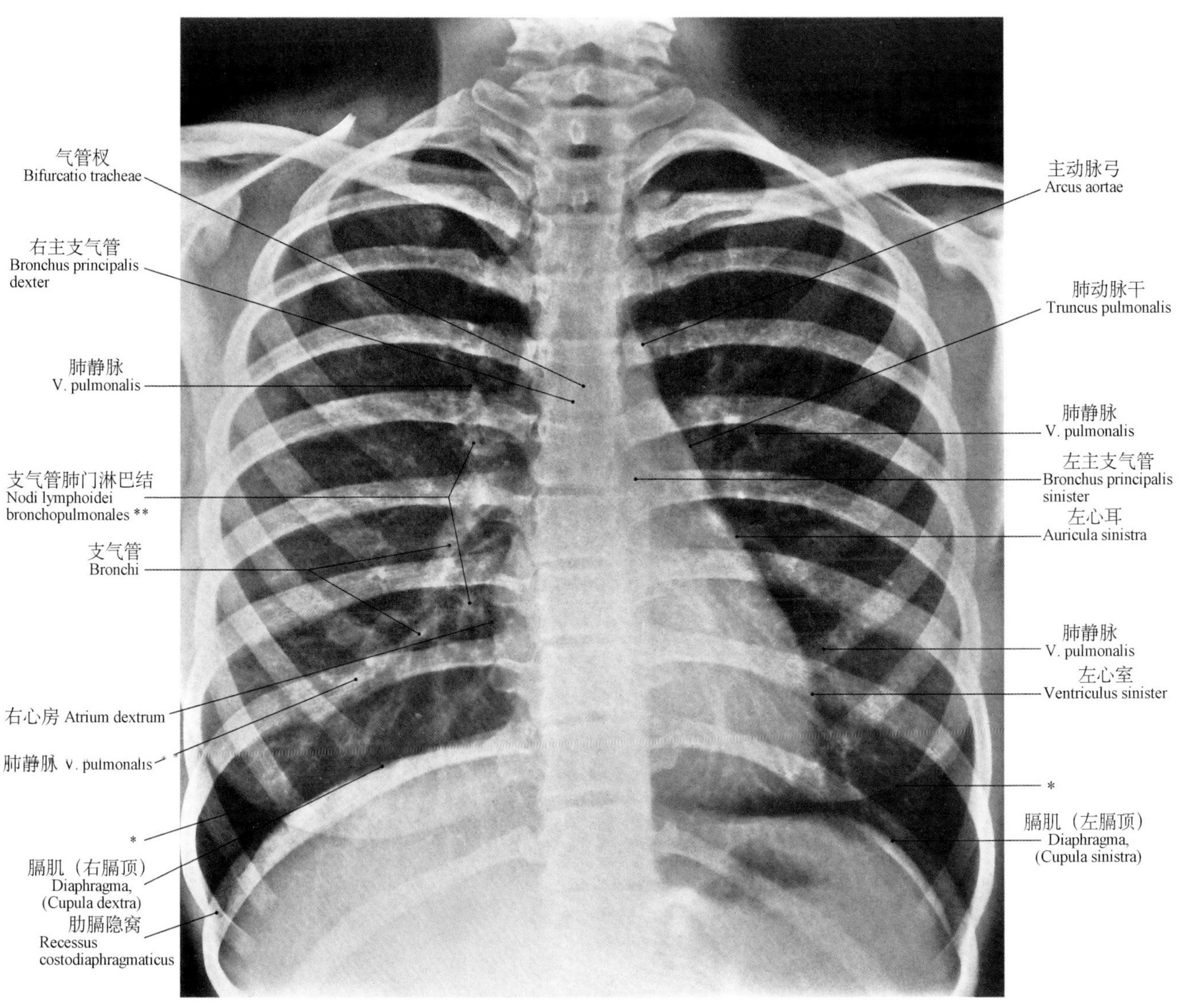

图 5.99 胸廓、胸腔及胸腔器官;后-前(PA)位的 X 线投影 [R316-007]

支气管的行程部分可辨,右侧肺门区域的淋巴结簇也可识别。

* 乳腺阴影(轮廓)。

** 临床术语:肺门淋巴结。

临床要点

如果怀疑肺和胸膜**发生病变**如炎症(肺炎、胸膜炎)或肿瘤(支气管癌),医师经常拍摄胸片。因为病变肺组织的X线通透性通常低于正常肺组织,肺实质的变化通常表现为"阴影"。在胸腔积液时,立位胸透或摄片可发现肋膈变钝或液平。

5 第5章 胸腔器官

食管

食管的投影

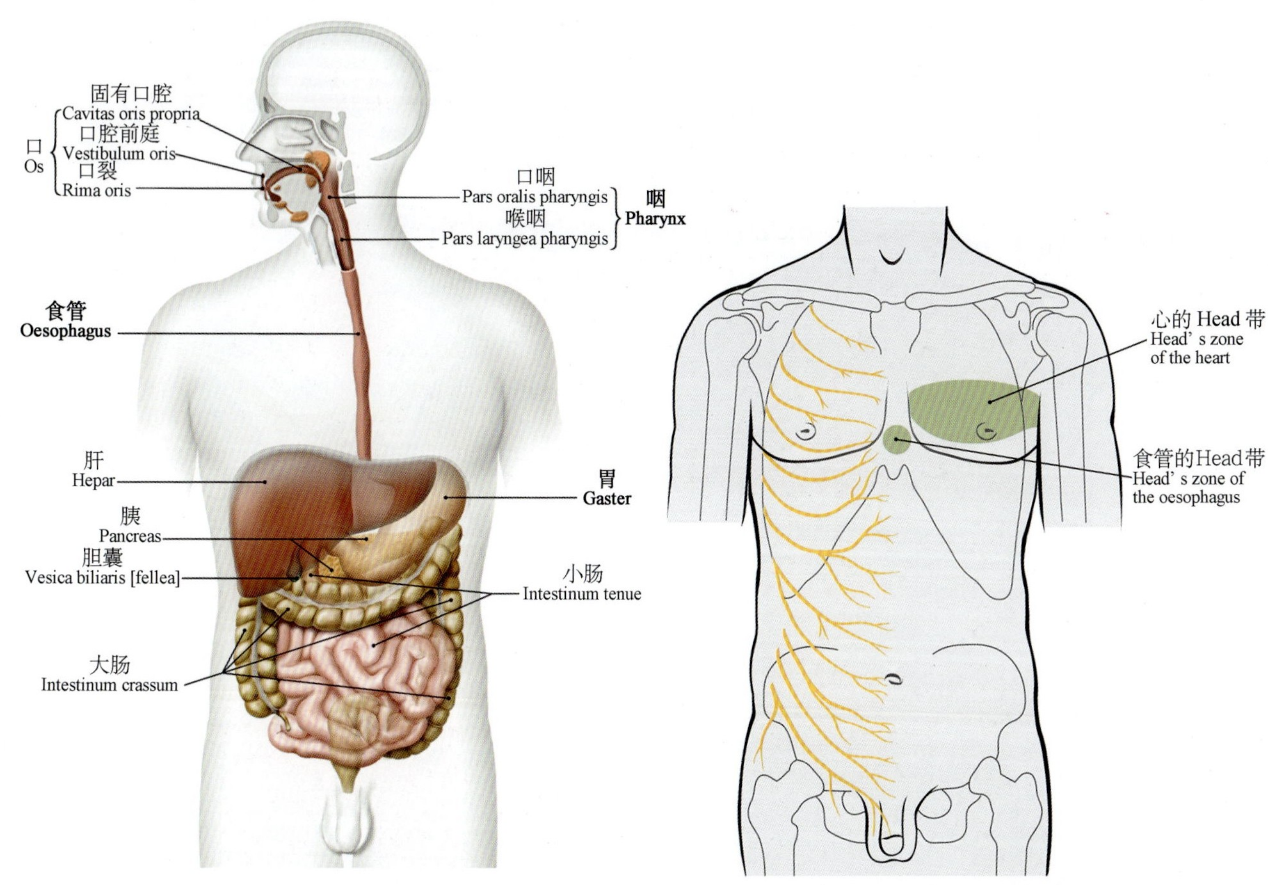

图 5.100 消化系统概观[L275]

消化系统从口腔经咽部延伸至胃肠道，还包括附属腺体如唾液腺、胰、肝和胆囊。

食管是一个肌性管道，连接**咽**和**胃**(Gaster)，用于输送吞咽的食物。食管**长 25cm**，从位于第 6 颈椎水平的环状软骨延伸到位于第 10 胸椎高度(胸骨剑突下方)的胃入口(贲门)。食管的解剖长度对于诊断的意义是微不足道的。由于在进行上消化道的内镜检查(胃镜检查)时必须考虑到口腔和咽的长度，这里给出了距牙弓的距离。

图 5.101 食管和心的 Head 带；躯干前壁的感觉神经支配示意图(前面观)[L126]

心传入神经将刺激信号传输到中枢神经系统，与起源于特定皮肤区域(皮节)的神经纤维共同走行于相应的脊髓节段内。食管的传入神经对应的皮节是 T4 和 T5。这种器官依赖性的皮肤疼痛部位被称为**食管的 Head 带**。由于**心的 Head 带**与食管的 Head 带的距离很近，在排除冠心病(CHD)之前，胸前壁的疼痛最初总会考虑为心绞痛。

临床要点

食管的体表投影使我们可以理解为什么胃液引起的食管炎症(**反流性食管炎**)会引起与心脏病发作相似的疼痛和胸骨后灼烧感。来自这两个器官的传入神经纤维与胸前壁神经纤维进入相同的脊髓节段，因此大脑无法正确区分疼痛是来自体表，还是来自其中某个内部器官。

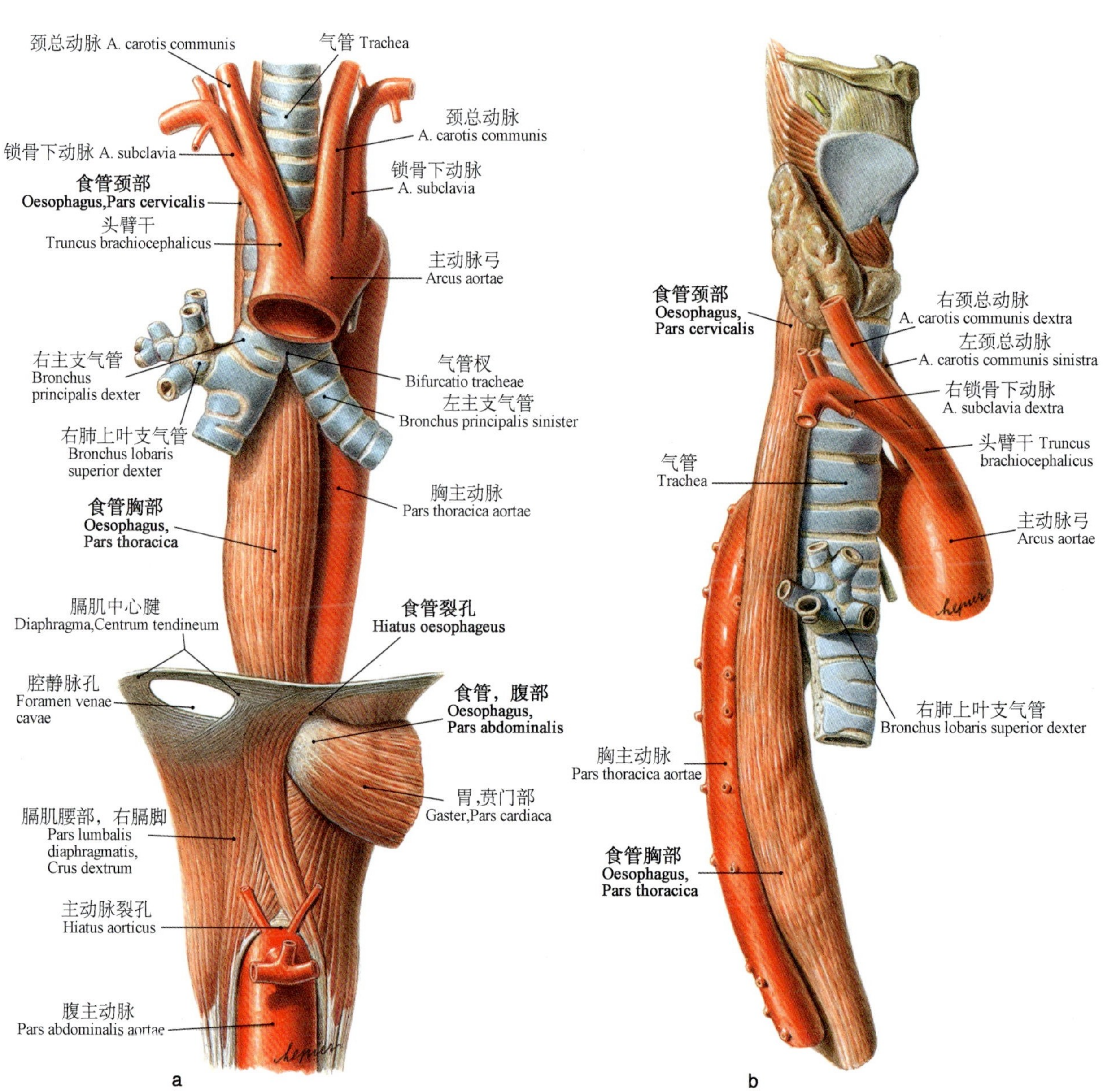

图 5.102a、b 食管、气管和胸主动脉[前面观(a)和右侧面观(b)]

食管长 25cm，分为 3 个部分。

- 颈部(5～8cm)。
- 胸部(16cm)。
- 腹部(1～4cm)。

颈部位于脊柱前方。**胸部**穿过其左后方的主动脉弓，经左主支气管旁逐渐下行至脊柱的前方。在后面观中，可以清楚地看到食管胸部与心包直接接触，因此与左心房极为贴近(→图 5.103)。食管腹部很短，穿越食管裂孔后位于腹膜内。

食管

食管的结构

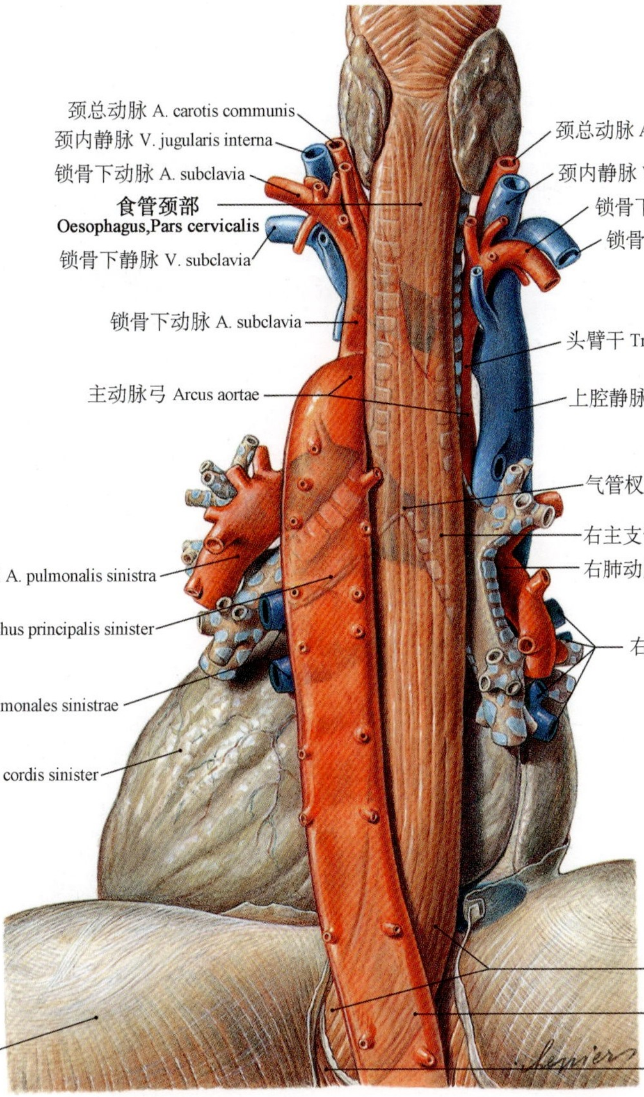

颈总动脉 A. carotis communis
颈内静脉 V. jugularis interna
锁骨下动脉 A. subclavia
食管颈部 Oesophagus,Pars cervicalis
锁骨下静脉 V. subclavia
锁骨下动脉 A. subclavia
主动脉弓 Arcus aortae
左肺动脉 A. pulmonalis sinistra
左主支气管 Bronchus principalis sinister
左肺静脉 Vv. pulmonales sinistrae
左心室 Ventriculus cordis sinister
膈肌 Diaphragma
颈总动脉 A. carotis communis
颈内静脉 V. jugularis interna
锁骨下动脉 A. subclavia
锁骨下静脉 V. subclavia
头臂干 Truncus brachiocephalicus
上腔静脉 V. cava superior
气管杈 Bifurcatio tracheae
右主支气管 Bronchus principalis dexter
右肺动脉 A. pulmonalis dextra
右肺静脉 Vv. pulmonales dextrae
食管胸部 Oesophagus, Pars thoracica
胸主动脉 Pars thoracica aortae
食管裂孔 Hiatus oesophageus

图 5.103　食管、心包和胸主动脉(后面观)

食管胸部紧靠**降主动脉**右侧下行。颈部和胸部的上段直接位于气管的后方,胸部的下段位于气管杈下方,紧靠**左心房**的后面,二者之间仅有心包相隔。食管靠近气管杈的部位距牙弓约 23cm。

食管腺 Glandulae oesophageae
黏膜 Tunica mucosa
上皮 Epithelium
固有层 Lamina propria mucosae
黏膜肌层 Lamina muscularis mucosae
黏膜下层 Tela submucosa
外膜 Tunica adventitia
环行肌 Stratum circularea
纵行肌 Stratum longitudinale
肌层 Tunica muscularis

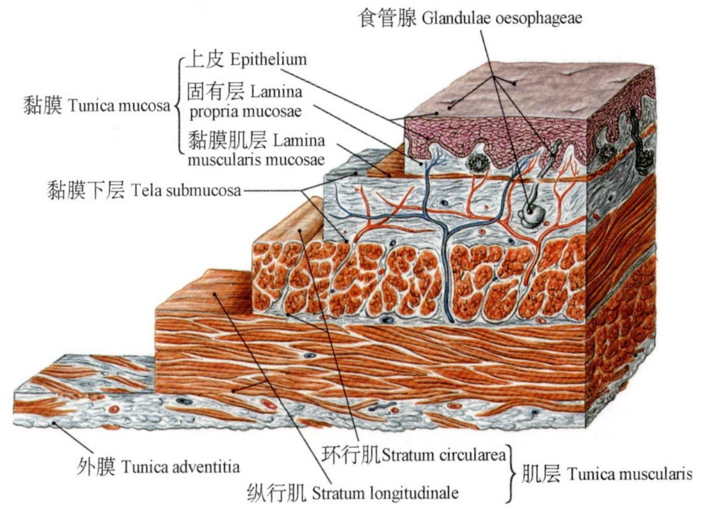

图 5.104　食管壁的构造(显微镜下观)

与整个消化道相似,食管壁的结构包括一个靠近管腔的**黏膜层**,**黏膜下层**与肌层(Tunica muscularis)之间被一层疏松结缔组织(黏膜下层)分隔。食管颈部和胸部有外膜覆盖。只有位于腹腔内的食管腹部外表面覆盖有脏腹膜,即**浆膜层**。

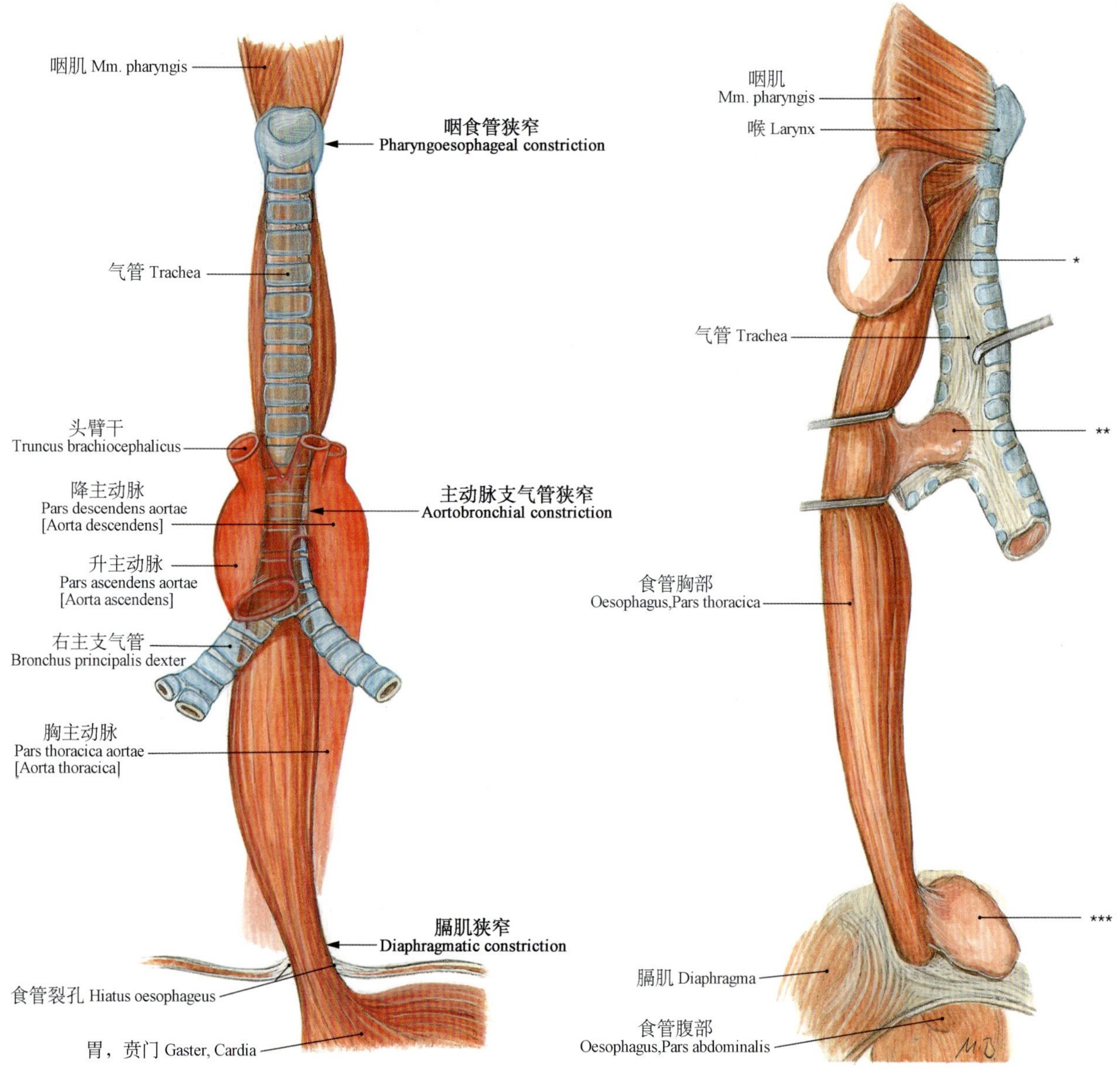

图 5.105　**食管的狭窄(前面观)**

食管有 3 个狭窄。

- 咽食管狭窄(Angustia cricoidea)。
- 主动脉狭窄(Angustia aortica)。
- 膈肌狭窄(Angustia diaphragmatica)。

咽食管狭窄位于第 6 颈椎水平，是食管上括约肌最狭窄的部位。**主动脉狭窄**是由于其左后方的主动脉弓(第 4 胸椎高度)挤压所致。**膈肌狭窄**位于膈肌的食管裂孔处(第 10 胸椎高度)。此处并无真正的括约肌，只有血管肌性的牵张闭合。食管被弹性结缔组织(膈-食管韧带)固定在食管裂孔的外面。

图 5.106　**食管的憩室(右后面观)**

* 临床术语：Zenker 憩室。

** 临床术语：牵引性憩室。

*** 临床术语：膈上憩室。

临床要点

吞咽的异物(如鱼刺)会卡在狭窄处。憩室可以发生在整个食管壁的任何部位。Zenker **憩室**(70%)最常见，这些憩室由喉咽部的 Killian 三角膨出，仅仅认为它是**食管憩室**是不够的，其原因是咽下缩肌缺损、功能减弱所致。**牵引性憩室**(22%)系因食管和气管分离不良而引起(→图 5.85)。**膈上憩室**(8%)被认为是由于食管下括约肌功能障碍所致。

食管的闭合机制——食管上括约肌

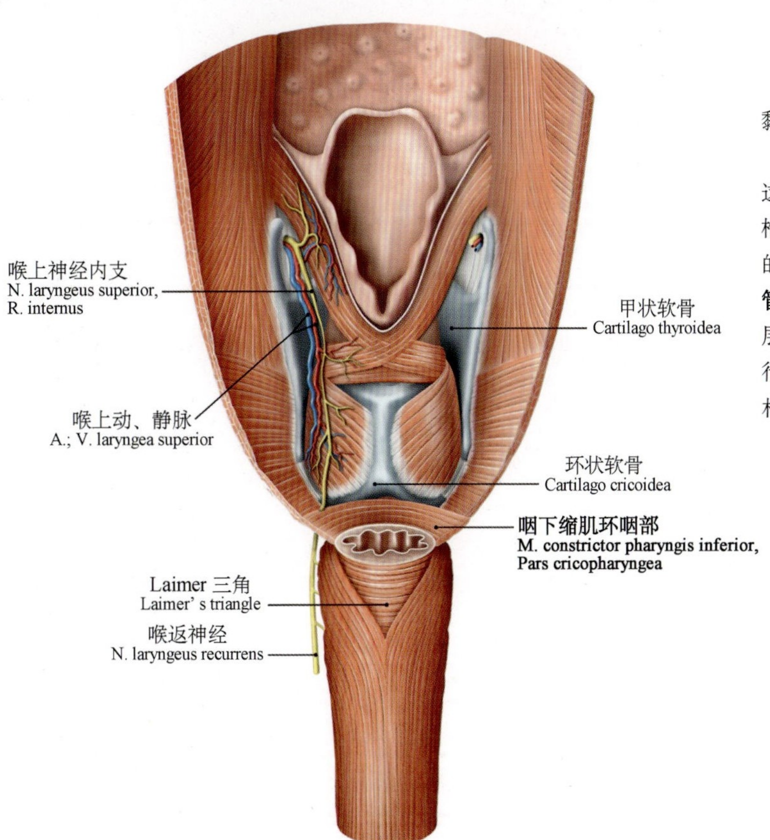

图 5.107　食管上括约肌

咽后壁已切开，后面观；咽前壁的黏膜已去除[L275]。

食管起始处平环状软骨狭窄处，这是食管最狭窄的部分，平对第6颈椎。此处有一个可以从形态学上识别的真括约肌（**食管上括约肌**），是由**食管肌层**中横向走行的横纹肌纤维（环层）在**内部**形成的。食管**环咽部**与走行在**外层**的**咽下缩肌**的肌纤维（横部）相对。

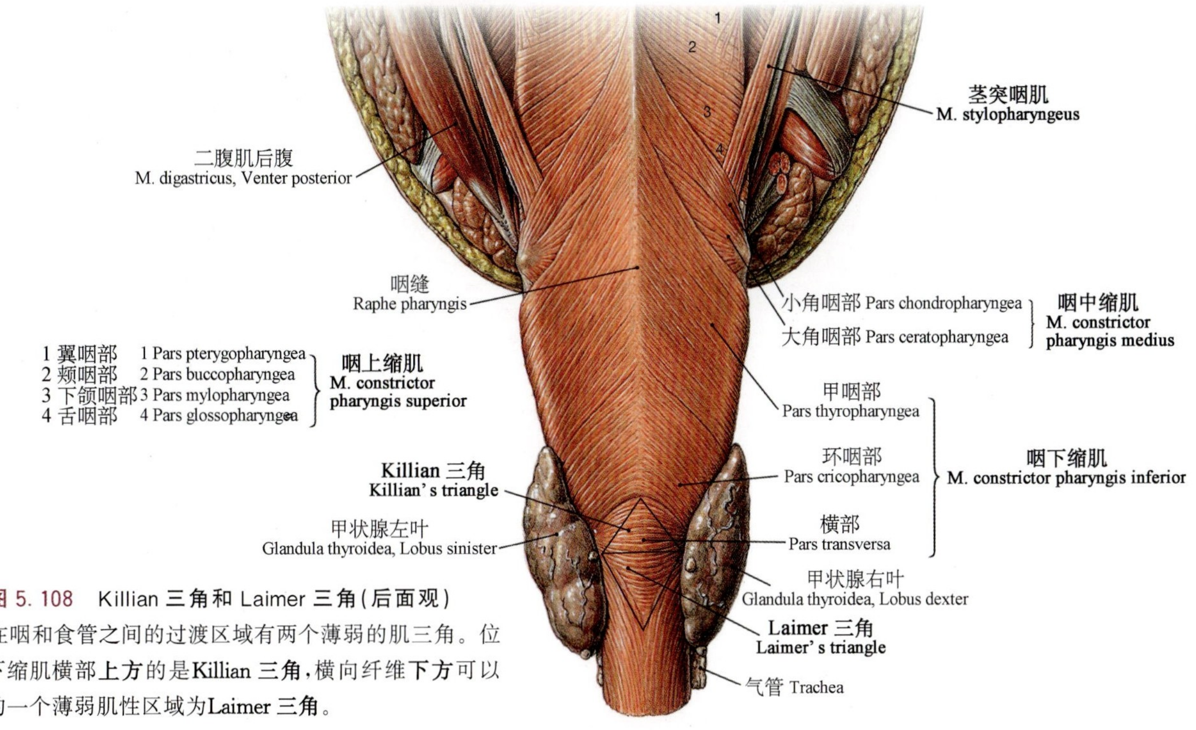

图 5.108　Killian 三角和 Laimer 三角（后面观）

在咽和食管之间的过渡区域有两个薄弱的肌三角。位于咽下缩肌横部**上方**的是**Killian 三角**，横向纤维**下方**可以见到的一个薄弱肌性区域为**Laimer 三角**。

临床要点

在吞咽时，如果咽下缩肌的横向收缩纤维没有及时松弛，就会导致食管括约肌上方的压力增加，**Zenker 憩室就会表现为一膨出物**。这些憩室进一步从外部压迫食管从而导致吞咽困难（dysphagia）。

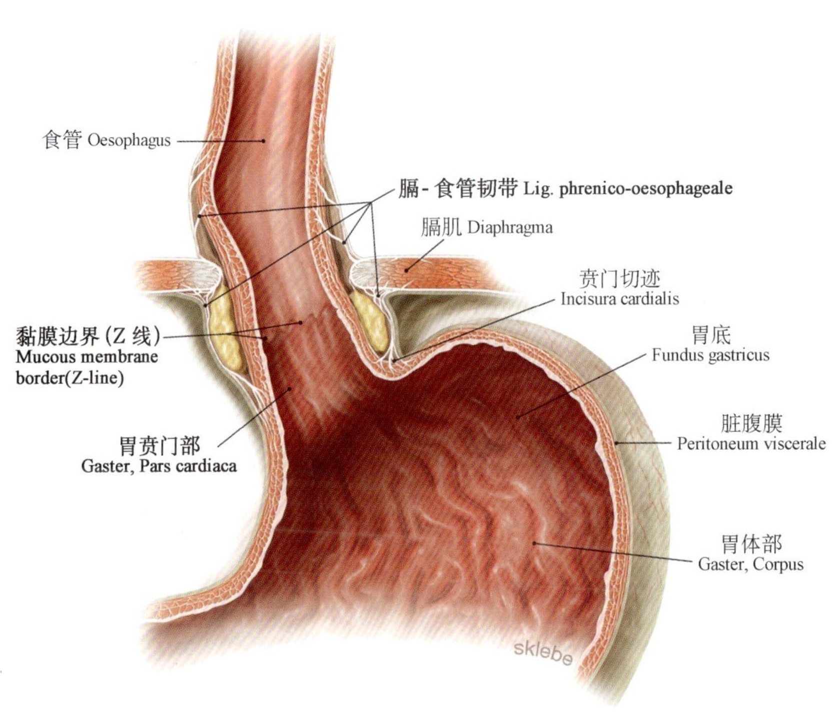

图 5.109　食管在膈肌食管裂孔中的锚定
已切除胃和食管的前壁，前面观[L238]。

从形态学上说，食管下端没有括约肌。然而，却存在一个依赖于不同机制的功能性闭合机关。

- **神经肌性的食管括约肌**：由于食管的纵向张力作用，肌层(纵层)中呈螺旋形走行的肌纤维发生扭曲，与黏膜下静脉垫共同作用便引起食管闭合。
- **His 角处的黏膜皱襞**：在胃的入口(贲门)和胃底之间有一个呈 65°锐角的狭窄(贲门切迹)，在这 His 角处，由于切迹(贲门切迹)引起黏膜皱褶突向胃腔，防止了胃内容物反流。
- **膈-食管韧带**：这种纤维将**食管锚定**在膈肌食管裂孔处，既稳定了食管的位置又阻碍了反流。
- **胸腔和腹腔之间的压力梯度**：腹腔内较高的压力有助于闭合。

由于上皮细胞的改变，使得宏观上可以看到食管和胃之间的黏膜过渡区。该过渡区呈锯齿状结构，称为**Z 线**。由于 Z 线大部分(70%)位于食管，因此接近食管和胃外部的假定边界。

临床要点

如果食管下端的闭合机制失效，胃内容物便会反流，久而久之则导致食管黏膜炎症(**食管反流**)，其典型症状是胸骨后灼热感。结果会导致管-胃交界处的食管黏膜发生肠腺化生，表现为 Z 线不整齐或向近端偏移。这种化生被称为**Barrett 食管**，它可增加食管癌的发病风险。这些**食管腺癌**并不十分常见，但由于反流的危险因素与营养习惯有关，它们成为西方国家增长最快的肿瘤性疾病之一。由于 Z 线在病理过程中会发生变化，因此临床上不能将其作为食管和胃的分界。另一方面，明确食管和胃之间界限是非常重要的，因为**食管癌**(切除后，通过吻合管状胃或间置小肠而重建消化道)与胃癌(通常是胃部分切除，全胃切除术)的治疗方式有本质的差异。因此，第一黏膜皱襞常被用作胃和食管的分界。

(吕海芹　译)

食管

食管的血液供应

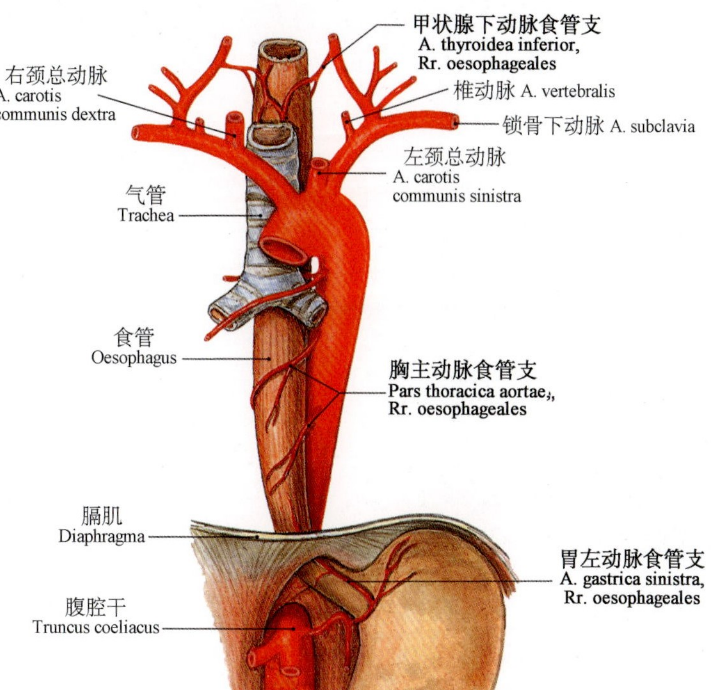

图 5.110 食管的动脉(前面观)

食管各部的血液分别由周围的动脉供应。

- **颈部**:甲状腺下动脉。
- **胸部**:胸主动脉食管支。
- **腹部**:胃左动脉和膈下动脉。

气管的动、静脉血液供应与食管颈部、胸部的血液供应相似。

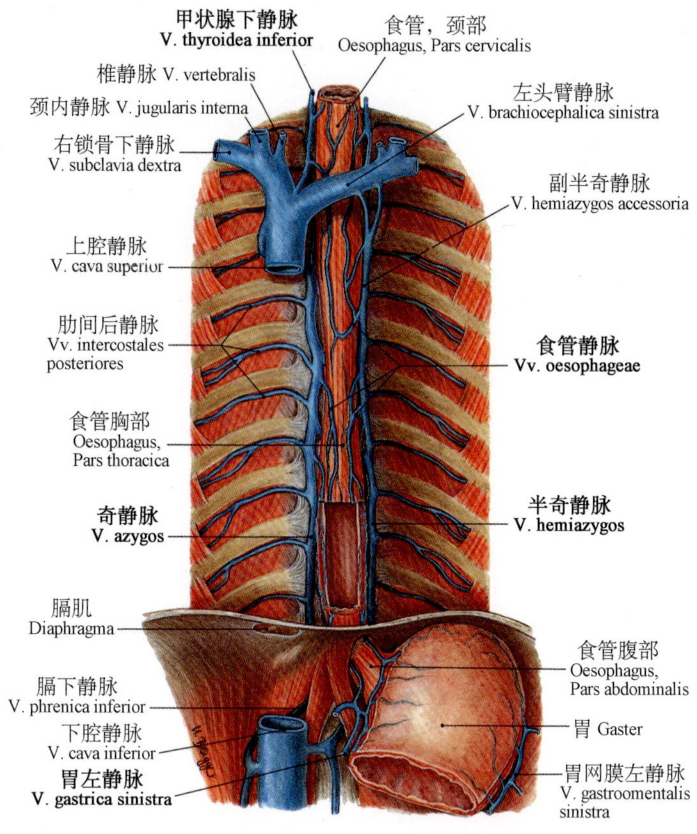

图 5.111 食管的静脉(前面观)

食管外膜内丰富的静脉丛汇入不同静脉。

- **颈部**:甲状腺下静脉。
- **胸部**:经奇静脉和半奇静脉汇入上腔静脉。
- **腹部**:食管下部静脉通过胃左静脉(V. gastrica sinistra)与**肝门静脉系交通**。这些交通支在门静脉高压(portal hypertension)时作为门腔静脉吻合(→图 6.90)。

临床要点

与消化道的其他器官相比,**食管没有专属的动脉**供血,而是由其周围血管发出的分支供血,这也使食管手术操作变得复杂,具有挑战性。

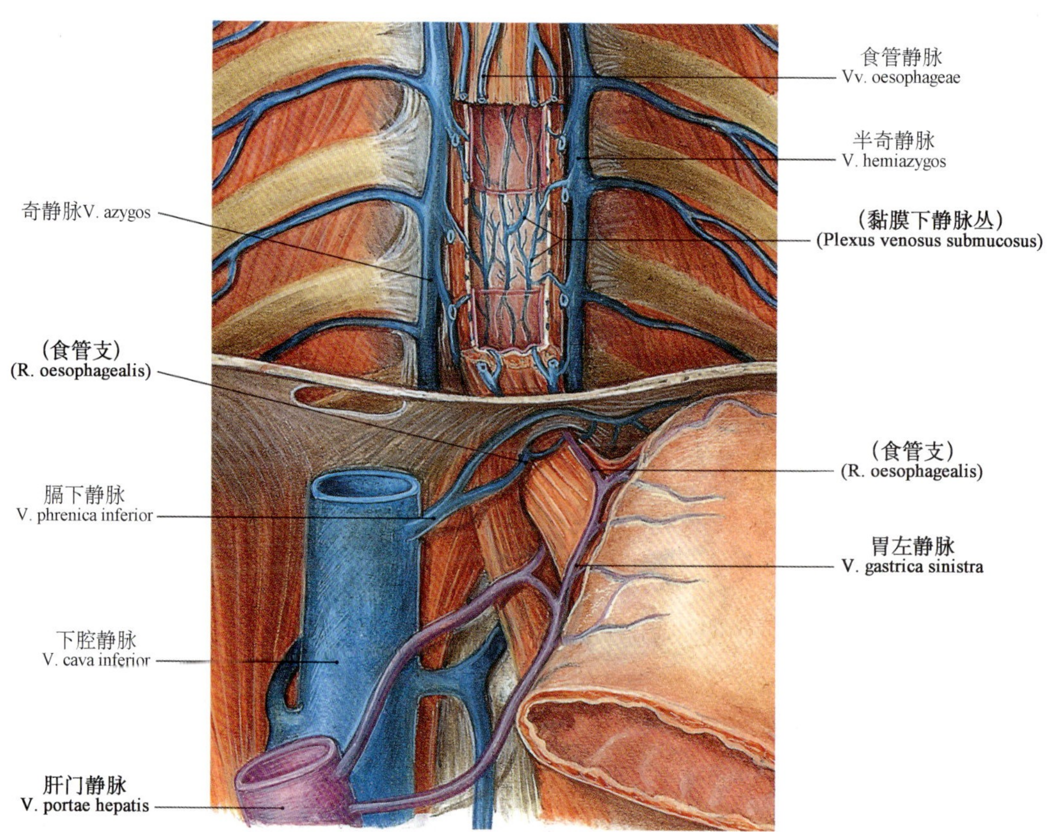

图 5.112 **食管的静脉**

显示肝门静脉和上腔静脉之间的门腔静脉吻合(前面观)。

食管外膜内丰富的静脉丛与黏膜下的静脉(黏膜下静脉丛)相交通。血液通过**奇静脉**(右)和**半奇静脉**(左)向上汇入**上腔静脉**,在食管下部,血液向下通过胃小弯侧的静脉(**胃左静脉和胃右静脉**)与**肝门静脉**交通。

临床要点

如果肝门静脉系统压力增高(**门静脉高压**),如由于肝假性小结节形成(肝硬化)引起肝内血流阻力增加,血液被迫通过与上、下腔静脉之间的侧支循环(**门腔静脉吻合**)回流。临床上最重要的门腔静脉吻合是经胃左静脉到食管静脉的交通支,这些吻合可以引起食管黏膜下静脉扩张(**食管静脉曲张**,→图 5.116)。在肝硬化患者中,约 50%的死亡与上述曲张静脉破裂出血有关,是肝硬化最常见的死亡原因。曲张静脉破裂发生在食管内腔时,胃内充满黑色血液;少数破裂可发生在食管外流入腹腔。

食管

食管的淋巴管

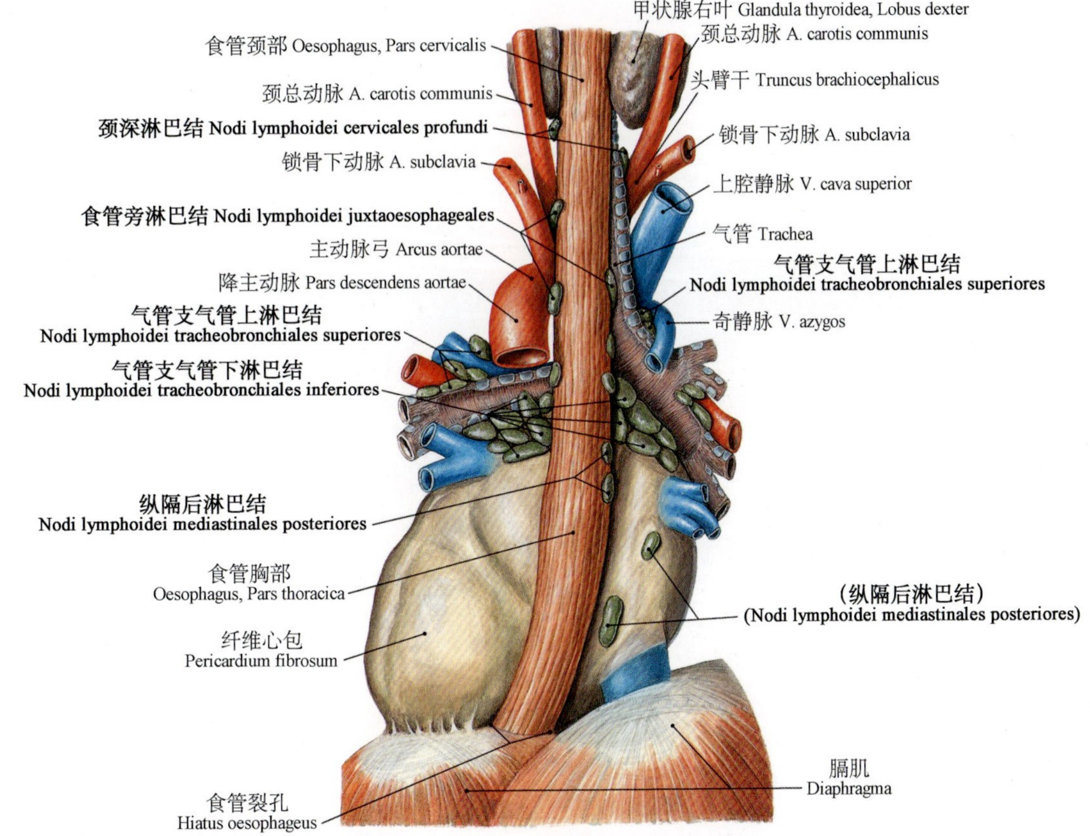

图 5.113　后纵隔的淋巴结(后面观)

食管的淋巴直接经位于食管的淋巴结(食管旁淋巴结)引流。

- **颈部:**颈深淋巴结。
- **胸部:**纵隔淋巴结(纵隔后淋巴结,气管支气管淋巴结和气管旁淋巴结)。
- **腹部:**位于膈肌底部的淋巴结(膈下淋巴结)及位于胃小弯淋巴结(胃淋巴结)。

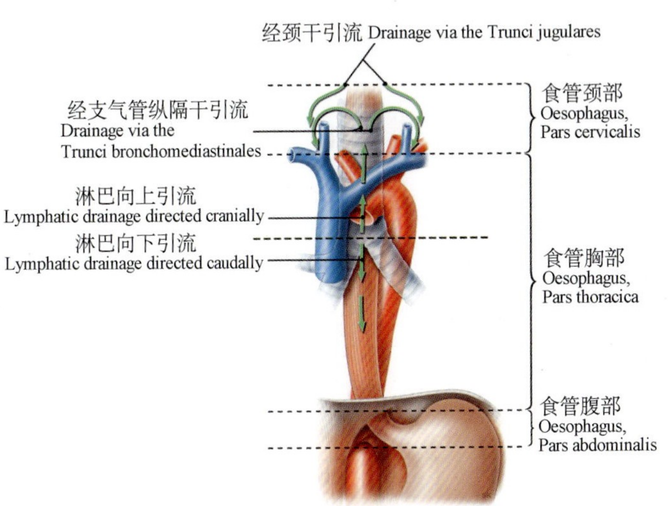

图 5.114　食管的淋巴引流(前面观) [L238]

食管颈部的淋巴经颈深淋巴结引流至**颈干**。食管胸部的淋巴有两个引流方向:气管杈水平的上半部向上经纵隔淋巴结注入**支气管纵隔干**;气管杈水平的下半部与腹部的局部淋巴结即腹腔淋巴结相通,通过腹腔干淋巴结注入**肠干**。

临床要点

淋巴的引流方向在**食管癌和胃癌**的转移中具有临床意义。食管下半部的肿瘤可能向腹腔淋巴结转移。食管的静脉回流途径与淋巴回流类似,因此气管杈水平以下的食管癌经常发生肝转移,而气管杈水平以上食管癌则更多表现为肺转移。

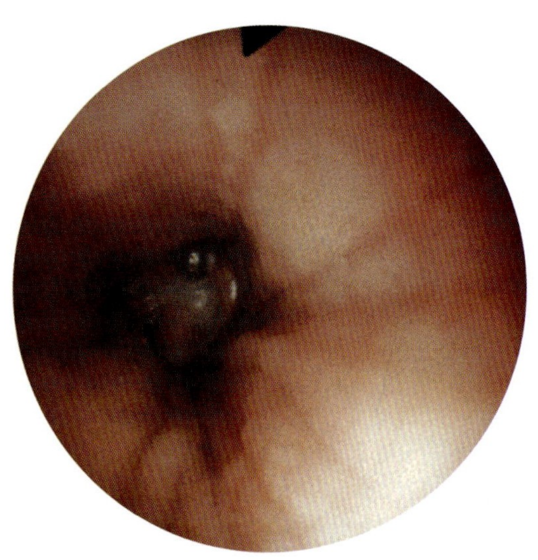

图 5.115 食管；食管镜检查，正常检查结果[G159]

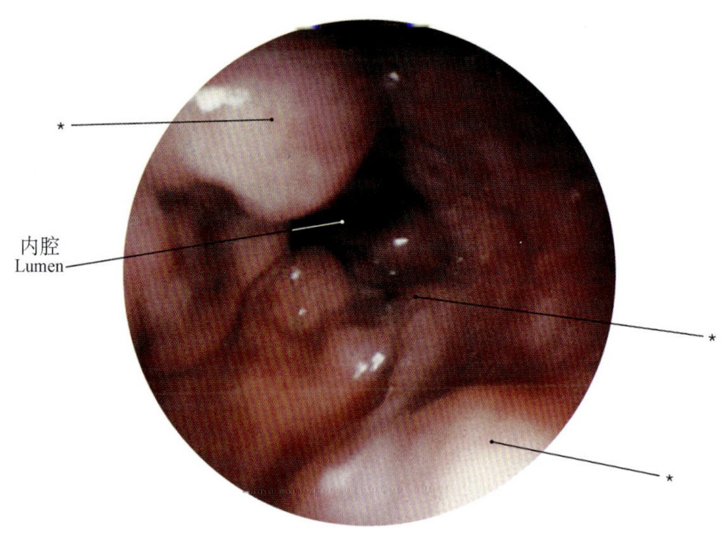

图 5.116 食管；食管镜检查，肝硬化食管静脉曲张[G159]
* 临床术语：静脉曲张。

临床要点

门静脉高压时，食管静脉的**门腔吻合支扩张**可以发展为**食管静脉曲张**。曲张的静脉破裂常导致**危及生命的大出血**。因此，食管静脉曲张需要预防性结扎（内镜下皮圈套扎），或者注射硬化剂（硬化治疗）。

胸腔，横断面

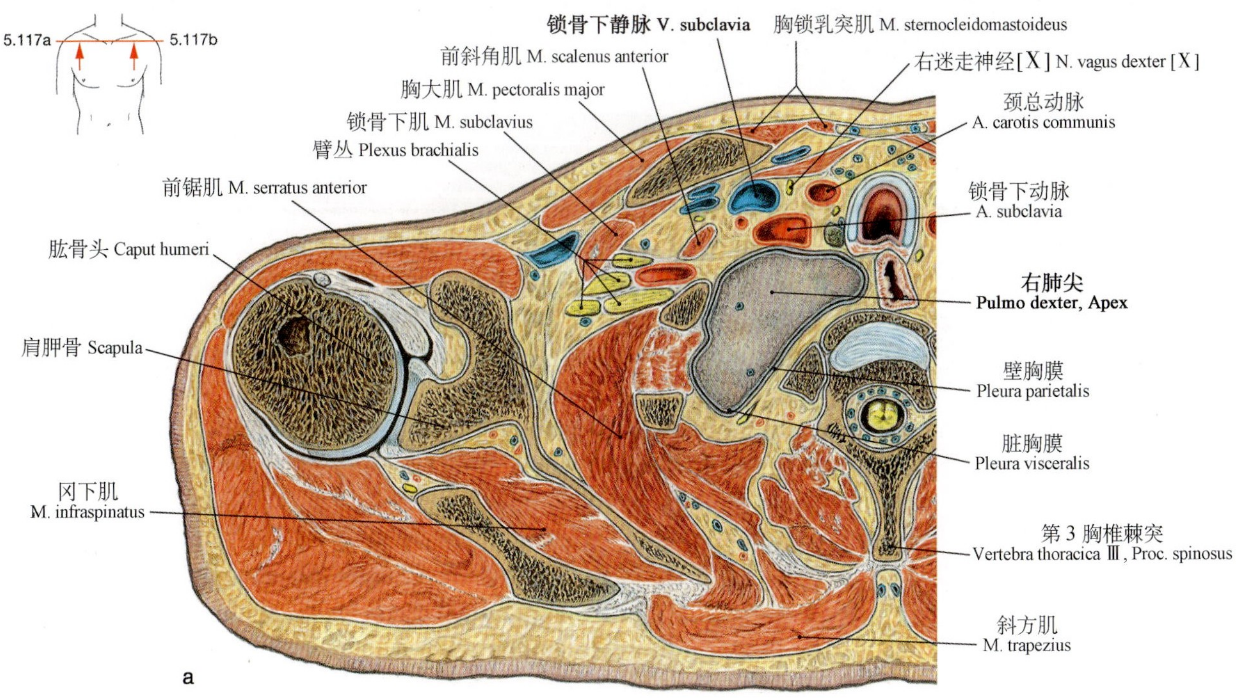

锁骨 Clavicula
锁骨下静脉 V. subclavia
胸锁乳突肌 M. sternocleidomastoideus
前斜角肌 M. scalenus anterior
胸骨舌骨肌 M. sternohyoideus
肩胛舌骨肌 M. omohyoideus
锁骨下动脉 A. subclavia
胸大肌 M. pectoralis major
气管 Trachea
三角肌 M. deltoideus
食管 Oesophagus
左肺尖 Pulmo sinister, Apex
椎内静脉丛
Plexus venosus vertebralis internus
蛛网膜下隙
Spatium subarachnoideum
脊髓
Medulla spinalis
冈下肌 M. infraspinatus
b
肩胛骨 Scapula
肩胛上神经 N. suprascapularis
斜方肌 M. trapezius
冈上肌 M. supraspinatus
肩胛冈 Spina scapulae

图 5.117a、b　胸膜顶；经肩关节的横断面（下面观）[L238]

这些横断面图表明胸膜顶位于胸廓上口平面以上，在臂部血管神经束的后方。因此，肺尖直接位于锁骨下动脉和静脉的后方。

临床要点

当经锁骨下静脉行**中心静脉导管**(CVC)插管时，应注意胸膜顶延伸的位置。穿刺时，穿刺针应朝向胸锁关节，穿刺点位于锁骨前凸部位的下方。如果穿刺针过于陡直，可能会伤及胸膜腔，致使空气进入胸膜腔，引起肺塌陷(**气胸**)。

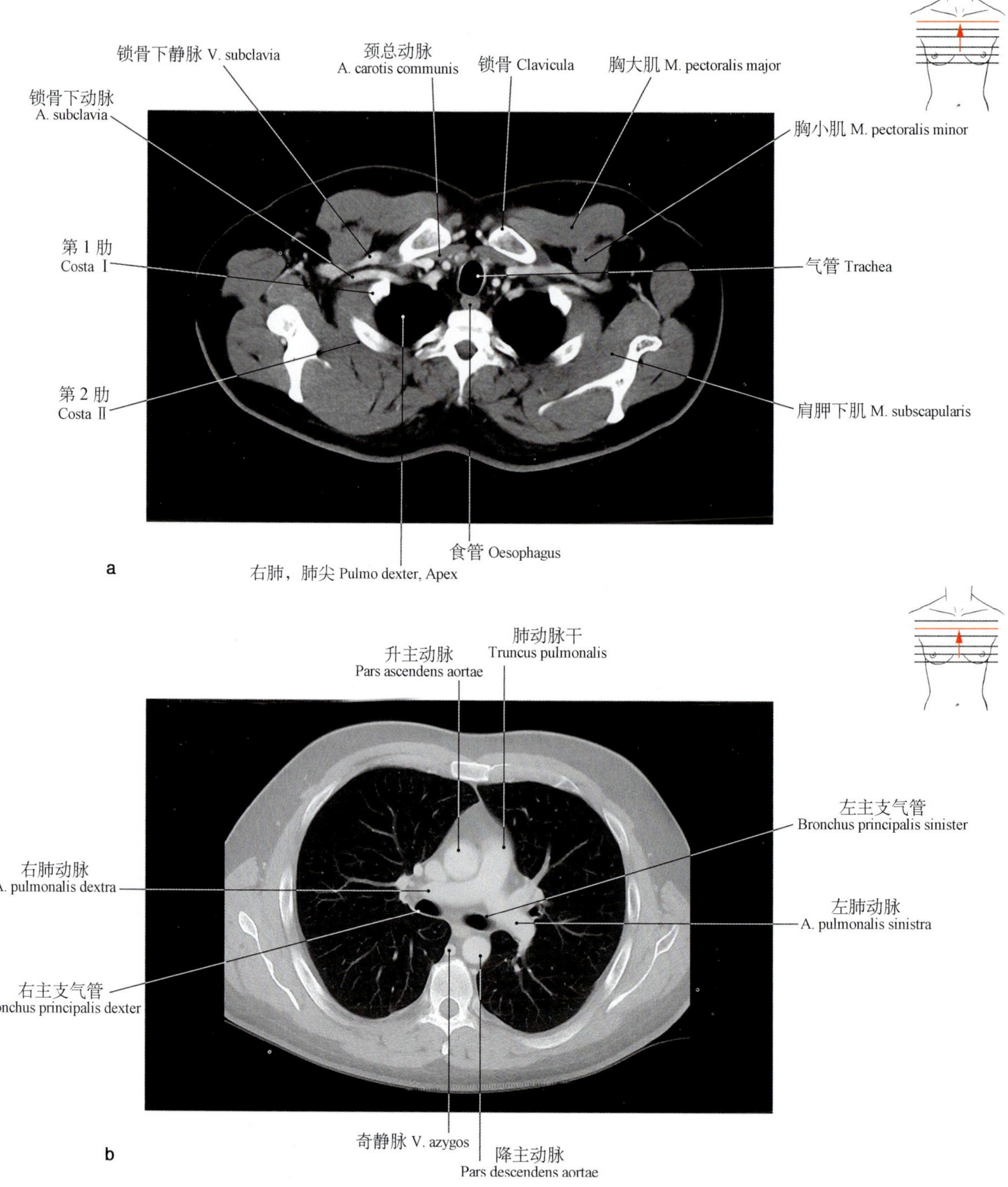

图 5.118a、b 胸廓上口经胸廓上口的门静脉期胸部增强 CT(46 岁男性患者)(a)和经肺动脉干的门静脉期胸部增强 CT(b) [T832]

临床要点

利用CT 或者 MRI 进行横断面成像在医学诊断中有着重要意义。根据惯例，以从下而上的视角表现每一幅断层图像。与传统的 X 线图像相比，CT 的优势是所有结构不会重叠投影而导致累加图像。在层厚为几毫米的横截面上，所有结构都可以在各自的空间位置上被单独辨别出来。在断层扫描图像上，病变的 CT 密度与其组织成分正相关。

胸腔，横断面

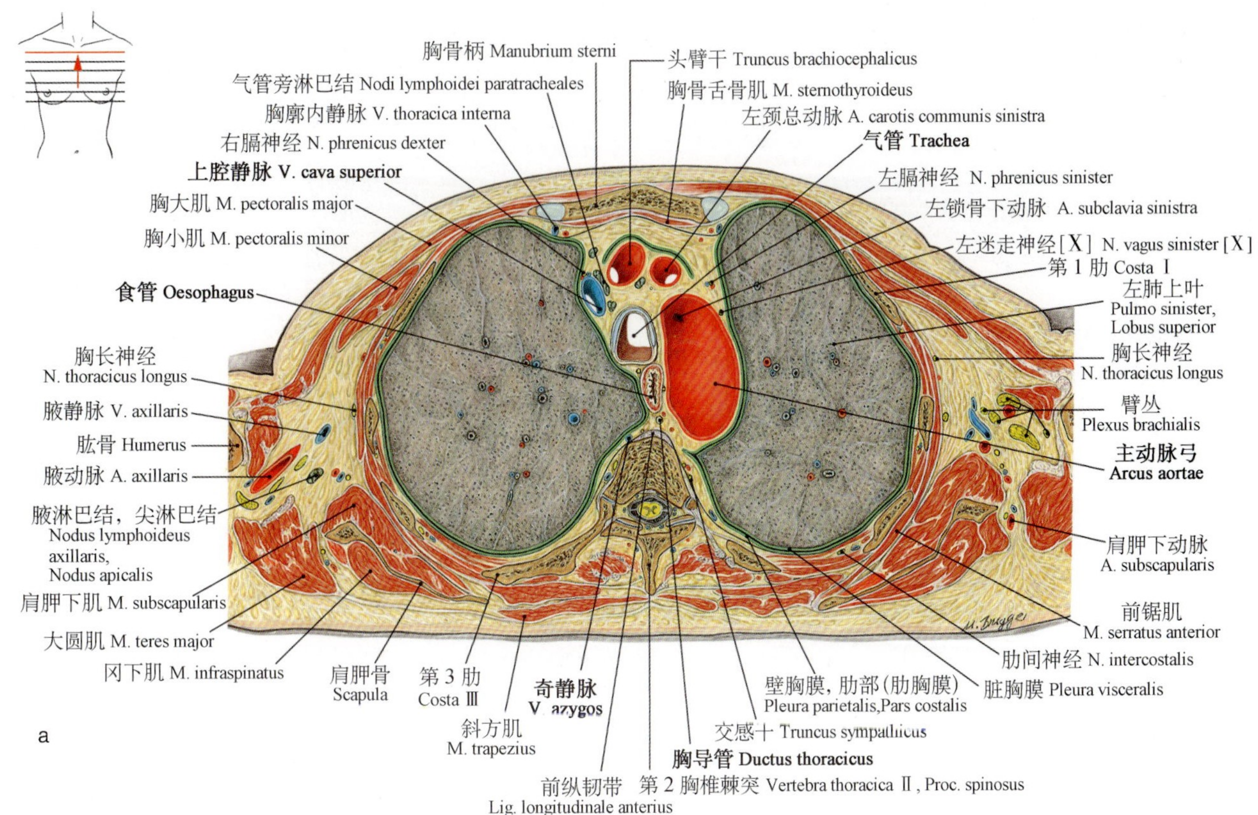

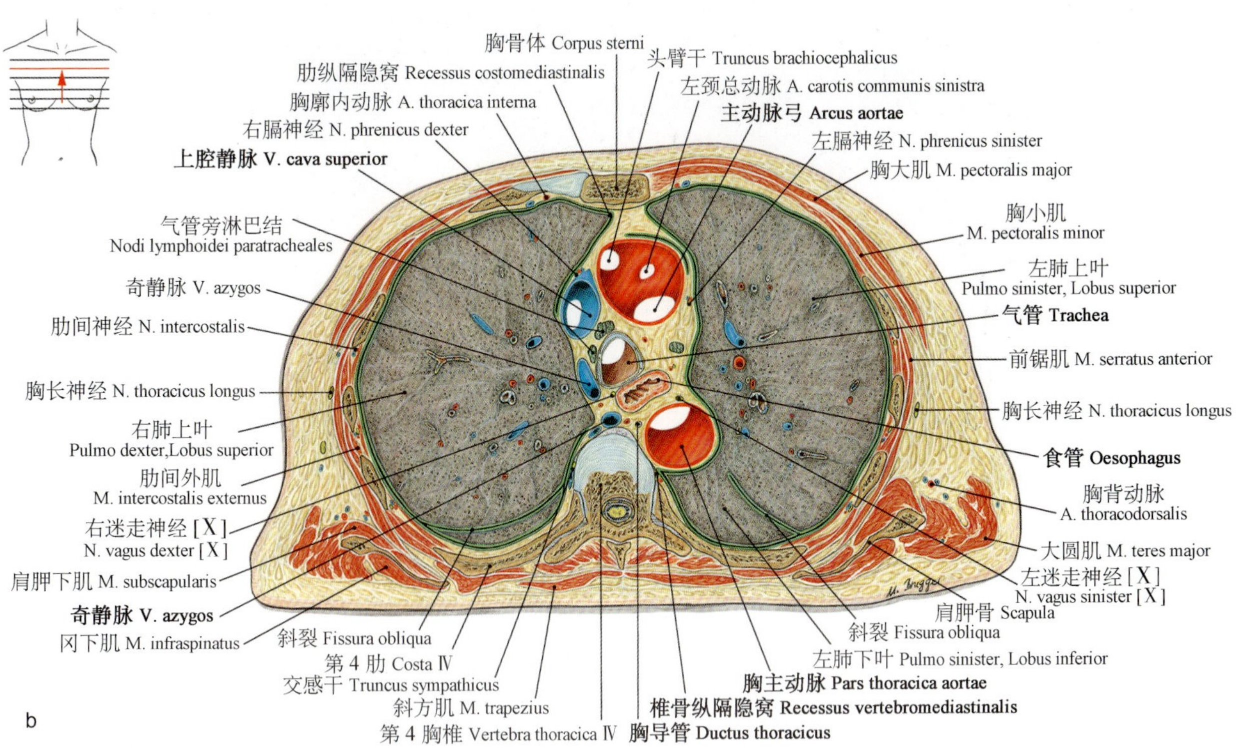

图5.119a、b 胸腔；经主动脉弓的横断面(下面观)

在上纵隔，主动脉弓位于前方，上腔静脉位于主动脉弓右侧。气管位于上述血管的后方，食管和胸主动脉位于气管左侧。胸主动脉的后方与胸膜腔的椎纵隔隐窝毗邻。脊柱前方右侧为奇静脉，左侧为胸导管。

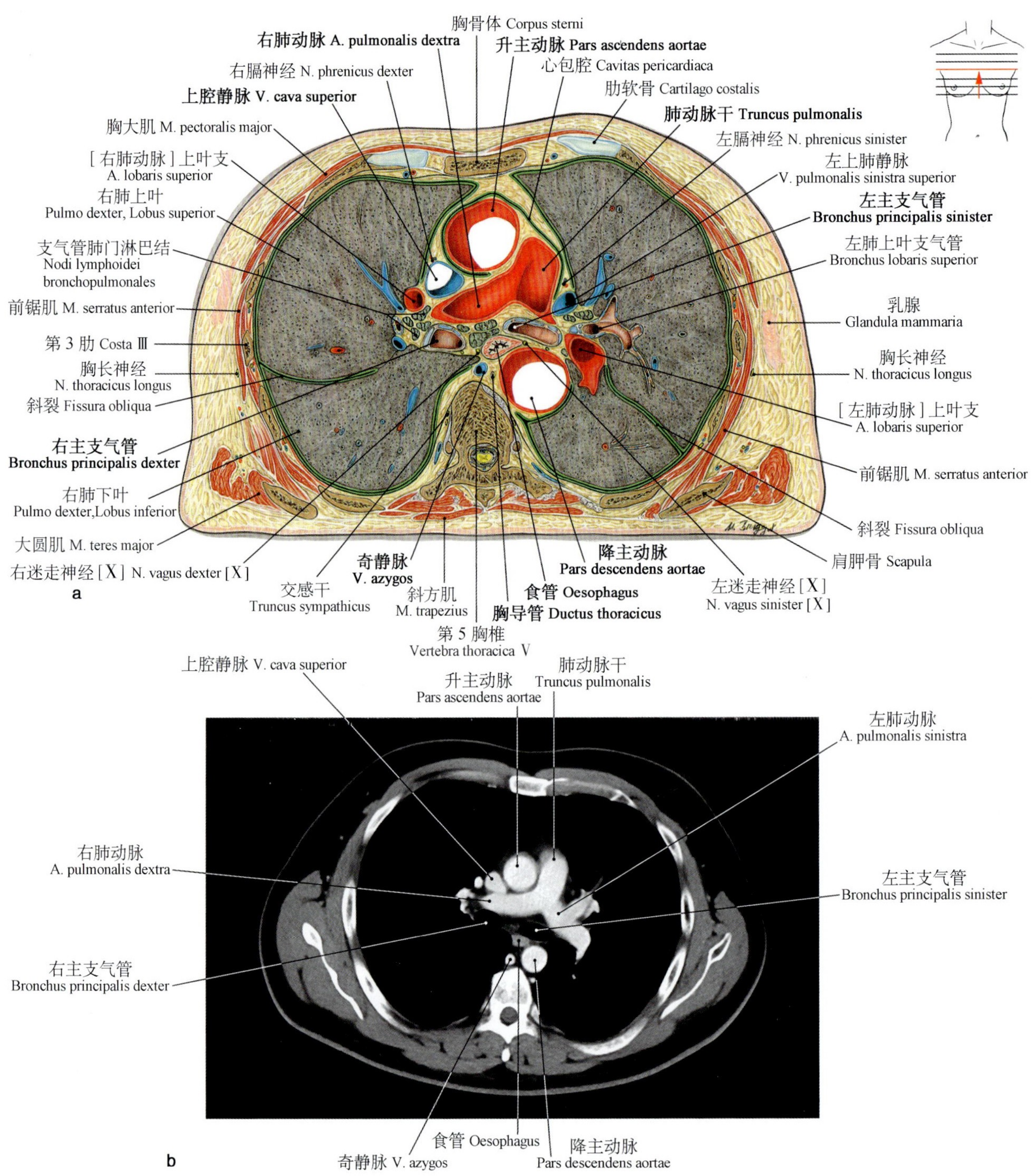

图 5. 120a、b　**胸腔；经升主动脉的横断面(a)和经肺动脉干的门静脉期胸部增强 CT(b)(下面观)(b[T832])**

位于上纵隔最前方的是升主动脉，其左后方是肺动脉干及其成树状分枝的肺动脉；升主动脉的右侧是上腔静脉。主支气管和食管位于肺动脉的后方。降主动脉紧贴脊柱左侧下行；奇静脉在脊柱右前方被截断。

临床要点

应用CT 引导下细针穿刺抽吸术可以对单个增大的淋巴结实施穿刺活检，这样便可以进行病理学和微生物学诊断。

胸腔，横断面

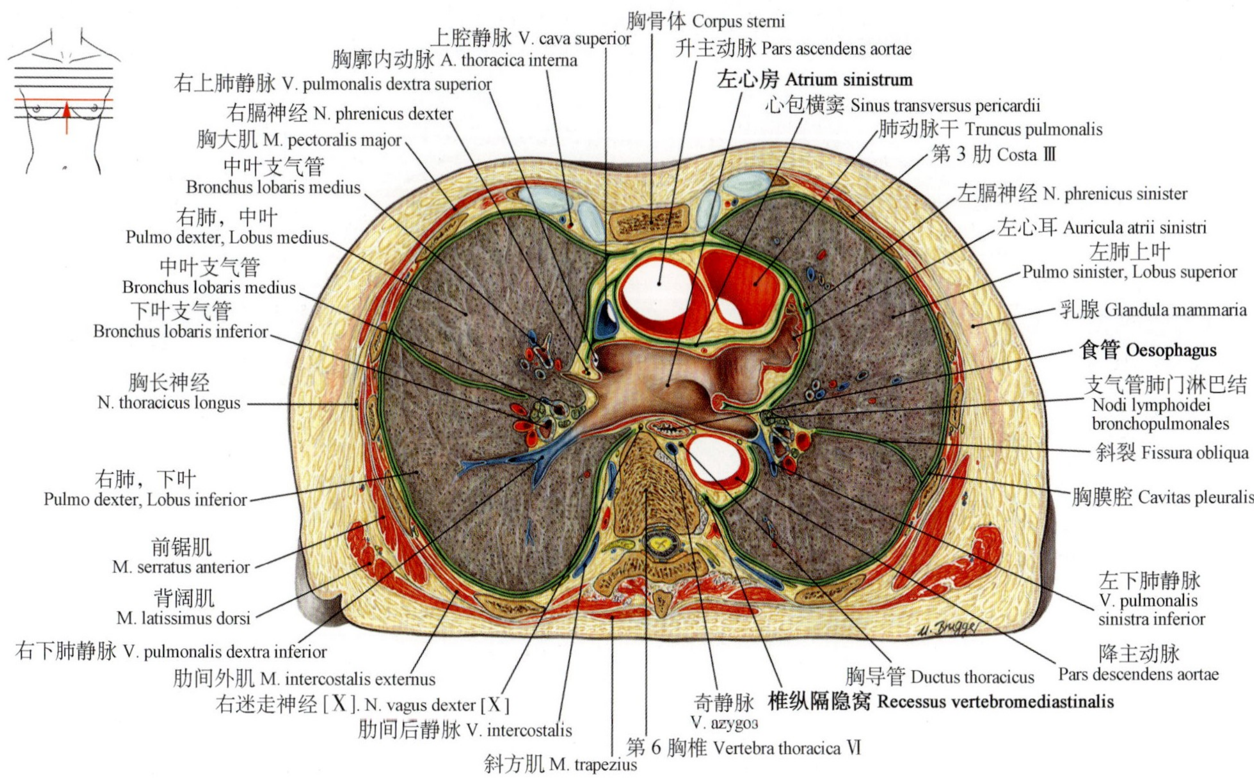

图 5.121　胸腔；经左心房的横断面（下面观）

左心房高于右心房并且位于大血管后方，食管与左心房的后面直接毗邻。

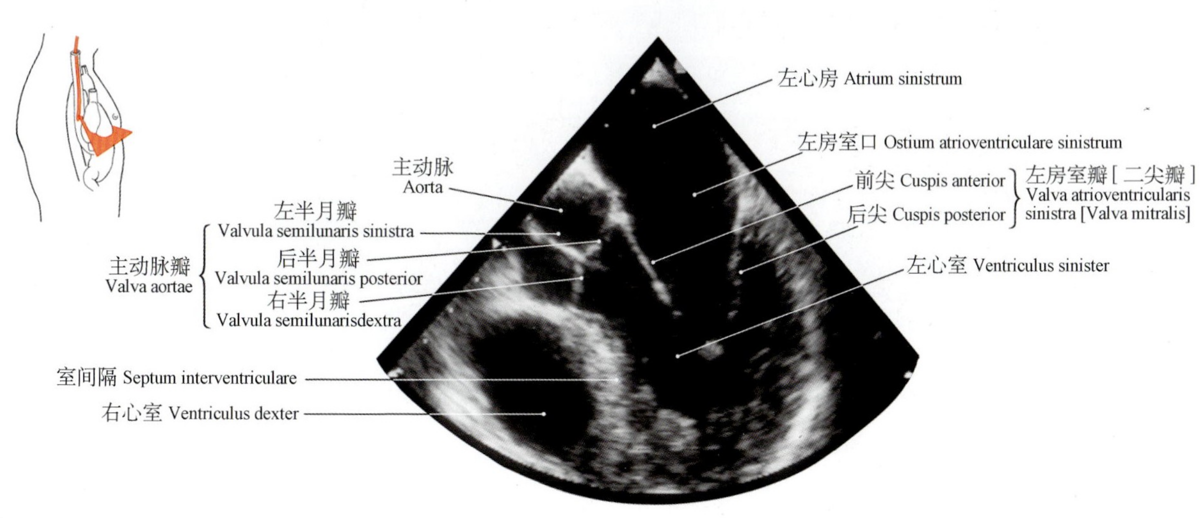

图 5.122　心；食管的超声影像（经食管超声心动图）

临床要点

食管和心脏的空间毗邻关系对**经食管心脏超声心动图检查**非常有用（→图 5.21）。与胸腔外的超声检查相比，将超声探头放置于食管内可获取到更加精确的心脏、特别是心瓣膜的图像。

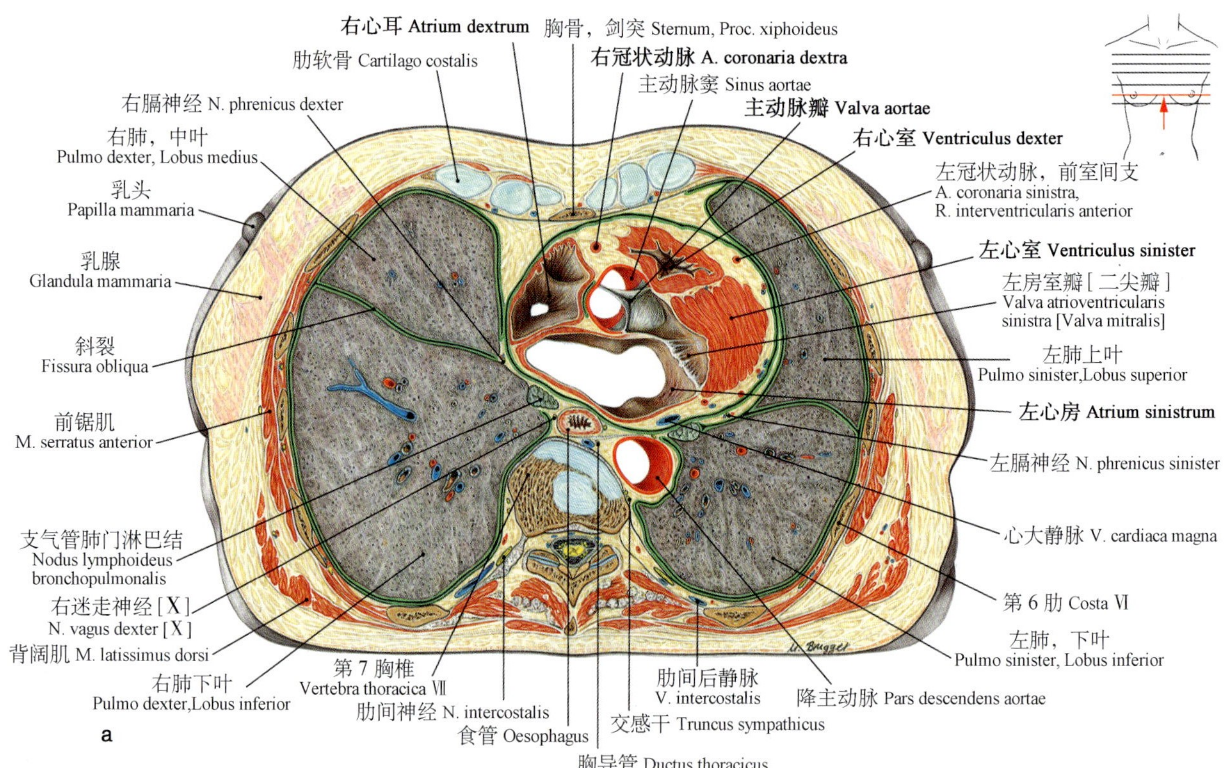

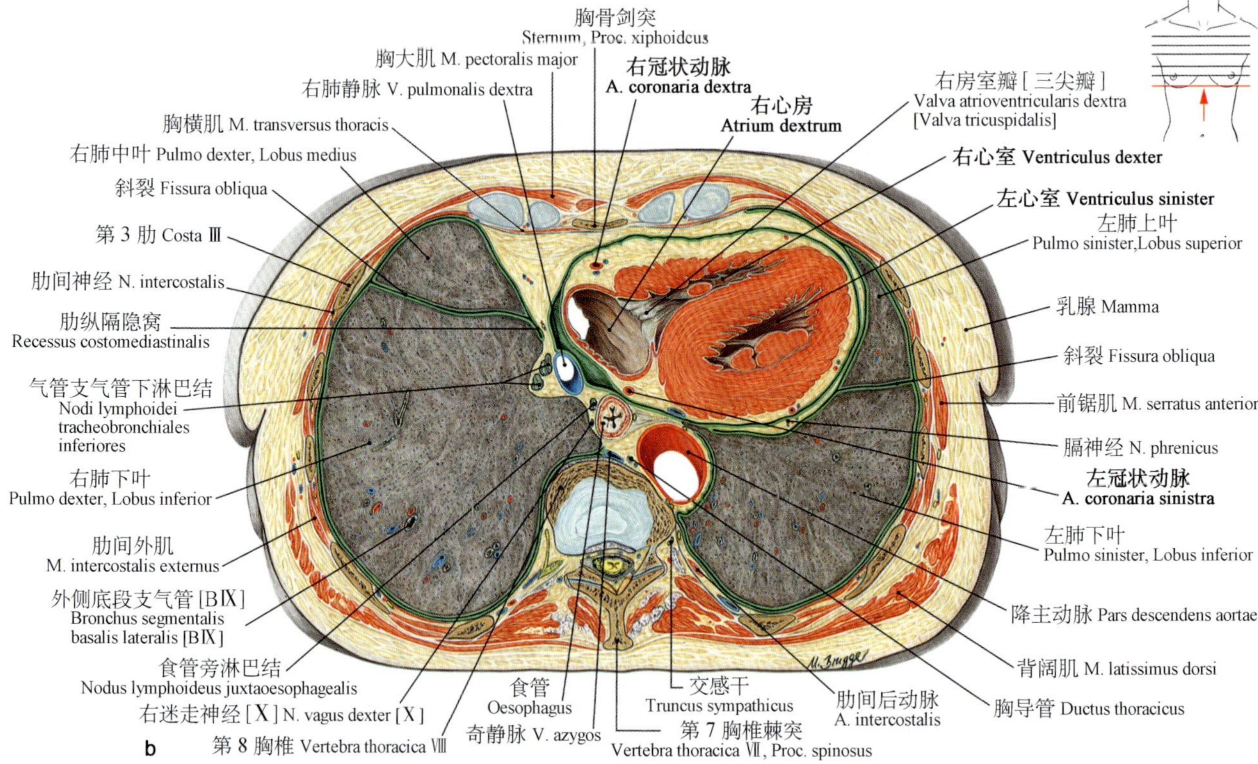

图 5.123a、b **胸腔；经主动脉瓣(a)及其下方(b)的横断面(下面观)**

这些断面显示中纵隔偏向左侧，包括心和心包，因此左肺的容积较小。心包内的心外膜下有一层明显的、厚厚的脂肪组织，其内有冠状动脉走行。在此断面上，心的冠状缘(肺面)由右侧的右心房和左侧的左心室构成，而右心室位于前面(胸肋面)，并未参与心边缘的形成。

胸腔,冠状断面

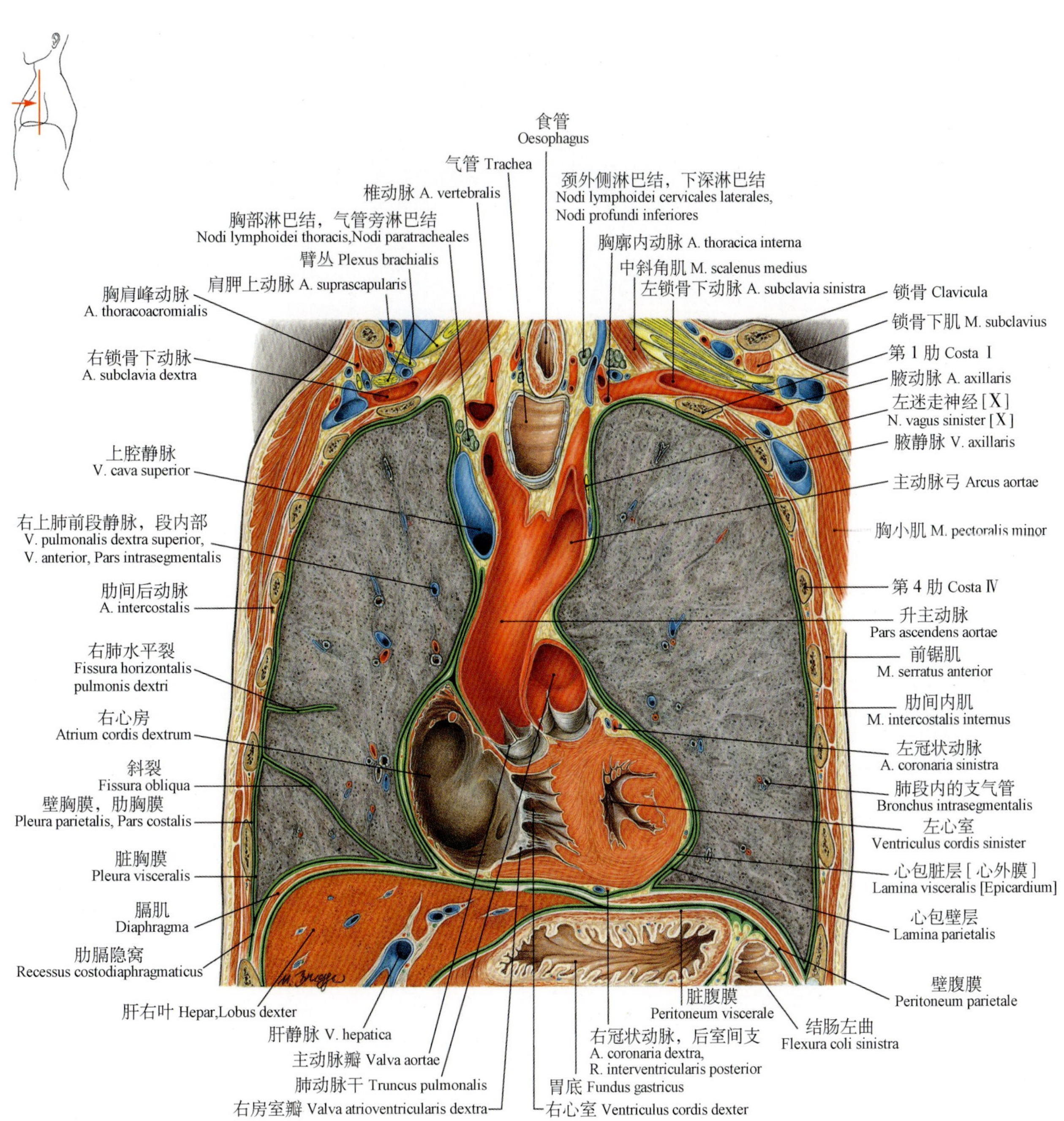

图 5.124 胸腔;经主动脉瓣和肺动脉瓣的冠状断面(前面观)

此冠状断面清晰地显示主动脉和肺动脉干从两个心室发出后扭转在一起。从主动脉来看,它始于主动脉瓣,整个升主动脉和主动脉弓均被切断。而对于肺动脉干而言,其起始部仅有肺动脉瓣以后的部分可见,因为它由此断面转向后方并分支为两个肺动脉。右心室位于此断面的前方未显示,但是可以看到左心室。

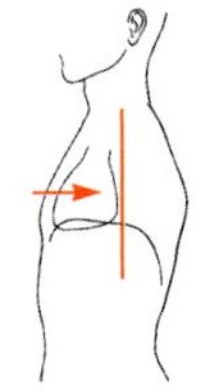

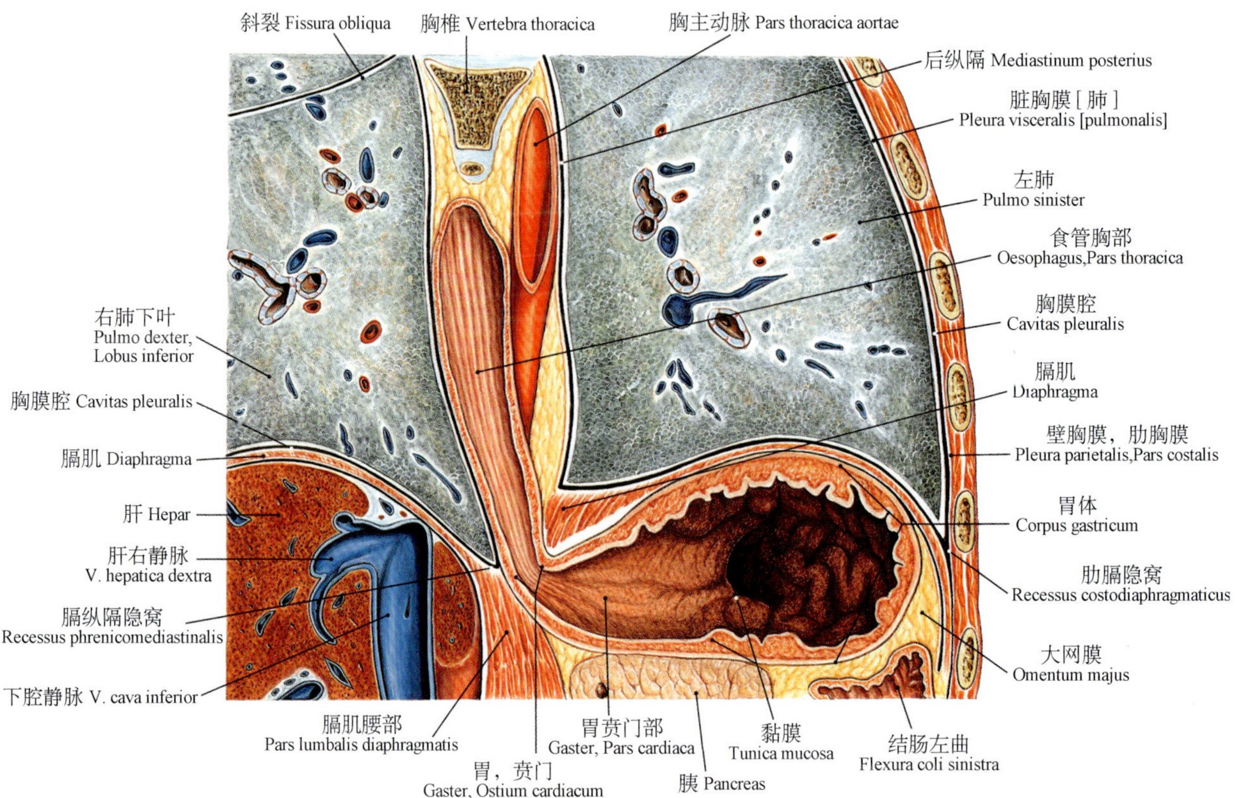

图 5.125 胸腔；经膈肌食管裂孔的冠状断面（前面观）

该冠状断面显示了下纵隔内的食管和胸主动脉的位置排列。食管胸部起初位于胸主动脉右侧，随后行于胸主动脉前方并穿过膈肌食管裂孔。食管腹部很短，延续于胃的贲门部。食管黏膜与胃黏膜之间的过渡区在一条略带锯齿的线（Z线）上，它位于远端相对宽大部。因而位于贲门切迹处首个胃黏膜皱襞的远侧。贲门部和胃底之间的 His 角通过贲门切迹来确定，His 角的黏膜皱襞参与构成食管下部的闭合机制。

胸腔，冠状断面

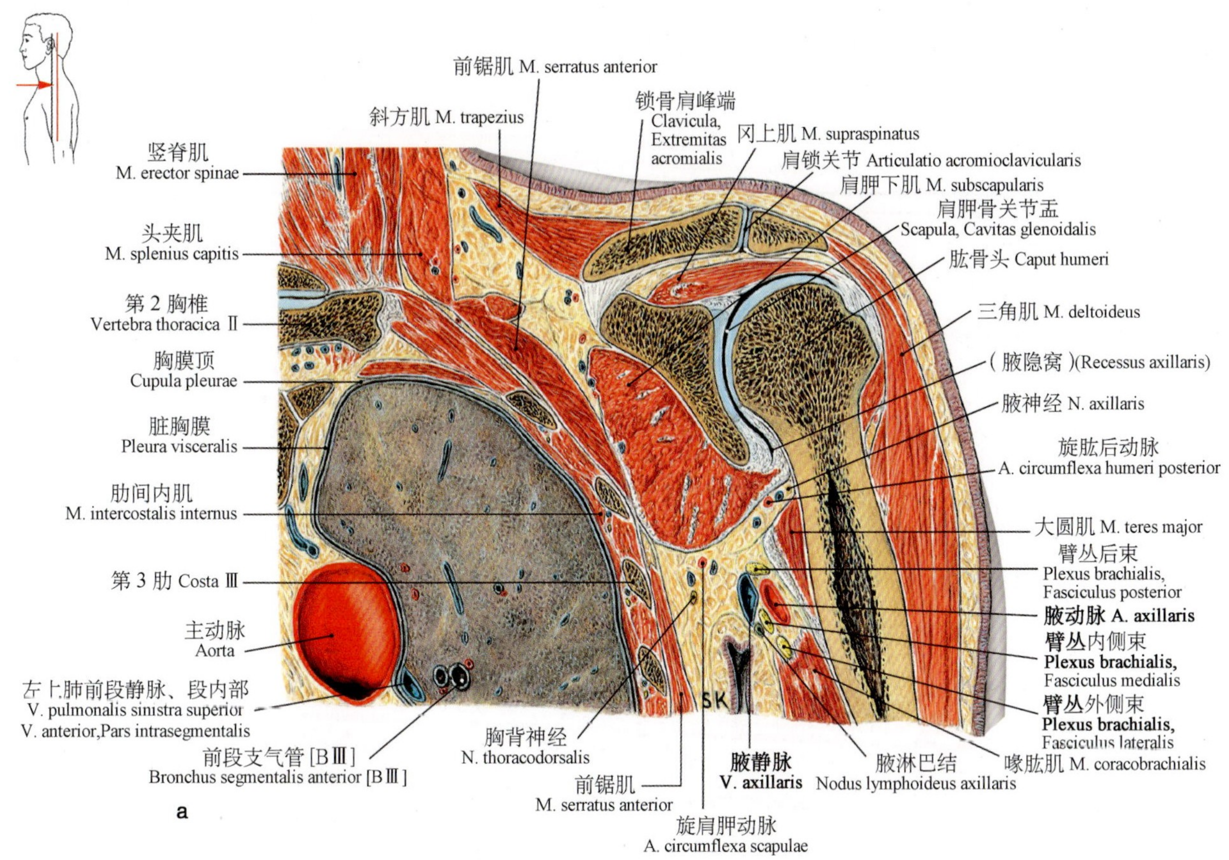

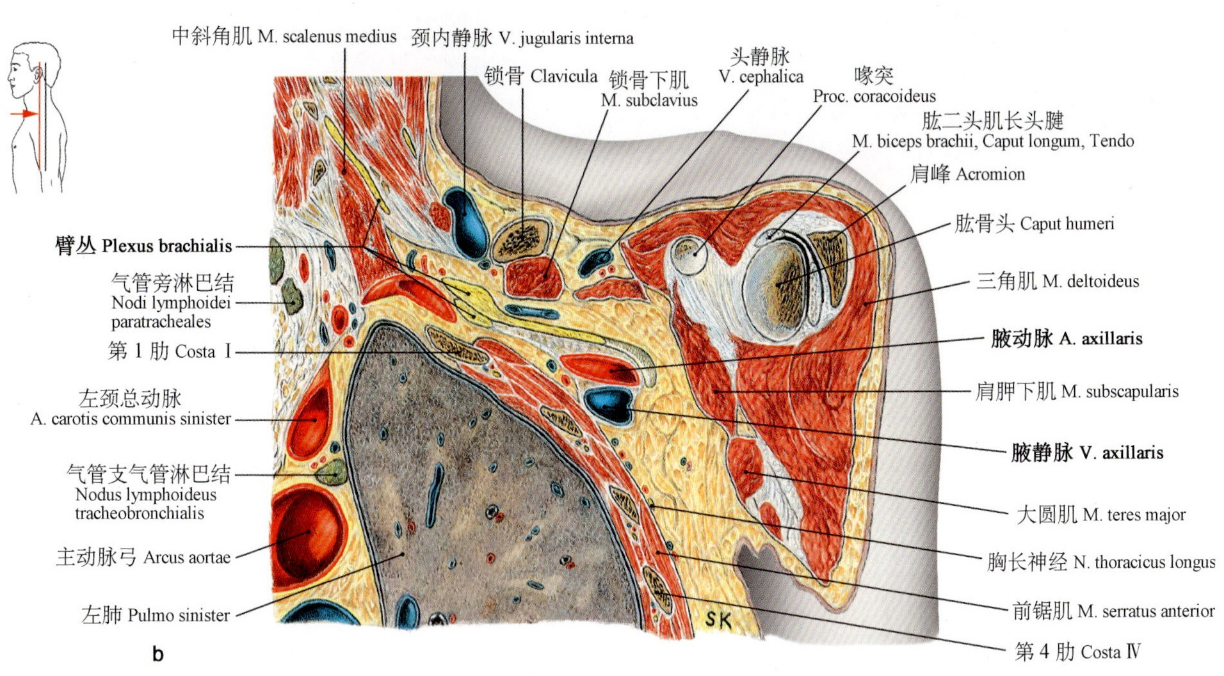

图5.126a、b 胸腔、腋窝和肩关节；经肩关节(a)和肩关节前部(b)的冠状断面(前面观)[L238]

这两个断面清晰地显示了肩关节前方的腋动脉、腋静脉及臂丛，上述结构靠近肺尖，构成上肢的血管神经束。

练习题

以下练习题来源于解剖学口试，目的是检查你是否完全熟悉本章内容。

指出纵隔的分部及胸膜腔

- 纵隔内有哪些器官及血管神经束？
- 胸膜腔有哪些隐窝，各位于何处？
- 指认胸导管：它是怎样穿过胸腔的？
- 在解剖标本上解释奇静脉系统的走行。
- 胸腺位于何处？它有什么功能？

心的体表投影位于何处？哪些部分构成心的各个面？

- 在解剖标本上指出心的哪些结构可以其在X线图像中的边界来确定。

在解剖标本上说明心瓣膜的解剖结构

- 各心瓣膜的体表投影如何？怀疑有主动脉瓣狭窄时，应在何处听诊？

指出冠状动脉的所有重要分支

- 这个解剖标本显示的是哪一种类型的冠状动脉循环？
- 心传导系统各个部分的血液供应如何？

肺是如何分叶的？各肺叶边界在骨骼上的投影位于何处？

叙述肺的功能性血管和营养性血管的作用。

肺内有哪些淋巴引流系统？各收集哪些淋巴结？

食管的狭窄位于何处？

食管两端是如何闭合的？有何临床意义？

营养食管的血管有哪些？为什么重要？

- 什么是食管静脉曲张？食管静脉曲张的解剖学基础是什么？

在解剖标本上阐明食管的淋巴引流。

（杨慧科　译）

第 6 章

腹腔器官

发生 …… 98

局部结构 …… 100

胃 …… 122

肠 …… 134

肝和胆囊 …… 154

胰 …… 176

脾 …… 188

神经血管 …… 194

切面 …… 196

6

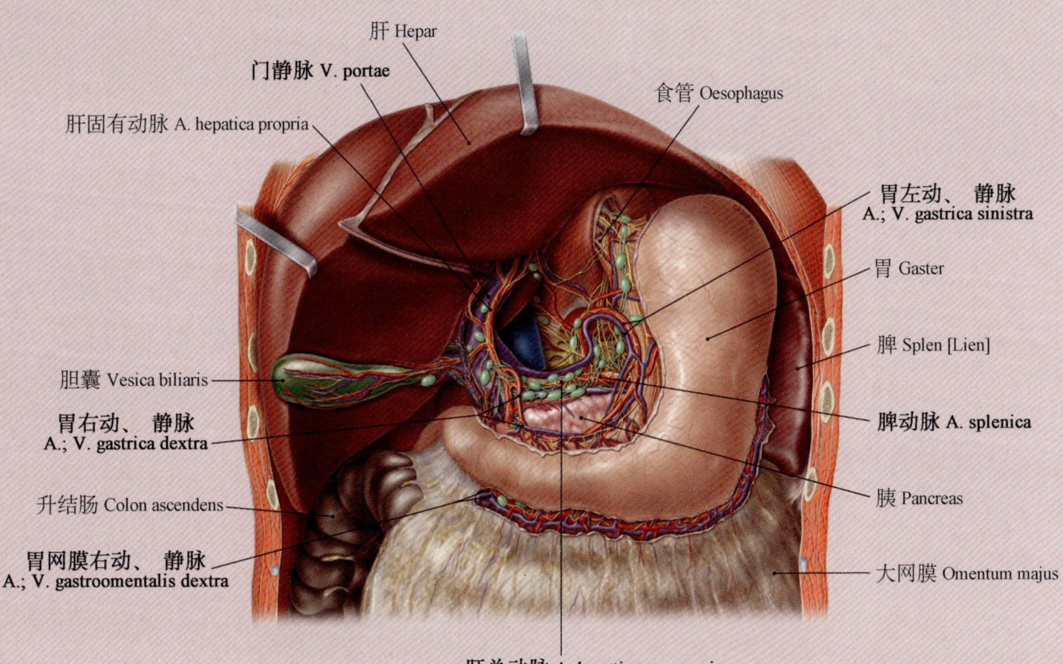

引言

打开腹壁显露出体腔，其中充满着有一些光滑且有些坚实的器官（内脏）。整体上，此谓腹腔器官的"位置"。腹壁内面和器官表面被覆着一层薄薄的、湿润的、有光泽的膜（**腹膜**），衬于腹壁内面的称腹膜，而覆盖于各器官表面的为脏腹膜。因此，腹腔中最大部分为**腹膜腔**（Cavitas peritonealis），其与壁腹膜后方的平坦的腹膜后间隙不同，后者含肾等器官。平滑的腹膜可为胃和肠等器官在蠕动中发生的形状改变提供支持，从而使小肠襻可相互位移。大肠中部横行的部分（横结肠）将腹腔分为**上腹部**和**下腹部**。

上腹部被称为**腺体腹部**，其内含人体最大的腺体肝（Hepar）和胰，以及与肝紧密相邻的胆囊（Vesica biliaris）。胃（Gaster）向上与肝相贴，后者位于其右侧。在左侧、胃的后方，可见脾位于脾窝内。下腹部由小肠（Intestinum tenue）袢"占据"，大肠（Intestinum crassum）如相框一样将小肠襻维持于解剖位置上。

主题

学习本章后，应该能够：

腹膜腔

- 阐明腹腔中的隐窝及腹膜反折等结构；
- 阐明各器官的神经血管走行，包括其临床意义及各器官的特征。

胃

- 指认胃与上腹部其他器官的位置关系并描述其发生过程。

肠

- 在标本上辨认小肠和大肠各部，并阐述各自的结构特征；
- 描述各段小肠的起始，包括其神经血管分布的范围，以及各段小肠在发生过程中的位置变化；
- 说明阑尾位置关系及其体表投影的临床重要性。

肝和胆囊

- 阐明肝的重要性及其各项功能；
- 指认肝和胆囊的位置及其体表投影，并描述两者的发生过程；
- 在标本上辨认肝的功能结构，包括肝段，并阐明其临床意义；
- 描述胆总管（Ductus choledochus）开放和闭合的解剖学机制，并在标本上辨认 Calot 三角的局部结构。

胰

- 阐明胰的重要性及其功能；
- 在标本上指认胰的分部和局部毗邻结构，包括胰管的引流系统，并阐明正常胰及其畸形的发生过程。

脾

- 了解脾的各种功能及其位置和结构。

临床要点

为了反映诸多解剖细节对未来日常临床工作的参考价值，下面通过描述一个典型案例，以展示本章内容的重要性。

结肠癌

个案研究

男性患者，63 岁，因大便带血几周去看家庭医师。同时他便秘愈发严重，尤其使他感到不安的是缺乏食欲。他告诉医师，过去 3 个月内体重减轻了 5kg。

检查结果

包括直肠指诊在内的体格检查未见明显异常。肠鸣音活跃，胃区无压痛。

诊断过程

大便常规检查确认大便中有渗血。胃肠病科住院医师为患者做了结肠镜检查，发现其降结肠有一个直径为 2cm 的溃疡性肿瘤，取活组织送病理科检查。血中肿瘤标志物 CEA 和 CA 19-9 升高，为典型的腺癌产物。患者被收住外科病房，随后进行腹腔、盆腔及头颅计算机断层扫描（CT）检查，以排除远处转移。

诊断

结肠癌（图 a）。肝、肺和脑未发现转移。在所有恶性肿瘤中，结肠癌与肺癌、乳腺癌及前列腺癌等均较为常见。结肠镜筛查较易发现早期结肠癌，因此近年来结肠癌的死亡率已显著下降。

治疗

施行结肠部分切除术，切除降结肠、乙状结肠及沿肠系膜下动脉分布的淋巴结，标本送病理检查。结肠残端与直肠吻合，保留患者的排便功能，因此无须人工肛门（Anus praeter）。

术后处理及后续治疗

术后第一天起给予患者营养支持。除切口处外，患者未感觉其他疼痛，切口愈合良好。病理检查证实有若干淋巴结受累，因此将患者转诊至肿瘤科门诊接受为期几个月的定期静脉化疗。除最初的恶心外，患者可以很好地耐受定期化疗。术后，患者血中的肿瘤标志物水平即降低，因此若血中肿瘤标志物水平再次升高，即预示着患者存在肿瘤复发的风险。若完全缓解状态超过 10 年，患者即可被视为治愈。

解剖实验室

打开腹腔后即可发现大肠。

在这里，你必须仔细观察各个器官相互之间的位置关系。

因为大肠像相框样包围着小肠，把整个腹腔分为上腹部和下腹部。大肠可分为以下几个部分：**盲肠**（Caecum）**及阑尾**（Appendix vermiformis）、结肠（**升结肠、横结肠、降结肠和乙状结肠**）、**直肠**和**肛管**（Canalis analis）。在发生过程中，降结肠向体后壁转位，因此继发于腹膜后位。与此相反，乙状结肠完全被脏腹膜所覆盖，因此属于腹膜内位器官。在施行结肠部分切除术时，熟知结肠各段的神经血管分布至关重要。发生学上的变化体现在结肠左曲-横结肠和降结肠移行处，使得"左半结肠"（降结肠和乙状结肠）由**肠系膜下动脉**的分支供血，该动脉起源于腹主动脉，最初走行于腹膜后；与此相反，"右半结肠"及横结肠由**肠系膜上动、静脉供血和引流**。

肠系膜上动脉与肠系膜下动脉之间的吻合称为 Riolan 吻合，具有重要的临床意义。在解剖显露肠血管弓后，即可清晰辨认出此吻合！

引流左半结肠的静脉（**肠系膜下静脉**）上行至胰的背侧，在此与其他主要的静脉汇合形成**门静脉**（V. portae）。因此，结肠肿瘤细胞常通过静脉血流扩散至肝（肝转移）。沿着结肠壁分布的局部淋巴结将淋巴引流至肠系膜下动脉根部的集合淋巴结（**肠系膜下淋巴结**）。

淋巴结通常不容易被发现，沿着肠系膜动脉可较容易追踪到。

返回临床

手术中，肠系膜下动脉连同其周围的淋巴结可一并切除，因为该动脉只营养大肠的远侧部分。与此相反，对于升结肠的肿瘤，手术者不能切除整个肠系膜上动脉，因为此动脉还营养了小肠和胰。

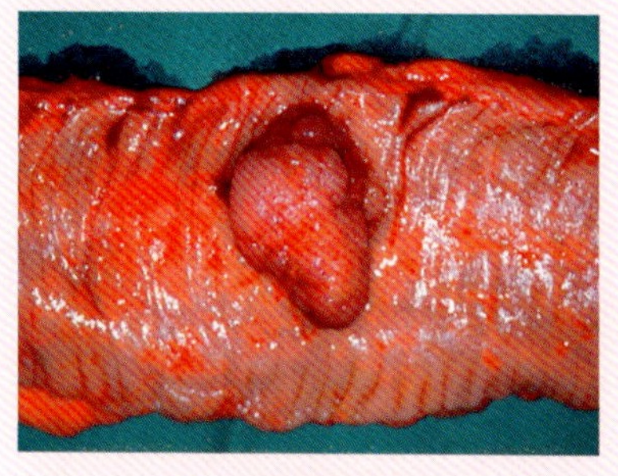

图 a　息肉型结肠癌[O892，M526]

上腹部器官的发生

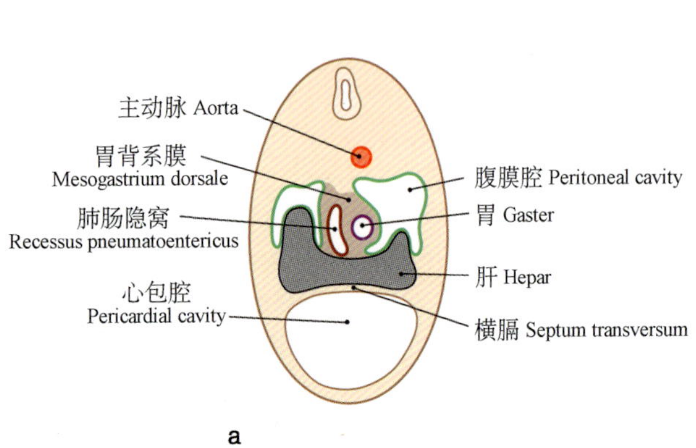

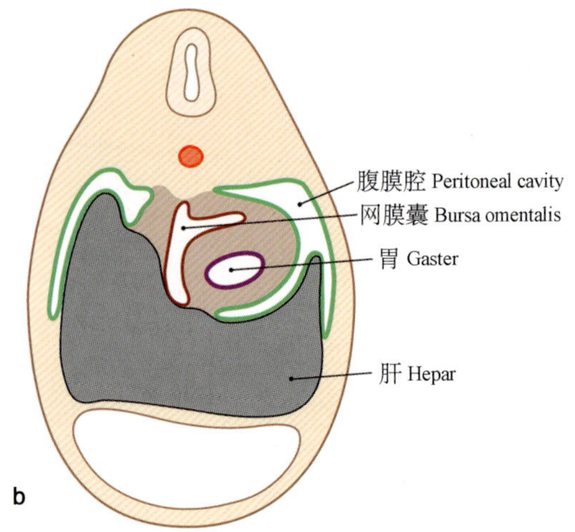

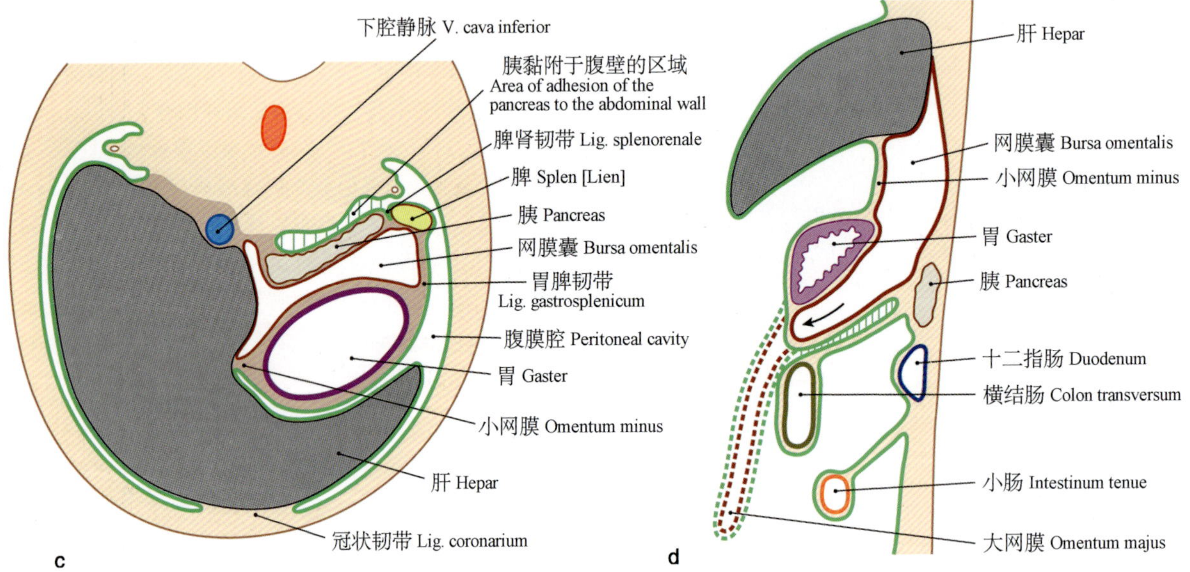

图 6. 1a-d　孕 4 周末(a)、孕 5 周初(b)和孕 7 周初上腹部器官的发生

上腹部横切面(a-c)和旁正中切面(d)。腹膜(绿色);肺肠隐窝的腹膜和网膜囊(暗红色)[L126]。

前肠主要来源于内胚层和卵黄囊各部。周围的中胚层中,腹腔有若干间隙。中胚层由外覆盖肠管,之后它在脏腹膜表面形成壁腹膜。脏腹膜内衬于腹腔,并形成肠系膜作为附着结构,其内含神经与血管。肠背系膜将肠管连于腹后壁,上腹部尚有一肠腹系膜。

孕 4 周初,在将来的十二指肠水平,内胚层从肠管的腹侧突出,发育为肝、胆囊、胰和胆管的上皮组织。最后,进行如下的再分布。

1. **肝**扩张进入胃腹系膜,并将其分为肝腹系膜(躯干前壁与肝之间)和肝背系膜(肝与胃之间;a 和b)。**冠状韧带**和**肝镰状韧带**均由肝腹系膜行向颅侧。肝腹系膜的尾侧为脐静脉的遗迹,即肝圆韧带。肝背系膜则形成小网膜。

2. 胃背系膜的右侧出现一裂隙(肺肠隐窝),而后发育成为**网膜囊**(a 和b)。

3. **胃沿顺时针方向旋转** 90°(从上面看),进而横行位于腹腔的左侧(c)。小网膜于冠状面上连接肝和胃小弯,形成网膜囊的前壁,并向左延伸至胃的后方。

4. **胰**发生于胃背系膜中,后移位至腹膜后,而**脾**则维持于腹膜内位。

5. 胃背系膜最终分化为**胃脾韧带**(连于胃大弯和脾)和**脾肾韧带**(连于脾门和腹后壁),以及**大网膜**的其余部分(即沿着胃大弯呈悬垂裙状的部分);(d)。基于进化发生与其神经血管的分布,大网膜应属于上腹部器官。

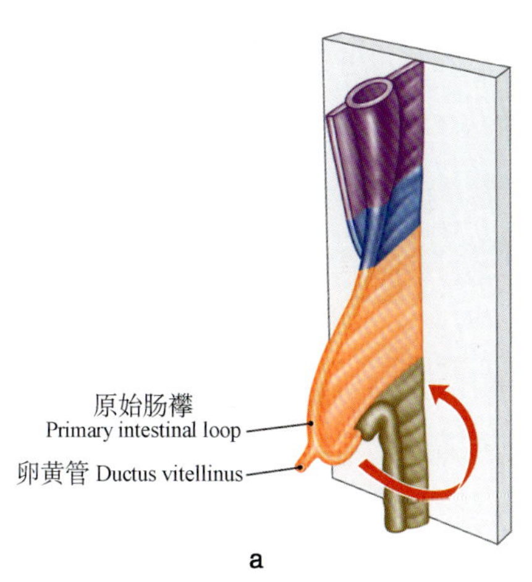

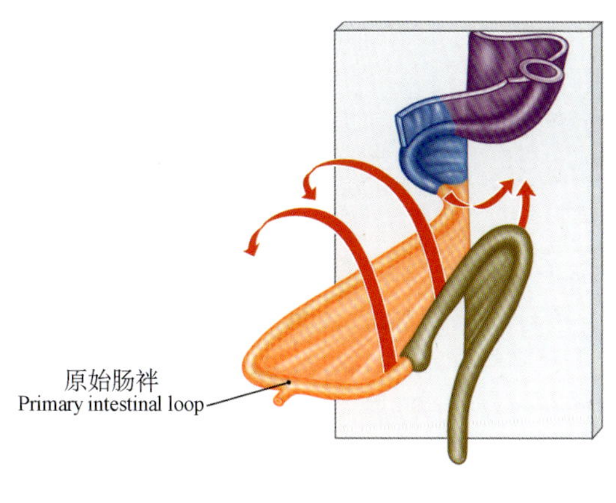

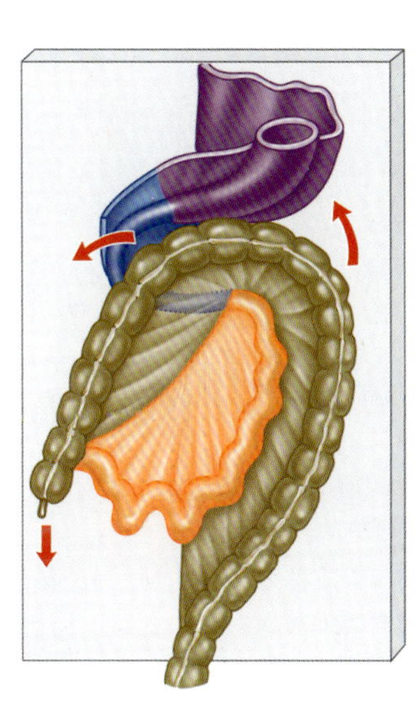

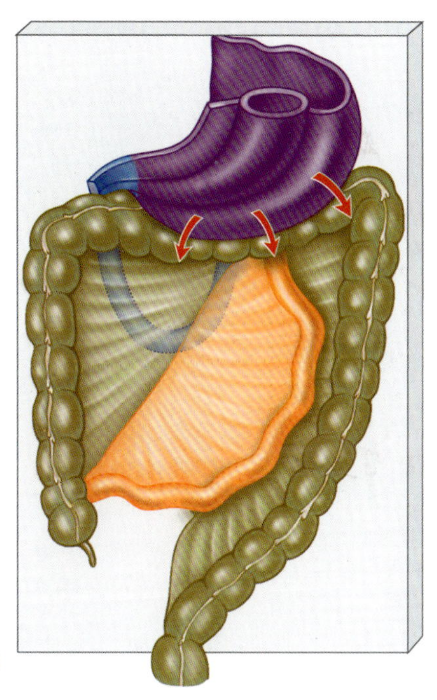

图 6.2 a-d:肠旋转示意图

肠道各部及其肠系膜以不同的颜色显示:胃和胃系膜(紫色)、十二指肠及系膜(蓝色),空肠、回肠及其肠系膜(橙色),结肠及其系膜(褐色)[L126]。

1. 整个前肠向腹侧突出形成悬带状肠袢(**原始肠袢**),头支(上部)发育为小肠大部,尾支(下部)发育为包括横结肠在内的结肠。结肠远端从直肠发育而来,因此不同发生来源的肠管接受不同的神经血管分布。

2. 由于腹腔空间的相对不足,原始肠袢由胚胎短暂突入至脐带内(**生理性脐疝**),但仍通过卵黄管与卵黄囊相连。如果肠道未能完全返回胚胎腹腔,则形成先天性脐疝(**脐膨出**),其内包含部分肠管及其系膜。因为肠管及其系膜经由后期发育形成的脐环突至体外,故其表面只被覆羊膜,而无腹壁肌肉。

3. 卵黄管的残余可以形成小肠的**Meckel 憩室**。

4. 肠的延长使其沿逆时针旋转270°,从而使得大肠似框样环绕小肠。

5. 升结肠和降结肠之后移位至腹膜后,胚胎期的结肠系膜于此与壁腹膜融合(形成 Toldt 融合筋膜)。

临床要点

Meckel 憩室多见(发病率为 3%),通常发生于距回盲瓣以近约 100cm 的小肠上。因憩室内常含有迷走胃黏膜,其炎症和出血等症状可能与阑尾炎的临床表现相似。肠旋转障碍可导致**肠旋转不良**(旋转不足和过度旋转),由此可引起(回肠)梗阻,还可致肠道各部的位置异常,这都增加了阑尾炎诊断的复杂性。**内脏反位**时,所有器官都是反的。

腹部器官的位置

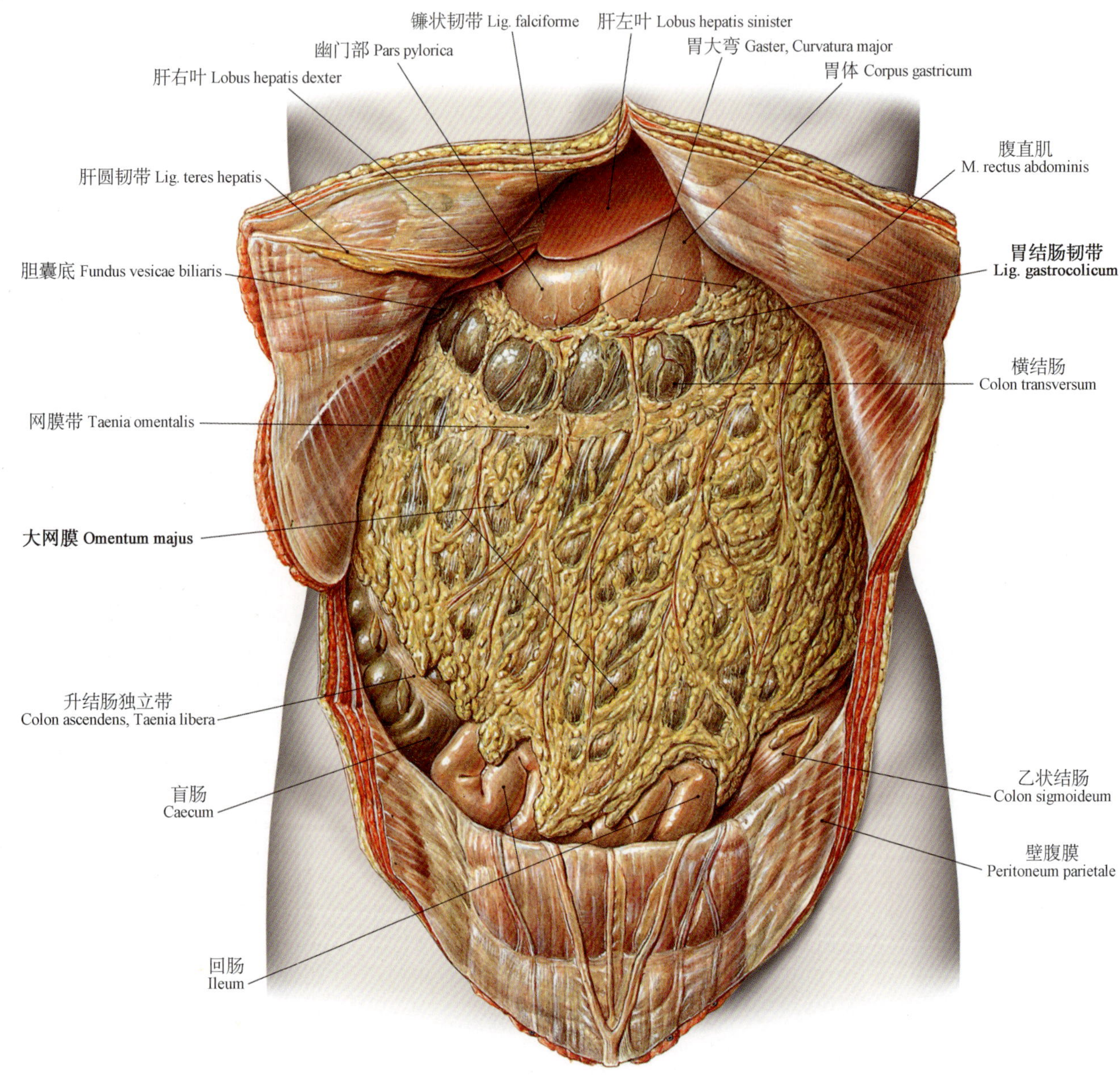

图 6.3 上腹部脏器的位置和大网膜(前面观)

打开腹腔可见横结肠，它将腹部分为**上腹部**(所谓的腺胃腹部)和**下腹部**(所谓的肠道腹部)。此图中，腹壁经由脐左侧切开，以免损伤将肝连于腹前壁的肝圆韧带。下腹部的脏器几乎完全被连于胃大弯的**大网膜**(Omentum majus)所覆盖。

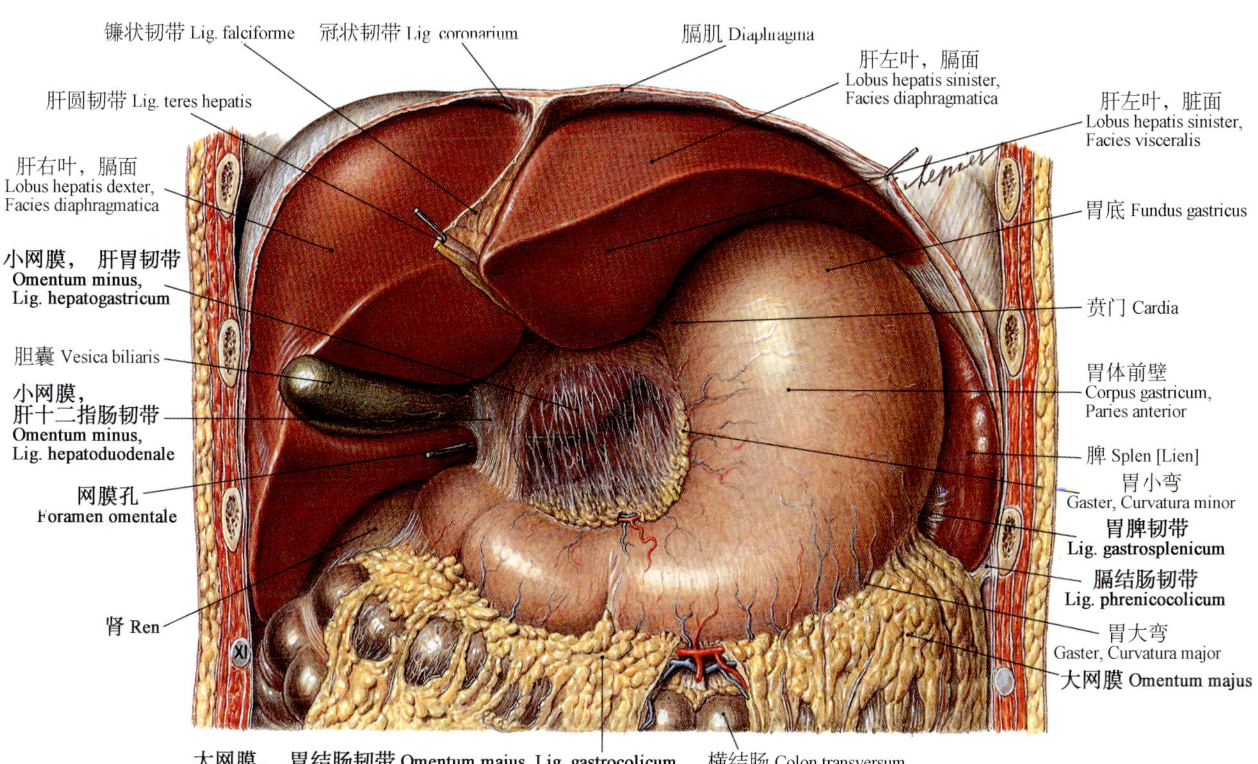

图 6.4　上腹部脏器的位置

前面观，腹前壁和膈肌的前半部分已被切除。

抬起肝的下缘，即可见张于肝、胃小弯和十二指肠上部之间的**小网膜**。小网膜由**肝胃韧带**和**肝十二指肠韧带**组成，后者内有胆总管及行向肝门的门静脉（肝门静脉）和肝固有动脉。肝十二指肠韧带后方为**网膜囊**的入口（网膜孔，图中探针所示），网膜囊是胃和胰之间的移行间隙，其前界即为小网膜。

大网膜与胃大弯和横结肠的网膜带相连。脾坐落于结肠左曲与膈肌之间的**膈结肠韧带**上。

大网膜

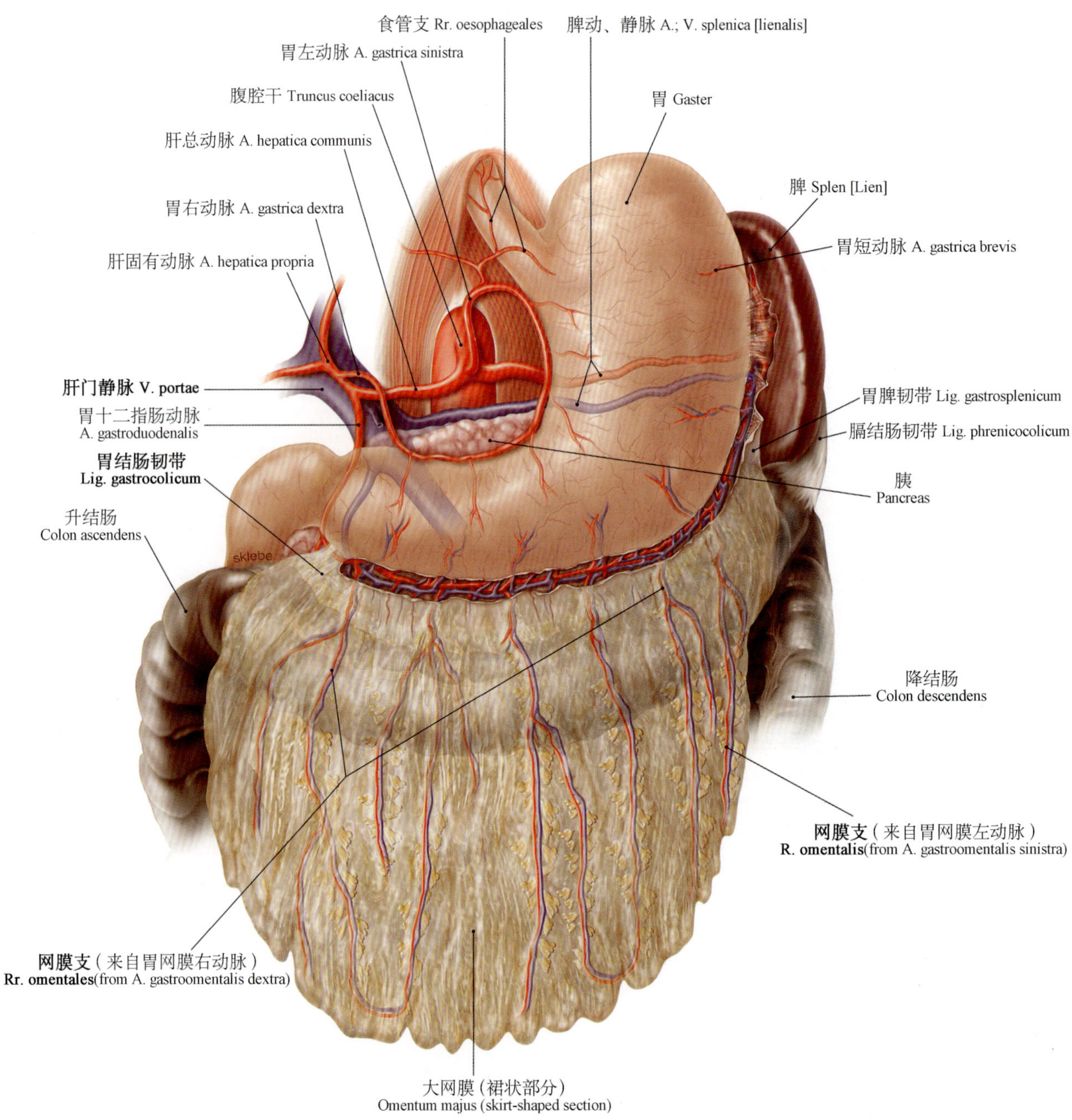

图 6.5　大网膜的分部及其神经血管半示意图(前面观) [L238]

大网膜可分为**胃结肠韧带**(连于横结肠)、**胃脾韧带**(连于脾)和**胃膈韧带**(连于腹后壁)。前述三部分以**围裙状向下延续**。大网膜具有机械性保护、隔热及分泌和吸收腹膜腔液体的作用;因其内富含淋巴组织,故还具有免疫功能。

大网膜由胃大弯的血管神经供应和支配,因而属于上腹部器官。通常,**胃网膜右动脉**发出 5～8 支至大网膜(**网膜支**),**胃网膜左动脉**通常仅发出 1 支网膜支。大网膜的静脉回流由相应的胃网膜静脉负责,淋巴由位于其上的胃网膜淋巴结引流。

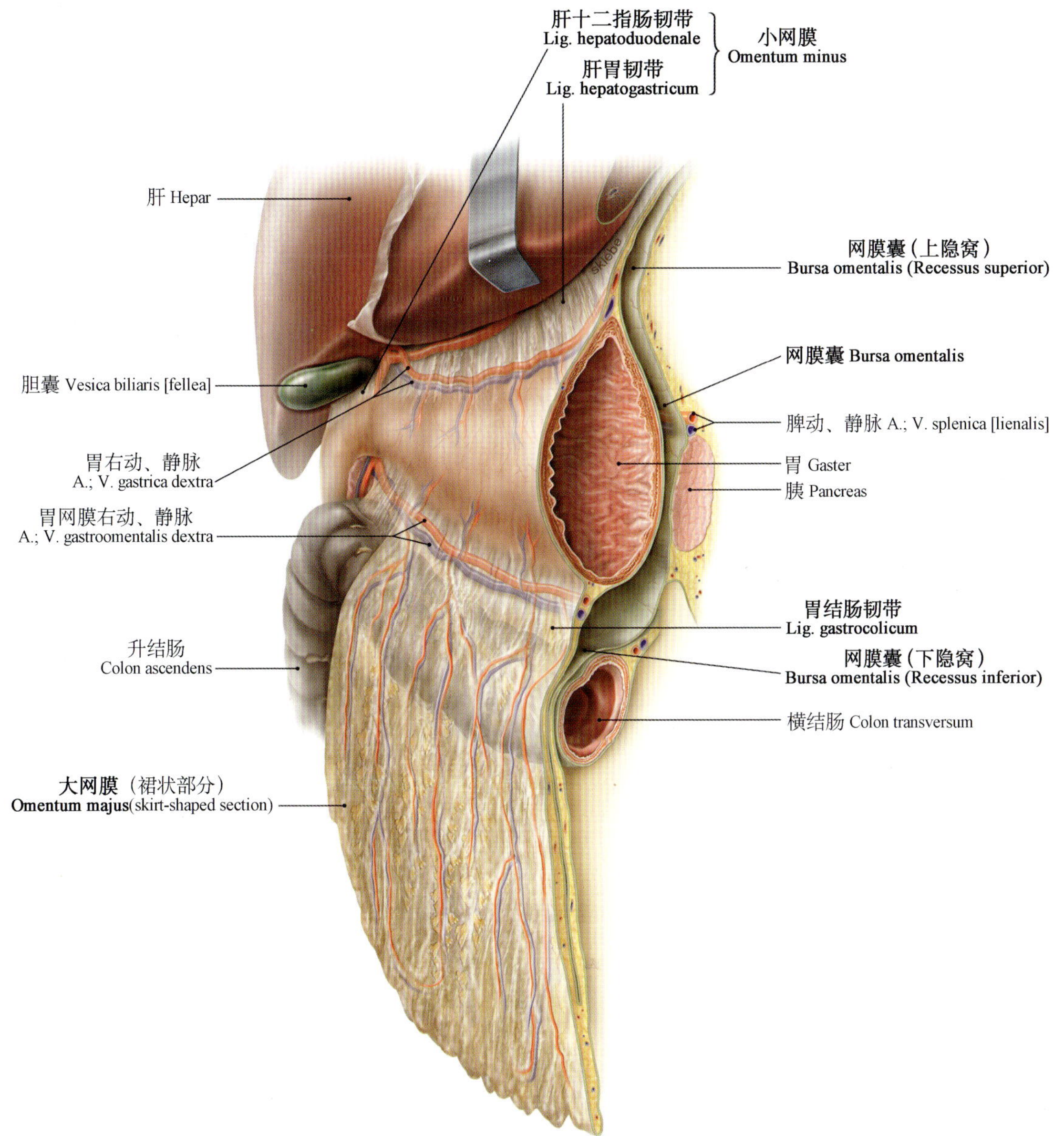

图 6.6 **大网膜的分部及其神经血管；胃、胰、横结肠、网膜囊和大网膜矢状面半示意图（左侧面观）**[L238]

大网膜起自**胃结肠韧带**，向下越过横结肠，然后形成样式多变的围裙状部分。大网膜是一种腹膜反折，可轻易识别出**网膜囊**向下的突出部分（下隐窝），后者由上向下延伸至胃结肠韧带（→图 6.8）。网膜囊是腹膜腔的突出部分，由肝十二指肠韧带处伸入胃（腹侧）和胰（背侧）之间。多数个体的网膜囊下隐窝并非如此图显示的那样延伸至大网膜的裙状部分。

上腹部器官的位置及网膜囊

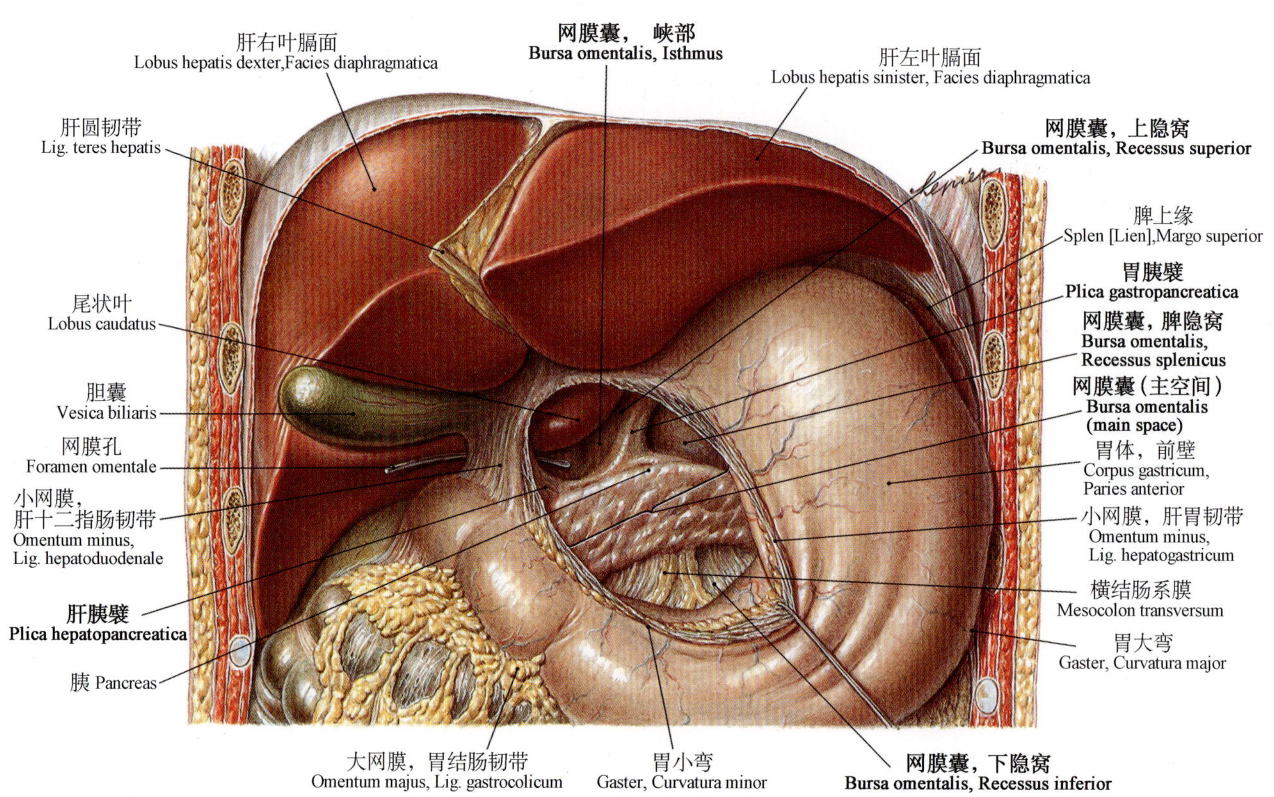

图 6.7 上腹部脏器的位置(前面观)

切开肝和胃小弯之间的小网膜(Omentum minus)，以便显露网膜囊。

网膜囊是胃和胰之间的移行区域，仅借肝十二指肠韧带后方的网膜孔与腹膜腔相通。由于网膜囊的伸展性，英美语言中也将其称为“小腹腔”(“腹膜腔内的小囊”)。

网膜囊可分为 4 个部分。

- **网膜孔**：即网膜囊的入口，其前界为肝十二指肠韧带，上界为肝的尾状叶，下界为十二指肠球部，后界为下腔静脉。
- **前庭**：前庭的前界即小网膜，延伸至肝的后方，形成网膜囊的上隐窝。
- **峡部**：前庭与主囊之间的狭窄部分，以两个腹膜襞为界。右侧界为因肝总动脉走行而升起的肝胰襞，左侧界为胃胰襞，内有胃左动脉走行。
- **主囊**：位于胃(前方)和胰或横结肠系膜(后方)之间。脾隐窝向左延伸至脾门，下隐窝向下延伸至胃结肠韧带下方、横结肠系膜根部。

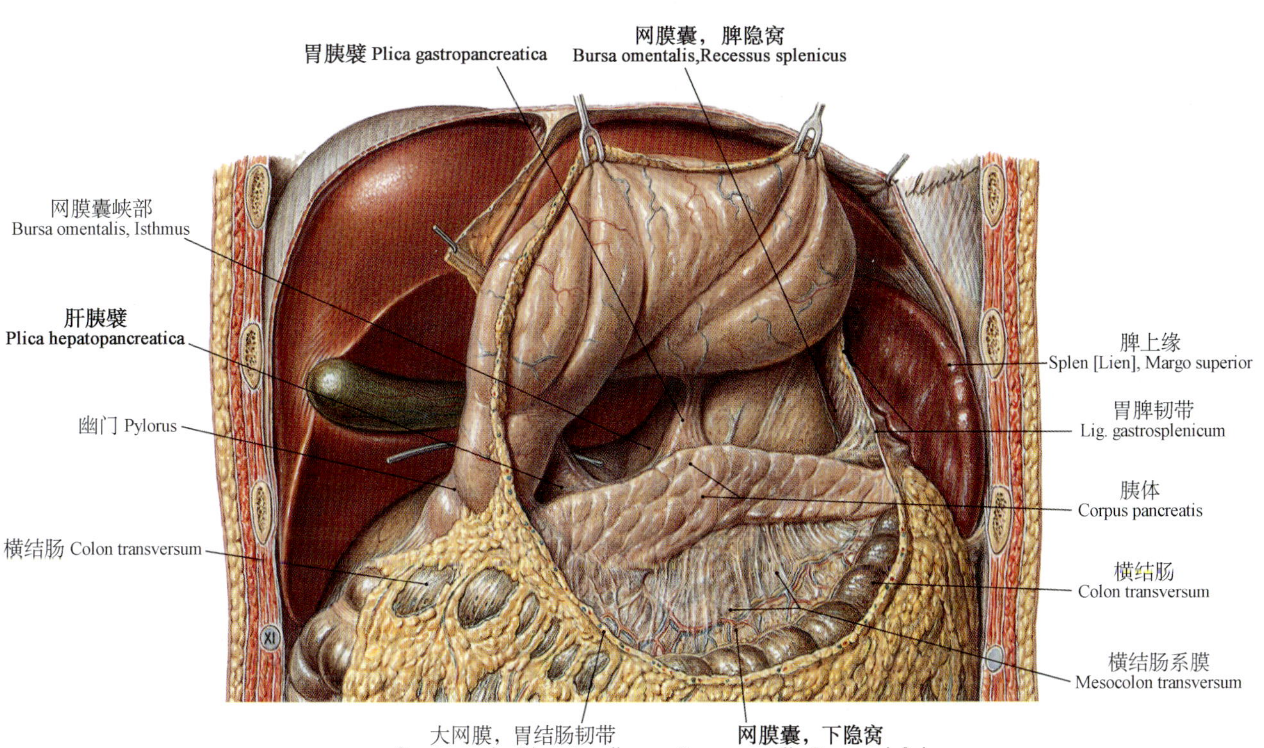

图 6.8　上腹部脏器的位置(前面观)

切开胃结肠韧带，将胃向上翻起，以便打开网膜囊的主囊。网膜囊的后壁由胰和横结肠系膜构成。网膜囊向左延伸至脾门(脾隐窝)，向下延伸至横结肠系膜的起始处(下隐窝)。

临床要点

与腹膜腔内其他隐窝一样，网膜囊同样具有重要的临床意义。小肠襻可疝入其中(**内疝**)，或**腹膜癌**的肿瘤细胞、**腹膜炎**的细菌可种植于此。因此，外科医师在施行腹部手术时，需仔细探查网膜囊，以避免遗漏任何病情。对于上腹部器官如胰腺**手术**来说，可经以下3 **条入路**进入网膜囊。

- 经小网膜入路(→图 6.7)。
- 经胃结肠韧带入路(见上文)。
- 经横结肠系膜入路。

腹部器官的位置

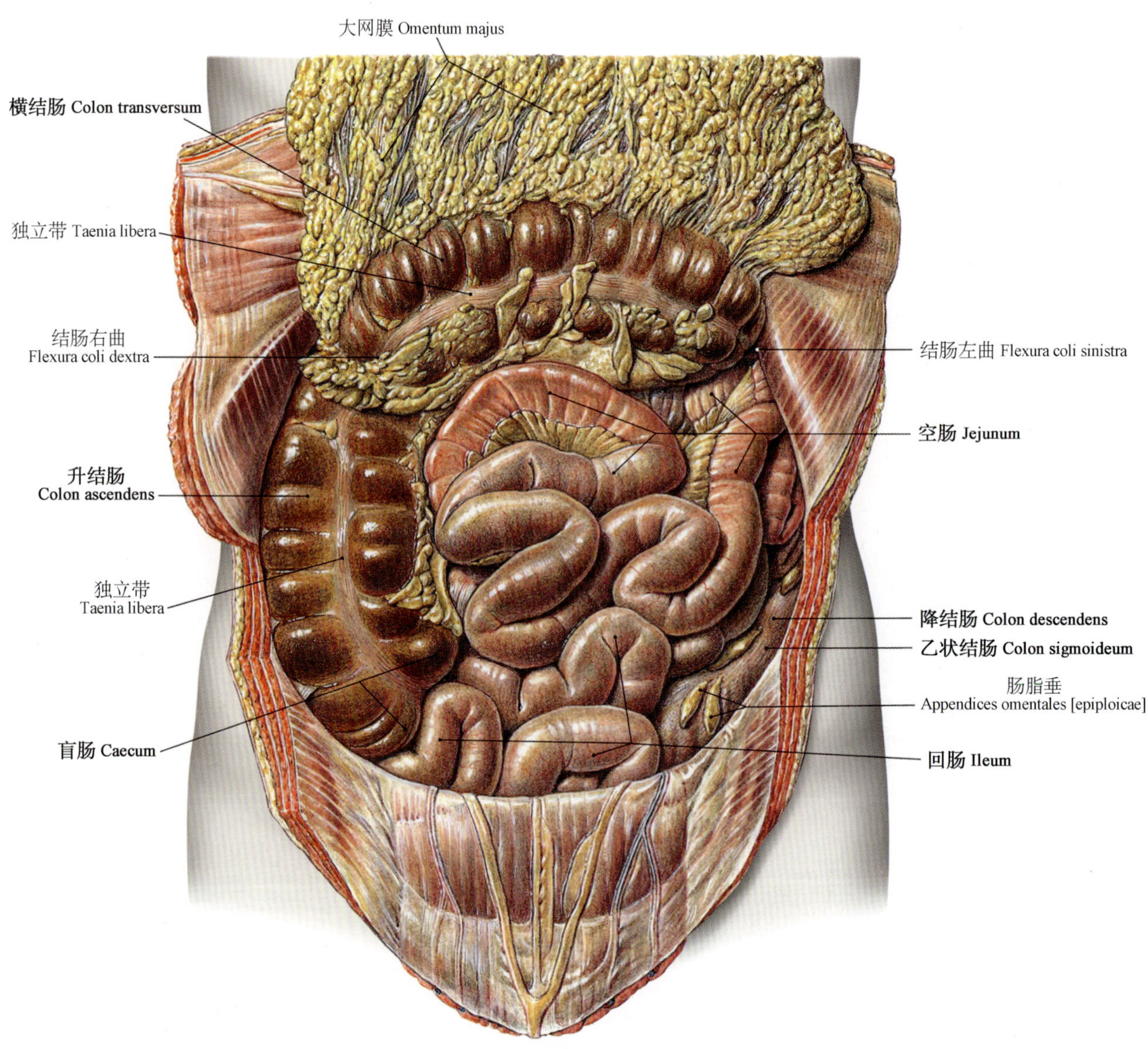

图 6.9 **下腹部脏器的位置(前面观)**

将大网膜向上方掀起，以显示**下腹部**的小肠和大肠，两者居于腹膜内位的部分包括属于小肠的**空肠**和**回肠**，属于大肠的**盲肠**、**横结肠**和**乙状结肠**。此图还显示由向腹后壁不同程度转位而至腹膜后的部分结肠。此图中，**升结肠**清晰易见，**降结肠**向背侧转位幅度较大，以至于部分被小肠所覆盖。大肠似框样包绕空肠和回肠。

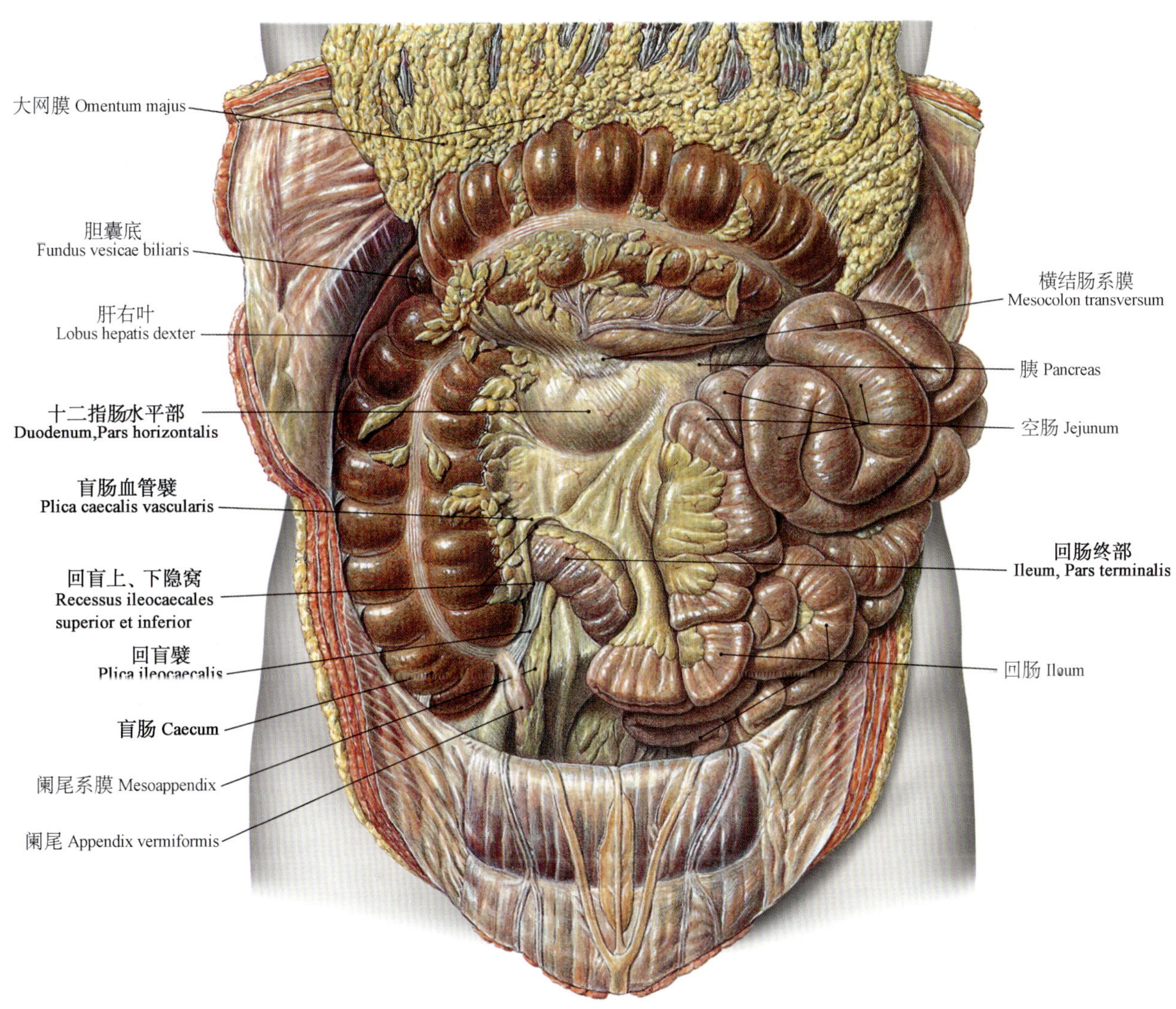

图 6.10　下腹部脏器的位置(前面观)

将大网膜向上方掀起，并将小肠袢推向左侧，以此显示发生过程中转位至腹膜后方的十二指肠水平部。各器官之间，腹膜腔形成若干**隐窝**。回肠与盲肠交界处有两个腹膜隐窝，即**回盲上隐窝**和**回盲下隐窝**。回盲上隐窝由盲肠血管襞所覆盖(其内行有回结肠动脉的分支)，而回盲下隐窝则位于回肠和阑尾之间，由回盲襞所覆盖。如同网膜囊和其他隐窝一样，小肠袢可疝入前述腹膜隐窝(内疝)。

腹部器官的位置及腹膜腔隐窝

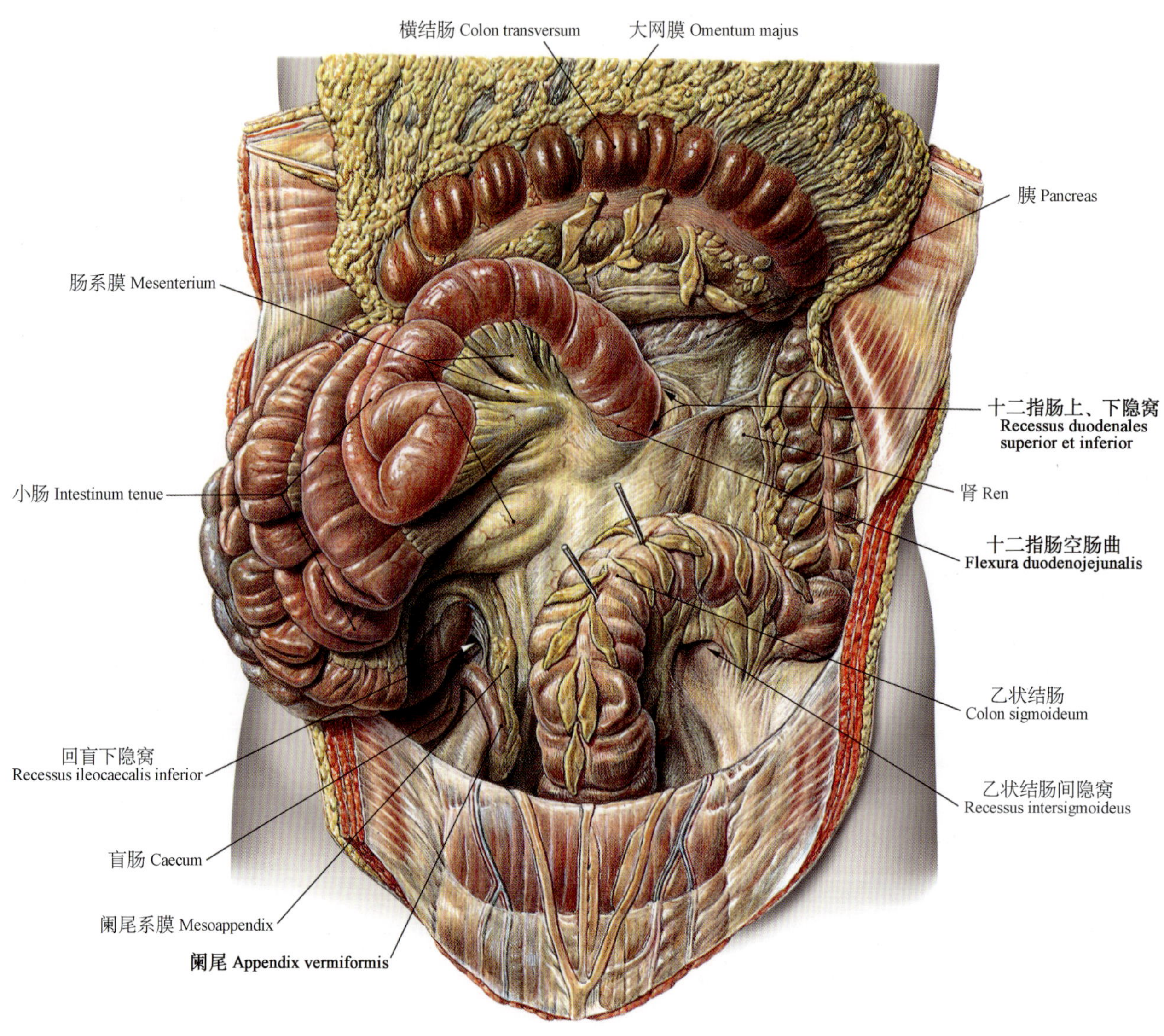

图 6.11　下腹部脏器的位置(前面观)

将大网膜向上方掀起,并将小肠襻推向右侧,以显示十二指肠空肠曲。在此处,腹膜后位的十二指肠延续为腹膜内位的空肠。此局部有 2 个隐窝:**十二指肠上隐窝**和**下隐窝**。于右下腹部可见阑尾,其尖端下垂至小骨盆(下垂型)。

临床要点

十二指肠上、下隐窝周围结构间常有一定的间隙,小肠附件可疝入此间隙内(**Treitz 疝**)。此种情况可造成(回)肠梗阻及肠坏死。

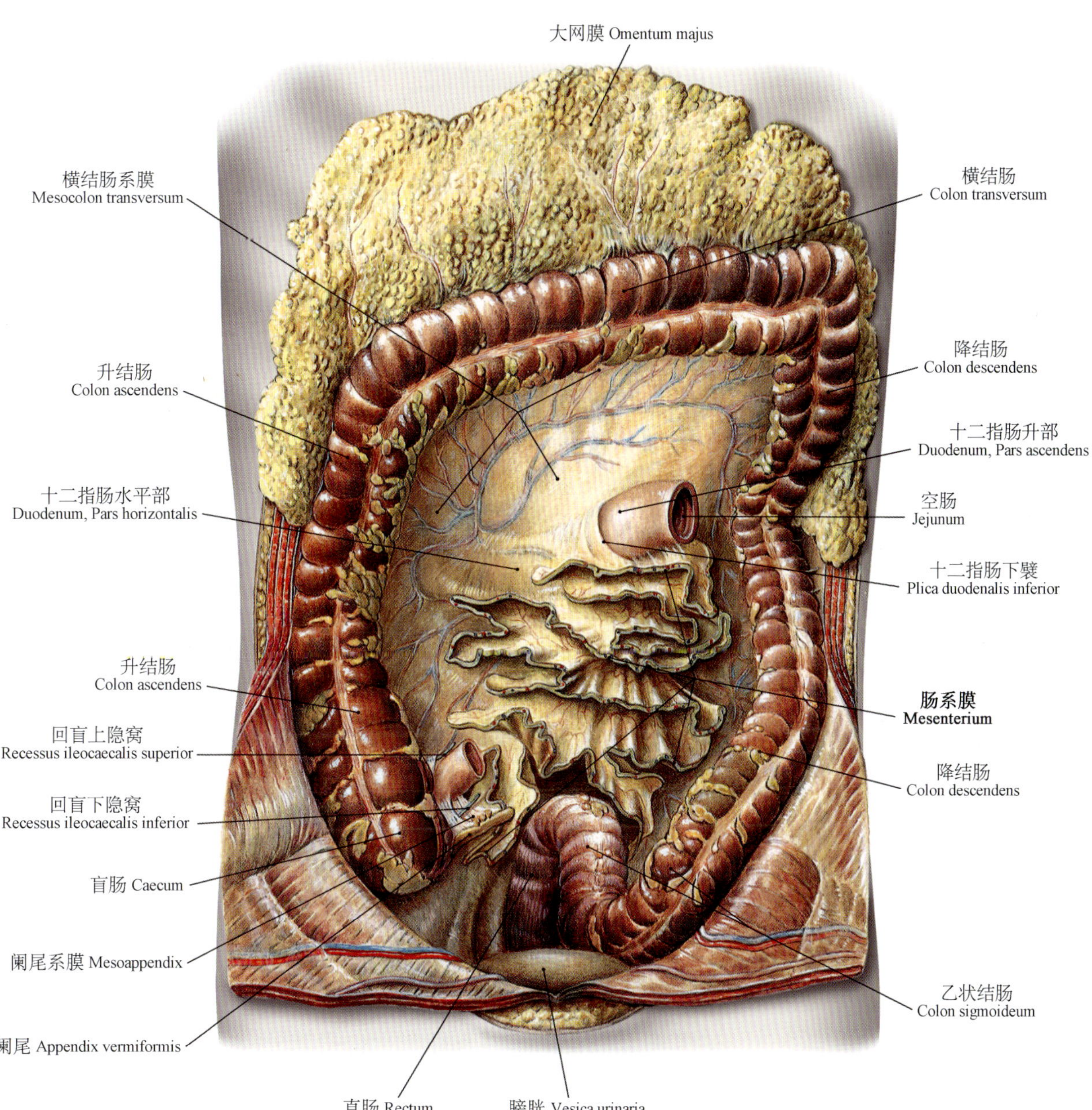

图 6.12 小肠系膜与大肠(前面观)

将大网膜连同横结肠向上方掀起。于根部切断**肠系膜**，进而移除腹膜内位的小肠襻。肠系膜为一双层腹膜结构，将小肠悬吊的同时赋予其一定的活动度，肠系膜内有神经和血管。

继发于腹膜后位的器官

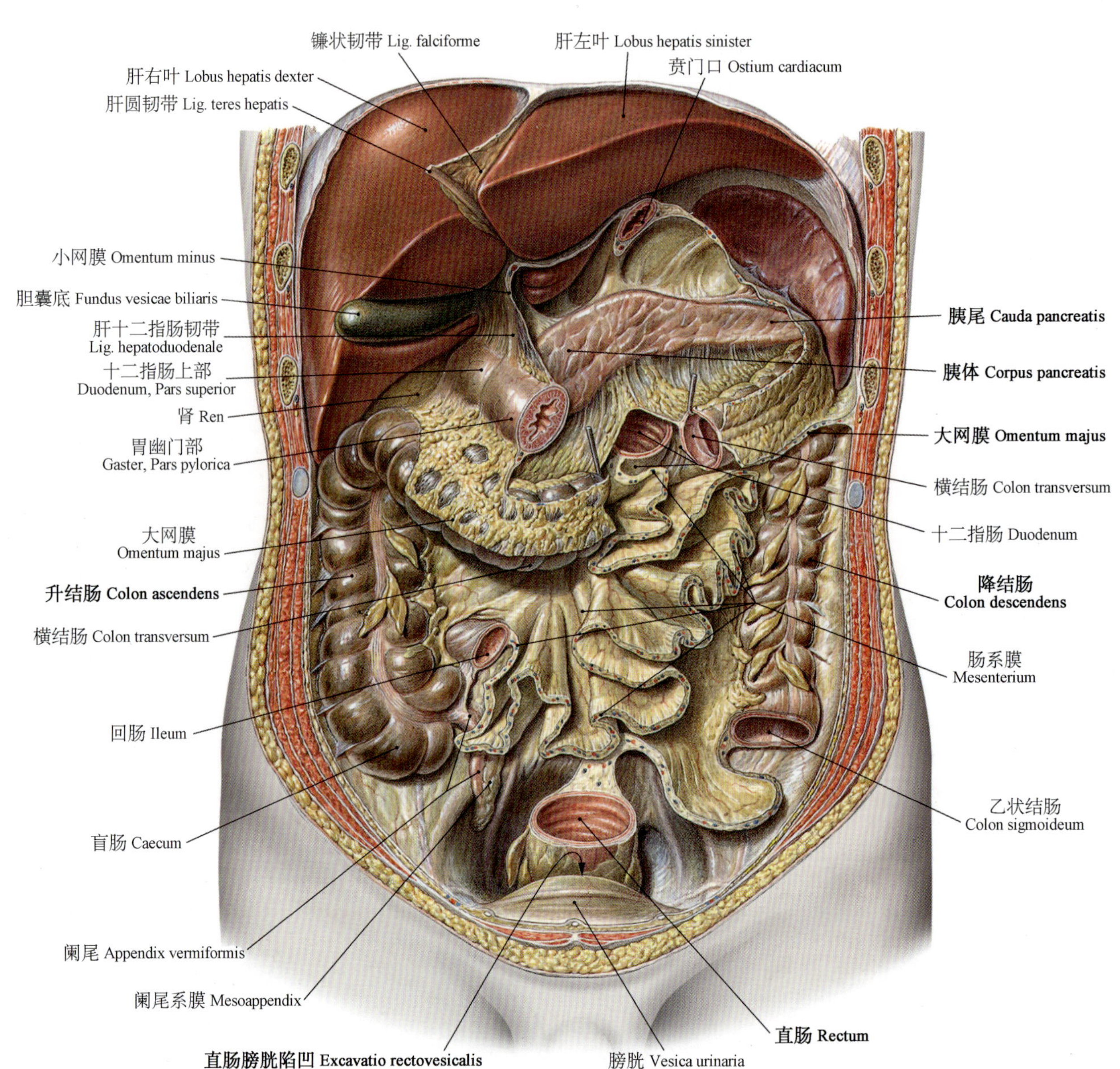

图 6.13 继发于腹膜后位的器官位置(前面观)

切除胃、在肠系膜根部切除空肠和回肠、切去部分横结肠和乙状结肠,大多数继发于腹膜后位的器官即可清晰显示,包括:除上部以外的**十二指肠**、**胰**、**升结肠**和**降结肠**,以及上至骶曲水平的**近端直肠**。直肠前方可见**直肠膀胱**陷凹的入口,此陷凹为男性腹膜腔的最低点。

临床要点

直立位时,男性和女性腹膜腔的最低点分别为**直肠膀胱陷凹**和**直肠子宫陷凹**(Douglas pouch)(图 6.14)。下腹部炎性病变时,炎性渗出或脓液可积聚于上述陷凹。此时,可借超声检查观察液体是否清澈。

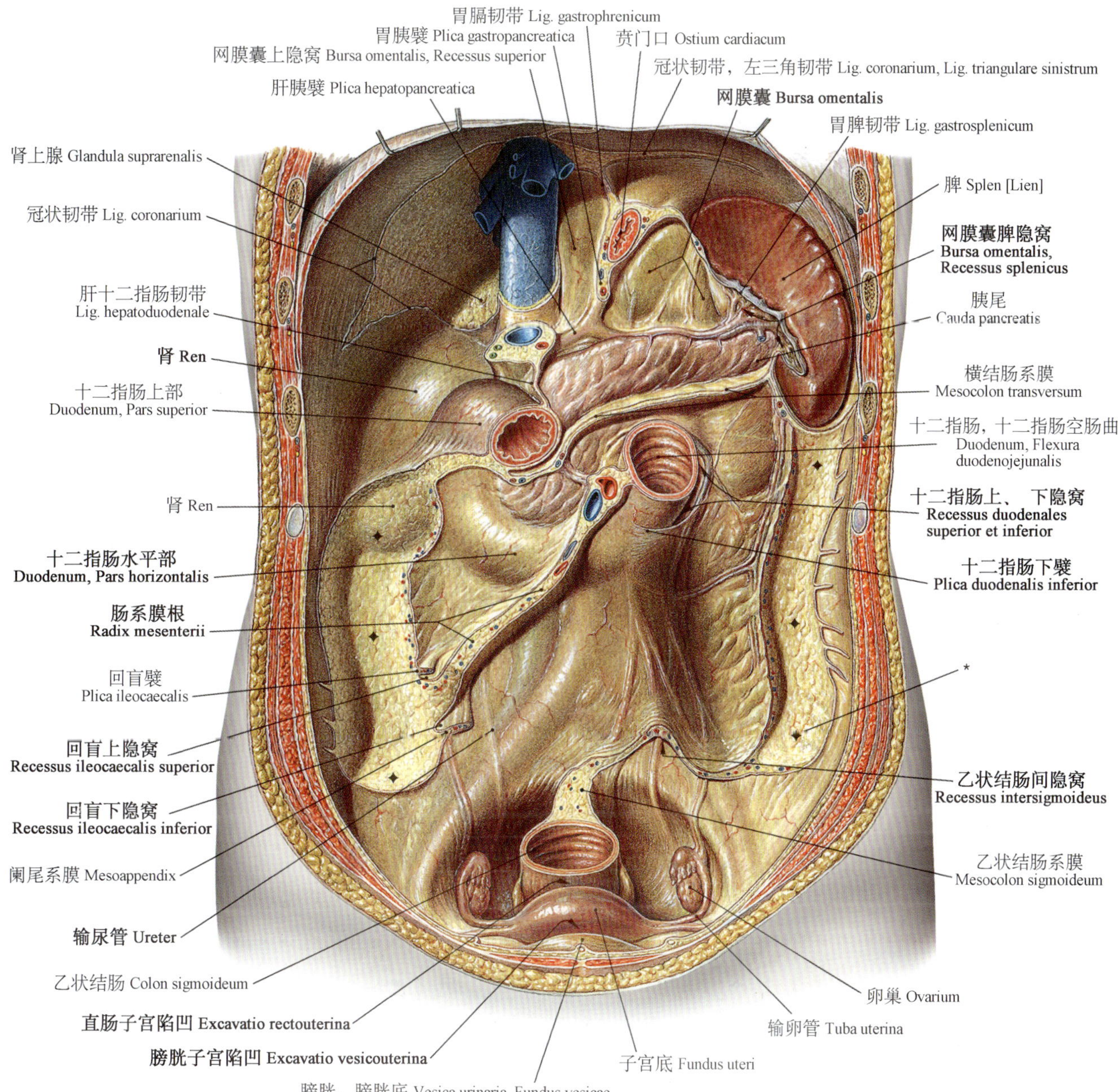

图 6.14 **腹膜腔后壁及腹膜隐窝和脾[Lien](前面观)**

肝、除十二指肠外的小肠和大肠被切除，以显露腹膜腔后壁。右肾和十二指肠水平部表面被壁腹膜所覆盖，因壁腹膜具有光泽，故极易识别。作为继发于腹膜后位器官，升结肠和降结肠与腹后壁附着处均无壁腹膜覆盖。

腹膜腔后壁松弛的壁腹膜隆起而成的腹膜反折可形成腹膜襞(Plicae)和韧带(Ligamenta)，并进而形成若干**隐窝**(Recessus)。腹膜隐窝中，体积最大者为**网膜囊**(→图 6.7)，此图可见网膜囊各部及其派生结构。在十二指肠空肠曲，十二指肠上襞和下襞形成两个隐窝，即**十二指肠上、下隐窝**。回肠与盲肠交界处也有隐窝(**回盲上、下隐窝**)，偶尔乙状结肠下方有隐窝(**乙状结肠间隐窝**)。

直肠与子宫之间的腹膜腔间隙为**直肠子宫陷凹**，其是女性腹膜腔的最低点。此陷凹的前方，尚有位于膀胱与子宫之间的**膀胱子宫陷凹**，此陷凹不及直肠子宫陷凹低。**肠系膜根**(Radix mesenterii)张于十二指肠空肠曲和右髂窝之间，长12～16cm，其内可见分布于小肠的肠系膜上动静脉的断面。肠系膜根由十二指肠水平部及右输尿管前方跨过。

* Toldt 融合筋膜：位于升结肠和降结肠的后面，此图中已将二者切除。

(丁光辉　译)

腹部的动脉

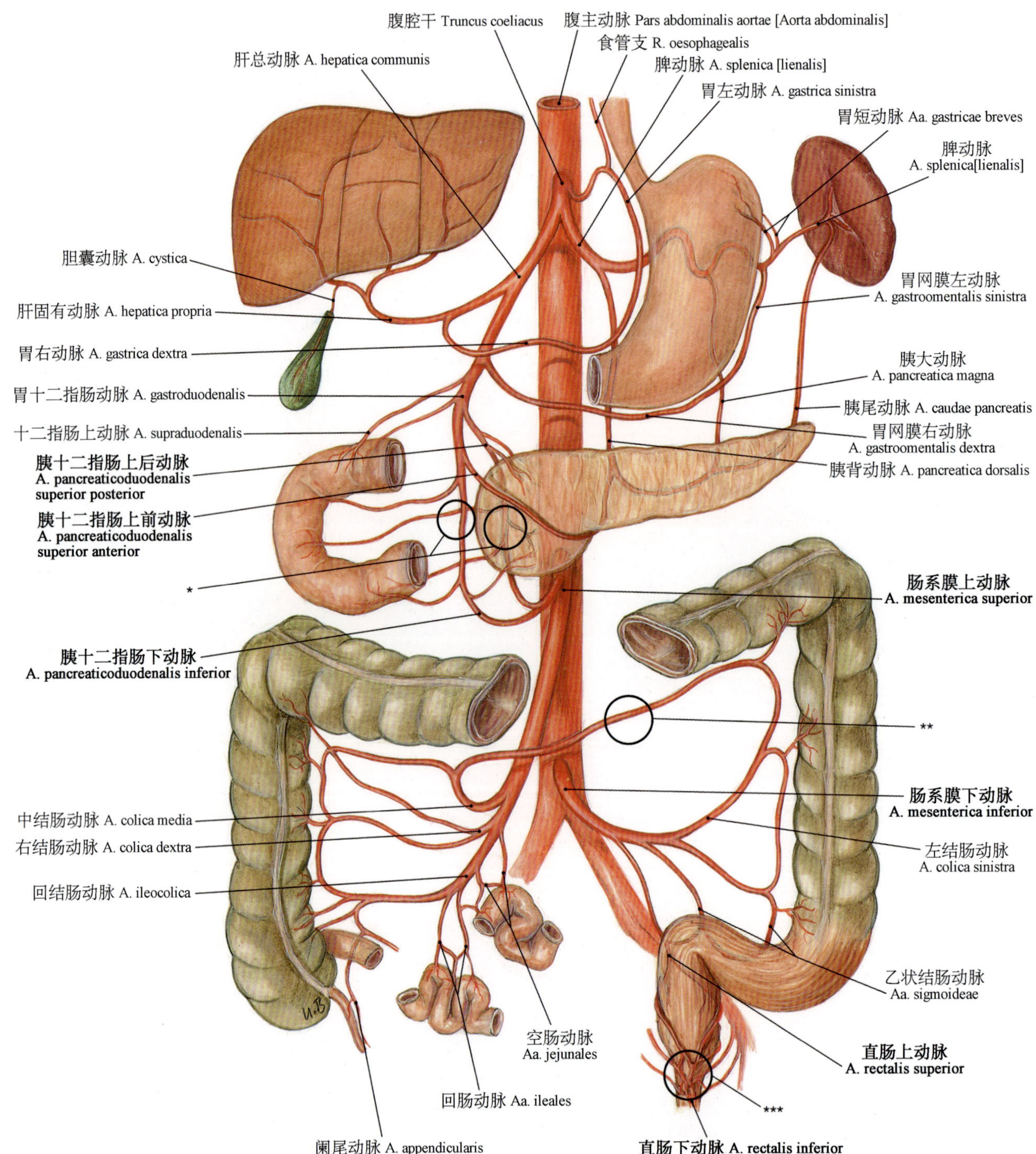

图 6.15 腹部脏器的动脉半示意图(前面观)

最重要的血管吻合部位已用黑色圆圈标记。腹主动脉发出的 3 条不成对的脏支为腹腔干、肠系膜上动脉和肠系膜下动脉。肠系膜上动脉起自腹腔干的正下方(半示意图中未显示两者的位置关系)。前述动脉各自的分支在后续章节中描述。腹主动脉的 3 条不成对动脉彼此互通并与髂内动脉分支形成吻合。当其中一支血管闭塞时,这种交通可以防止缺血性梗死的发生。

尤其是:

- 腹腔干和肠系膜上动脉通过胰十二指肠动脉形成吻合:Bühler **吻合**(*)。
- 肠系膜上动脉和肠系膜下动脉形成吻合:中结肠动脉和左结肠动脉形成的Riolan **吻合**(**)。
- 直肠动脉丛:此动脉丛连接由肠系膜下动脉发出的直肠上动脉与髂内动脉发出的直肠中动脉和直肠下动脉(***)。

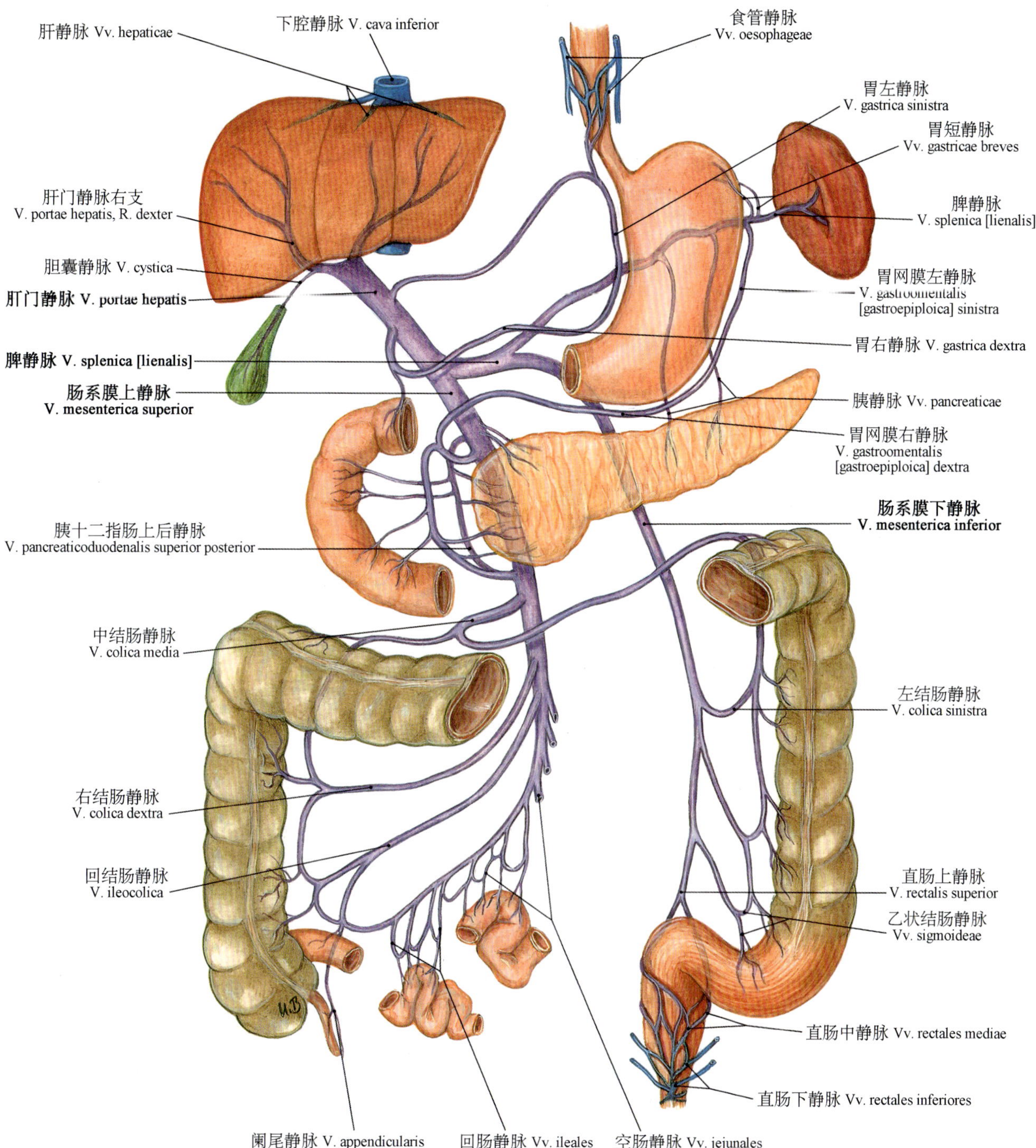

图 6.16 肝门静脉及其属支半示意图(前面观)

肝门静脉收集不成对的腹腔器官(胃、肠、胰、脾)的营养丰富的血液,运送至肝。

肝门静脉有 3 条**主要属支**:肠系膜上静脉和脾静脉于胰头后方汇合形成肝门静脉,肠系膜下静脉主要汇入脾静脉(70%),或汇入肠系膜上静脉(30%)。此外,一些属支直接汇入肝门静脉(详见图 6.89)

腹部器官的神经

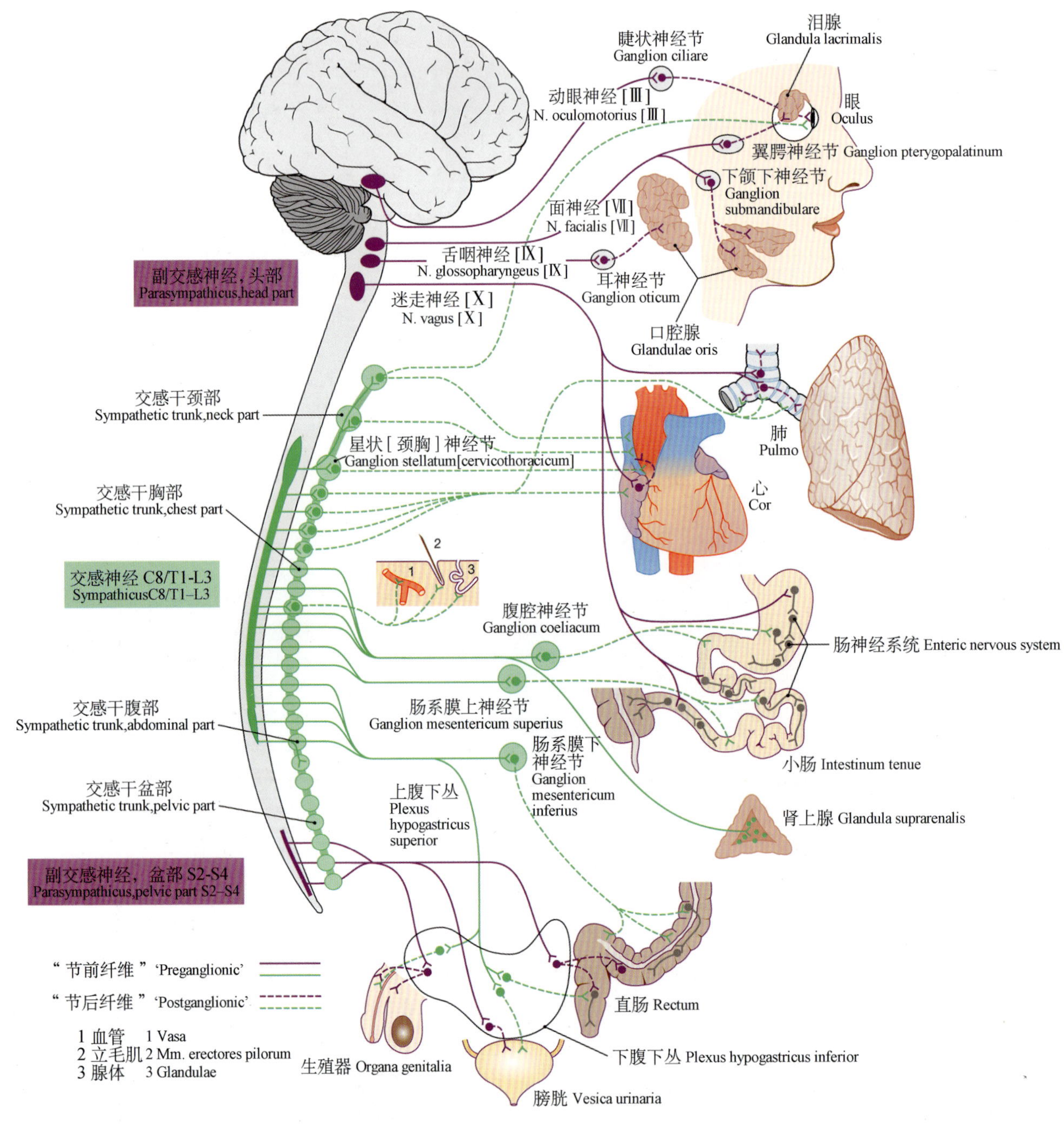

图 6.17 腹腔部器官自主神经支配示意图[L106,L126]

腹部器官的自主活动由**交感神经系统**和**副交感神经系统**支配。第一级神经元，即所谓的**节前神经元**的胞体位于中枢神经系统内，其轴突作为神经纤维行至节样结构(**神经节**)，此处为第二级神经元，即**节后神经元**的起始处(→图 12.216)。部分**交感神经节**(椎旁神经节)位于脊柱两侧，形成链状的交感干(Truncus sympathicus)。另有部分交感神经节位于主动脉脏支的起始处(**椎前**)。相反地，**副交感神经系统的**神经节通常直接位于所支配器官内(**靠近器官**)。支配腹腔脏器的自主神经于腹主动脉周围形成神经网络(**腹主动脉丛**)，并于肠系膜皱褶深面形成动脉周围神经丛，进而分布于靶器官(→图 7.5)。

• **交感神经系统**

节前神经元：神经元胞体位于脊髓胸段和腰段(C8-L3)的侧角内，即自主神经系统的**胸腰段**。

支配腹部器官的交感神经节前纤维并非于椎旁神经节换元，而是经**内脏大神经**(T5-T9)和**内脏小神经**(T10-T11)行至**腹主动脉丛的神经节**换元。

• **副交感神经系统**

节前神经元：神经元胞体位于**迷走神经**的核团以及脊髓骶段(S2-S4)，即自主神经系统的**颅骶**部。支配腹腔脏器的副交感神经节前纤维走行于迷走神经内，最终形成了**迷走神经前干和后干**，并与食管一起穿过膈肌进入腹主动脉丛。副交感神经的颅部支配所有上腹部器官直至结肠左曲(传统称为 Cannon-Böhm 点)。骶副交感核(S2-S4)发出的节前纤维组成**盆内脏神经**支配“左侧部分结肠”和所有盆腔器官，然后在直肠的**下腹下丛**内的神经节换元。

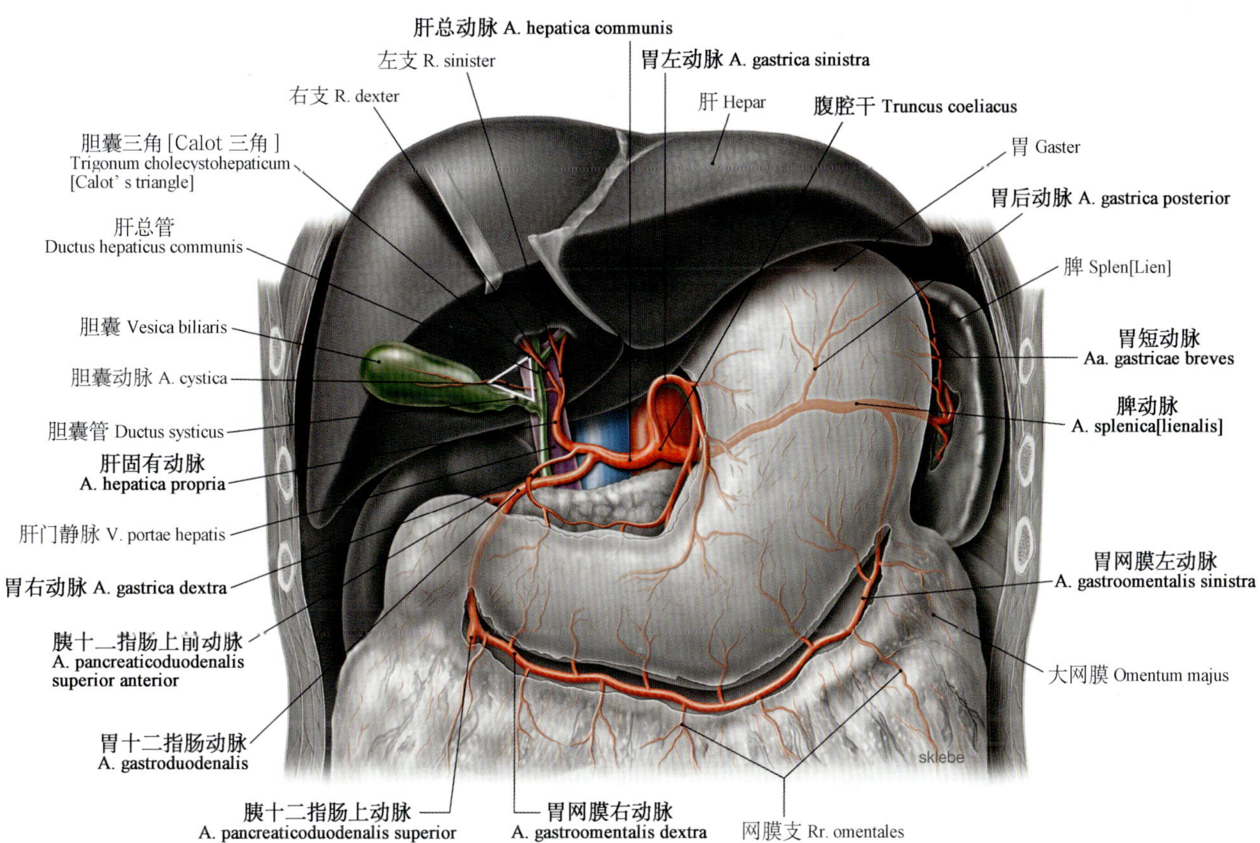

图 6.18 腹腔干的分支半示意图

肝向上翻起；去除小网膜后的前面观[L238]。

腹腔干是腹主动脉发出的第一支不成对的脏支，由其发出的 3 个主要分支为上腹部器官提供血供（胃、十二指肠、肝、胆囊、胰和脾）。

- **胃左动脉**：行向左上，通常比胃右动脉粗大，两者在胃小弯处相连。
- **肝总动脉**：行向右，又分为：
  - 肝固有动脉：发出胃右动脉，供应肝和胆囊（胆囊动脉）供血。
  - 胃十二指肠动脉：起自幽门或十二指肠后方，随即分为：行向胃大弯的胃网膜右动脉；胰十二指肠上前动脉和胰十二指肠上后动脉，两者与源自肠系膜上动脉的胰十二指肠下动脉吻合并营养胰头和十二指肠。
- **脾动脉**[lienalis]：行向左下，而后沿胰上缘至脾，沿途发出以下分支。
  - 胰支至胰。
  - 胃后动脉至胃（30%～60%）。
  - 胃网膜左动脉：经左侧至胃大弯并与胃网膜右动脉吻合。
  - 胃短动脉：至胃底的若干短支。
  - 脾支：至脾的终支。

腹腔干

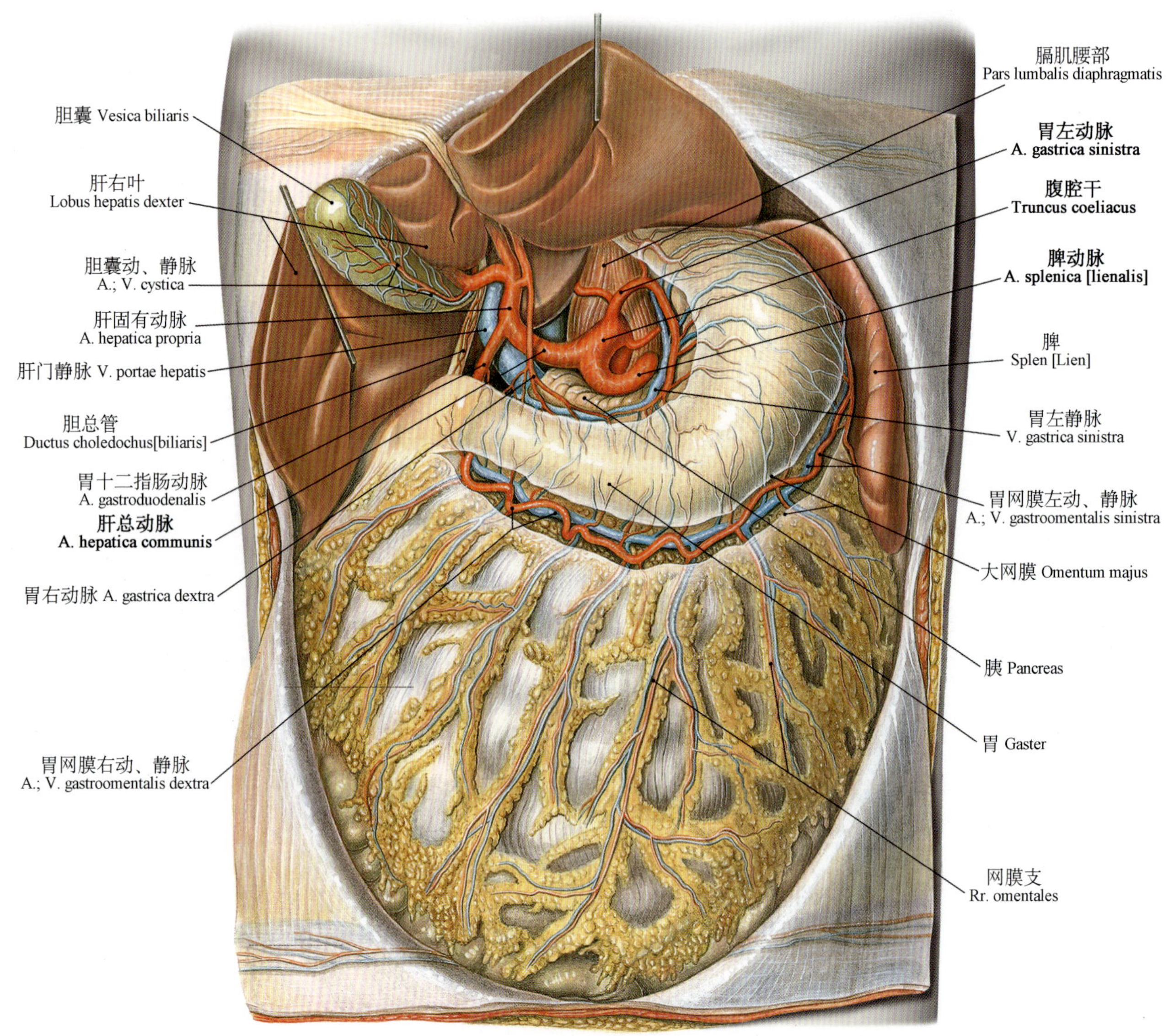

图 6.19 腹腔干及其分支分布

前面观；移除小网膜后。

腹腔干在第 12 胸椎水平发自膈肌主动脉裂孔稍下方，是腹主动脉的第 1 支不成对的脏支。这一位于网膜囊后方腹膜后间隙的短干(1～2cm)分为 3 大分支。

- **胃左动脉**行向左上，而后行经网膜囊后壁，形成一腹膜反折——**胃胰襞**，随后经**肝胃韧带**至胃小弯。
- **肝总动脉**向右走行并组成网膜囊的**肝胰襞**，随后发出其主要分支。
  - 肝固有动脉发出胃右动脉，然后经**肝十二指肠韧带**至肝门。
  - 胃十二指肠动脉行于幽门或十二指肠后方的腹膜后间隙内，继而发出胰十二指肠上前动脉和胰十二指肠上后动脉。
  - 胃网膜右动脉经**胃结肠韧带**至胃大弯。
- **脾动脉**于左下方进入腹膜后隙，而后沿胰上缘左行。
- 脾动脉发出分支供应胃大弯(胃网膜左动脉)。
  - 发出若干短小分支(胃短动脉)至胃底，经**胃脾韧带**至脾门。

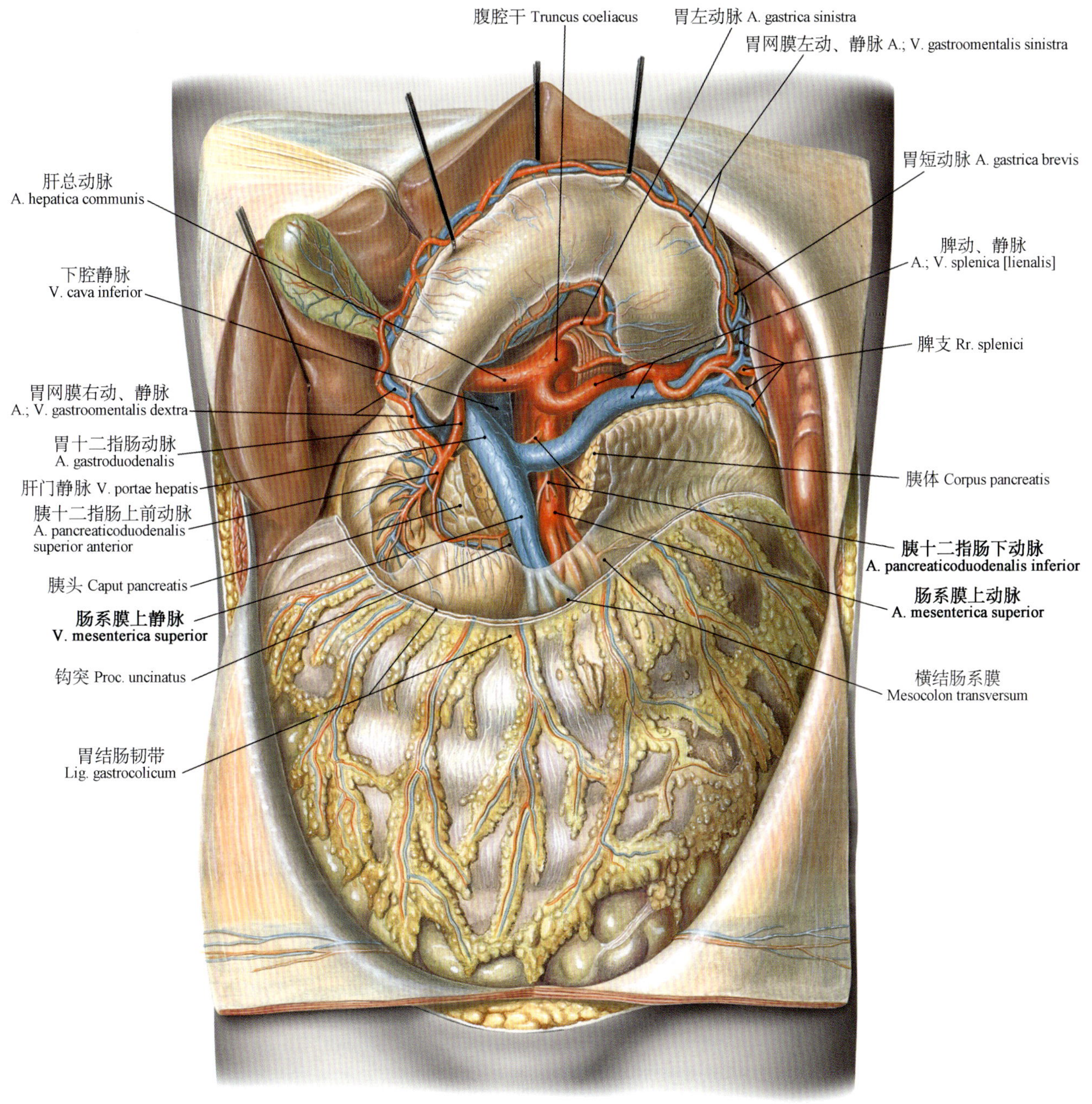

图 6.20 **肠系膜上动脉的起源及腹腔干的分支**

前面观，将胃翻向后上，切开胰腺。

肠系膜上动脉在第 1 腰椎水平发自腹主动脉，在腹腔干下方、胰的后方进入肠系膜。切开胰以清晰显示肠系膜上动、静脉的走行，二者后方有胰的钩突所支持。

肠系膜上动脉发出的第 1 支分支为**胰十二指肠下动脉**，行向右上方，并与源自腹腔干的**胰十二指肠上前动脉**和**胰十二指肠上后动脉**吻合，后两支动脉发自肝总动脉的分支胃十二指肠动脉。

此图中，胃被翻向后上，因此可以清楚看到由腹腔干分支于胃大、小弯侧所形成的血管弓。

腹腔干直接发出**胃左动脉**至胃小弯，在此与**胃右动脉**相连，后者多发自肝固有动脉。发自胃十二指肠动脉的**胃网膜右动脉**与发自脾动脉的**胃网膜左动脉**在胃大弯处相交通。此外，脾动脉发出**胃短动脉**至胃底。

肠系膜下动脉

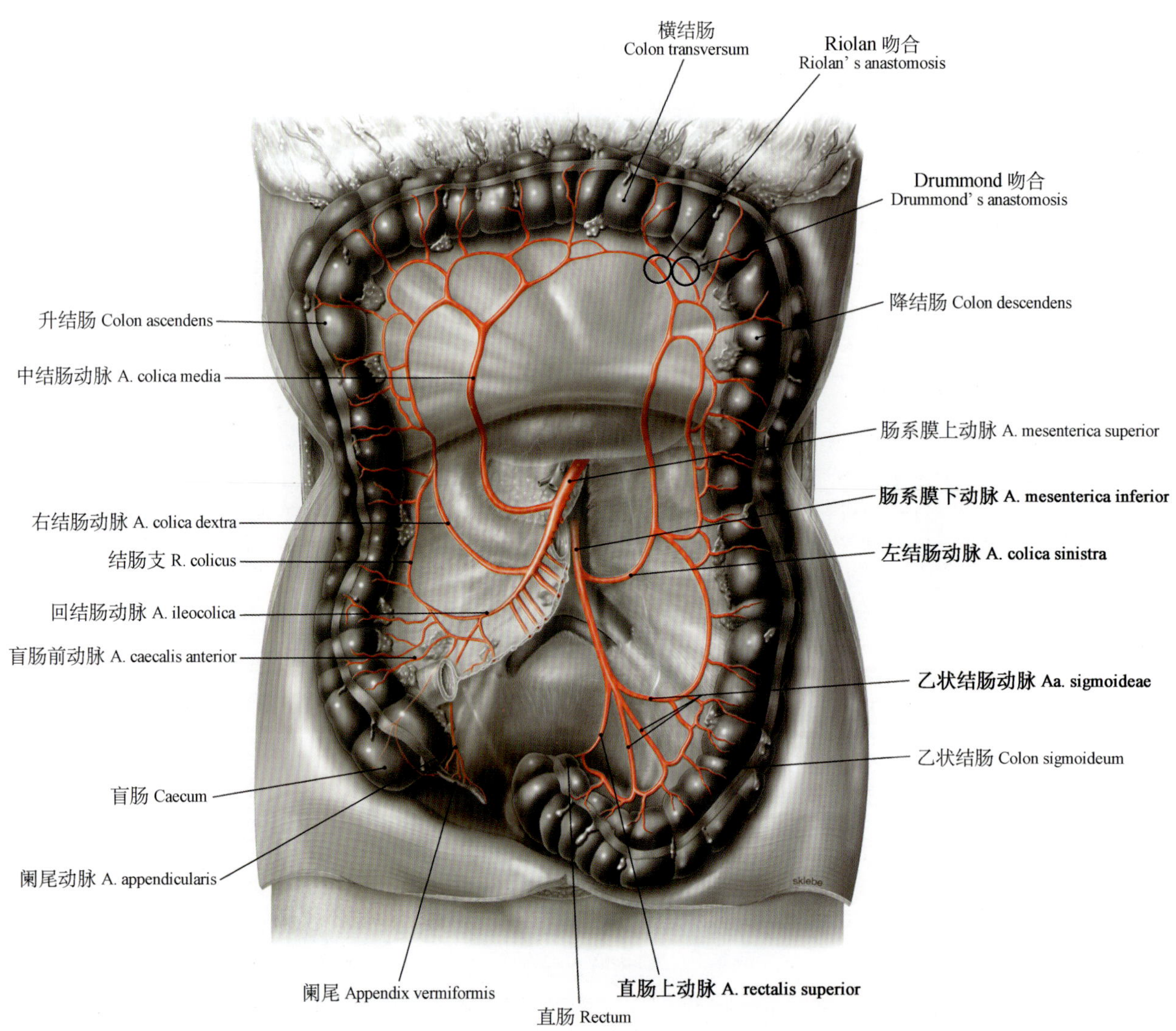

图 6.23 肠系膜下动脉

前面观，横结肠翻向后上[L238]。

腹主动脉于其分叉上方约 5cm 处发出不成对的肠系膜下动脉，先向左再向下，因而其腹膜后间隙的行程较短，肠系膜下动脉供应降结肠和直肠上部。

肠系膜下动脉分支

- **左结肠动脉**：沿降结肠上升，与发自肠系膜上动脉的中结肠动脉吻合（Riolan 吻合）。
- **乙状结肠动脉**：发出数支至乙状结肠。
- **直肠上动脉**：供应直肠和肛管上部，其余主要供应属于控便器官之一的海绵体（直肠海绵体）。

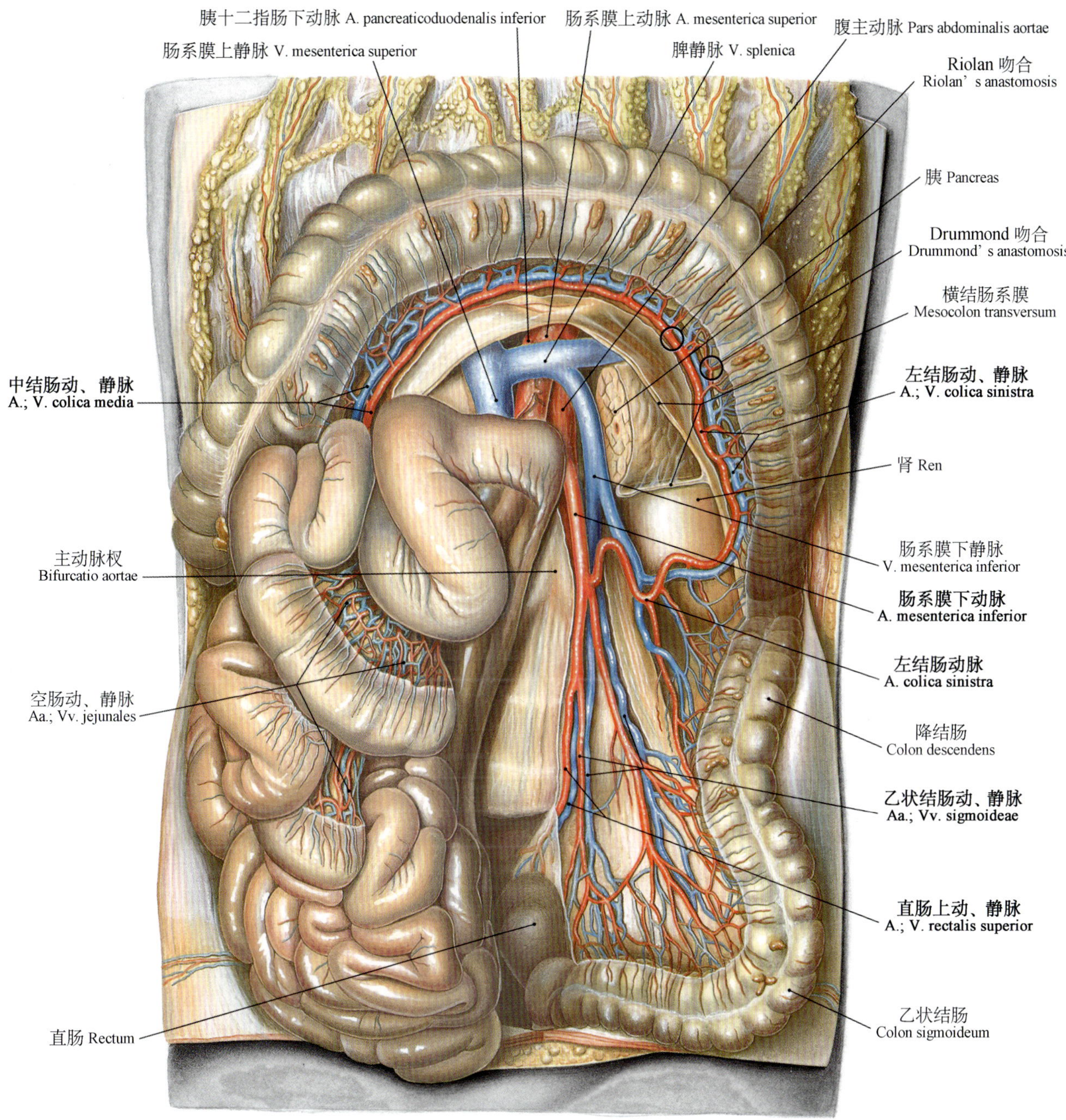

图 6.24 肠系膜上动、静脉于腹膜后间隙内的走行

前面观，将横结肠、小肠袢分别向上、向右移。

从主动脉杈上方发出后，肠系膜下动脉向下进入腹膜后间隙，向左侧发出的第一个分支为左结肠动脉，然后发出若干乙状结肠动脉，终支为（不成对）直肠上动脉。

左结肠动脉沿降结肠形成血管弓，并与肠系膜上动脉来源的中结肠动脉吻合（**Riolan 吻合**）。靠近肠管的血管弓内的交通称为 Drummond 吻合。

胃

胃的体表投影

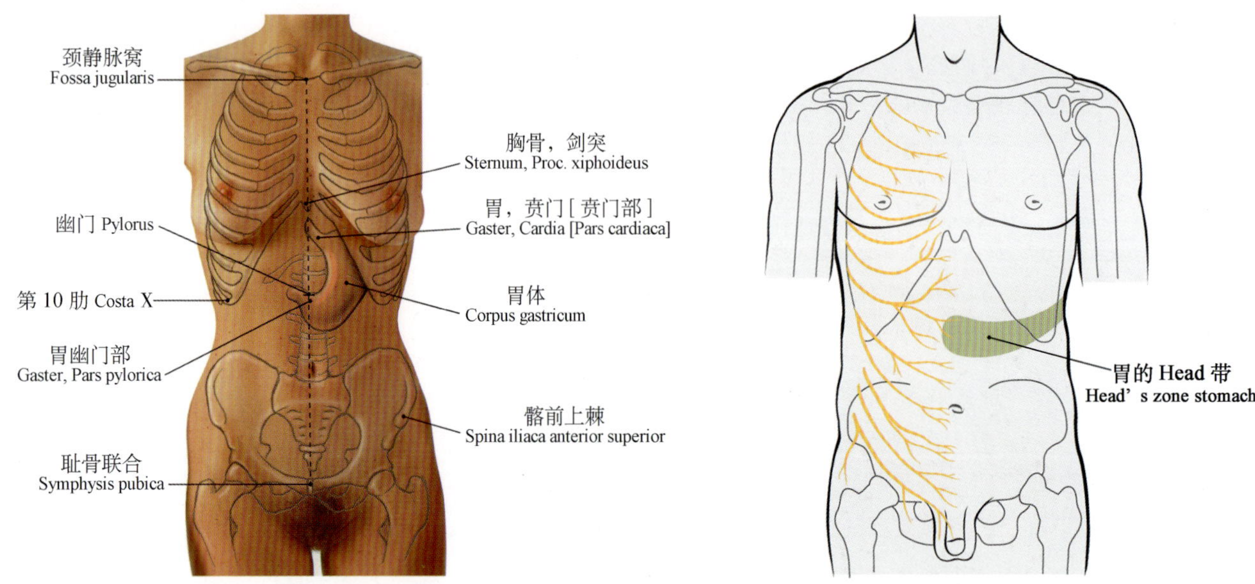

图 6.25 胃于腹前壁的体表投影(前面观)

胃入口(贲门)的投影大致在第10胸椎高度,胸骨剑突的前下方。胃下部投影差异较大,在第2、3腰椎之间。而幽门的体表投影位置相对固定,位于耻骨联合(Symphysis pubica)和颈静脉窝(Fossa jugularis)连线的中点,该中心点大约平对第1腰椎。

图 6.26 胃的 Head 带示意图(前面观)[L126]

胃的器官相关区域或**Head 带**位于T8皮节,胃疾病的疼痛会传导至此区,其原因在于来自胃的传入神经纤维与来自T8皮节的传入神经在脊髓会聚,因而无法区分。

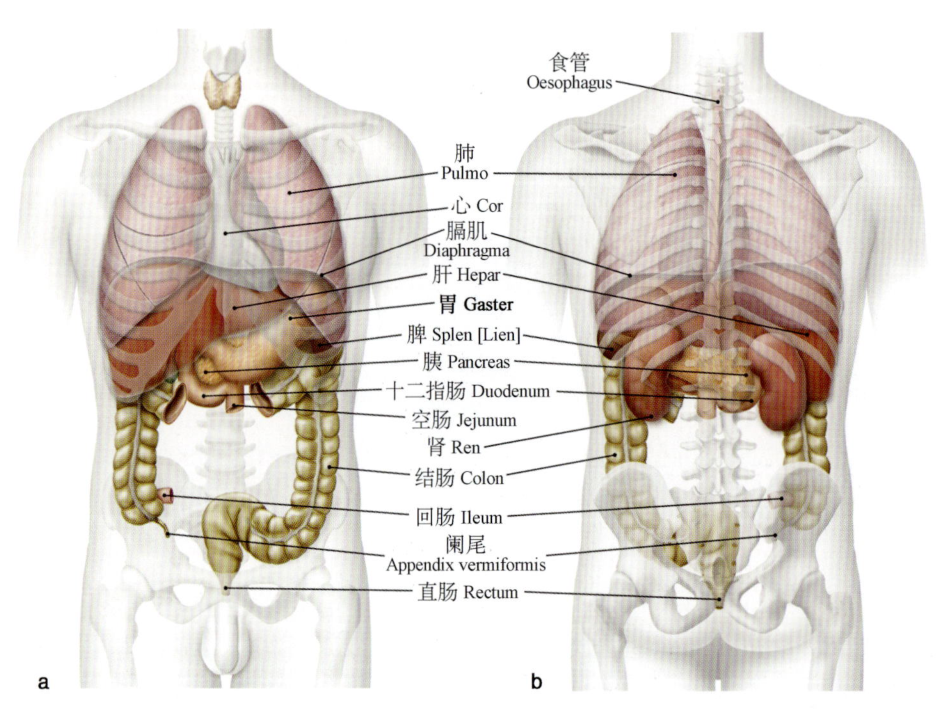

图 6.27a、b 体内器官的体表投影

前面观(a)和后面观(b)[L275]。

胃为**腹膜内位**器官,位于左上腹、肝左叶和脾之间。胃大部分被左肋弓覆盖,但有一小部分直接与腹前壁相贴,此处在临床上具有重要意义,由此行经皮内镜下胃造口术(percutaneous endoscopic gastrostomy,PEG)用于肠外营养。

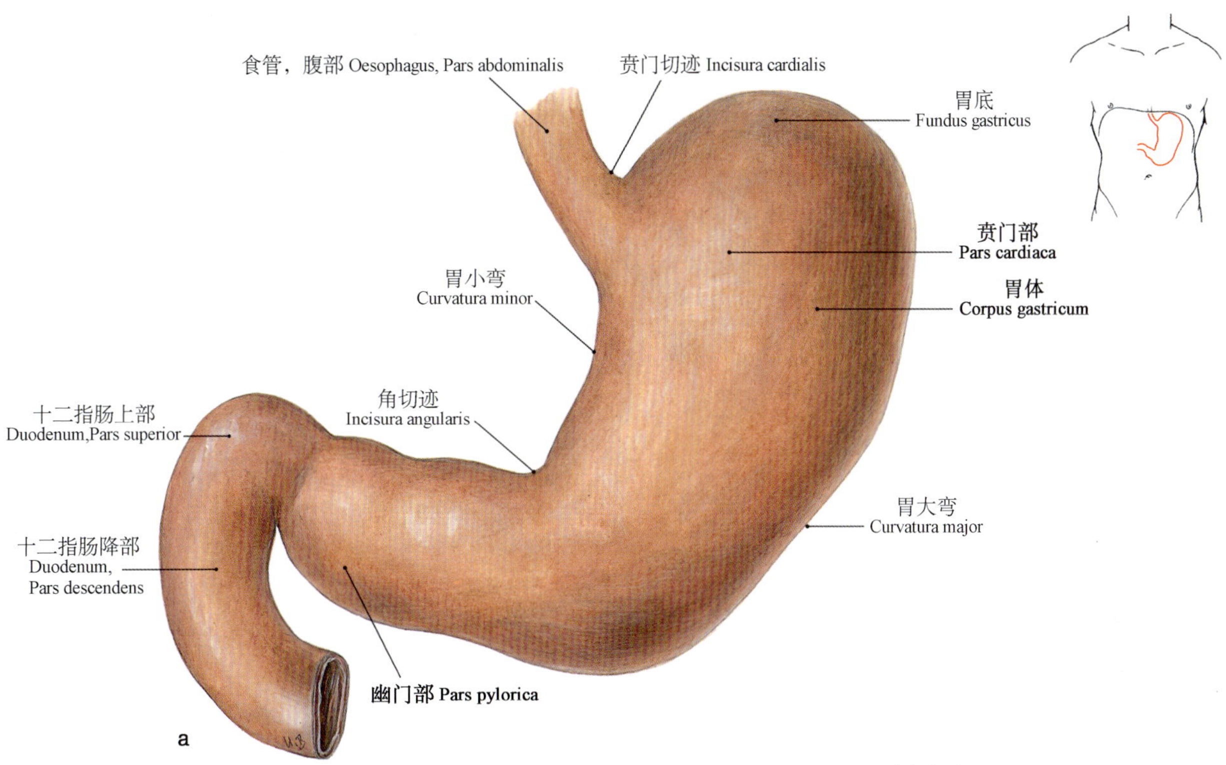

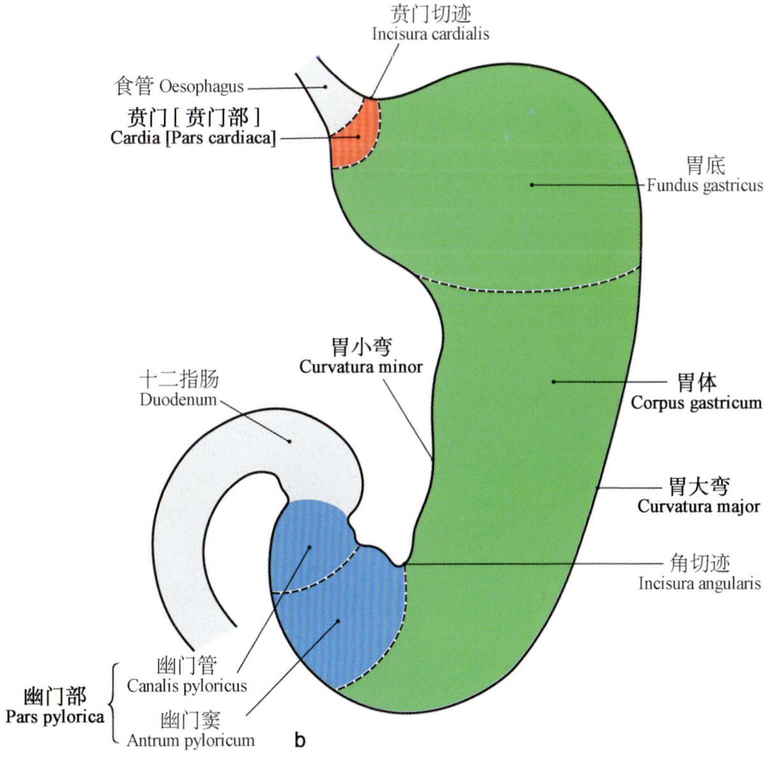

图 6.28a、b　**胃；前面观(a)及示意图(b)**［L126］

胃可分成 3 个部分(译者注：一般胃分为贲门部、胃体、胃底和幽门部 4 部)：

- **贲门部**：胃的入口。
- **胃体部**：胃的大部分，连同上方的胃底。
- **幽门部**：幽门连接幽门窦及幽门管，其内有幽门括约肌环绕。

胃有前壁(Paries anterior)和后壁(Paries posterior)。胃小弯(Curvatura minor)在右，胃大弯(Curvatura major)在左。胃小弯上有角切迹(Incisura angularis)，是幽门部的起始处。胃大弯亦以切迹(贲门切迹)开始，以至胃和食道之间形成 His 角，其内部对应的黏膜皱襞与食道括约肌共同保证了胃的闭合。

临床要点

在诸如膈肌固定不良(轴位食管裂孔疝)所致 His 角消失的情况下，可引发胃液反流导致食管炎(**反流性食管炎**)。若使用质子泵抑制药等抑酸药治疗失败，则需要手术套扎食管周围的胃底组织来促进闭合(Nissen 胃底折叠术)。

胃壁肌

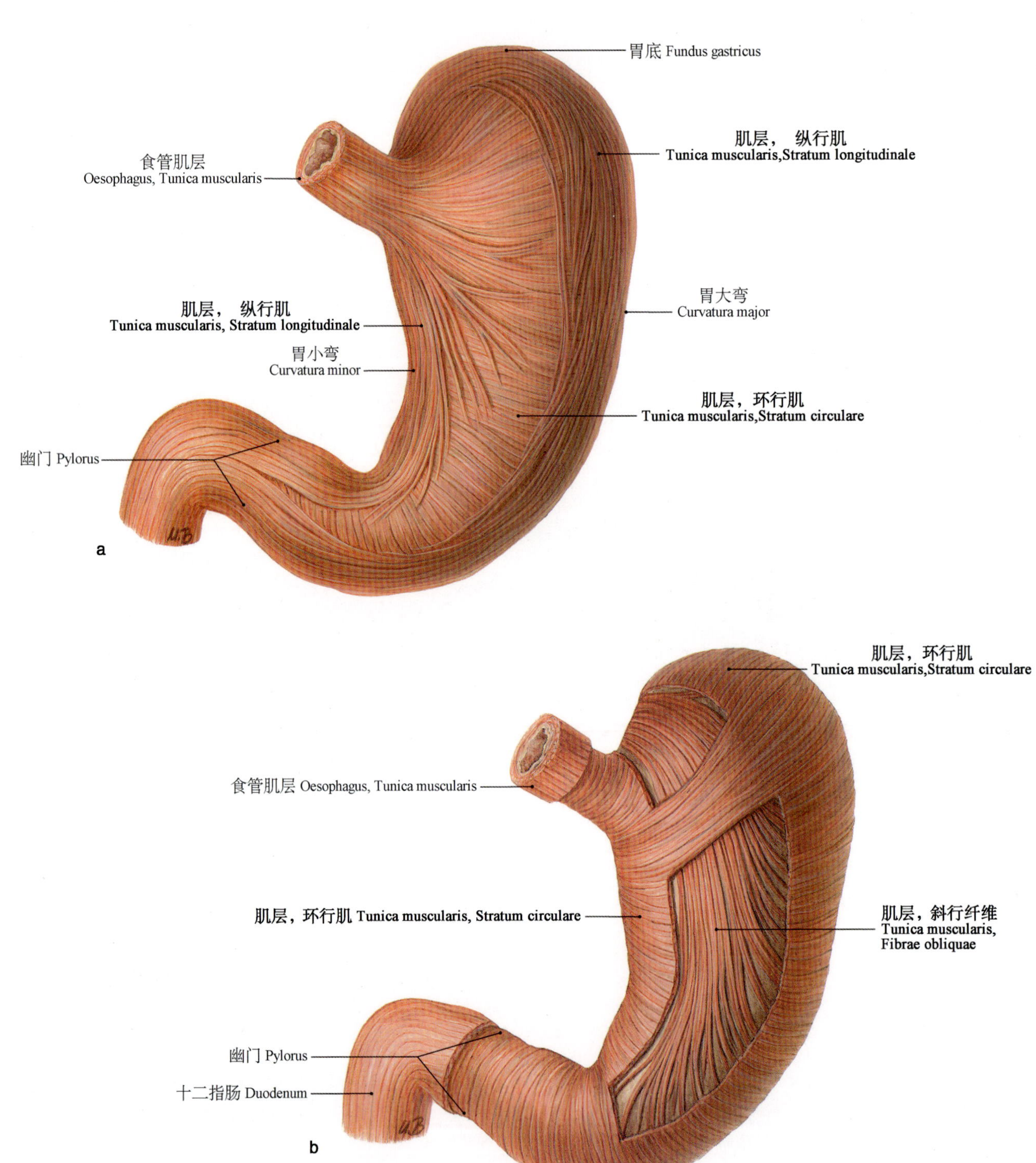

图 6.29a、b 胃内(b)、外(a)肌层(前面观)

胃壁包括 3 层肌层(Tunica muscularis)；然而，并非胃壁各处均包含 3 层肌。外层的纵肌层(Stratum longitudinale)与中层的环肌层(Stratum circulare)相邻、最内层为斜行肌纤维(Fibrae obliquae)。胃小弯处无斜行肌。

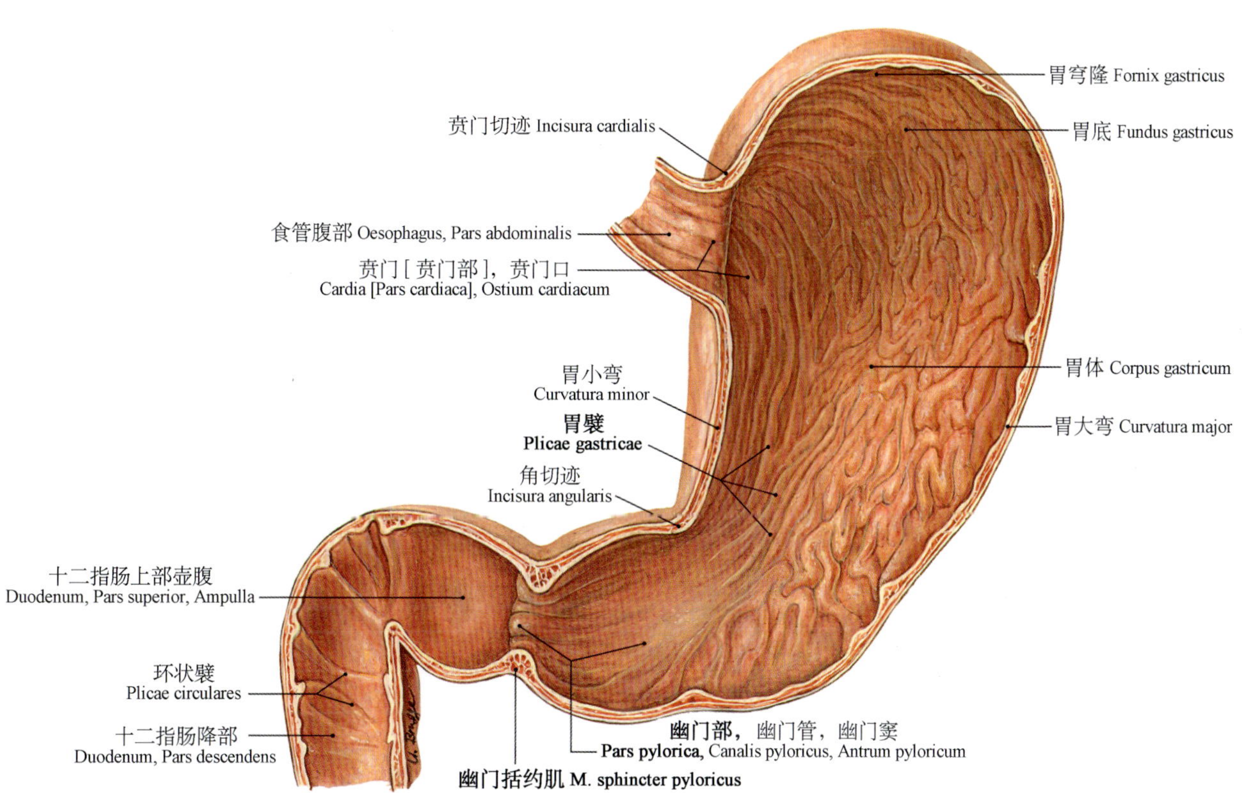

图 6.30 **胃和十二指肠(前面观)**

胃黏膜具有特征性的可延展表面。肉眼虽仅见纵行**胃襞**(Plica gastricae)，但放大镜下可见胃襞上小而稍突起的**多边形区域(胃小区)**(图 6.31)。在胃的出口(幽门)处，环形肌增厚形成幽门括约肌(M. sphincter pyloricus)。

胃壁的结构

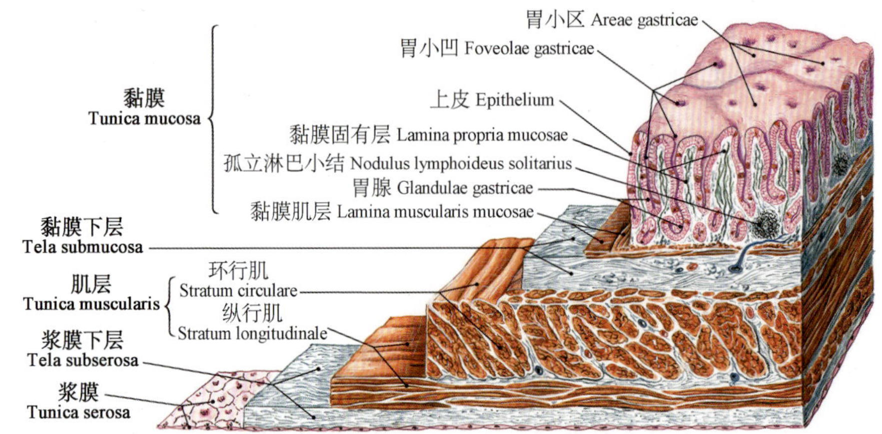

图 6.31　胃壁结构(显微镜下观)

与肠道相似，胃壁由内向外为：黏膜层(Tunica mucosa)、由疏松结缔组织组成的黏膜下层(Tela submucosa)和肌层(→图 6.29a 和 b)。由于胃是腹膜内位器官，最外层被脏腹膜(Peritoneum viscerale)所覆盖，形成浆膜层(Tunica serosa)。

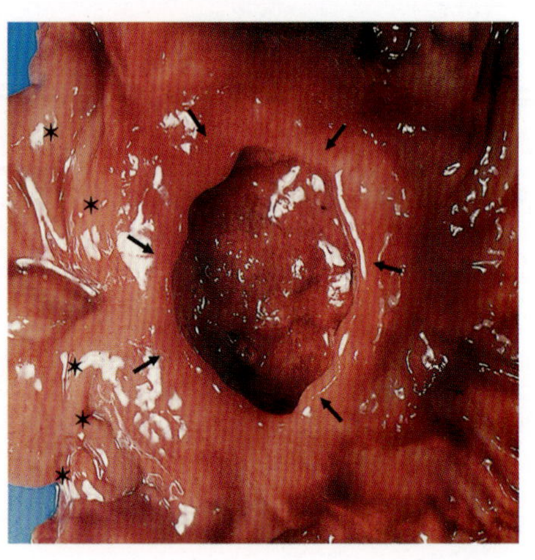

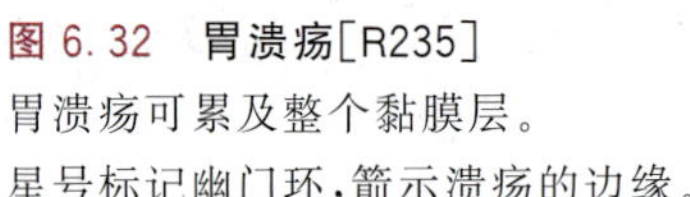

图 6.32　胃溃疡[R235]

胃溃疡可累及整个黏膜层。

星号标记幽门环，箭示溃疡的边缘。

临床要点

超过 80%的胃和十二指肠溃疡是由幽门螺杆菌引起的。此外，胃酸产生增加或表面黏液生成减少，如服用含有活性物质阿司匹林的镇痛药，也会促进胃溃疡的形成。因此，胃溃疡的治疗应联用抗生素杀菌和抑酸药。并发症的出现是外科治疗指征，这些并发症包括穿孔至邻近器官或腹腔、危及生命的腹膜炎，或由于胃的动脉(见第 128 页)被侵蚀导致严重出血。

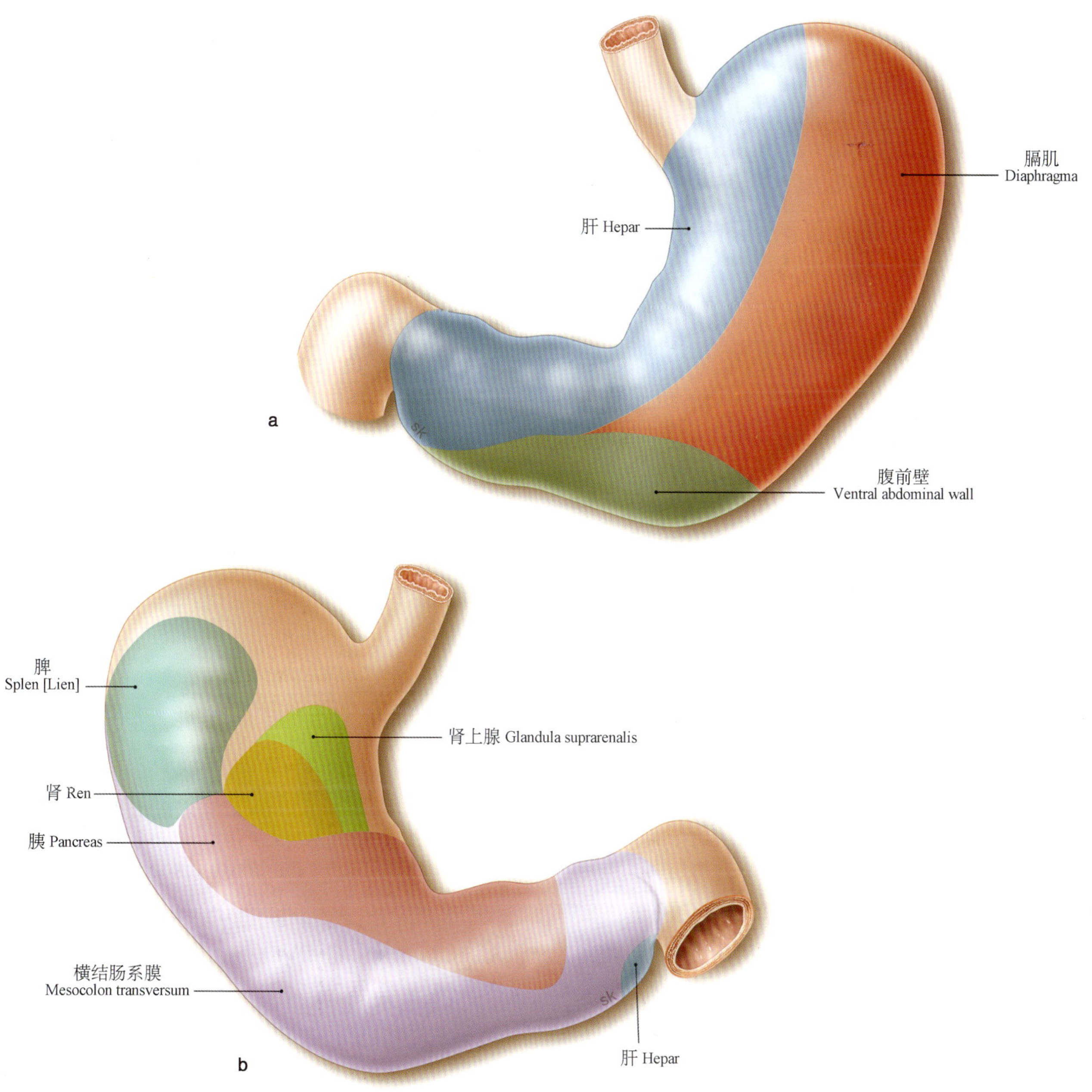

图 6.33a、b　胃前壁(a)和后壁(b)与邻近器官的接触区 [L238]

- **胃前壁**:肝、膈肌与腹前壁。
- **胃后壁**:脾、肾、肾上腺、胰、横结肠系膜。

与邻近器官相比,胃的移动度较大。胃与相邻器官接触面积也很大程度上取决于胃容量的扩张度。

临床要点

接触区域有特定的临床意义,因为胃溃疡或胃肿瘤可能造成**穿孔至邻近器官**,进而导致器官损伤或使肿瘤的切除更复杂。

胃的动脉

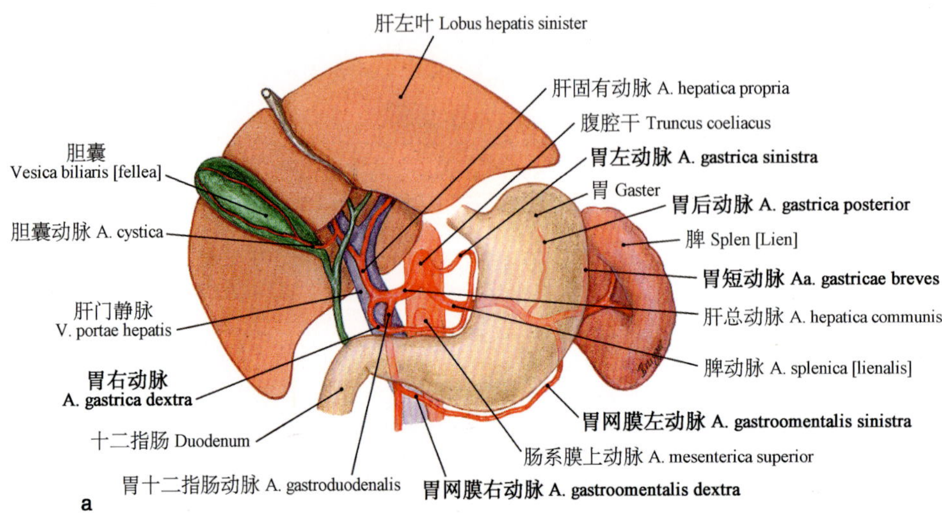

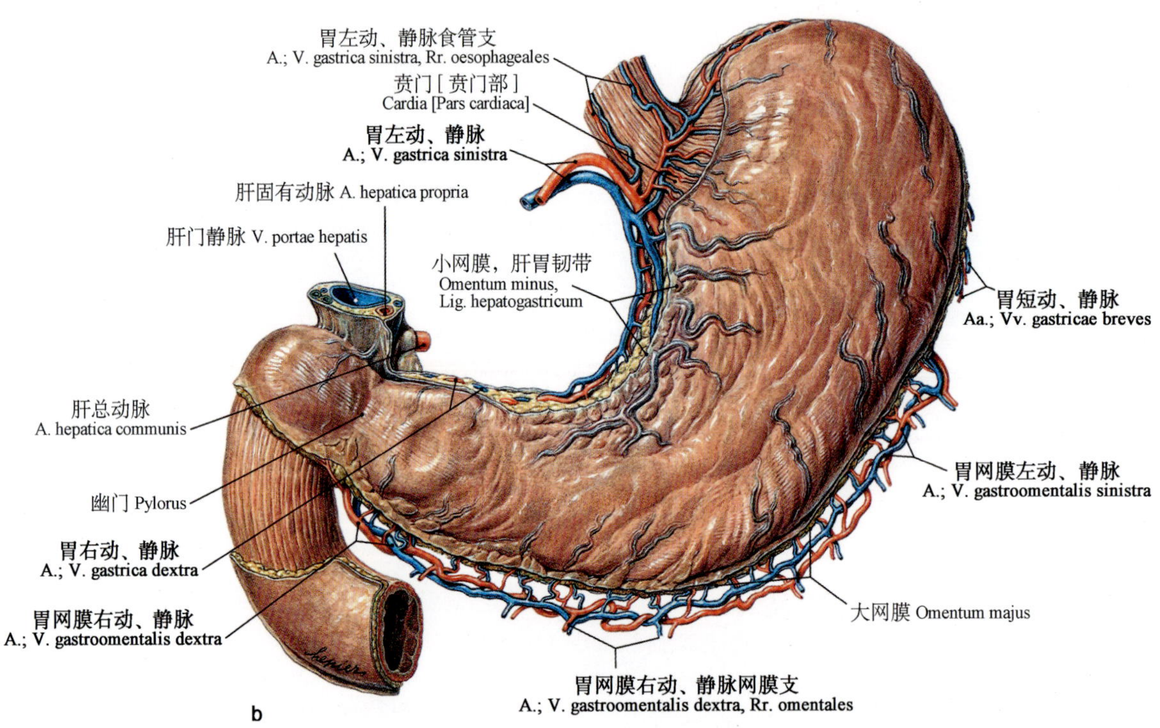

图 6.34a、b **胃的动脉示意图(a)及胃大、小弯处的动脉(b)(前面观)**

腹腔干的 3 大分支(胃左动脉、肝总动脉、脾动脉)总共发出 6 条营养胃的动脉(见表)。

胃的动脉	
胃小弯	• 胃左动脉(直接发自腹腔干) • 胃右动脉(自肝固有动脉发出)
胃大弯	• 胃网膜左动脉(自脾动脉发出) • 胃网膜右动脉(自肝总动脉的分支胃十二指肠动脉发出) 这些血管同时提供大网膜的血供!
胃底	• 胃短动脉(脾动脉于脾门处发出)
后壁	• 胃后动脉(出现率 30%～60%,由脾动脉于胃后发出)

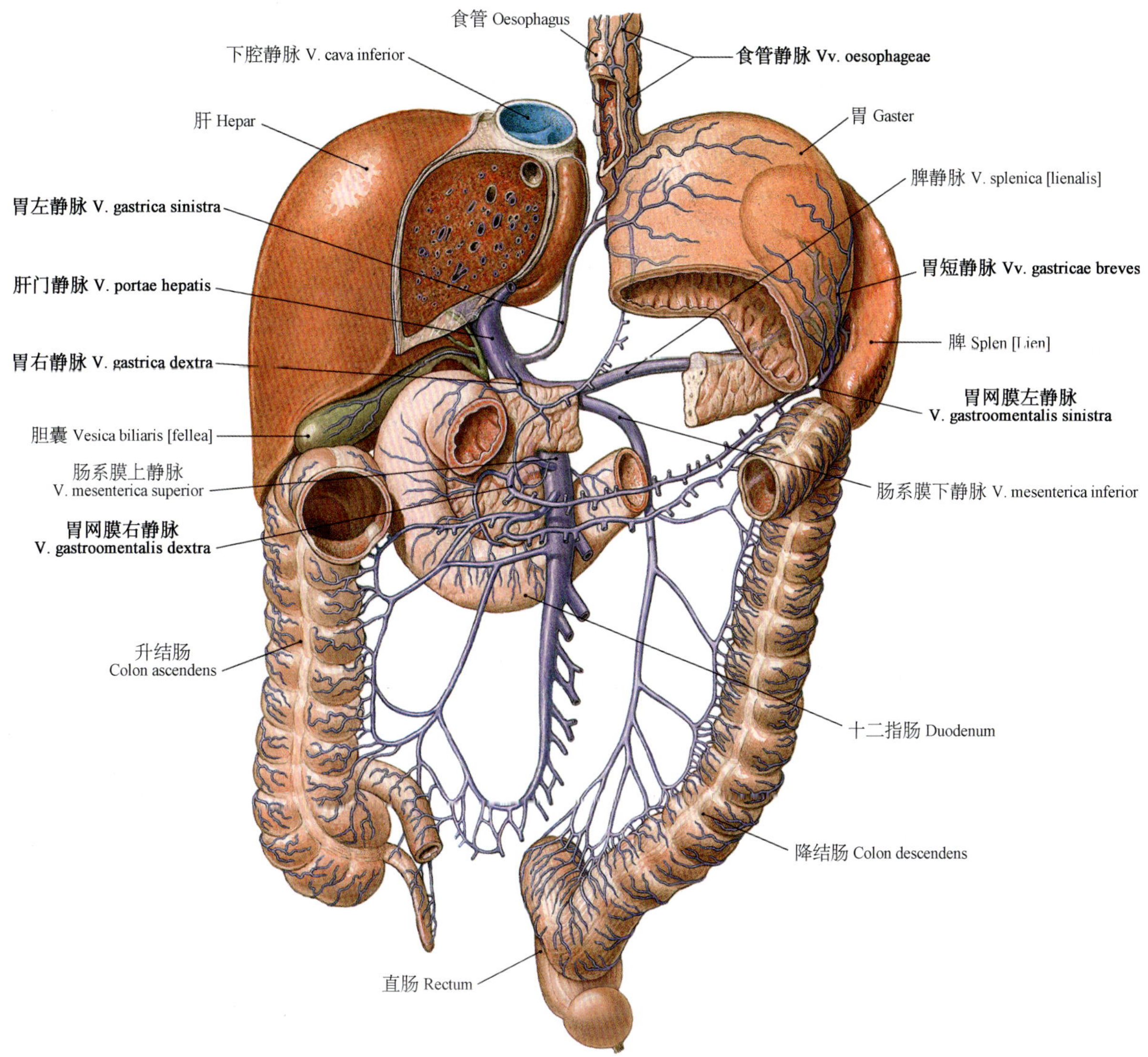

图 6.35 **胃的静脉及肝门静脉(前面观)**
胃的静脉与同名动脉伴行，胃小弯处的静脉直接回流至肝门静脉，而胃大弯处的静脉回流至肝门静脉大的属支。

胃的静脉	
胃小弯	• 胃左静脉 • 胃右静脉 汇入肝门静脉：这些静脉通过食管静脉与奇静脉系，进而与上腔静脉吻合
胃大弯	• 胃网膜左静脉(注入脾静脉) • 胃网膜右静脉(注入肠系膜上静脉)
胃底	• 胃短静脉(注入脾静脉)
后壁	• 胃后静脉(出现率 30%～60%，注入脾静脉)

临床要点

诸如肝硬化等引起的肝门静脉压力增高(门脉高压)，可通过食管静脉形成**门腔静脉吻合**。上述情况可引发静脉扩张(**食管静脉曲张**)，如血管破裂会导致危及生命的内出血(→图 5.116)。

胃的淋巴管

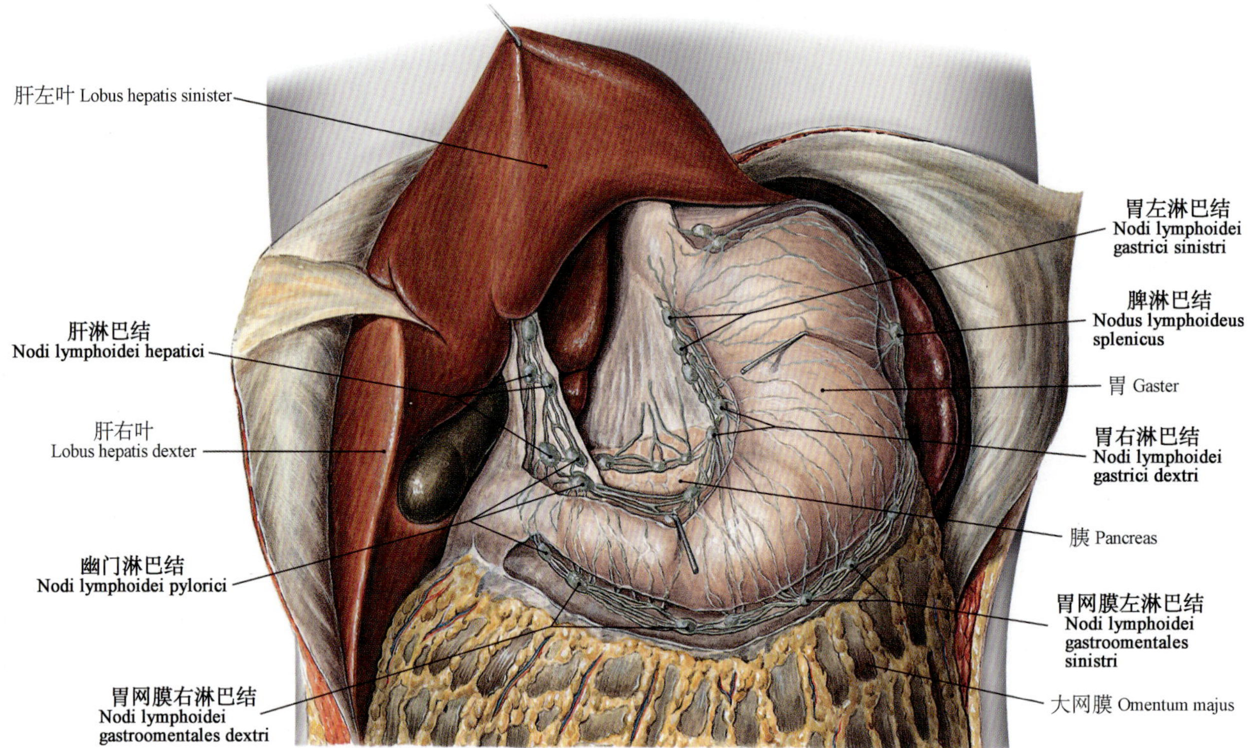

图 6.36 胃和肝的淋巴管及淋巴结(前面观)

胃的淋巴管和淋巴结沿**胃大、小弯**和**幽门**分布：胃小弯有**胃淋巴结**，胃大弯上部有**脾淋巴结**，下部有**胃网膜淋巴结**。幽门部的**幽门淋巴结**与肝淋巴结相交通。胃的淋巴引流可分为3大淋巴引流区，其内有并联排列的3站淋巴结(图6.37)。

临床要点

胃的淋巴引流分站(图6.38)在**胃癌的外科治疗**中具有重要的临床意义。通常，第一站和第二站的引流淋巴结与胃一并被切除，若第三站的淋巴结亦受转移癌细胞侵袭，患者则无法被临床治愈。在这种情况下，患者也失去了手术的机会。

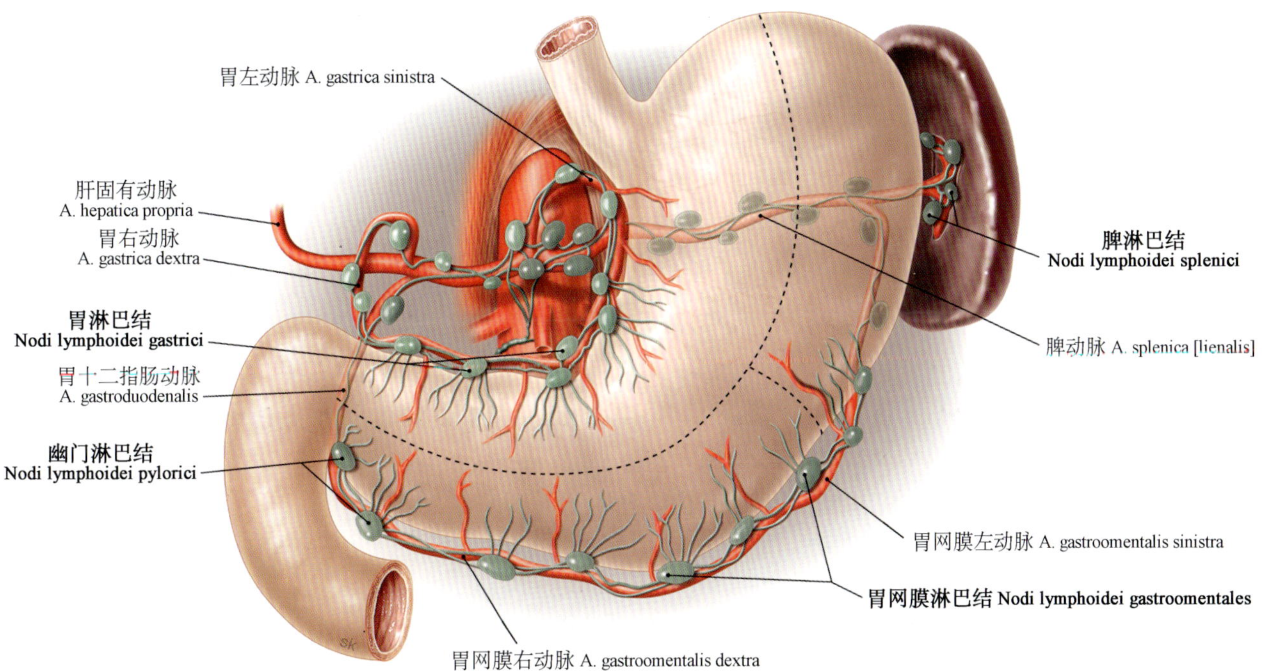

图 6.37 **胃的淋巴引流及局部淋巴结(前面观)**[L238]

此图以虚线示意胃的3**大的淋巴引流途径(淋巴引流区域)**:

- **贲门部及胃小弯**:胃淋巴结。
- **胃的左上象限**:脾淋巴结。
- **胃大弯的下 2/3 及幽门部**:胃网膜淋巴结和幽门淋巴结。

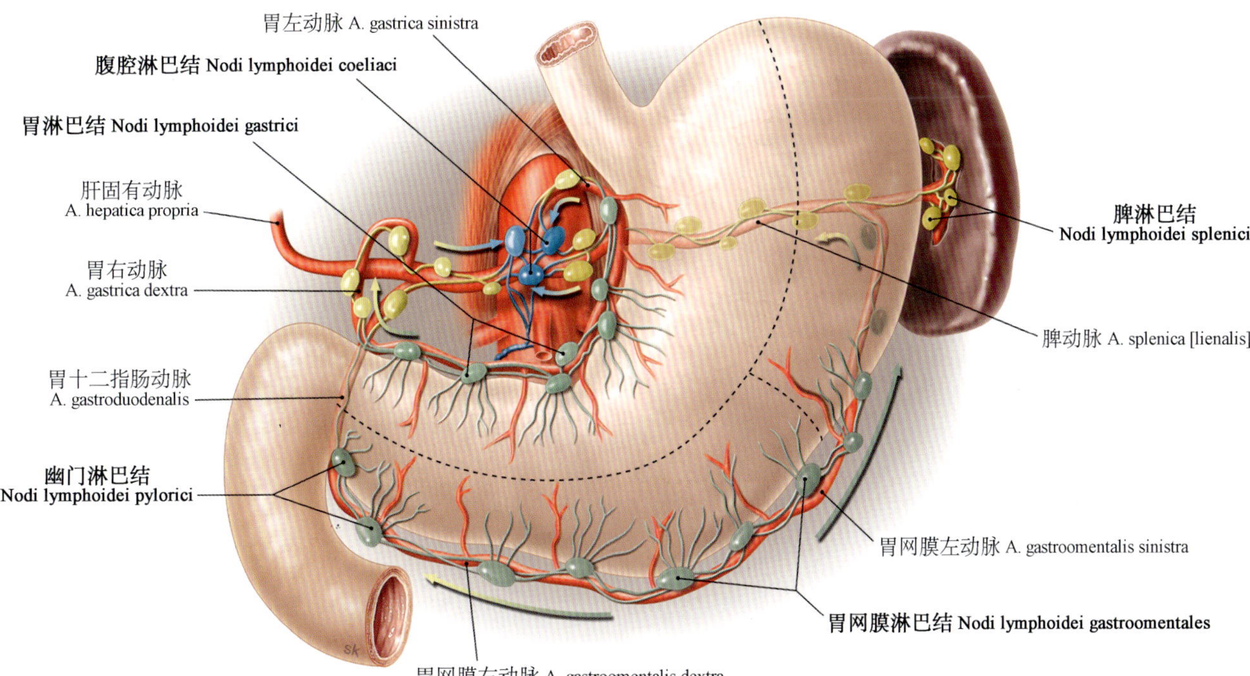

图 6.38 **胃的淋巴引流站点(前面观)**[L238]

在 3 大淋巴引流区内,存在有依次引流的3 **站淋巴结**。

第一站(绿色):沿胃大、小弯排列的淋巴结(图 6.37)。

第二站(黄色):沿腹腔干分支排列的淋巴结。

第三站(绿色):腹腔干起始处的淋巴结(腹腔淋巴结),淋巴于此处经肠干注入胸导管。

胃的自主神经

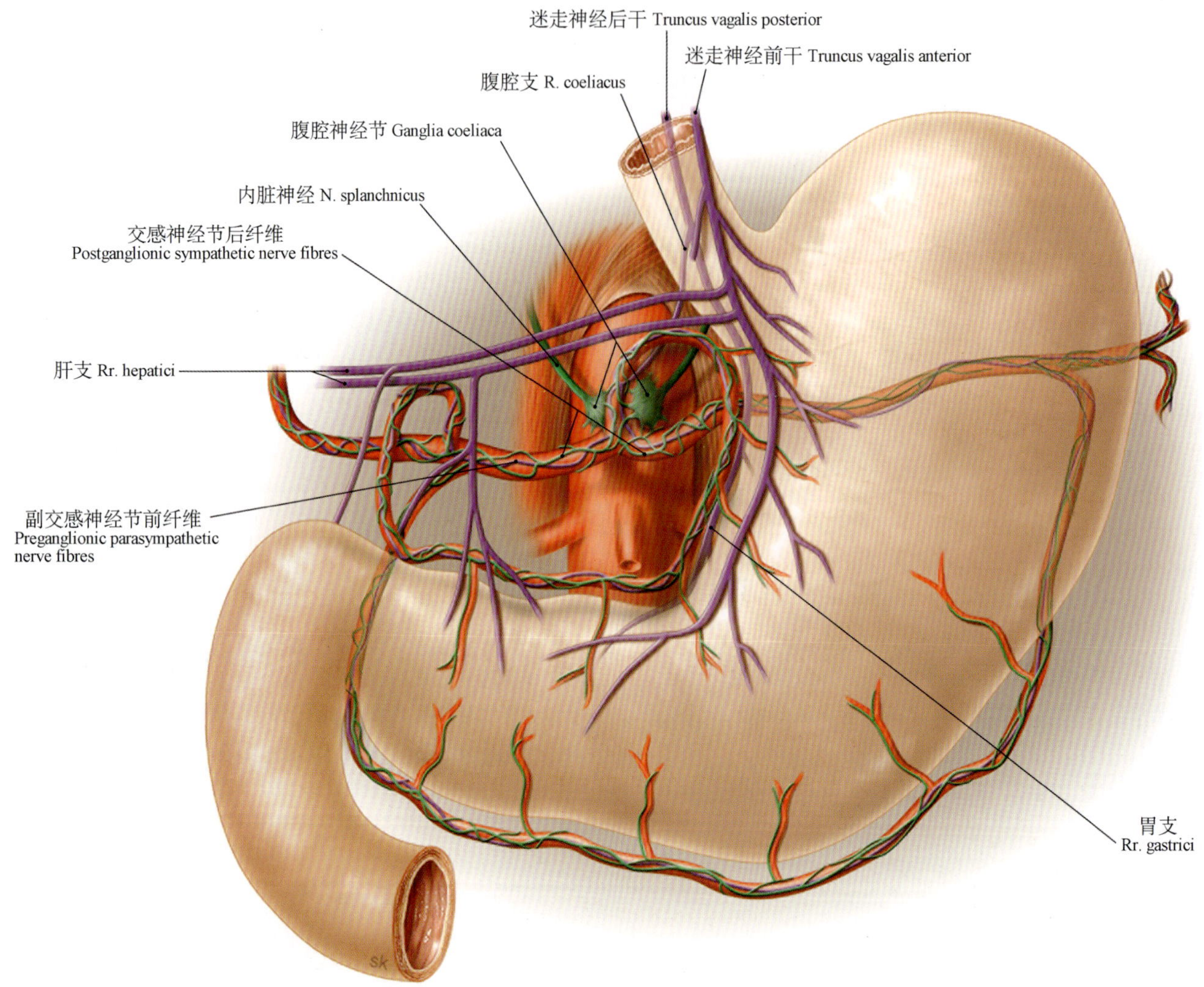

图 6.39　胃的自主神经半示意图

交感神经(绿色),副交感神经(紫色)[L238]。

副交感神经节前纤维(胃支)经迷走神经前、后干到达胃,先沿食管下行,而后沿胃小弯分布。由于胃在发生过程中发生旋转,迷走前干主要来自左迷走神经[Ⅹ],而迷走神经后干则主要来自右迷走神经[Ⅹ]。幽门部由同样来源于迷走神经干的分支(迷走神经肝支)支配。节后神经元大部分位于胃壁内。**副交感神经能够促进**胃酸分泌和胃蠕动。

交感神经节前纤维经两侧的内脏大神经和内脏小神经,穿膈肌后至腹腔干起始处的腹腔神经节换元,节后神经纤维形成动脉周围神经丛支配胃的不同部位。交感神经通过**抑制**胃酸分泌、胃蠕动和循环以拮抗副交感神经的作用。

临床要点

以前治疗消化性溃疡时需要于膈肌下方完全切断迷走神经[Ⅹ](**迷走神经全切术**)或其发出至胃的分支(**选择性迷走神经切断术**)以减少胃酸的产生。但现在已经可以用药物阻断胃酸分泌并用抗生素杀灭幽门螺杆菌,因此该手术的意义大大下降。

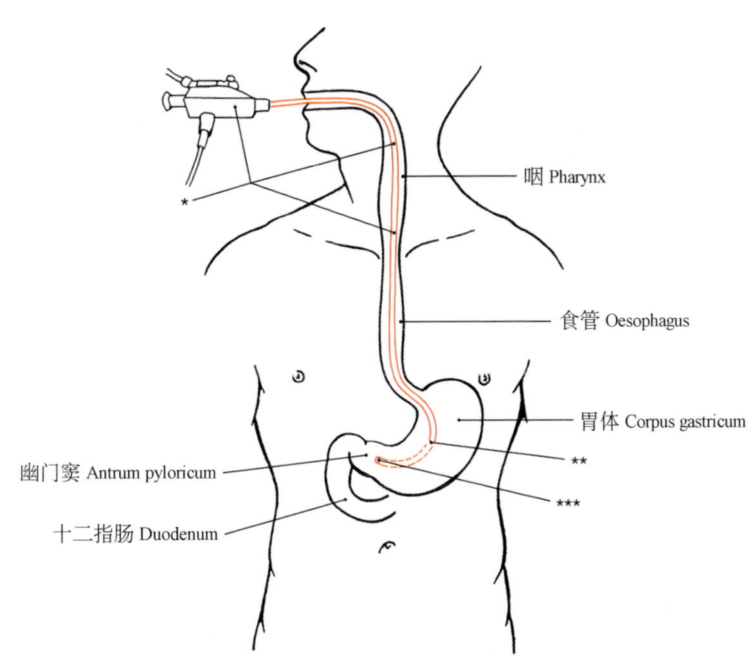

图 6.40 食管镜及胃镜检查术

* 内镜。

** 胃镜，头端进入胃体（→图 6.22a）。

*** 胃镜，头端进入幽门窦（→图 6.41b）。

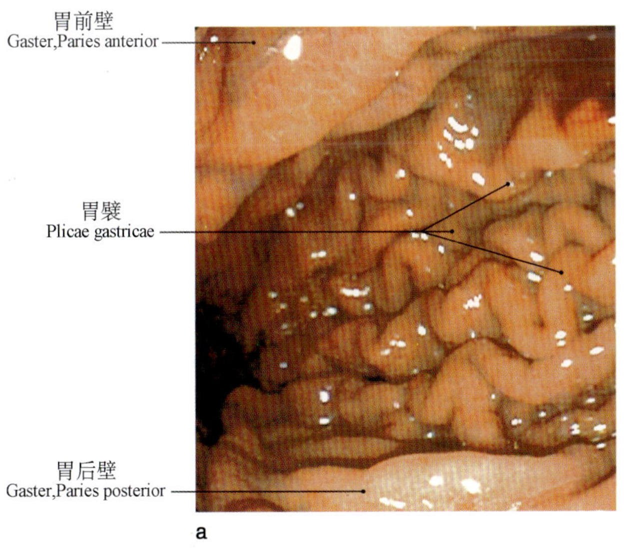

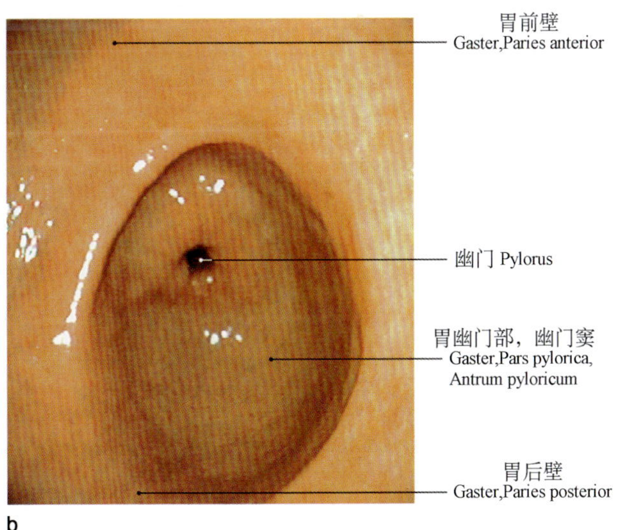

图 6.41a、b 胃镜（头侧观）[T901]

a 胃体部可见明显的纵行黏膜皱襞（胃襞）。

b 幽门窦可见具有大片光滑黏膜。

临床要点

胃镜可以清楚**检查**胃黏膜。若有糜烂性胃损伤或溃疡（→图 6.11）等病理改变，则需活检行进一步的病理诊断来区分良性消化性溃疡和胃癌。

（钱阳阳 译）

消化系统器官

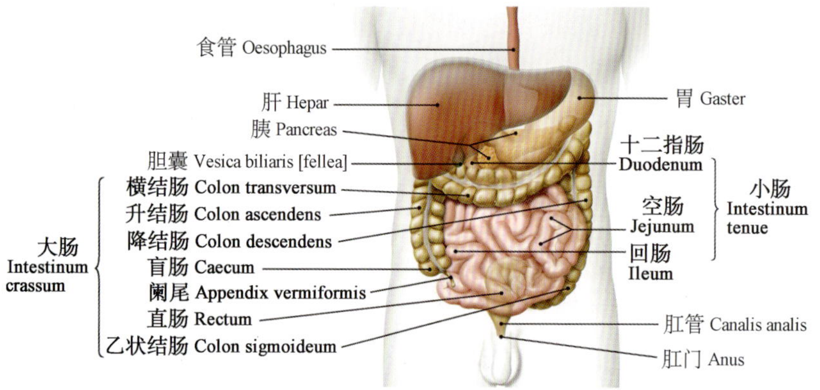

图 6.42 **消化系统器官；前面观** [L275]

消化系统是由各消化器官组成的一个整体，各器官彼此协调以完成消化过程。消化系统中的各器官可产生多种激素和化学信使，两者进入血流，从而使得各器官的彼此沟通和协调成为可能。因此，只有在进一步掌握微观解剖学知识之后才能准确理解消化的调节过程。仅通过肉眼观察界定单个消化器官的形态功能具有局限性。消化系统包括口腔，以及连接口腔与肛门的各种**中空器官**。

- 咽。
- 食管。
- 胃。
- 小肠。
- 大肠。

消化系统中还包括胃肠道的**附属腺体**。

- 肝。
- 胆囊（译者注：胆囊作为肝外胆管系统，而不作为消化道附属腺体）。
- 胰。

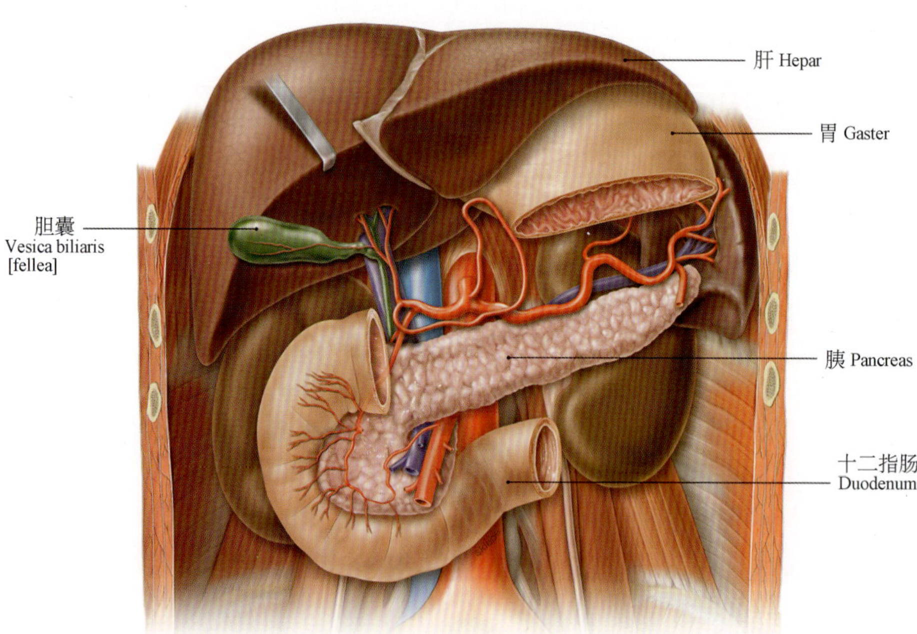

图 6.43 **上腹部器官半示意图（前面观）**[L238]

胃、小肠、肝、胆囊和胰在消化过程中具有非常明显的相互作用，此种相互调节主要是通过激素和化学信号实现的。此外，尚接受中枢神经系统通过**副交感神经**对其的调控以促进消化。食物的色、香和味甚至想起食物都能激活副交感神经系统。**胃**的充盈会刺激胃酸的产生。当酸性的胃内容物及其营养物质进入**小肠**的第一部分（十二指肠）时，会刺激肠道黏膜释放激素，同时刺激**胆囊**释放胆汁及**胰**分泌消化液。通过胆管系统，胆汁和胰液直接作用于十二指肠内的食物团块，以促进消化和营养物质的吸收。营养物质通过肝门静脉、淋巴系统运输至肝。最终，**肝**释放化学信号，刺激大脑产生饱腹感。此外，肠黏膜产生激素并刺激迷走神经的传入神经纤维，并在胃牵张受体的协同作用下，停止食物的摄入。

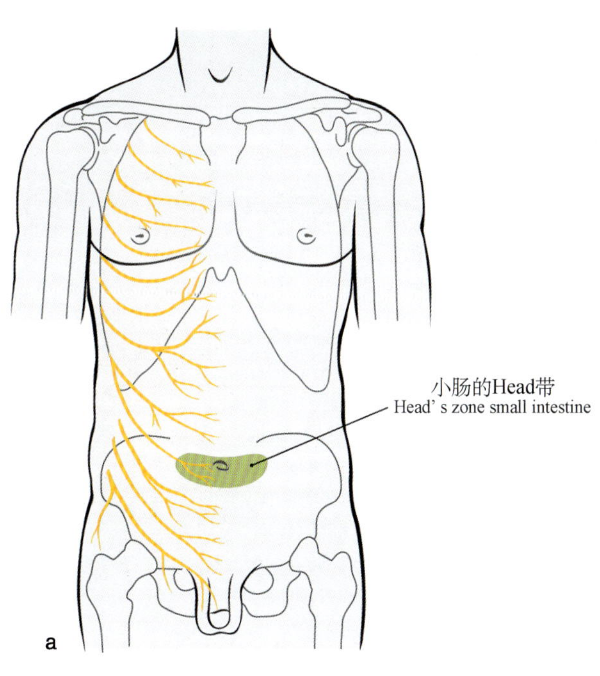

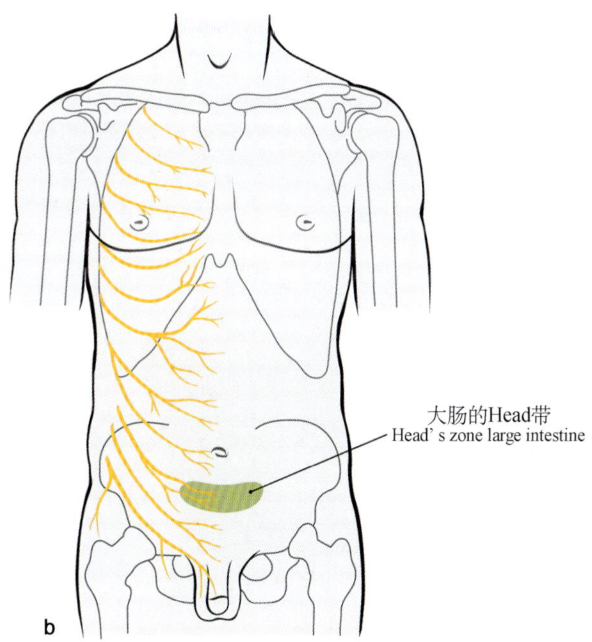

图 6.44a、b　小肠和大肠的 Head 带示意图(前面观) [L126]

体表是由各脊髓节段的传入神经元分段分布，这些节段性区域被称为皮肤感觉区或**皮节**。在脊髓各节段中，体表的传入神经元与内脏器官的传入神经元汇聚在一起，因此内脏器官受到刺激常导致相应的体表皮节不适和疼痛，此现象称为牵涉痛。这些器官对应的皮节称为**Head 带**。对于小肠而言，其 Head 带位于 T10 皮节(a)，大肠的**Head 带**则位于 T11 皮节(b)。这些投射区常彼此重叠，故而应被理解为 Head 带的最大范围。正因为如此，无法精确区分肠道各段的投射区。

小肠的结构和十二指肠的体表投影

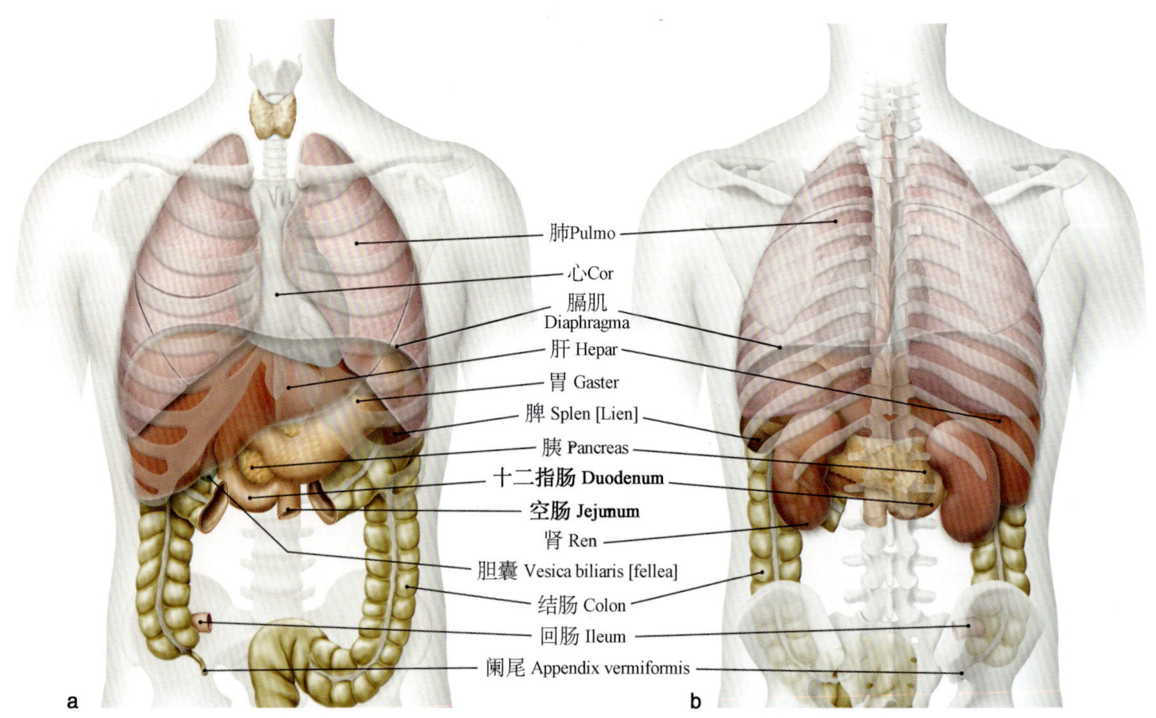

图 6.45a、b 十二指肠的体表投影[前面观(a)和后面观(b)]

空肠和回肠已被全部移除[L275]。

小肠长 4～6m,可分为以下 3 个部分。

- **十二指肠**:25～30cm。
- **空肠**:空、回肠总长度的 2/5。
- **回肠**:空、回肠总长度的 3/5。

十二指肠始于胃幽门,止于十二指肠空肠曲。除第一部分(上部)外,十二指肠其余部分位于腹膜后方,并可借其相对固定的位置与小肠的其他部分相区分。因此,十二指肠上部通常投射于第 1 腰椎,十二指肠空肠曲投射于第 2 腰椎。相比之下,位于**腹膜内位**的空肠和回肠的**盘曲部分**在肉眼上无法区分,其在远端与大肠移行处形成回盲瓣(Bauhin 瓣)。

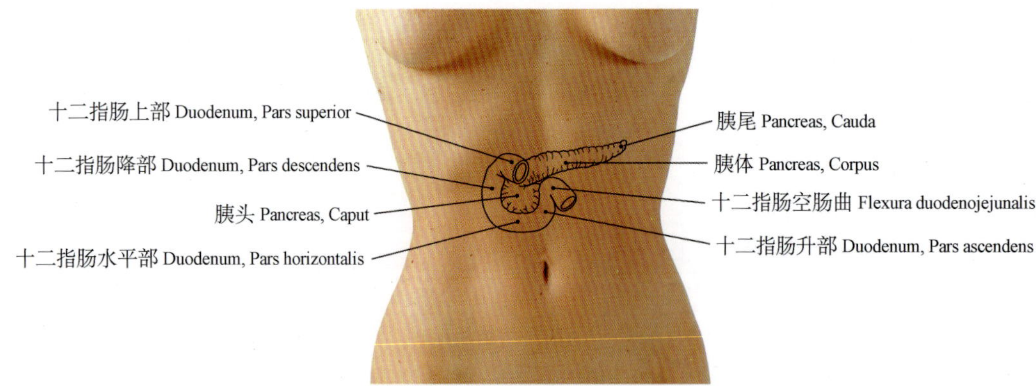

图 6.46 十二指肠和胰在腹前壁的投影

位于**腹膜内位的十二指肠上部**投影至第 1 腰椎的水平,**其他部分**位于**腹膜**后方,以 C 形包绕胰头。十二指肠降部与胰头相邻,水平部于第 3 腰椎水平横行向左续为十二指肠升部,后者上升至第 2 腰椎水平续为十二指肠空肠曲,此曲为十二指肠移行为腹膜内位空肠的标志。

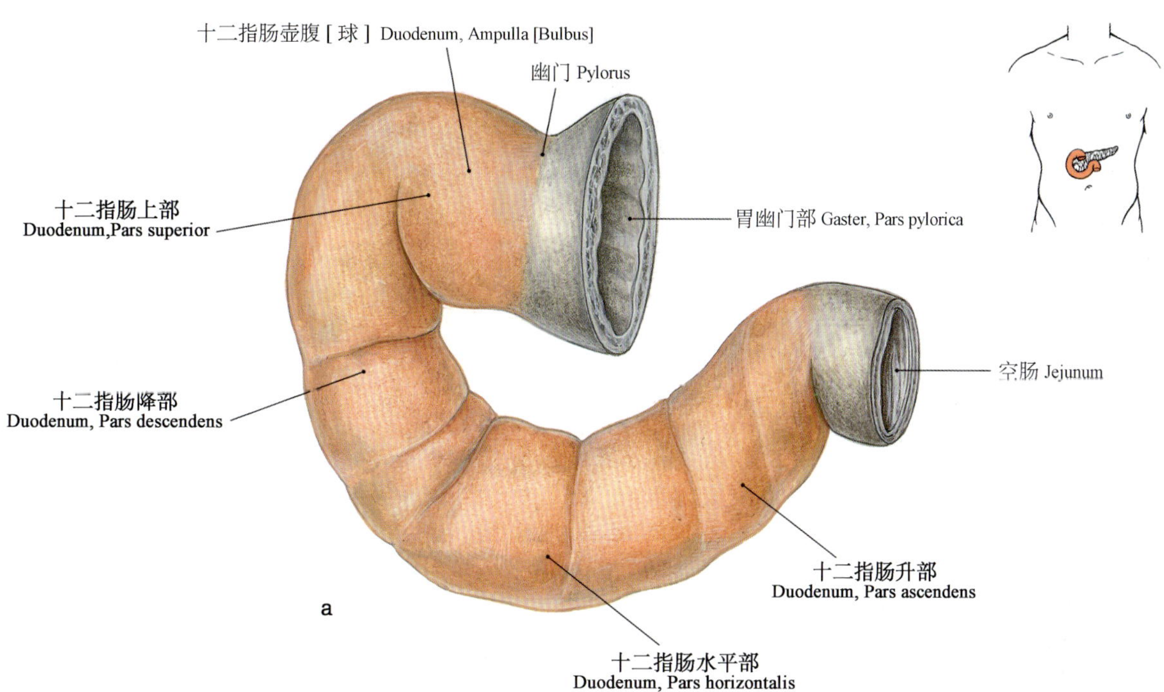

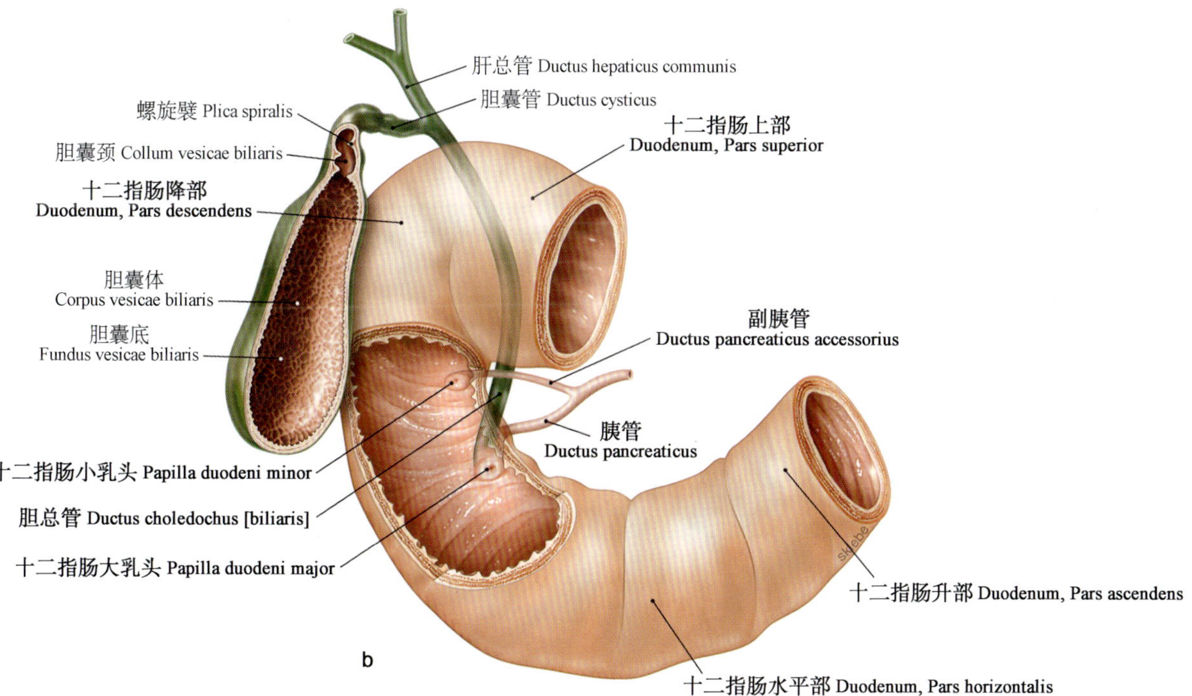

图 6.47a、b　十二指肠的分部

单独呈现(a)及与肝外胆管(b)同时呈现;(前面观)。b [L238]。

十二指肠分为 4 个部分。

- 上部。
- 降部。
- 水平部。
- 升部。

上部是十二指肠中唯一居于腹膜内位的部分,其较宽的近端被称为十二指肠球部(Bulbus duodeni)。主胰管(Ductus pancreaticus,Wirsung 管)通常与胆总管(Ductus choledochus)共同开口于十二指肠**降部**的十二指肠大乳头(Papilla duodeni major,Vateri 乳头),此处距幽门 8～10cm。十二指肠大乳头近侧约 2cm 处,常可见十二指肠小乳头,副胰管(Santorini 管)即开口于此。

十二指肠**水平部**横行跨过脊柱,延续为十二指肠**升部**。

小肠壁的结构

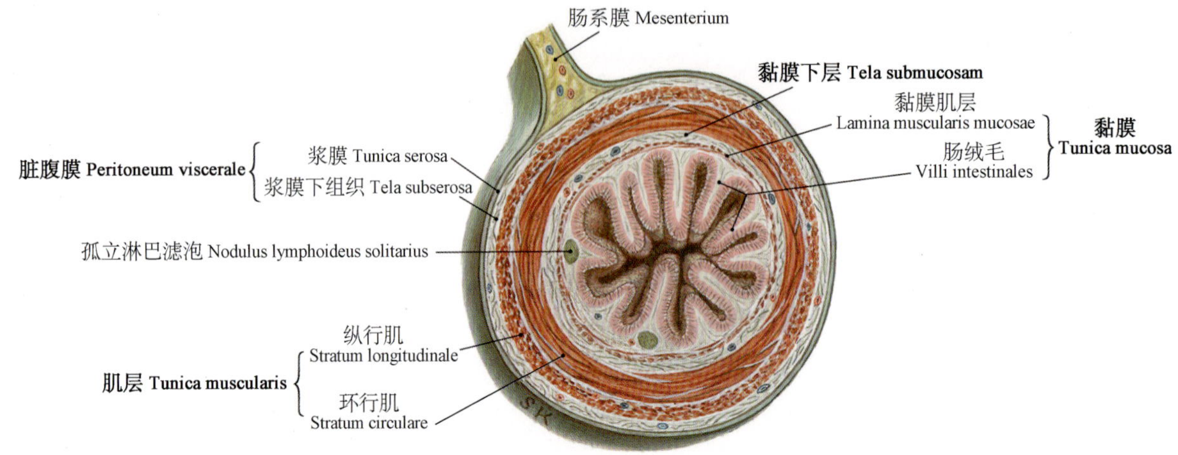

图 6.48 小肠横断面[L238]

小肠各部基本上具有相同的肠壁结构。肠壁的层次结构在图6.49中描述。

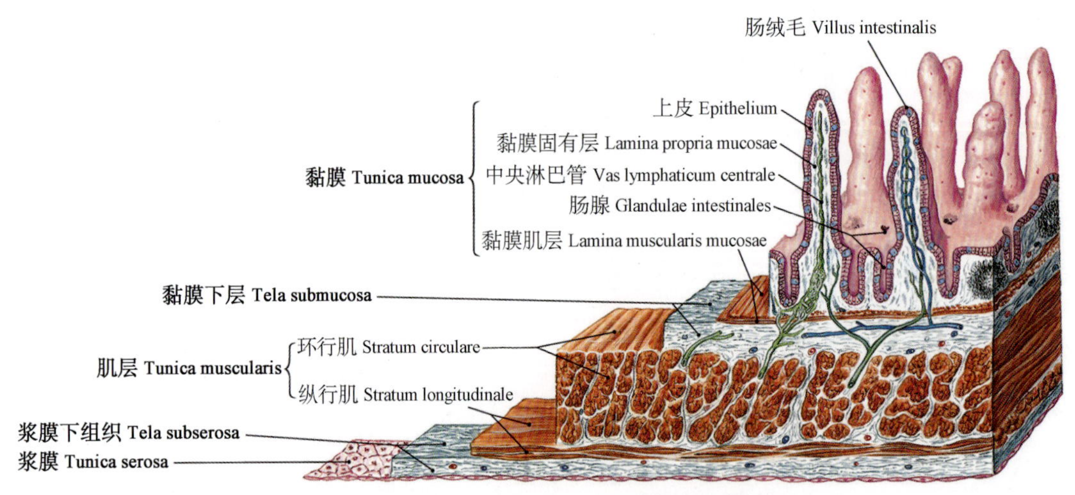

图 6.49 小肠壁的结构(镜下观)

与肠道的其他部分类似，小肠壁的内面为黏膜层，镜下可见其上有肠绒毛(Villi intestinale)。黏膜层借松散的结缔组织层(**黏膜下层**)与**肌层**相隔，后者由内环行和外纵行两层平滑肌组成，据此将肌层分为内层的环行肌(Stratum circulare)和外层的纵行肌(Stratum longitudinale)。小肠中居于腹膜内位的部分(十二指肠上部、空肠和回肠)的表面被覆脏腹膜，即为肠管的**浆膜**。位于腹膜后方的十二指肠借**外膜**固定于腹膜外间隙内的结缔组织。

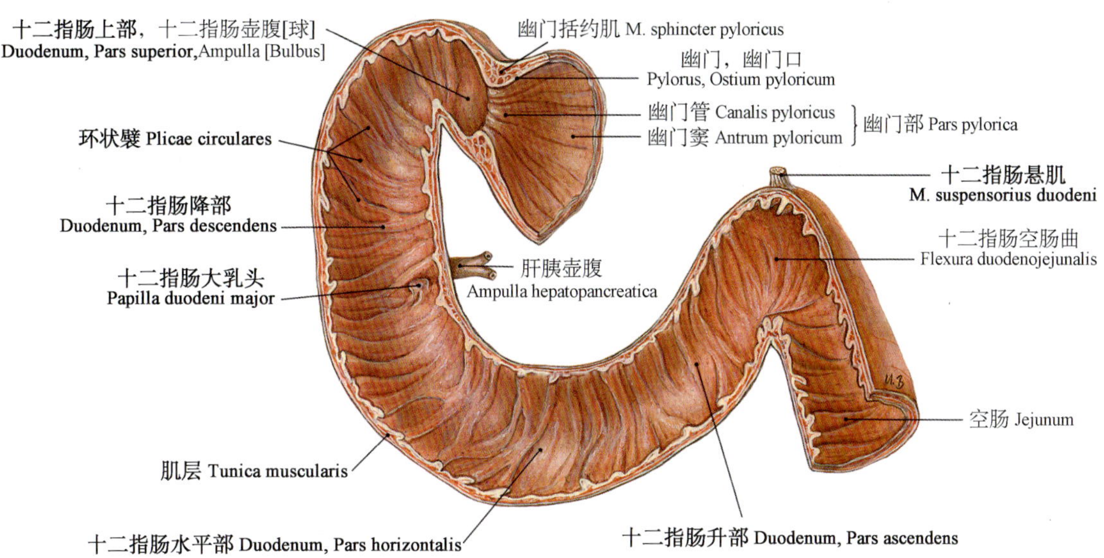

图 6.50 **十二指肠腔面；冠状切面（前面观）**

十二指肠及小肠其他部分的腔面有隆起的**环状襞**（Plicae circulares，Kerckring 襞）。十二指肠分为 4 个部分：1. 上部，2. 降部，3. 水平部，4. 升部。十二指肠降部中的**十二指肠大乳头**（Vateri 乳头）是主胰管（Wirsung 管）和胆总管的汇合处，后二者绝大多数形成肝胰壶腹。十二指肠升部借平滑肌（**十二指肠悬肌**，Treitz 肌）和**致密结缔组织**（**十二指肠悬韧带**）固定，肠系膜上动脉在此处由腹主动脉发出，经十二指肠空肠曲的十二指肠前方进入居于腹膜内位的空肠。

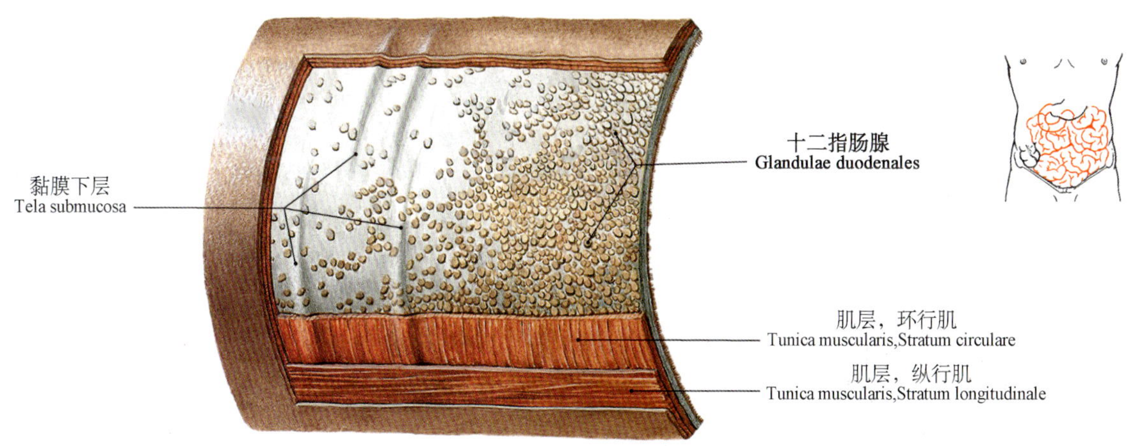

图 6.51 **十二指肠壁内的十二指肠腺结构（外面观）**

黏膜下层富含产生黏液的十二指肠腺（Brunner 腺），此为（显微镜下！）识别十二指肠的唯一特征。

临床要点

消化道**出血**时，Treitz 肌可用以界定**上、下消化道**出血。这是因为 Treitz 肌悬吊十二指肠升部，肠系膜上动脉分支至十二指肠空肠曲远端，故在防止肠内容物反流的同时，也可防止该动脉出血回流至十二指肠。区分上、下消化道出血具有重要的临床意义，因为这两类出血具有不同的病因，需要不同的诊断方案。**上消化道出血时**，血液通常因胃酸的混入而变成暗红色。因此，可使用胃十二指肠镜以明确上消化道出血的诊断。另一方面，**下消化道出血时**，排出的血便呈现为浅红色。如果相关的结肠镜检查无法明确出血部位，则可以通过吞咽胶囊胃镜来进行整个肠道的内镜检查。

十二指肠，影像

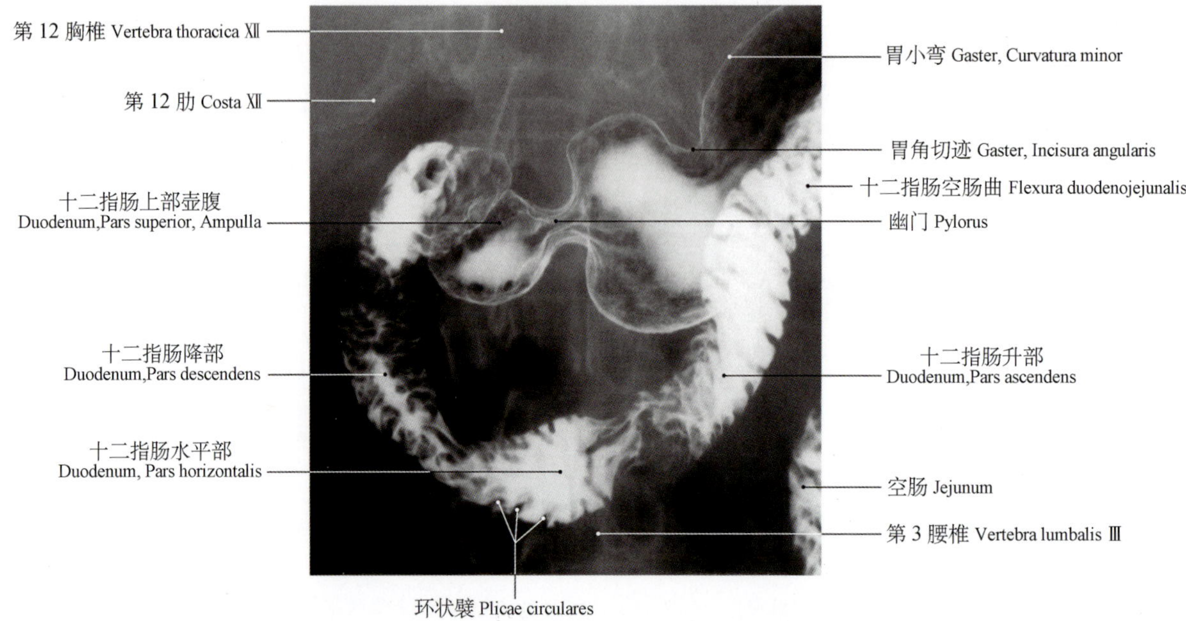

6.52 **十二指肠口服造影剂后的前后位(AP)X线片；患者直立位；前面观[T893]**

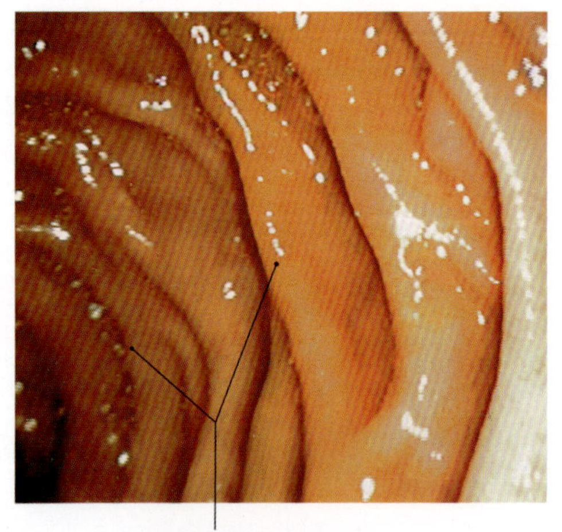

图 6.53 **十二指肠内镜图像**
环状襞清晰可见[T901]。

临床要点

与胃一样，十二指肠也是溃疡（十二指肠溃疡）的好发部位，其临床表现与胃溃疡较难区别（见第 126 页）。然而，十二指肠的恶性肿瘤罕见。对于此类疾病的诊断，有多种方法可供选择。近年来，**X线气钡双重对比造影**逐渐减少，因其诊断价值不如**内镜**（十二指肠镜检查），后者可以检查肠黏膜，同时还可以进行组织活检。

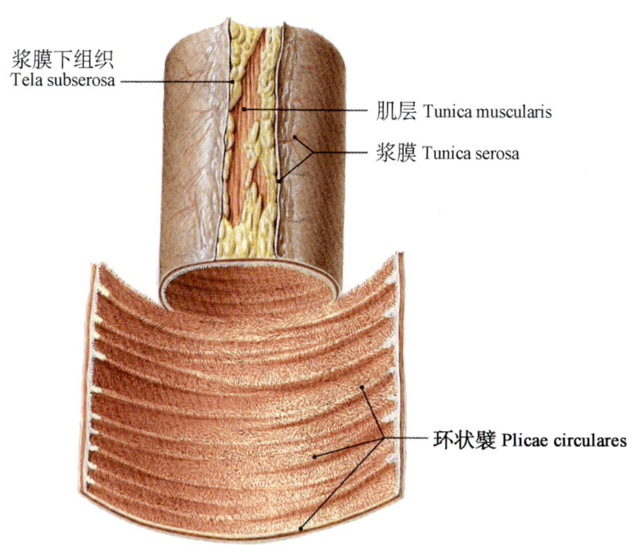

图 6.54 空肠的细微结构

空肠的结构与十二指肠极其相似，但其壁内无**十二指肠腺**(Brunner 腺)。

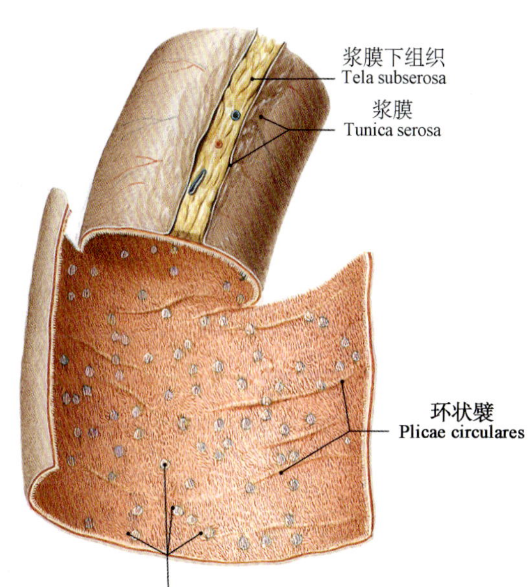

图 6.55 近端回肠的细微结构

回肠中的**环状襞**(Kerckring 襞)远少于空肠。

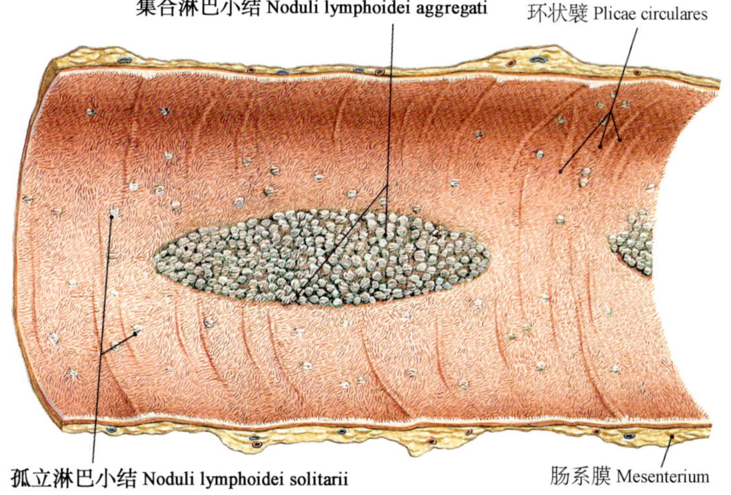

图 6.56 回肠的细微结构

回肠壁富含具有免疫作用的特征性淋巴滤泡，包括孤立存在于黏膜下层(孤立淋巴滤泡；图 6.55)或集合存在于黏膜内(集合淋巴滤泡，Peyer 斑)的两种。

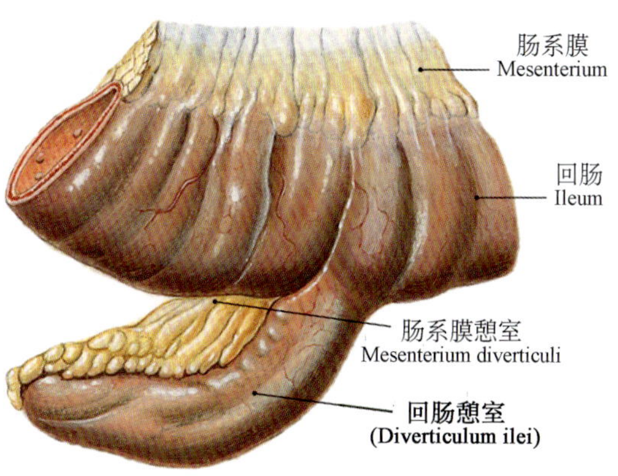

图 6.57 Meckel 憩室，回肠憩室

在高达 3% 个体的回肠上可出现一个憩室，该憩室多数位于距回盲瓣近端 100cm 的回肠系膜根部，是由胚胎时期卵黄管(Ductus omphaloentericus；→图 6.2)部分未闭合而遗留下来的一种先天性畸形。

Meckel 憩室内可含有一些迷走胃黏膜，当憩室感染及出血时，可表现出类似阑尾炎的临床症状。

大肠的体表投影

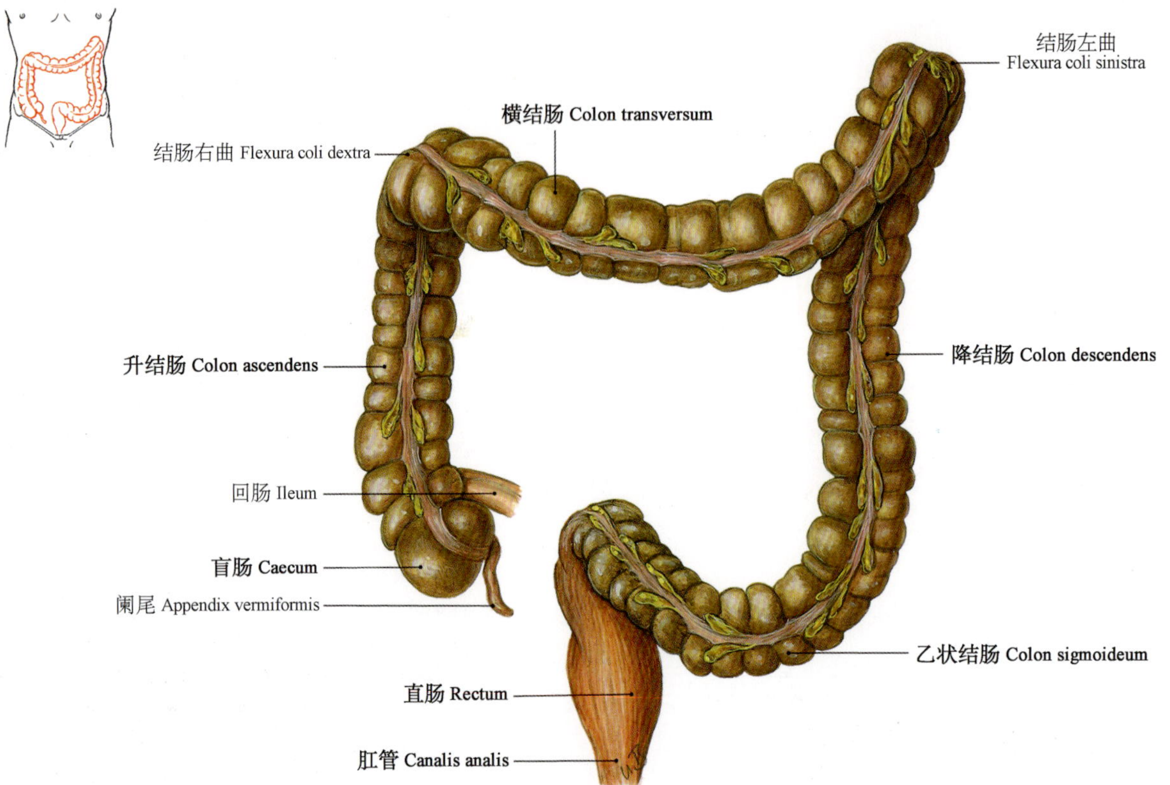

图 6.58 大肠的结构(前面观)

大肠长约 1.5m，由4 **部分**组成。

- 盲肠和阑尾。
- 结肠，分升结肠、横结肠、降结肠和乙状结肠。
- 直肠。
- 肛管(anal canal)。

肛管在盆腔器官中描述(见第 7 章)。

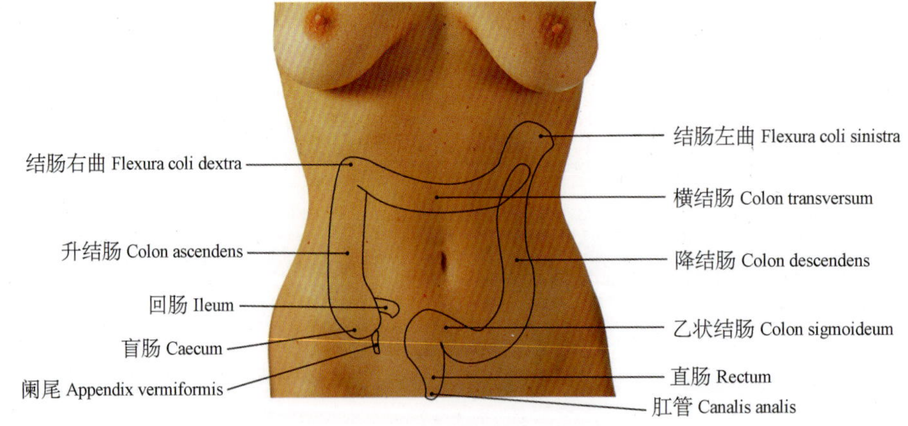

图 6.59 大肠的腹前壁投影

盲肠和**阑尾**、**横结肠**和**乙状结肠**位于**腹膜内**，均有各自的肠系膜。当肠系膜缺如时，盲肠和阑尾也可居于腹膜外(盲肠固定)。**升结肠**、**降结肠**和直肠大部为继发间位性**腹膜后位器官**，直肠远端和**肛管位于腹膜返折线平面以下**。大肠各部的投影和长度变化很大，而且居腹膜后位的部分大肠与腹后壁并非均一性的融合。由于肝居于右侧，脾曲或结肠左曲(Flexura coli sinistra)通常高于肝曲或结肠右曲(Flexura coli dextra;→图 6.75)。

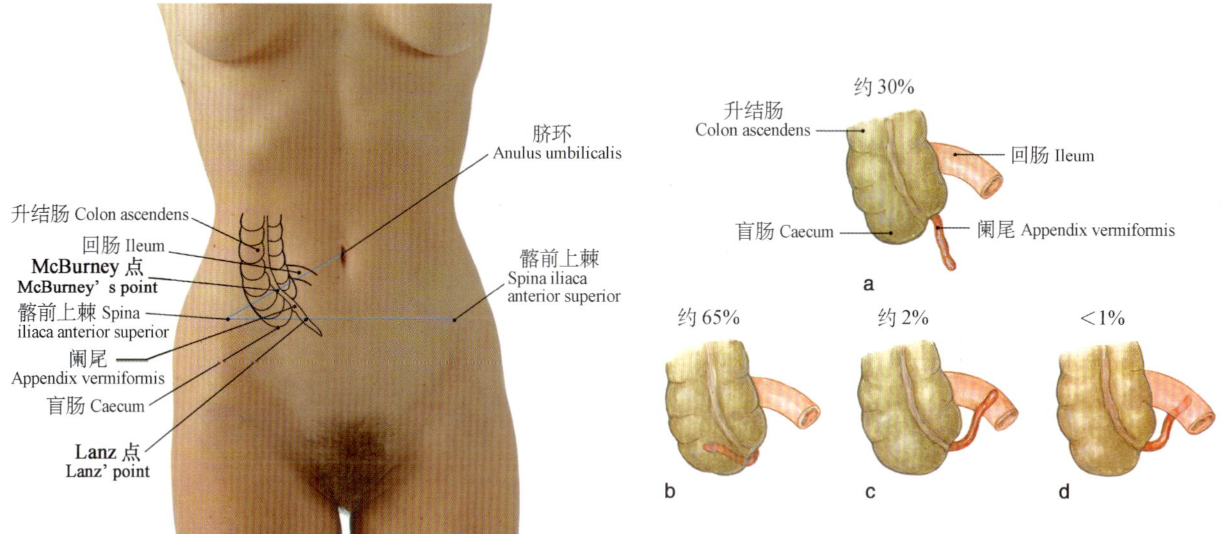

图 6.60 盲肠和阑尾在腹前壁的投影

阑尾根部投影于 McBurney 点（右髂前上棘与脐连线的中外 1/3 交界处）。阑尾末端的位置变异较大，投影在 Lanz 点（在两侧髂前上棘连线的右 1/3 和左 2/3 交界处，30%。→图 6.61 和图 6.62）。

图 6.61a-d 阑尾末端位置变异(前面观)

a 下降至小骨盆内（下垂）。
b 盲肠后位（最常见！）。
c 回肠前位。
d 回肠后位。

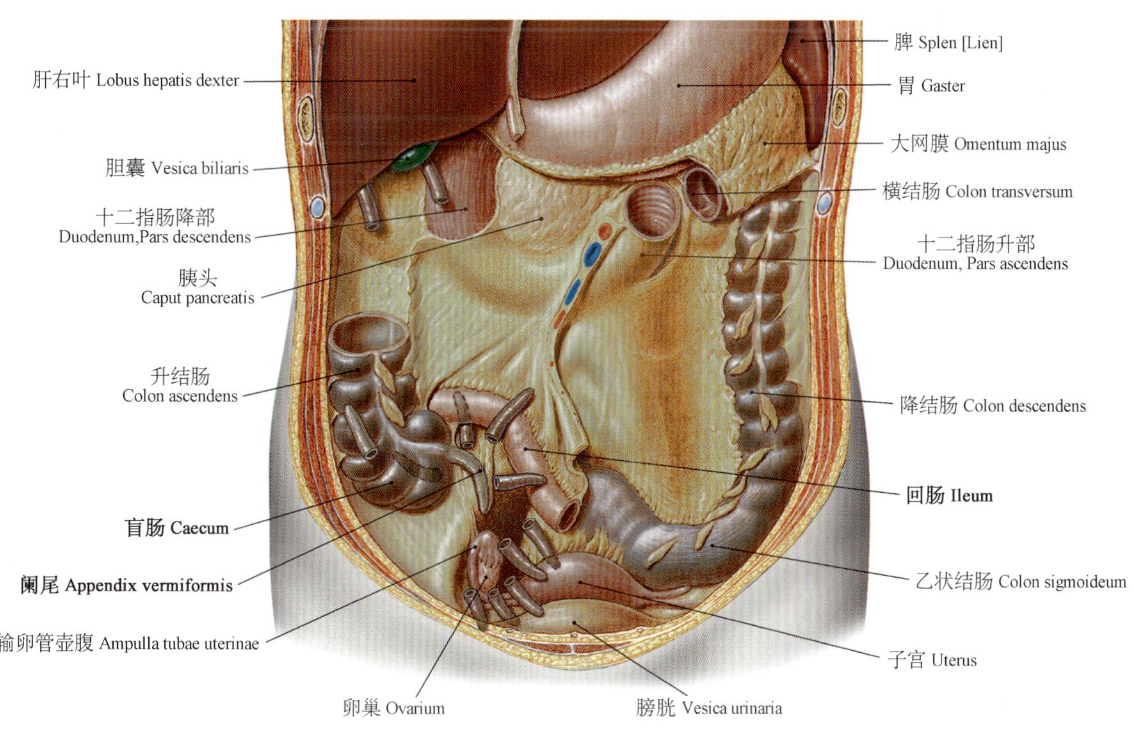

图 6.62 阑尾的位置变异(前面观)

临床要点

阑尾炎（常被错误地称为“附件炎”）通常较难诊断，因为右下腹疼痛可能由肠炎导致，或者是由于女性卵巢和输卵管的炎症引起。因此，McBurney 点或 Lanz 点的压痛或反跳痛是阑尾炎诊断的重要体征。

大肠的局部结构

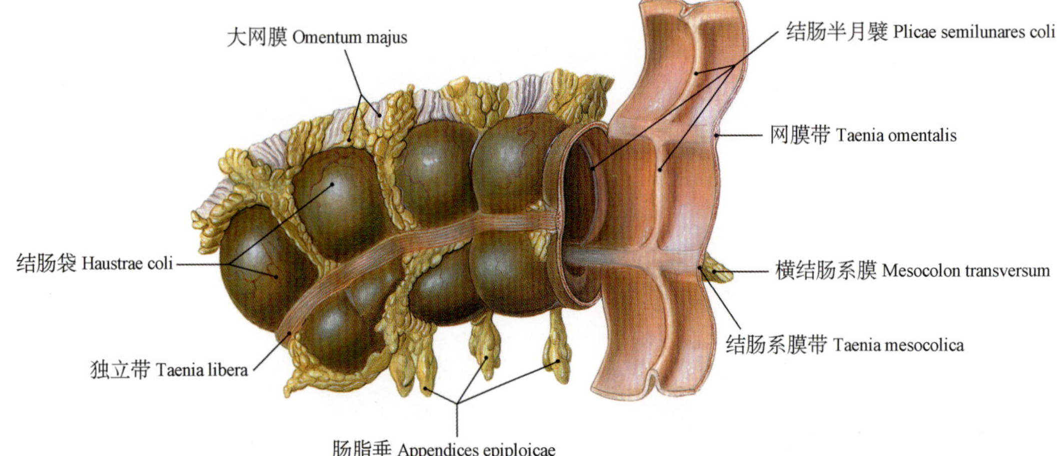

图 6.63 **以横结肠示意大肠的结构特征(前下面观)**

与小肠相比,大肠具有以下4个特征性结构。

- **管径较大**(是"粗"而非"细")。
- **结肠带**:肠壁纵形肌变成3条结肠带。其中,独立带清晰可见,而结肠系膜带上有结肠系膜附着,网膜带上有大网膜附着。
- **结肠袋**和**结肠半月襞**:结肠袋(Haustrae coli)是结肠上突出的部分,是由肠腔内面囊袋化,外观像半月形皱襞。
- **肠脂垂**:由浆膜下组织中的脂肪组织所形成的小突起。

除阑尾、直肠和肛管无结肠带、结肠袋和肠脂垂外,大肠其他各部均具有以上形态特征。

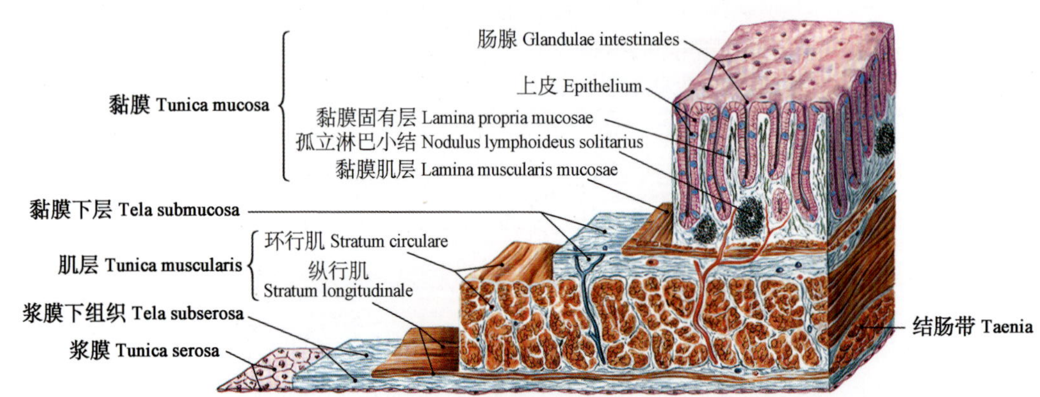

图 6.64 **大肠壁的结构示意图(镜下观)**

与肠道的其他部分类似,大肠壁的内面为**黏膜层**,但与十二指肠黏膜不同的是,大肠黏膜无绒毛。**肌层**与黏膜隔着疏松的结缔组织(**黏膜下层**),由内环形和外纵形两层组成,相应地,肌层可分为内层的**环行肌**和外层的**纵行肌**。然而,大肠纵肌层并非是连续的,而是变成3条带(**结肠带**)。位居腹膜内位的大肠(盲肠和阑尾、横结肠和乙状结肠)表面被脏腹膜所覆盖,以此形成**浆膜**。位居腹膜外的部分大肠(升结肠、降结肠和直肠上部)借**外膜**固定于腹膜后间隙内的结缔组织。

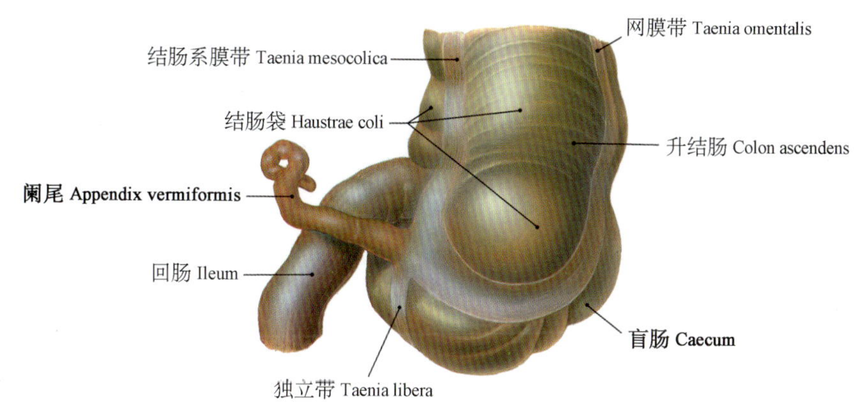

图 6.65 盲肠和阑尾及回肠末端(后面观)

盲肠长约 7cm。阑尾长 8～9cm,通常附着于盲肠,并有阑尾系膜(此图未显示),内有神经和血管。3 条结肠带汇合于阑尾,意味着此处具有一个闭合的纵肌层。

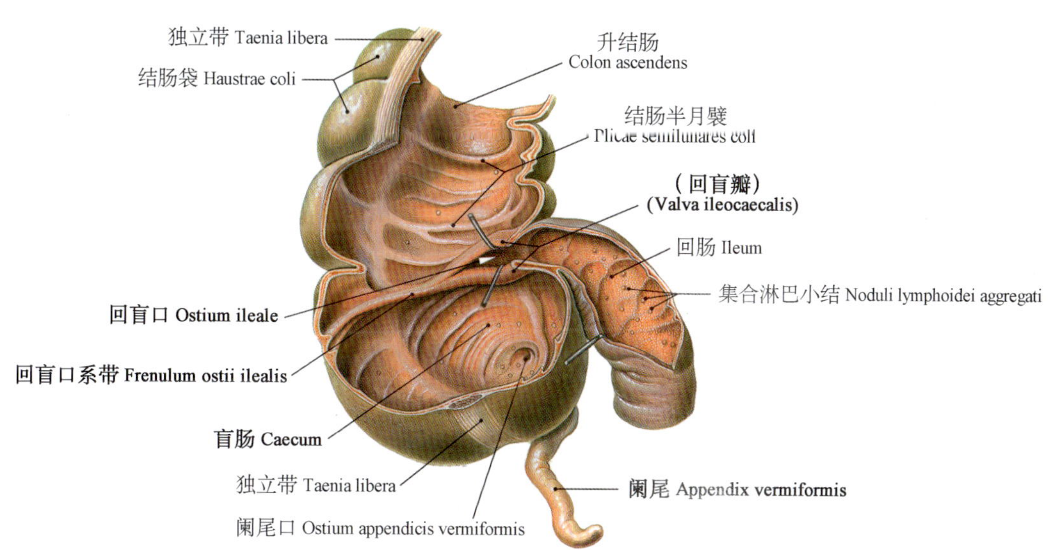

图 6.66 盲肠和阑尾及回肠末端

前面观;去除肠道前壁。

盲肠与回肠末端相接,两者借**回盲瓣**(Bauhin 瓣)分开。肠腔内面,回盲瓣的上下唇由回盲乳头隆起所形成,两者共同围成开口(回盲口)。回盲瓣的上下唇向外续为回盲口系带。回肠末端的壁内有集合淋巴滤泡(Noduli lymphoidei aggregati),也称为**Peyer 斑**,参与形成免疫系统。阑尾壁内同样有诸多淋巴滤泡,也被视为免疫系统的一部分。

临床要点

阑尾炎是 20—30 岁年轻人的常见病,大多是由粪便阻塞阑尾腔而引发的内源性炎症。除此以外,阑尾炎也可由异物所引发,但较为罕见。肠道微生物可使炎症由黏膜层向深层播散,由此可以导致阑尾穿孔,并进而引发腹膜炎,严重者可危及患者生命。回肠末端在维生素 B_{12} 和胆汁酸的吸收及免疫功能方面尤为重要。**Crohn 病**为一种自身免疫性的慢性肠道疾病,好发于回肠末端。由于维生素 B_{12} 的缺乏,常导致患者发生贫血。

小肠和大肠的局部结构

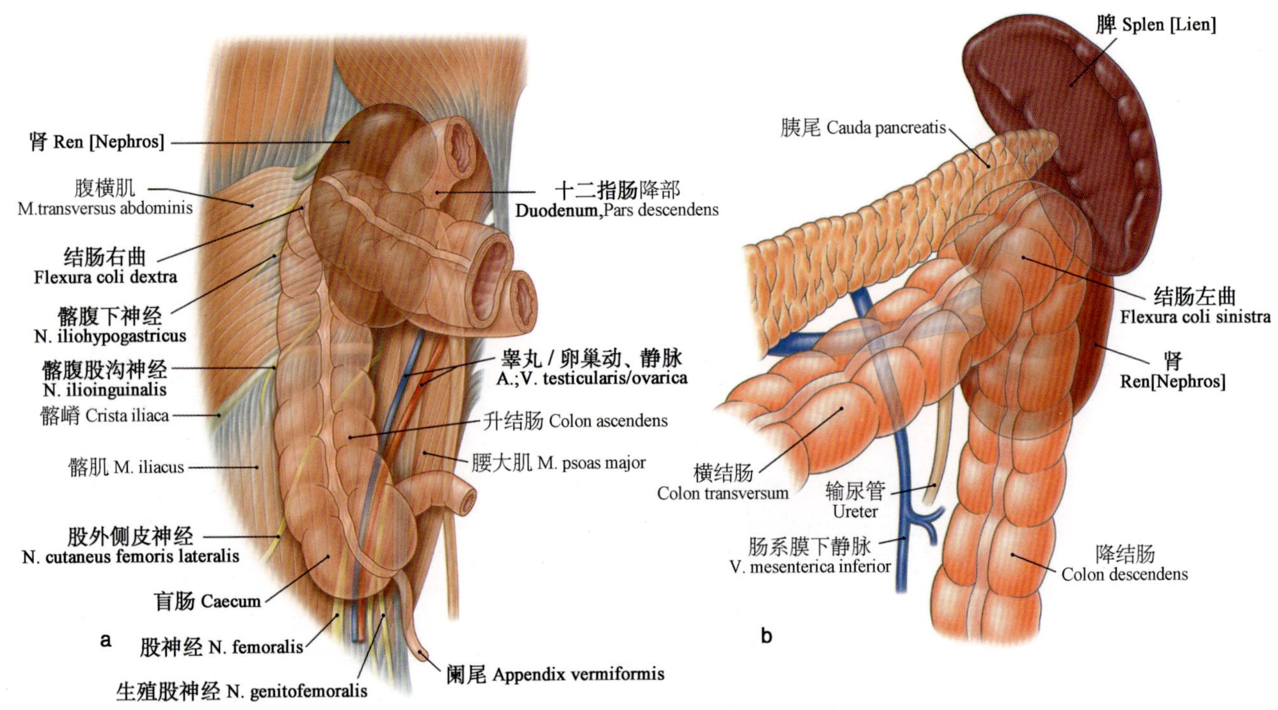

图 6.67a、b 十二指肠和"右半结肠"(盲肠和阑尾,升结肠和横结肠)的毗邻半示意图(移除小肠后的前面观)[G210]

小肠各部的毗邻

十二指肠的位置请同时参见图 6.88、图 6.104、图 6.112、图 6.132 和图 6.133。十二指肠**上部**位于胆囊后方,与肝的脏面直接相贴。十二指肠**降部**与右肾(Ren)和右肾上腺相邻,之间隔以肾筋膜。胰头紧靠十二指肠降部的内侧。十二指肠**水平部**于胰头下方向左跨过脊柱,其后方有腹主动脉、下腔静脉、右睾丸/卵巢血管和右输尿管。十二指肠**升部**于左肾、左输尿管及左睾丸/卵巢血管前方上升续为十二指肠空肠曲。**空肠和回肠**(此图未显示)与两肾及大肠的多个部分相邻,向下则位于盆腔膀胱的上方。在女性,空肠和回肠位于子宫及其附件(卵巢和输卵管)的上方。

"右半"大肠的毗邻

盲肠和阑尾位于腰大肌的前面,其后方行有若干腰丛的分支和右睾丸/卵巢血管。正如此图所示的那样,下垂的阑尾可紧贴右侧卵巢和输卵管。**升结肠**经股外侧皮神经、髂腹股沟神经和髂腹下神经的前方上行,而后移行为**结肠右曲**,后者与肝的下面相贴,因此被称为"肝"曲;结肠右曲与胆囊底相贴,位于右肾的前面、十二指肠降部的外侧。横结肠经胃的下方向左并移行为结肠左曲。其间,**横结肠**先横行于十二指肠降部和胰头的右前方,其中部居空肠和回肠构成的小肠袢的前方,而后至十二指肠空肠曲的右侧。**结肠左曲**与脾的脏面相贴,因此也被称为"脾"曲,其背面为左肾和胰尾(Cauda pancreatis)。

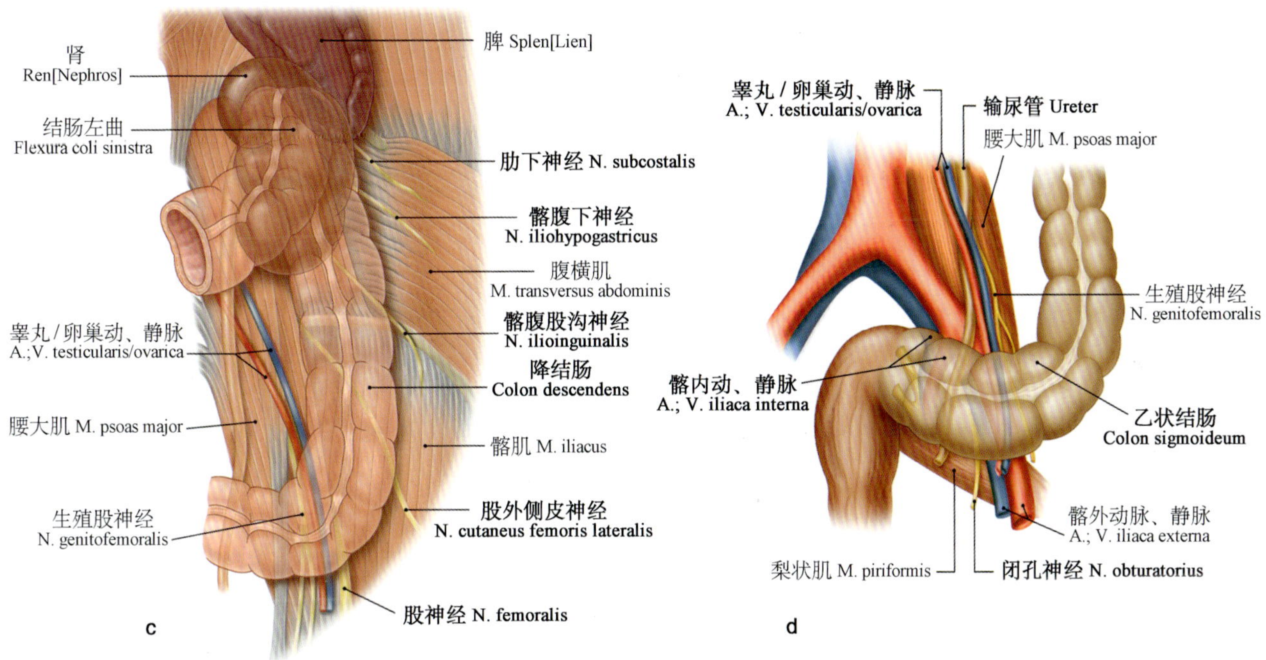

图 6.67 c、d“左半”大肠（降结肠和乙状结肠）和直肠及肛管的毗邻半示意图；移除大部分小肠后的前面观[G210]

“左半”大肠的毗邻

降结肠沿左肾前面下降并且跨过左腰丛发出的神经。**乙状结肠**向右侧，跨过腰丛的分支、左输尿管和左睾丸/卵巢血管及髂内、外血管。在盆腔中，乙状结肠贴膀胱表面，在女性与子宫及其附件（卵巢和输卵管）相贴。

直肠和肛管的毗邻

直肠和肛管的毗邻请同时参考图 7.96、图 7.99、图 7.115 和图 7.116。**直肠**恰位于骶骨的前方。在男性，直肠的前方是膀胱；在女性，直肠的前方是子宫和阴道。**肛管**穿盆底（至会阴部）。

小肠的动脉

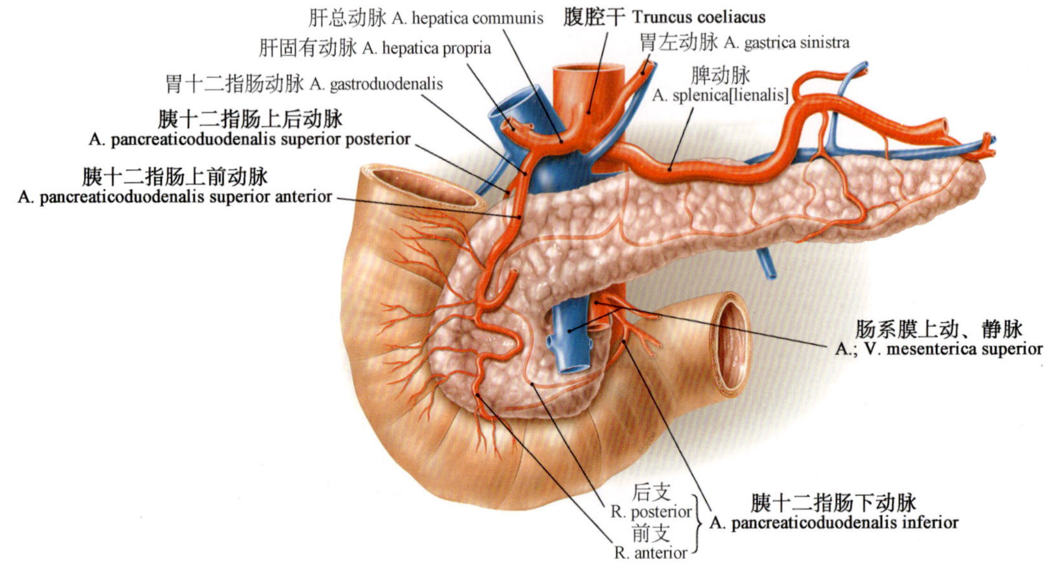

图 6.68 十二指肠的动脉(前面观)[L238]

十二指肠的营养由位居其前后的 2 个动脉弓提供。动脉弓的上份由起自腹腔干的**胰十二指肠上前、上后动脉**，动脉弓的下份为起自肠系膜上动脉的**胰十二指肠下动脉**(前支和后支)。动脉弓上份和下份之间的交通称为Bühler **吻合**。

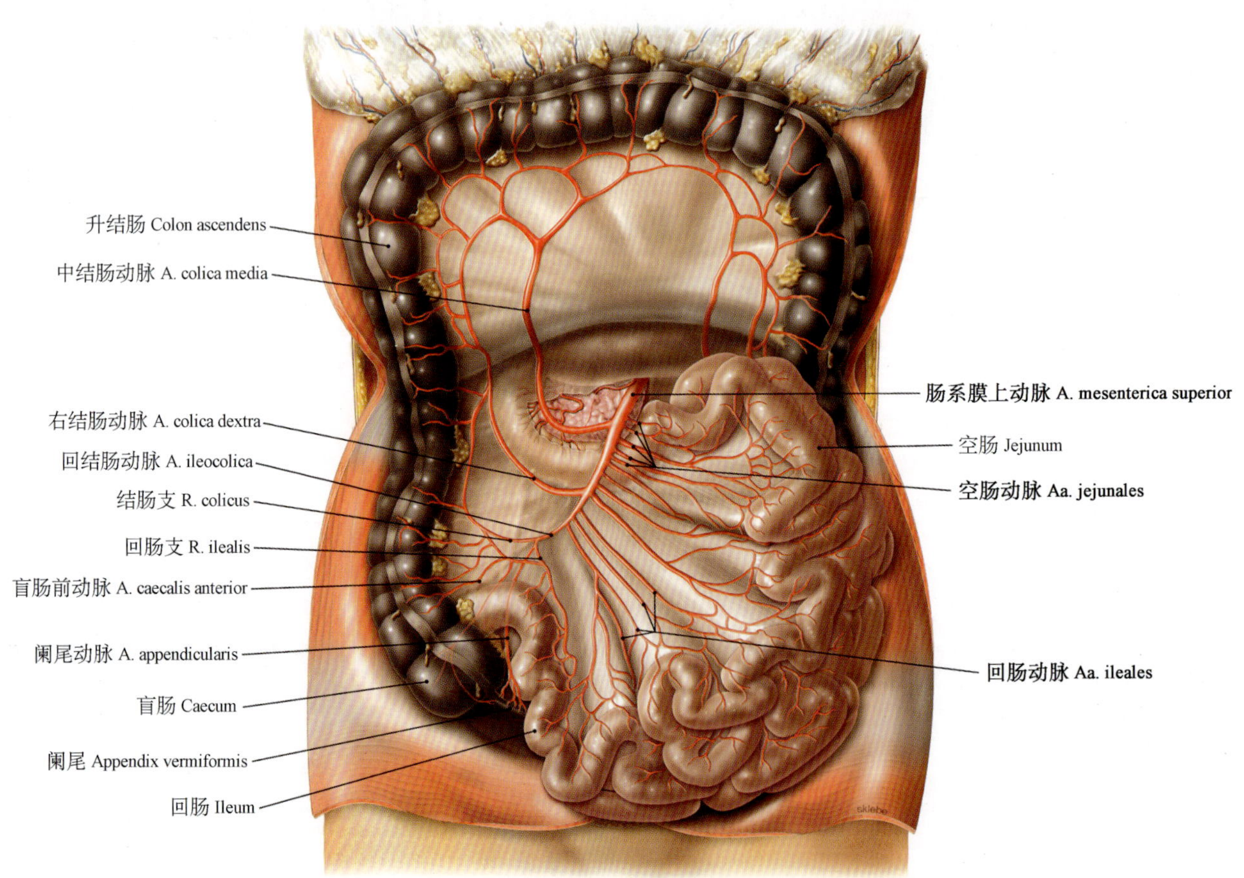

图 6.69 空肠和回肠的动脉

前面观；横结肠向上掀起[L238]。

空肠和回肠的供血来自于肠系膜上动脉的分支。通常，肠系膜上动脉于小肠系膜内发出 4～5 支**空肠动脉**和 12 支**回肠动脉**(→图 6.21)。

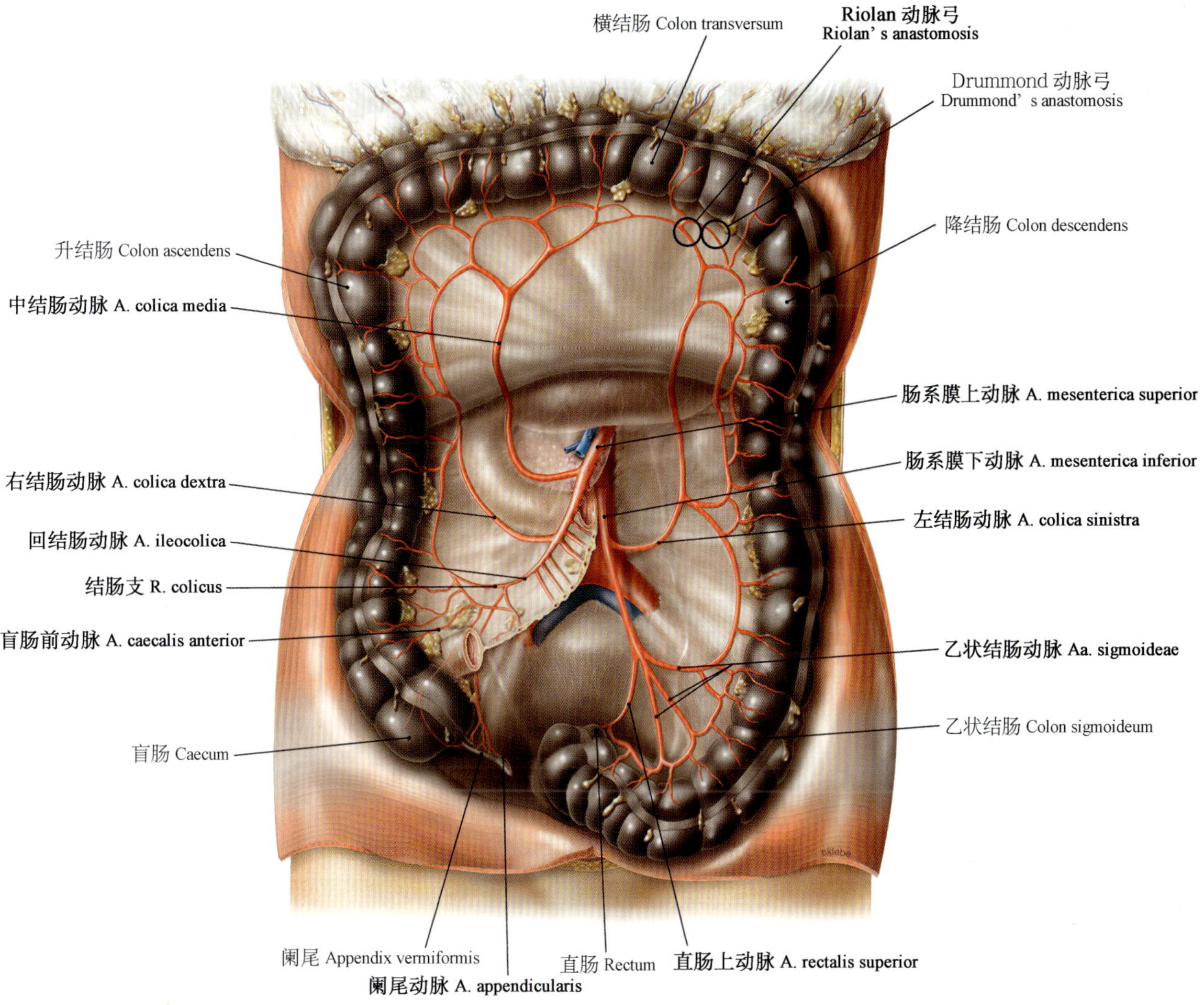

图 6.70 **大肠的动脉**

前面观；横结肠向上掀起[L238]。

- **盲肠和阑尾：回结肠动脉**发出回肠支至回肠末端（与最后 1 支回肠动脉相吻合），并发出结肠支（与右结肠动脉相吻合）。然后，回结肠动脉发出盲肠前动脉和盲肠后动脉分布至盲肠两侧，还发出阑尾动脉经阑尾系膜至阑尾。
- **升结肠和横结肠：右结肠动脉和中结肠动脉**（来自肠系膜上动脉）相互吻合。中结肠动脉与左结肠动脉相连（**Riolan 吻合**）。结肠动脉弓中偶见贴近肠管者，此种吻合被称为 Drummond 吻合。
- **降结肠和乙状结肠：左结肠动脉和乙状结肠动脉**起自肠系膜下动脉。直肠上动脉亦源于肠系膜下动脉，分布至直肠上部。

注意：由于**发生学上**的原因，神经和血管分布的范围以**结肠左曲**为界发生**转换**。就动脉而言：**肠系膜上动脉**供应升结肠和横结肠，肠系膜下动脉则为降结肠供血。

临床要点

临床上，连接于中结肠动脉和左结肠动脉的短的侧支被统称为Riolan **动脉弓**，该吻合在诸如动脉硬化或栓塞（血凝块移位造成）等循环障碍可发挥重要作用。类似的吻合也见于十二指肠和直肠（→图 6.15）。即使三条不成对的腹部动脉（腹腔干、肠系膜上动脉和肠系膜下动脉）中的一条完全阻塞，也可以在相当程度上经动脉吻合得以代偿，而不至于发生肠动脉梗塞。肠壁血循环紊乱症通常以进食后的腹痛（餐后疼痛）为特征。

小肠和大肠的静脉

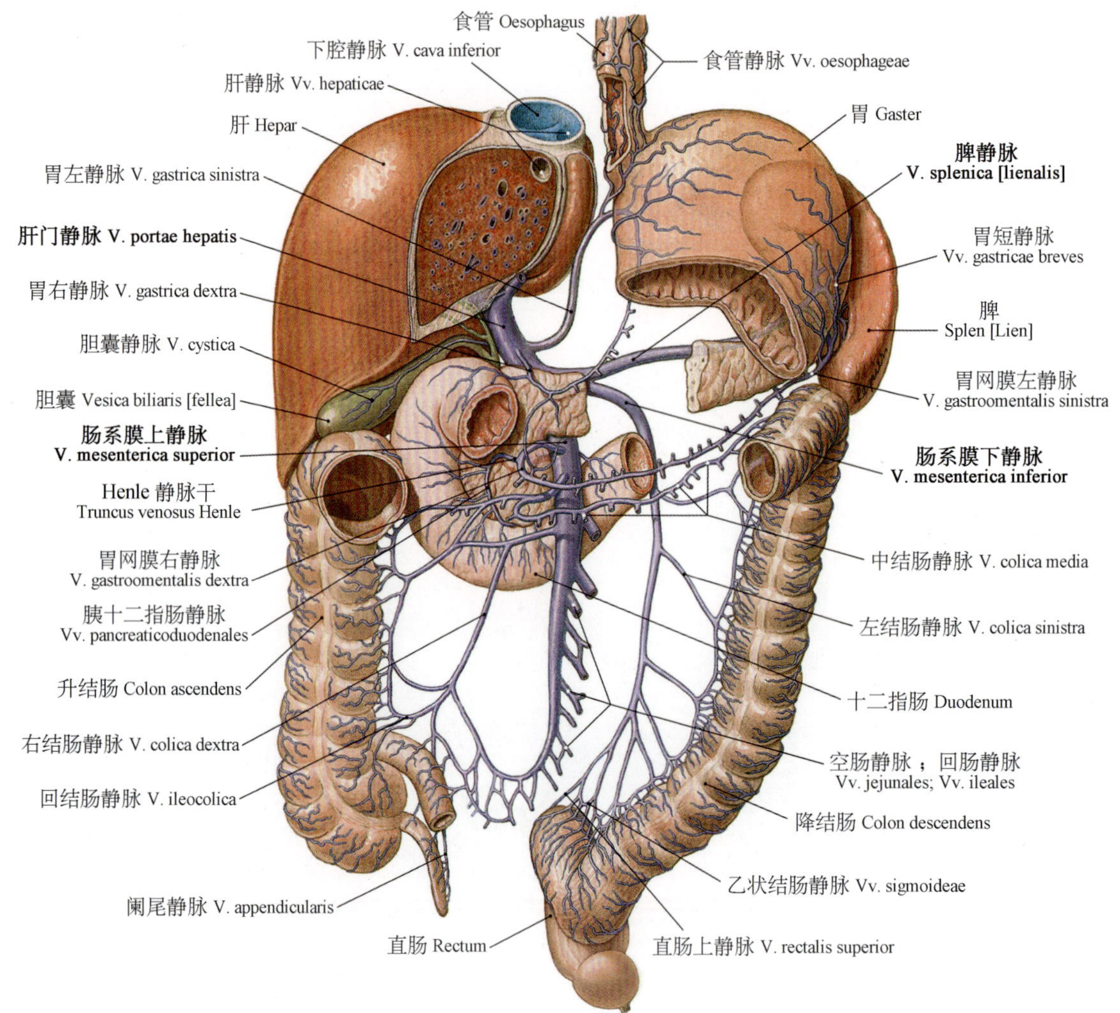

图 6.71 小肠和大肠的静脉(前面观)

小肠和大肠的静脉血由与动脉伴行的静脉引流，最终均汇入**肝门静脉的**3 支**主要属支**：肠系膜上静脉与脾静脉于胰头的后方汇合形成肝门静脉，而肠系膜下静脉则注入脾静脉(70%)或肠系膜上静脉(30%)。

注意：由于**发生学上**的原因，血管和神经分布的范围**以结肠左曲**为界发生**转换**。就静脉而言：升结肠和横结肠的静脉血回流至**肠系膜上静脉**，降结肠的静脉血回流至**肠系膜下静脉**。

肠系膜上静脉的属支

- 胃网膜右静脉和胰十二指肠静脉，并通常收纳结肠右曲的静脉(图中被切断)。这些静脉汇合所形成的静脉干被腹部外科医师称为**Henle 静脉干**，此静脉干通常还接受右结肠静脉的汇入。
- 胰静脉。
- 空、回肠静脉。
- 回结肠静脉。
- 右结肠静脉。
- 中结肠静脉。

肠系膜下静脉的属支

- 左结肠静脉。
- 乙状结肠静脉。
- 直肠上静脉：与直肠中静脉和直肠下静脉吻合，后两者属下腔静脉系。

临床要点

在诸如肝硬化造成的门静脉高压症时，连接肝门静脉系统与上腔静脉和下腔静脉之间的吻合(**门腔吻合**)开放(→图 6.90)。此外，门腔间尚可通过直肠上静脉与直肠中静脉和直肠下静脉之间的吻合进行交通，后两者将静脉血引流至下腔静脉。这一吻合途径在临床上并无重要意义，此种吻合并非像先前推测的那样，是痔形成的原因。使用直肠栓剂时，前述直肠静脉间吻合有助于药物被静脉吸收后经下腔静脉进入体循环，而非经门静脉流入肝内，从而防止肝内代谢及可能发生的药物在肝中的降解。

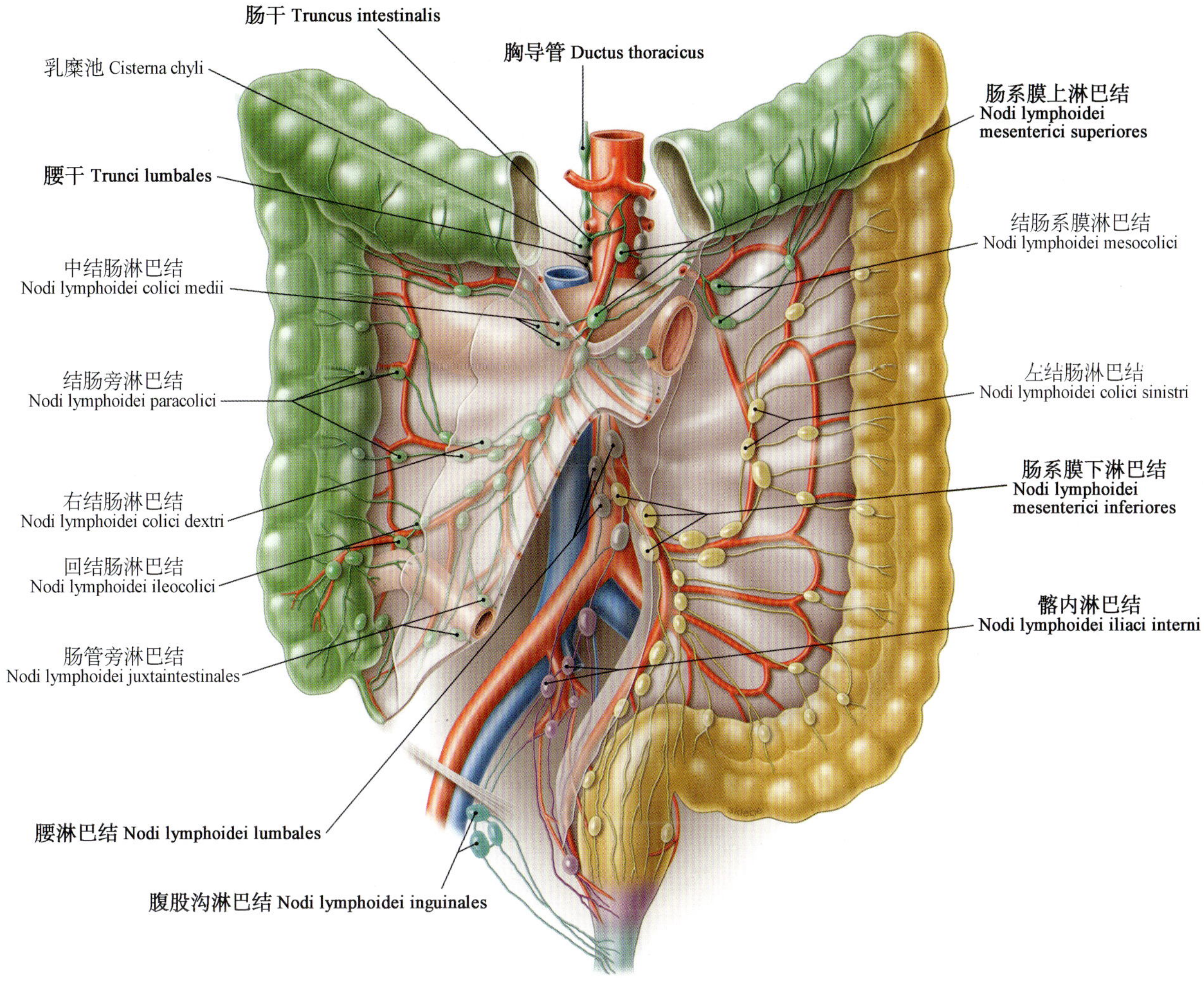

图 6.72 **小肠和大肠的淋巴管和局部淋巴结**

根据引流区域的不同，将各组淋巴结（共 100～200 个淋巴结）以不同的颜色显示[L238]。

小肠旁淋巴结紧邻小肠；靠近大肠者为**结肠旁淋巴结**。通过沿着血管弓分布的各级淋巴结（如**右结肠淋巴结**、**中结肠淋巴结**、**左结肠淋巴结**、**回结肠淋巴结**和**结肠系膜淋巴结**），小肠和大肠的淋巴借以下两个独立的系统回流。

- 整个**小肠**和**盲肠**、**升结肠**、**横结肠**的淋巴液回流至肠系膜上动脉根部的**肠系膜上淋巴结**，进而通过肠干流入胸导管（绿色）。
- **降结肠**，**乙状结肠和直肠近段**的淋巴液回流至肠系膜下动脉根部的**肠系膜下淋巴结**（黄色），进而通过位于腹膜后方、腹主动脉周围的淋巴结（腰淋巴结，灰色）流入腰干（灰色）。

直肠远端和**肛管**也属于腰干的引流范围。然而，肛管末端的第一级淋巴结分别是**髂内淋巴结**（粉红色）和**腹股沟淋巴结**（蓝绿色）。

注意：由于**发生学上**的原因，血管神经分布的范围以**结肠左曲**为界发生**转换**。就淋巴回流而言：**肠系膜上淋巴结**为升结肠和横结肠的集合淋巴结，**肠系膜下淋巴结**收纳降结肠的淋巴回流。

临床要点

淋巴回流在结肠癌的临床诊断中起着重要作用，因为治疗方法取决于疾病所处阶段（分期）。当肿瘤发生于升结肠或横结肠时，淋巴结转移将出现在肠系膜上淋巴结的引流范围内。然而，当肿瘤位于降结肠时，肠系膜下淋巴结引流范围内的淋巴结与肿瘤有关，因相伴的肠系膜下动脉走行于腹膜后方，因此肿瘤细胞也常转移至其他腹膜后淋巴结。

小肠和大肠的神经支配

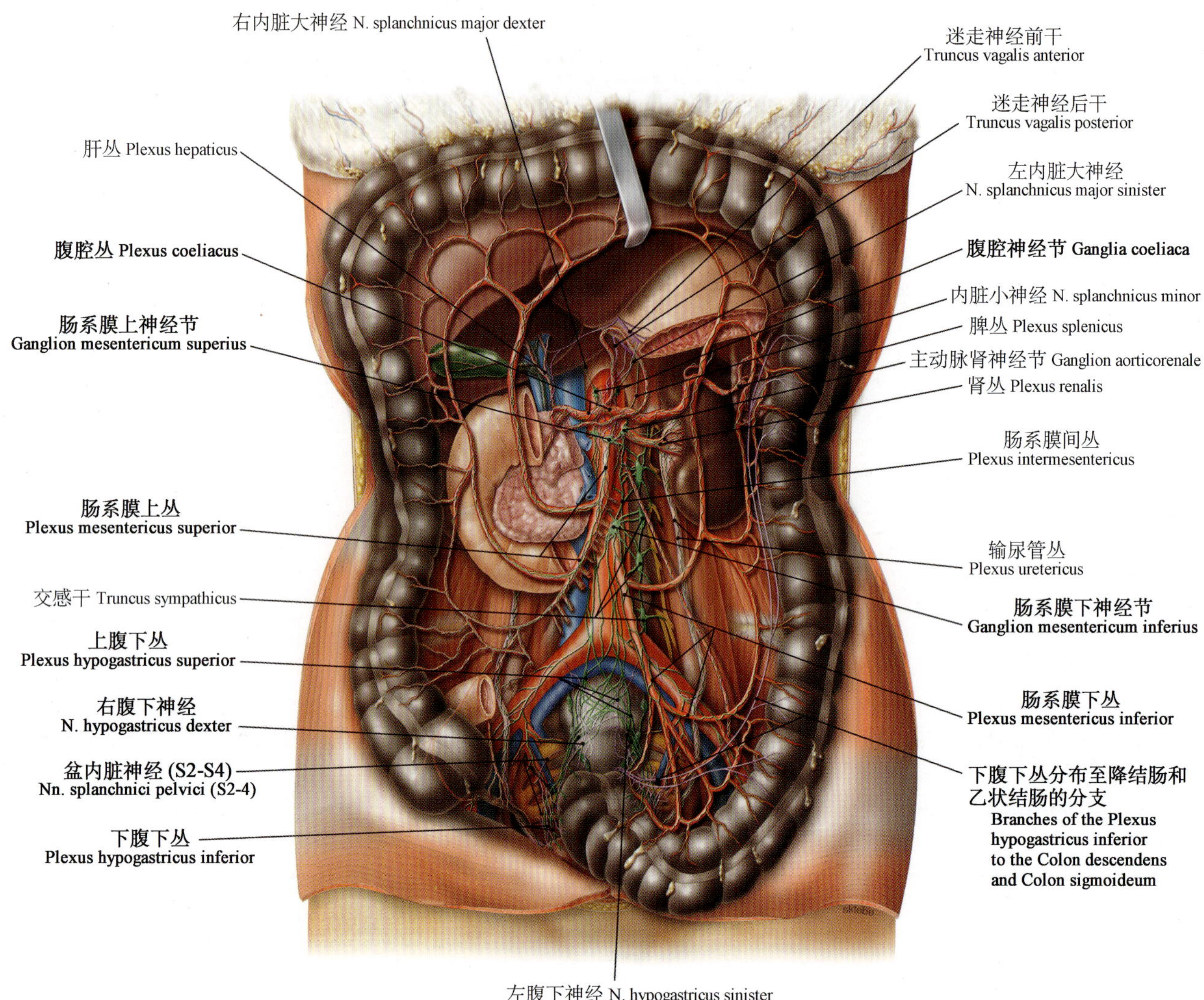

图 6.73 **小肠和大肠的自主神经支配(前面观)**[L238]

在主动脉前方，交感神经(绿色)和副交感神经(紫色)纤维交织成神经丛(**腹主动脉丛**)，并于腹主动脉分支的根部周围形成各自的神经丛，丛内神经纤维攀附于各血管至靶器官。小肠和大肠接受主动脉三支主要脏支周围的神经丛(**腹腔丛、肠系膜上丛、肠系膜下丛**)分支支配。

交感神经节前神经元的胞体位于脊髓侧角，其节前纤维穿过交感干(不交换神经元)，而后经内脏大神经和内脏小神经至腹主动脉丛，与丛内以动脉名称命名的神经节(**腹腔神经节、肠系膜上神经节和肠系膜下神经节**)形成突触，由节后神经元所发出的节后纤维与各动脉分支一道分布至所支配的肠管。

迷走神经内的副交感神经节前纤维形成迷走神经前干和后干，两者沿食管下行，穿过膈肌以后，走行于主动脉周围的自主神经丛内，但并不与其内神经元形成突触，而是直接走行至靶器官。迷走神经内的副交感神经纤维止于肠系膜上丛，意味着迷走神经支配的范围局限于结肠左曲(通常称为 Cannon-Böhm 点)以近的肠管。

相反，降结肠由**副交感神经系统骶部**支配，其节前神经元位于脊髓(S2-S4)，发出盆内脏神经，然后在直肠周围的下腹下丛内换元。仅小部分节后纤维上行至肠系膜下丛(此图未显示)；其他大部分节后纤维以直接分支的方式支配降结肠。

副交感神经促进肠蠕动和肠血流，而**交感神经**则抑制肠蠕动和肠血流。

注意：由于**发生学上**的原因，神经血管分布范围以**结肠左曲**为界发生**转换**。就自主神经支配而言：**肠系膜上丛**分支支配升结肠和横结肠，而**肠系膜下丛**和**下腹下丛**分支支配降结肠和乙状结肠。副交感神经节前神经元由颅部(迷走神经)变为骶部(盆内脏神经)。

结肠右曲 Flexura coli dextra
结肠左曲 Flexura coli sinistra
盲肠 Caecum
阑尾 Appendix vermiformis
横结肠 Colon transversum
结肠袋 Haustrae coli
乙状结肠 Colon sigmoideum
降结肠 Colon descendens
直肠 Rectum

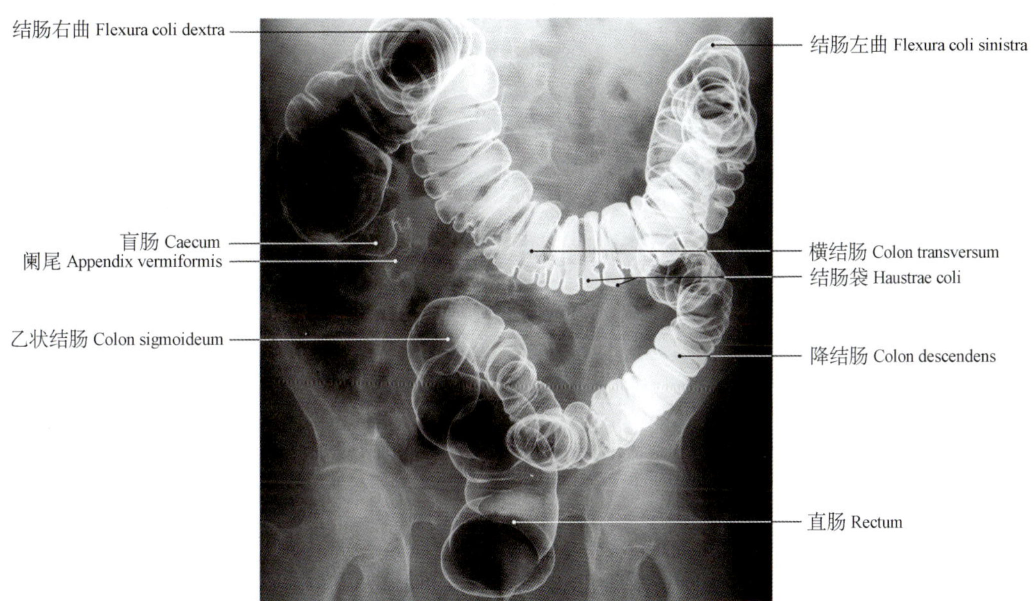

图 6.74 **大肠；造影剂和空气（双重对比法）填充后前后位（AP）X 线片**

X 线图像可明确横结肠的各种位置变异（图 6.75）。

a
b
c
d

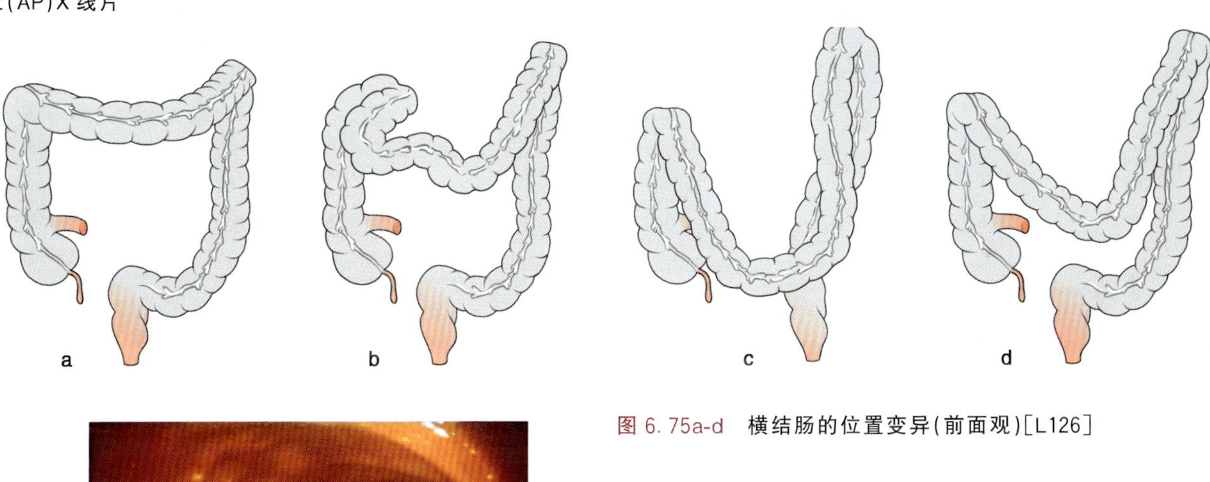

图 6.75a-d **横结肠的位置变异（前面观）[L126]**

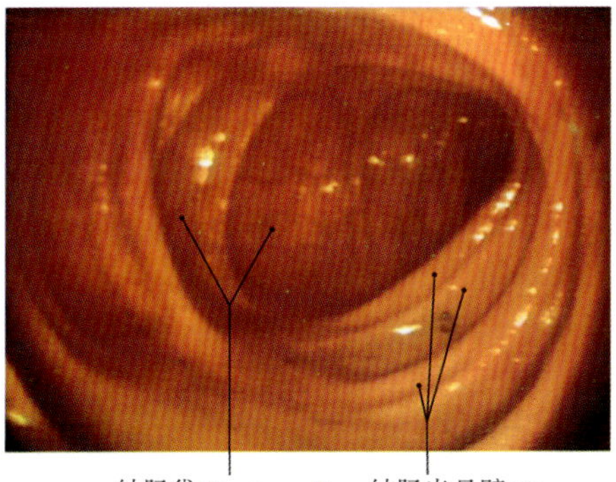

结肠袋 Haustrae coli
结肠半月襞 Plicae semilunares coli

图 6.76 **升结肠的结肠镜（内镜）检查**

与小肠的环状襞不同，大肠的黏膜皱襞为新月形（半月襞）。

临床要点

结肠的恶性肿瘤（**结肠癌**）是男性和女性中最常见的恶性肿瘤，是西方国家癌死亡的重要原因之一。通过采取适当的预防措施可以在很大程度上避免结肠癌所致的死亡。结肠癌的首选诊断方法是结肠镜检查，因此建议定期进行结肠镜筛查作为预防措施，并由医保支付。结肠镜检查不仅可以检查黏膜病变，而且还可通过活检病理检查明确诊断。X 线气钡双重对比造影检查的诊断价值日趋下降。然而，在肠道闭塞的情况下，如由狭窄性肿瘤或黏膜下病变导致的肠腔形状和位置的特征性变化，使得内镜检查无法施行时，X 线气钡双重对比造影检查可获得可靠的诊断。

（沃　雁　译）

肝和胆囊的投影

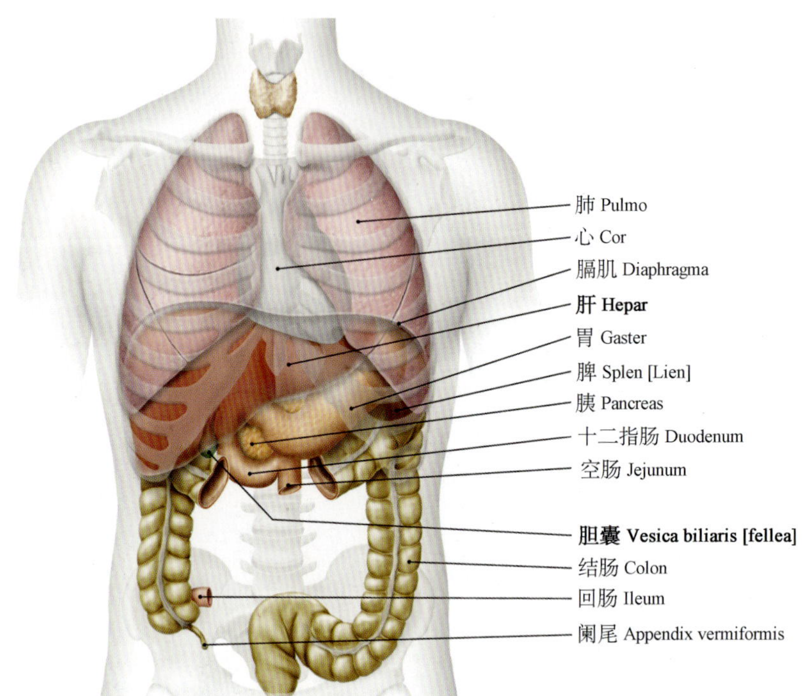

图 6.77 腹腔内器官的体表投影(前面观)[L275]

肝和胆囊位于右上腹部，属于**腹膜间位**器官。肝上缘右侧投影到第 4 肋间隙，左侧略低至第 5 肋间静脉。胆囊底投影到右锁骨中线第 9 肋骨水平处。肝左叶位于左上腹、胃的前面(大约到左锁骨中线)。肝的位置取决于呼吸(吸气时下降，呼气时升高)，其与膈肌的接触面随之增大。因而，肝的位置也取决于肺的大小。由于膈肌呈向上的穹隆状形，因此肝的前后侧有部分与胸膜腔重叠(→图 6.136)。在正常解剖学体位中，肝的下缘在右锁骨中线与肋弓相交，因此触诊时触及不到肝。

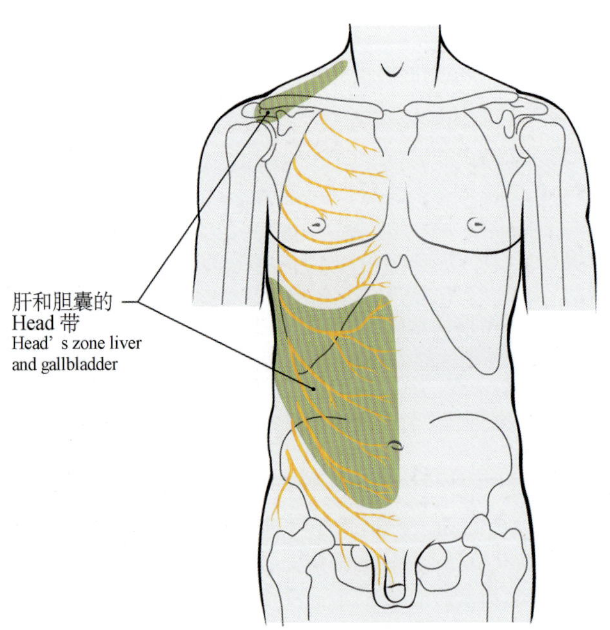

图 6.78 肝、胆囊的 Head 带示意图(前面观)[L126]

肝和胆囊相关皮肤区域或**Head** 带投射到躯体右侧 T8-T11 皮节(皮肤区域)。右肩 C4 皮节也是肝和胆囊的 Head 带，这是因为颈丛的膈神经主要由 C4 构成，右膈神经的末端分支(膈腹支)也分布至覆盖于肝和胆囊表面的腹膜，支配其感觉。

临床要点

检查肝的大小是整个体检的一部分，因为其质地和大小是异常变化的第一证据，如**肝脂肪变性**(因糖尿病、酗酒而引起)、肝炎病毒或酗酒引起的**炎症**(肝炎)，或大多数慢性肝病患者终末期的**肝硬化**。吸气时不仅要触诊肝下缘，还要在胸部叩诊肝的上缘。根据经验，在右锁骨中线处，肝的上下径不超过 12 cm。

在肝和胆囊的炎症(肝炎或胆囊炎)时，或诊断性**肝活检**后，可引起肝和胆囊的 Head 带——右肩部疼痛。

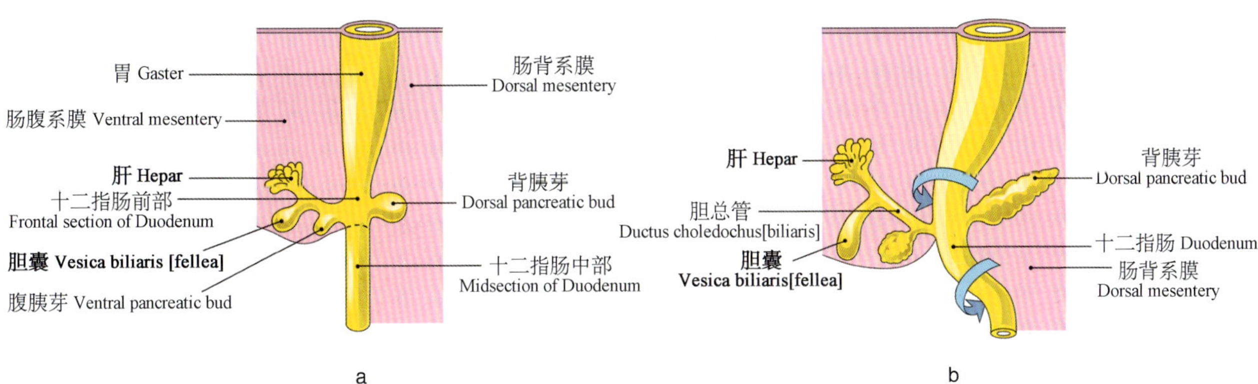

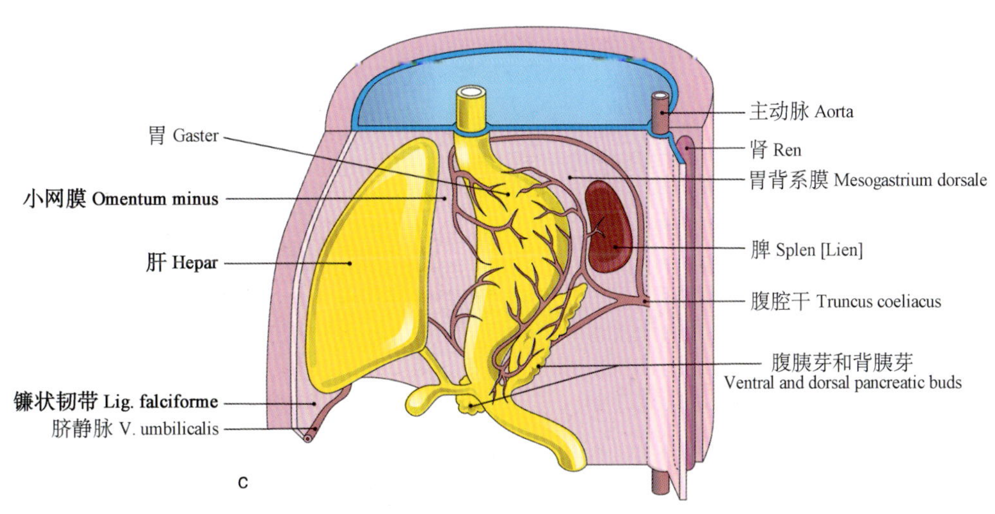

图 6.79a-c　**第 4-5 周肝和胆囊的发生**[E347-09]

肝和胆囊的上皮组织来源于未来十二指肠水平的原肠内胚层。在第 4 周(从第 22 天开始),内胚层增厚(形成**肝憩室**),分为上部的肝原基和下部的胆管系统原基(a 和 b)。肝系统的上皮生长于横膈结缔组织中,造血岛在此发生。因此,结缔组织成分和局部血管(血窦)进入肝系统。肝随后长入胃腹系膜(c),从而将其分成肝腹系膜和肝背系膜(→图 6.1)。肝腹系膜发育为**肝镰状韧带**与腹壁相连,肝背系膜成为连接肝与胃和十二指肠的**小网膜**。

肝和胆囊

肝，概述

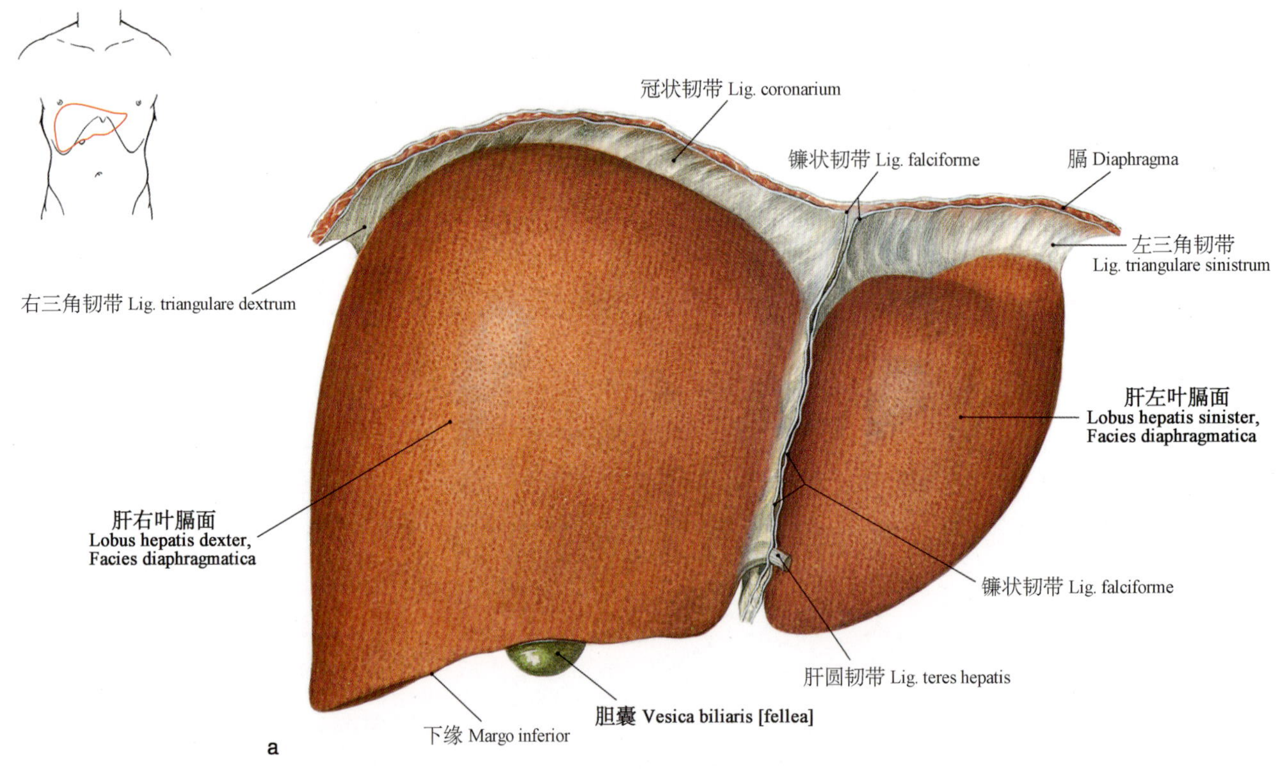

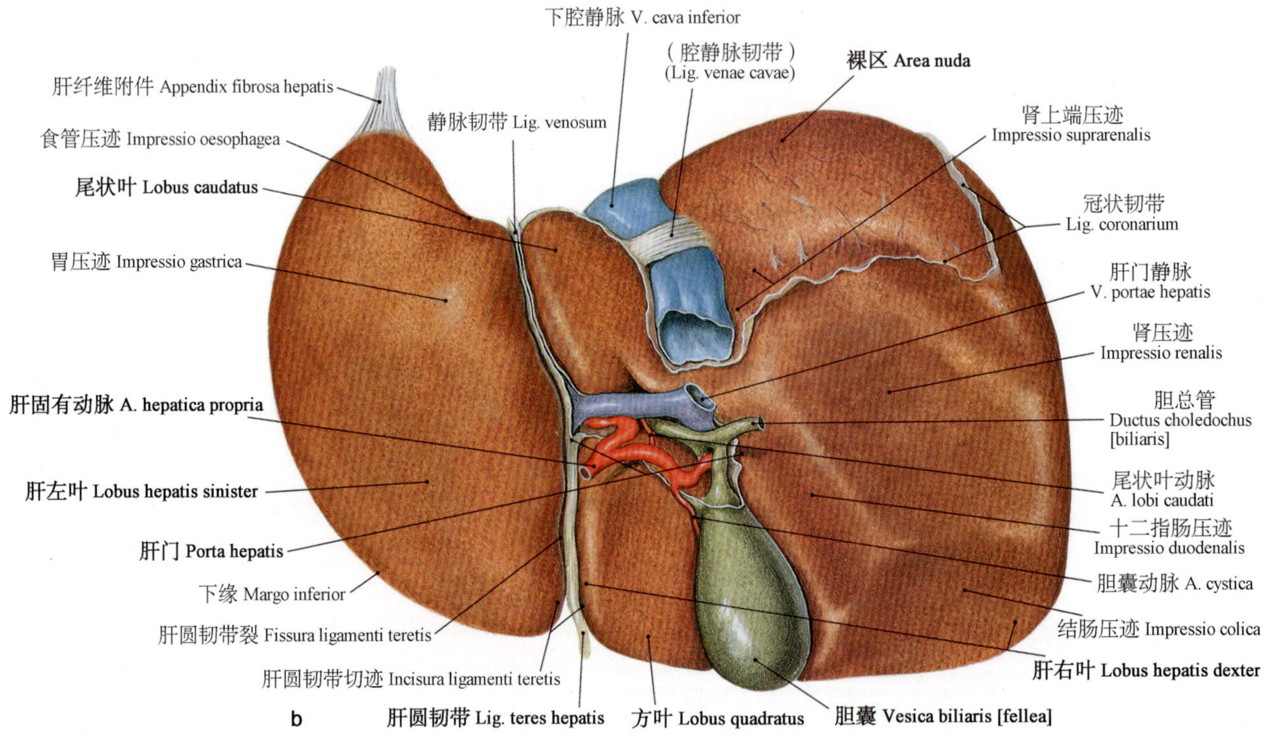

图 6.80a、b 肝

前面观(a)和后下面观(b)。有关描述见图 6.81。

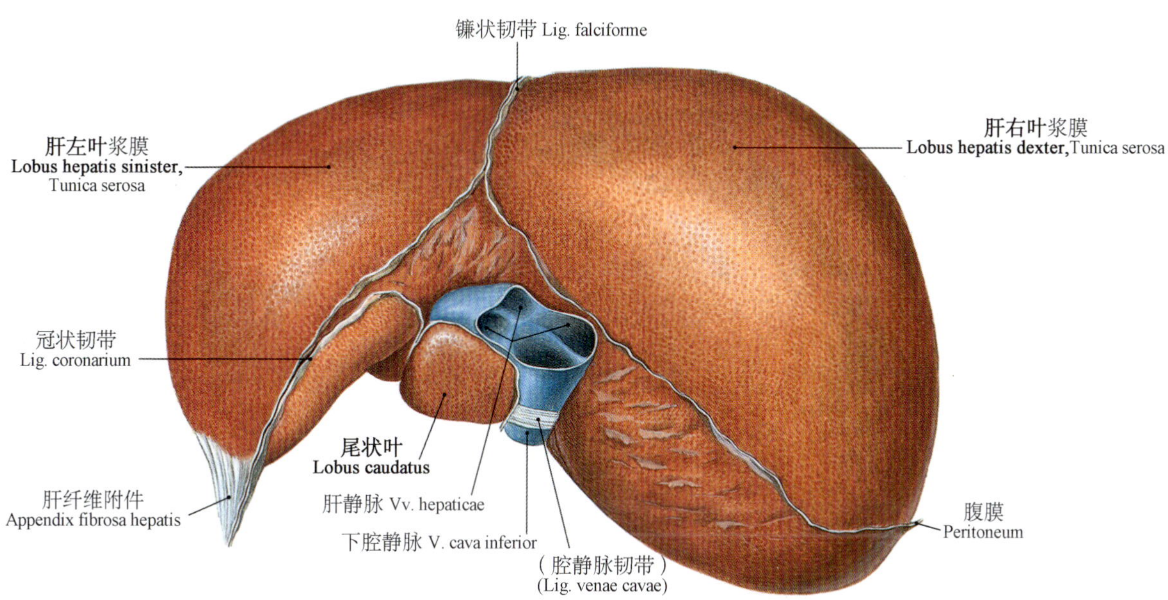

图 6.81 肝（上面观）

肝是人体最大的腺体（1200～1800 g）和主要的代谢器官。肝的膈面与膈肌相邻，肝的脏面和前下缘（下缘）指向腹部脏器（→图 6.80 a 和 b）。

肝**膈面**的一部分与膈肌相接没有脏腹膜覆盖（**裸区**）。肝在前面由**镰状韧带**分为大的**右叶**（Lobus dexter）和小的**左叶**（Lobus sinister）。**镰状韧带**向上与**冠状韧带**相延续，并向左、右两侧终于与膈肌相连的**三角韧带**。左三角韧带穿入尖状肝纤维附件。在下部，**肝圆韧带**（胎儿血液循环时脐静脉的遗迹）与镰状韧带相结合，二者均连于腹壁。

在**脏面**，肝圆韧带裂延续至肝门（Porta hepatis），即肝神经血管（肝门静脉、肝固有动脉和肝总管）的出入口。**静脉韧带**（Arantii **韧带**，胎儿血液循环时的静脉导管遗迹）在上部可见。在肝门右侧，下腔静脉位于其上部沟内，**胆囊**则嵌在下部的胆囊窝（Fossa vesicae biliaris）内。在肝右叶的下方肝门两侧，肝圆韧带、静脉韧带、下腔静脉和胆囊勾画出两个矩形区域：腹侧的**方叶**和背侧的**尾状叶**。肝有 4 个较大的未被腹膜覆盖区：裸区、肝门、胆囊床和腔静脉沟。

在活体，肝具有可塑性并且可以根据周围器官的形状进行调整。在器官位置固定的状态下，这些器官会在肝上留下痕迹（压迹），这些痕迹是由于器官固定产生的伪迹，没有实际意义，但是它们提供了肝周围器官的位置信息。

肝的结构

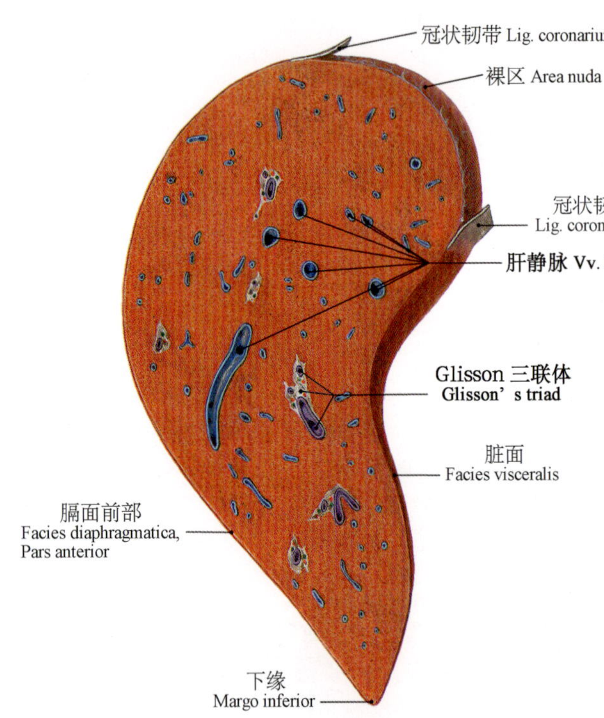

图 6.82　肝(经肝右叶的矢状面)

进出**肝门**的血管和胆管结构(**肝门静脉**、**肝固有动脉**、**肝总管**)发出分支且被结缔组织包绕,进入肝实质在门脉周围区域形成**Glisson 三联体**(图 6.83)。

肝静脉(**Vv. hepaticae**)及其属支,将肝内血液输送至下腔静脉,它们走行于 Glisson **三联体**之外。

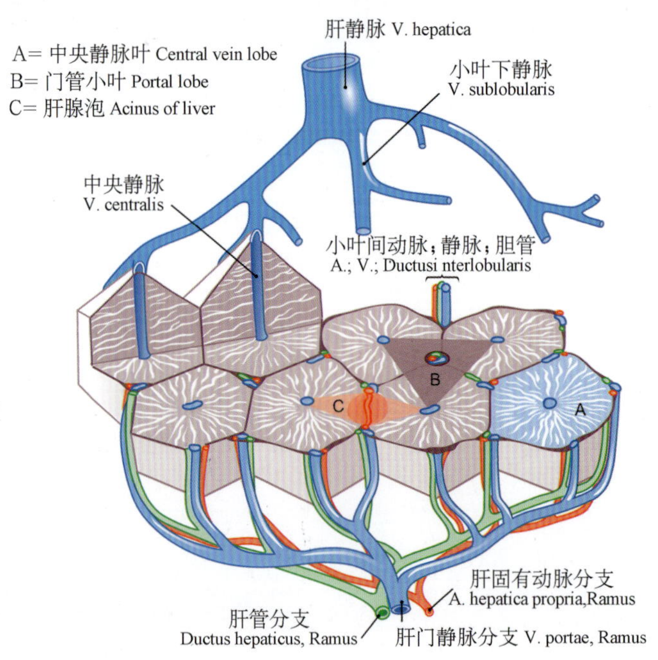

图 6.83　肝实质的小叶结构组织切片示意图[L126]

肝实质可分成肝小叶,肝小叶由放射状排列的**肝细胞**小梁组成。**典型的肝小叶**近似六边形,有 3～6 个角被**门管区**包围。门管区是由结缔组织包绕的Glisson 三**联体**(小叶间动、静脉,小叶间胆管),这些血管是肝固有动脉/肝门静脉的终支,而小叶间胆管是胆管系统的起始,它们在肝门处汇合并延续为肝总管。在肝小叶的中央是**中央静脉**,小叶周围的小叶间动脉和小叶间静脉的血液进入肝小梁之间的肝血窦,由小叶中央静脉收集并经小叶下静脉汇入肝静脉。这使得肝细胞能够从血液中提取营养和将被清除的物质,并将合成的物质如血浆蛋白分泌到血液中。胆汁自肝细胞之间流入门管区,因此,胆管位于三角形的**门管小叶**的中心,门管小叶的 3 个角都是中央静脉。**肝腺泡**呈菱形,边缘有 2 个门管区和 2 个小叶中央静脉。沿着门管区连接轴上的氧气和营养供应最好,因此不同腺泡区域的肝细胞可以发挥其各自的作用。

临床要点

肝小叶的血流对肝功能极为重要。以**肝硬化**为例,结节性结缔组织重塑致小叶结构被破坏,从而影响血液流动。肝实质内的高阻力导致肝门静脉压升高(**门静脉高压**),其结果可能会引起侧支循环(**门腔静脉吻合**)的开放(→图 6.91)。

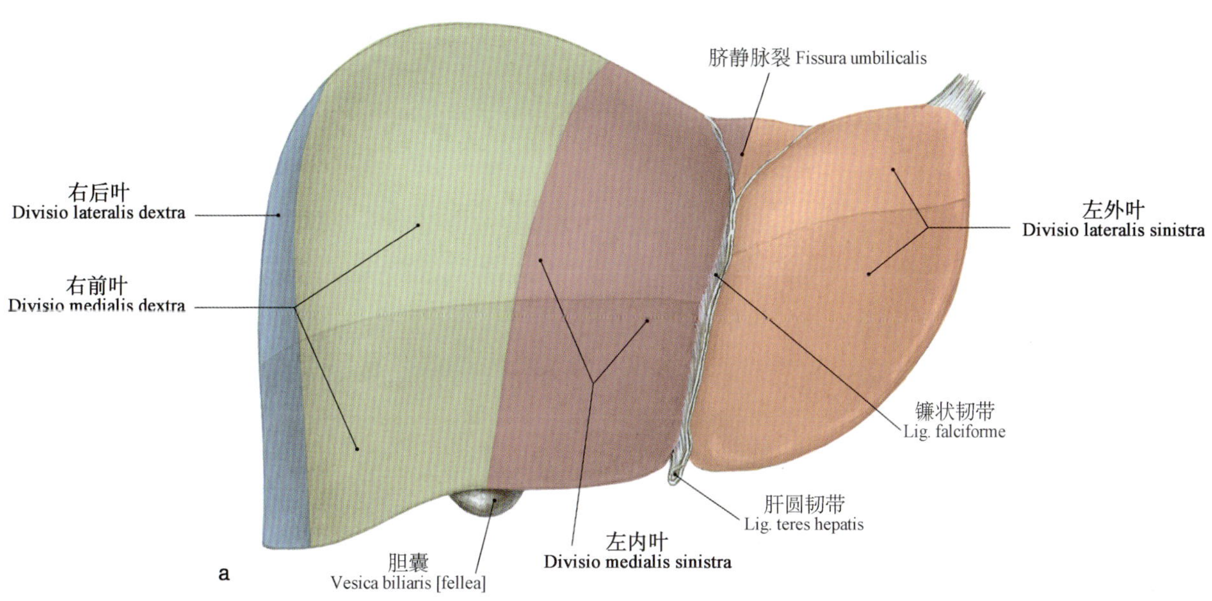

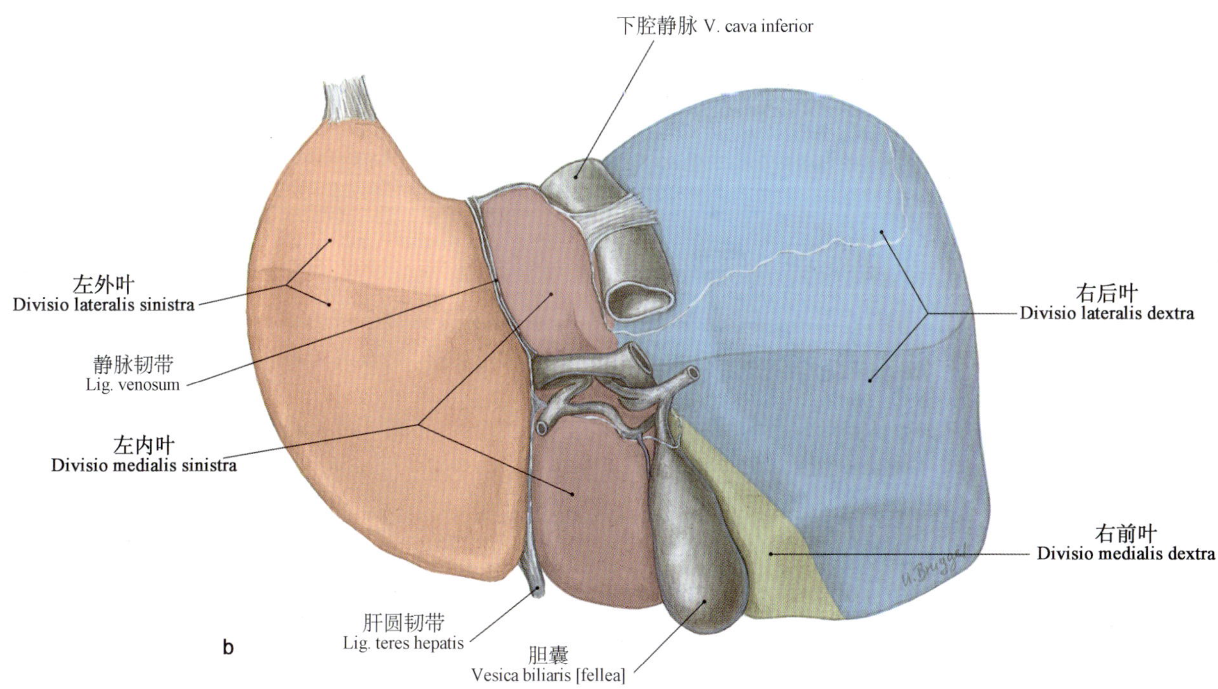

图 6.84a、b 肝的分段

前面观(a)和后面观(b)。肝叶的各段用不同颜色突出显示。

三个几乎垂直走向的**肝静脉**(Vv. Hepaticae；图 6.85)将肝分成**4个相邻的部分**。**左外叶**与解剖上的肝左叶相对应,因此表面为肝镰状韧带,其深部为肝左静脉。在肝镰状韧带和胆囊之间、肝中静脉水平是**左内叶**。再往右侧依次是**右前叶**和**右后叶**,它们被肝右静脉分开,但在肝表面没有明显的标志。**门脉三联体**内的神经血管束将这些肝段分为**8个功能区**,是临床上非常重要的**肝段**(图 6.85),此处这些肝段用不同颜色来表示。

肝的分段

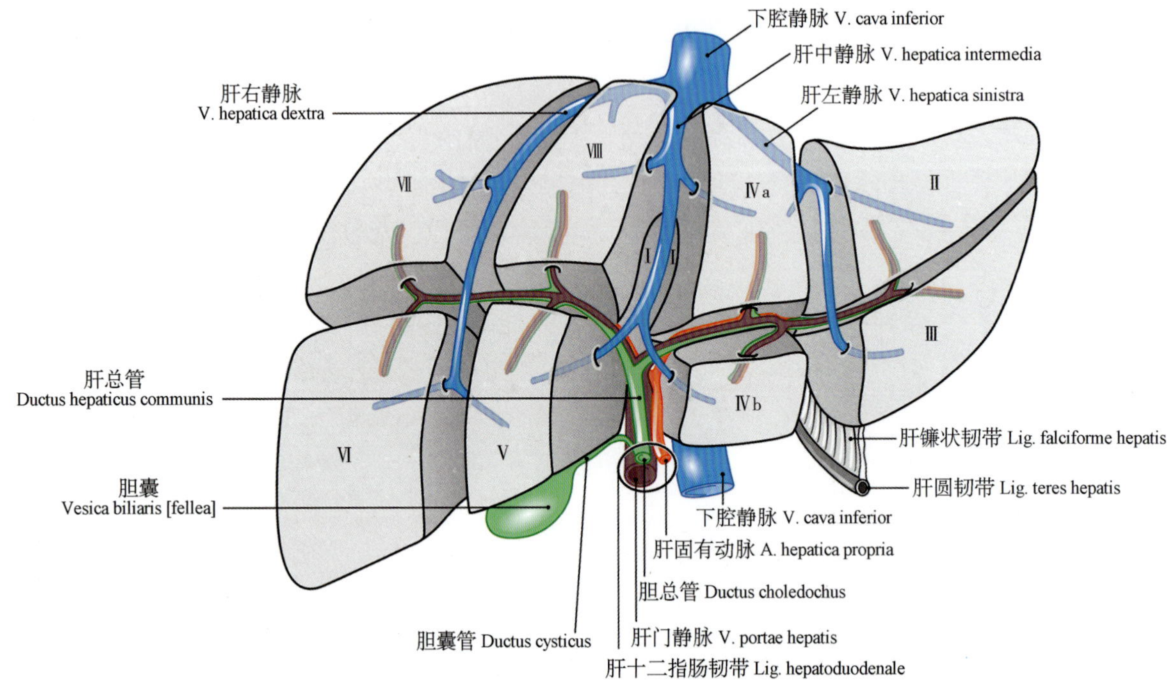

Ⅰ	尾状叶 Lobus caudatus
Ⅱ	左外叶上段 Segmentum posterius laterale sinistrum
Ⅲ	左外叶下段 Segmentum anterius laterale sinistrum
Ⅳ(a/b)	左内叶 Segmentum mediale sinistrum
Ⅴ	右前叶下段 Segmentum anterius mediale dextrum
Ⅵ	右后叶下段 Segmentum anterius laterale dextrum
Ⅶ	右后叶上段 Segmentum posterius laterale dextrum
Ⅷ	右前叶上段 Segmentum posterius mediale dextrum

图 6.85 肝段及其与局部血管和胆管的关系示意图(前面观)[L126]。

肝分为8 **个功能段**,这些功能段分别由门脉三联体(肝门静脉、肝固有动脉、肝总管)的一个分支供应,因此每个肝段在功能上是独立的。每两个肝段由垂直走行的 3 个肝静脉划分为 4 个相邻的肝段组成(→图 6.84a 和 b)。在功能上,重要的是 **Ⅰ-Ⅳ段**由门脉三联体的左支供应,因此组成**功能性肝左叶**,而 **Ⅴ-Ⅷ段**由血管的右支供应,代表**功能性肝右叶**。因此,功能性肝左、右叶之间的边界位于下腔静脉和胆囊(**腔-胆囊线**)之间的矢状面,而不是在肝镰状韧带水平。Ⅰ段(尾状叶)通常由两侧的分支同时供应。

临床要点

肝的分段在**肝手术**中具有非常重要的临床意义,因为只要肝段的边界得以保留,就可以在失血很少的情况下对肝的各个部分进行切除。这意味着可以通过手术切除肝的不同节段,以此来治疗诸如肝转移癌等病变,而不影响肝的整体功能。结扎供应肝的单一血管分支,相应肝段由于组织缺乏血液灌注而变色,外科医师由此能够识别每个肝段。

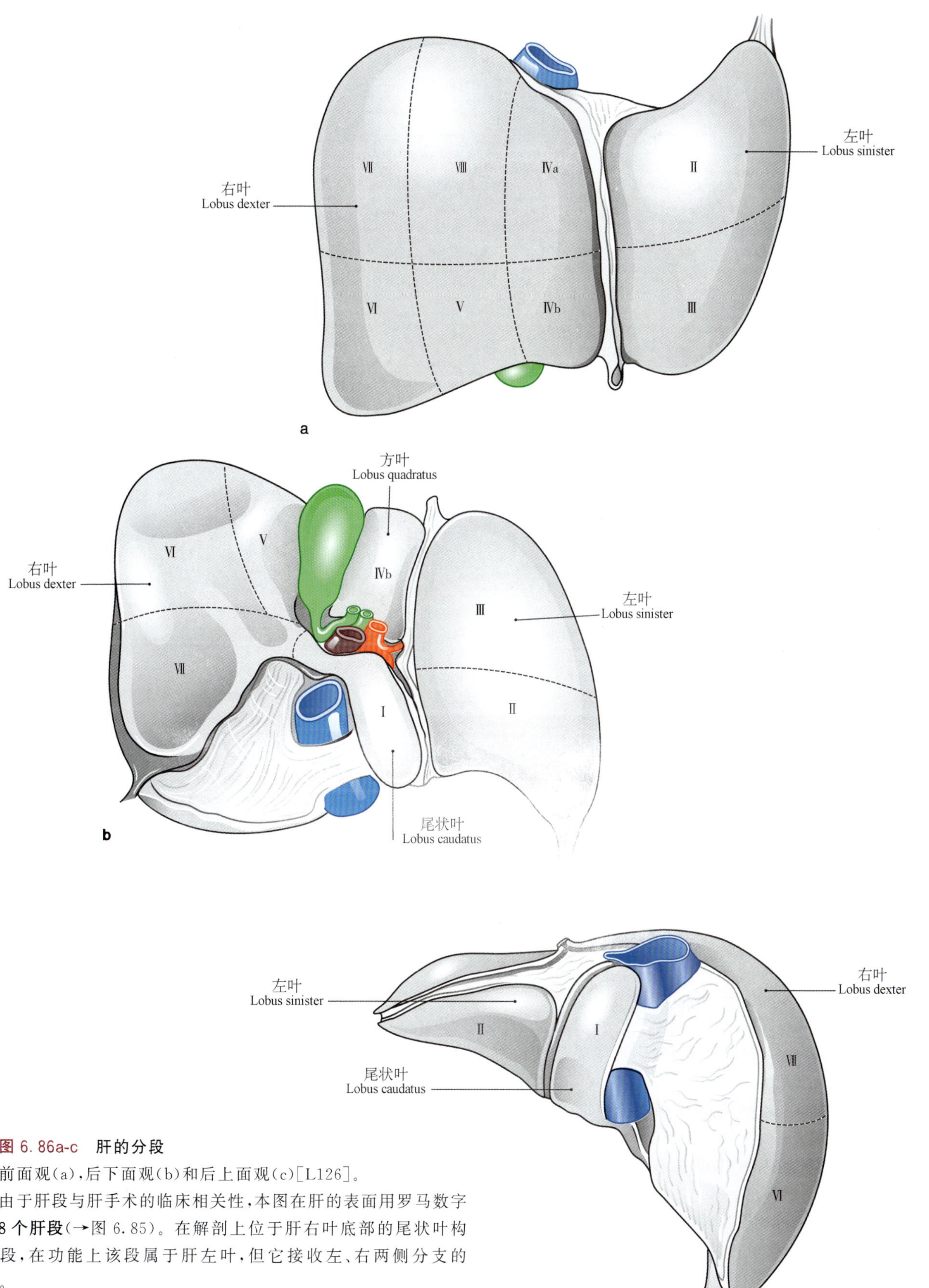

图 6.86a-c 肝的分段

前面观(a),后下面观(b)和后上面观(c)[L126]。

由于肝段与肝手术的临床相关性,本图在肝的表面用罗马数字标记**8 个肝段**(→图 6.85)。在解剖上位于肝右叶底部的尾状叶构成Ⅰ段,在功能上该段属于肝左叶,但它接收左、右两侧分支的血液。

肝和胆囊的动脉

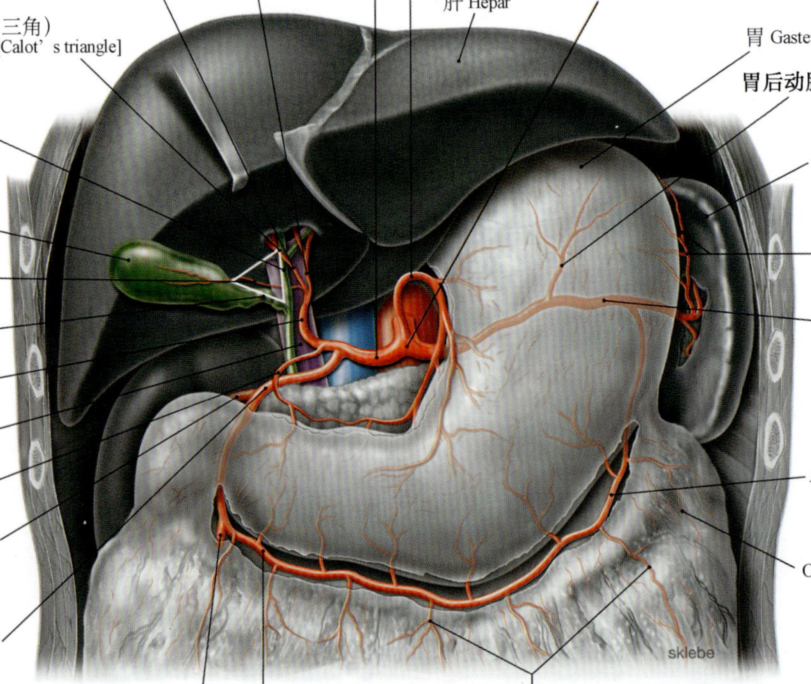

肝总动脉 A. hepatica communis
胃左动脉 A. gastrica sinistra
右支 R. dexter
左支 R. sinister
肝 Hepar
腹腔干 Truncus coeliacus
胆囊三角（Calot 三角）
Trigonum cholecystohepaticum[Calot' s triangle]
胃 Gaster
胃后动脉 A. gastrica posterior
胆总管
Ductus hepaticus communis
脾 Splen [Lien]
胆囊
Vesica biliaris
胆囊动脉
A. cystica
胃短动脉
Aa. gastricae breves
胆囊管
Ductus cysticus
脾动脉
A. splenica [lienalis]
肝固有动脉
A. hepatica propria
肝门静脉
V. portae hepatis
胃网膜左动脉
A. gastroomentalis sinistra
胃右动脉
A. gastrica dextra
胰十二指肠上前动脉
A. pancreaticoduodenalis superior anterior
大网膜
Omentum majus
胃十二指肠动脉
A. gastroduodenalis
sklebe
胰十二指肠上动脉
A. pancreaticoduodenalis superior
a
胃网膜右动脉
A. gastroomentalis dextra
网膜支
Rr. omentales

肝固有动脉，右支
A. hepatica propria, R. dexter
肠系膜上动脉
A. mesenterica superior
b
c

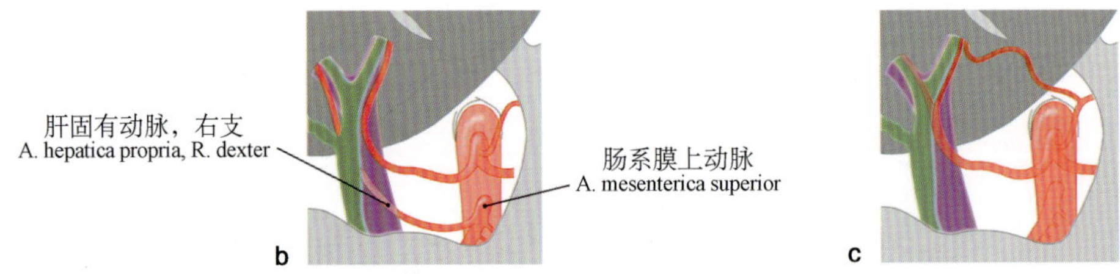

图 6.87a-c 肝和胆囊的动脉 a [L238],b,c [L281]

肝由**肝固有动脉**供血，该动脉是肝总动脉的延续，肝总动脉是腹腔干的一个主要分支。在发出胃右动脉分支后，肝固有动脉与肝门静脉一起经肝十二指肠韧带入肝门。胆总管经肝十二指肠韧带下行。在此，肝固有动脉通常分为肝左、右动脉为肝左、右叶供血。**胆囊动脉**起源于肝右动脉供应胆囊。有 10%～20%的人群由肠系膜上动脉供应肝右叶的血液，而部分肝左叶的血液供应则来自胃左动脉。

肝血液供应的**变异**

a 常见型(约 50%)。

b 肠系膜上动脉供应肝右叶的血液(10%～20%)。

c 胃左动脉供应肝左叶血液(10%～20%)。

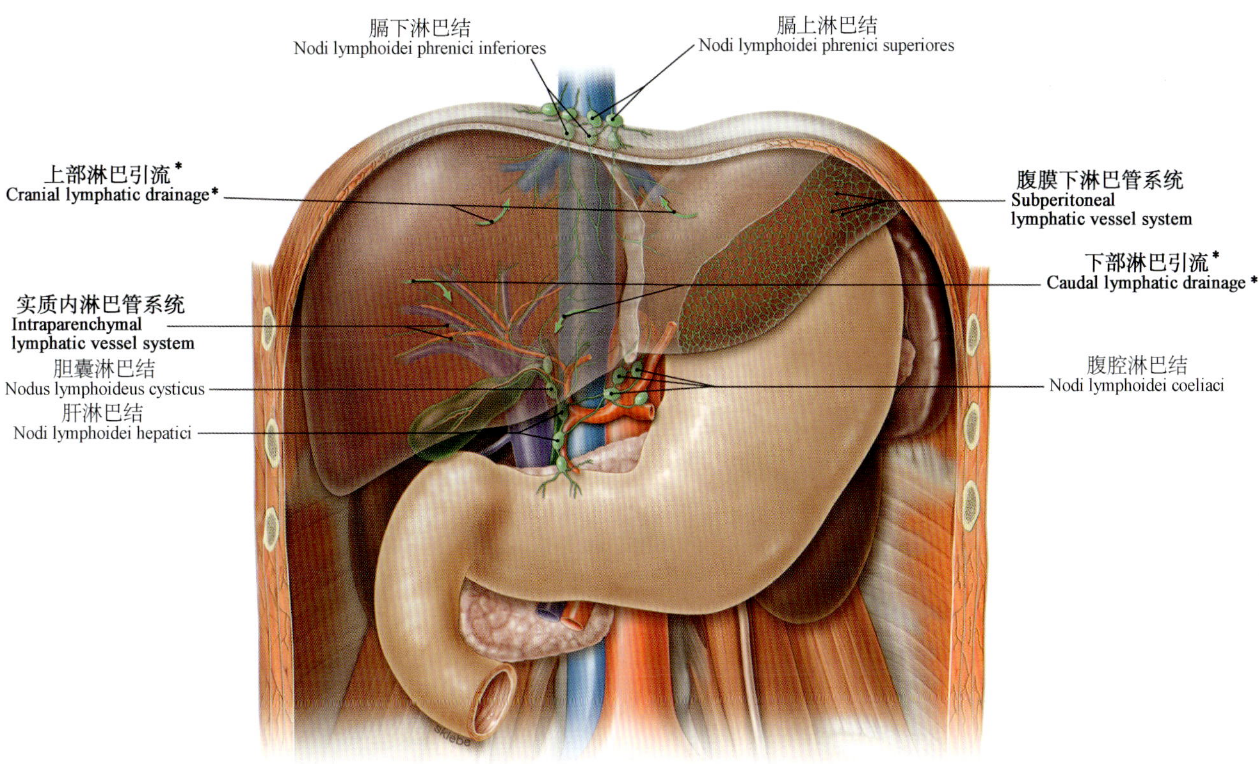

图 6.88 **肝和胆管系统的淋巴管及淋巴结**[L238]

肝有2套淋巴管道系统。

- 位于肝表面的腹膜下淋巴管道系统。
- 伴随门脉三联体一起出肝门的实质内淋巴管道系统。

对于局部淋巴结，有2**条主要的淋巴引流路径**。

- 从**肝下部向肝门**(最重要)汇入肝淋巴结(→图 6.36)，并通过腹腔淋巴结到肠干。
- 在**肝上部穿过膈肌**，经膈上、下淋巴结注入纵隔前、后淋巴结，再注入支气管纵隔干；肝癌可能通过此途径转移到胸部淋巴结。

另外，还有2**条**不太重要的路径。

- 通过肝圆韧带中的淋巴管到达腹前壁，进而汇入腹股沟和腋窝的淋巴结。
- 从肝左叶汇入胃和胰的淋巴结。

胆囊通常在胆囊颈处有胆囊淋巴结，它汇入肝门处的淋巴结(下部途径)。

* 所示为经上、下途径的肝实质淋巴引流的方向。

肝和胆囊的自主神经支配见图 6.132。

肝和胆囊的静脉

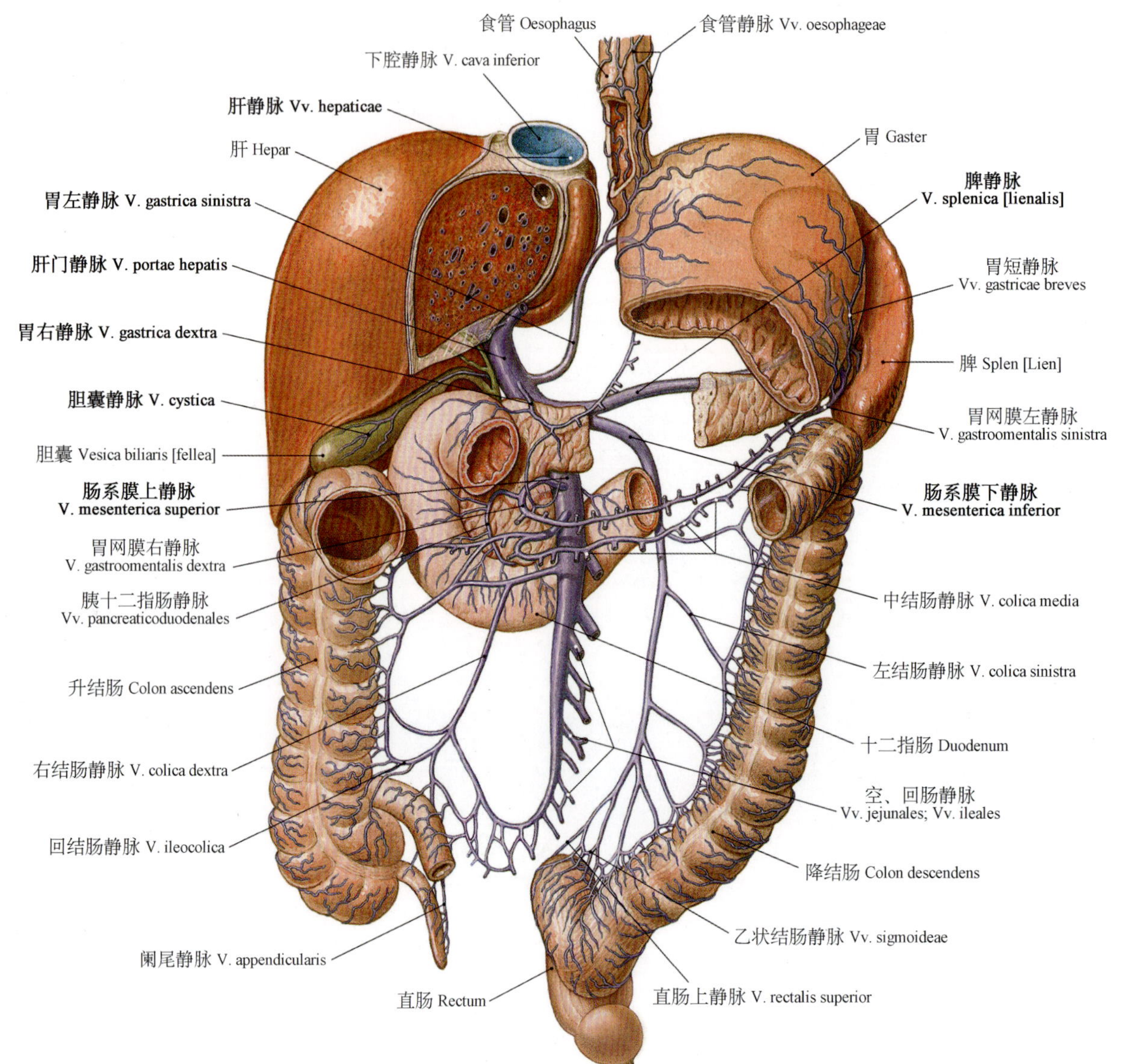

图 6.89　肝和胆囊的静脉(前面观)

肝有 2 套静脉系统,一套入肝,一套出肝。**肝门静脉**收集来自不成对的腹腔脏器(胃、肠、胰、脾)富含营养的血液,与肝固有动脉的动脉血一起进入到肝小叶的血窦中。3 条**肝静脉**(→图 6.85)将血液从肝输送至下腔静脉。

肝门静脉有 3 个主要属支:肠系膜上静脉与脾静脉在胰头后面汇合成肝门静脉,肠系膜下静脉汇入脾静脉(70%)或汇入肠系膜上静脉(30%)。

脾静脉的属支:收集脾及部分胃和胰的血液。

- 胃短静脉。
- 胃网膜左静脉。
- 胰静脉(来自胰的尾部和体部)。

肠系膜上静脉的属支:收集部分胃和胰、整个小肠、升结肠和横结肠的血液。

- 胃网膜右静脉及其属支胰十二指肠静脉。
- 胰静脉收集胰颈部和体部的血液。
- 空肠、回肠静脉。
- 回结肠静脉。
- 右结肠静脉。
- 中结肠静脉。

肠系膜下静脉的属支:收集降结肠和直肠上部的血液。

- 左结肠静脉。
- 乙状结肠静脉。
- 直肠上静脉:它与直肠下静脉和肛静脉有吻合,那里是下腔静脉的回流区。

此外,当肝门静脉的主要属支汇合之后,还有**一些静脉直接汇入肝门静脉**。

- 胆囊静脉来自胆囊。
- 附脐静脉,收集腹壁脐周围静脉网的血液经肝圆韧带汇入肝门静脉。
- 胃右静脉和胃左静脉起自胃小弯曲处。

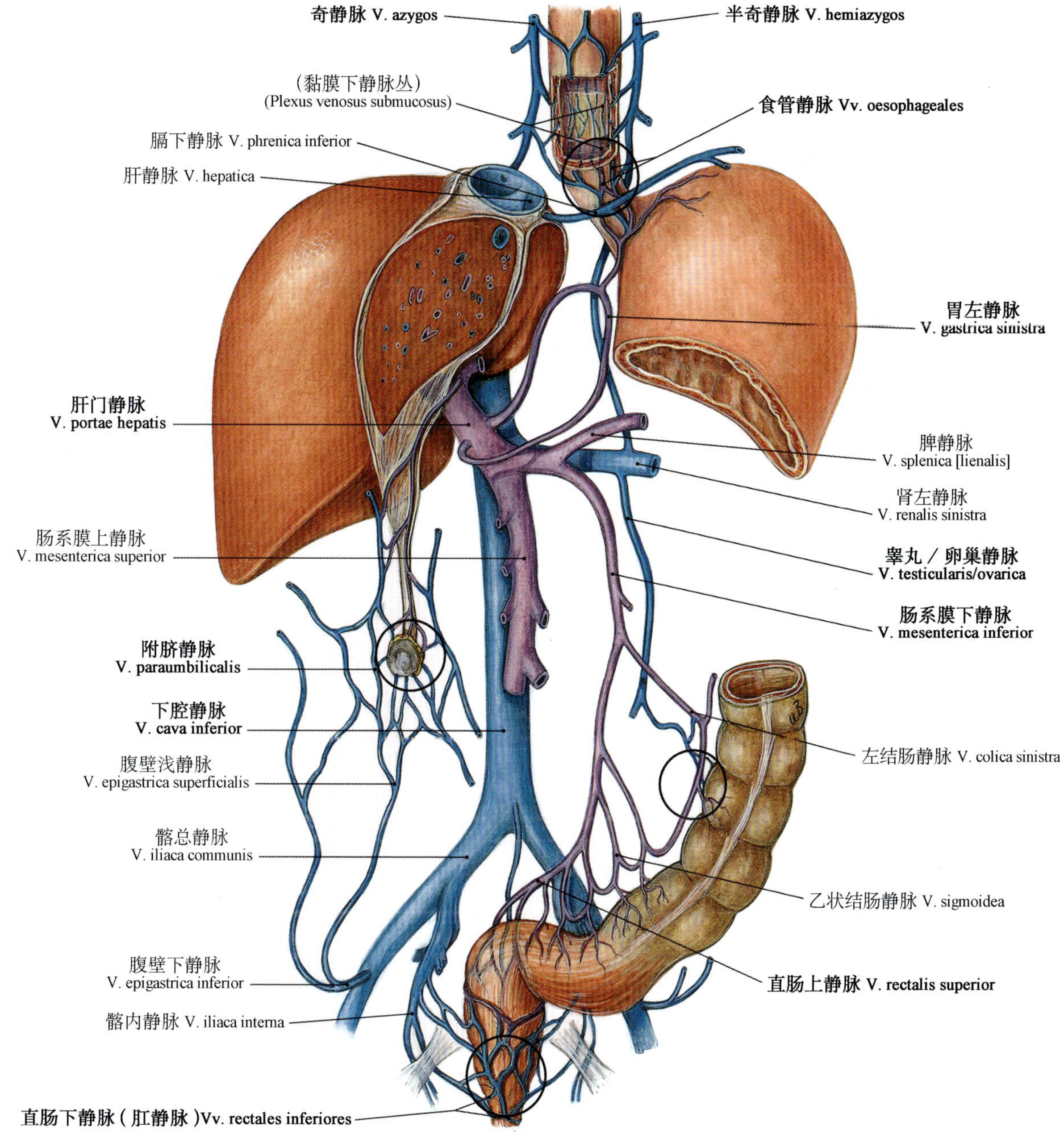

图 6.90 门腔静脉吻合(肝门静脉与上/下腔静脉的联系)。上/下腔静脉(蓝色)和肝门静脉(紫色)的属支

门腔吻合(以黑圈为标志)有 4 种可能的侧支循环,通过这 4 种方式,肝门静脉的血液可以绕过肝进入心。

- 胃右和胃左静脉通过食管静脉和奇静脉汇入上腔静脉。在这种情况下,可能发生食管黏膜下静脉扩张(**食管静脉曲张**)。
- 附脐静脉经腹壁静脉(深部:腹壁上、下静脉;浅部:胸腹壁浅静脉和腹壁上静脉)汇入上、下腔静脉。浅表静脉的扩张可能导致**"海蛇头"**样静脉曲张。
- 直肠上静脉经直肠末端静脉和髂内静脉汇入下腔静脉。
- 腹膜后吻合经肠系膜下静脉汇入睾丸/卵巢静脉与下腔静脉相联系。

肝硬化

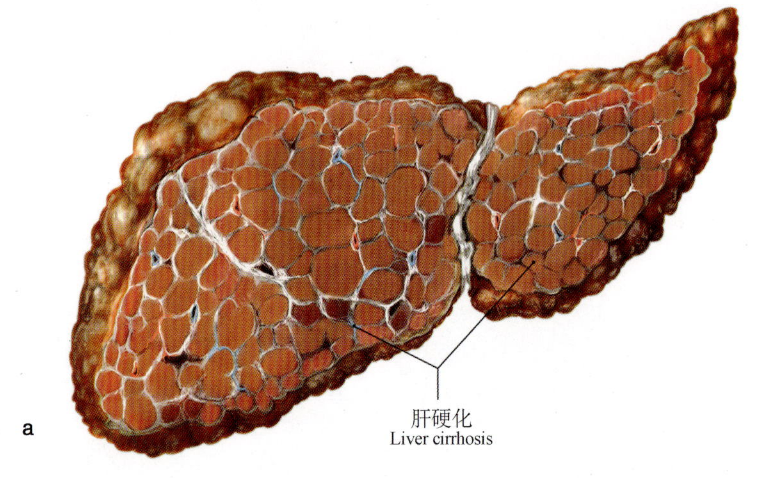

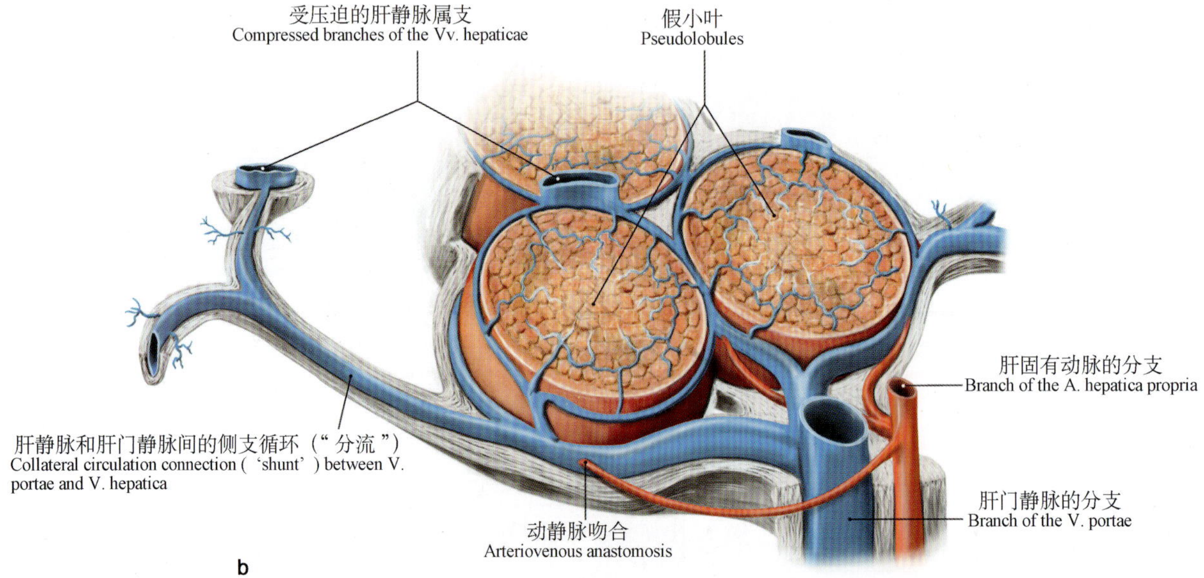

图 6.91a,b 肝硬化的形态学变化[L266]
a **肉眼可见的结节形成**；肝的冠状面。
b **假小叶形成**；部分显微结构示意图。

临床要点

肝硬化是许多慢性肝病末期的表现，肝虽不像鹅膏毒蕈中毒那样被急性破坏，但由于炎症缓慢进展或结缔组织增生造成的持续损害而“伤痕累累”。在全球范围内，肝硬化最常见的是由病毒性肝炎（乙型肝炎、丙型肝炎和丁型肝炎）引起，而在工业化国家中，肝硬化通常是与代谢相关疾病如酒精性肝炎、越来越多的糖尿病或肥胖（症）引起的肝脂肪变性。在肝表面**结节**形成的过程中，瘢痕已肉眼可见。虽然结节的形成可以说明肝发生了明显的规律性形态变化，但仔细观察将会发现肝实质的小叶结构消失。结缔组织增生导致**假小叶**的形成，假小叶中的静脉分支受到压迫，血流受阻，从而导致肝门静脉实质性的阻力升高。

（李文生　译）

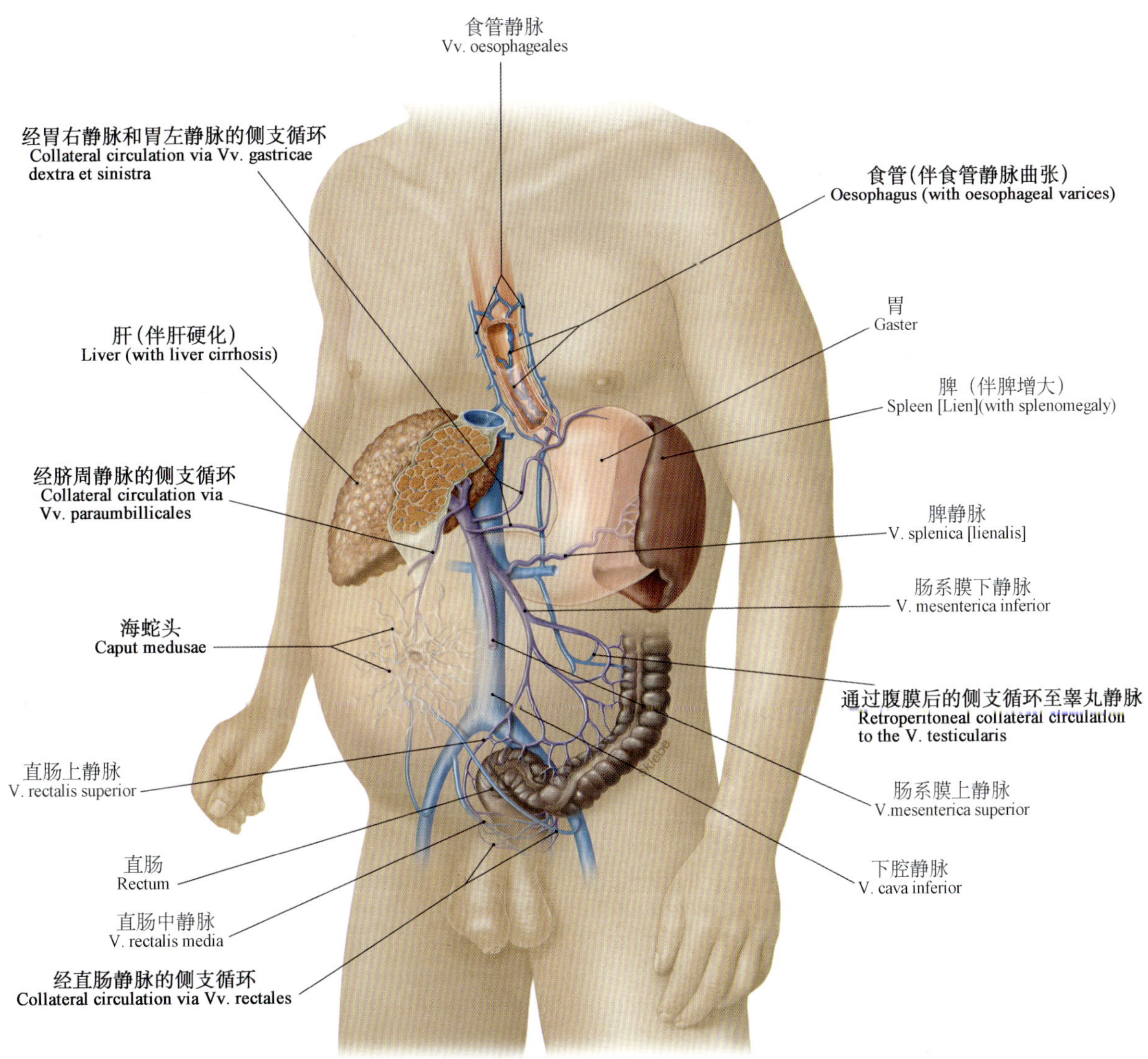

图 6.92 肝硬化门腔静脉吻合术的临床视图示意图(左侧前面观)[L238]

临床要点

在肝硬化的情况下,由于肝门静脉存在实质性的高阻力(→图 6.91),因此肝门静脉循环内存在高压(**门静脉高压**)。因此,已经建立的到上腔静脉和下腔静脉(**门腔静脉吻合**)供应区的血管吻合可以开放或形成。临床上最重要的是与**食管静脉**的吻合网,因为食管静脉曲张破裂可能会导致**大出血**,这是肝硬化患者最常见的死亡原因。肝门静脉与腹壁浅静脉的连接仅具有诊断价值。虽然**海蛇头**的现象是罕见的,但其特殊的外观特征是肝硬化不容忽视的。相比之下,腹膜后血管吻合和直肠静脉间的吻合(网)在临床上并不重要。

肝,影像图

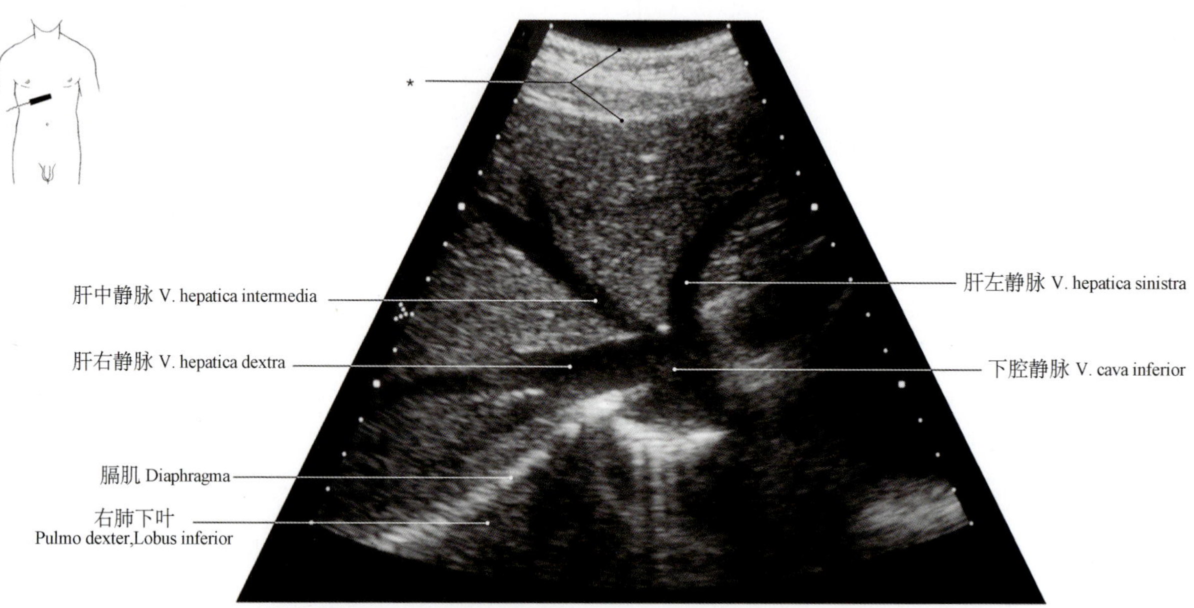

图 6.93 肝静脉注入下腔静脉的汇合处;超声图像(下面观)[T894]
*腹壁。

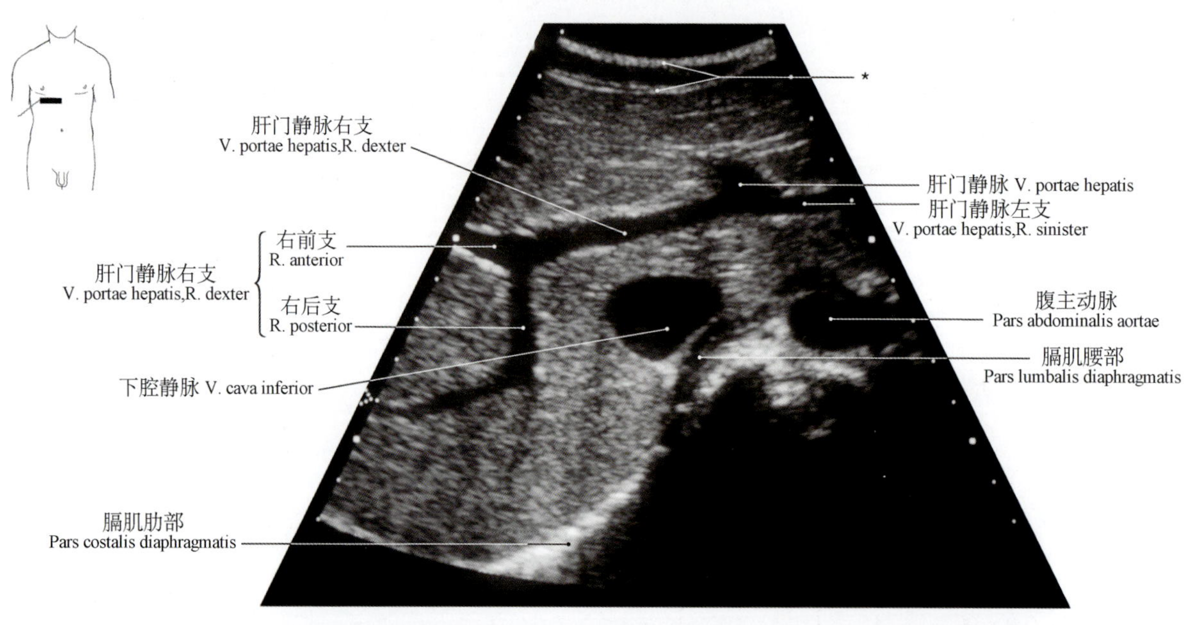

图 6.94 肝和肝门静脉;显示肝门静脉分支;超声图像(下面观) [T894]
*腹壁。

临床要点

肝**超声检查**是内科医师和放射科医师使用的一种标准诊断工具。通过对肝实质进行无创性诊断,可在肝炎或肝硬化中检测到"回声密集型"的脂肪变性(低回声)或纤维化(回声增强)。局部肿瘤或囊肿也可以通过超声检查进行诊断。如果诊断不清楚,可以进行肝活检(→图 6.94)或腹腔镜检查(→图 6.98),以进一步明确诊断。

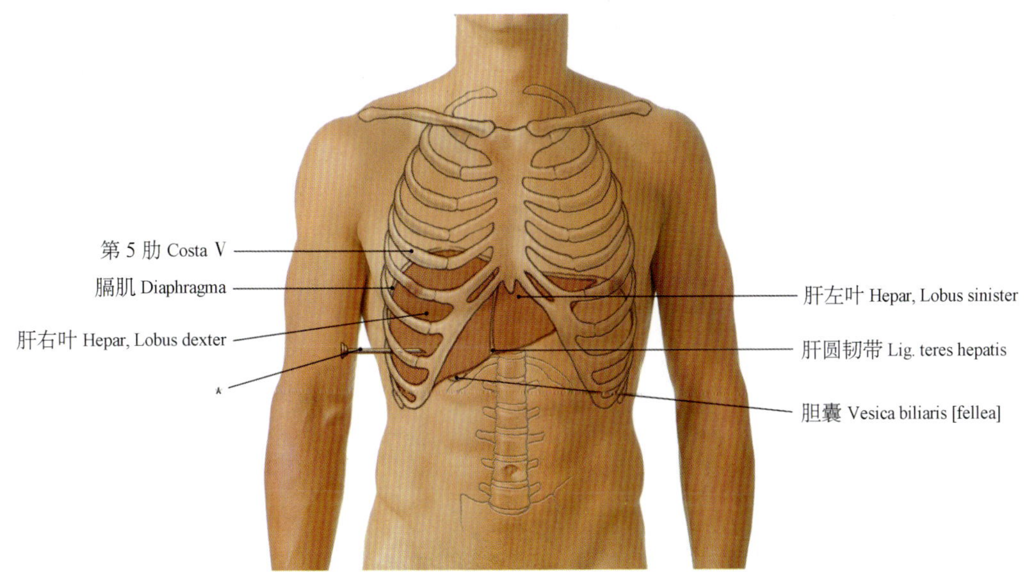

图 6.95 呼吸中期肝和胆囊在腹前壁上的投影位置
* 肝穿刺时穿刺针的位置。

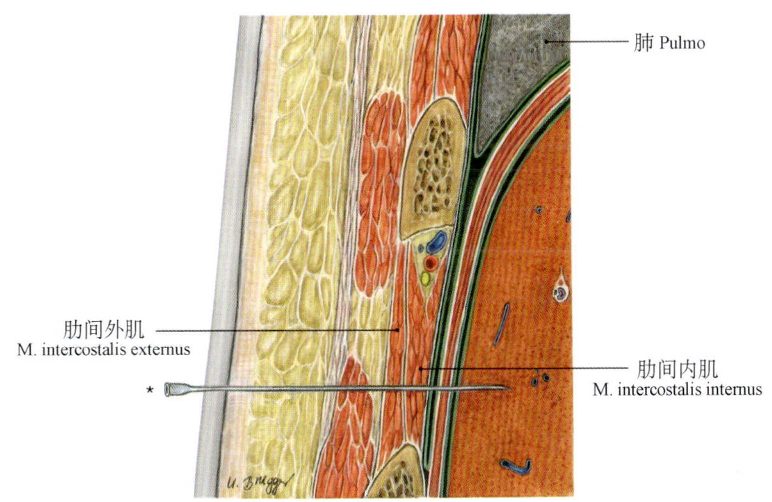

图 6.96 胸壁层次和肝；冠状切面；肝穿刺活组织检查

组织活检是检查者在患者呼气时借助超声进行的。由于肝的上面被胸膜腔覆盖，所以穿刺在较低的肋间隙进针，以避免引发气胸。为了避免损伤肋间神经和血管，通常在肋上缘进行穿刺。因为覆盖在肝表面的腹膜受来自颈丛的膈神经支配(C3-C5)，所以患者经常感觉右肩的牵涉性疼痛。

* 肝穿刺活检时针的位置。

临床要点

肝穿刺活检通常用来确定**疑似肿瘤**的性质、**肝炎**或**肝硬化**的阶段。活检只用于病理学明确诊断。

胆囊和肝外胆道的结构

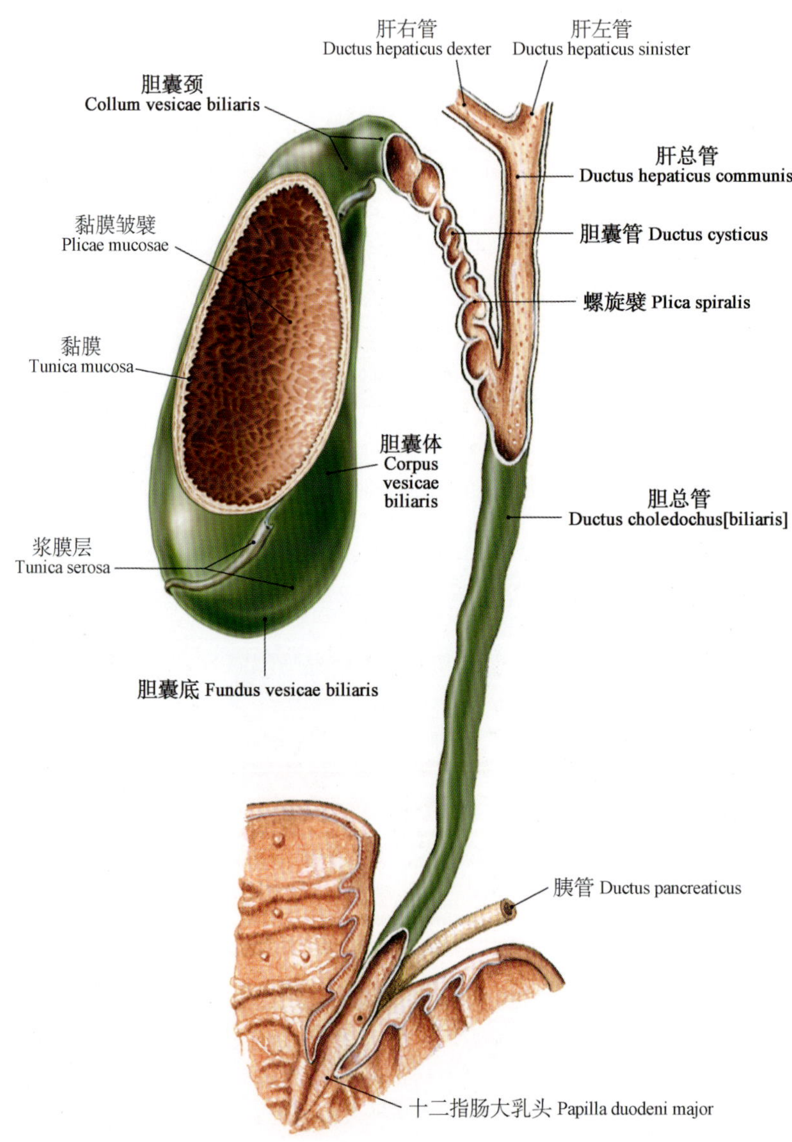

图 6.97 胆囊和肝外胆管(前面观)

胆囊通常容纳 40～70 ml 的胆汁。它由**胆囊体**(Corpus vesicae biliaris)、胆囊底和**胆囊颈**(Collum vesicae biliaris)3部分组成。胆囊颈的末端延续为**胆囊管**(Ductus cysticus),其与肝总管(Ductus hepaticus communis)汇合形成胆总管(Ductus choledochus)之前,通过**螺旋襞**(Heisteri **螺旋襞**)来开关胆囊管。

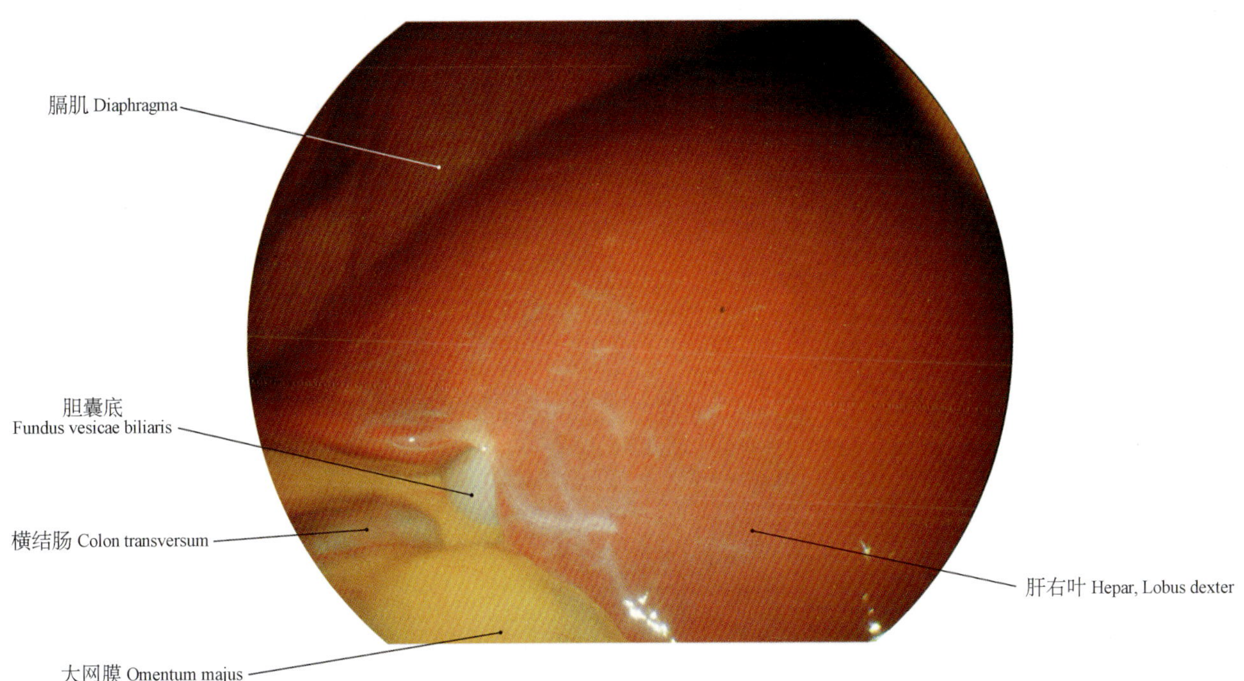

图 6.98 胆囊和肝；腹腔镜检查（自左侧斜下面观）[T894]

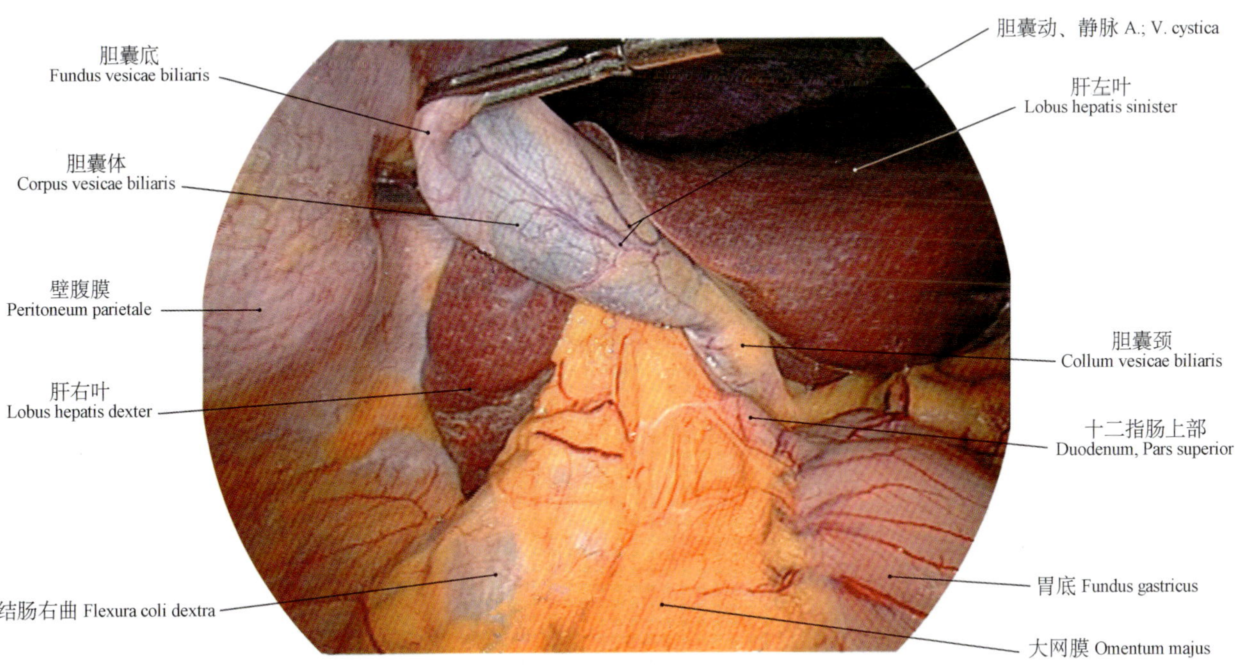

图 6.99 胆囊和肝；腹腔镜检查（前面观）[T894]

临床要点

腹腔镜只需小切口打开腹壁，就可以进行诊断性的成像和胆囊切除。使用腹腔镜和另外一个或两个用于光源、摄像头或活检仪器的入口端口，就可以检查整个腹腔（Cavitas abdominalis）。腹腔镜检查的另一个指征是肝活检的靶向评估。如果影像学和肝盲穿（→图 6.95，→图 6.96）检查未能成功，可以在腹腔镜下进行靶向活检。

肝外胆管

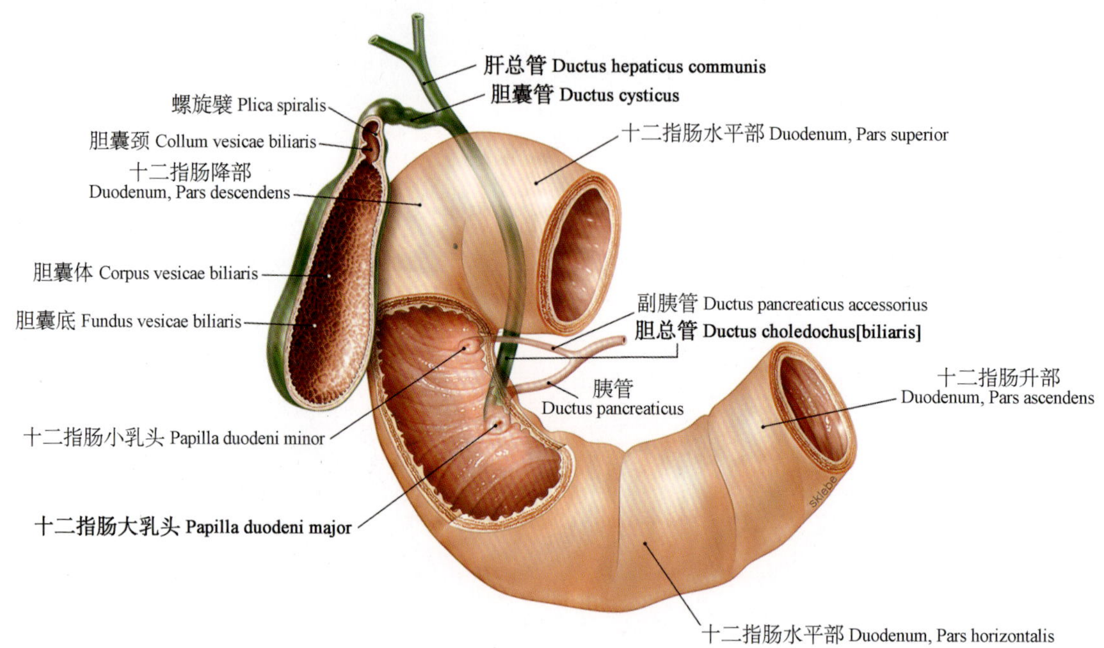

图 6.100 胆囊、肝外胆管和十二指肠（前面观）[L238]

肝总管是由 2 条局部的胆管（肝右管和肝左管）在肝门处合并而形成，在肝十二指肠韧带内和**胆囊管**汇合，形成胆总管。

胆总管通常长 6 cm，直径 0.4～0.9 cm。它首先在肝十二指肠韧带内行于肝门静脉的前面，然后在十二指肠上部的后方，经胰头到达十二指肠降部。胆总管通常与胰管相连，最后形成一个小的黏膜乳头，即**十二指肠大乳头**（Vateri 乳头）。

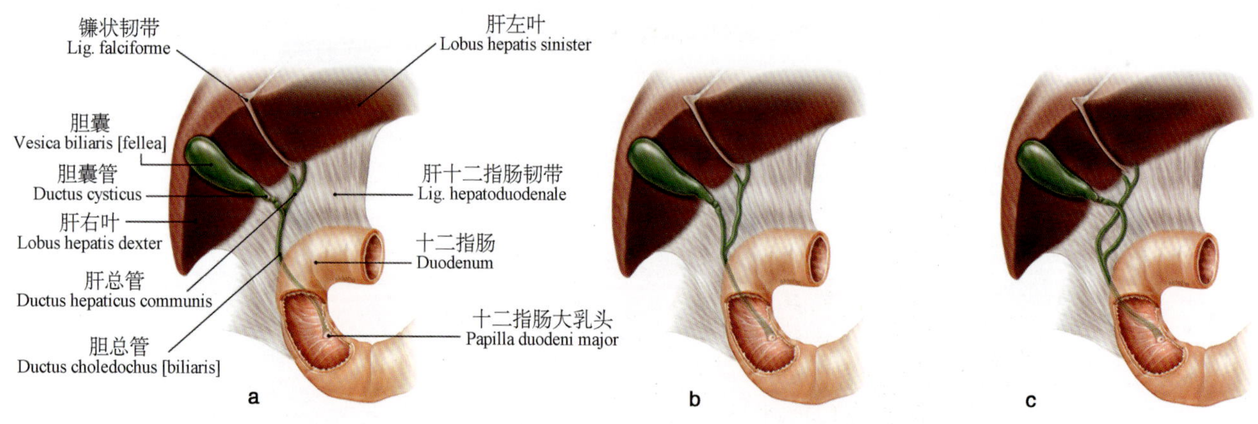

图 6.101a-c 肝总管和胆囊管汇合方式不同所致的胆管变异[L238]

a 高位汇合。

b 低位汇合。

c 低位汇合合并交叉。

临床要点

在诊断和治疗**胆囊结石**（cholecystolithiasis）及**胆囊切除术**（cholecystectomy）时，必须熟知胆管的变异情况。内镜 X 射线造影成像（内镜逆行胰胆管造影，ERCP）常用于诊断评估。如果胆总管直径增大超过 1 cm，则提示**胆汁淤积**。

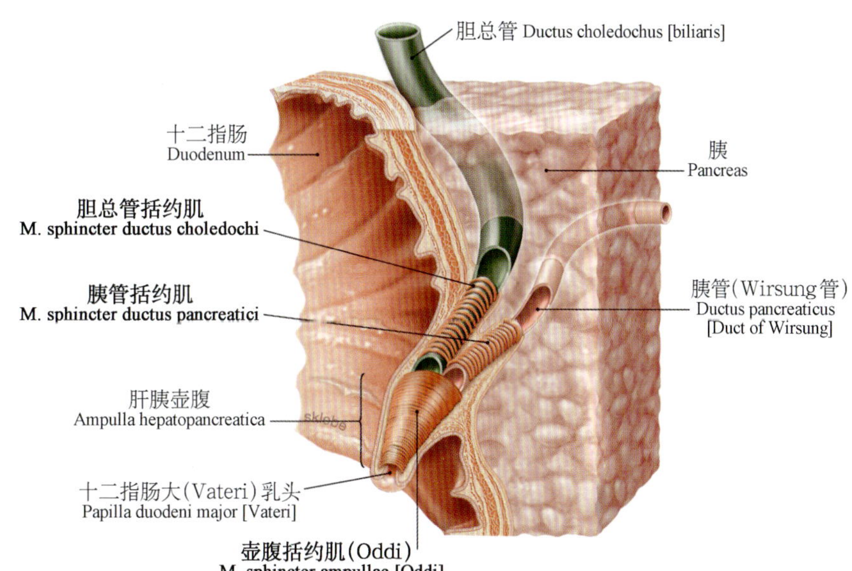

图 6.102 肝胰壶腹与胆总管和胰管的汇合半示意图(前面观)[L238]

通常(60%)胆总管与胰管汇合至**肝胰壶腹**,后者通过**十二指肠大乳头(Vateri 乳头)**开口于十二指肠。十二指肠大乳头距胃幽门 8~10 cm,位于十二指肠降部中 1/3 的后内侧壁。

十二指肠大乳头的黏膜下有括约肌系统。导管的平滑肌延至肝胰壶腹处;胆总管的环行肌纤维形成一光滑的胆总管括约肌;相应地,胰管的环行肌纤维形成胰管括约肌。闭合肌系统的远端部分包括肝胰壶腹及其周围的肝胰壶腹括约肌(Oddi)。

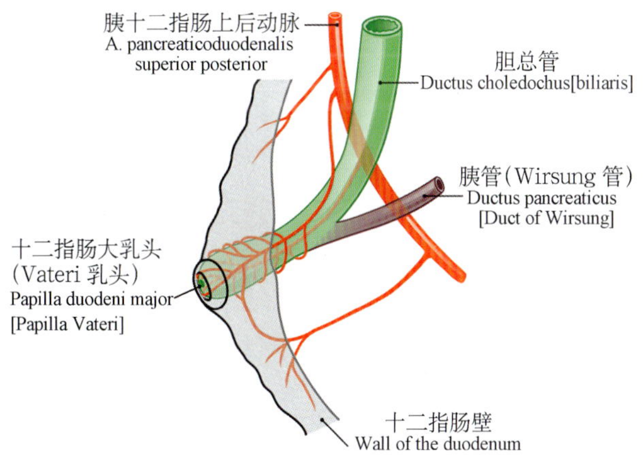

图 6.103 肝胰壶腹和胆总管的动脉血液供应示意图(前面观)[L126]

胆总管的血液供应来自**胆囊动脉**的细支和**肝固有动脉**的右支,以及**胃十二指肠动脉**的升支。胆总管的远端 1/3,包括肝胰壶腹,接受来自**胰十二指肠上后动脉**的血液供应。

临床要点

胆总管和胰管的汇合方式具有很重要的临床意义。**胆囊结石**(cholecystolithiasis)可以由胆囊内自行排出,滞留于十二指肠大乳头处而造成梗阻。可导致**胆汁回流**进入血液(**胆汁淤积**),常引起胆囊肿痛,胆囊底体表投影在右侧第 9 肋。由于结缔组织中胆红素的胆汁色素沉积,眼的巩膜和皮肤变黄(**黄疸**)。在这种情况下,胆结石必须通过内镜移除。由于十二指肠大乳头的血供丰富,可能发生严重出血。如果是胆汁淤积,也应该考虑到胰头区域的**胰腺癌**。在这种情况下,胆囊的肿胀与炎症无关,因此大部分是无痛的。

Calot 三角

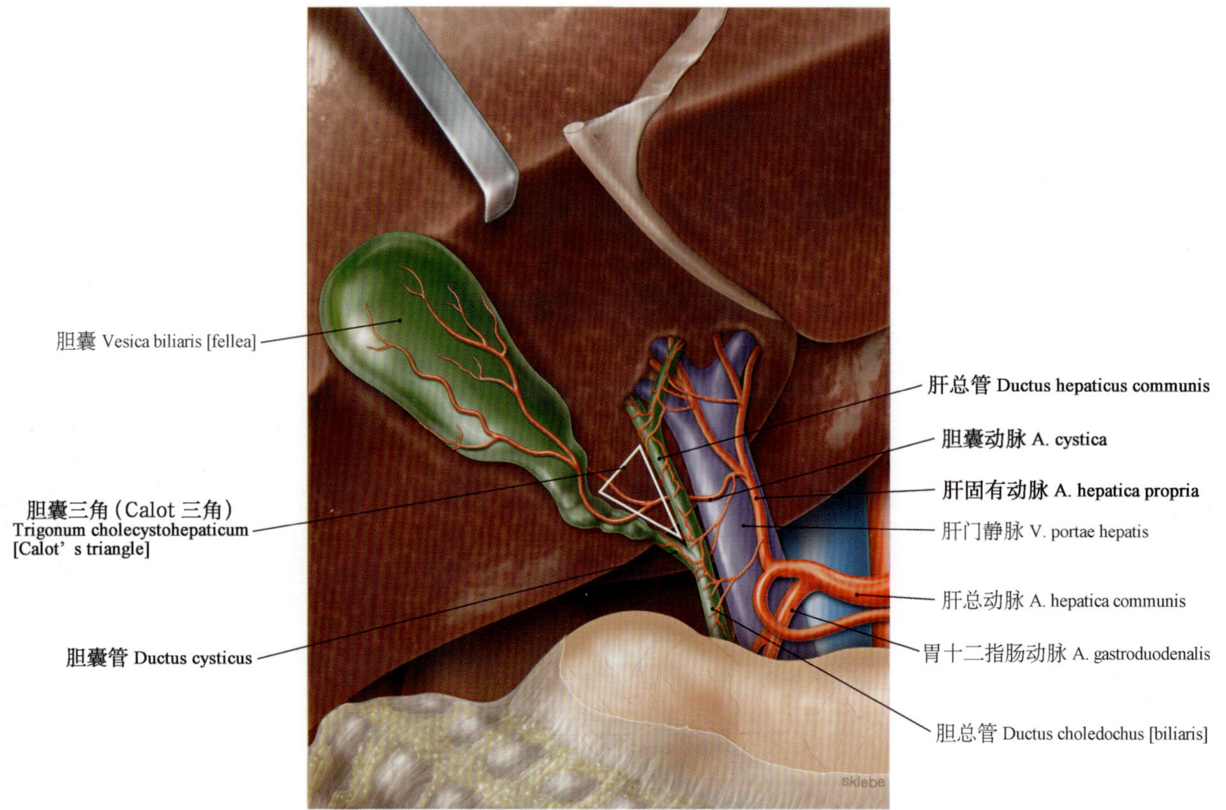

图 6.104 Calot 三角，胆囊三角(下面观)[L238]
胆囊管、肝总管和肝的脏面共同形成**胆囊三角**，也称为"Calot 三角"。75%的胆囊动脉在该三角内起源于肝固有动脉右支，并穿过该三角区向后走行，到达胆囊管和胆囊颈。

临床要点

如果胆结石反复发生可导致**胆囊炎**，通常建议手术切除**胆囊**。Calot 三角是胆囊切除术中的一个重要标志。在胆囊切除之前，必须在确定 Calot 三角的所有结构之后才能结扎胆囊动脉和胆囊管。这样会降低因胆总管意外结扎而出现胆汁淤积(cholestasis)的风险。

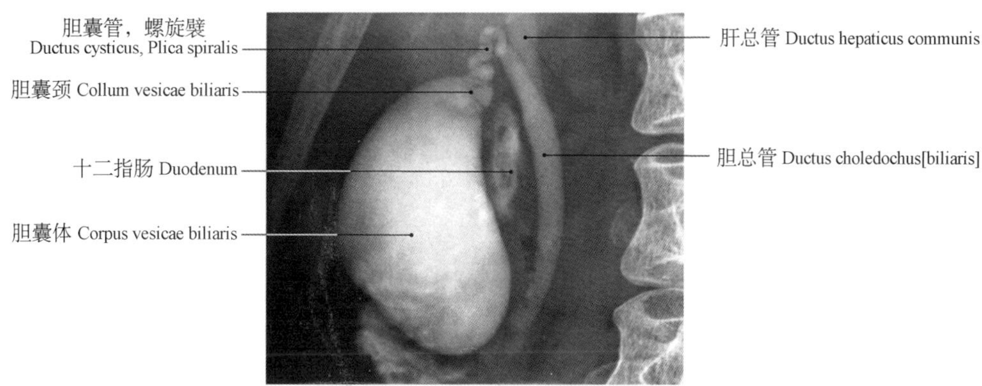

图 6.105 胆囊和肝外胆管;使用造影剂后,前后(AP)位 X 线投照;患者处于直立位(前面观)

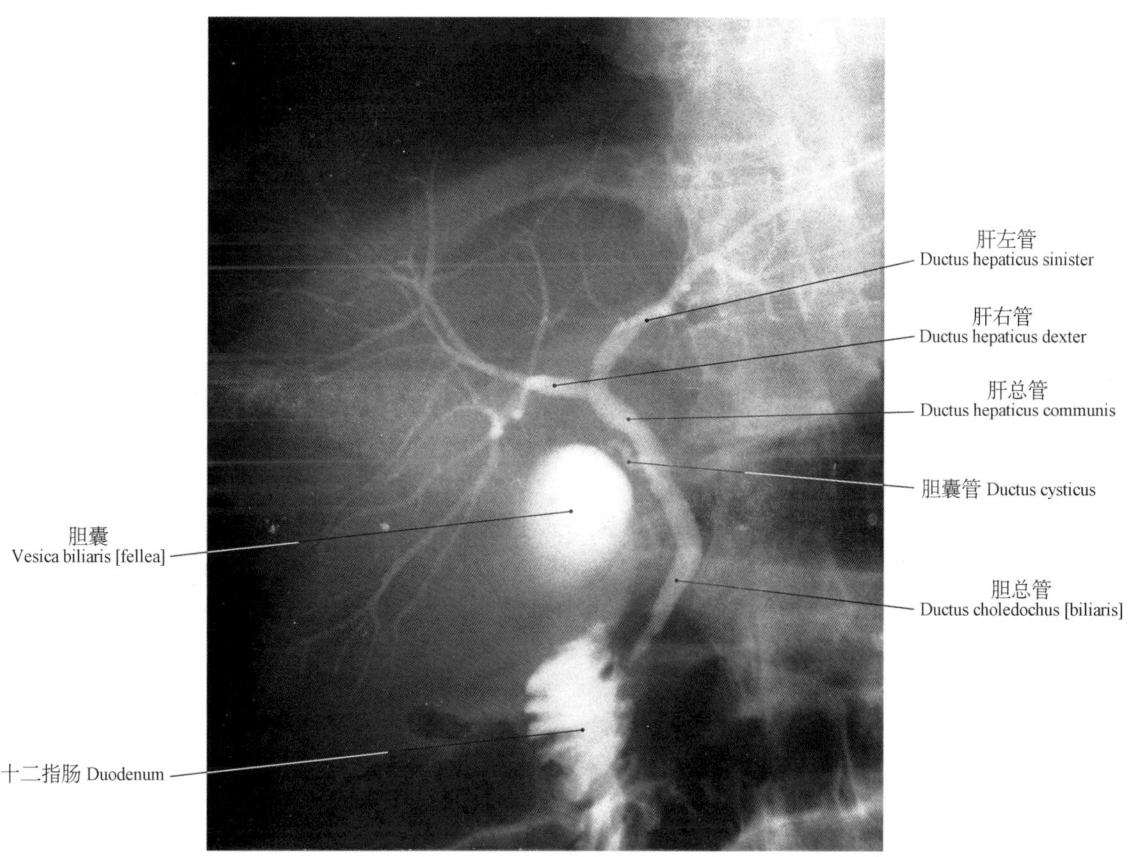

图 6.106 胆囊,肝内、肝外胆管;使用造影剂后,前后(AP)位 X 线投照;患者处于直立位(前面观)

临床要点

静脉注射造影剂后的 X 线摄影可显示胆囊和胆管,还可检测到未钙化的胆结石。胆管恶性肿瘤(胆管癌)或胰腺的恶性肿瘤(胰腺癌)可引起胆汁淤积,表现为胆管扩张。

胰的体表投影

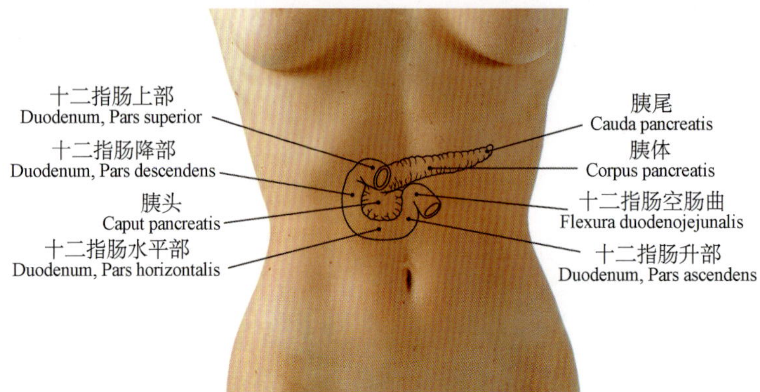

图 6.107 胰和十二指肠在腹前壁的体表投影

胰为**继发腹膜后位**器官，投影区在第1～2腰椎的位置。胰头(Caput pancreatis)与十二指肠降部相邻，向左延续为胰体(Corpus pancreatis)，并横过脊柱延续为胰尾(Cauda pancreatis)，抵达脾门。

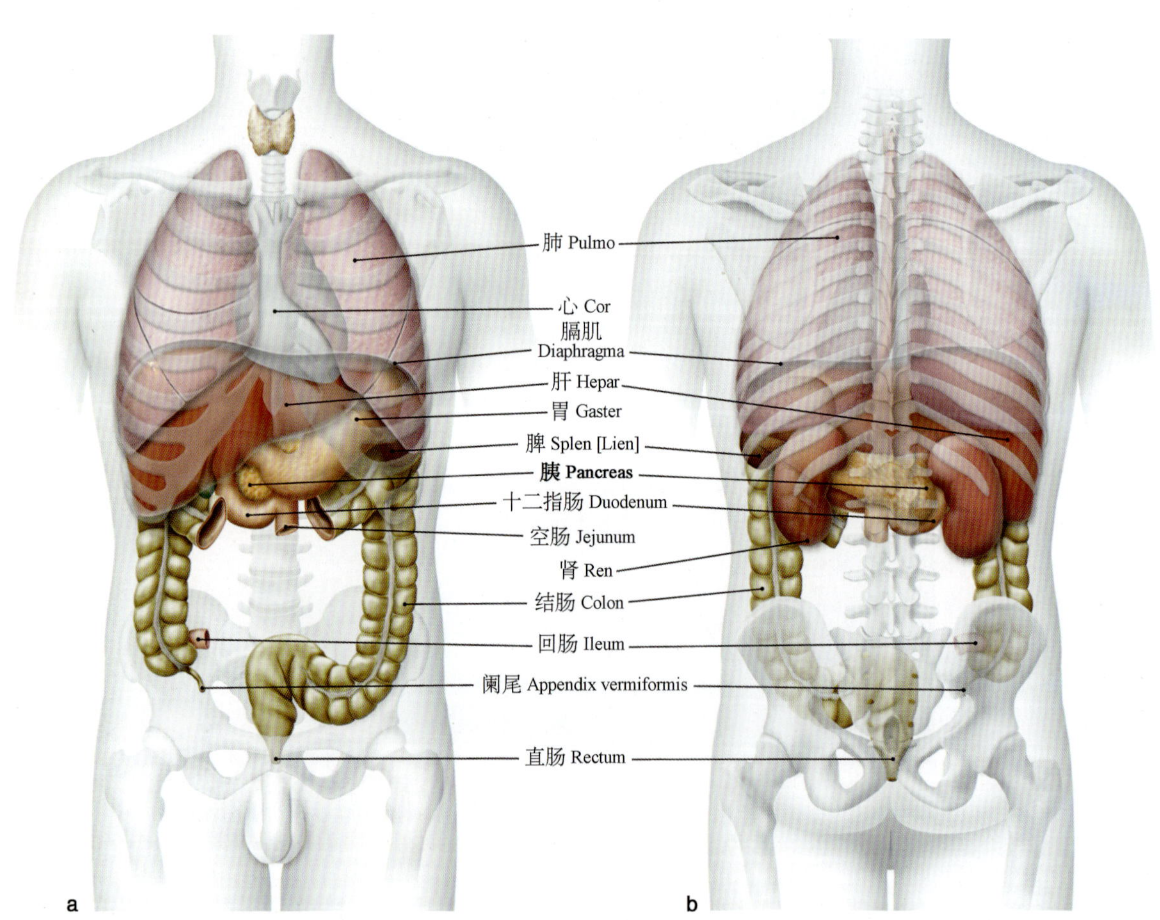

图 6.108a、b 内脏器官的体表投影

前面观(a)；后面观(b)[L275]。

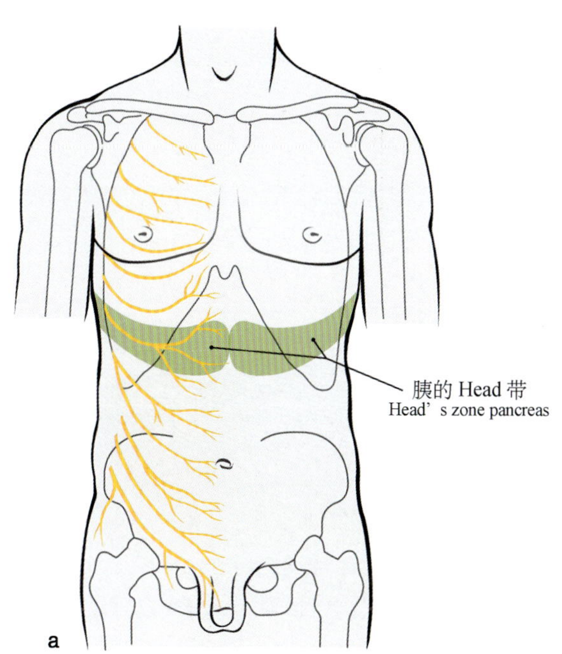

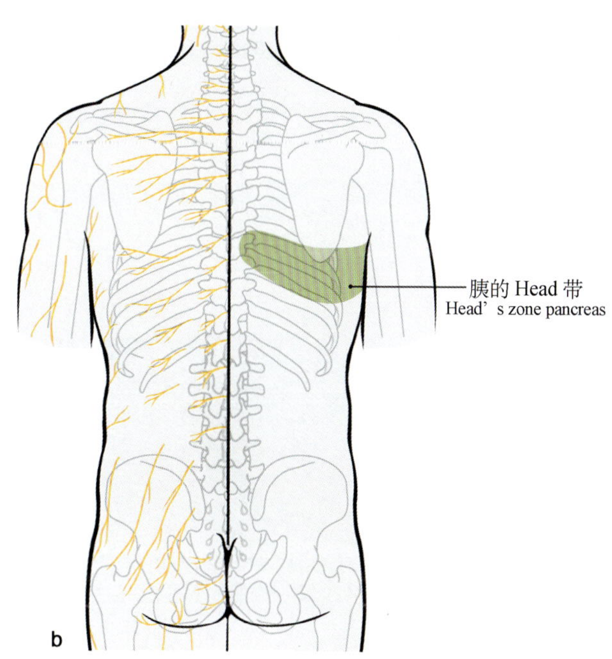

图 6.109a、b 胰的 Head 带示意图
[前面观(a)和后面观(b)][L126]。

胰的**Head带**或者器官相关区域通常定位不准确。在胰的疾病中,如果疼痛发生在胰的特定区域,常在 T8 和 T9 皮节体表产生牵涉痛。这是因为来自胰的传入神经元与体表的神经元汇聚于共同的脊髓节段,故胰的疾病(主要是指炎症性的疾病),疼痛部位多在 T8 和 T9 皮节。因此,称之为牵涉痛。由于胰是腹膜后位器官,其疼痛也特征性的投射到相同皮节的背侧区域。

临床要点

胰腺炎最常见的原因是十二指肠乳头处的结石或者乙醇滥用导致胰液的反流。胰腺炎典型表现为带状放射痛。

胰的发生

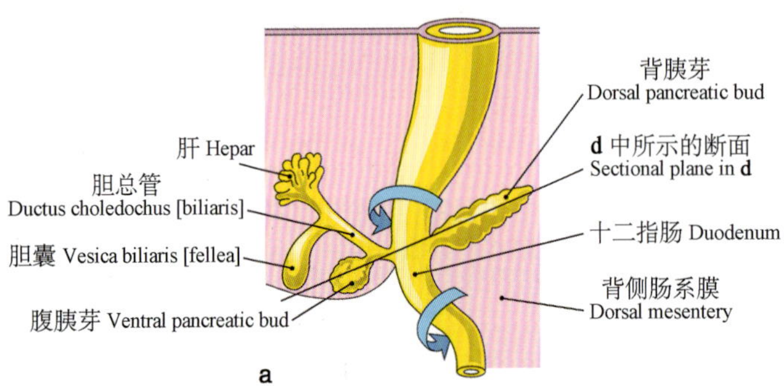

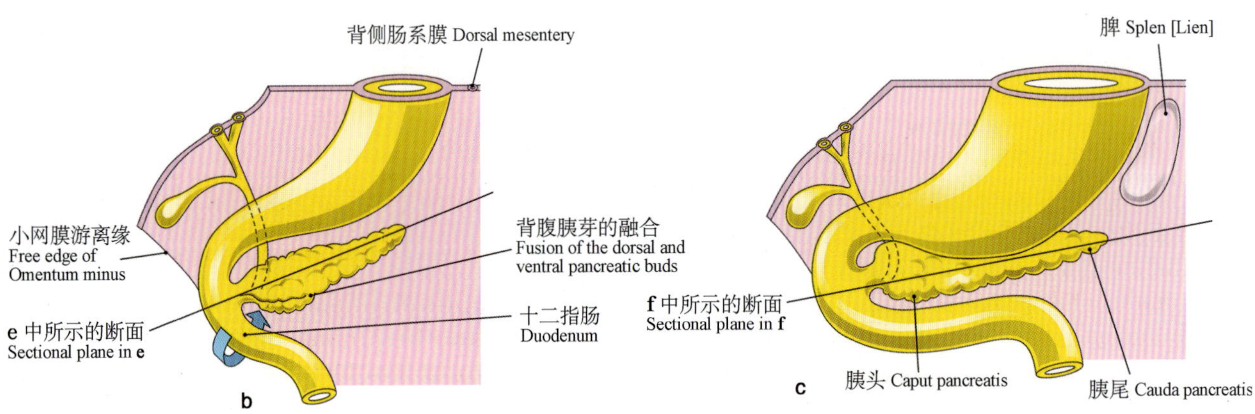

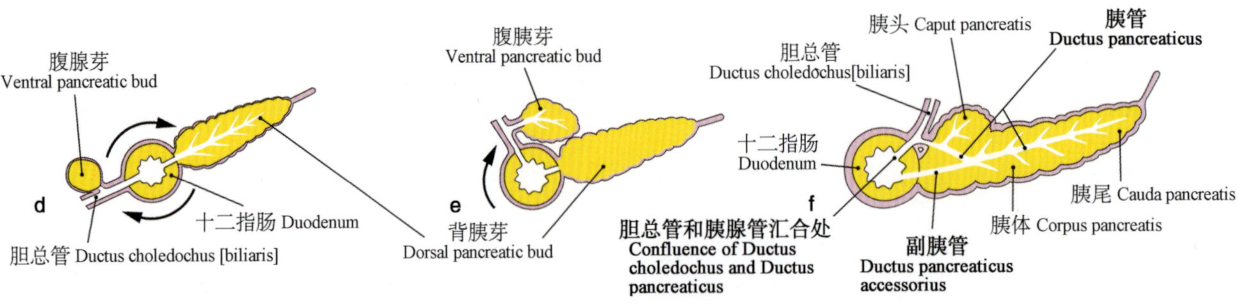

图 6.110a-f 胰的不同发生阶段,胚胎第 5－8 周[E347-09]

a-c 前面观。

d-f 经十二指肠和胰的横断面示意图:箭表示旋转的方向。

胚胎第 28 天,在十二指肠水平肝和胆囊原基下方的原肠内胚层内发出一个腹胰芽和背胰芽(a,d)。胚胎第 6－7 周,腹胰芽包括导管向后折叠(b,e)并和背胰芽(c,f)融合。胰的主胰管是由背胰管远侧端和腹胰管汇合形成后,开口于十二指肠大乳头。背胰管近侧端将发育形成副胰管(占 65%),开口于十二指肠小乳头。

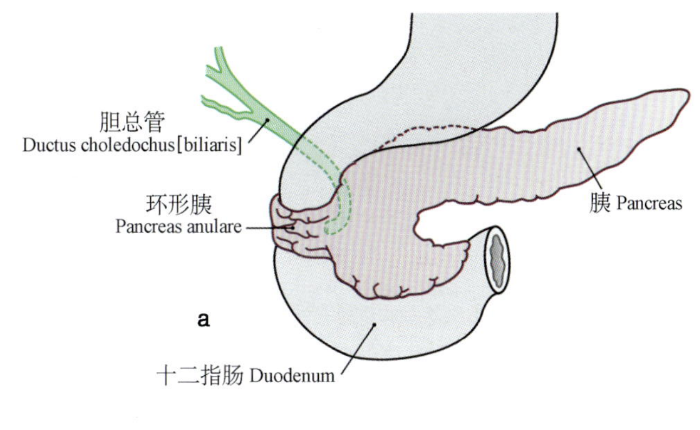

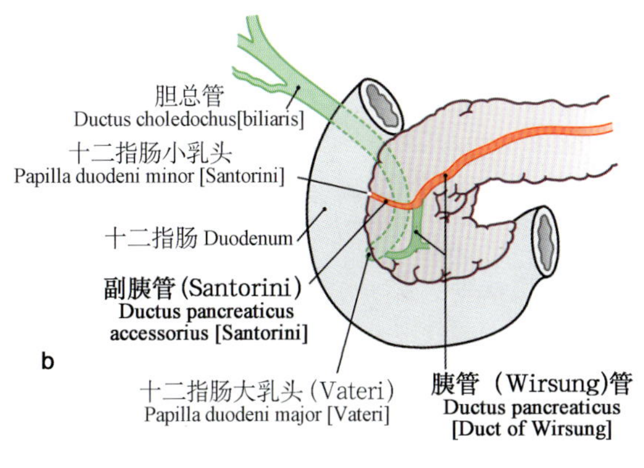

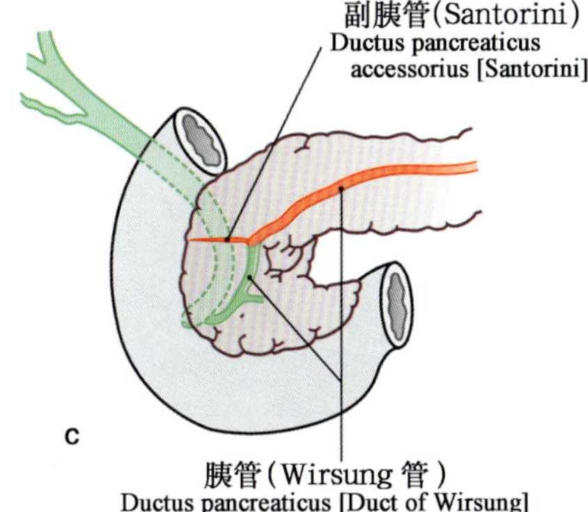

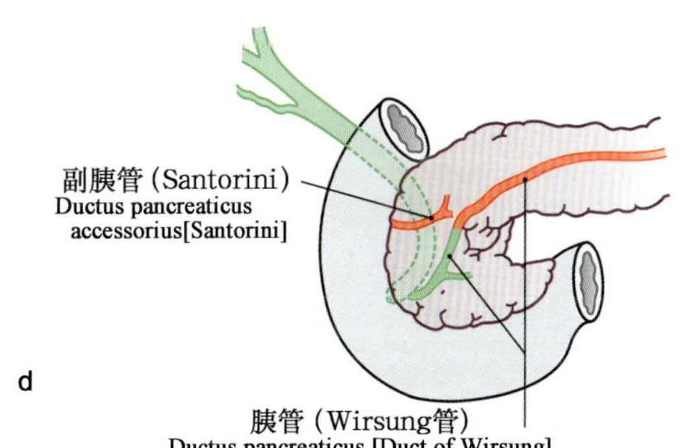

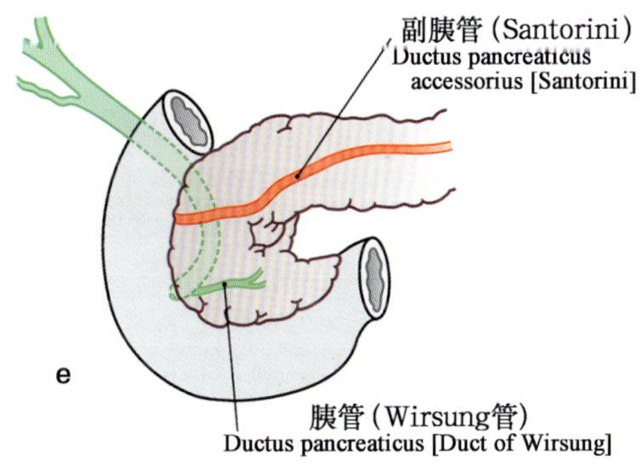

图 6.111a-e 胰发生畸形示意图(前面观)[L126]

a 十二指肠降部周围的**环状胰**(annular pancreas),导致食团的通过障碍。

b、c 胰管和副胰管结合方式正常,副胰管(图 b)在其进入十二指肠的开口处狭窄。

d、e 导管不完全结合,胰管和副胰管分开(**胰腺分裂**),分别引流至十二指肠。

临床要点

如果胰腺实质以环状的形式包绕十二指肠降部(**环状胰**),可能出现肠梗阻伴呕吐症状,这在新生儿尤为明显,此症状通常发生在婴儿从哺乳期到固体食物的转换时期。在这种情况下,十二指肠必须切断并缝回胰管系统。如果两个胰芽融合不完全(**胰腺分裂**),则背胰管将构成胰腺的主导管(占 10%),可能因分泌物阻塞而引起反复性胰腺炎。在反复性炎症的情况下,需要考虑有无胆结石和乙醇滥用的可能。

如果两部分胰管没有合并,可能会发生胆结石(**胆石症**)导致十二指肠大乳头移位。在这种情况下,胰液不能完全通过十二指肠小乳头流出,因此除可造成**胆汁反流**(**胆汁淤积**)外,还可导致**胰腺炎**。

胰

胰的结构和局部毗邻关系

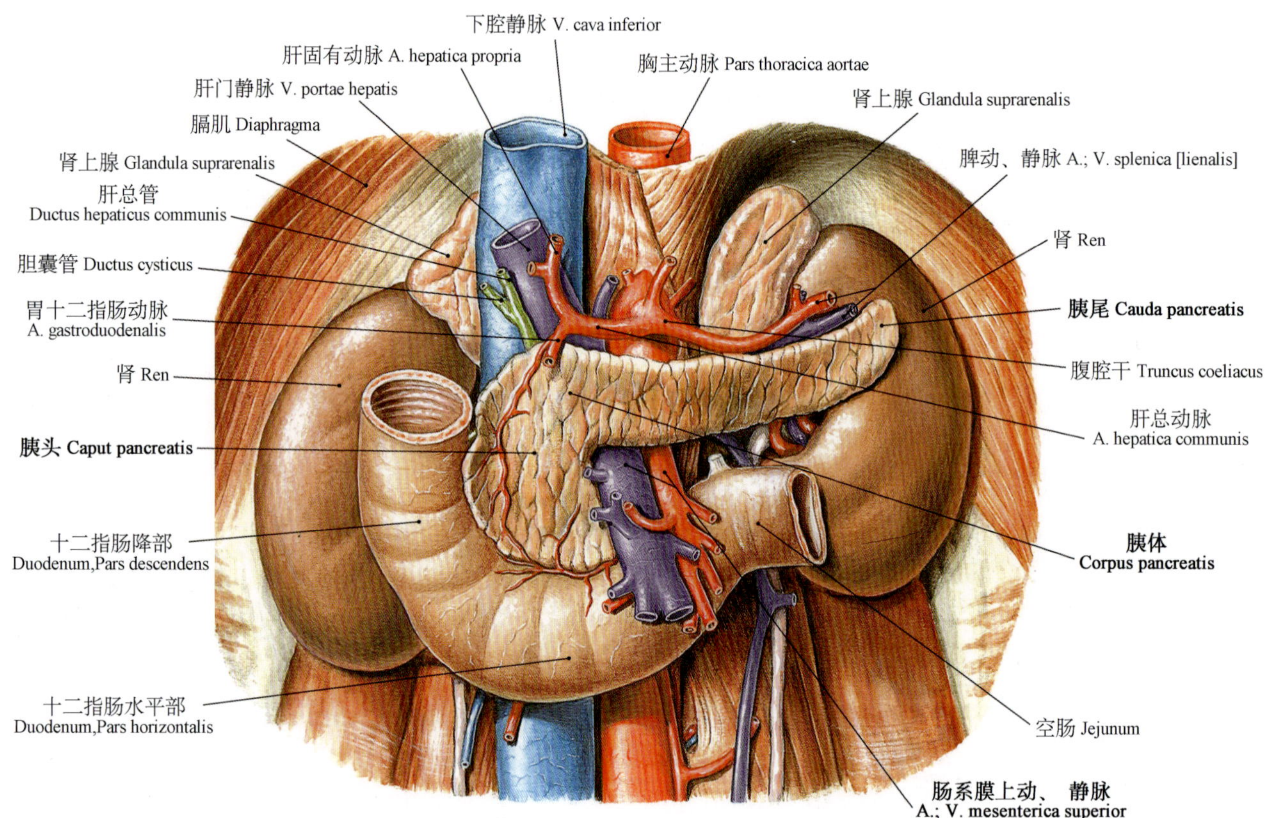

图 6.112 上腹部的腹膜后位器官:胰、十二指肠、双侧肾和肾上腺(前面观)

胰继发于腹膜后位。胰头(Caput pancreatis)被十二指肠降部包绕,在背侧有一钩突(Proc. uncinatus)包绕肠系膜上动脉和肠系膜上静脉。十二指肠水平部位于胰头的下方。

胰头的左下为一短的胰颈(Collum pancreatis),在肠系膜上动、静脉的前面有胰体,经过脊柱的前方。胰尾于左肾前方经结肠左曲的后面延伸至脾门。

胰有前、后两面(Facies anterior and Facies posterior),借圆钝的上、下缘(Margo superior and Margo inferior)为界。胰的前面由壁腹膜覆盖,形成网膜囊的后壁。由于胰在发生过程中被重新定位到腹膜后间隙,因此胰的后面与腹后壁的原始壁腹膜融合;在解剖过程中,此附着面呈筋膜状(Toldt融合筋膜,图 6.125)。

临床要点

由于胰头和肠系膜上动静、脉与肝门静脉关系密切,在**十二指肠大乳头内镜检查**下取胆囊结石,或者进行胆管和胰管的造影时(ERCP,内镜逆行胰胆管造影),可能造成血管损伤。在大多数情况下,这只能通过急诊手术解决血管出血问题。

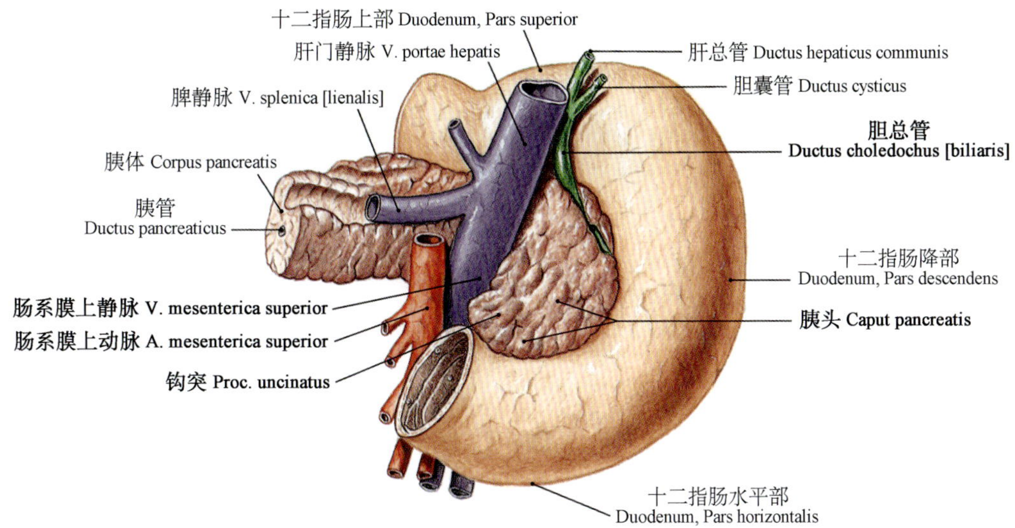

图 6.113 胰和十二指肠(后面观)

图中所示的**胰头**贴于"C 形"的十二指肠降部,此部有胆总管斜穿至十二指肠大乳头。从背面看,胰头的**钩突**包绕着肠系膜上动、静脉。

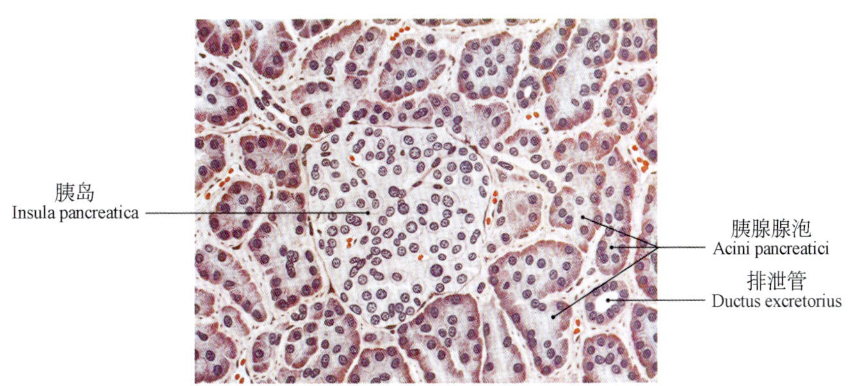

图 6.114 胰的结构(显微镜观察)[R252]

胰是一个由内、外分泌部混合而成的腺体。**外分泌部**的末端(腺泡)产生消化酶,作为胰液前体通过胰腺导管系统进入肠腔。**内分泌部**形成 Langerhans 岛(胰岛),胰岛嵌在外分泌部的实质内,特别是在胰尾部。胰岛分泌胰岛素和胰高血糖素,调节血糖的水平。

临床要点

胰的功能清楚地表明,在胰组织遭到破坏(坏死)如发生炎症(**胰腺炎**)时,会引起**消化不良**、腹泻;在非常广泛的胰组织损伤(80%~90%的胰组织缺失)的情况下,由于胰岛素产生不足还可以导致**糖尿病**的发生。

胰的导管

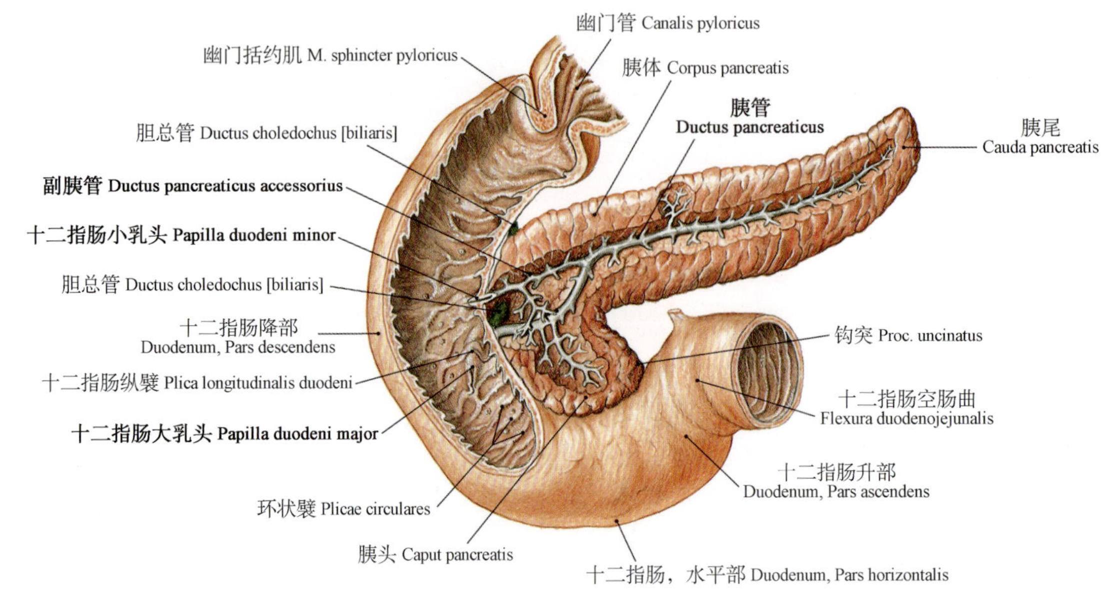

图 6.115 胰的导管系统

前面观；胰十二指肠部分切除术后的胰管。

在 60% 的个体中，胰的主导管[**胰管(Wirsung 管)**]与胆总管末段汇合，形成**肝胰壶腹**，然后经十二指肠大乳头(Vateri 乳头)开口于十二指肠降部。发生学上(→图 6.110)，65% 的个体存在副胰管[**Ductus pancreaticus accessorius (Santorini 管)**]，在十二指肠大乳头近侧 2 cm 处开口于十二指肠。

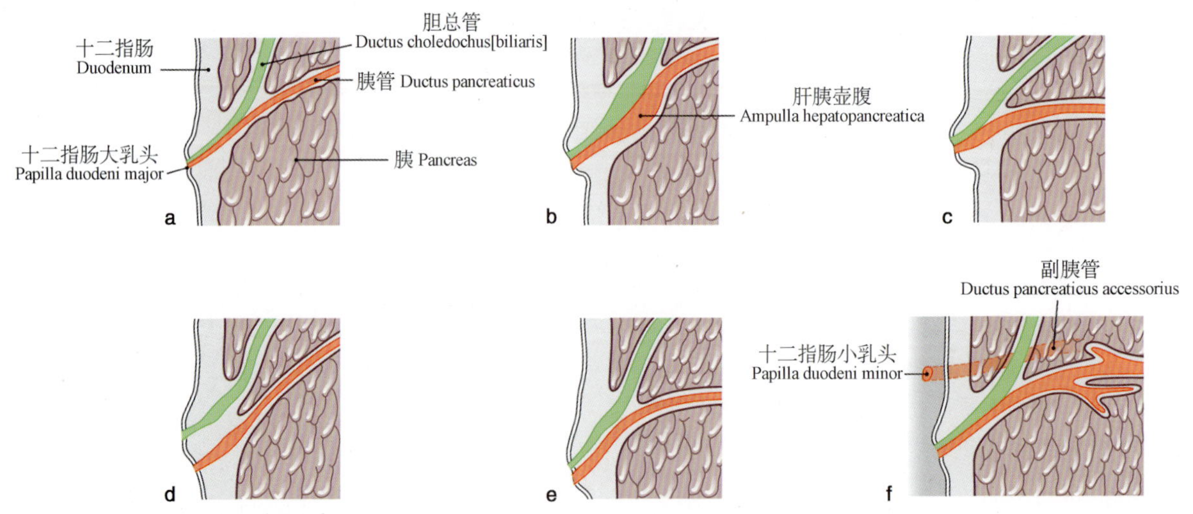

图 6.116a-f 胰管和胆总管汇合形式的变异[L126]

a 长的总管型。

b 末端呈壶腹状扩张型(占 60%)，→图 6.102。

c 短的总管型。

d 单独开口型。

e 总管有分隔，共同开口型。

f 副胰管型(占 65%)。

临床要点

胰导管开口的变化可影响**胰腺疾病的进展**。除乙醇滥用外，胆结石对十二指肠大乳头的损害是胰腺炎最常见的原因，因胰液反流而导致其自身消化。当副胰管与主胰管相连并单独开口时是有用的，因为这样可使消化液流出。

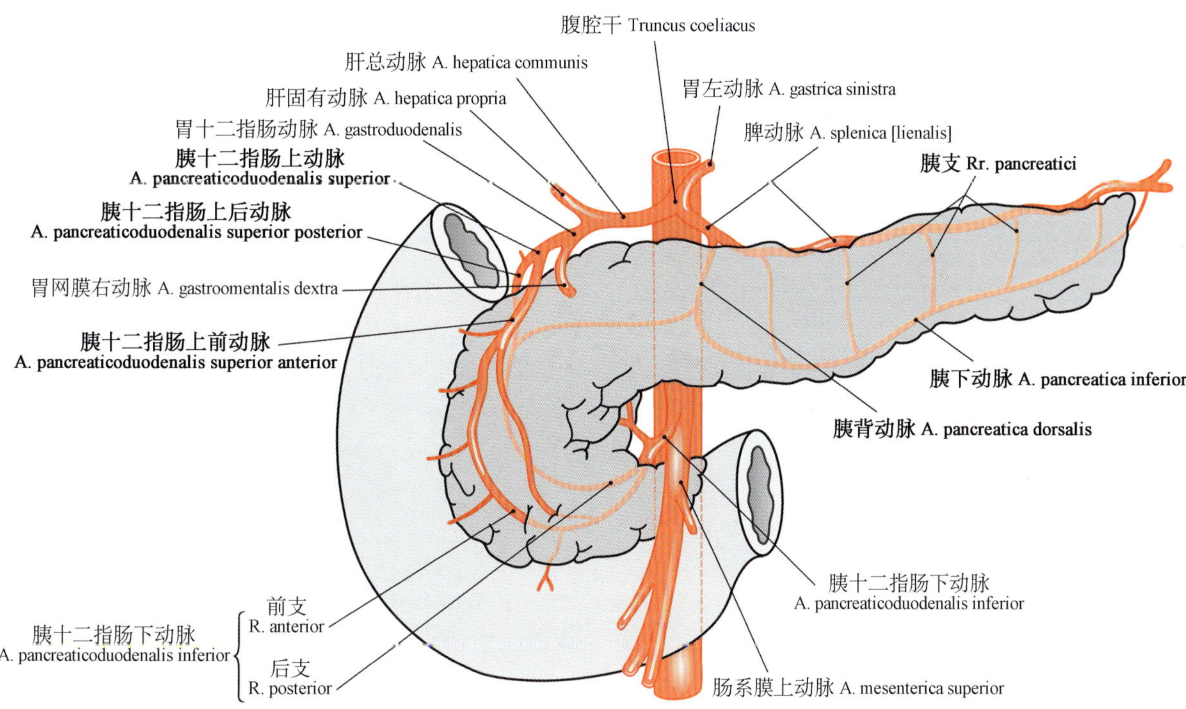

图 6.117　**胰的动脉示意图(前面观)**[L126]

胰由2个**独立的动脉系统**供应血液，分别供应胰头，胰体和胰尾。

- **胰头**：血供来自胰十二指肠上前、上后动脉(源自胃十二指肠动脉)和胰十二指肠下动脉的前、后支(源自肠系膜上动脉)的双动脉弓。因此，此区域的血液供应可从腹腔干和肠系膜上动脉得到保证。
- **胰体和胰尾**：血供来自脾动脉的胰支，在胰的后面形成胰背动脉和在胰下缘形成胰下动脉。胰下动脉通常与胰头后动脉弓相连，因此血液供应充足。

胰的**静脉**与动脉相对应，并通过肠系膜上静脉和脾静脉回流至肝门静脉(→图 6.69)。

临床要点

这种经由腹腔干和肠系膜上动脉的双动脉**强化动脉血供**清楚地解释了胰梗死少见的原因。

胰的淋巴管

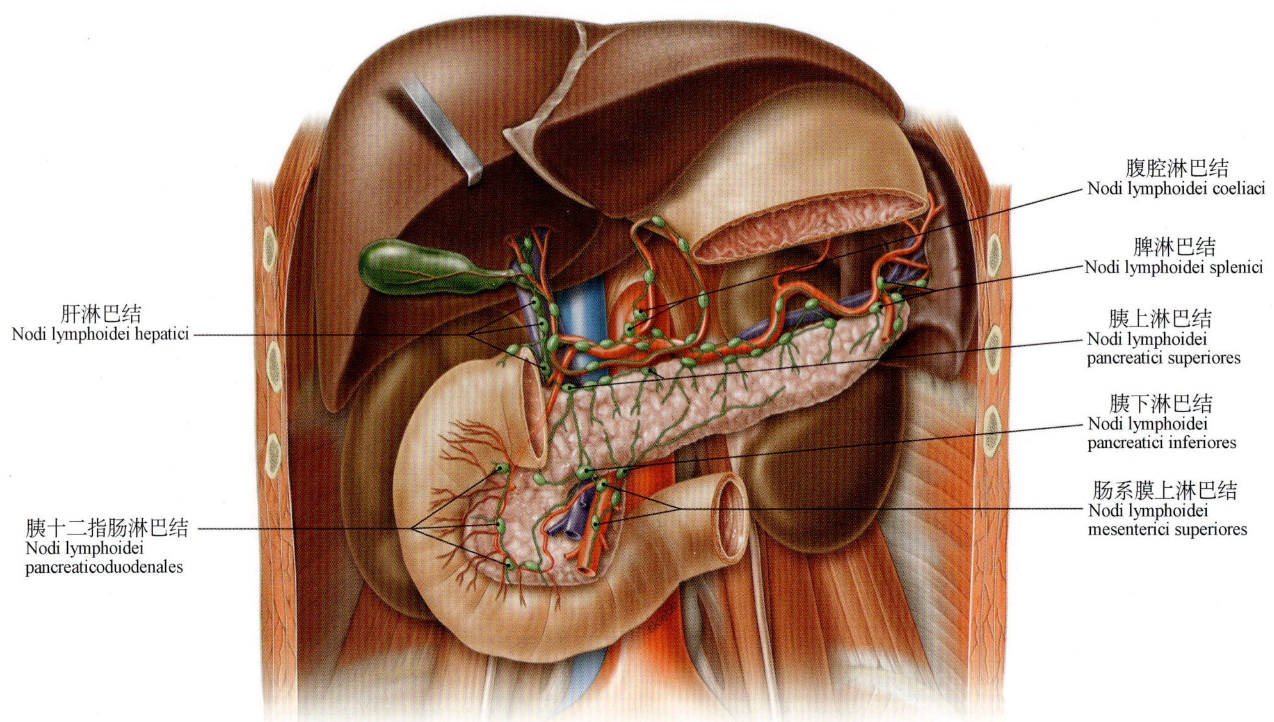

图 6.118 **胰的淋巴管和淋巴结(前面观)**[L238]

胰的不同部位有不同的局部淋巴结。

- **胰头**:沿同名动脉(胰十二指肠前、后动脉)排列的**胰十二指肠前、后淋巴结**。
- **胰体**:沿脾动、静脉排列的**胰上、下淋巴结**。
- **胰尾**:脾淋巴结。

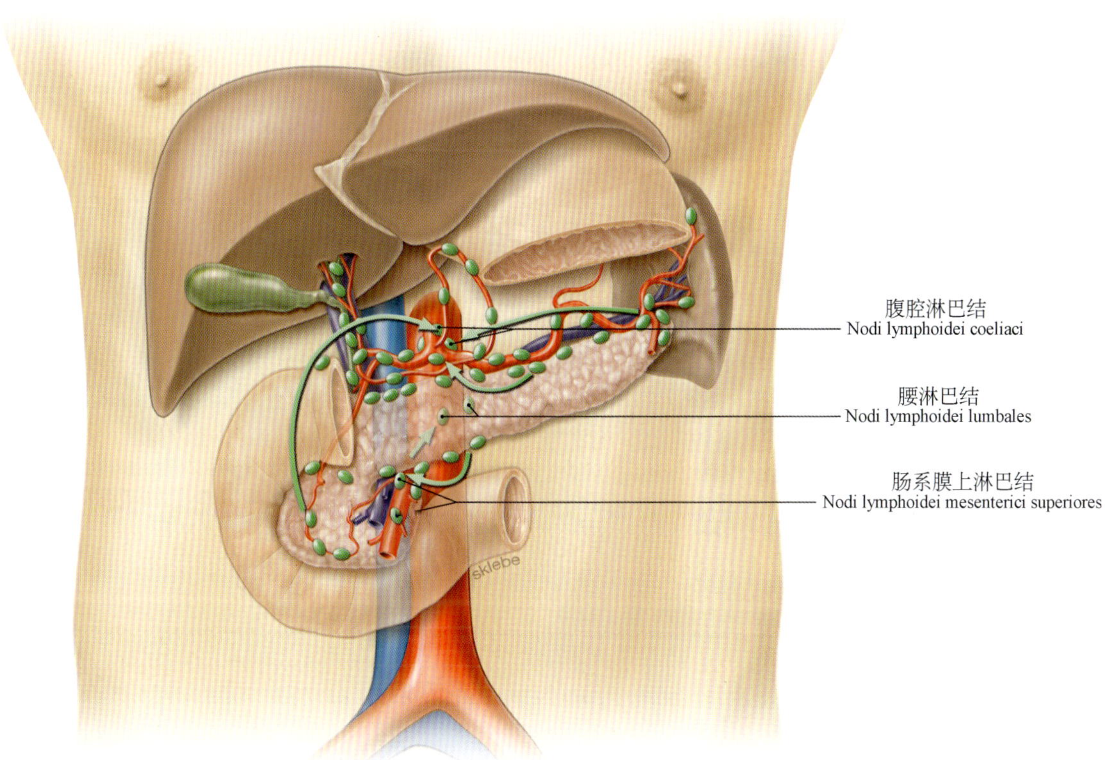

图 6.119 **胰的淋巴引流路径(前面观)**[L238]

各区域淋巴结群之间与周围区域的淋巴结紧密相连。

- **胰头**:胰十二指肠淋巴结经肝淋巴结引流至**腹腔淋巴结**或直接引流至**肠系膜上淋巴结**。另一条途径是经**肠干**到胸导管。
- **胰体和胰尾**:胰上缘的局部淋巴结是胰淋巴结;而位于胰尾的淋巴结是脾淋巴结。这些淋巴结通过沿脾动、静脉排列的淋巴管注入**腹腔淋巴结**。胰下缘的胰淋巴结与**肠系膜上淋巴结**相连。由于位于腹膜后,故而与**腹膜后腰淋巴结**相连。淋巴回流通过**腰干**来执行。

临床要点

胰淋巴引流途径的多样化,解释了为什么在临床诊断时**胰腺癌**病例存在广泛的**淋巴结转移**。因为在外科手术治疗中,鲜有将所有的淋巴结全部清扫干净的。

胰的神经支配

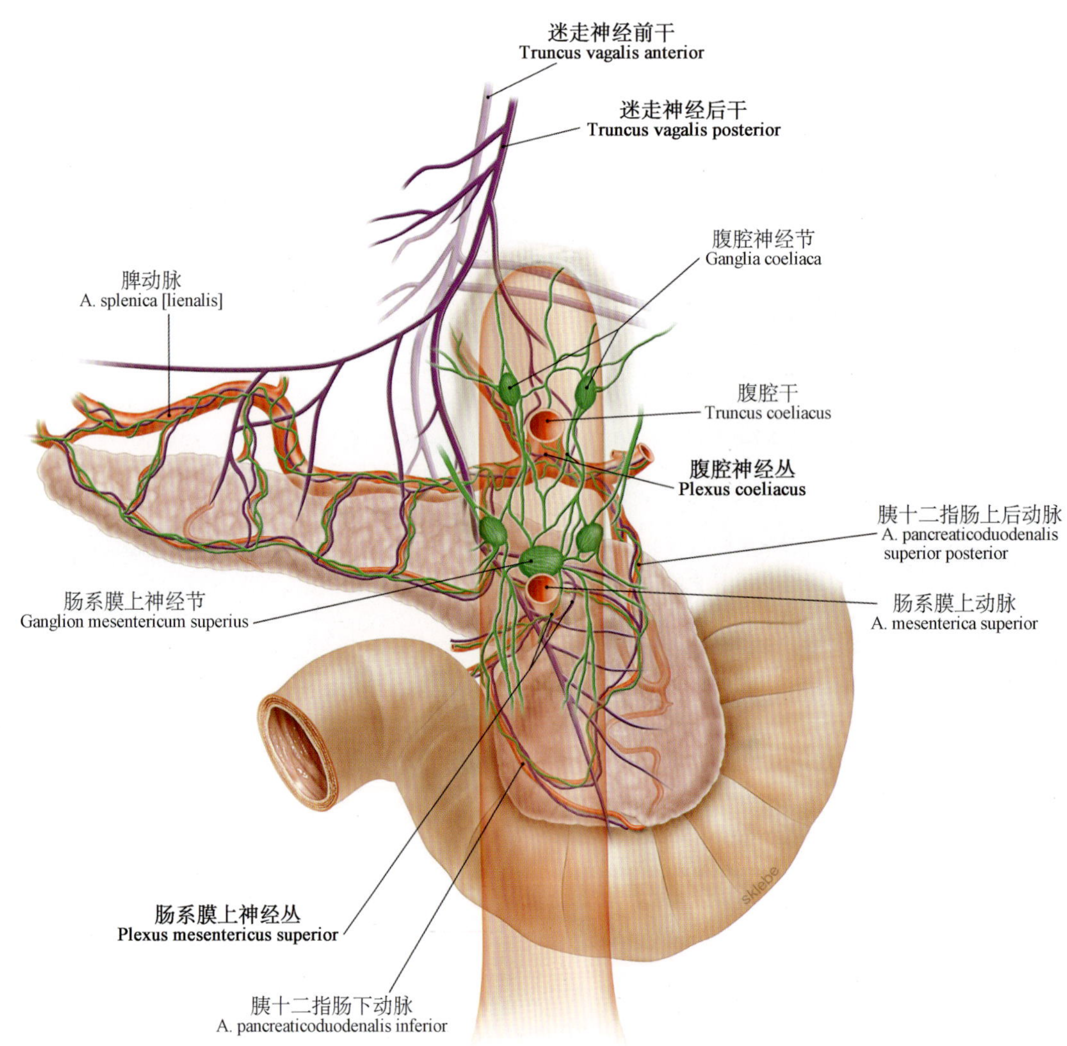

图 6.120 **胰的自主神经支配示意图(后面观)**[L238]

胰由交感神经和副交感神经支配。**副交感神经**促进消化液的释放和胰岛素的形成，而**交感神经**抑制上述功能。交感神经的节后神经元和副交感的节前神经纤维主要通过血管周围丛，经**腹腔丛**到达胰。但胰头的神经纤维来自**迷走神经后干**，偶尔也来自**迷走神经前干**，直接支配腺体。副交感神经纤维的突触转换是通过显微镜下才可见的小神经节来完成的，神经节部分嵌入胰内。

（孙　燕　译）

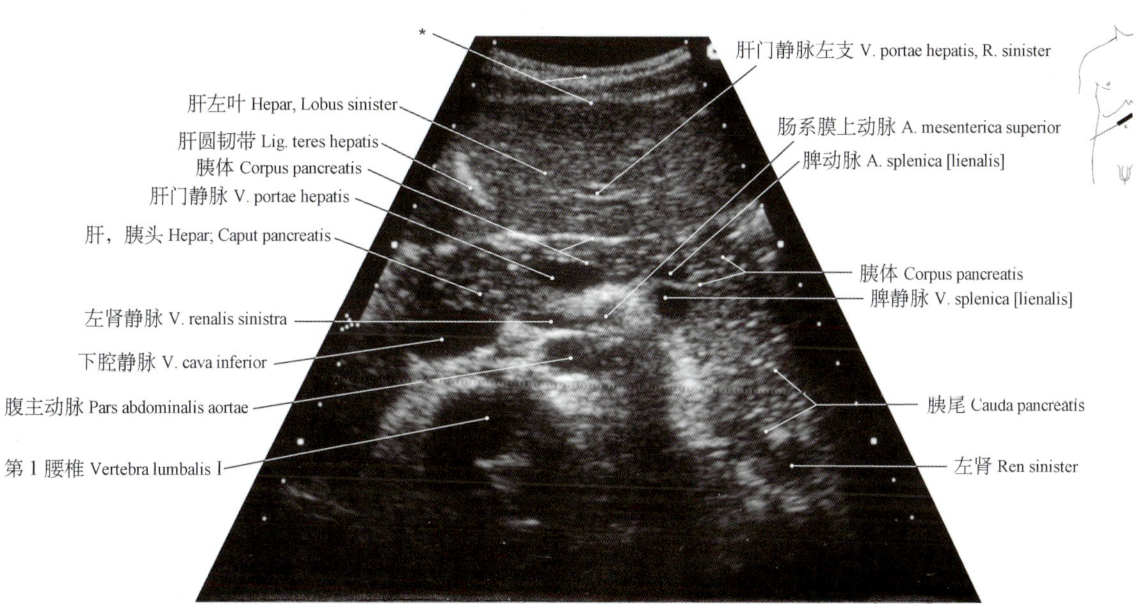

图 6.121 胰；超声影像；斜下面观；深吸气时[T894]
由于胰位于腹膜后间隙，常被充满空气的肠管遮挡，所以胰的超声检查结果往往不尽如人意。
* 腹壁。

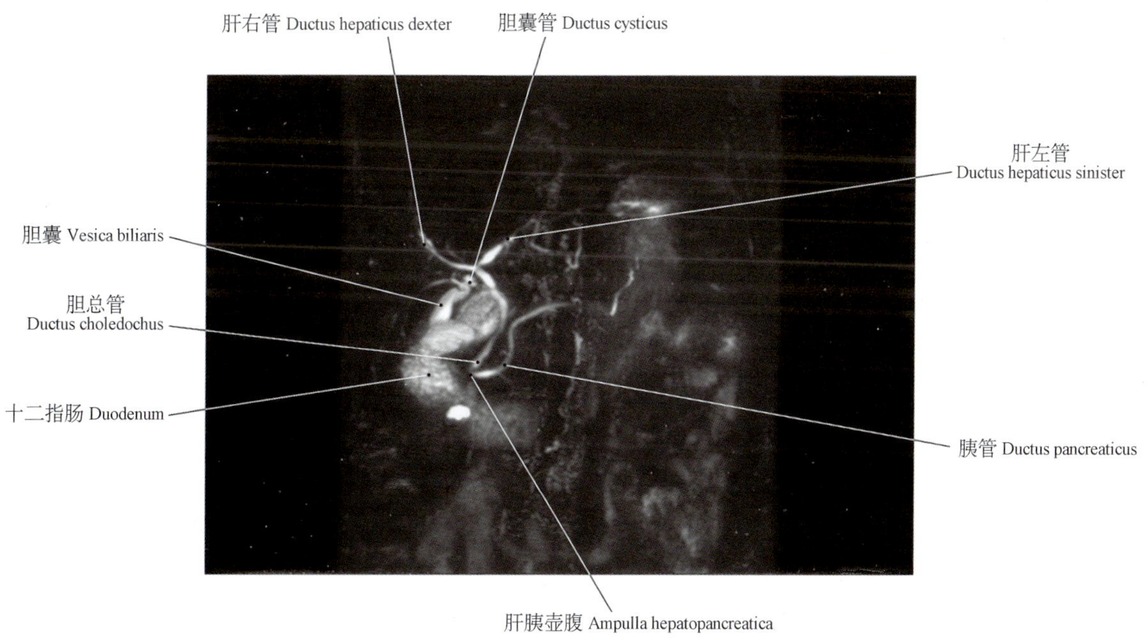

图 6.122 胰和胆管；内镜逆行胰胆管造影（ERCP）（前面观）[T832]
为了在 X 线检查中显示管道系统，由内镜从十二指肠大乳头向胰管和胆总管内填充造影剂。

临床要点

超声常被用于**胰的影像学检查**，如显示胰肿胀则提示有胰腺炎的可能。如果因气体干扰超声显示不清时，需要进一步做 CT 检查。如在 ERCP 下显示胰分裂时，可诊断为复发性胰腺炎；如伴随胰管破裂，则怀疑是胰的恶性肿瘤。

脾

脾的体表投影

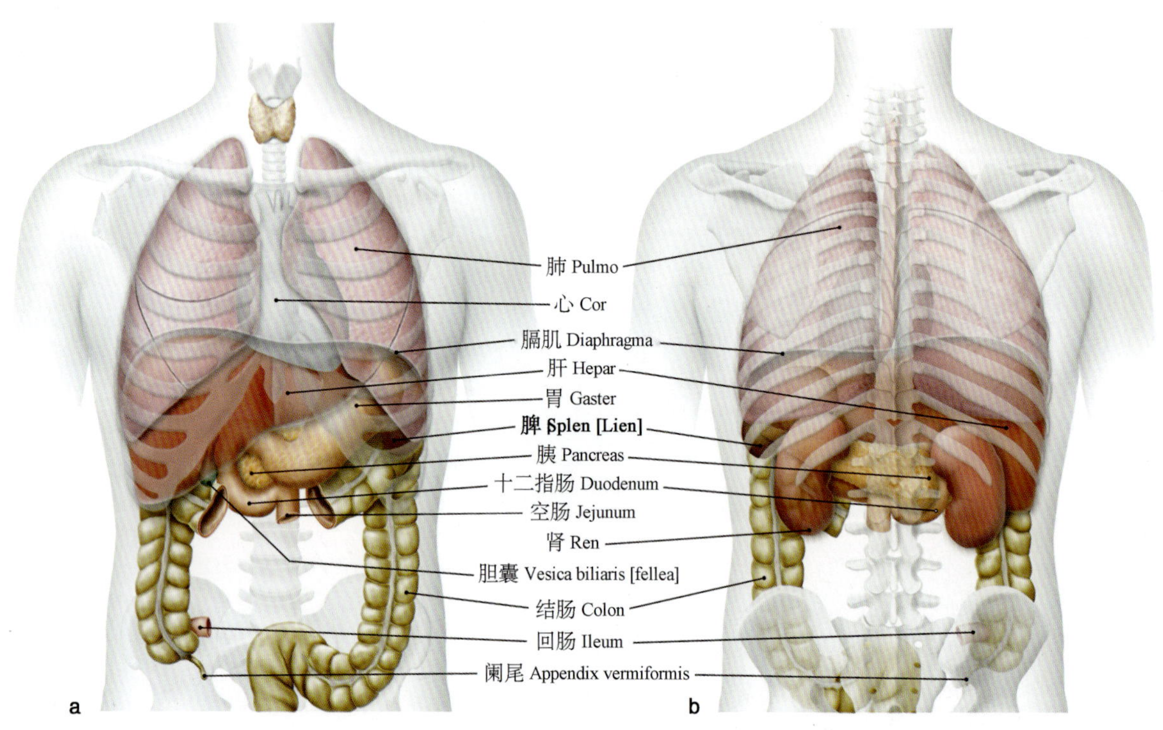

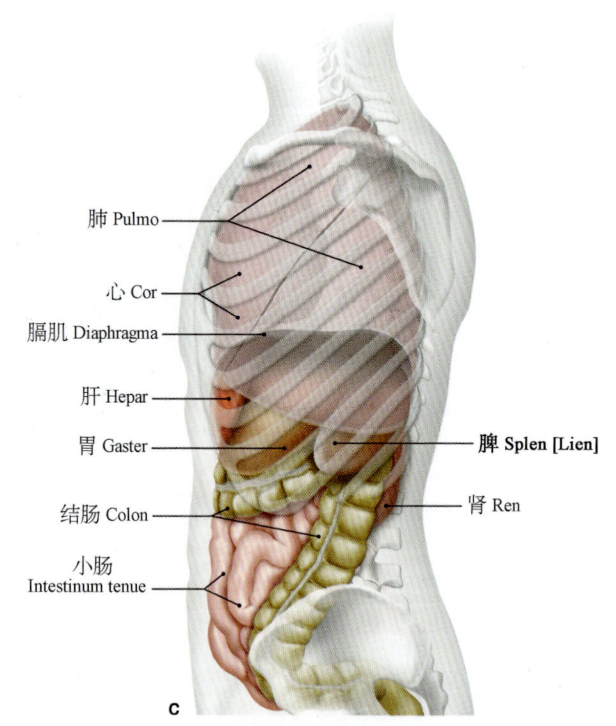

图 6.123a-c 内部器官在体表的投影

前面观(a)、后面观(b)和左侧面观(c)[L275]。

脾是**腹膜内位器官**,位于左上腹部,其长轴的体表投影与第10肋一致。因此,正常情况下,在肋弓下不能触及脾。由于脾大部分与膈肌相贴,所以其位置与呼吸密切相关。脾位于**脾窝**内,脾窝的下界是位于结肠左曲与膈肌之间的膈结肠韧带(→图 6.4)。

脾 Head 带
Head’ s zone spleen

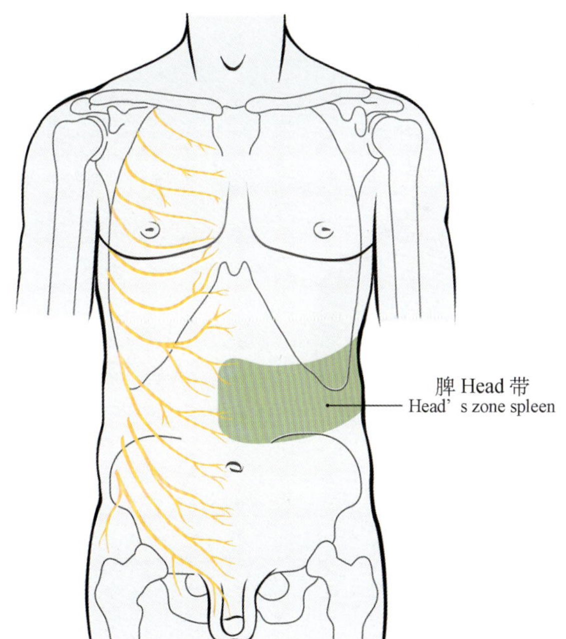

图 6. 124　脾的 Head 带示意图(前面观)[L126]

脾的相关皮节区域或**Head 带**的边界不清楚，投影于左上腹的 T8-T9 皮节。由于来自脾的传入纤维与体表的传入纤维在相应的脊髓节段会聚，因此如果脾肿胀或破裂，T8-T9 皮节的体表会感觉到疼痛。这就是所谓的牵涉痛。

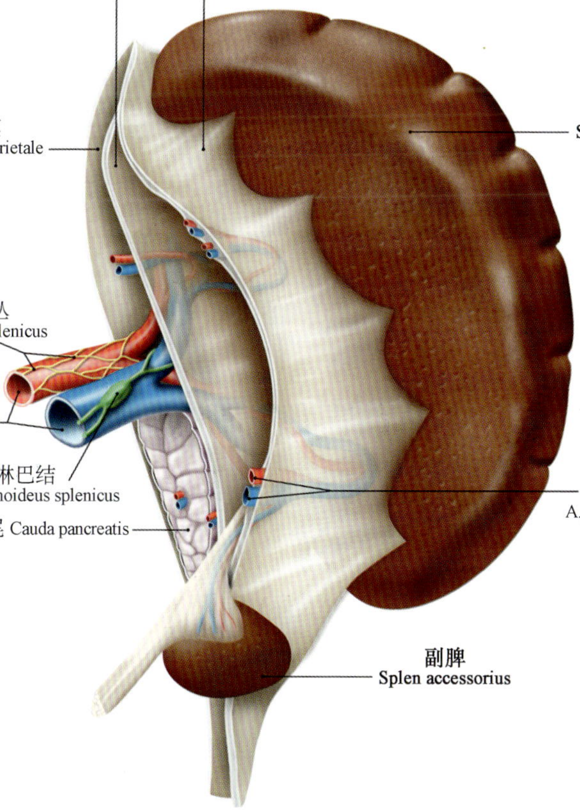

脾肾韧带 Lig. splenorenale
胃脾韧带 Lig. gastrosplenicum
壁腹膜
Peritoneum parietale
脾
Splen [Lien]
脾丛
Plexus splenicus
脾动、静脉
A.; V. splenica
脾淋巴结
Nodus lymphoideus splenicus
胰尾 Cauda pancreatis
胃网膜左动、静脉
A.; V. gastroomentalis sinistra
副脾
Splen accessorius

图 6. 125　脾的腹膜反折和脾肾韧带中的副脾；脾被拉向上外侧(前内侧面观)[L275]

脾借两个连于脾门的**腹膜反折**固定于其周围结构，**胃脾韧带**起自胃，随后延续为**脾肾韧带**至腹后壁。在这两个腹膜反折之间，网膜囊的脾隐窝一直延伸至脾门。神经血管(脾动脉、脾自主神经丛、脾静脉和脾淋巴结的淋巴管)在脾肾韧带的后面、腹膜后隙内自胰尾的上方进入脾。

脾的结构

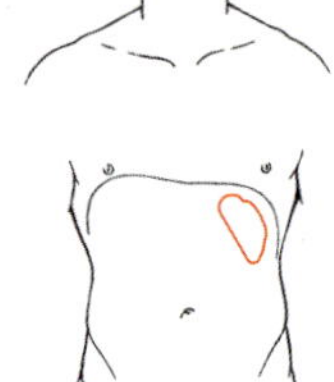

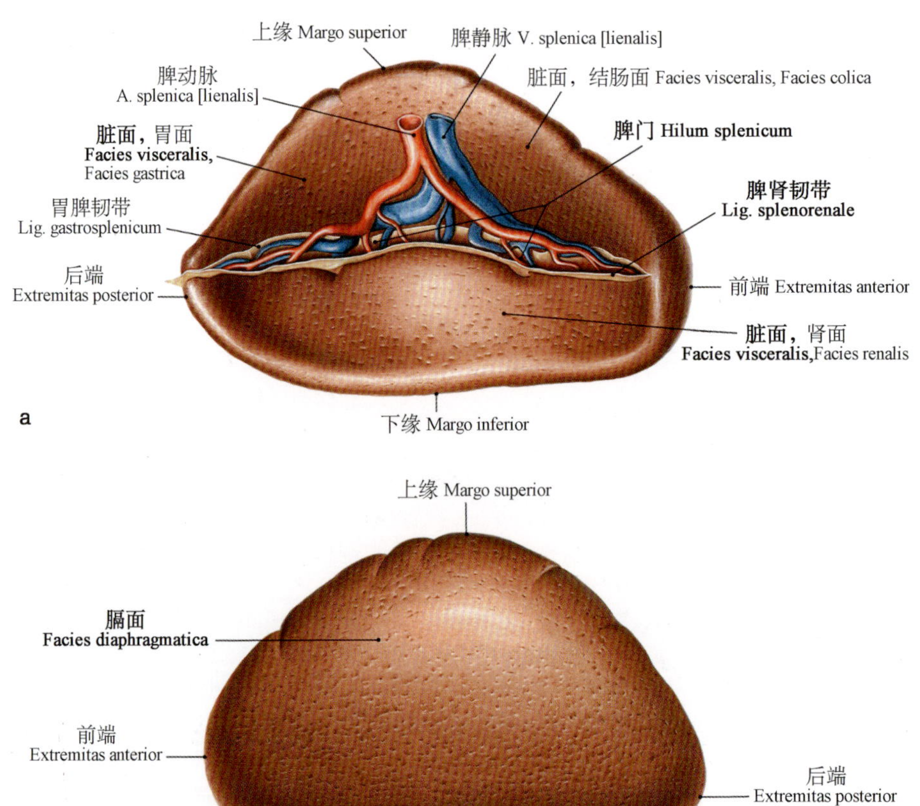

上缘 Margo superior

膈面
Facies diaphragmatica

前端
Extremitas anterior

后端
Extremitas posterior

b

下缘 Margo inferior

图 6. 126a、b　脾

前内侧面观(a)和上外侧面观(b)。

脾是人体最大的**淋巴器官**，在免疫系统和血液过滤中起着重要作用。脾重 150 g，长 11cm、宽 7cm、高 4cm。脾有两面，凸面称**膈面**，沿膈肌走行；凹面称**脏面**，对向肠管，与左肾、结肠左曲和胃相贴合。位于两面之间向上的边缘(上缘)有切迹，而底部边缘(下缘)相对光滑。血管通过脾门进出脾，血管的分支模式决定了脾的分段，但是这种分段在脾的表面没有体现。

临床要点

由于脾位于左上腹上部相对较远的部位，投影于第 10 肋，故在吸气时同样地完全被肋所覆盖。在一些病理情况下，如**白血病**、**淋巴瘤**，以及病毒感染，如**传染性单核细胞增多症**("接吻病"，因为无症状携带者可通过唾液传播病毒)等，白细胞发生恶性转化，脾明显增大，重达几千克，行左上腹部检查时可见一肿块。

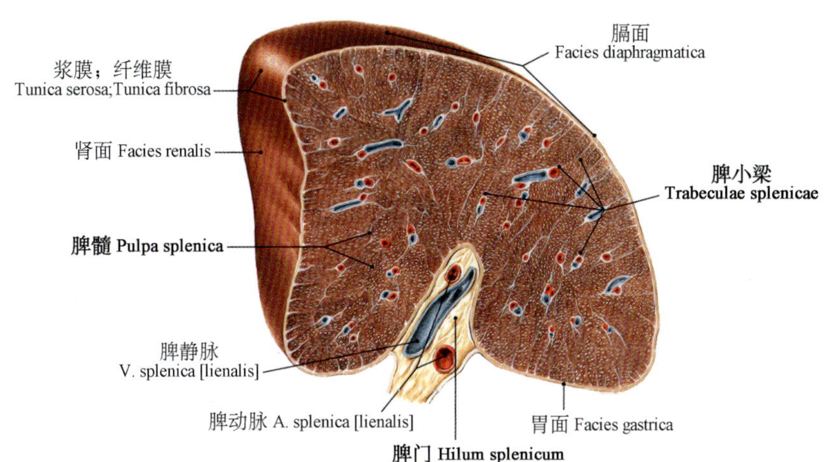

图 6.127 脾；通过脾门的横切面（上内侧面观）

脾表面被覆一层由脾实质（脾髓）内结缔组织小梁形成的固定包膜。在这些小梁中走行有脾动脉和脾静脉较大的分支。脾髓由充满血液的**红髓**和统称为**白髓**的弥散白色结节组成。白髓内包含淋巴组织。

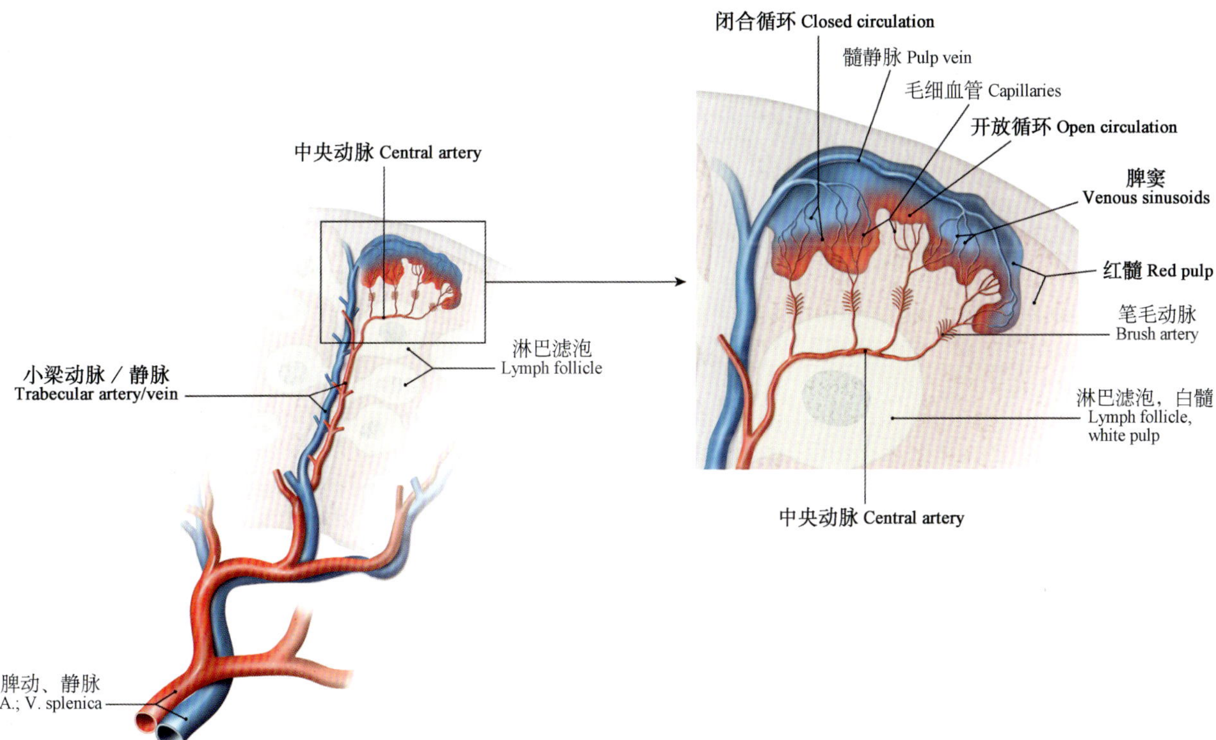

图 6.128 脾实质和脾的血管示意图[L275]

脾实质（脾髓）包含 1 个基本的纤维支架结构，血液从"开放"循环系统的血管流入此结构中，便形成了红髓。**红髓**有助于红细胞（red blood cell，RBC）的分解和血小板的储存，并与肝一起负责胎儿时期血液的形成。红髓内可见白色结节，显微镜下显示为**白髓**。白髓内有淋巴组织，它一方面形成淋巴滤泡，另一方面形成围动脉淋巴鞘（periarterial lymphatic sheaths，PALS）。

血管的走行过程和分支模式在功能和临床上都具有重要意义：**脾动脉**和**脾静脉**在脾门处分支，并穿过结缔组织小梁（**小梁动脉**和**静脉**）进入脾实质。由于脾动脉终末分支相互不吻合，所以它们形成功能性终动脉，并将脾进行分段。小梁动脉不断分支，并被白髓的淋巴组织包绕形成**中央动脉**。中央动脉发出笔毛样分支直至形成毛细血管。毛细血管可作为开放血管终末，血流由此进入红髓结缔组织网（**开放循环**），或者直接汇入**静脉窦**（**闭合循环**）。通过红髓开放循环的红细胞必须经窦壁内皮细胞之间重新进入循环系统，"衰老的"或发生病理改变的红细胞（erythrocytes）因此被拦截和滤除。血液从静脉窦经髓静脉回流至小梁静脉，进而进入脾静脉。

脾的神经血管

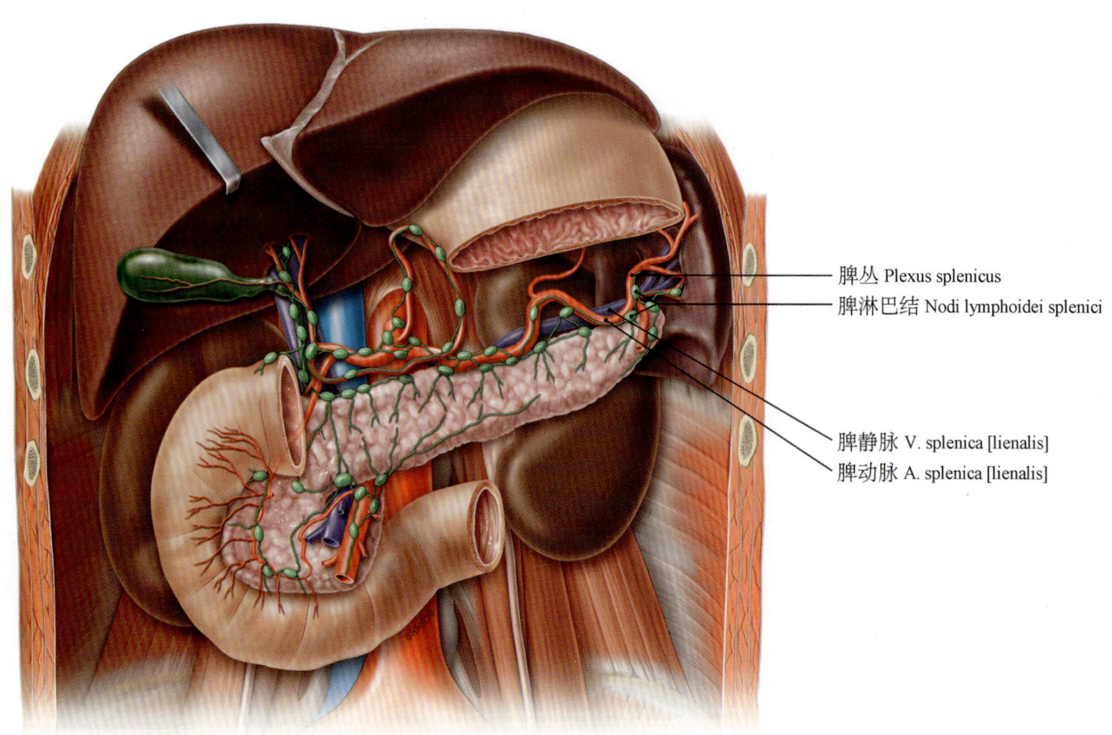

图 6.129　**脾的神经和血管(前面观)**[L238]

脾有自身的神经血管,在脾门处出入脾。**脾动脉**离开腹腔干后,转向左侧,在腹膜后沿胰上缘入脾。在此过程中,**脾丛**的自主神经纤维与其相伴而行(此处未显示,→图 6.125)。在脾门,脾动脉分为 2～3 个主要分支,然后发出多至 6 个终支。30%～60%的脾动脉在发出脾支之前,先发出胃后动脉分布于胃的后方,然后在脾门处,还发出胃网膜左动脉和胃短动脉分布于胃。

脾静脉通常沿胰的后面行至胰颈处,与肠系膜上静脉汇合形成肝门静脉。大多数人(70%)的肠系膜下静脉参与了肝门静脉的组成。脾门处的**脾淋巴结**不仅是脾的局部淋巴结,而且是胰尾和胃大弯上部的局部淋巴结,它们通过腹腔淋巴结注入肠干。

临床要点

在**脾切除术**时,需要同时结扎脾动脉和脾静脉。由于脾可以储存大量血小板,因此在手术前必须防止**血栓**的形成;否则会增加卒中或心脏病发作的风险。

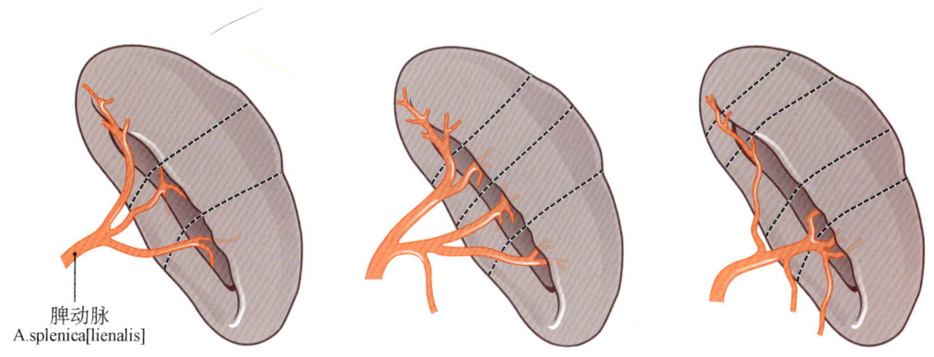

图 6.130 **脾的分段；三段、四段或五段的示意图（前面观）**[L126]

脾动脉的终末分支为功能性终动脉，可将脾分为3～6个**锥形脾段**。

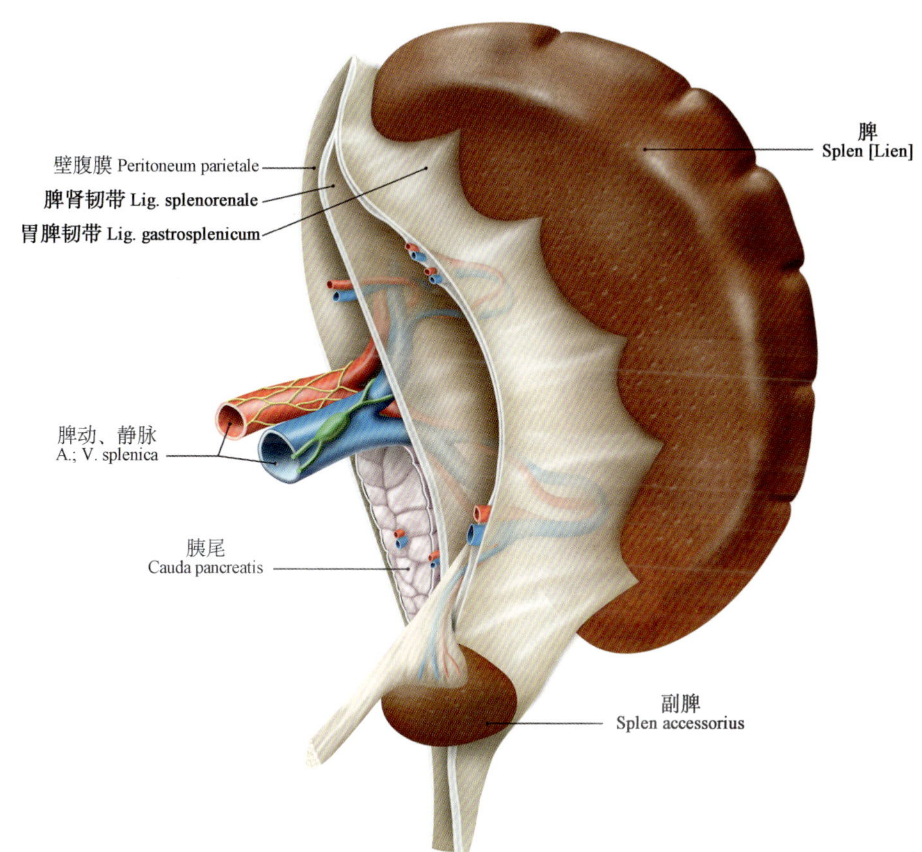

图 6.131 **位于脾肾韧带内的副脾；脾被翻向上方（前面观）**[L275]

5％～30％的人脾门附近有 1 个**副脾**，通常作为独立器官嵌入腹膜反折中。

临床要点

腹部受到撞击可引起**脾破裂**，导致危及生命的内出血。这种情况下，脾的分段很重要：特别是垂直撕裂，将会波及多个脾段，出血严重；相反，如果水平撕裂，出血相对较少，因为脾动脉是功能性终动脉。这也解释了为什么**脾梗死**通常在脾段边界之间呈楔状扩大。

脾切除术（splenectomy）后副脾具有重要的临床意义，因此应明确其是否存在。如果由于外伤性脾破裂需要切除脾，副脾可以发挥其功能从而避免发生免疫缺陷。如果脾切除术是作为一种治疗措施，如由于红细胞基因**修饰**遭重度破坏导致贫血，实施脾切除术时应同时切除副脾，否则可能导致症状复发。

上腹部器官及神经血管的局部结构

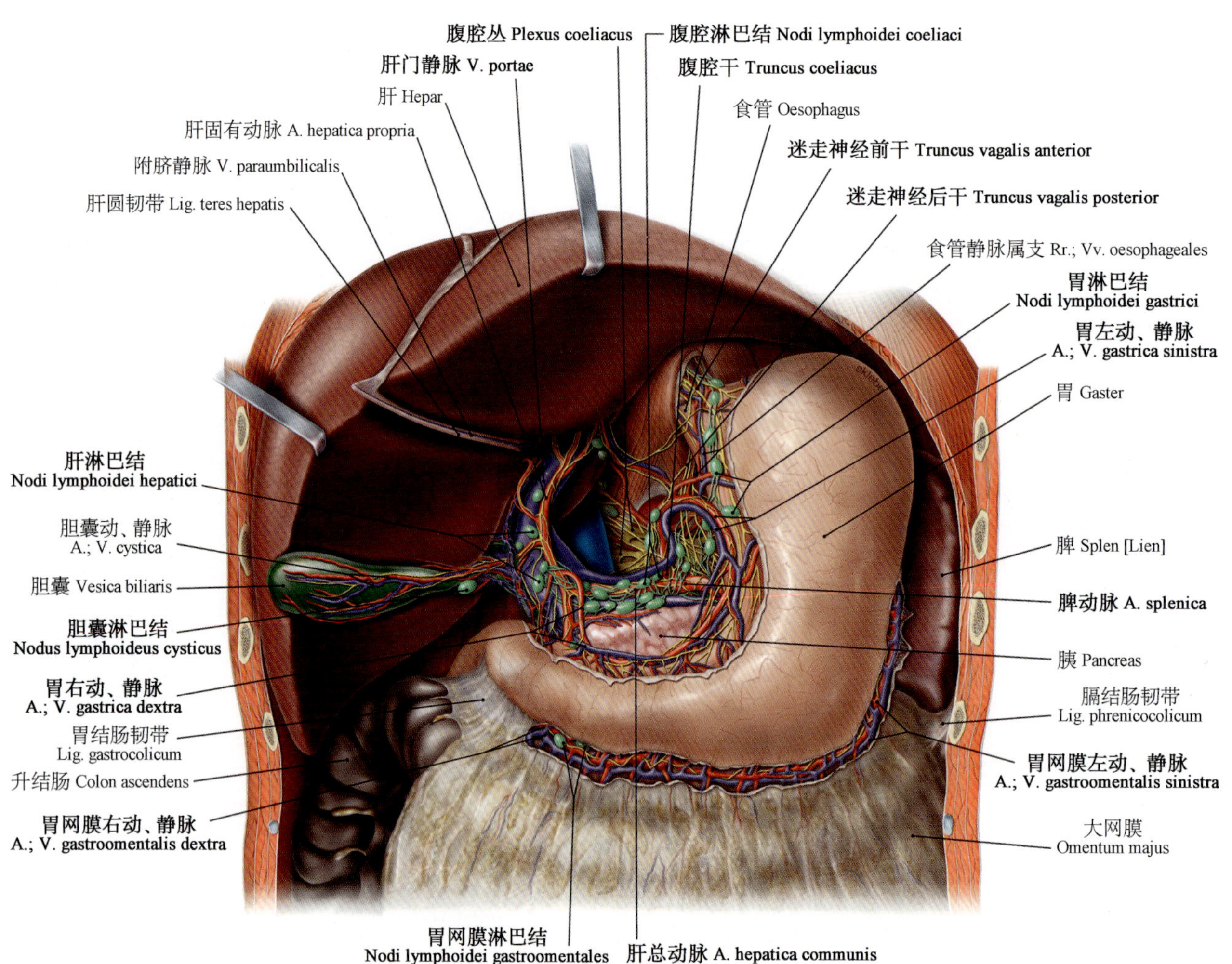

图 6.132 上腹部器官的位置

肝被牵拉向上，小网膜已切除，胃结肠韧带被切开以显示神经血管（前面观）[L238]。

该视野对于上腹部器官的解剖非常有用，因为它还可显示这些器官的所有神经血管。首先，必须向上牵拉肝以便切除小网膜，继而可见**腹腔干**的分支和**肝门静脉**的属支。**肝总动脉**行向右，**脾动脉**行向左。**胃左动脉**行向上至胃小弯处，通常分为2支并与**胃右动脉**相吻合，与动脉伴行的静脉直接回流至肝门静脉。胃左动脉的细小分支供应食管腹段。有10%～20%的胃左动脉还发出1支供应肝左叶。**胃网膜左、右动/静脉**在胃大弯侧相吻合。

图中还显示了淋巴管和自主神经，这些结构在解剖过程中往往不能清晰显示。**胃淋巴结**位于胃小弯处，它们的输出淋巴管清晰可见并且在腹腔干起始处注入**腹腔淋巴结**。腹腔淋巴结还引流**肝淋巴结**和位于胆囊颈处的**胆囊淋巴结**。交感神经和副交感神经的自主神经纤维从腹腔干周围的自主神经网（**腹腔丛**）发出后，攀附于血管上，作为血管周神经丛到达相应的靶器官上。交感神经节前神经元的纤维形成**内脏大、小神经**，穿经膈肌后与**腹腔神经节**内的神经元形成突触联系。相反，副交感神经元的纤维随**迷走神经前、后干**与食管一起穿过膈肌，到达腹腔丛，沿胃小弯走行。

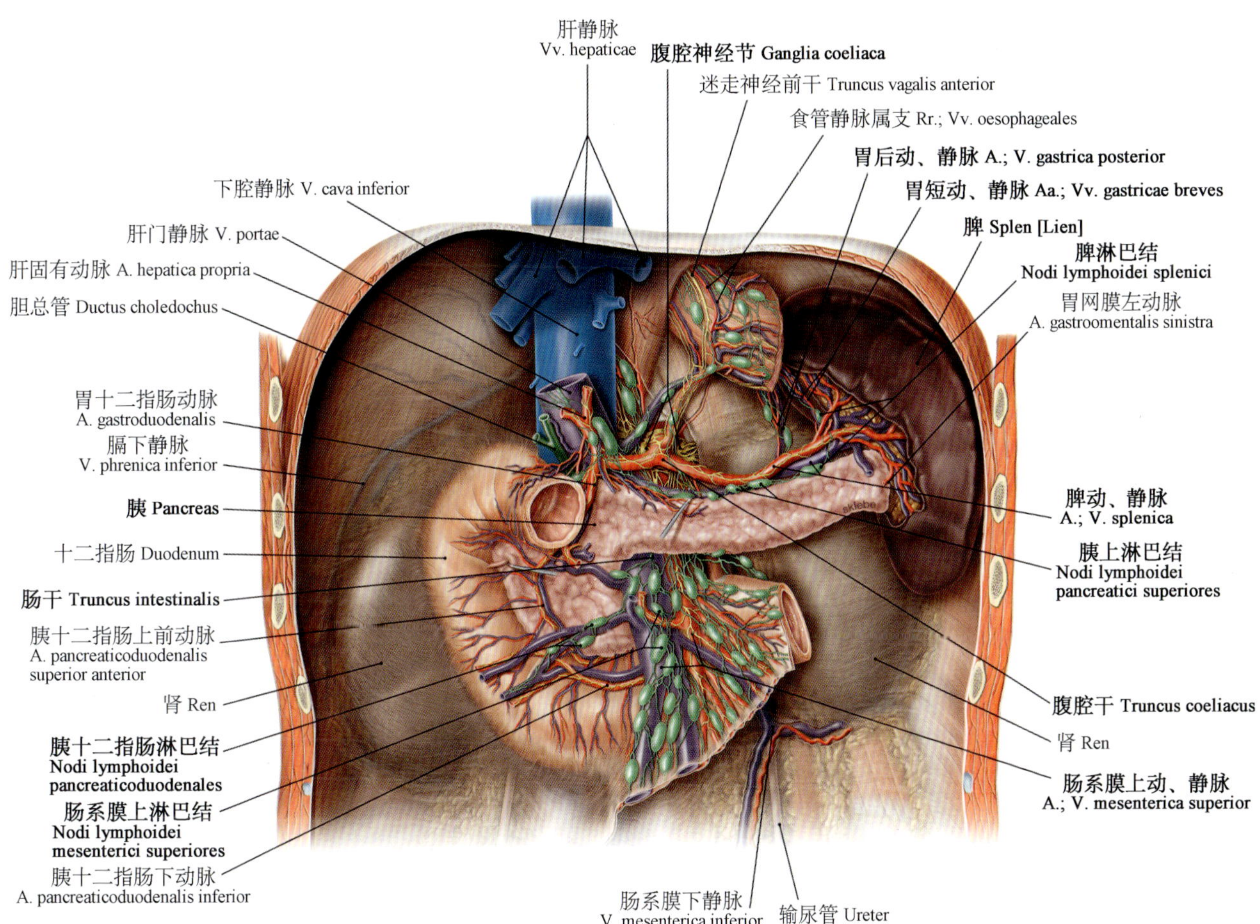

图 6.133 上腹部器官的位置并显示腹膜后位器官

为了观察上腹部腹膜后位器官及其神经血管，完全切除肝，切除胃。从根部切断肠系膜，切除空肠和回肠的小肠襻。（前面观）[L238]。

上腹部的腹膜内位器官中只保留了脾，使得胰和十二指肠清晰可见。可见分布于胃的**脾动脉**分支（**胃后动脉**、**胃网膜左动脉**和**胃短动脉**）。**胃左动脉**发出分支至食管，和**迷走神经前、后干**一起进入腹腔（Cavitas abdominalis）。**胃十二指肠动脉**由**肝总动脉**发出，其终支胰十二指肠上动脉与发自肠系膜上动脉的胰十二指肠下动脉相吻合。**肠系膜上动脉**和**肠系膜上静脉**在胰颈后面下行进入肠系膜内，**肠系膜上淋巴结**与之伴行，其输出淋巴管合并为沿腹腔干走行的淋巴管，最后注入**肠干**。肠干与腰干汇入乳糜池，即**胸导管**的起始处。

腹部和盆部，正中切面

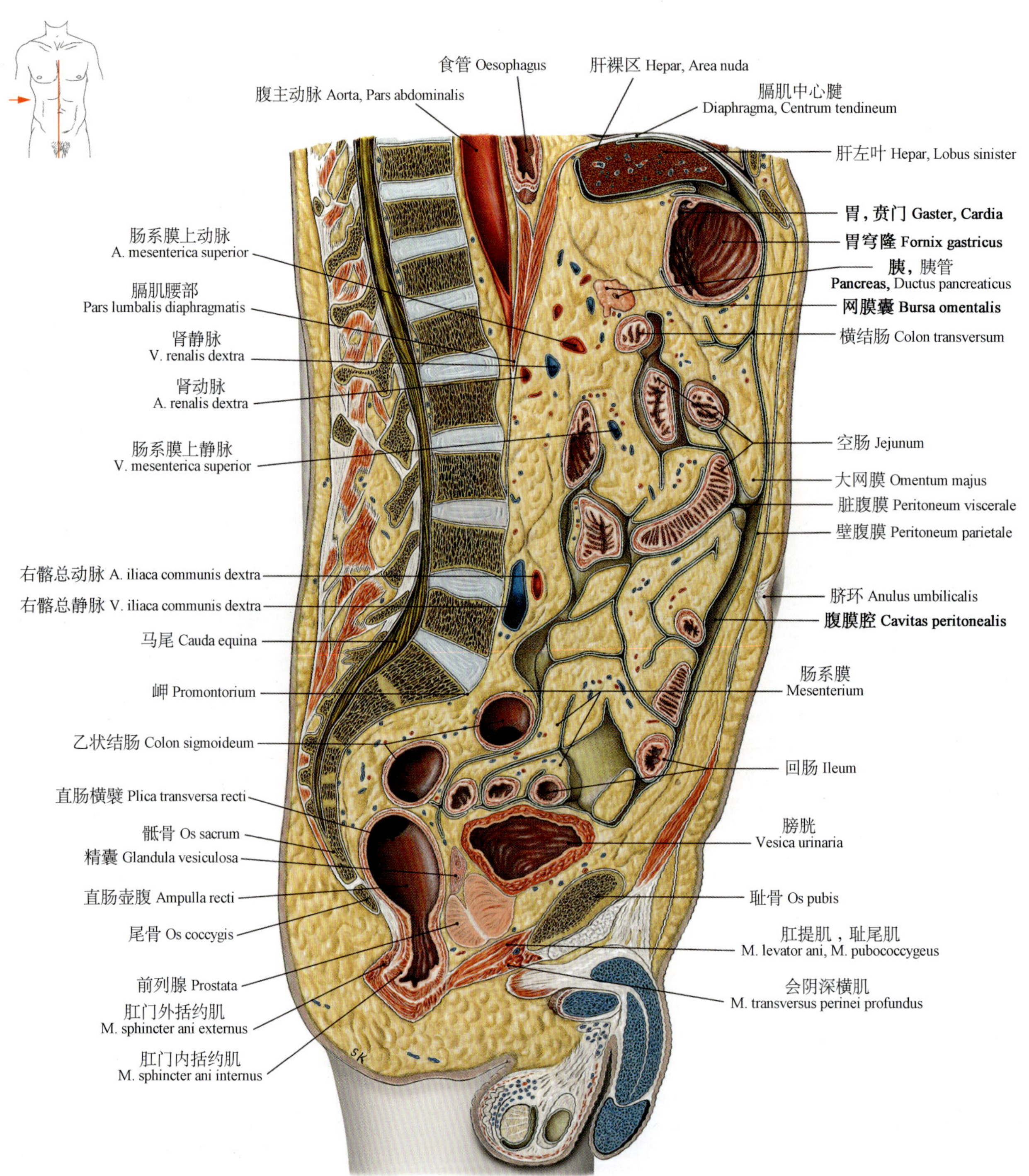

图 6.134 男性腹部和盆部正中切面(右侧面观)[L238]

从图中清晰可见腹膜腔(Cavitas peritonealis)不是一个宽阔的空腔，而是由腹膜内各器官之间的小间隙组成。胃和胰之间的网膜囊也只是一个狭窄的腹膜间隙。腹部的很大一部分被肠系膜占据，其内含有大量的脂肪组织。

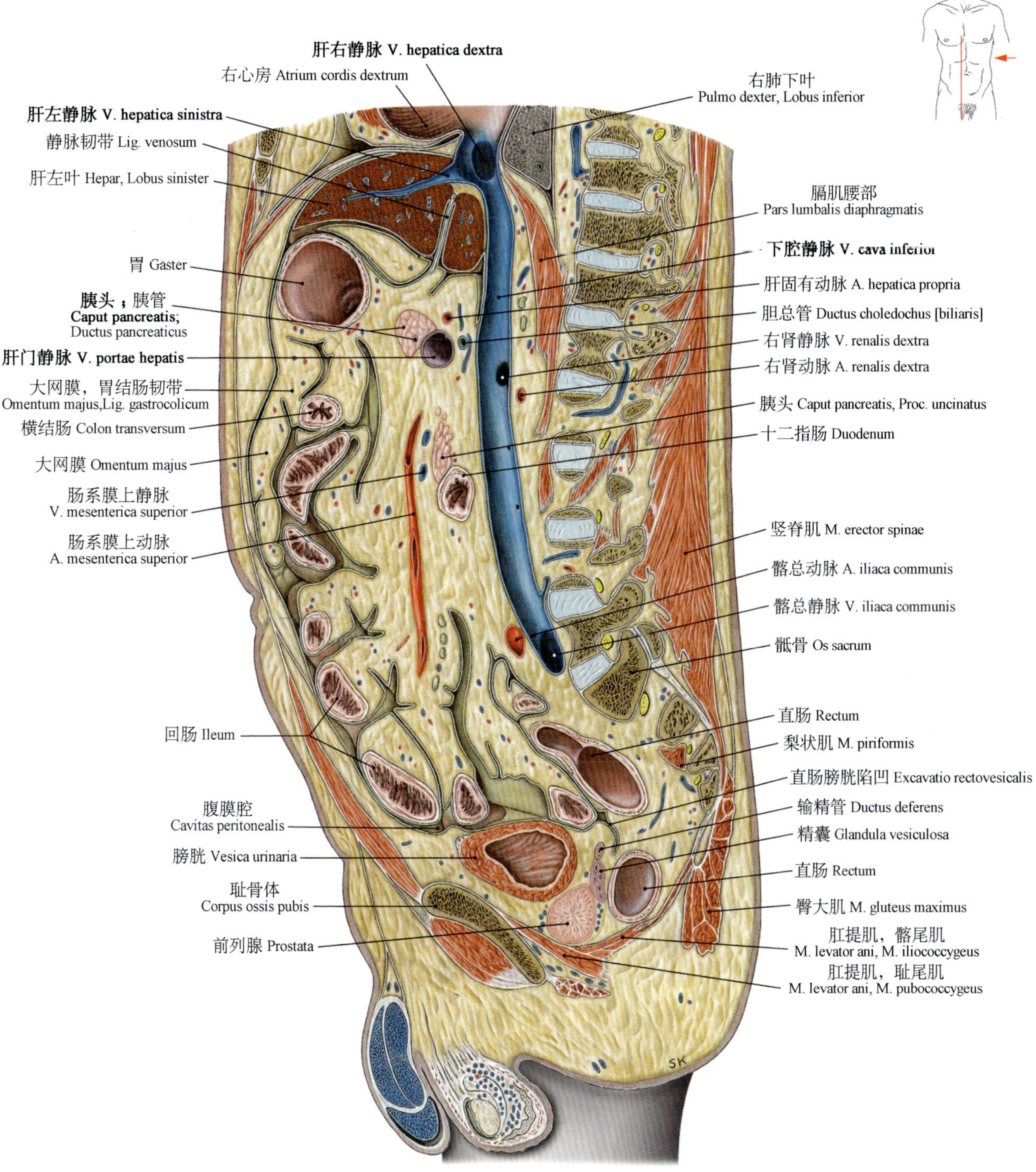

图 6.135 男性腹部和盆部矢状切面（左侧面观）[L238]

该切面是经下腔静脉水平的右旁正中切面，因此清晰可见肝静脉的汇合点，肝的静脉血由此流出。肝门静脉由其主要静脉属支在胰头后方汇合而成，将腹腔内不成对脏器内营养丰富的血液输送至肝。

腹部和盆部，冠状切面

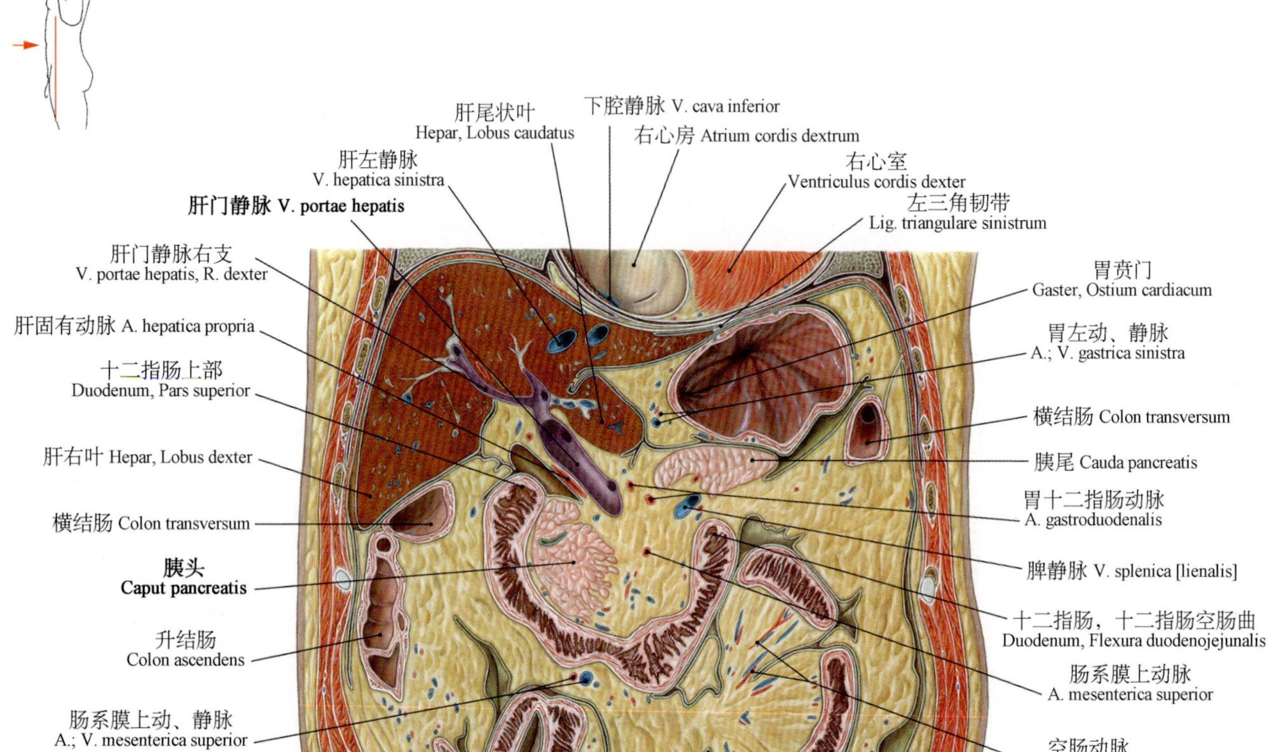

图 6.136 男性腹部和盆部；经前部的冠状切面（前面观）[L238]

该冠状切面经过肝门静脉，肝门静脉在胰头上方进入肝门，并在此分为左、右 2 支。

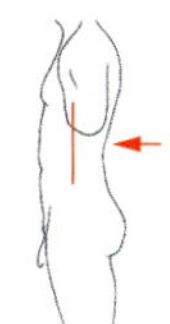

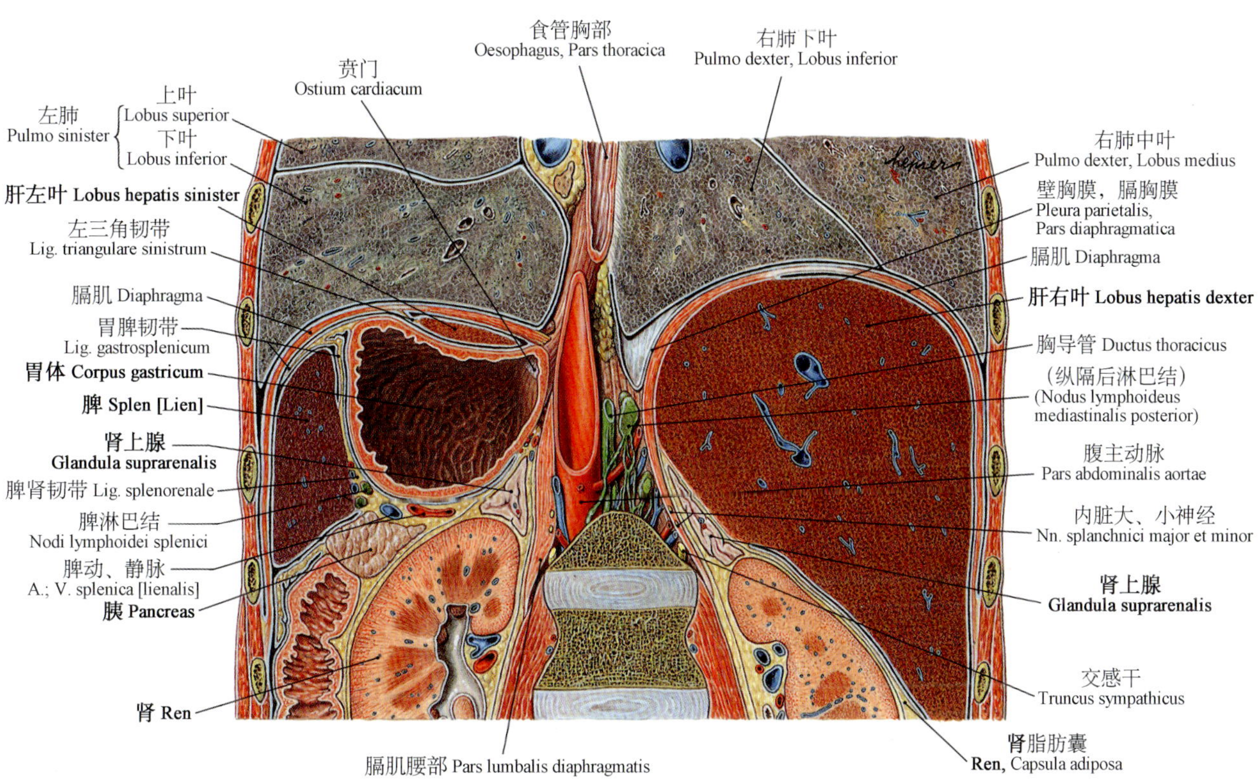

图 6.137　腹腔和胸腔；经肾的冠状切面（后面观）

该切面显示了上腹部各器官之间的相互位置关系。右上腹完全被肝右叶（Lobus hepatis dexter）占据，肝右叶下方与右肾和右肾上腺（Glandula suprarenalis）相毗邻。在左上腹，肝左叶的上部覆盖胃，继而在左侧与脾相毗邻，肝左叶的下部与左肾、左肾上腺和胰相毗邻。胰尾伸至脾。

上腹部，矢状切面

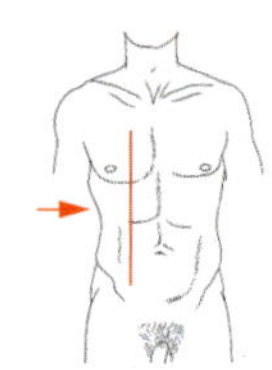

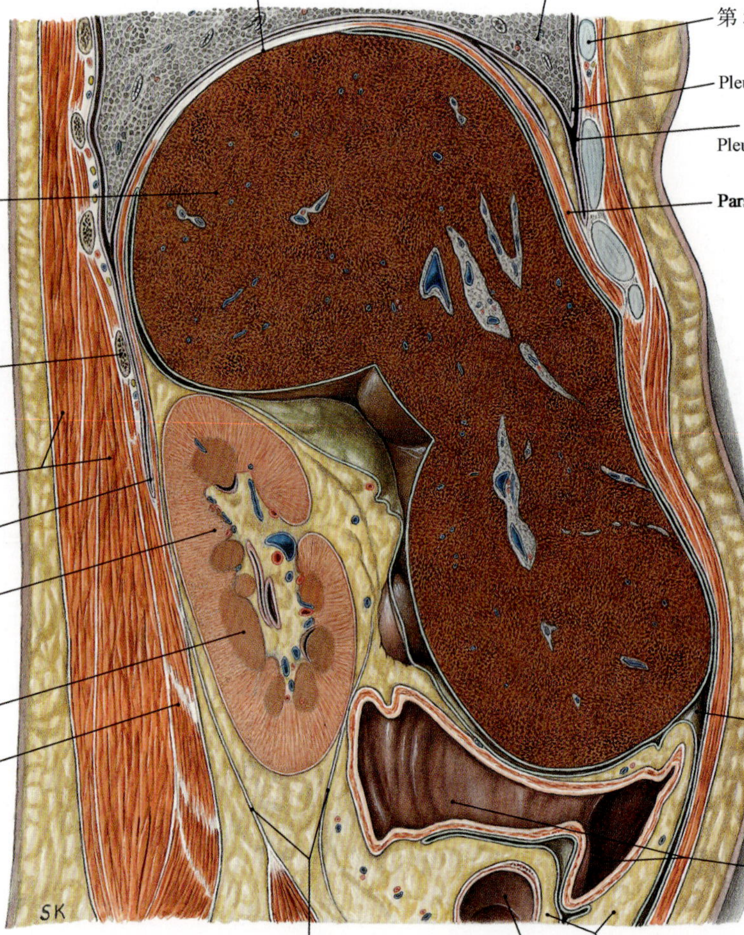

中心腱 Centrum tendineum
右肺下叶 Pulmo dexter, Lobus inferior
第5肋 Costa V
脏胸膜（肺胸膜） Pleura visceralis [pulmonalis]
壁胸膜，肋胸膜 Pleura parietalis, Pars costalis
膈肌肋部 Pars costalis diaphragmatis
肝右叶 Hepar, Lobus dexter
第11肋 Costa XI
竖脊肌 M. erector spinae
肋膈隐窝 Recessus costodiaphragmaticus
肾 Ren
肾髓质 Medulla renalis
腰方肌 M. quadratus lumborum
脏腹膜 Peritoneum viscerale
胃 Gaster
大网膜 Omentum majus
肾筋膜 Fascia renalis
横结肠 Colon transversum
SK

图 6.138 **腹部；右上腹经肾的矢状切面（右侧面观）**[L238]

肝右叶（Hepar，Lobus dexter）位于右上腹部，大部分在膈肌的下方。右肾位于肝后下方的腹膜后隙内，其前方是位于腹膜内的胃幽门部。

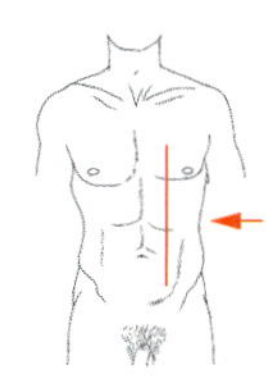

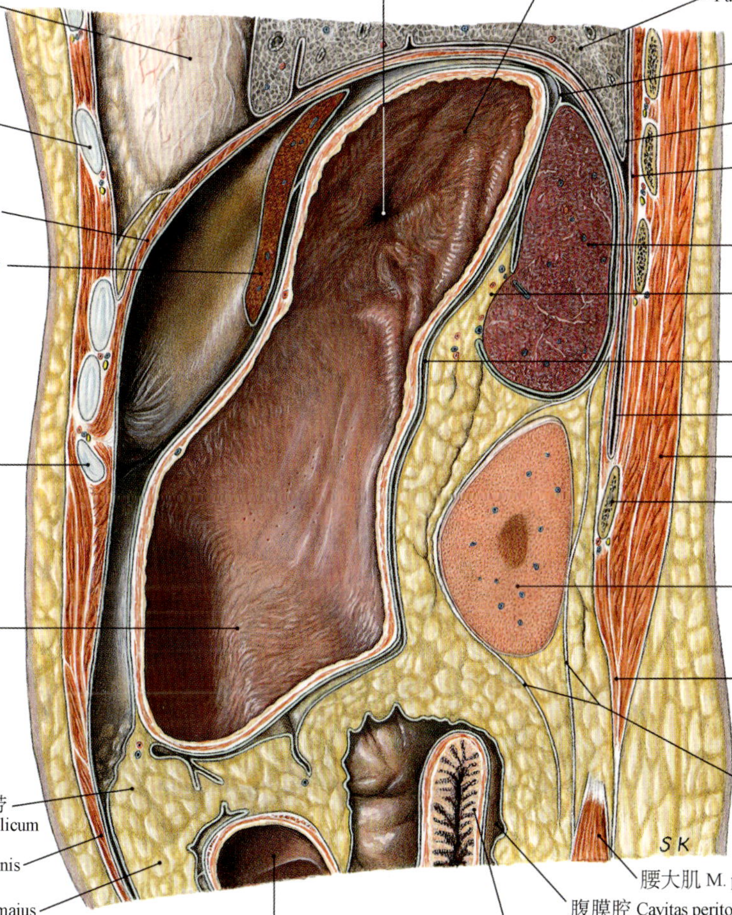

胃：贲门，贲门口
Gaster, Cardia, Ostium cardiacum
胃，胃穹隆
Gaster, Fornix gastricus
心包
Pericardium
左肺下叶
Pulmo sinister, Lobus inferior
膈脾韧带
Lig. phrenicosplenicum
第 6 肋 Costa Ⅵ
脏胸膜（肺胸膜）
Pleura visceralis [pulmonalis]
壁胸膜，肋胸膜
Pleura parietalis, Pars costalis
膈肌肋部
Pars costalis diaphragmatis
肝左叶
Hepar, Lobus sinister
脾 Splen [Lien]
胃脾韧带
Lig. gastrosplenicum
网膜囊
Bursa omentalis
肋膈隐窝
Recessus costodiaphragmaticus
第 9 肋 Costa Ⅸ
竖脊肌 M. erector spinae
第 12 肋 Costa Ⅻ
肾 Ren
胃：幽门，幽门窦
Gaster, Pars pylorica,
Antrum pyloricum
腰方肌
M. quadratus lumborum
肾筋膜 Fascia renalis
大网膜，胃结肠韧带
Omentum majus,Lig. gastrocolicum
腹直肌 M. rectus abdominis
腰大肌 M. psoas major
大网膜 Omentum majus
横结肠 Colon transversum
空肠 Jejunum
腹膜腔 Cavitas peritonealis
SK

图 6.139 腹部；左上腹经脾的矢状切面（左侧面观）[L238]

胃占据左上腹部的大部，其前方被肝左叶（Hepar，Lobus sinister）所覆盖，后方与脾和腹膜后隙内的左肾广泛接触。网膜囊在胃后面形成一个小隐窝，内衬腹膜。

切面

上腹部，横切面

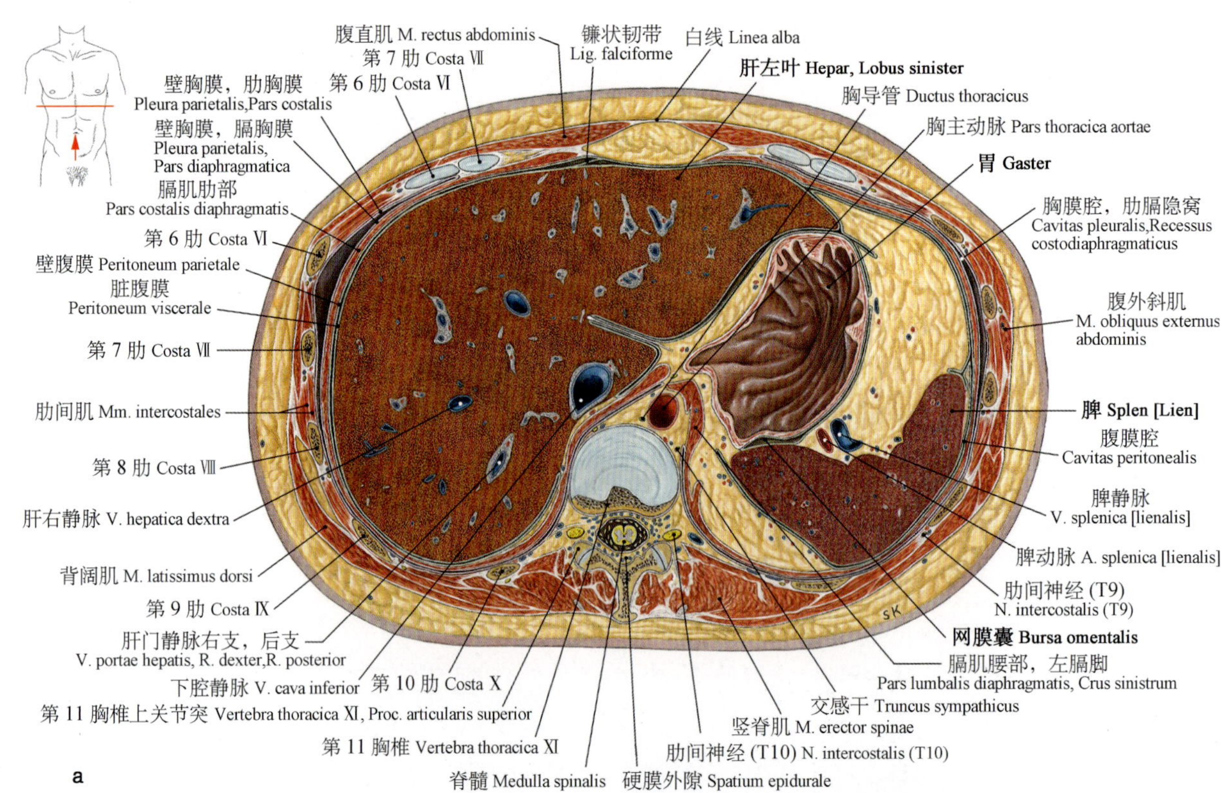

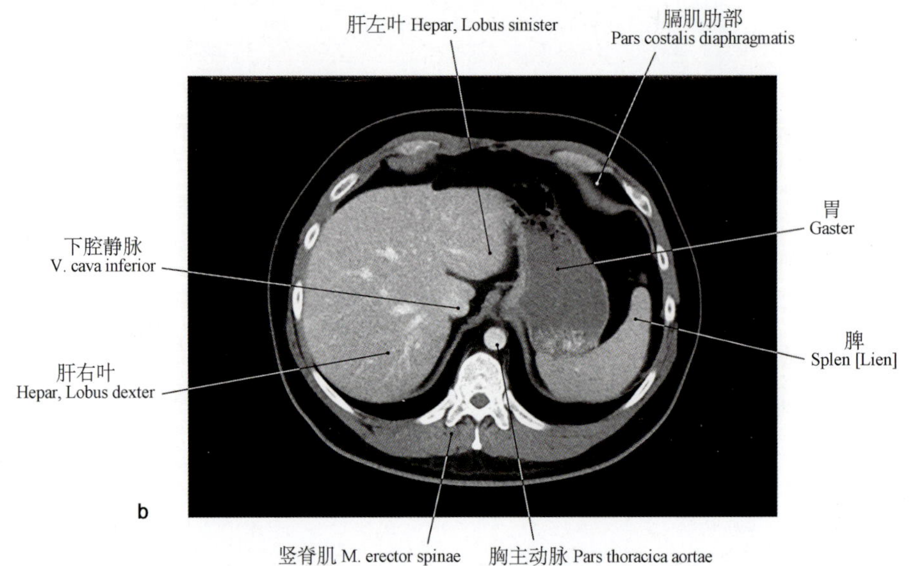

图 6.140a、b　腹腔；经第 11 胸椎水平的横切面(a)和相应的计算机横断层扫描(CT;b)(下面观)a [L238],b [T832]

肝占据整个右上腹，其左叶向左延伸至胃。胃后面是网膜囊，由腹膜围成。位于左上腹的脾被切到。

临床要点

断层诊断成像，如CT，现已成为一个常规的影像学检查方式。在没有造影剂的情况下，CT 可显示软组织的图像，并且不像超声成像那样易受干扰，如充气的肠襻。因此，CT 扫描被用于进一步明确诊断，或制定手术计划。根据惯例，CT 扫描**总是显示下面观**，因此阅读 CT 片时可取的做法是从下面看解剖横断面图像。

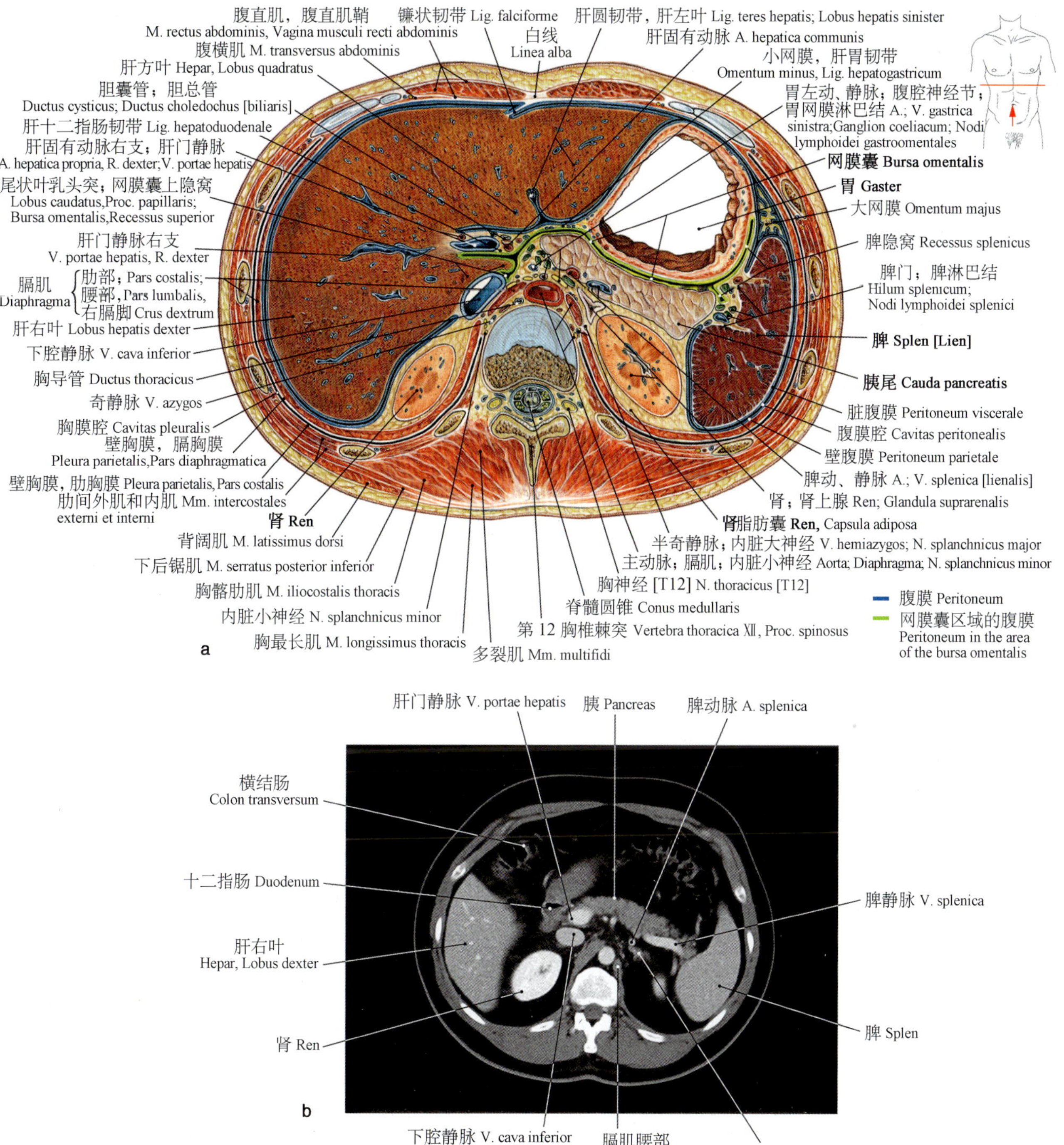

图 6.141a,b 腹腔;经第 1 腰椎水平的横切面(a)和相应的计算机横断层扫描(CT;b)(下面观)b [T832]

在第 1 腰椎水平,两肾的后极和胰也被截到。胰位于胃的后面,与胃之间隔以网膜囊,并向左延伸至脾门。

临床要点

对于胰的检查,由于受到充气的肠襻影响,超声成像往往不能提供非常翔实的信息,需要 CT 扫描来明确。例如,在炎症(**胰腺炎**)等情况下,CT 扫描往往能使胰腺水肿和囊性肿胀可视化,并可用于评估病情进展。

上腹部，横切面

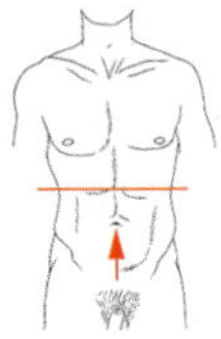

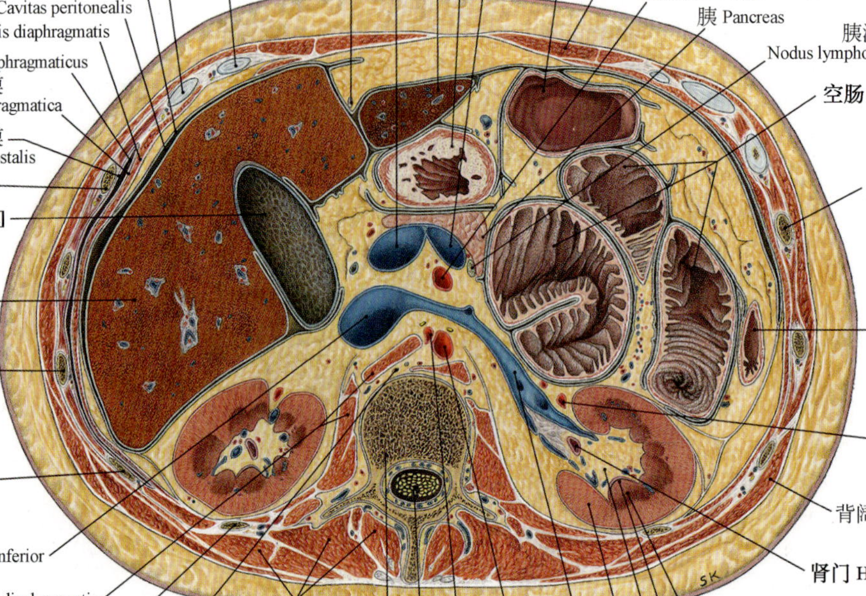

肝左叶 Hepar, Lobus sinister
胃 Gaster
肝门静脉 V. portae hepatis
脾静脉 V. splenica [lienalis]
第 8 肋 Costa Ⅷ
第 9 肋 Costa Ⅸ
肝圆韧带 Lig. teres hepatis
横结肠 Colon transversum
腹直肌 M. rectus abdominis
壁腹膜 Peritoneum parietale
腹膜腔 Cavitas peritonealis
肠系膜上动脉 A. mesenterica superior
膈肌肋部 Pars costalis diaphragmatis
胰 Pancreas
胰淋巴结
Nodus lymphoideus pancreaticus
肋膈隐窝 Recessus costodiaphragmaticus
壁胸膜，膈胸膜
Pleura parietalis, Pars diaphragmatica
空肠 Jejunum
壁胸膜，肋胸膜
Pleura parietalis, Pars costalis
第 8 肋 Costa Ⅷ
第 9 肋 Costa Ⅸ
胆囊 Vesica biliaris [fellea]
肝右叶
Hepar, Lobus dexter
降结肠
Colon descendens
第 10 肋 Costa Ⅹ
肾动脉 A. renalis
第 11 肋 Costa Ⅺ
背阔肌 M. latissimus dorsi
下腔静脉 V. cava inferior
肾门 Hilum renale
膈肌腰部 Pars lumbalis diaphragmatis
第 12 肋 Costa Ⅻ
肾髓质 Medulla renalis
交感干 Truncus sympathicus
肾小盏 Calyx renalis minor
肾 Ren
第 1 腰椎
Vertebra lumbalis Ⅰ
肾窦 Sinus renalis
竖脊肌 M. erector spinae
肾皮质 Cortex renalis
马尾 Cauda equina
肠系膜下动脉 A. mesenterica inferior
肾静脉 V. renalis
腹主动脉 Pars abdominalis aortae

a

横结肠 Colon transversum
肝门静脉 V. portae hepatis
空肠
Jejunum
肝右叶
Hepar, Lobus dexter
肾静脉
V. renalis
右肾
Ren dexter
左肾
Ren sinister
下腔静脉 V. cava inferior
腹主动脉 Pars abdominalis aortae

b

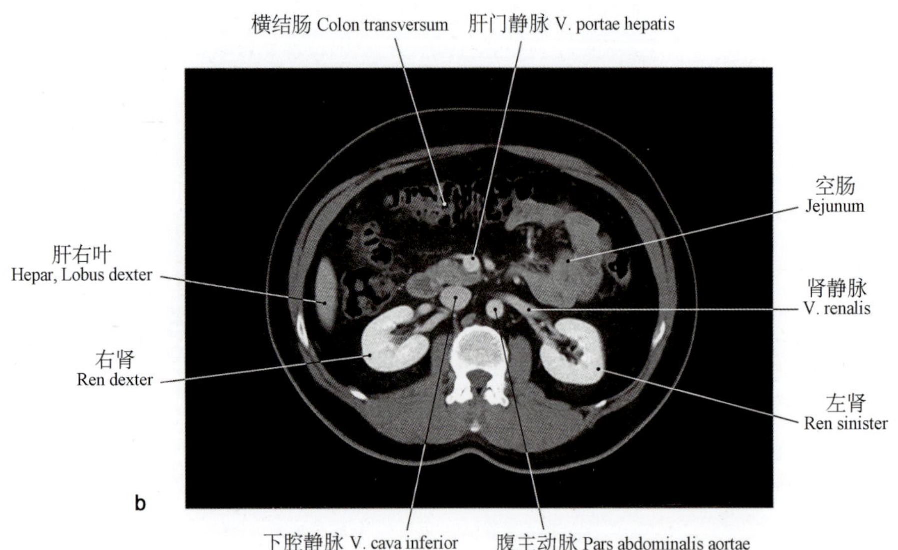

图 6.142a、b **腹腔；经第 1 腰椎水平的横切面（a）和相应的计算机横断层扫描（CT；b）（下面观）a[L238]，b [T832]**

肾门通常位于第 1～2 腰椎水平（可见于左肾静脉开口处）。胆囊在肝下缘处被截到。在左上腹，可见部分小肠袢（空肠）和部分大肠（横结肠和降结肠）。

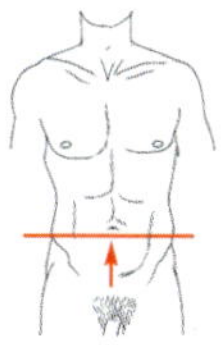

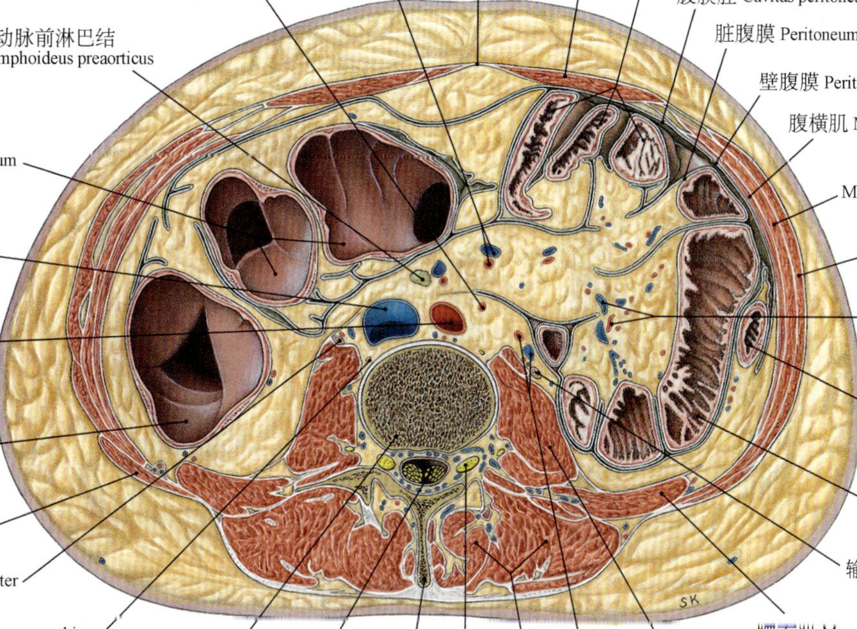

白线 Linea alba
肠系膜上动、静脉，回肠动、静脉
A.; V. mesenterica superior, Aa.; Vv. ileales
腹直肌 M. rectus abdominis
回肠 Ileum
肠系膜下动脉
A. mesenterica inferior
腹膜腔 Cavitas peritonealis
主动脉前淋巴结
Nodus lymphoideus preaorticus
脏腹膜 Peritoneum viscerale
壁腹膜 Peritoneum parietale
乙状结肠
Colon sigmoideum
腹横肌 M. transversus abdominis
腹内斜肌
M. obliquus internus abdominis
下腔静脉
V. cava inferior
腹外斜肌
M. obliquus externus abdominis
肠系膜上动、静脉，回肠动、静脉
A.; V. mesenterica superior, Aa.; Vv ileales
腹主动脉
Pars abdominalis aortae
降结肠
Colon descendens
升结肠
Colon ascendens
背阔肌
M. latissimus dorsi
回肠 Ileum
输尿管 Ureter
输尿管 Ureter
交感干 Truncus sympathicus
腰方肌 M. quadratus lumborum
腰大肌 M. psoas major
第 3 腰椎 Vertebra lumbalis Ⅲ
睾丸动、静脉 A.; V. testicularis
马尾 Cauda equina
竖脊肌 M. erector spinae
a
第 3 腰椎棘突 Vertebra lumbalis Ⅲ, Proc. spinosus
脊神经 N. spinalis

腹直肌
M. rectus abdominis
白线 Linea alba
空肠 Jejunum
降结肠
Colon descendens
回肠 Ileum
腹外斜肌
M. obliquus externus abdominis
腹内斜肌
M. obliquus internus abdominis
盲肠 Caecum
腹横肌
M. transversus abdominis
阑尾
Appendix vermiformis
腹主动脉
Pars abdominalis aortae
b
腰大肌 M. psoas major
下腔静脉 V. cava inferior
第 3 腰椎体 Corpus vertebrae lumbalis III

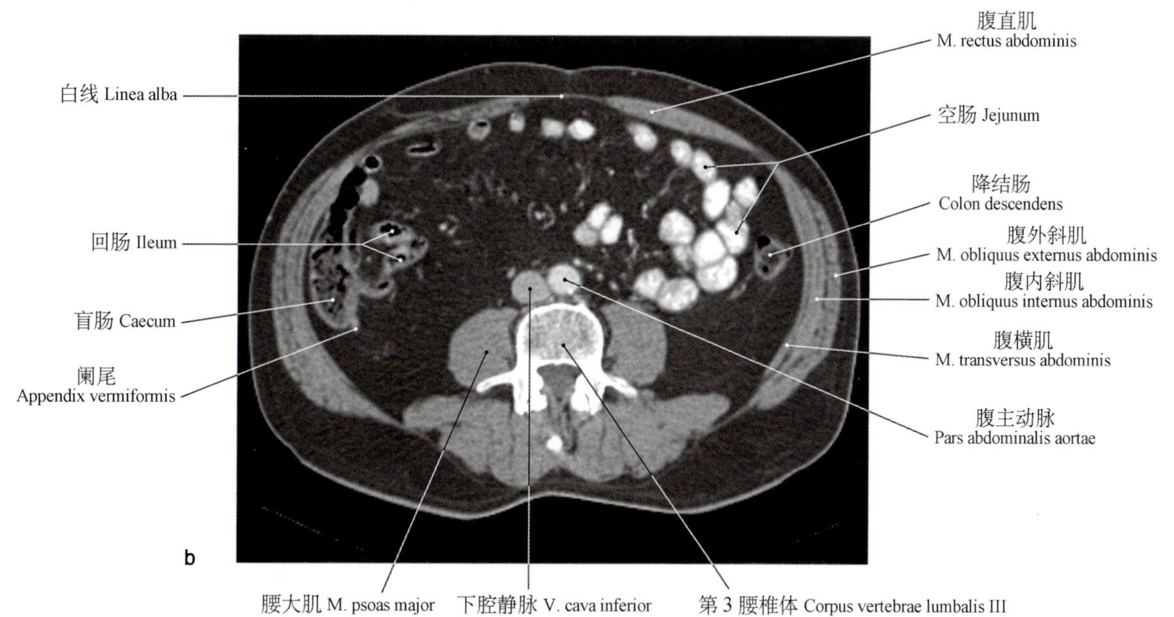

图 6.143a,b　腹腔；经第 3 腰椎水平的横切面(a)和相应的计算机横断层扫描(CT;b)(下面观)a［L238］

练习题

为了检查您是否完全熟悉了本章内容，这里列出了解剖学口试的练习题。

解释各腹部器官相对位置的意义。

哪些腹膜形成的韧带固定肝？

腹膜隐窝的临床意义是什么？

- 详细解释网膜囊的结构。

什么是大网膜？有何功能？

胃的结构如何？

胃的血液供应来自哪些血管？

- 展示这些血管并说明它们的来源。

在标本上说明胃淋巴引流各站点及其临床重要性。

在标本上展示各肠段的相对位置。

- 通过哪些体表投影位点来定位阑尾？为什么需要这些投影位点？

Riolan 吻合位于何处？为什么说该吻合是有益的？

从发生学的角度来看哪些肠段负责吸收不同的营养？

阐明肝的解剖结构和功能。

- 肝的分段有何意义？

你知道哪些门-腔静脉吻合部位？

肝的血供如何？

肝门静脉位于哪里，其起源于何处？

在标本上阐明胰的位置、分部和体表投影。

胰管系统的结构如何？它是如何发挥作用的？

脾位于何处？其体表投影如何？

脾的分段有何重要意义？

（李建忠　译）

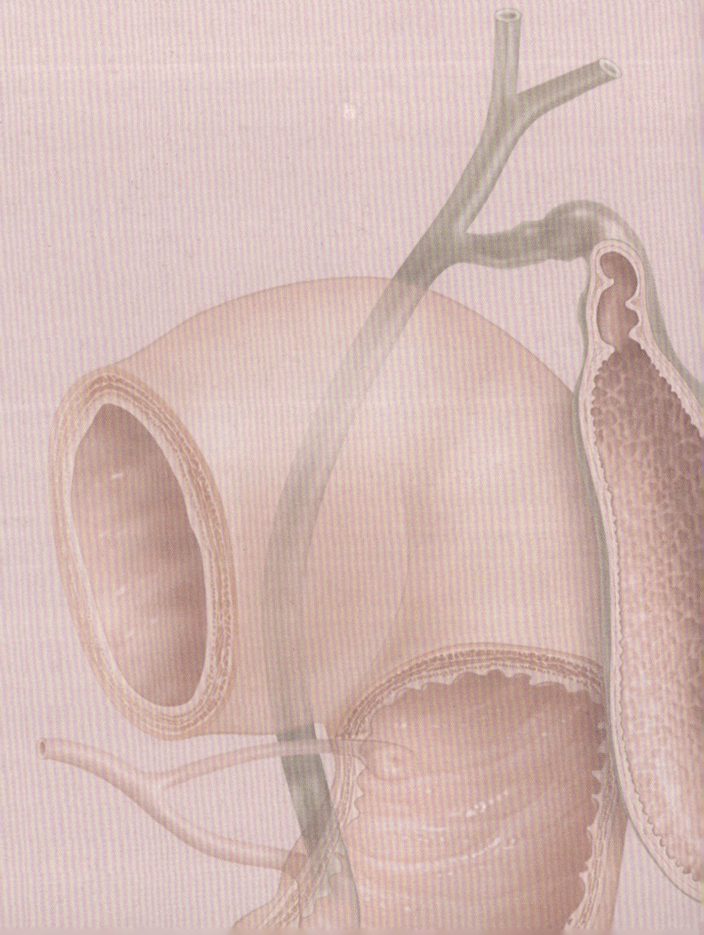

第 7 章
腹膜后间隙与盆腔

局部结构 …… 210
肾和肾上腺 …… 222
泌尿系统 …… 244
直肠和肛管 …… 250
生殖器官 …… 260
断面 …… 310

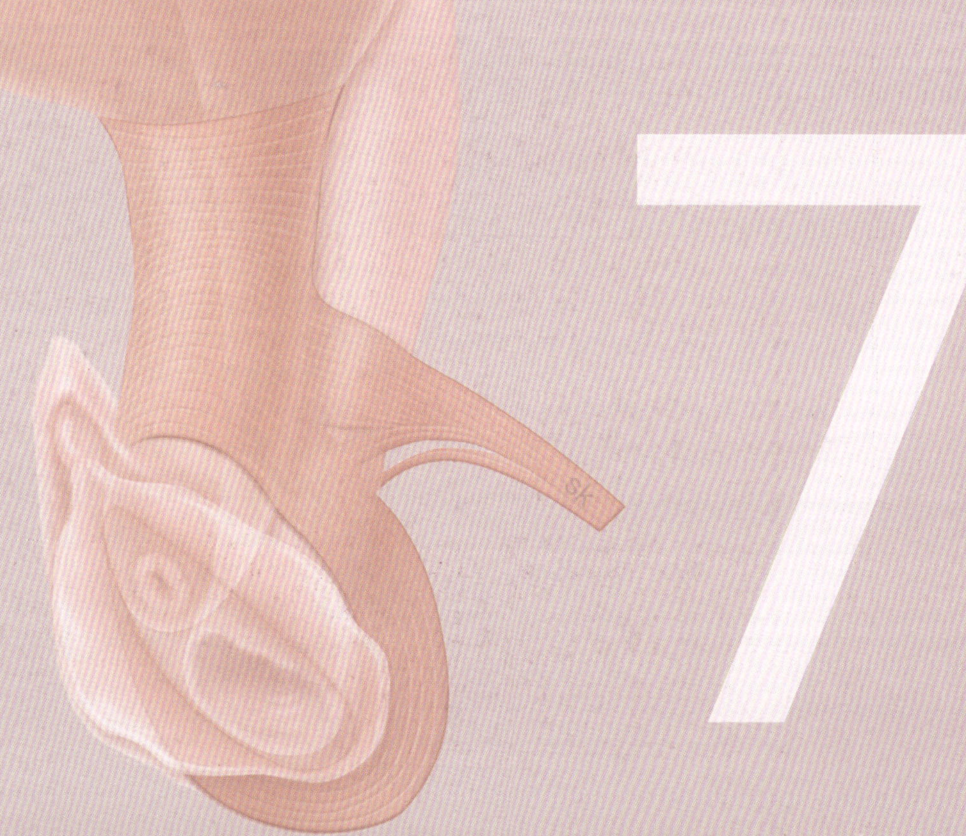

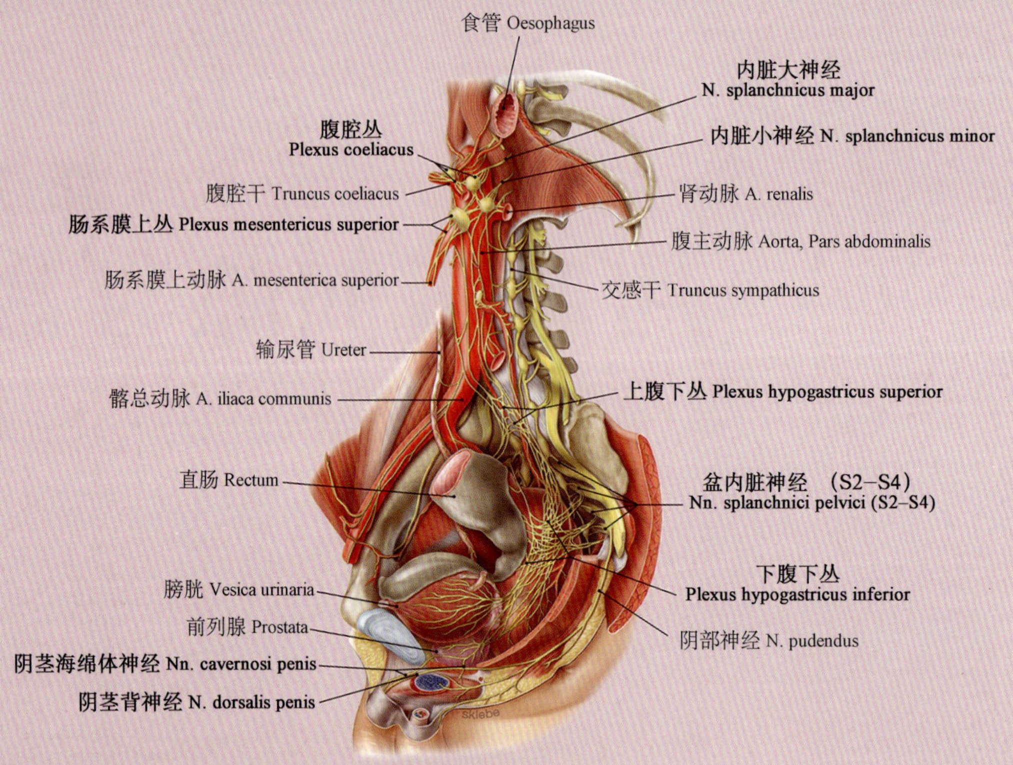

引言

有些器官位于腹后壁腹膜之前，有些位于腹膜之后，即腹膜后间隙，将**腹膜后间隙**与盆部放在一起是有理由的。作为腹膜后间隙内的主要器官，肾在发生的早期位于盆腔内，而后上升至肋下。相反，生殖腺（睾丸和卵巢）在发生的早期位于腹腔内，而后逐渐下降至盆腔，男性的睾丸则继续下降至阴囊内。因此，盆部腹膜后结缔组织间隙与腹膜后间隙相延续，形成一个整体。

在腹膜后间隙内，两侧各有一个**肾**（Ren），其上有**肾上腺**（Glandula suprarenalis）。**输尿管**（Ureter）连接肾与盆腔内的膀胱，与淋巴管和自主神经伴行，行于大血管，即腹主动脉和下腔静脉（V. cava inferior）的两侧。

盆部由三部分组成。上方，**腹膜腔**由腹腔延伸至盆部。所谓的**大骨盆**位于两侧髂骨翼之间，容纳实际上属于腹腔器官的肠襻。大骨盆向下连于锥体形的**小骨盆**，后者容纳真正的盆腔器官。小骨盆内，壁腹膜为**腹膜下间隙**的界限，也是盆部第二部分的上界。盆部第二部分的下界为盆底，与**会阴区**相连。盆腔脏器包括内生殖器、膀胱（Vesica urinaria）、尿道及大肠末端-直肠和肛管（Canalis analis）。

主题

学习本章后，应该能够：

腹膜后间隙与盆腔

- 描述腹膜后间隙和盆腔内结构，在标本上指认其神经和血管；
- 阐明所有器官的神经血管走行，包括其临床意义和各器官之间的差异。

肾和肾上腺

- 根据功能阐明肾和肾上腺的重要性；
- 阐明肾和肾上腺的发生过程及可能出现的畸形；
- 在标本上指出肾和肾上腺的位置、投影及被膜系统。

泌尿系统

- 阐明泌尿管道的结构及其发生过程；
- 描述男性和女性尿道的分部、收缩和括约机制，以及排尿的基本过程。

直肠和肛管

- 在标本上指认直肠和肛管的分部和局部毗邻，并阐明其发生过程；
- 解释排便器官不同部分在控制排便中的作用，并描述排便的关键过程。

生殖器

- 阐明男性和女性内、外生殖器的组成、位置、发生和功能；
- 在标本上指认精索的被膜和内容物；
- 阐明内生殖器所有的腹膜反折和韧带及它们的行径和内容物；
- 阐明盆底和会阴肌的结构、神经支配和功能，并在标本上指出坐骨肛门窝。

临床要点

为了反映诸多解剖细节对未来日常临床工作的参考价值，下面通过描述一个典型案例，以展示本章内容的重要性。

盆底功能障碍

个案研究

一位78岁女性患者，因咳嗽及打喷嚏时出现不自主排尿越来越频繁，而预约了妇科医师。上述症状已经出现了很长时间，到目前为止，使用护垫虽然可以较好地处理此种情况，但不自主的排尿让患者越来越不舒服。患者有4个孩子，均为自然生产（经阴道分娩）。

检查结果

大部分体格检查未见异常。当患者腹肌收缩（腹压增高）时，可见黏膜覆盖的脱垂物进入阴道口。

诊断过程

阴道检查（阴道镜）显示，患者膀胱后壁下垂（膀胱膨出）。当腹内压增高，子宫前壁也突出（子宫脱垂）。

诊断

伴有膀胱膨出和子宫脱垂的盆底功能障碍导致的尿失禁（图a）。上述情况多见于老年女性，通常是由妊娠所引起的。分娩方式在疾病进程中的作用显然不大，剖宫产不能显著降低患病的风险。

治疗

医师建议患者在理疗师的指导下进行盆底肌锻炼。2个月后，患者可以越来越好地控制排尿。

后期进展

5年后，患者的尿失禁再次恶化。此次，患者入住妇科病房，行无张力吊带术的外科治疗。术后，患者的症状基本消失。

解剖实验室

盆底（盆膈）及邻近的**会阴区**（Regio perinealis）在解剖学和临床上均极具挑战性。将盆部由中间切开，将其中一半移除后，可较为容易地在小骨盆剖查盆底。此时，可见由三块肌组成的横纹肌板，即为盆膈。

比较不同男、女性标本，盆底的厚度不尽相同。因为大多数遗体捐献者为老年人，所以盆底结构通常不完整。

盆膈由腹侧的**肛提肌**（包括耻尾肌和髂尾肌）和背侧的**坐骨尾骨肌**构成，主要由骶丛的直接分支支配。之所以命名为"盆底"（盆膈），是因为该肌板在下方封闭了体腔，就如同膈肌封闭了胸腔下口。两侧肌中间留有一开口，名为**肛提肌裂孔**，其间有肛管、尿道及女性的阴道穿行。上述肌主要根据其起自髋骨止于骶骨和尾骨来命名的。髂尾肌并非起自骨性结构，而是起自闭孔内肌的筋膜皱褶（**肛提肌腱弓**）。闭孔内肌因**闭膜管**而易于辨认，此肌有闭膜管穿过引导**闭孔动**、**静脉**和**闭孔神经**由盆腔至股部前面。肛提肌腱弓以下，闭孔内肌被盆底所遮盖，贴盆腔侧壁下行，继而折向坐骨，穿经**坐骨小孔**而后止于股骨大转子。经后下方可更为理想地显示坐骨小孔。为此，需在臀区将臀大肌在起点处离断，而后将此肌拉向后外。此时，可见梨状肌和**骶结节韧带**，后者参与形成坐骨小孔。**阴部内动**、**静脉**和**阴部神经**由臀区向下穿经坐骨小孔至会阴区后部、肛门两侧的**坐骨肛门窝**。在坐骨肛门窝内，阴部内动静脉和阴部神经被包裹于闭孔筋膜所形成另一个皱褶（**阴部管**，**Alcock 管**）内。

此时可以将手放至肛提肌和闭孔内肌之间以体会两块肌的不同走行。

当亲眼见到坐骨肛门窝时，就能理解为何此处可以形成拳头大小的脓肿。临床上，坐骨肛门窝内的脓肿多由肛管经瘘管扩散而来。

坐骨肛门窝为一锥形间隙，其内主要由脂肪组织充填。窝尖内侧为肛提肌下面，外侧为闭孔内肌及Alcock管。坐骨肛门窝向前可延伸至会阴肌的上方，形成大小不一的延伸部，最远可达**耻骨联合**（Symphysis pubica）。

返回临床

盆底对于所有位于其上的盆腔器官均具有支持作用，因而，尽管盆底并未形成类似于会阴肌那样的括约肌，但对于自主排尿和排便依然具有重要作用。必须注意，当患者经会阴行盆底固定术时常取膀胱截石位，因此需谨记所见结构的解剖学关系。

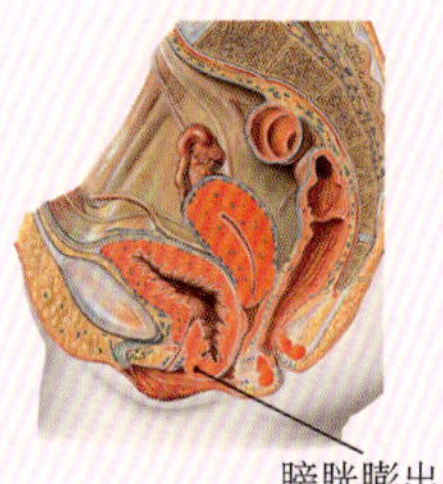

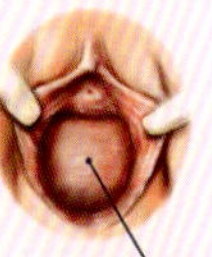

图 a　左图：伴有膀胱膨出的盆底肌功能障碍
左侧面观，矢状面；右图：膀胱膨出。（经阴道观）右［L266］。

腹膜后间隙的血管

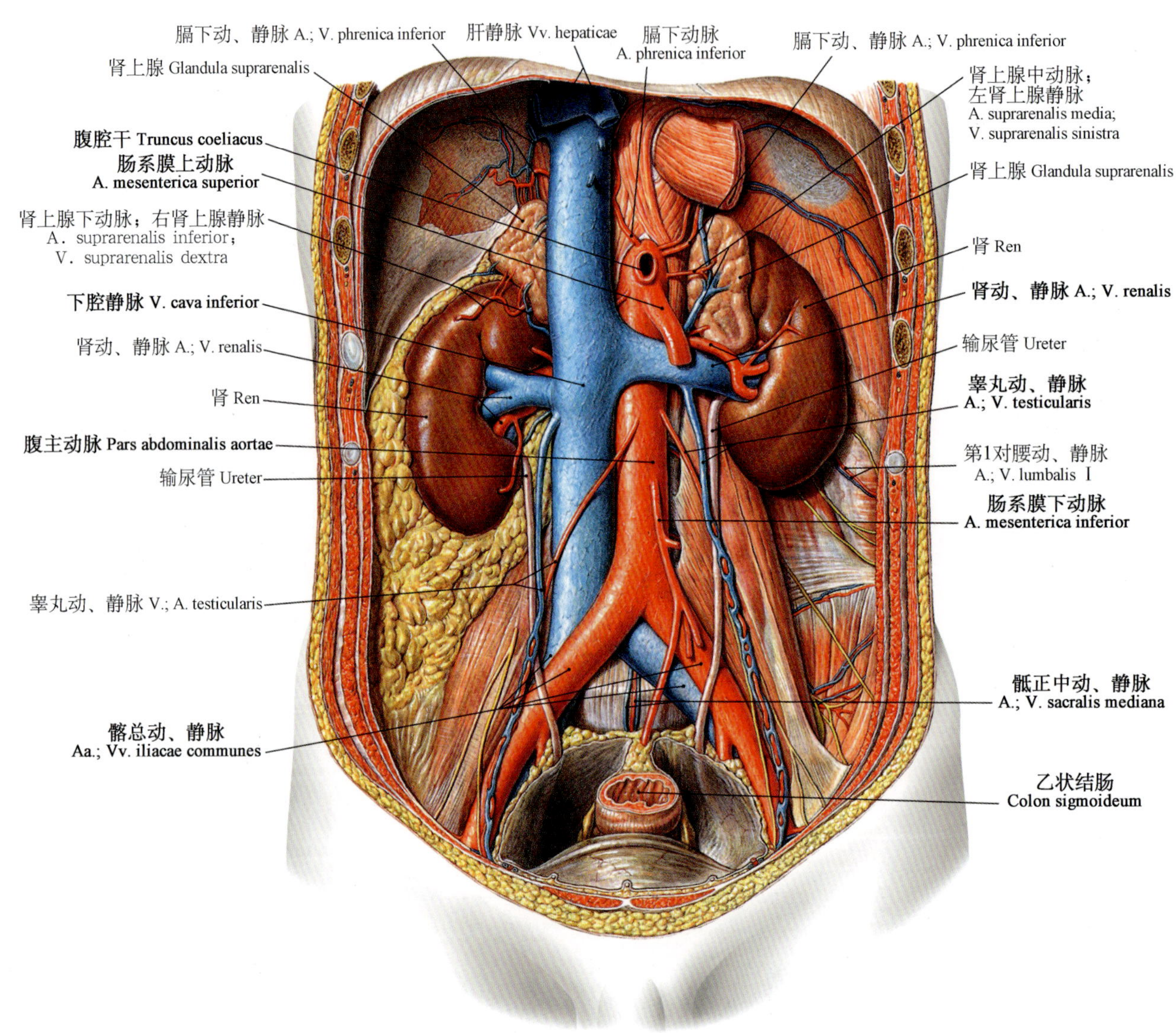

图 7.1 腹膜后间隙的血管

腹腔内和继发于腹膜后间隙的器官，以及淋巴管和自主神经已被切除。（前面观）

此图显示**腹膜后间隙**内器官及神经血管的位置，即所谓的**腹膜后位**。此图是根据切除所有腹腔内和继发于腹膜后间隙内器官的标本而绘制。正如此图所显示的，前述器官及其营养血管可以同时被切除。为此，需要在靠近**腹主动脉**的3个**不成对脏支（腹腔干、肠系膜上动脉、肠系膜下动脉）**的根部切断，某些情况下，也可以在肠系膜下动脉的远端切断。所切除腹腔器官的静脉属于肝门静脉系，与肝相连，因此可以被完全移除。仅保留**肝静脉**（Vv. hepaticae）注入**下腔静脉**处。

经上述解剖操作后，即可显示腹膜后间隙内的血管神经及器官，包括**肾**、**输尿管**及**肾上腺**。**主动脉**穿经膈肌进入腹膜后间隙，向下行于下腔静脉的左侧、脊柱的前方，称为**腹主动脉**。在第5腰椎水平，腹主动脉的右侧，两侧髂总静脉汇合形成**下腔静脉**。

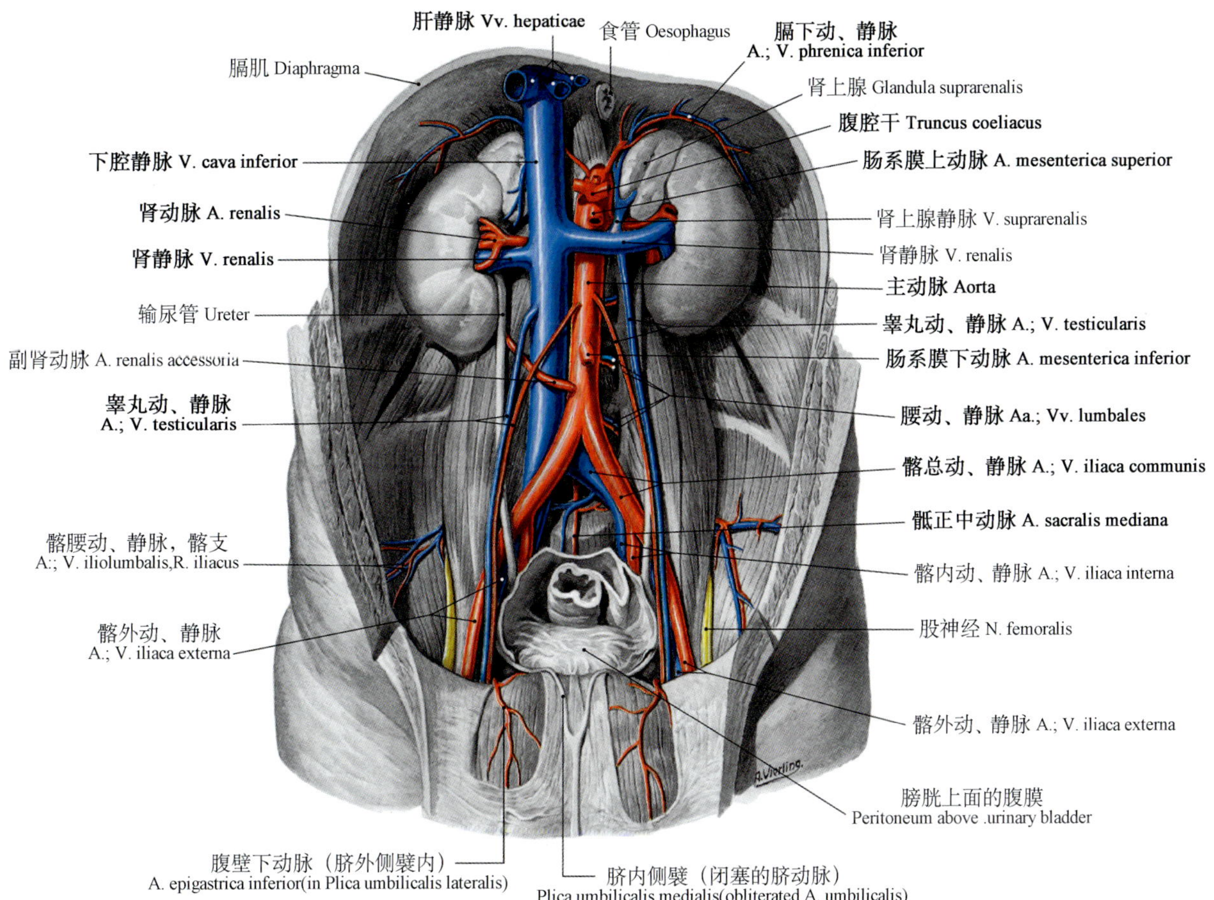

图 7.2 腹膜后间隙内的血管

不同的颜色区分动脉和静脉，前面观[S010-2-16]。

腹主动脉的分支列于下表，这些分支可以分为营养腹壁的**壁支**、营养脏器的**脏支**和**终支**。

除了腹主动脉不成对脏支所营养器官的静脉回流至肝门静脉之外，**下腔静脉**的属支大部分与相应的主动脉分支伴行。需要指出的是，以下三支静脉的右侧直接回流至下腔静脉，左侧则回流至左肾静脉。

- 膈下静脉。
- 肾上腺静脉。
- 睾丸/卵巢静脉。

下腔静脉属支
• 髂总静脉 • 骶正中静脉 • 腰静脉 • 右膈下静脉，左膈下静脉回流至左肾静脉 • 右睾丸/卵巢静脉，左睾丸/卵巢静脉回流至左肾静脉 • 右肾上腺静脉，左肾上腺静脉回流至左肾静脉 • 左、右肾静脉 • 3 支肝静脉（右、中间和左）

腹主动脉分支	
分布至腹壁的壁支	• 膈下动脉：分布至膈肌下面，发出肾上腺上动脉以至肾上腺 • 腰动脉：4 对直接发自主动脉，第 5 对发自骶正中动脉
分布至脏器的脏支	• 腹腔干：不成对，于主动脉裂孔稍下方发出，供应上腹部脏器（→图 6.19） • 肾上腺中动脉：供应肾上腺 • 肾动脉：供应肾，此动脉还发出肾上腺下动脉至肾上腺 • 肠系膜上动脉：不成对，供应部分胰、全部小肠及结肠左曲以上的大肠（→图 6.21） • 睾丸/卵巢动脉：供应男性的睾丸和附睾及女性的卵巢 • 肠系膜下动脉：不成对，供应降结肠、乙状结肠和直肠上部（→图 6.23）
终支	• 髂总动脉：营养盆部和腿部 • 骶正中动脉：由骶骨前面下行

腹膜后间隙的淋巴管

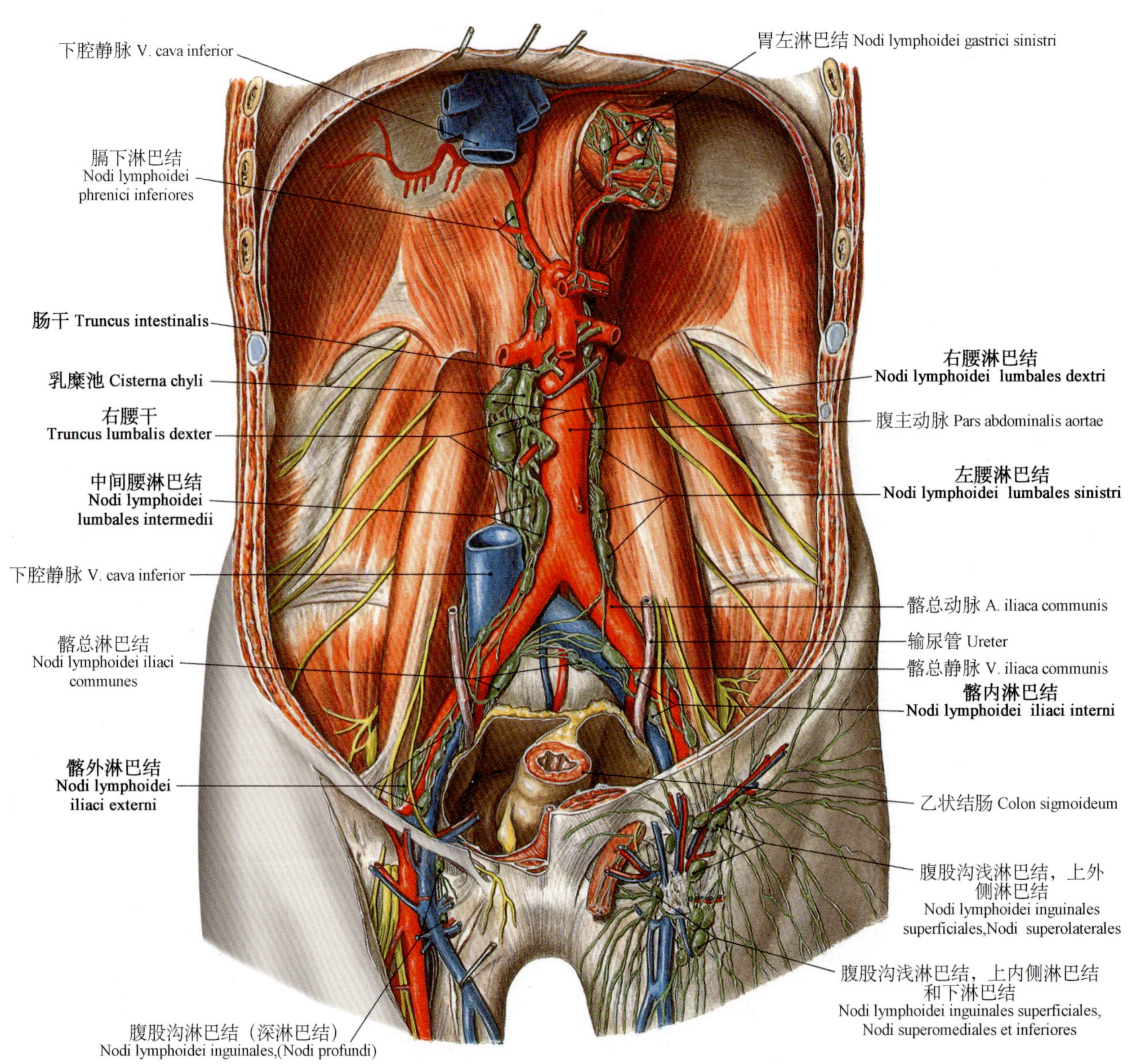

图 7.3 腹膜后间隙的淋巴管和淋巴结(前面观)

盆腔的淋巴经髂总淋巴结回流至腹膜后间隙内的淋巴结，统称为**腰淋巴结**。腰淋巴结可分为 3 组，即位于腹主动脉周围的左腰淋巴结、位于下腔静脉两侧的右腰淋巴结及位于腹主动脉和下腔静脉之间的中间腰淋巴结。腰淋巴结不但收纳来自于下肢、盆腔脏器和降结肠淋巴结的淋巴，而且收纳肾、肾上腺和睾丸/卵巢的淋巴。

腰淋巴结的输出淋巴管汇合成为左、右**腰干**，后者与**肠干**(由引流腹腔脏器淋巴的淋巴结的输出淋巴管汇合而成)汇合形成乳糜池，进而续于**胸导管**。因此，胸导管收纳膈肌以下的下半身的淋巴。

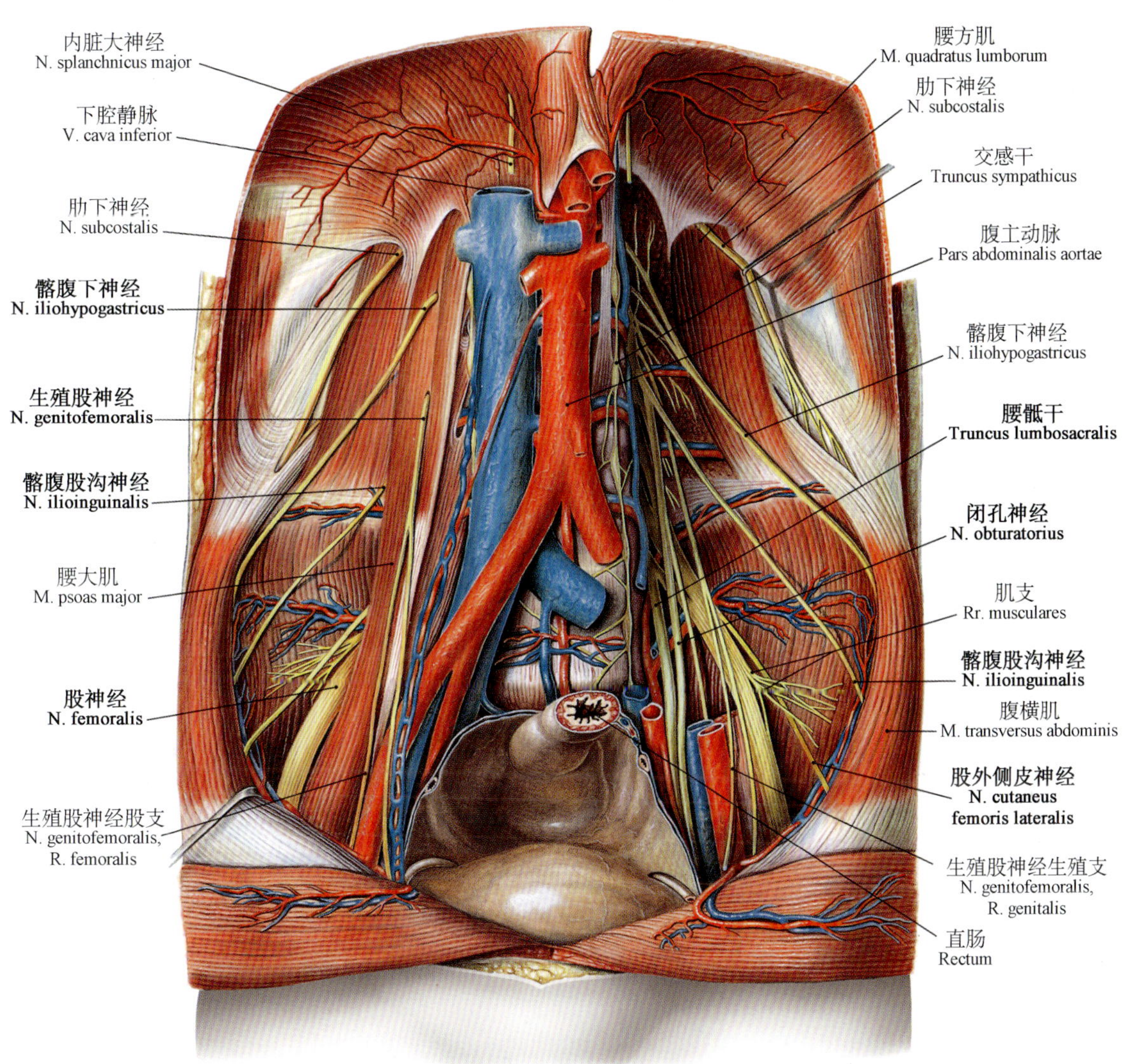

图 7.4　腹膜后间隙的躯体神经

前面观，左侧腰大肌被切除，以更加清晰地显示腰丛神经的走行。

除血管和淋巴管外，支配腹股沟区和骨前面的**腰丛**神经也行于腹膜后间隙内（→图 4.127）。**腰骶干**与骶丛在小骨盆内相连（→图 7.7），因此两者可合称为**腰骶丛**（→图 4.123）。

腰丛分支（T12～L4）。

- 髂腰肌支和腰方肌支（T12-L4）。
- 髂腹下神经（T12，L1）。
- 髂腹股沟神经（T12，L1）。
- 生殖股神经（L1，L2）。
- 股外侧皮神经（L2，L3）。
- 股神经（L2，L4）。
- 闭孔神经（L2，L4）。

→T40

腹膜后间隙的自主神经

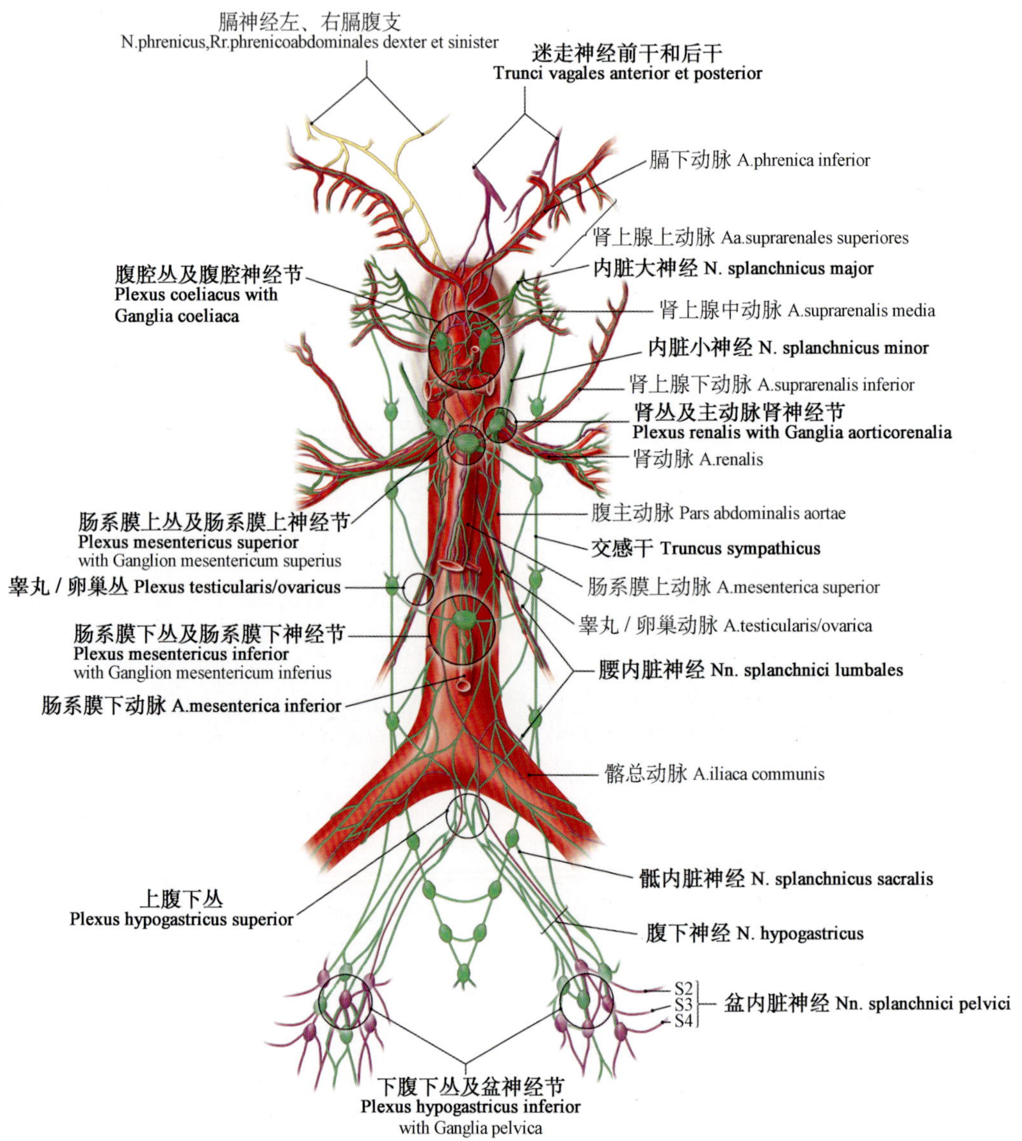

图 7.5 腹主动脉丛和下腹下丛示意图(前面观)[L238]

自主神经的交感神经纤维和副交感神经纤维于腹主动脉前方形成神经丛(**腹主动脉丛**),此丛随腹主动脉分支形成各自的丛,沿血管分布于相应靶器官。这些神经丛位于腹主动脉三条不成对脏支的起始部:**腹腔丛**、**肠系膜上丛**和**肠系膜下丛**(→图 6.73)。向下,这些神经丛续于上腹下丛,后者借两侧**腹下神经**连于盆腔内的**下腹下丛**,此丛支配盆腔脏器。

交感神经系统的节前神经元位于脊髓侧角内,发出节前纤维行至**交感干**(Truncus sympathicus)时,并未与其形成突触联系,而是以内脏大神经和内脏小神经的方式行至主动脉神经丛,在此,节前纤维与不同神经节(腹腔神经节、肠系膜上下神经节、主动脉肾神经节、下腹下丛的盆神经节)内的节后神经元形成突触,节后神经元的轴突随相应的动脉行至其靶器官。

迷走神经[Ⅹ]内副交感节前神经纤维形成**迷走神经前干**和**迷走神经后干**,沿食管下行,进而穿经膈肌汇入腹主动脉周围的自主神经丛。然而,上述节前纤维仅仅穿经神经丛,并未与神经丛内的神经元形成突触联系,而是与位于靶器官壁内或附近的节后神经元形成突触。迷走神经纤维止于肠系膜上丛,意味着,迷走神经只支配结肠左曲(脾曲或称 Cannon-Böhm 点)以上的肠管。相反,**降结肠**由**副交感神经系统骶部**支配。此部分副交感神经的节前神经元位于脊髓 S2-S4 节段内,节前神经元发出的节前纤维形成**盆内脏神经**,与直肠周围的**下腹下丛**内的节后神经元形成突触,节后神经元发出的节后纤维上升并分布于降结肠和乙状结肠。

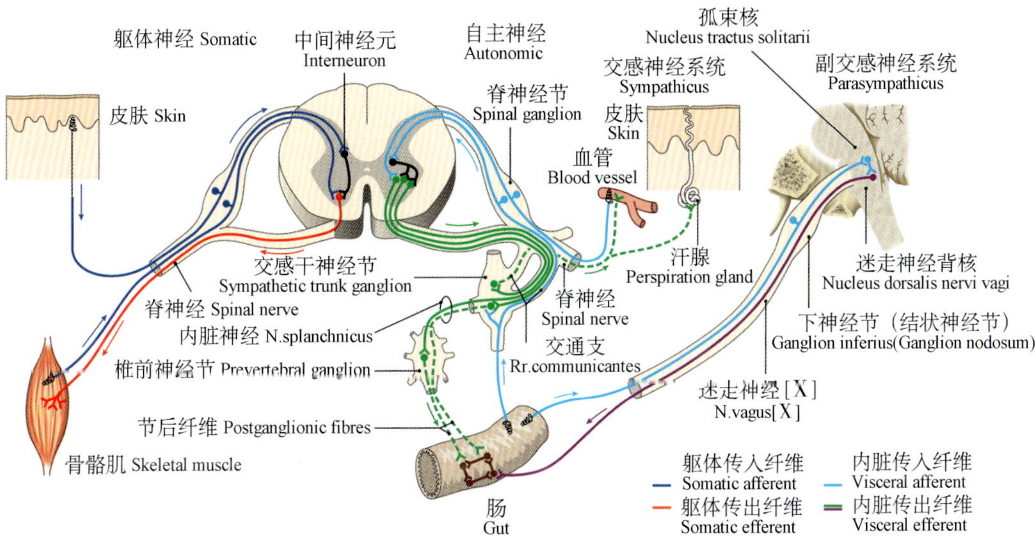

图 7.6　自主神经系统的组成及其与躯体神经系统的比较；走行及与脊髓节段间突触联系的示意图[L126]

与躯体神经不同，自主神经在将神经兴奋由中枢传递至靶器官的途中，需经过以突触相互联系的两级**内脏传出神经元**。**交感神经系统**的节前神经元位于脊髓侧角内，其发出的节前纤维与躯体传出纤维一起经前进入脊神经。节前纤维经**交通支**行至**交感干**，与其内的节后神经元形成突触联系。节后神经元的节后纤维与躯体神经伴行至周围结构，进而发挥缩血管效应（vasomotor effect）、促汗效应（sudomotor effect）及竖毛效应（pilomotor effect）（此图未显示）等。节前神经元发出的节前纤维也可以在交感干内上升再换元，并分布于颈部和胸腔脏器，如心和肺。与前述不同，支配腹腔脏器的节前纤维并未与交感干内的节后神经元形成突触，此部分节前纤维穿交感干，进而经**内脏大、小神经**行至主动脉神经丛，在此与多个不同椎前节内的节后神经元形成突触，节后纤维随相应的动脉行至其靶器官。

随**迷走神经**[X]走行的副交感节前纤维行经腹主动脉周围的自主神经丛，但并不与其内的节后神经元形成突触，而是至主动脉或周围结构壁内的神经节交换神经元，较短的节后纤维分布于靶器官。**内脏传入神经元**同样经交感干或迷走神经[X]传至中枢神经系统。

腹膜后间隙的自主神经

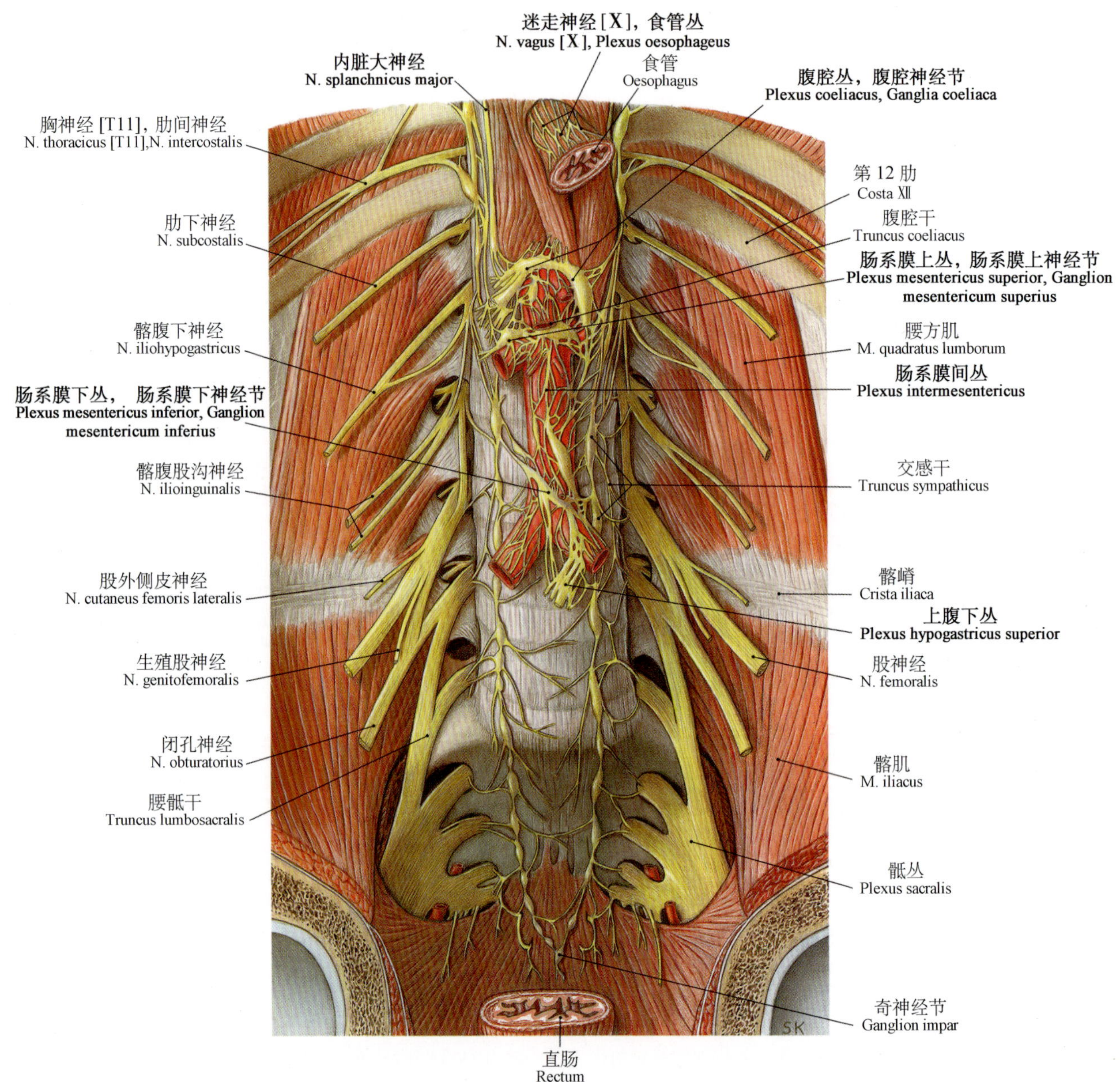

图 7.7　腹膜后间隙内的自主神经；前面观；内脏已切除[L238]

此图显示腹主动脉前方的自主神经(**腹主动脉丛**)，此神经丛由经不同路径至此的交感神经和副交感神经纤维组成。此外，此图还显示神经丛内不同的突触联系。

交感神经的节前纤维穿交感干，形成内**脏大、小神经**，进而行至主动脉神经丛，与此神经丛内不同神经节(腹腔神经节、肠系膜上下神经节、主动脉肾神经节)内的神经元形成突触。这意味着，腹主动脉三条不成对脏支起始部周围的神经节(**腹腔神经节、肠系膜上神经节和肠系膜下神经节**)为交感神经节。与此不同的，随**迷走神经**走行的副交感节前纤维以**迷走神经前后、干**的形式沿食管下行至腹主动脉丛。

腹主动脉丛内的交感节前纤维下行，直至小骨盆的**下腹下丛**，由此丛支配盆腔脏器。另一方面，腹主动脉神经丛内副交感节前纤维仅止于肠系膜上丛。**副交感神经系统(parasympathicus)骶部**的节前纤维离开脊髓形成**盆内脏神经**，加入下腹下丛，最终分布于盆腔脏器。

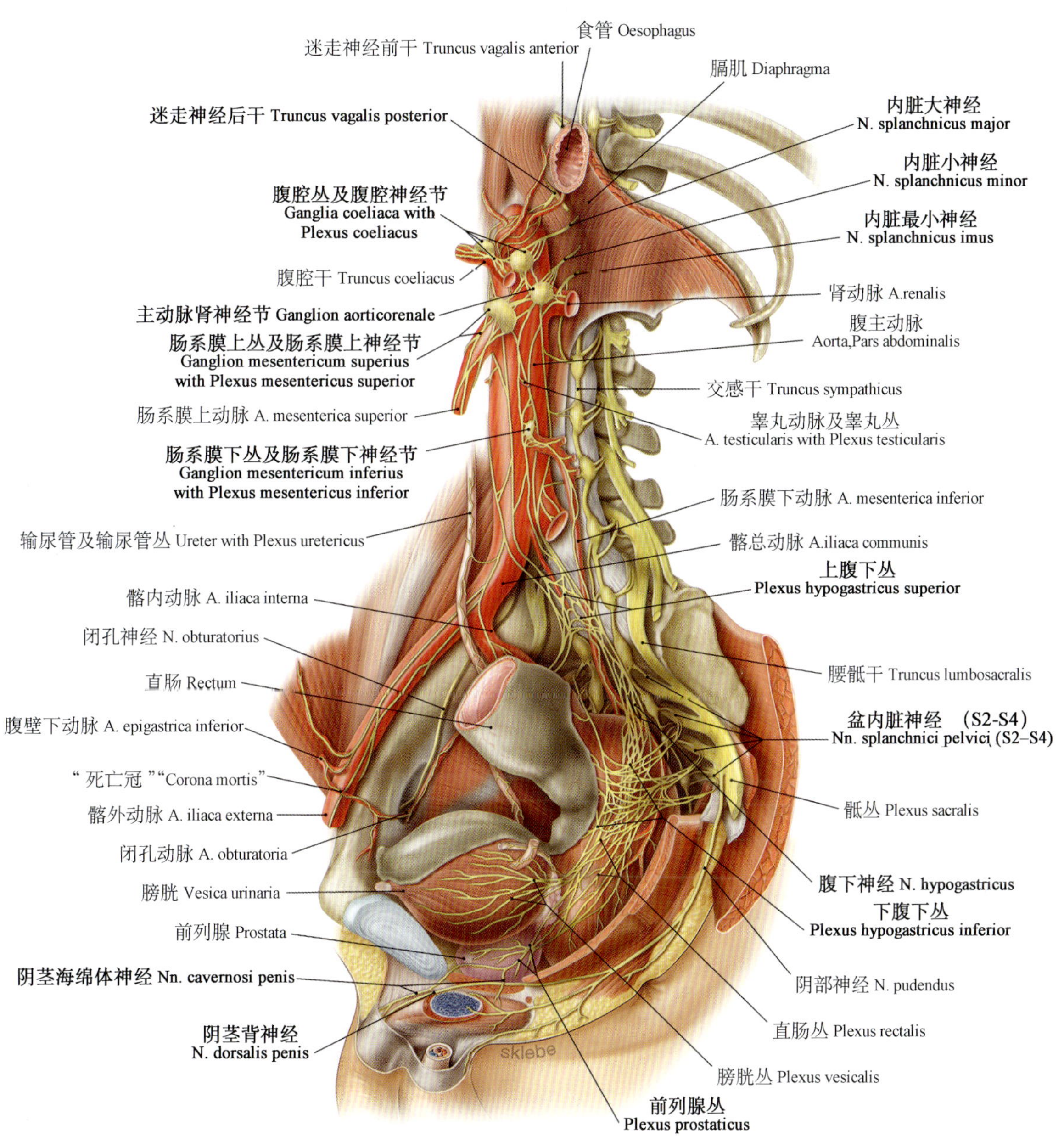

图 7.8　盆腔的自主神经；腹膜后间隙内的器官及血管和淋巴管被移除后的半示意图（前面观）[L238]

此图示盆腔内自主神经的走行。来自腹主动脉丛的交感神经的节前纤维下行至盆腔，进而与**下腹下丛**内的节后神经元形成突触，节后纤维分布于盆腔脏器。下腹下丛在盆腔脏器周围形成较小的局部神经丛，如直肠丛、膀胱丛和前列腺丛（或女性的子宫阴道丛）。

与上述不同，副交感节前纤维经**盆内脏神经**加入下腹下丛。交换神经元后节后纤维分布至盆腔各脏器及结肠左曲以下的结肠。

需要指出的是，支配阴茎海绵体的副交感神经纤维的走行与支配女性阴蒂海绵体的相似。副交感纤维形成**阴茎海绵体神经**，沿前列腺前行，穿盆底和会阴肌至阴茎海绵体。阴茎海绵体神经较长的分支加入躯体来源的阴茎背神经，后者为阴部神经的终末支，与其一起进入海绵体。副交感神经借扩张海绵体内的血管使阴茎勃起。

髂内动脉

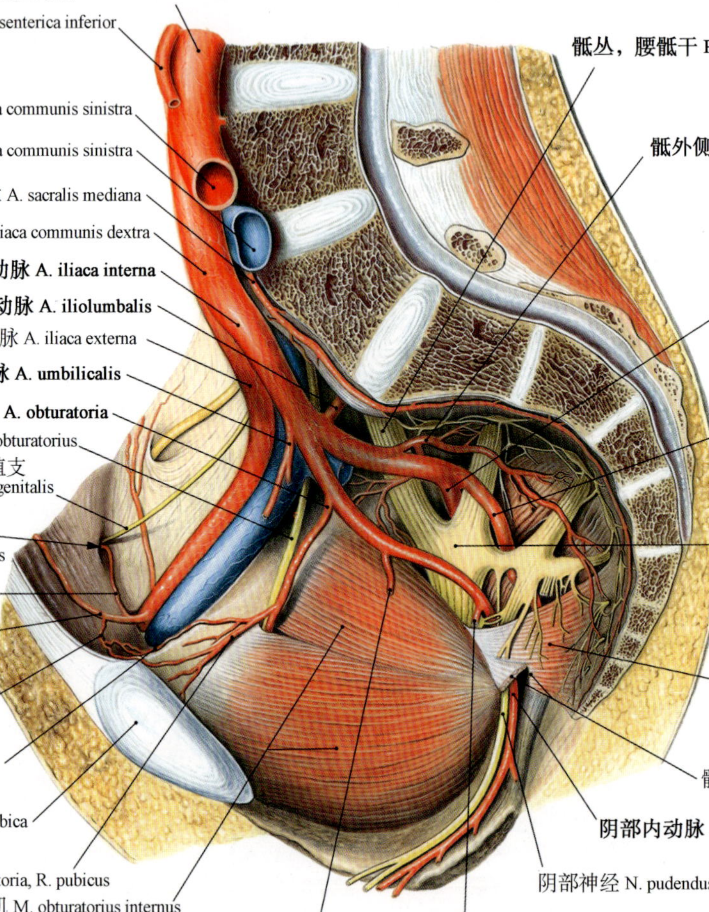

图 7.9　髂内动脉(左侧面观)

多数人(60%)的髂内动脉分为前干和后干。髂内动脉分支的起点具有个体差异，因而常依据其分布范围分为营养盆壁和外生殖器的**壁支**和营养盆腔脏器的**脏支**。男性和女性的髂内动脉壁支是相同的，但脏支却因性器官的不同而呈现差异。

图 7.10　髂内动脉的壁支

- 髂腰动脉：供应髂窝和腰区。
- 骶外侧动脉：营养骶管。
- 闭孔动脉：穿经闭膜管。
- 臀上动脉：穿经梨状肌上孔至臀区。
- 臀下动脉：穿经梨状肌下孔至臀区。

多达 20% 的闭孔动脉并非起自于髂内动脉，而是由髂外动脉的分支腹壁下动脉的降支代替。髂内动脉脏支及其性别差异见图 7.11 和图 7.12。

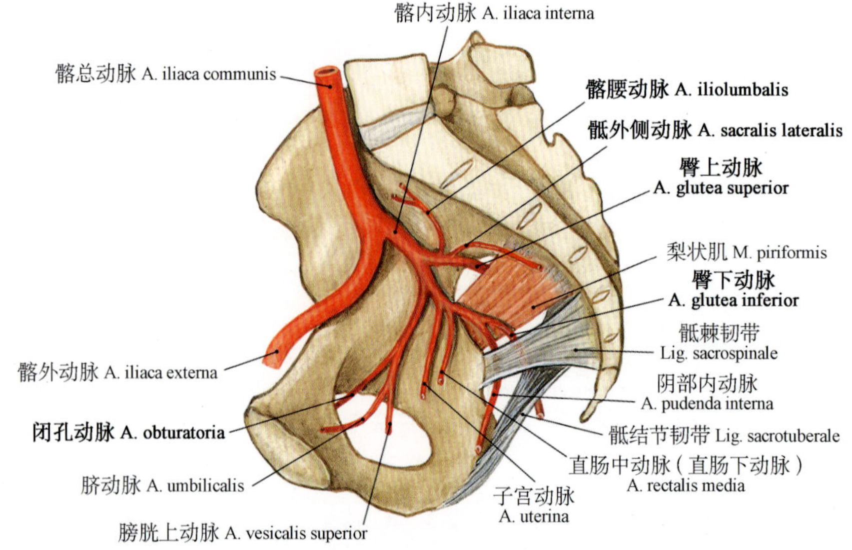

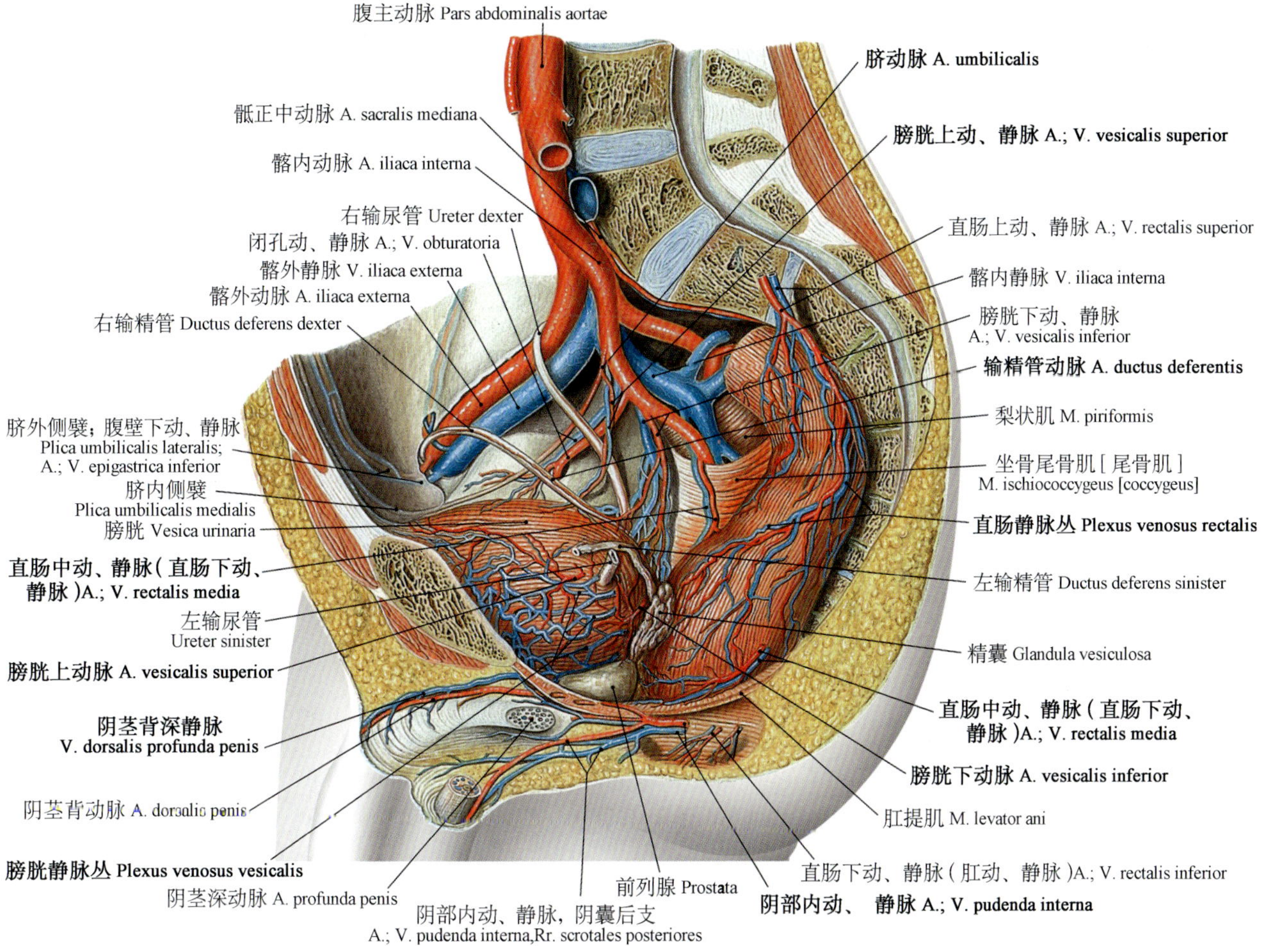

图 7.11　男性盆腔脏器血供(左侧面观)

盆腔脏器由髂内动脉的**脏支**营养，男、女性营养盆壁的髂内动脉**壁支**相同(→图 7.10)。

男性髂内动脉的脏支

- **脐动脉**：脐动脉开放部发出膀胱上动脉营养膀胱，多数还发出输精管动脉以营养输精管(Ductus deferens)(此图未显示)。脐动脉闭塞部为脐内侧韧带，并参与形成脐内侧襞。
- **膀胱下动脉**：营养膀胱、前列腺和精囊，偶尔还发出输精管动脉(如图示)。
- **直肠下动脉**：于盆底上方进入直肠。
- **阴部内动脉**：依次穿经梨状肌下孔和坐骨小孔，进入坐骨肛门窝侧壁(阴部管，Alcock 管)。阴部内动脉先在阴部管内发出肛动脉，营养肛管下份，再分为浅、深终支以营养外生殖器。其中，浅的会阴动脉营养会阴，并发出阴囊后支至阴囊。深支营养阴茎及海绵体(尿道球动脉、阴茎背动脉、阴茎深动脉)。

盆腔脏器的静脉血管围绕各器官交织形成静脉丛(Plexus venosi)，并将静脉血回流至**髂内静脉**。盆腔内各静脉丛彼此相互交通。大部分静脉丛在解剖过程中被清除，以显示盆腔内的动脉和神经。

- **直肠静脉丛**：此静脉丛经直肠上静脉与肝门静脉系相连，经直肠下静脉和肛静脉将静脉血回流至下腔静脉(门腔静脉吻合)。
- **膀胱静脉丛**：位于膀胱底部，同时收集附属腺体的静脉血。
- **前列腺静脉丛**：收集前列腺和阴茎海绵体的静脉血(阴茎背深静脉)。前列腺静脉丛与椎静脉丛的交通部分解释了前列腺癌常发生脊柱转移的原因。

女性盆部的血管

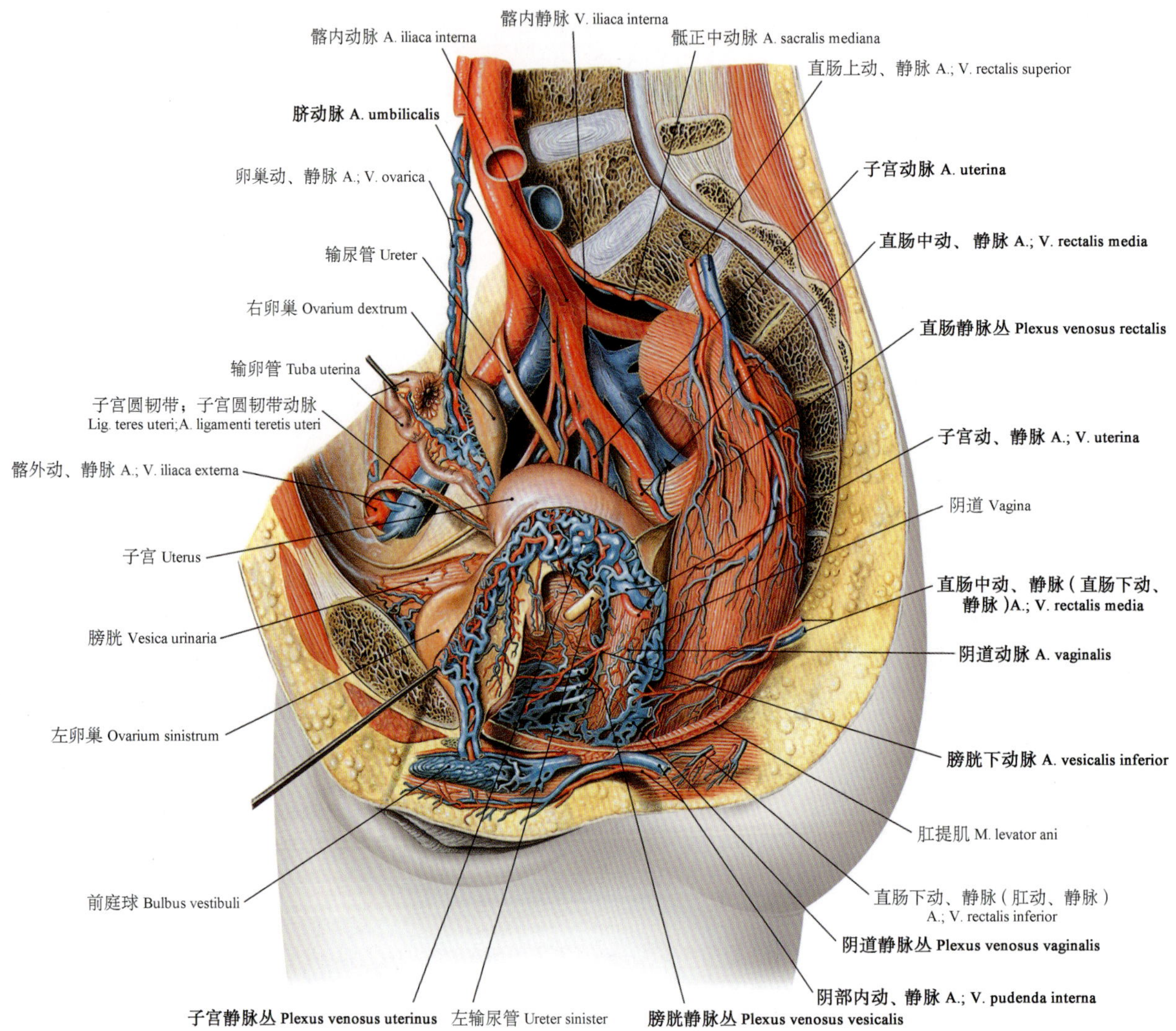

图 7.12 女性盆腔脏器的血供（左侧面观）

盆腔脏器营养由髂内动脉脏支提供，男性和女性营养盆壁的髂内动脉脏支相同（→图 7.10）。

女性髂内动脉的脏支

- **脐动脉**：脐动脉开放部发出膀胱上动脉营养膀胱，还发出子宫动脉。脐动脉闭塞部形成脐内侧韧带，此韧带由盆部至脐，并使腹膜皱褶，形成脐内侧襞。
- **膀胱下动脉**：营养膀胱和阴道，部分人的膀胱下动脉可缺如，由阴道动脉替代。
- **子宫动脉**：发出分支分布于子宫、输卵管、卵巢和阴道。
- **阴道动脉**：在部分人阴道动脉可替代膀胱下动脉。
- **直肠下动脉**：于盆底上方进入直肠。
- **阴部内动脉**：依次穿经梨状肌下孔和坐骨小孔至坐骨肛门窝外侧壁的阴部管（Alcock 管）。在阴部管内，阴部内动脉发出肛动脉以营养肛管下份。而后，阴部内动脉分成浅深终支以营养外生殖器。其中，浅的会阴动脉营养会阴，并发出阴唇后支营养阴唇。深支营养阴蒂及其海绵体，以及大阴唇内的前庭勃起组织（前庭球动脉、阴蒂背动脉、阴蒂深动脉）。

盆腔脏器的静脉血管围绕各器官交织形成静脉丛，并将静脉血回流至**髂内静脉**。盆腔内各静脉丛彼此相互交通。大部分静脉丛在解剖过程中被清除，以显示盆腔内的动脉和神经。

- **直肠静脉丛**：此静脉丛经直肠上静脉连于肝门静脉系，经直肠下静脉和肛静脉将静脉血回流至下腔静脉（门腔静脉吻合）。
- **膀胱静脉丛**：位于膀胱底部，同时收集海绵体的静脉血（阴蒂背深静脉）。
- **子宫阴道静脉丛**：收集子宫和阴道的静脉血。

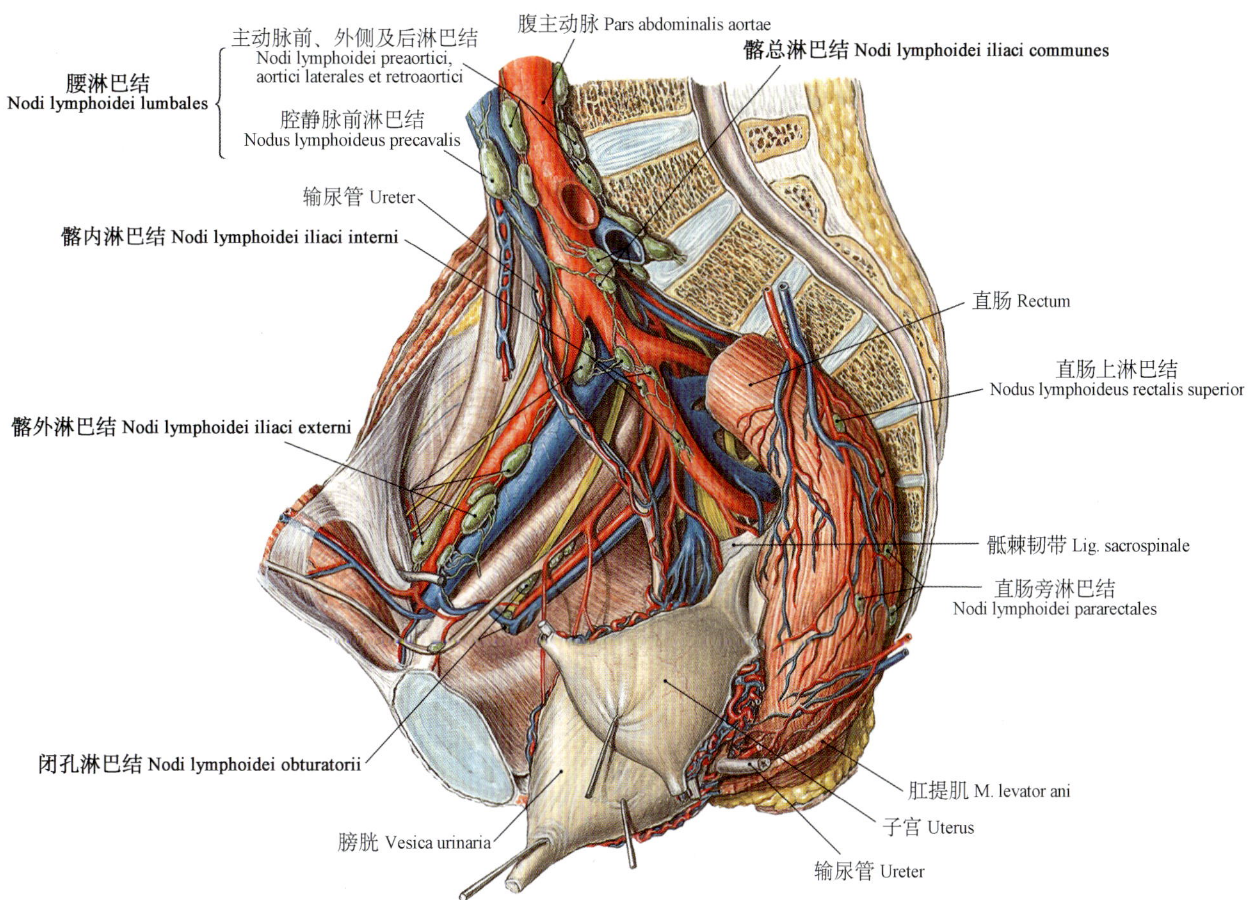

图 7.13 女性盆腔淋巴结和淋巴管(左侧面观)

盆腔内,髂内淋巴结和髂外淋巴结沿相应血管分布,骶淋巴结位于骶骨前面。盆腔淋巴结紧密相邻,无法严格区分盆壁上的盆壁淋巴结和盆腔脏器周围的内脏淋巴结。所以,盆腔脏器(直肠、膀胱、内生殖器)的淋巴借上述所有淋巴结进行回流。

直肠上份的淋巴经直肠上淋巴结回流至腹膜后间隙内的肠系膜下淋巴结及盆腔内的髂内淋巴结。相反,直肠下份的淋巴回流至腹股沟浅淋巴结。这就是腹膜后间隙和盆腔内可发现直肠近端癌淋巴转移灶,而直肠远端癌的淋巴转移灶可出现于腹股沟区的原因。

膀胱的淋巴主要回流至髂内淋巴结。**女性生殖器**(见第300页)和**男性生殖器**(见第277页)的淋巴引流在相应器官中进行详细描述。

经髂总淋巴结,淋巴最终被引流至腹膜后间隙内的成对淋巴结,即位于主动脉和下腔静脉两侧的腰淋巴结。

泌尿系统的结构

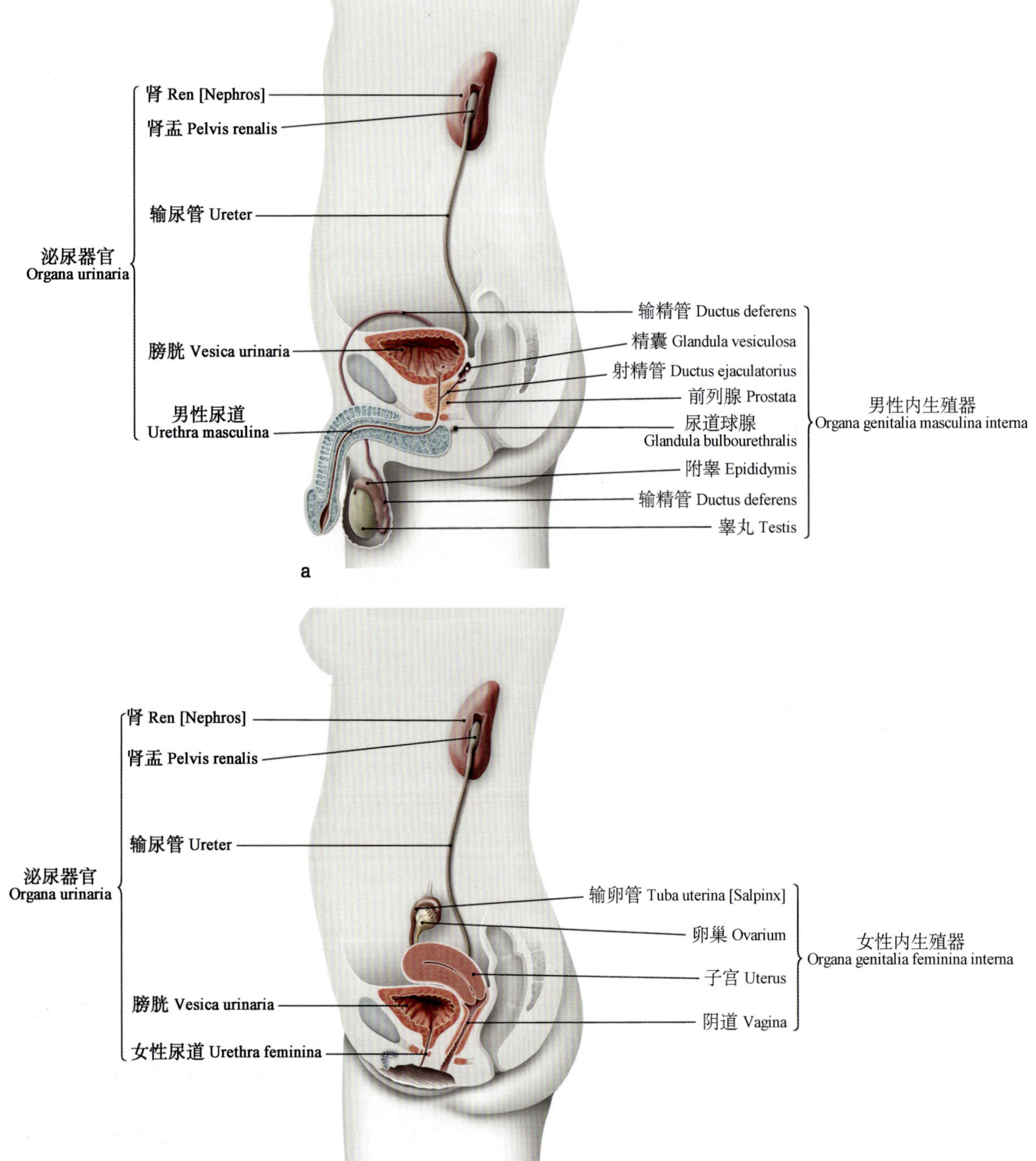

图 7.14a、b　男性(a)和女性(b)泌尿系统结构(左侧面观)[L275]

腹膜后间隙内的泌尿系统器官为**肾**，其借**输尿管**与盆腔内的**膀胱**相连，由此形成部分泌尿系统。**肾上腺**为内分泌器官(→图 7.15)。

泌尿系统可分为成对的**肾**，其生成尿液，并借**泌尿管道**排出体外。

泌尿管道包括

- 肾盂(Pelvis renalis)。
- 输尿管。
- 膀胱。
- 尿道。

除尿道外，男性和女性泌尿系统组成结构相同。男性尿道穿行于阴茎内，兼具**排尿**和**排精**的功能，因此也被视为外生殖器的一部分(→图 7.73a)。

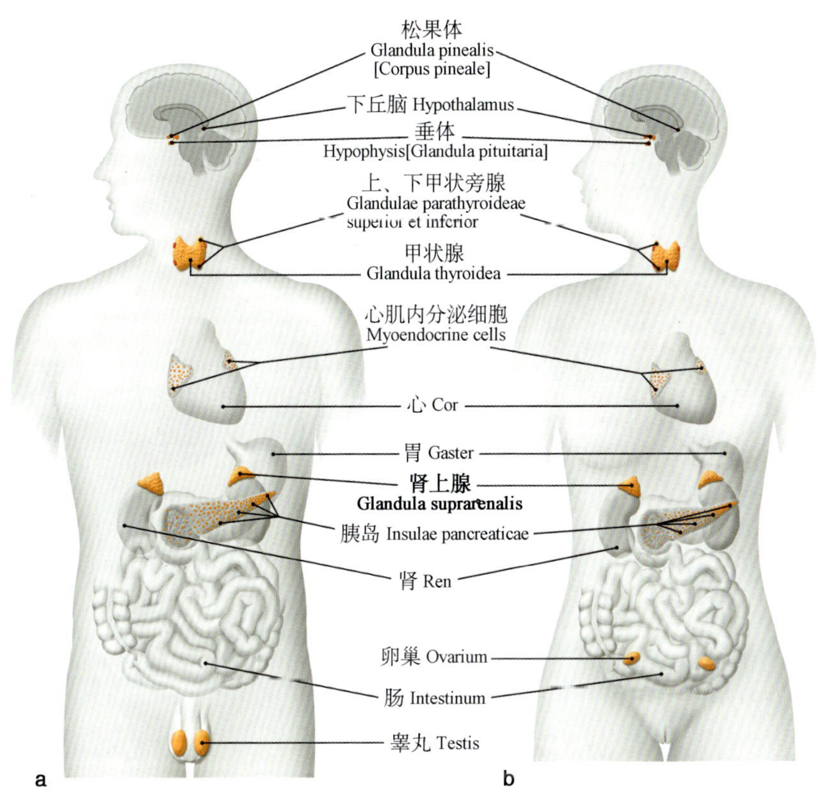

图 7.15a、b **男性和女性内分泌器官(前面观)**[L275]

肾上腺并非是泌尿系统的器官,而是一种可以分泌激素的腺体,属于内分泌系统的器官。

肾上腺紧贴肾的上极,且两者血供和神经支配部分相同,因此肾上腺可以和肾放在一起进行阐述。

尽管如此,**激素**系统简明扼要的介绍对于理解肾上腺的功能和调节依然是十分必要的。因发生的来源不同,肾上腺包括两个不同的部分(→图 7.33),即外层的皮质和内层的髓质,两者均可生成多种激素,并释放至血液中。激素的释放同样受多种机制调节。肾上腺皮质可生成多种激素,其中包括具有重要调节作用的**类固醇激素**,如醛固酮(盐皮质激素)和皮质醇(糖皮质激素),而肾上腺髓质则生成**儿茶酚胺类激素**(肾上腺素和去甲肾上腺素)。皮质醇为一种压力激素,主要作用是为机体提供能量,如肝糖原分解,此激素的释放由**下丘脑-垂体轴**所控制。作为间脑的一部分,下丘脑可以生成多种调节性激素(如 CRH、促肾上腺皮质激素释放激素),促使垂体内其他激素的释放,进而调控周围内分泌腺的功能。例如,CRH 作用于垂体前叶(腺垂体),促使其释放促肾上腺皮质激素(ACTH),进而导致肾上腺皮质释放皮质醇。反之,皮质醇可以抑制下丘脑和垂体内调节性激素的释放。前述调节方式称为**负反馈**。每一种激素及其调节性激素的浓度有助于分析并明确激素生成障碍的原因,因此,此种检测在医学诊断中具有非常重要的意义。与前述不同,具有升压作用的醛固酮的释放并非由垂体所调控,而是由包括肾和肝内的酶和激素所形成的调节系统(**肾素-血管紧张素-醛固酮系统,RAAS**)所调节。换而言之,血压降低使得肾素生成增加,进而经 RAAS 系统调节醛固酮的释放。激素释放的不同调节系统对于显微解剖学而言非常重要。

肾上腺髓质产生的儿茶酚胺类激素对于升高血压同样具有调节作用。然而,此类激素的释放是由**交感神经系统**所激活的。从发生的角度而言,肾上腺髓质相当于交感神经节,交感神经的节前纤维可与激素生成细胞形成突触(→图 7.39)。

肾和肾上腺的体表投影

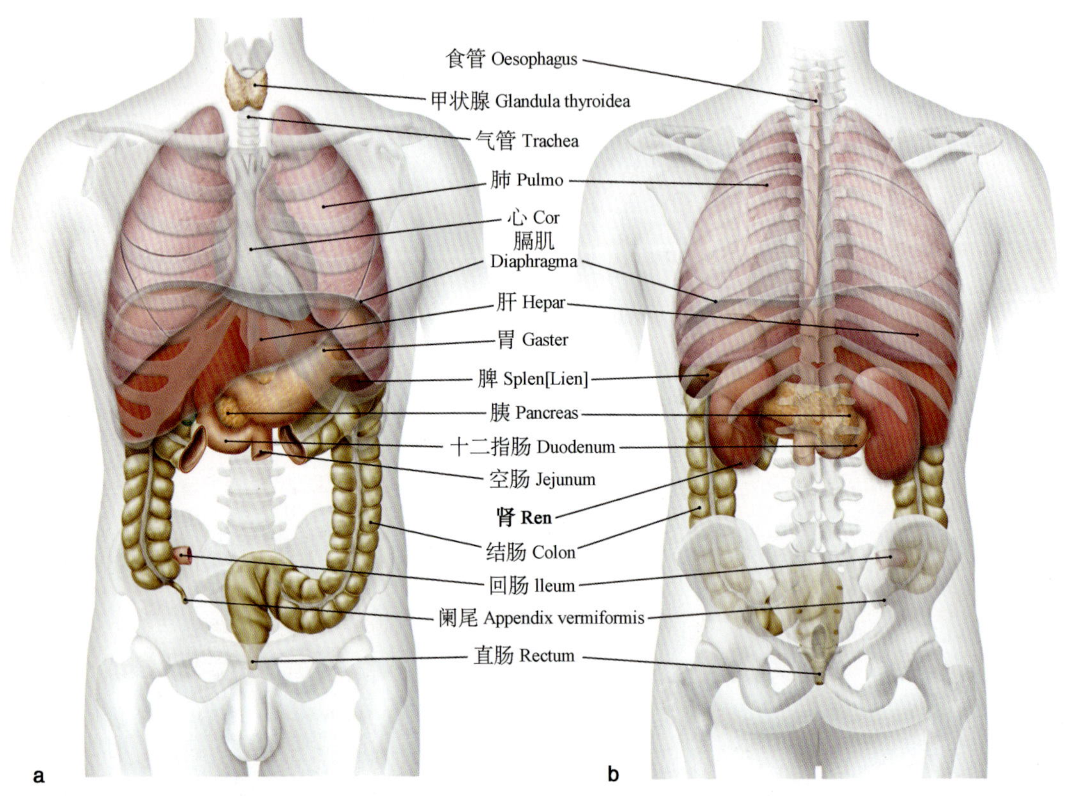

图 7.16a、b 体内器官的体表投影
前面观(a)和后面观(b)[L275]。肾和肾上腺位于腹膜后间隙。肾上腺紧贴于肾的上极，两者同被肾筋膜所包裹(→图 7.24)。

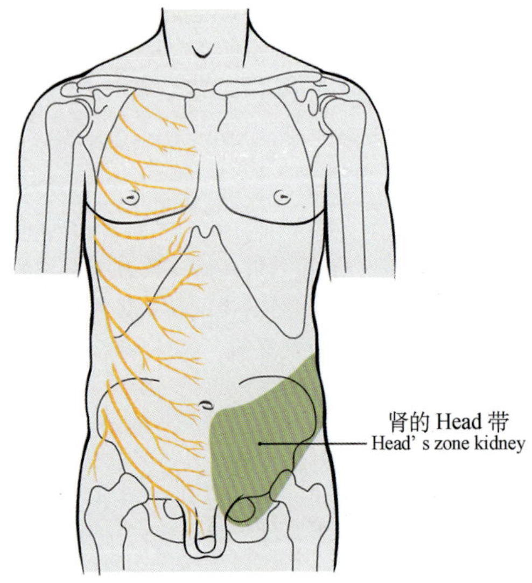

图 7.17 肾的 Head 带(前面观)[L126]
肾器官体表投射区或**Head 带**为 T10-L1 皮节。因此，肾疾病可以引起此部分皮肤疼痛(牵涉痛)。出现上述情况是因为肾的内脏传入神经元与此区域皮肤的躯体传入神经元在脊髓 T10-L1 节段内会聚，使机体无法精确区分痛觉的来源。

临床要点

肾痛感检查可由叩击患者腰部(背部，每侧肾的位置恰好位于肋下)来进行。检查时，医师不应提醒患者，否则，患者会因自我保护而使得腰部肌肉紧张，从而严重减弱叩击的效果。身患肾盂炎症(肾盂肾炎)的患者在做此项检查时会发生退缩，并声称叩击引发剧烈疼痛。因此，即便医师正确实施此项检查，依然常常给医患关系带来一定的压力。

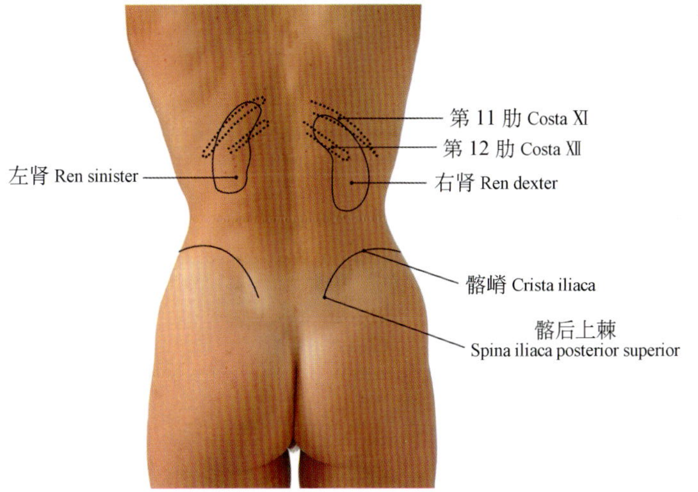

图 7.18 肾在背部的体表投影

- 上极:第 12 胸椎(T12),第 11 肋。
- 肾门:第 2 腰椎(L2)。
- 下极:第 3 腰椎(L3)。

上述位置关系仅适用于左肾。

由于肝的原因,右肾较左肾低半个椎体。因此,右肾上极恰好低于第 11 肋。

因两肾与膈肌相邻,所以肾的位置随呼吸而变化,以至于吸气过程中双肾可下降 3cm。

两侧肾上腺的投影于第 11 和第 12 肋的肋颈。

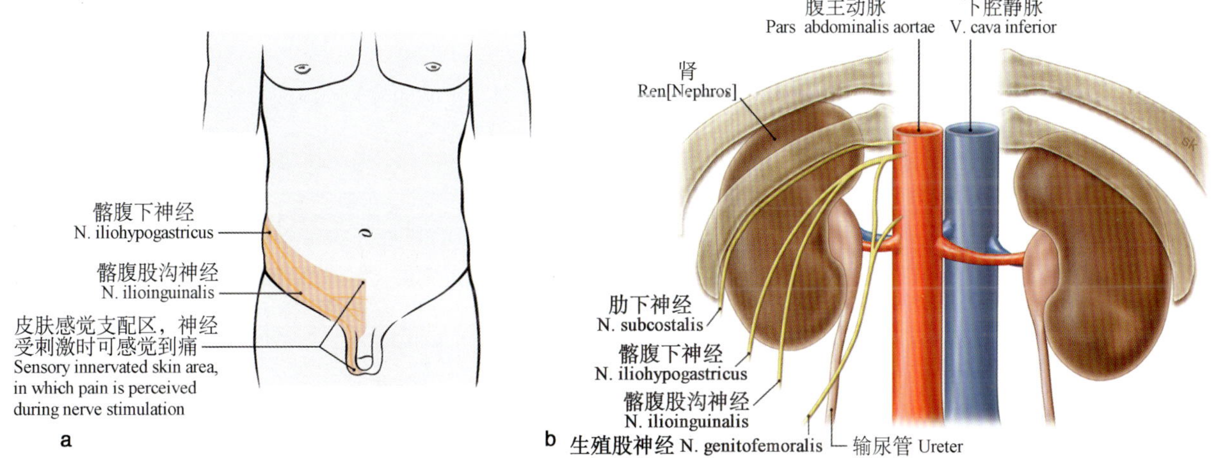

图 7.19a、b 肾与腰丛神经的毗邻和放射性疼痛 a[L126],b[L238]

a **因腰丛神经受刺激而引发的腹股沟区放射性疼痛**示意图,前面观。

b **腰丛神经与肾的位置关系** 神经走行的半示意图,后面观。

在其他神经中,腰丛发出的**髂腹下神经**和**髂腹股沟神经**行于肾下极处肾筋膜与腹后壁肌之间,管理腹股沟区的感觉。肾后面的上方,恰低于最低的两位肋,可见第 11 和第 12 肋间神经(第 12 肋间神经即为**肋下神经**)。相反,**生殖股神经**以较远的间距行于肾的下方,故而不与肾相邻,而仅与输尿管相邻。

临床要点

肾与髂腹下神经和髂腹股沟神经紧密相邻,这即是诸如肾盂的炎症(肾盂肾炎)或肾结石(nephrolithiasis)等肾疾病时会引发**腹股沟区放射性疼痛**的原因。

(熊绍虎　译)

肾的发生

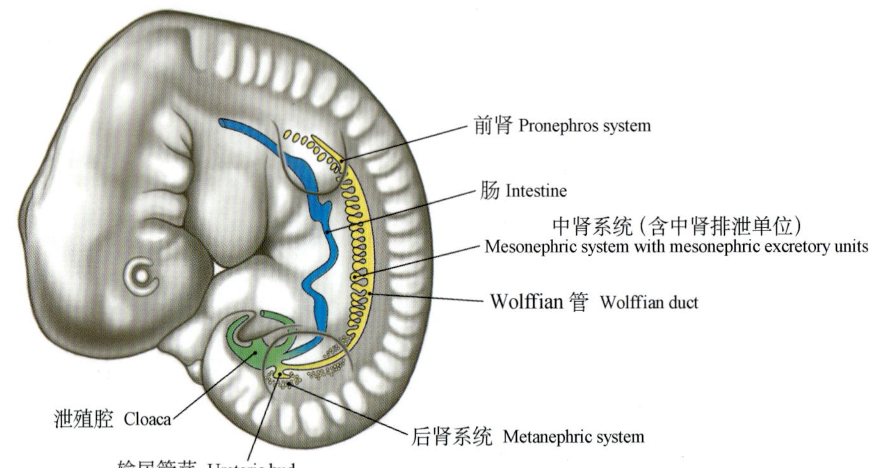

图 7.20　第 5 周肾的发生 [L126]

肾和输尿管起源于中胚层，最初在体细胞的两侧形成**肾细胞簇或链**。从这些细胞开始，肾依次经过**三个时期和从颅侧到尾侧**依次发生。

- 第一期是**前肾**，一种将会完全退化的未成熟形态。
- **中肾**是一种具有暂时排泄功能的肾，除了原始输尿管（Wolffian 管）以外的部分也会退化。在男性，中肾形成睾丸和附睾之间的部分小导管。
- 第 5 周初，在输尿管芽诱导下，**后肾**开始发生，由 Wolffian 管发育为最后肾实质（肾单位）。集合管和近端泌尿管道（肾盂和输尿管）直接从输尿管芽发育而来。

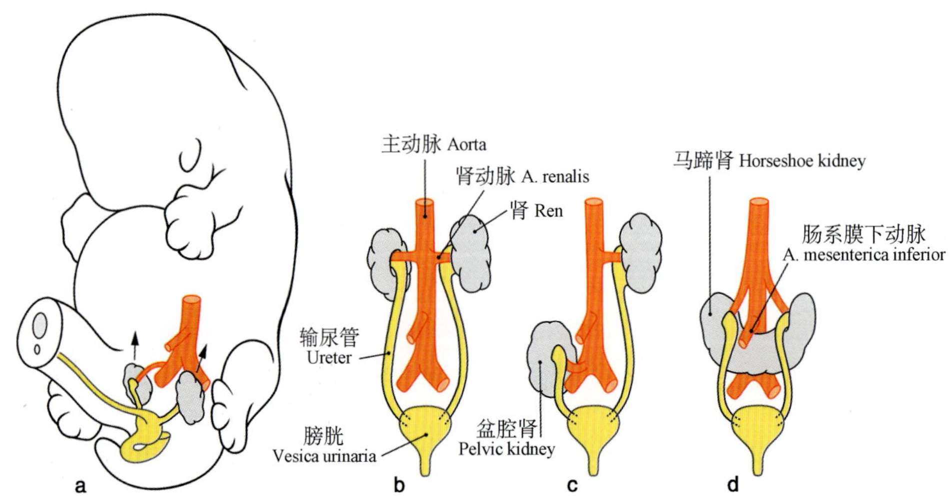

图 7.21a-d　肾的上升 [L126]

后肾在第 1～4 骶椎高度发生，发育至第 6～9 周上升。这是一种相对上升，因为靠近肾的下极的尾侧结构（a 和 b）发育得更快。

如果缺乏肾上升的过程，将形成盆腔肾（c）；肾上升过程中，如双肾靠得太近，它们可能会融合形成马蹄肾（d）。这种畸形肾的上升受到肠系膜下动脉的阻挡，不会到达正常高度。

临床要点

盆腔肾和**马蹄肾**通常是意外发现，如无输尿管损害，没有临床表现。如果发生输尿管移位引起尿路阻塞，由于压力增加和逆行感染，可能导致肾损伤。

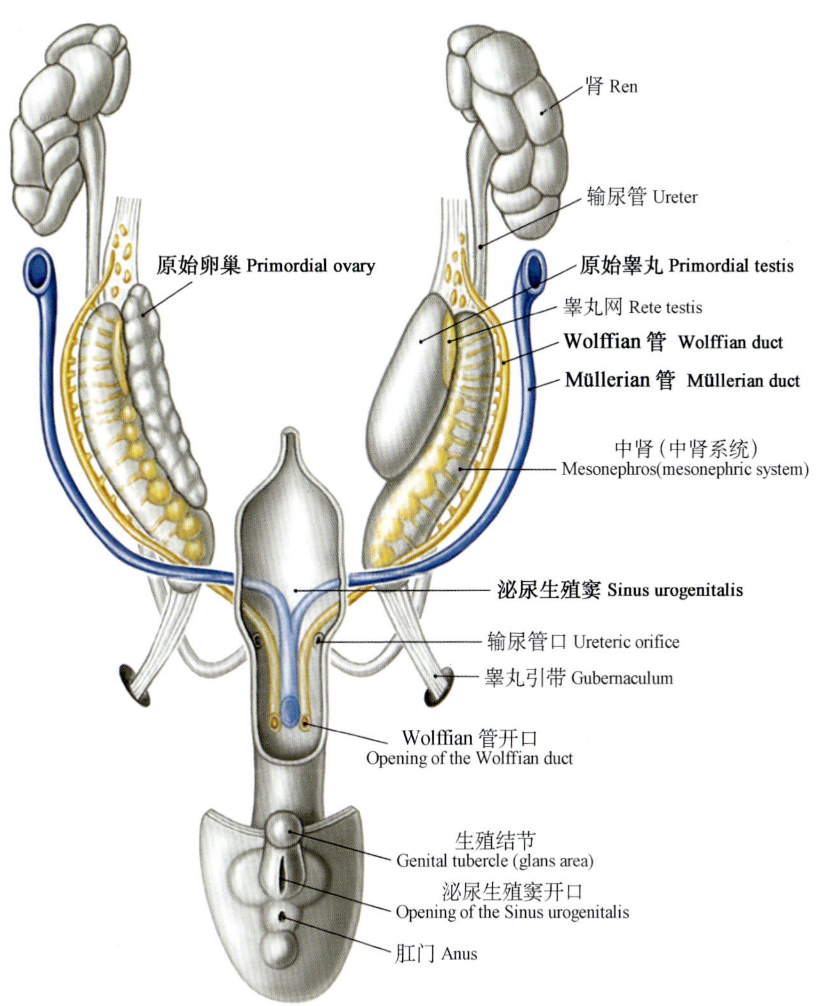

图 7.22 **两性泌尿器官和内生殖器早期发生第 8 周** [L126]

肾由后肾和输尿管芽发育而来。输尿管芽起源于 Wolffian 管，输尿管芽产生近端泌尿管道（肾盂和输尿管），而膀胱和尿道由尿生殖窦（后肠泄殖腔腹侧部）发育而来。

7 周前，两性的内生殖器都以同样的方式发生（性腺未分化）。除了尚未分化为睾丸或卵巢的性腺外，还有两对平行的导管：中肾管或**Wolffian 管**及副中肾管或**Müllerian 管**，不同于 Wolffian 管，Müllerian 管的远端进入尿生殖窦前互相融合。第 7 周末，中性性腺发育为雄性睾丸或雌性卵巢。睾丸激素（睾酮和抗 Müllerian 激素）诱导 Wolffian 管分化成男性内生殖器（→图 7.80），抑制 Müllerian 管的进一步发育。如果这两种激素都缺乏，就发生为女性的内生殖器（→图 7.106）。

肾和肾上腺

肾和肾上腺的毗邻

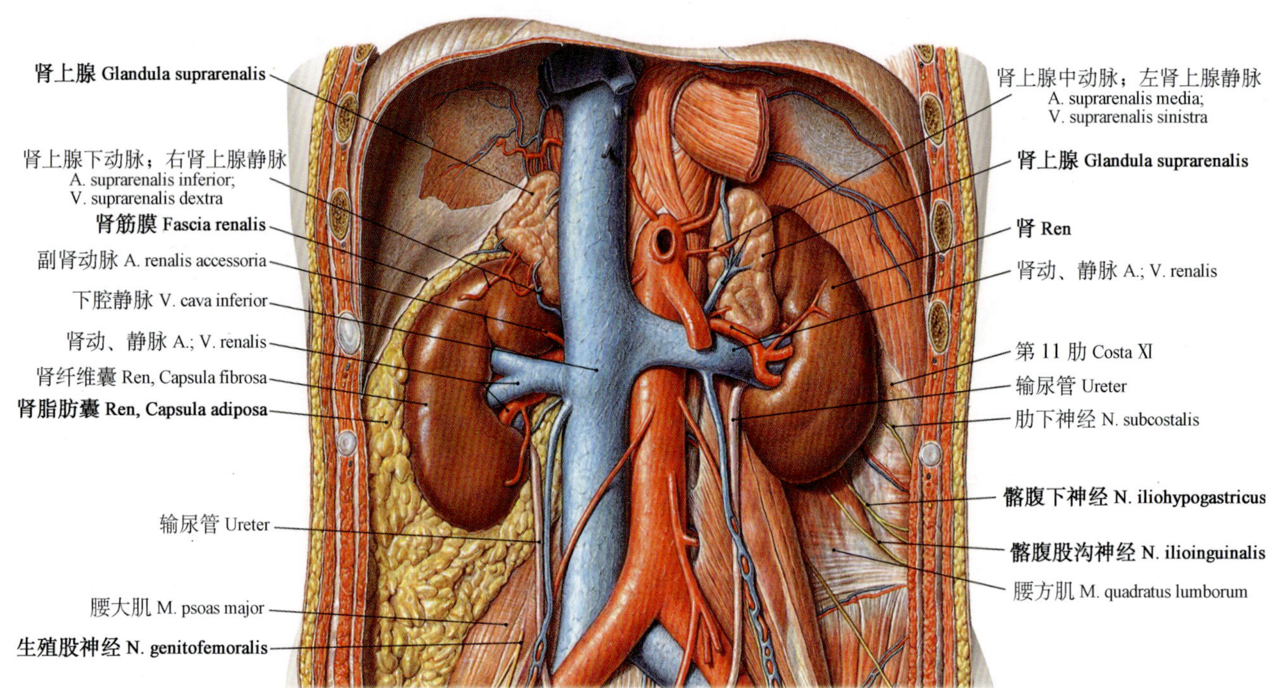

图 7.23 肾和肾上腺的位置，腹膜后间隙（前面观）

肾和肾上腺位于腹膜后间隙，腰大肌和腰方肌前面。肾和肾上腺被脂肪组织（脂肪囊）包裹，外有结缔组织鞘（肾筋膜，Gerota 筋膜）。肾筋膜后方，内侧为腰大肌，外侧为腰方肌，后者参与构成腹后壁。由腰丛发出的髂腹下神经和髂腹股沟神经走行于肾筋膜和上述肌之间，管理腹股沟区感觉。

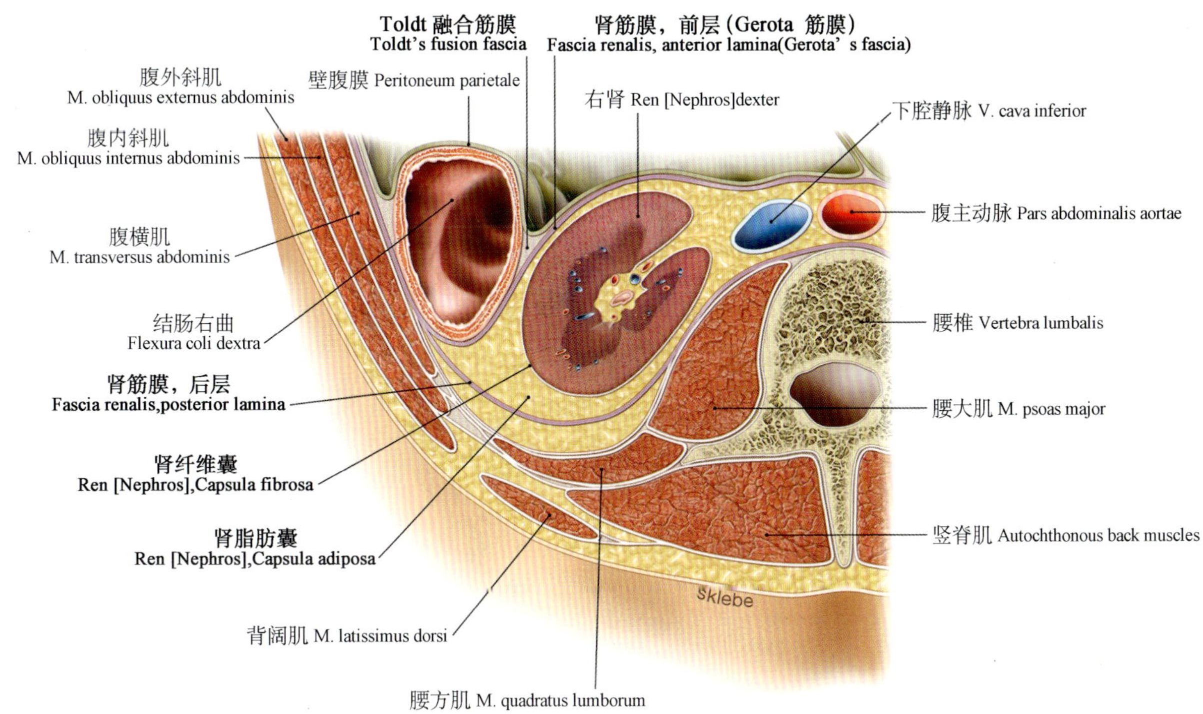

图 7.24 **肾筋膜系统，腹膜后间隙；经第 3 腰椎水平切面(下面观)(L238)**

肾和肾上腺位于腹膜后间隙，腰大肌和腰方肌腹侧。

肾表面被致密结缔组织的**器官囊(纤维囊)**所覆盖。肾和肾上腺一起被包裹在**脂肪组织囊(脂肪囊)**中。**筋膜鞘(肾筋膜)**包裹脂肪囊外周，其内下方开放，允许神经、血管和输尿管通过，**肾筋膜前层**被临床医师称为Gerota **筋膜**。

图示为**升结肠**的毗邻关系。与**降结肠**一样，在发生过程中，它由下腹部向腹后壁移动，成为**继发性的腹膜后位**。这意味着只有其前表面被腹膜壁层覆盖。胚胎期结肠系膜与腹后壁腹膜融合形成了Toldt **融合筋膜**，此筋膜与肾筋膜前层(Gerota **筋膜**)融合。

临床要点

肾的筋膜系统和毗邻关系具有临床意义，在**恶性肿瘤**的病例中，肾和肾上腺、Gerota 筋膜往往一起被切除（肾切除术)。

肾的结构

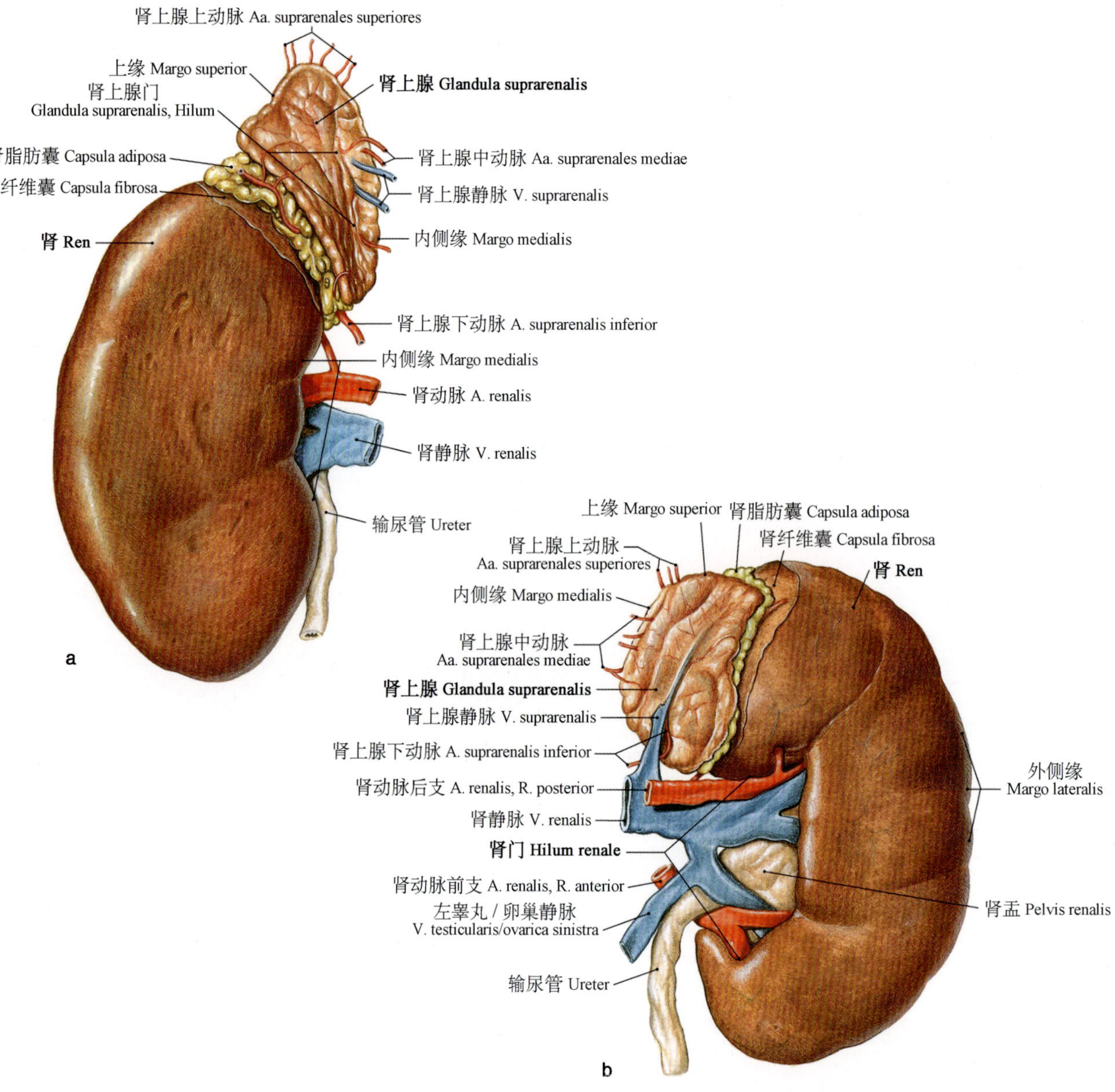

图 7.25a、b 肾和肾上腺

右肾(a)和左肾(图 b)。(前面观)。

肾呈“蚕豆形”,长 10～12cm,宽 5～6cm,厚 4cm,平均重量为 150g(120～200g)。肾有上极和下极,内侧缘中部为**肾门**(Hilum renale),为进入肾内腔的(**肾窦**)的通道。肾门是血管和输尿管进出的开口。

肾上腺平坦的底面与肾相连,有时其血管出入的内侧缘也被称为**门**。

临床要点

临床上,肾体积的评估是非常重要的,因为它与相关疾病的预后有关。**超声检查**正常肾体积120～200ml 。在**多囊性肾病**中,其体积可以超过 1500ml,一般当体积超过 1000ml 时,肾功能就会下降。常染色体显性遗传性多囊肾病(ADPKD)是一种常见的遗传性疾病,发病率为 1∶(500～1000)。

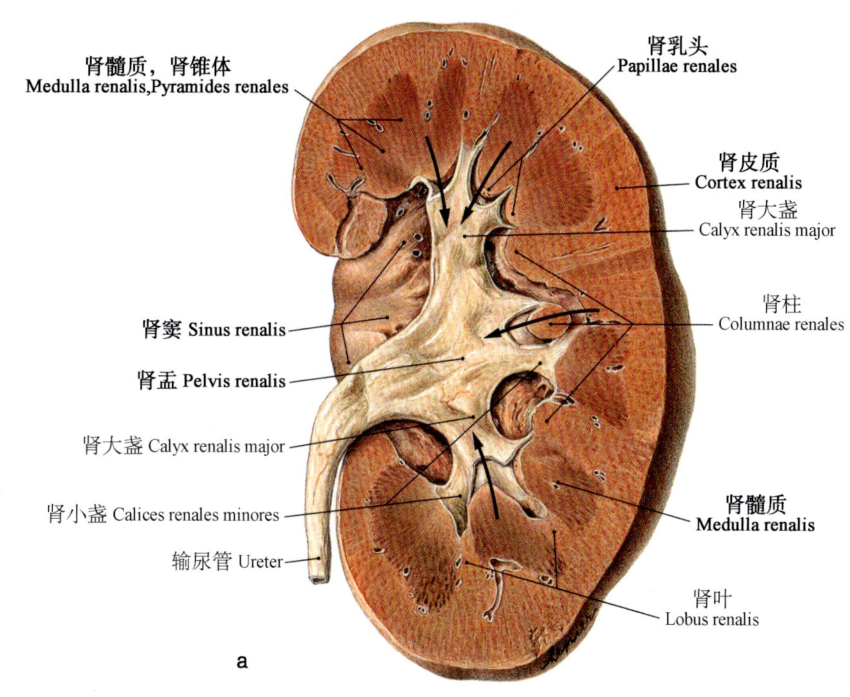

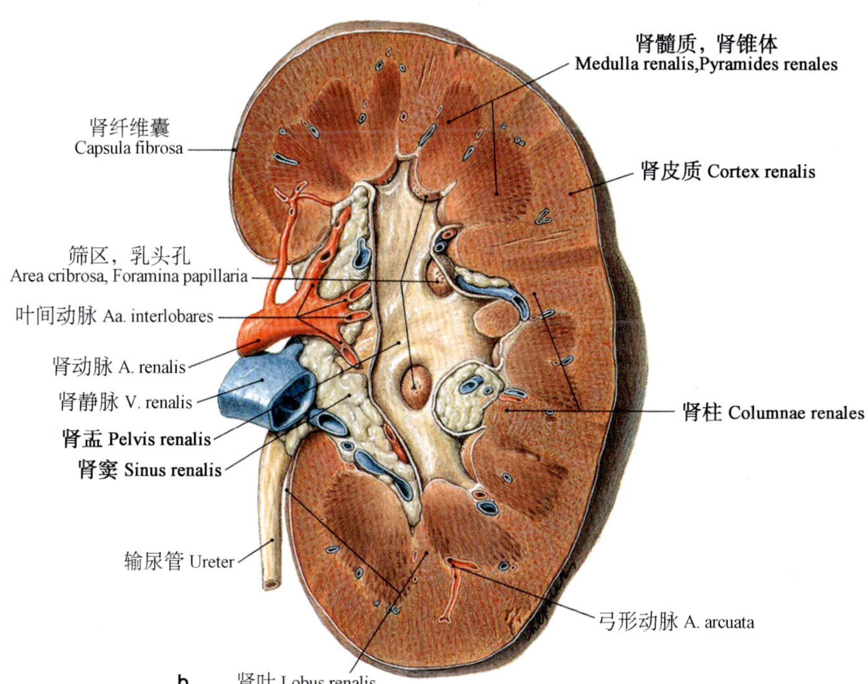

图 7.26a、b **左肾；前面观纵切为两半(a)；暴露并切开肾盂(b)**

肾分为**皮质**(Cortex renalis)和**髓质**(Medulla renalis)。髓质不同的部分，根据其形状被称为**肾锥体**(Pyramides renales)，肾锥体之间是皮质部分，称肾柱(Columnae renales)。一个肾锥体与相邻的肾柱称为**肾叶**(Lobus renalis)，通常成人肾大约有 14 个肾叶，肾叶在肾表面不可见。肾锥体的尖端(肾乳头状突起)向**肾盏**(肾大盏和肾小盏)开放，排出尿液(箭)。**肾盂**与脂肪组织、肾血管一起位于肾实质内部的深凹或窦内(肾窦)。

肾的结构

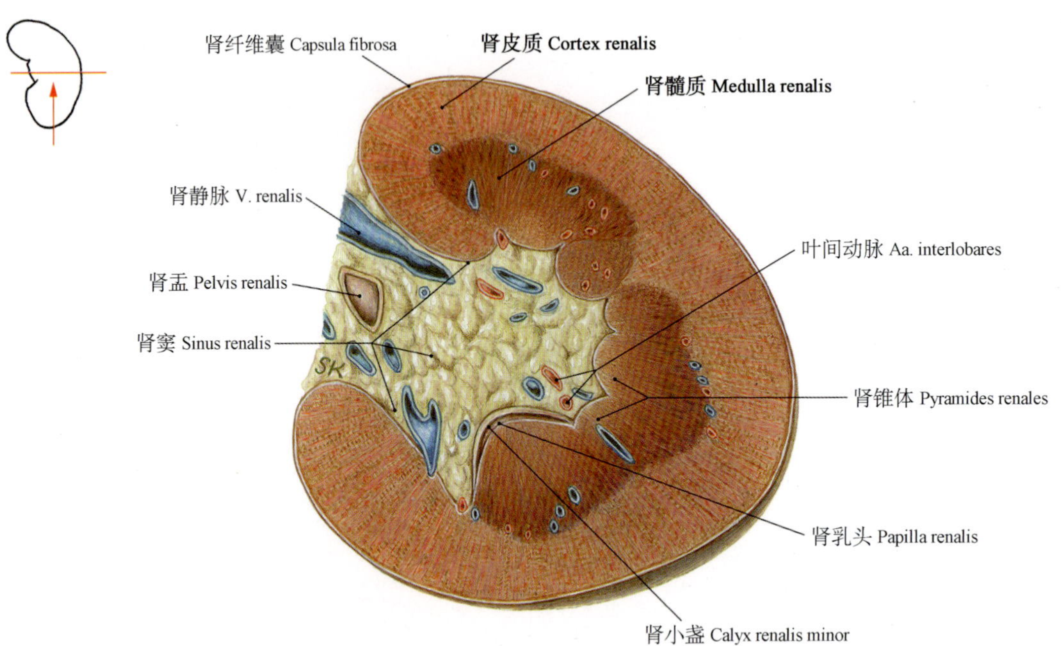

图 7.27 **肾;肾窦横切面(下面观)[L238]**

肾实质分为**皮质**和**髓质**。

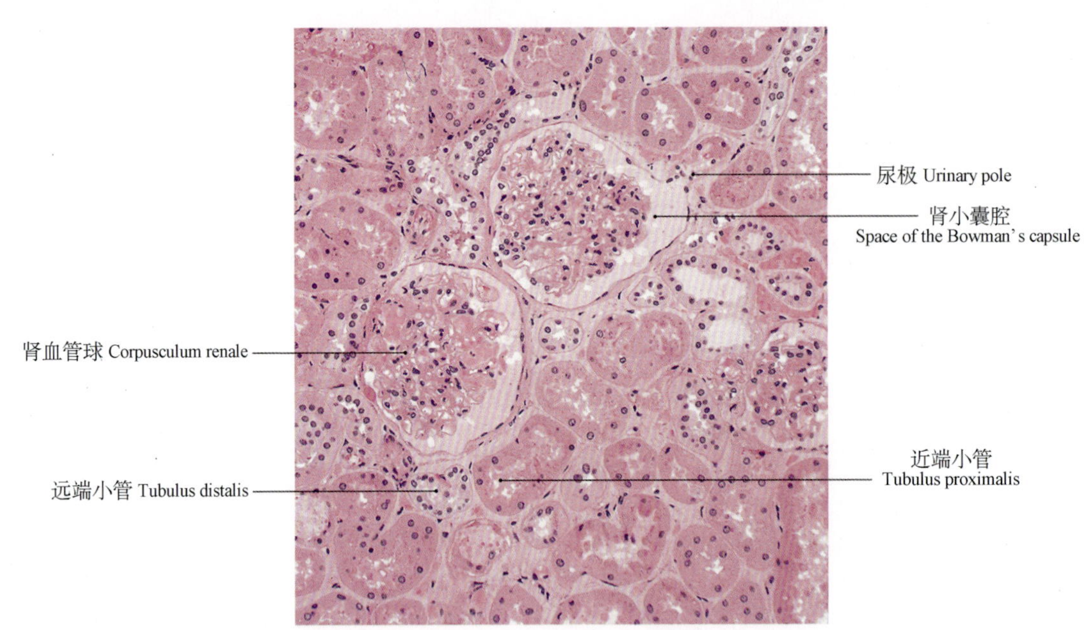

图 7.28 **肾皮质(镜下观,放大 100 倍)[R252]**

整个肾实质由**肾单位**和**集合管**组成,肾单位由**肾小体**和**肾小管**组成。与髓质不同,肾皮质内有肾小体,在肾小体内有**卷曲的毛细血管**(**肾小球**),血浆成分从血管中滤出进入Bowman囊,形成原尿(170L/d)。原尿进入肾小体尿极的近端小管(Tubulus proximalis),流经肾小管系统和集合管时其主要成分被重新吸收,在经肾乳头(1.7 L/d)排放到肾盏之前,其终尿成分还会因管道的分泌而改变。

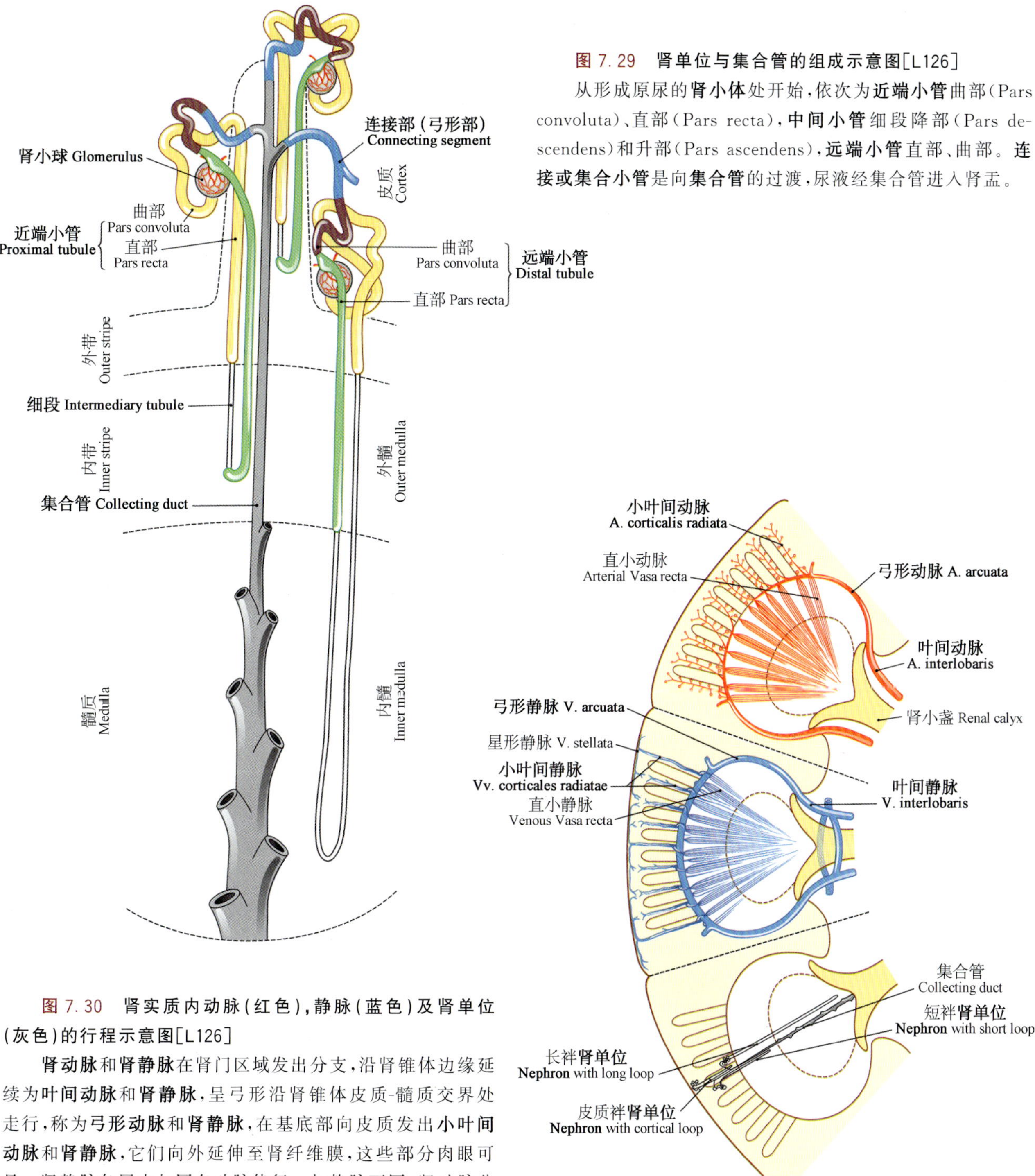

图 7.29 肾单位与集合管的组成示意图[L126]

从形成原尿的**肾小体**处开始，依次为**近端小管**曲部(Pars convoluta)、直部(Pars recta)，**中间小管**细段降部(Pars descendens)和升部(Pars ascendens)，**远端小管**直部、曲部。**连接或集合小管**是向**集合管**的过渡，尿液经集合管进入肾盂。

图 7.30 肾实质内动脉(红色)，静脉(蓝色)及肾单位(灰色)的行程示意图[L126]

肾动脉和**肾静脉**在肾门区域发出分支，沿肾锥体边缘延续为**叶间动脉**和**肾静脉**，呈弓形沿肾锥体皮质-髓质交界处走行，称为**弓形动脉**和**肾静脉**，在基底部向皮质发出**小叶间动脉**和**肾静脉**，它们向外延伸至肾纤维膜，这些部分肉眼可见。肾静脉各属支与同名动脉伴行。与静脉不同，肾动脉分支不会形成吻合的血管弓，因此它们是终动脉。因此，肾动脉阻塞，如长时间的血凝块(栓子)可导致**肾梗死**。

为了解肾功能，下述肾血管系统的微观结构也很重要。

肾小叶间动脉发出入球小动脉(输入血管)形成卷曲的**肾小球**毛细血管，在肾小球中，原尿从血管滤出，进入肾小管系统。毛细血管汇合成出球小动脉(输出血管)，在肾小管周围再次形成毛细血管网，在肾髓质，进入直小静脉，直小静脉包括升部和降部，最终与静脉相连。直小静脉与髓质内动脉血管相伴，对肾小管和集合管内物质的吸收和分泌起重要作用。

肾段和肾的毗邻关系

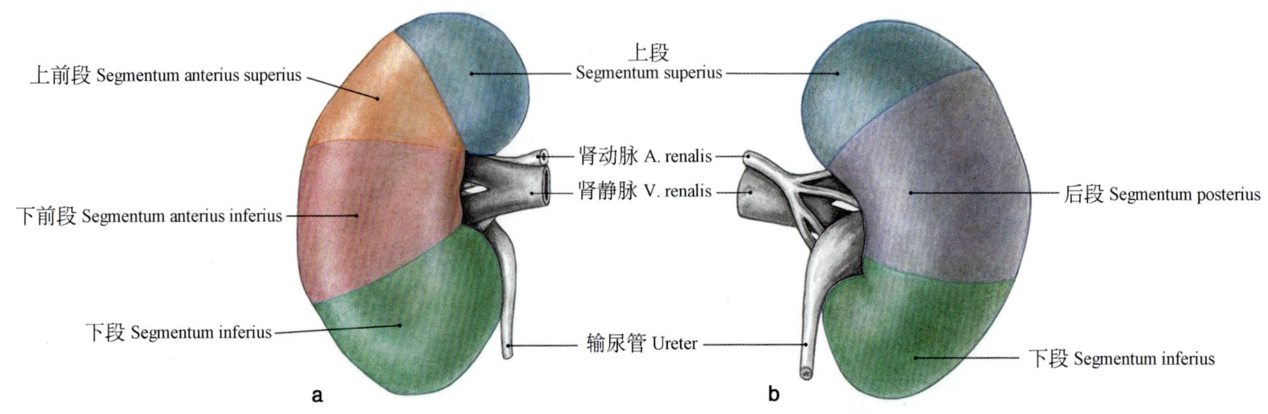

图 7.31a、b 肾段，右侧[前面观(a)和后面观(b)]

肾通过动脉血管的分支被分成**节段**(肾段)。如果肾动脉分支闭塞，**肾梗死**的大小和范围与受影响节段的范围相对应。然而，分支模式是高度变异的。

肾动脉(A. renalis)在肾门区域分成前干和后干，前干发支分别至1个上段、2个前段和1个下段，而后干至后段。

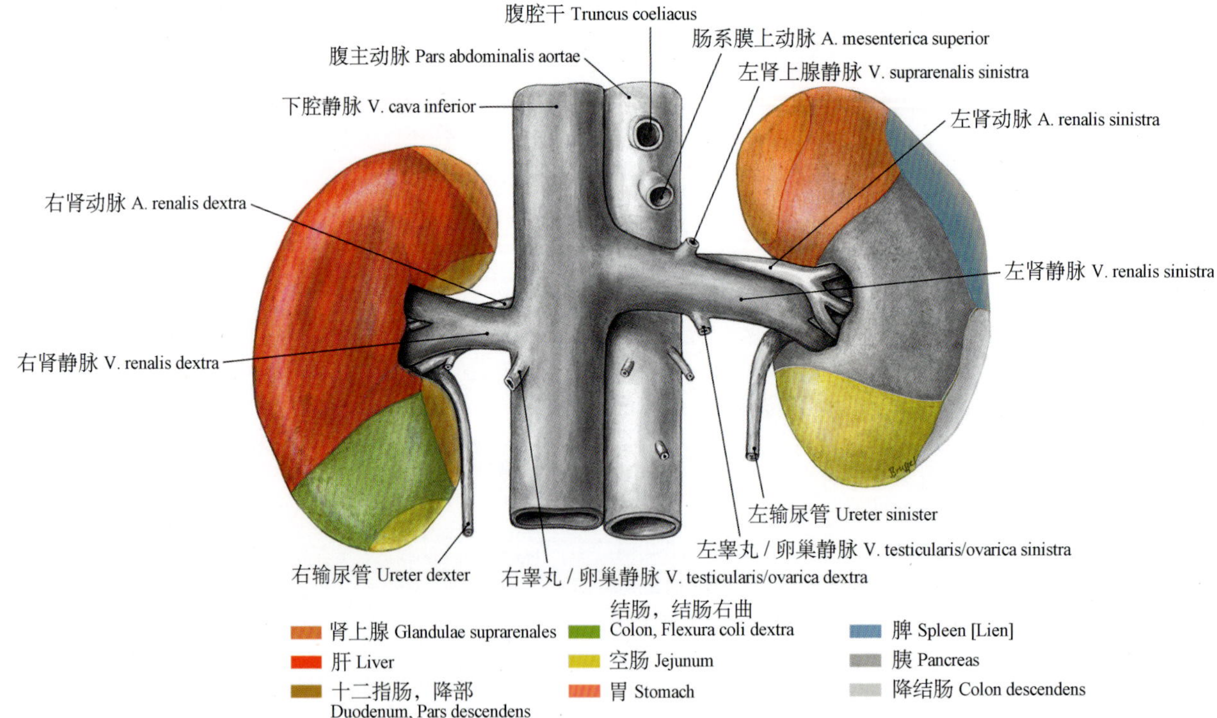

图 7.32 肾的表面，与相邻的器官接触面(前面观)

肾的后方与腹后壁相邻，而前方与其他多个器官有接触。肾与肾上腺一起被腹膜壁层、肾筋膜和脂肪囊与其他腹部器官分隔，因此这些表面没有临床意义。

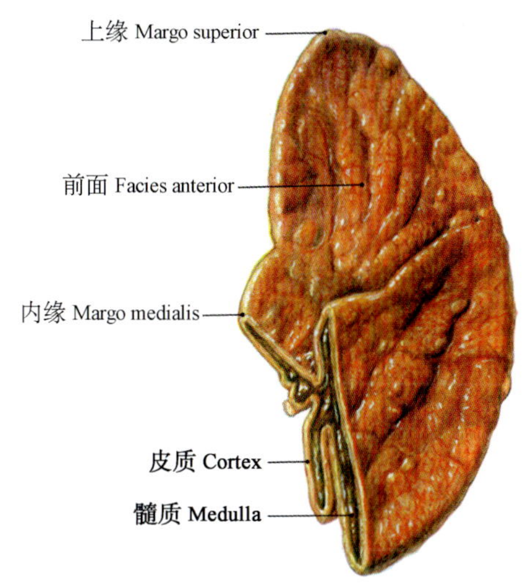

图 7.33 **右侧肾上腺(前面观)**

肾上腺由**皮质**和**髓质**组成，它们在发生和功能上是完全不同的。**皮质**由背侧体腔(胚胎内腔)的**中胚层**发育而来，而**髓质**由神经嵴的**神经外胚层**发育而来，因此相当于一个改良的交感神经节。

大体形态上，肾上腺以**内侧缘**(Margo medialis)和**上缘**(Margo superior)分为**前面**、**后面**和基底面(**肾面**)。其内侧缘也有神经、血管进出的**门**。

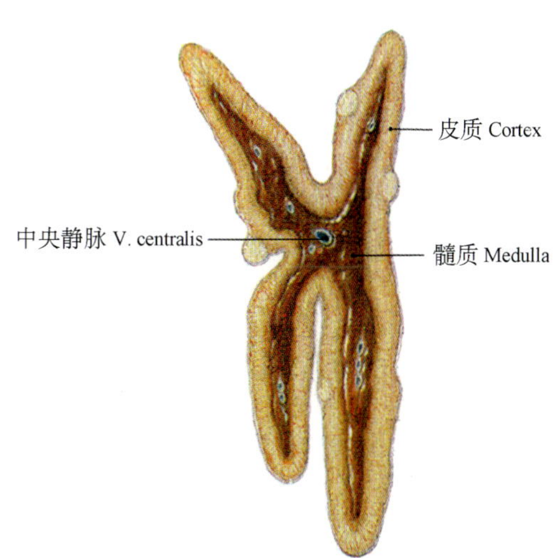

图 7.34 **右侧肾上腺矢状切面(侧面观)**

肾上腺是重要的内分泌腺。**皮质**产生**类固醇激素**(盐皮质激素、糖皮质激素、雄激素)，**髓质**产生**儿茶酚胺**(肾上腺素和去甲肾上腺素)，调节新陈代谢和血压。

临床要点

如果因疾病需要同时摘除双侧肾上腺，就必须用盐皮质激素和糖皮质激素替代治疗。否则，会导致**危及生命的**血糖下降(低血糖)和血压下降(低血压)。肾上腺功能不全(Addison 病)的情况与此类似。

肾和肾上腺的血管

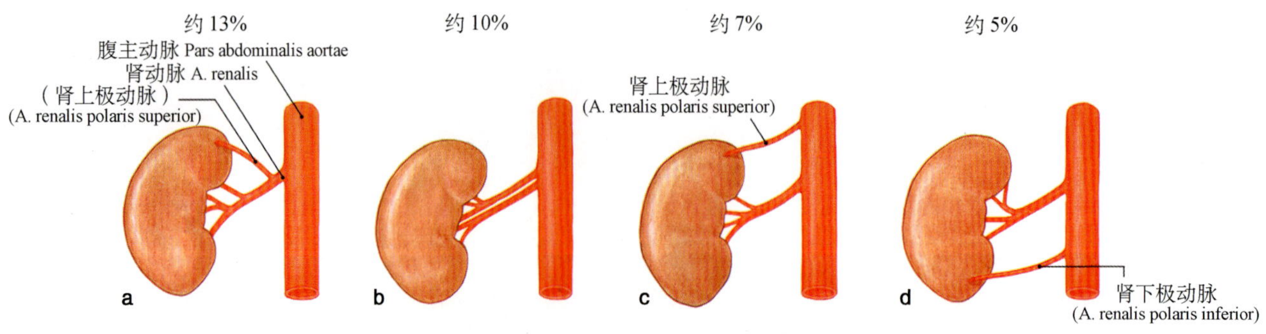

图 7. 35a-d　**肾动脉及变异（前面观）**

一般来说，**肾动脉**起自腹主动脉两侧，经过肾门入肾。肾的**极动脉**不经肾门，直接进入肾实质。**副肾动脉**独立于肾动脉，发自主动脉。

a 肾动脉及上极动脉。
b 双肾动脉入肾门。
c 副上极动脉。
d 副下极动脉。

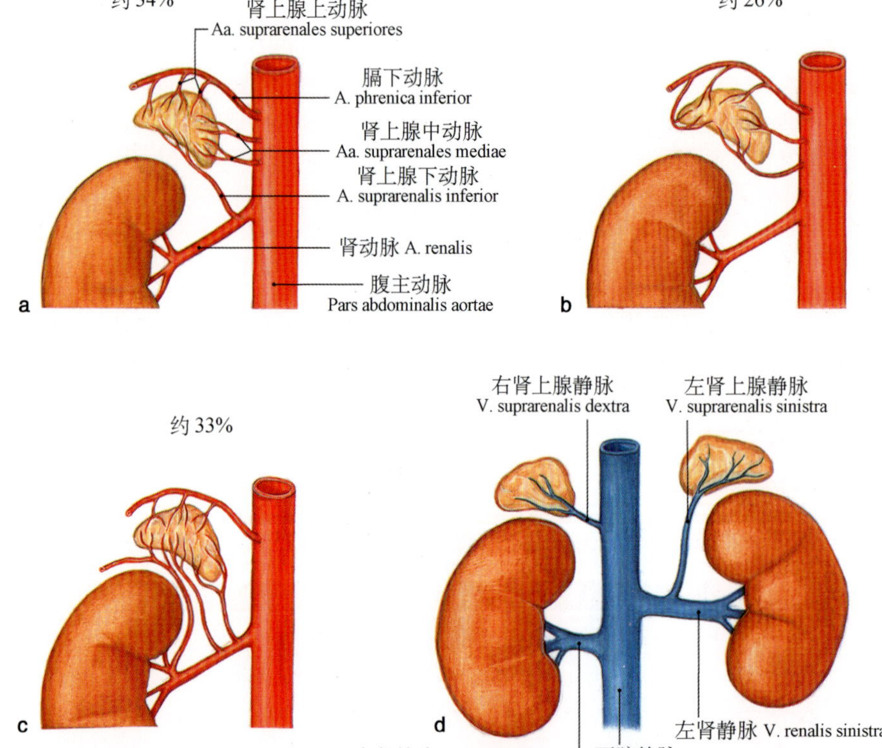

图 7. 36a-d　**肾上腺上动脉及其变异，肾上腺静脉（前面观）**

通常有三条动脉供应肾上腺

- **肾上腺上动脉**：起于膈下动脉。
- **肾上腺中动脉**：直接起自腹主动脉。
- **肾上腺下动脉**：肾动脉的分支。

这种充足灌注可以防止可能危及重要器官的梗死。然而，只有 1/3 的人具有所有的上述肾上腺动脉。肾上腺的各支动脉都穿越器官的皮质，血液从此流至髓质，最后回流至肾上腺静脉。由于肾上腺皮质的激素调节髓质内细胞的分化和功能，肾上腺动脉直接由皮质流向髓质具有重要功能意义。

肾上腺动脉的变异

a 通过 3 条动脉供血（教科书案例）。
b 无肾动脉来源的动脉分支。
c 无一主动脉直接分支的动脉。

双侧**肾静脉**均注入下腔静脉。同样，每一个肾上腺各有 1 条**肾上腺静脉**，它收集肾上腺血液，右侧注入下腔静脉，而左侧注入肾静脉（d）。

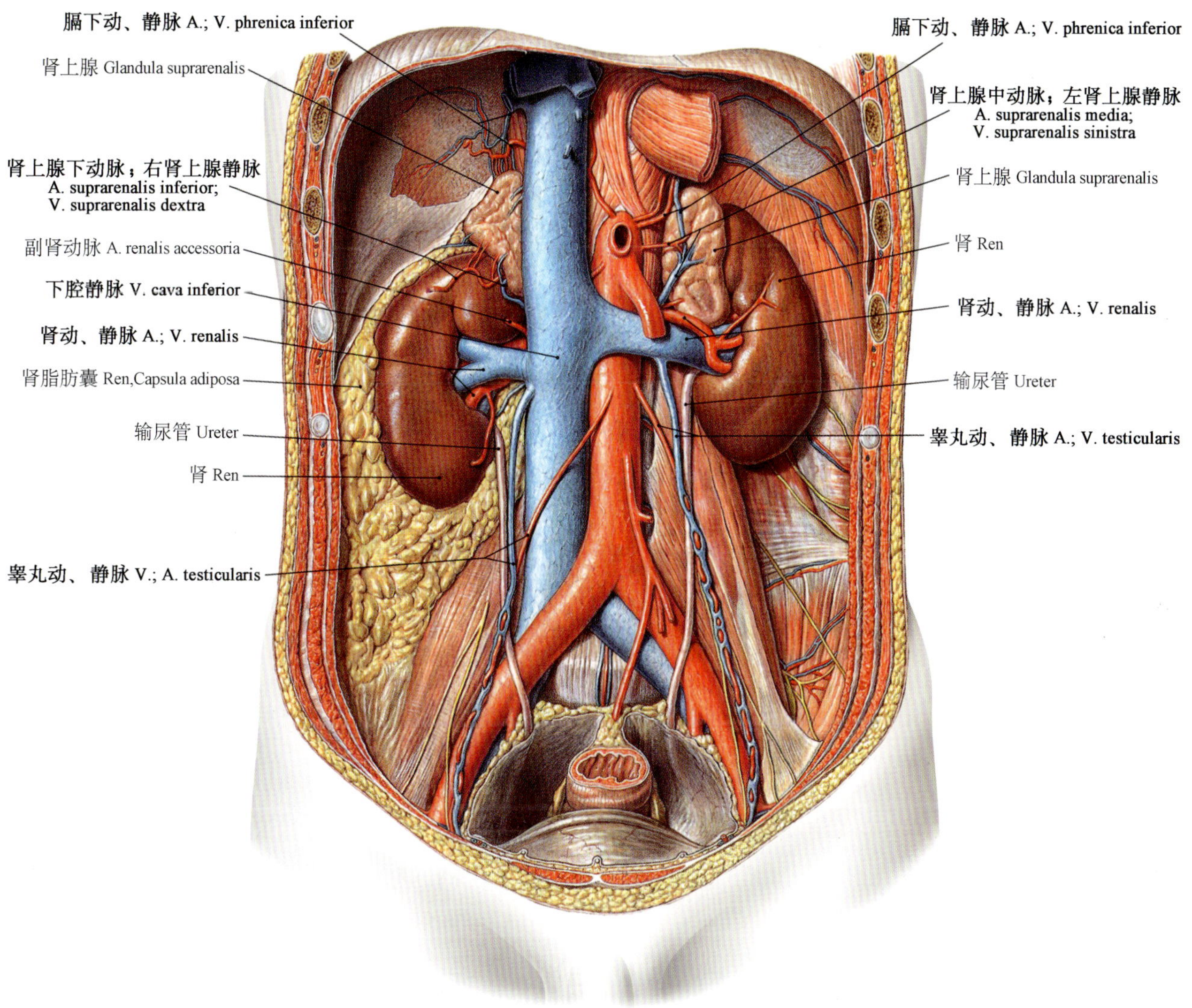

图 7.37 肾动脉、静脉的走行(前面观)

肾动脉是腹主动脉的成对脏支，在第 2 腰椎水平发出，从静脉的后方至肾门，其中，右肾动脉行经下腔静脉后方。在肾门处，肾动脉可分成若干分支入肾。

两侧**肾静脉**均注入下腔静脉。**左**肾静脉接收 3 条静脉，右侧相应静脉各自直接注入下腔静脉。

- 左肾上腺静脉。
- 左睾丸/卵巢静脉。
- 左膈下静脉。

临床要点

由于肾癌常侵犯肾静脉，男性左侧肾肿瘤的生长可导致左睾丸静脉网淤滞，阴囊内静脉曲张(**精索静脉曲张**)。因此，左侧精索静脉曲张时必须排除肾肿瘤！

肾和肾上腺的动脉

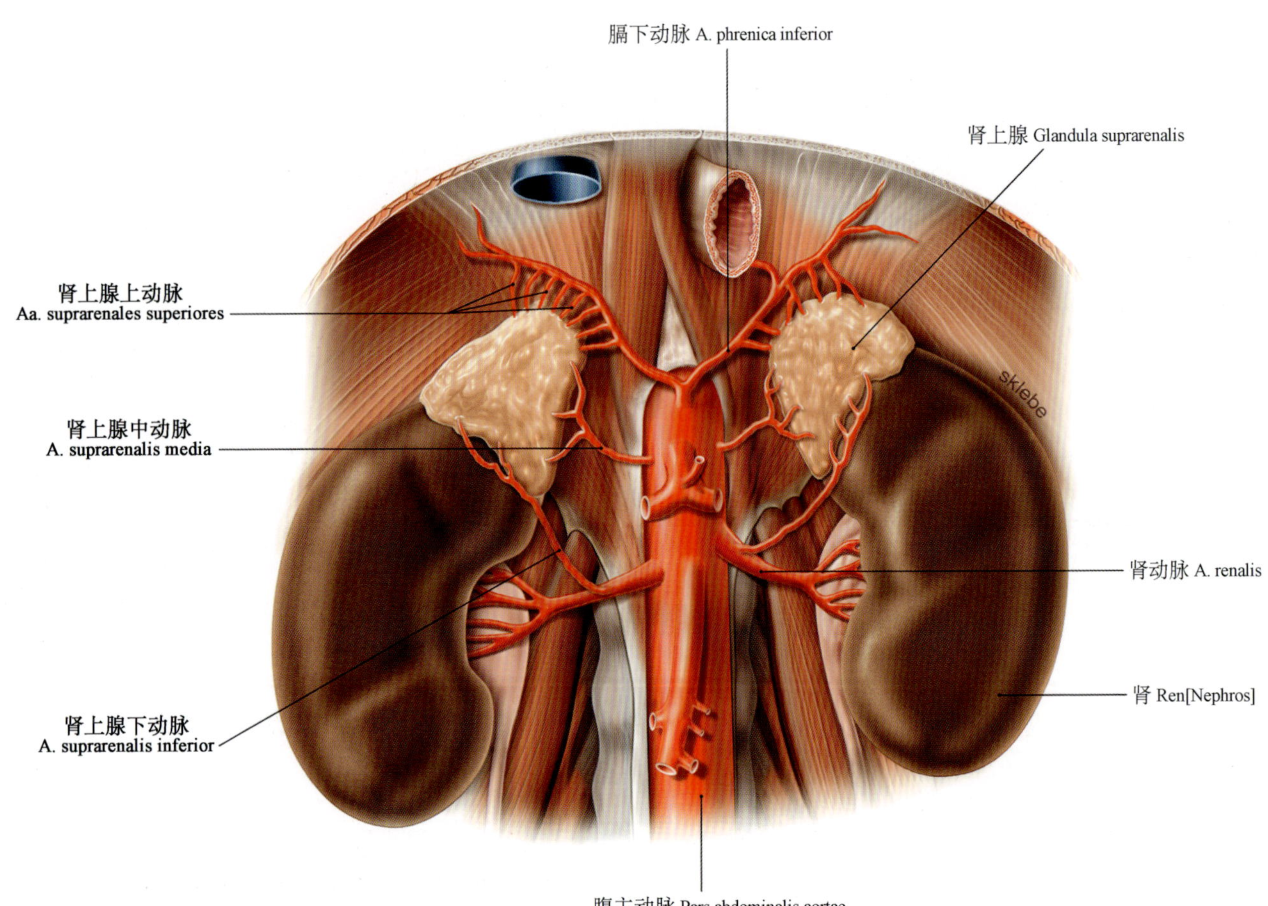

图 7.38 肾和肾上腺的动脉(前面观)

除肾和肾上腺外，腹腔内所有器官以及腹膜后间隙的静脉、淋巴管和神经均被切除[L238]

肾动脉起于腹主动脉的两侧，行至肾门处可分为几个终支。**肾上腺下动脉**通常自肾动脉发出，而肾上腺上动脉多数情况下是膈下动脉发出的几个较小的分支。**肾上腺中动脉**是腹主动脉的一个独立分支，但正如肾上腺下动脉一样，常常缺如。

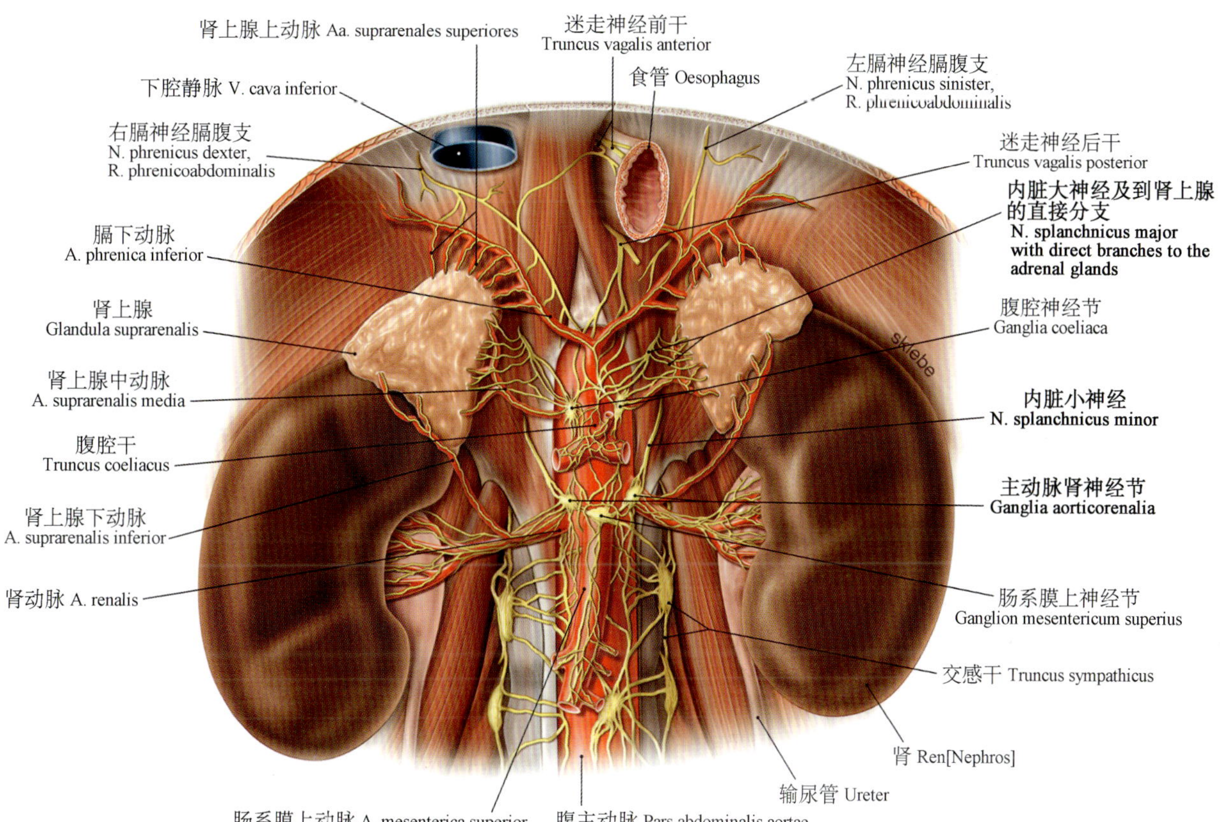

图 7.39 肾和肾上腺的自主神经支配(前面观)

除肾、肾上腺外，腹腔内所有器官及腹膜后间隙的静脉、淋巴管均已切除[L238]。

肾和肾上腺的**自主神经支配**主要是交感神经系统，但这两种器官有根本的区别。

肾由其自身的神经丛(**肾丛**)支配，神经沿着肾动脉走行，**节后**神经元的胞体位于肾动脉根部的**主动脉肾节**，属于腹主动脉丛。

相反，**肾上腺**由内脏大神经中的交感神经**节前**纤维供应，神经末梢分布于肾上腺髓质细胞，引起儿茶酚胺的释放。因此，肾上腺髓质类似于一个改良的交感神经节。

肾,影像

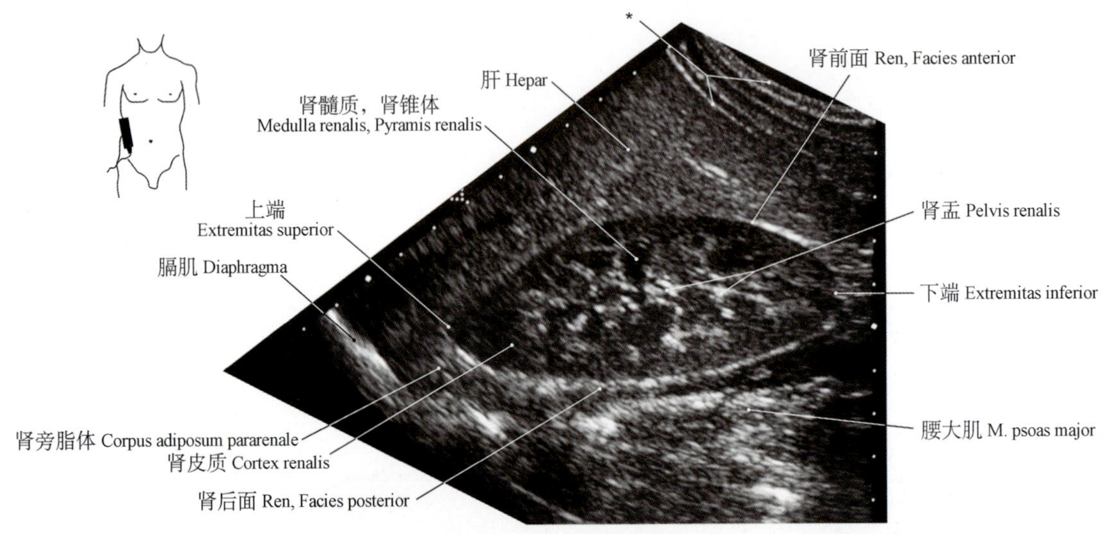

图 7.40　右肾;超声图像;侧面观;传感器近垂直位[T894]
＊腹壁。

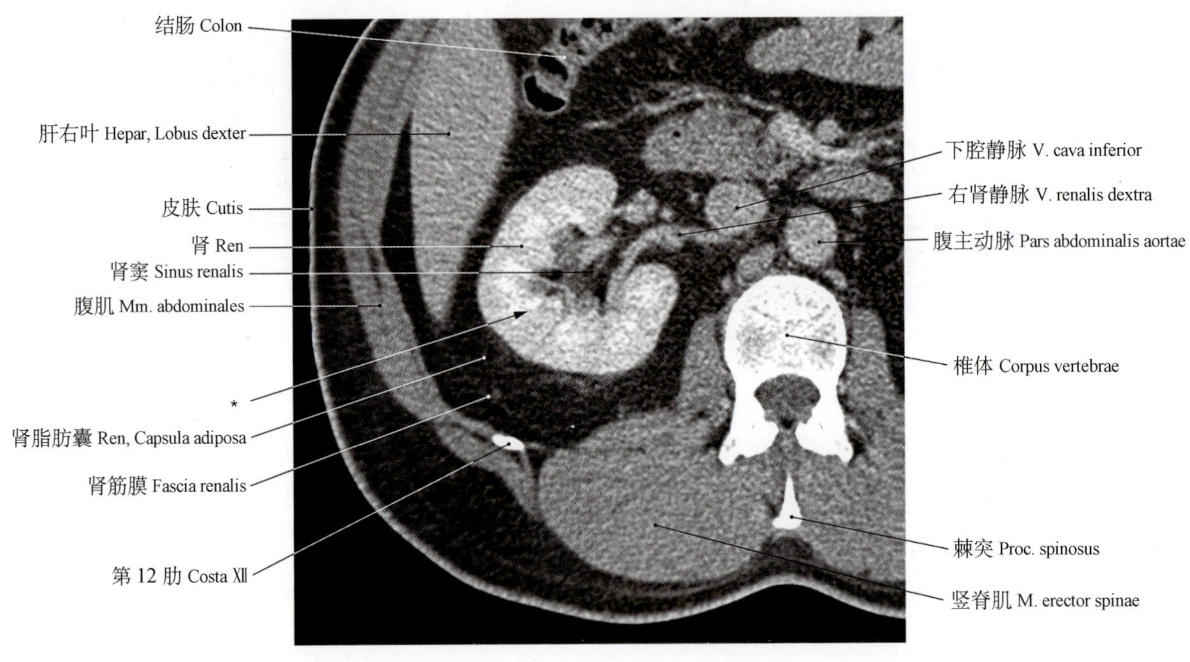

图 7.41　右肾;CT 扫描(下面观)[T900]
可以在 CT 引导下进行活检,如评估不明原因的肾功能障碍。
＊肾活检穿刺路径。

临床要点

超声是一种特别适用于肾检查的影像技术。通常可以很好地检测囊肿或肿瘤等病变。如果诊断结果不能确定,可以进一步进行**CT 检查**,以此确认腰淋巴结是否存在转移,也可以用于肿瘤肾静脉早期转移的确认。

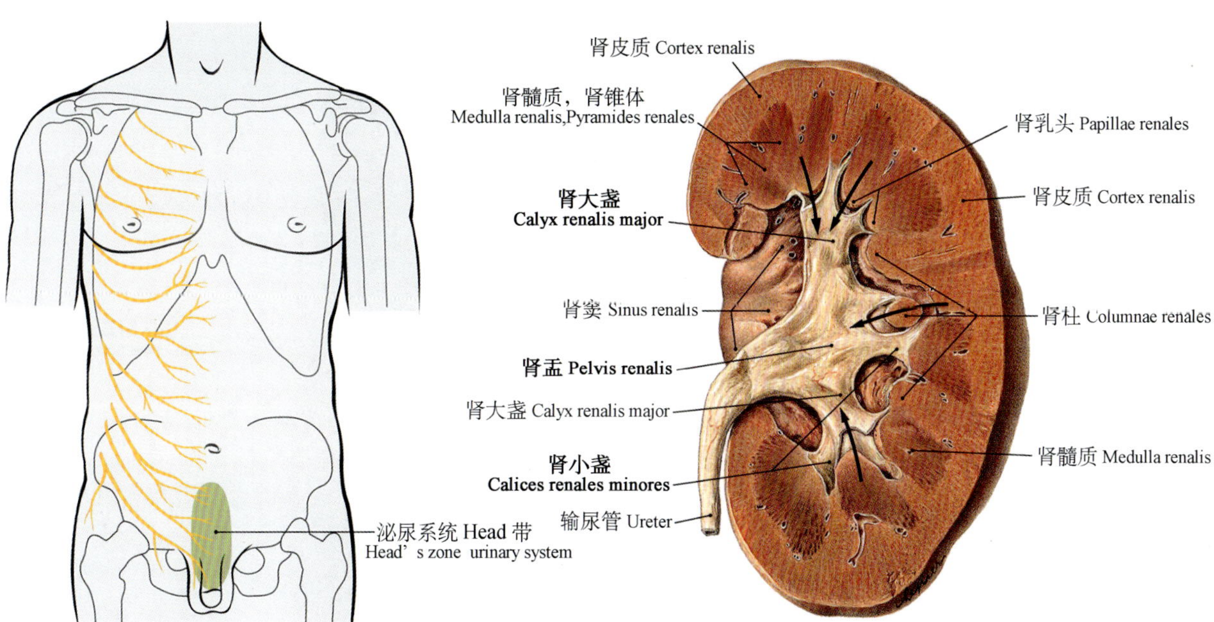

图 7.42　泌尿系统的 Head 带(前面观)[L126]

泌尿管道包括：

- 肾盂。
- 输尿管。
- 膀胱。
- 尿道。

与肾盂对应的区域或**Head 带**与肾相一致，投射在 T10-L1 分布的腹壁皮肤(皮肤节段)；膀胱 Head 带通常投射在 T11-L1 分布的皮肤节段。因此，肾盂肾炎或膀胱炎等疾病可导致在这些皮肤区域感觉到疼痛(牵涉痛)。

图 7.43　左侧肾盂(前面观)

血液在肾小体滤过形成原尿，经肾小管、集合管的浓缩，以及吸收和分泌改变其成分。终尿经**髓质锥体(肾锥体)**顶部**肾乳头(Papillae renales)**的小孔，进入**肾盂**的**肾盏**(Calices renales)(箭)。

盆部泌尿系统的神经血管请参阅：图 7.8、图 7.11、图 7.12 和图 7.13。

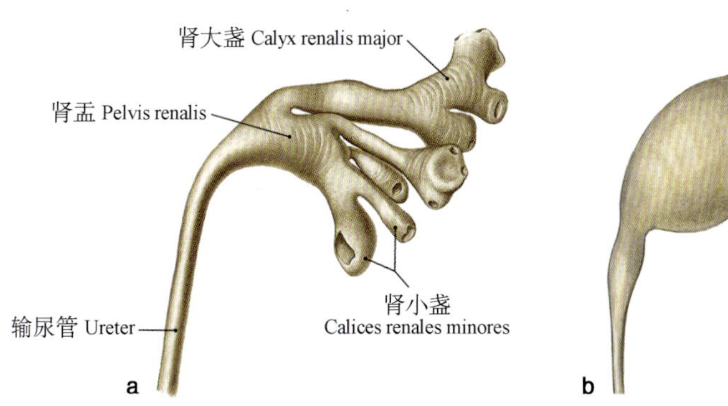

图 7.44a、b　左侧肾盂铸型(前面观)

根据肾盏的宽度和长度，肾盂可分为分支型(a)和壶腹型(b)。

输尿管

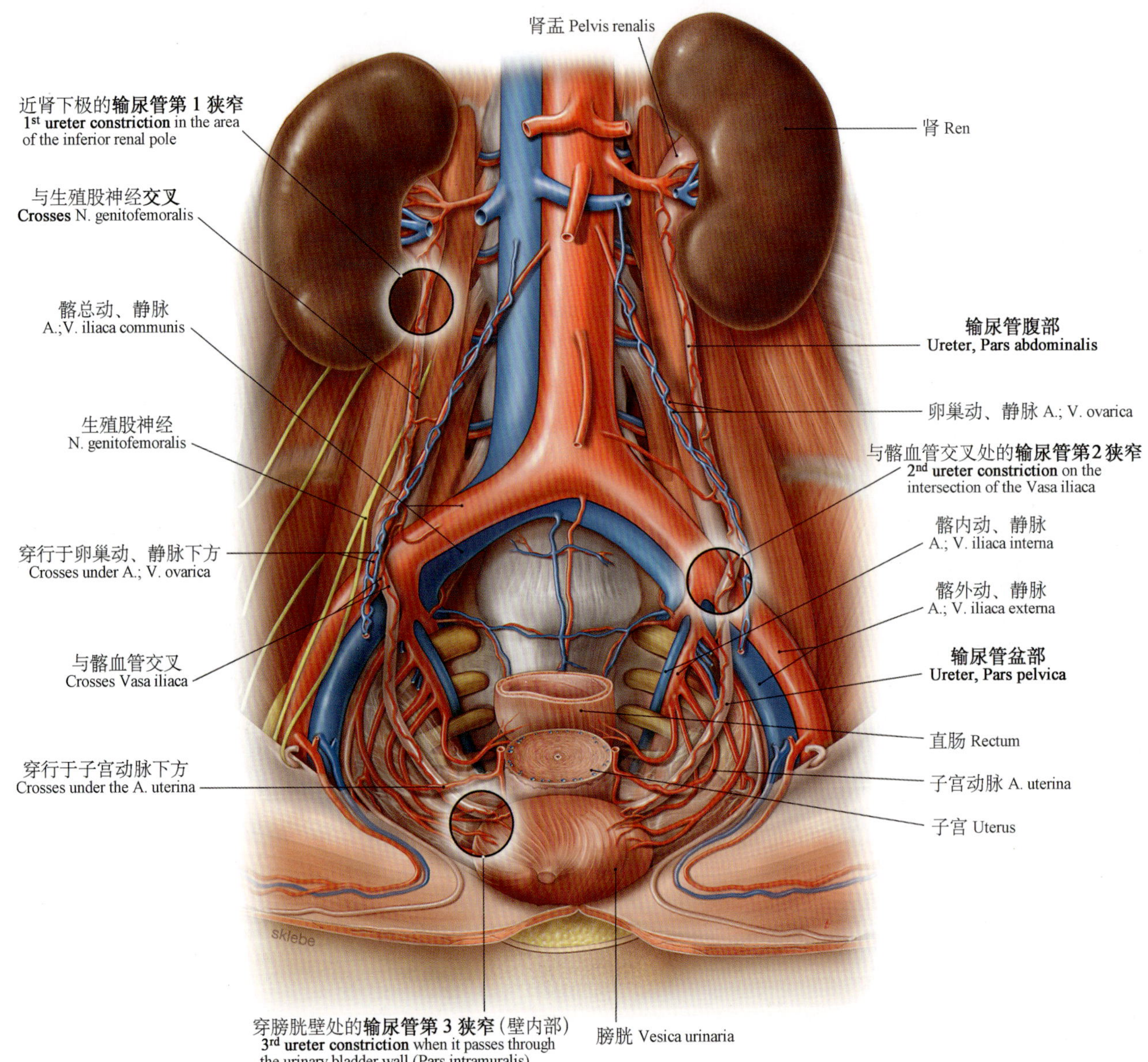

图7.45　输尿管的分部、缩窄及行程前面观[L238]

尿液从肾盂经**输尿管**进入**膀胱**。离开肾髓质后，尿液的成分和体积保持不变，由输尿管壁平滑肌的蠕动波完成输送。输尿管分为3部，有3处狭窄。

分部

- 腹部：腹膜后间隙内。
- 盆部：小骨盆腔内。
- 壁内部：穿膀胱壁。

狭窄

- 肾盂出口处。
- 与髂总动脉或髂外动脉交叉处。
- 穿膀胱壁处（最窄的部分）。

穿膀胱壁处是重要的生理性狭窄，可以防止尿液从膀胱反流。

行程：输尿管行程中与多个结构毗邻。其**腹部**通常跨越生殖股神经，并行经睾丸/卵巢动、静脉下方与之交叉。右输尿管前方被十二指肠、右结肠动脉和肠系膜根（Radix mesenterii）遮盖，左输尿管前方有肠系膜下动、静脉和左结肠动脉。在**盆部**起始处，输尿管越过髂总动、静脉。男性输尿管在小骨盆部经输精管下方与之交叉，女性输尿管则经子宫动脉下方与之交叉。

“上-下”规则：输尿管首先位于生殖股神经**上方**，经睾丸/卵巢动、静脉**下方**交叉，然后跨越髂血管**上方**，随后男性在输精管、女性在子宫动脉**下方**与之交叉。

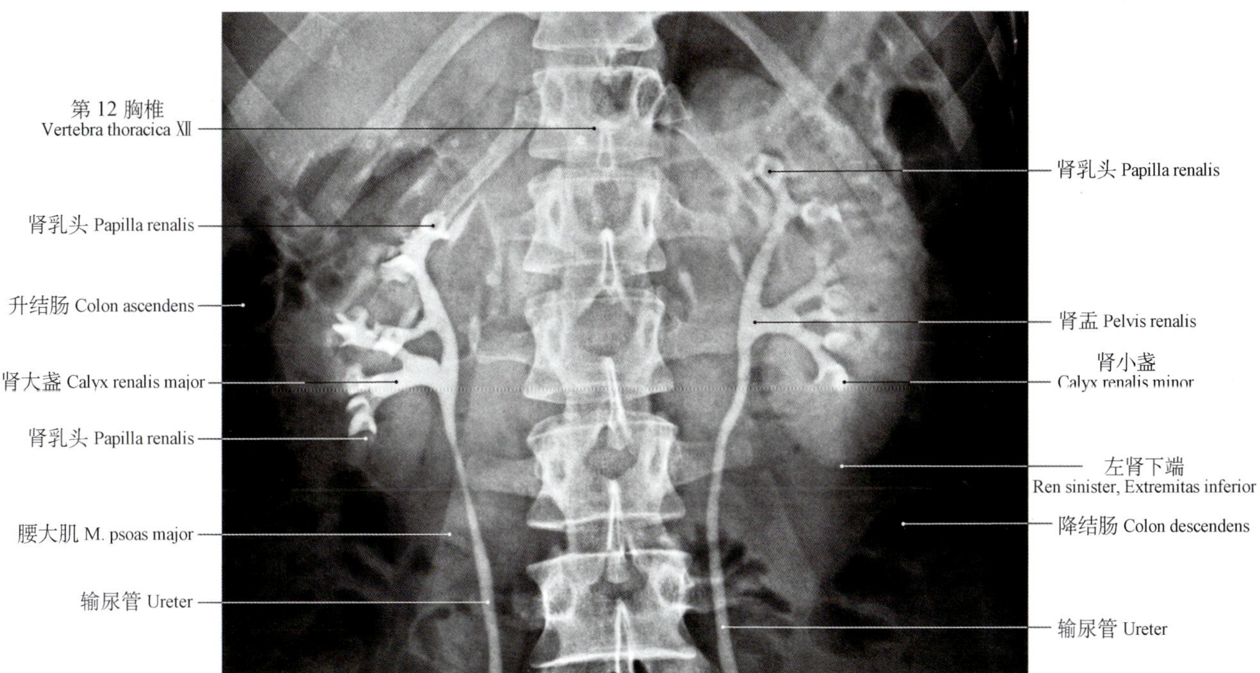

图 7.46 肾盂，输尿管；双侧输尿管逆行造影，X 线前后位（AP）（前面观）

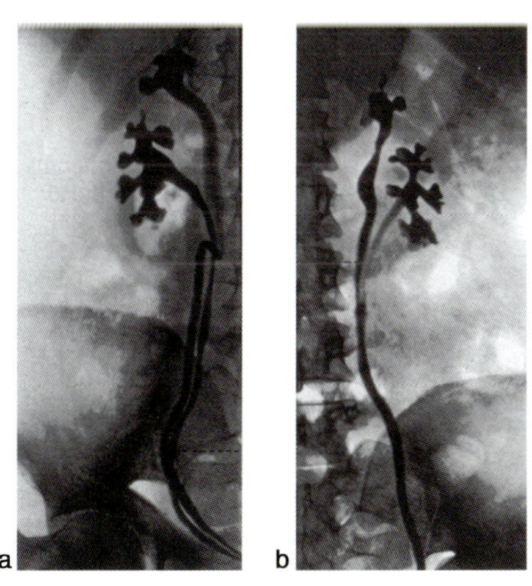

图 7.47a、b 输尿管常见变异；逆行造影，X 线前后位（AP）；（前面观）[S002-7]

a 完全型双输尿管（复输尿管）。

b 不完全型双输尿管（分叉型输尿管）。

在这两种情况下中均有两个肾盂。

临床要点

肾结石排出过程中，可能会嵌顿在狭窄处，引起非常剧烈的疼痛（肾绞痛）。在**子宫切除术**中，必须考虑输尿管与子宫动脉的距离，避免输尿管与子宫动脉一起被结扎。尿潴留会对肾造成不可逆的损害。

分叉型输尿管通常是一种意外发现，而无临床症状。相反，**完全型双输尿管**常导致其在膀胱区域开口异常，引起尿反流或尿失禁。双输尿管常常相互交叉（Meyer-Weigert 规则），通常起源于高位肾盂的输尿管在较低的位置注入膀胱，甚至在更远的地方注入尿道，这也可导致尿失禁。相反，起自低位肾盂的输尿管的膀胱壁内部通常要短得多，容易发生尿液的反流。尿液的反流诱发逆行尿路感染，导致肾实质的永久性损伤。

膀胱的结构

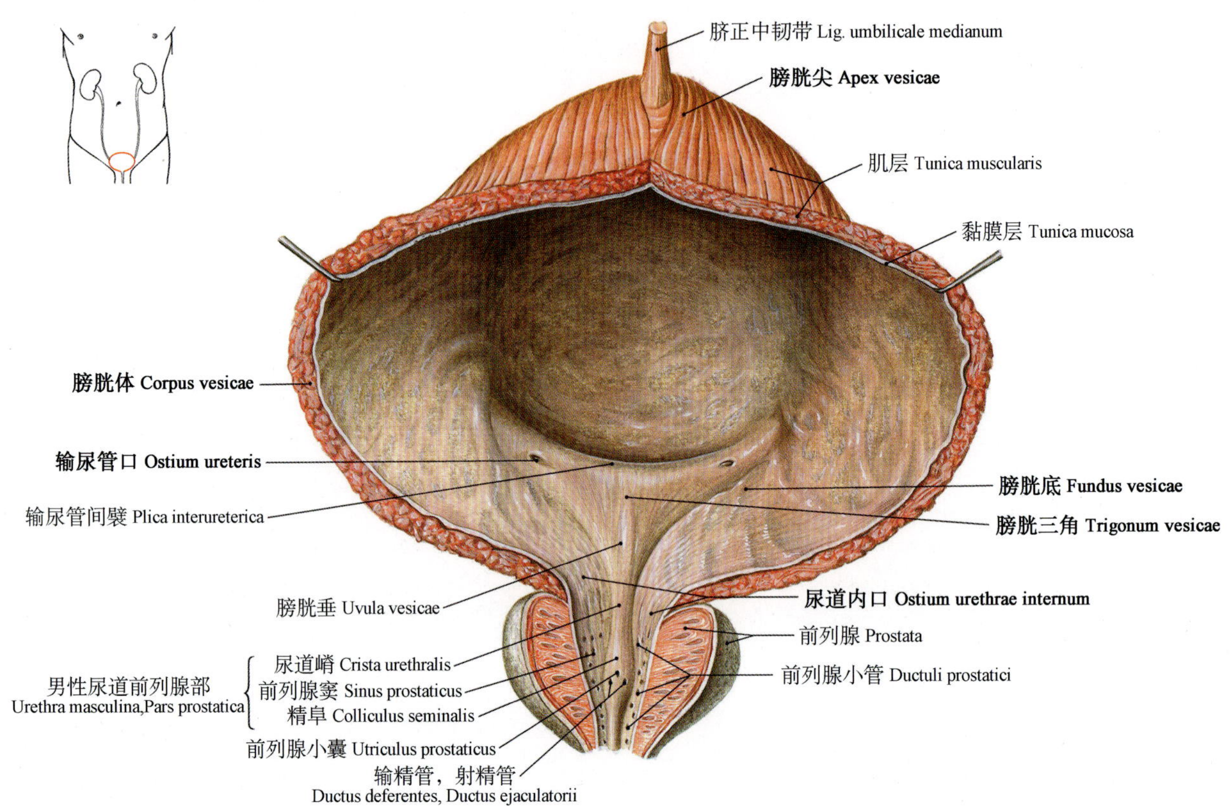

图 7.48 膀胱；男性尿道开口（前面观）

膀胱位于**腹膜下方**，分为：**膀胱体**（Corpus vesicae）、前方为**膀胱尖**（Apex vesicae）、底部为**膀胱底**（Fundus vesicae）。在膀胱底，基底部的尿道内口（Ostium urethrae internum）和两侧输尿管口之间为**膀胱三角**（Trigonum vesicae）。膀胱可容纳500～1500ml的尿液，但当尿液达到250～500ml时，就会产生排尿的冲动。壁由内层（黏膜层）、3层平滑肌层（**肌层＝膀胱逼尿肌**）、外膜或浆膜（腹膜）组成，其中肌层由副交感神经支配。

膀胱周围是脂肪组织，由不同的**韧带**固定。从顶部开始，**脐正中韧带**（包含脐尿管，为胚胎时尿囊的遗迹）连接脐。在女性双侧耻骨膀胱韧带（→图7.138），男性双侧**耻骨前列腺韧带**（→图7.137）将膀胱固定于骨盆。男性前列腺紧挨膀胱底部下方，有尿道穿过。

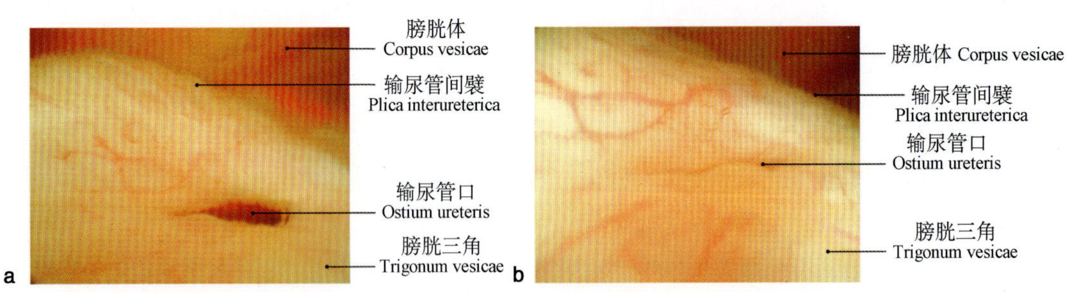

图 7.49a、b 输尿管口膀胱镜检查[T898]

a 输尿管口开放，蠕动波将尿液输送到膀胱。

b 输尿管口闭合。

瓣膜状的输尿管开口对于避免尿反流至关重要，因为逆行感染会危及肾。

图 7.50　膀胱，输精管，精囊腺和前列腺（后面观）

在男性，以下成对的解剖结构位于膀胱的后部和附近，从**内侧**到**外侧**。

- 输精管扩张部分（输精管壶腹）
- 精囊（精囊腺）
- 输尿管

膀胱紧挨于前列腺的上方。

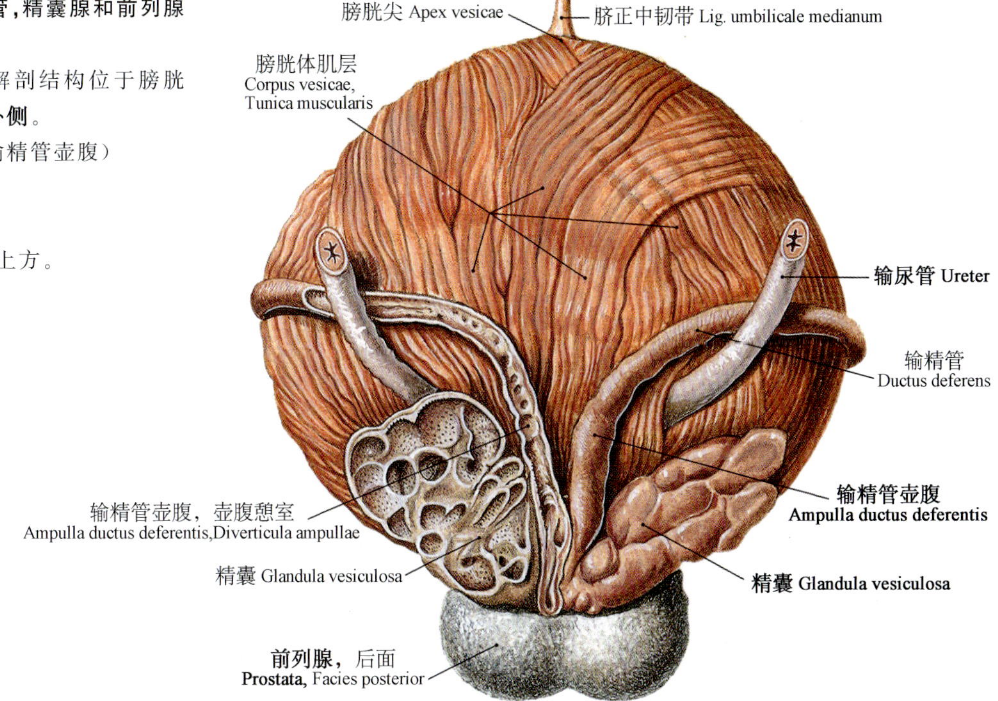

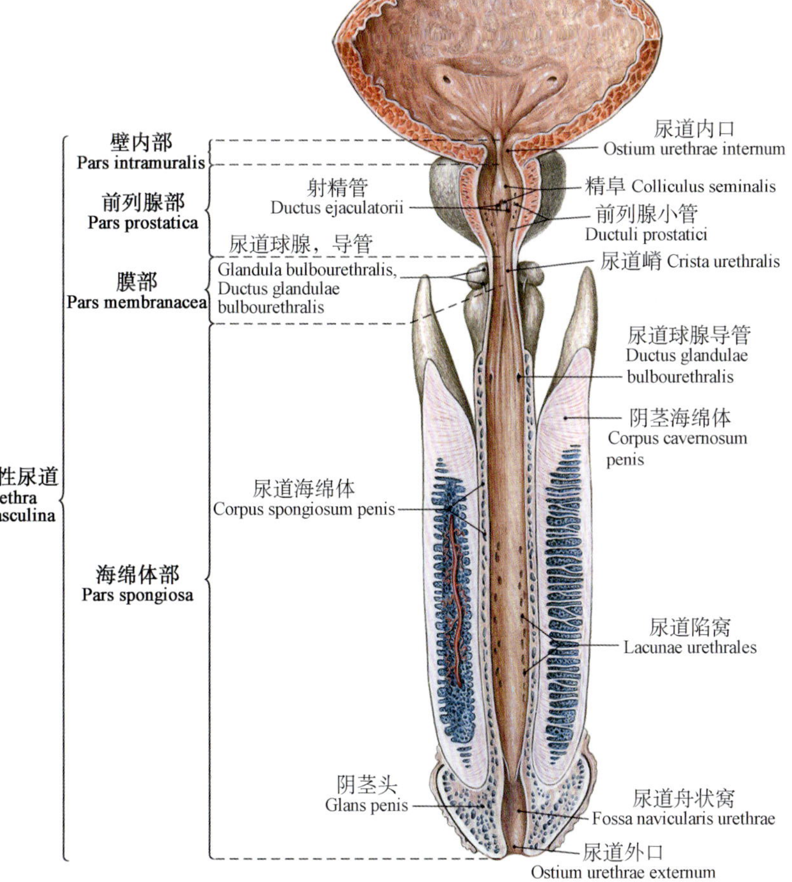

图 7.51　膀胱，男性尿道

前面观，膀胱和尿道从前面打开。

尿道的分部

- **壁内部**（1cm）：膀胱壁内。
- **前列腺部**（3.5cm）：穿过前列腺。此处，射精管（输精管和精囊的共同导管）开口于精阜和前列腺部两侧壁。
- **膜部**（1～2cm）：穿过盆底。
- **海绵体部**（15cm）：位于阴茎海绵体内，延伸至尿道外口（Ostium urethrae externum）。显微镜下可见 Cowper 腺（尿道球腺）和 Littré 腺（尿道腺）开口于此。海绵体部末段扩大形成舟状窝。

尿道有下列**狭窄**

- 尿道内口。
- 尿道膜部。
- 尿道外口。

与之比较，尿道的扩大位于

- 海绵部近端（尿道壶腹）。
- 舟状窝。

（李志宏　译）

男性尿道

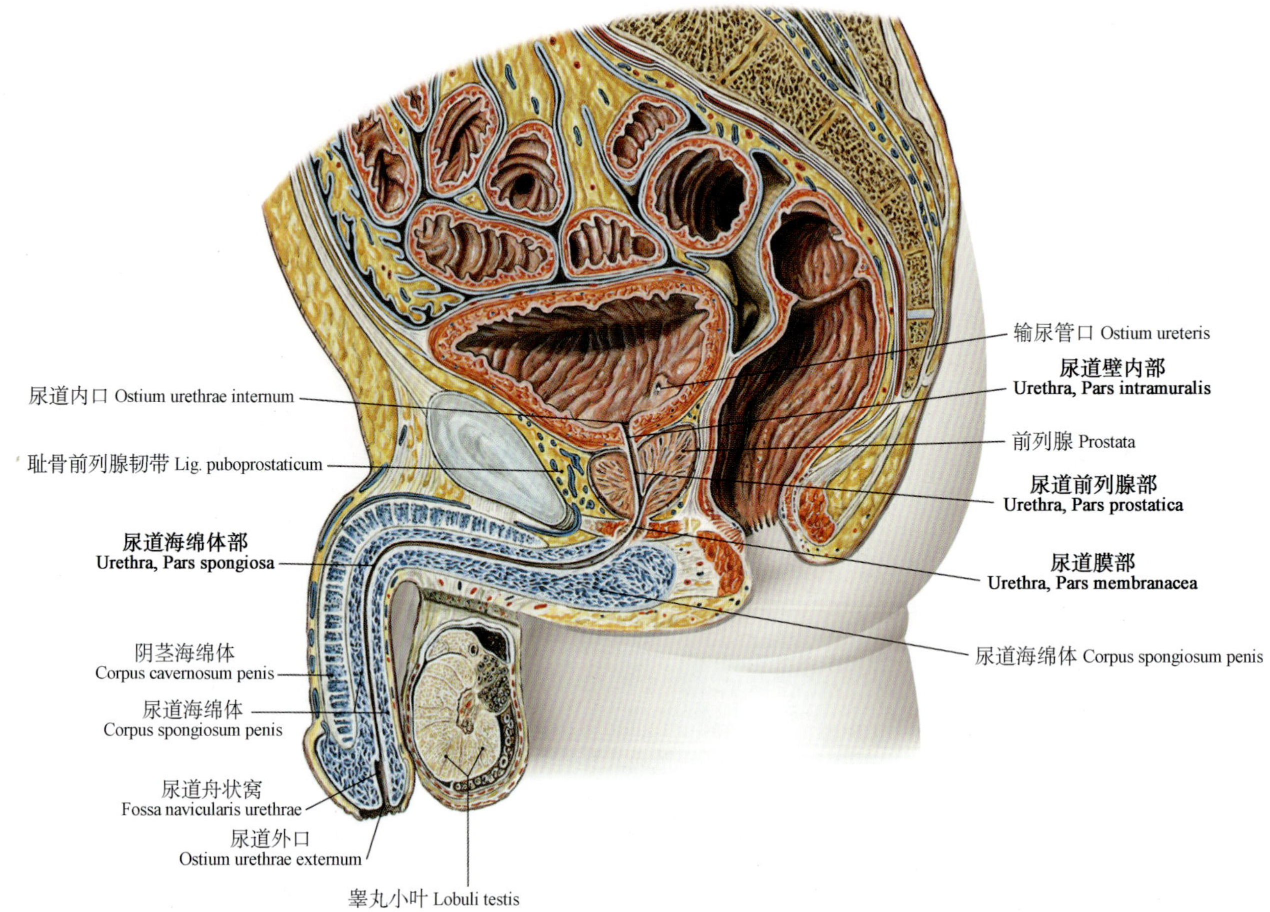

图 7.52　男性骨盆正中矢状面(左侧面观)

图示男性尿道(Urethra masculina)的走行和分部。

- **壁内部**:位于膀胱壁内。
- **前列腺部**:穿过前列腺。
- **膜部**:穿过盆底。
- **海绵体部**:被尿道海绵体包裹的部分,终于阴茎头尿道外口。

尿道有 2 个**弯曲**

- 在膜部和海绵体部的交界处。
- 在海绵体部的中部。

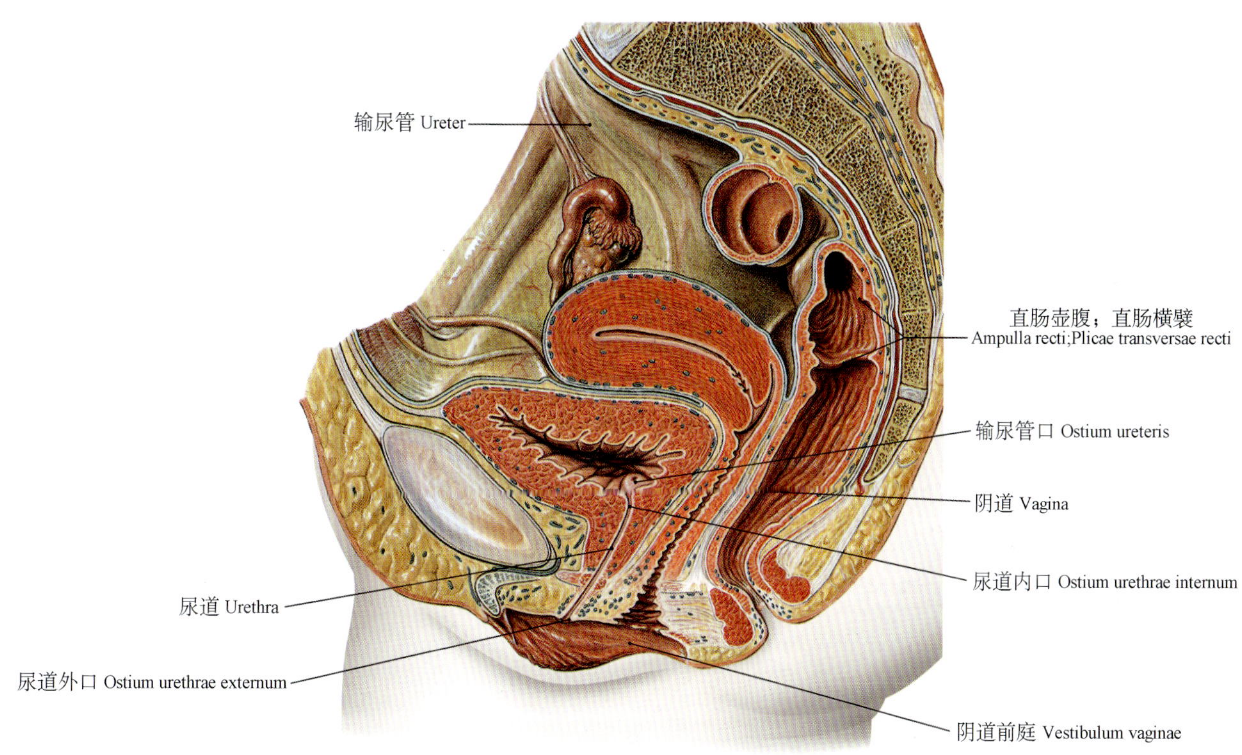

图 7.53 **女性骨盆正中矢状面(左侧面观)**
本图显示了女性尿道的走行及外口。女性尿道长 3～5cm，开口于**阴道前庭**(Vestibulum vaginae)阴道口的前方。

临床要点

由于女性尿道较短，逆行性膀胱感染(膀胱炎)比男性更为常见。

插入导尿管

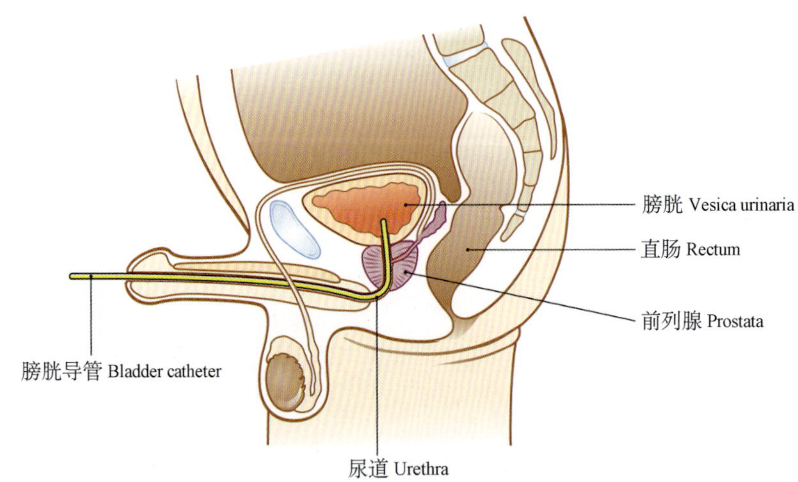

图 7.54　男性导尿术正中矢状面示意图(左侧面观) [L126]

在导尿术操作过程中,熟悉男性尿道的分部和弯曲非常重要。

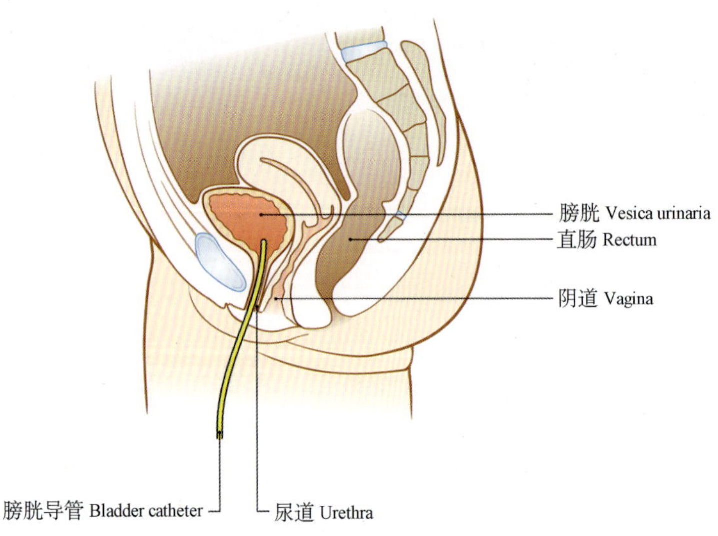

图 7.55　女性导尿术正中矢状面示意图(左侧面观) [L126]

在女性导尿管术中,需要注意的是尿道外口位于阴道口的前方。

临床要点

医学生在护理或临床实习阶段中,最先可以进行的操作之一便是**导尿术**,在此,严格的无菌操作和掌握尿道解剖学基础至关重要。由于**男性**尿道较长且有两个弯曲,故导尿术较为困难,需要通过调整阴茎改变尿道弯曲,以免穿破尿道(特别是前列腺部)引发疼痛和严重出血。导尿时患者取仰卧位,首先将导尿管从尿道外口处插入尿道,提直阴茎,消除海绵体部弯曲(图 7.54),使导尿管向前至海绵体部和膜部交界处的第二个弯曲;之后将阴茎斜下置于两腿之间(→图 7.52),防止导管在阴茎海绵体部损伤尿道引起穿孔;接下来继续插管至膀胱,注意不要损伤尿道周围的前列腺组织,以免形成组织瘢痕引起尿道狭窄。由于女性尿道较短,故女性导尿术相对容易,需注意的是阴道前庭(Vulva)在尿道外口位于阴道口**前方**。

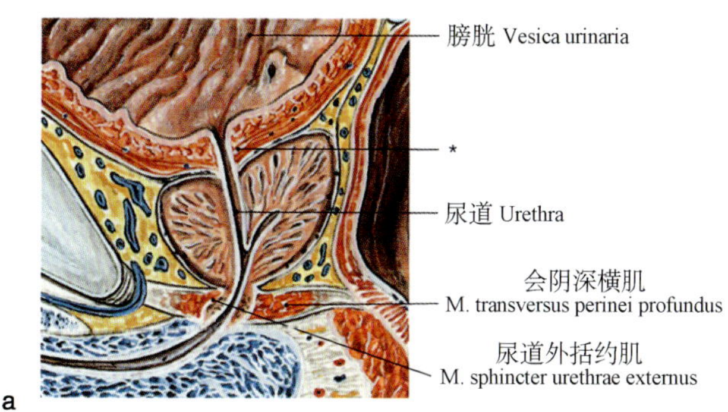

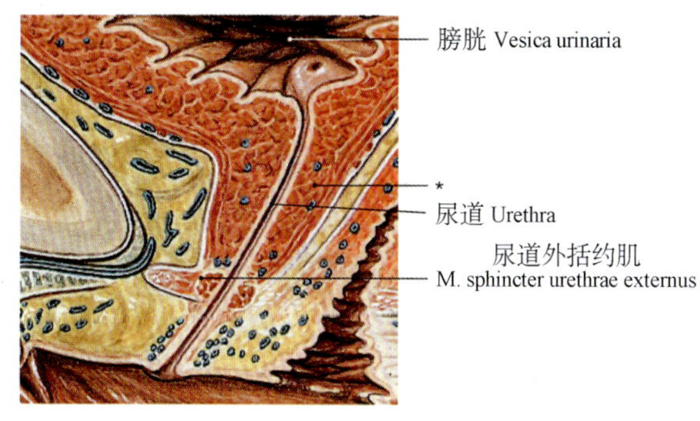

图 7.56a、b　**男性(a)和女性(b)膀胱,尿道的括约机制(正中矢状面,左侧面观)**

括约肌作用机制既包括尿道管壁平滑肌收缩,也包括会阴区横纹肌收缩。

- **尿道**环形**平滑肌**层(尿道内括约肌):真正的括约肌没有从形态学上确定。
- **尿道外括约肌**:男性有独立的会阴深横肌;女性没有单独的肌。

此外,由于**盆底(盆膈)**的结构支撑着膀胱,故其形状对控制排尿至关重要。

排尿时,骶副交感神经兴奋,引起膀胱壁内平滑肌(膀胱逼尿肌)收缩。与之同时,盆底肌舒张,膀胱随之下降,尿道括约肌松弛,尿液排出。

* 尿道平滑肌。

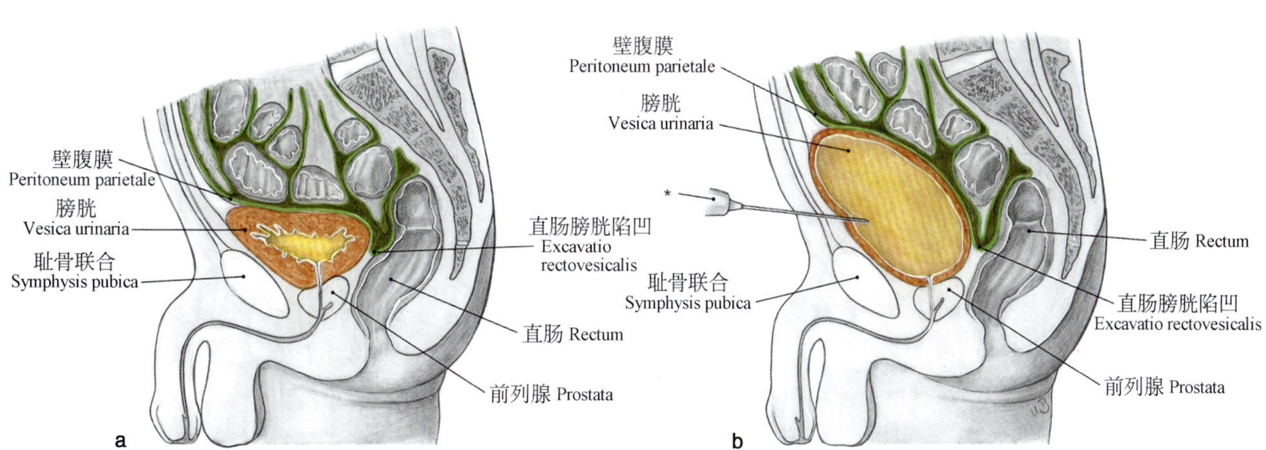

图 7.57a、b　**膀胱空虚(a)和充盈状态(b)(正中矢状面示意图,左侧面观)**

膀胱位于腹膜下,上部被壁腹膜覆盖。空虚状态下,膀胱位于耻骨联合的后方。而当膀胱充盈时可高过耻骨联合上缘,此时可不打开腹膜腔进行膀胱穿刺(**耻骨上膀胱导尿术**)。

* 穿刺针。

直肠和肛管的体表投影

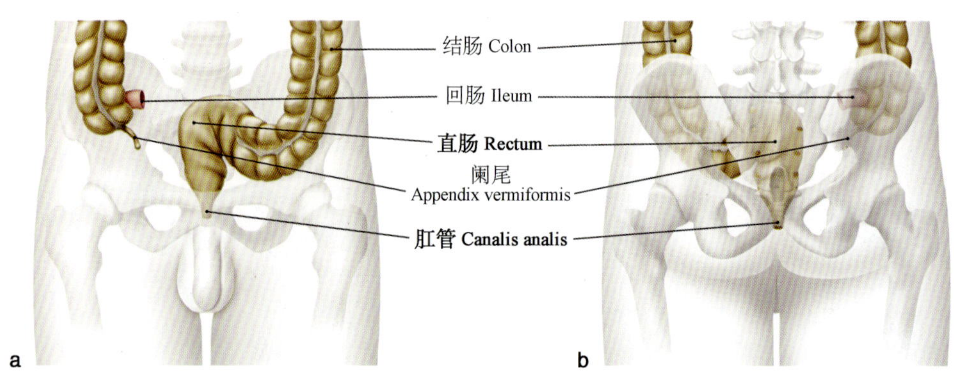

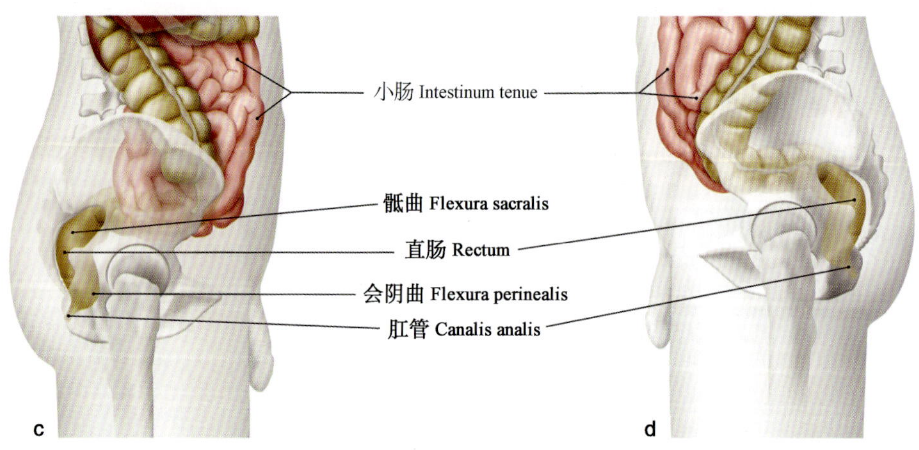

图 7.58a-d　直肠和肛管的体表投影

前面观(a),后面观(b)及侧面观(c 和 d)[L275]。

直肠和**肛管**是大肠(Intestinum crassum)的最后两部分。由于二者均位于小骨盆内,所以在毗邻关系和神经血管走行上有特殊性,故直肠和肛管可视为盆腔脏器。直肠起于第2～3骶椎水平,止于盆底,肛管由此穿过。直肠在矢状面上有两个弯曲:突向后的**骶曲**和突向前的**会阴曲**。直肠上段至骶曲,位于继发性的**腹膜后间隙**内,为腹膜间位器官,而直肠末段和肛管属于**腹膜外位器官**。

(译者注:我国学者通常描述直肠上端为腹膜间位器官,直肠中、下端为腹膜外位器官)

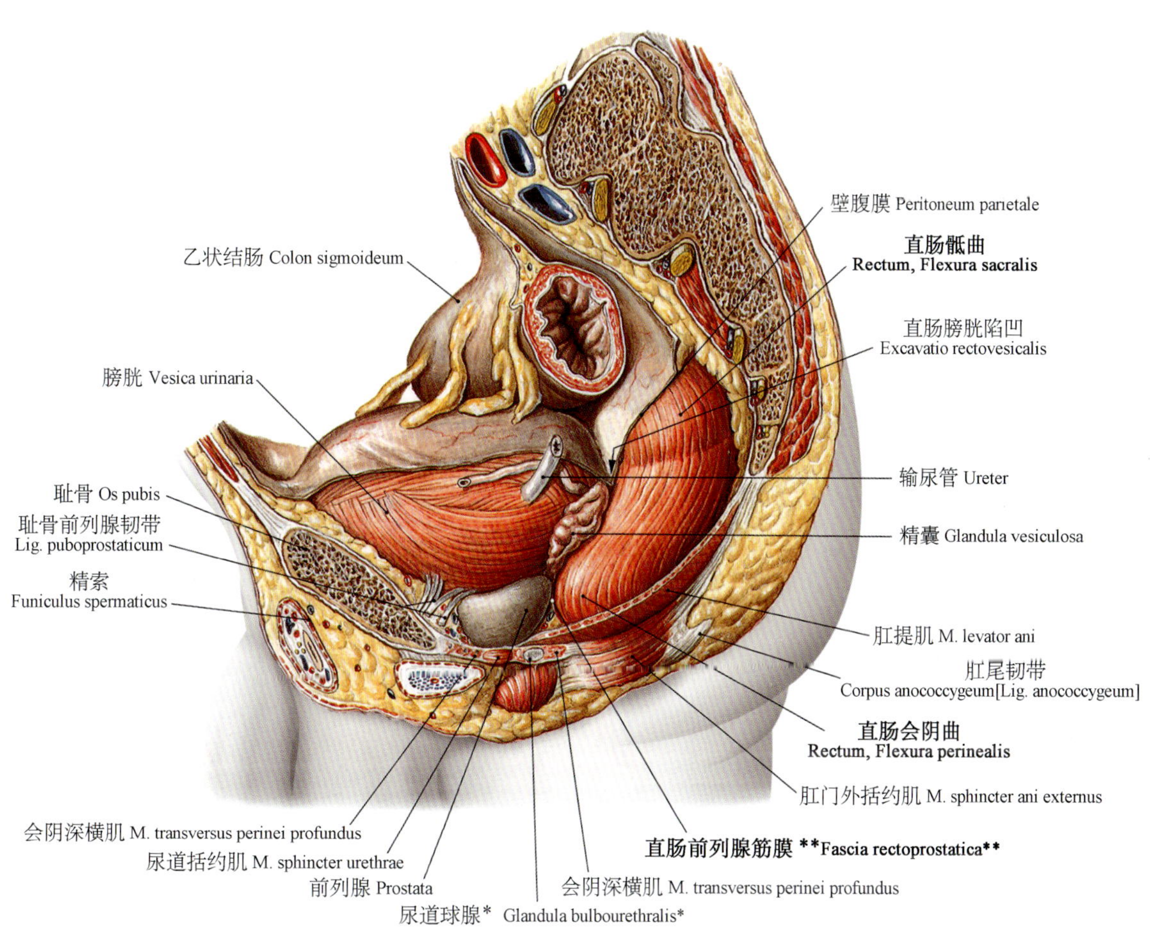

图 7.59 男性骨盆中的直肠和肛管(左侧面观)

图示直肠在矢状面上有两个弯曲。继发于腹膜后直肠上段,顺应骶骨的弯曲,形成**突向后的弯曲**。直肠进入腹膜下隙后,无壁腹膜覆盖,转向后方,形成**突向前的弯曲**,之后穿过盆底移行于肛管。在男性,直肠上部前邻膀胱后壁及精囊;下部紧贴前列腺,仅由薄层的**直肠前列腺筋膜**分隔。在女性,直肠紧邻阴道后部,仅由直肠阴道筋膜分隔(→图7.138)。

* 临床术语:Cowper 腺(尿道球腺)。

** 临床术语:Denonvilliers 筋膜。

临床要点

前列腺和直肠仅以薄层的直肠前列腺筋膜(Denonvilliers 筋膜)相隔,因此可通过**直肠指检**(DRE)触诊前列腺。鉴于良性前列腺增生(BPH)和前列腺癌的高发性,直肠指诊是 50 岁以上男性全面体格检查的项目之一。

直肠系膜中直肠的位置

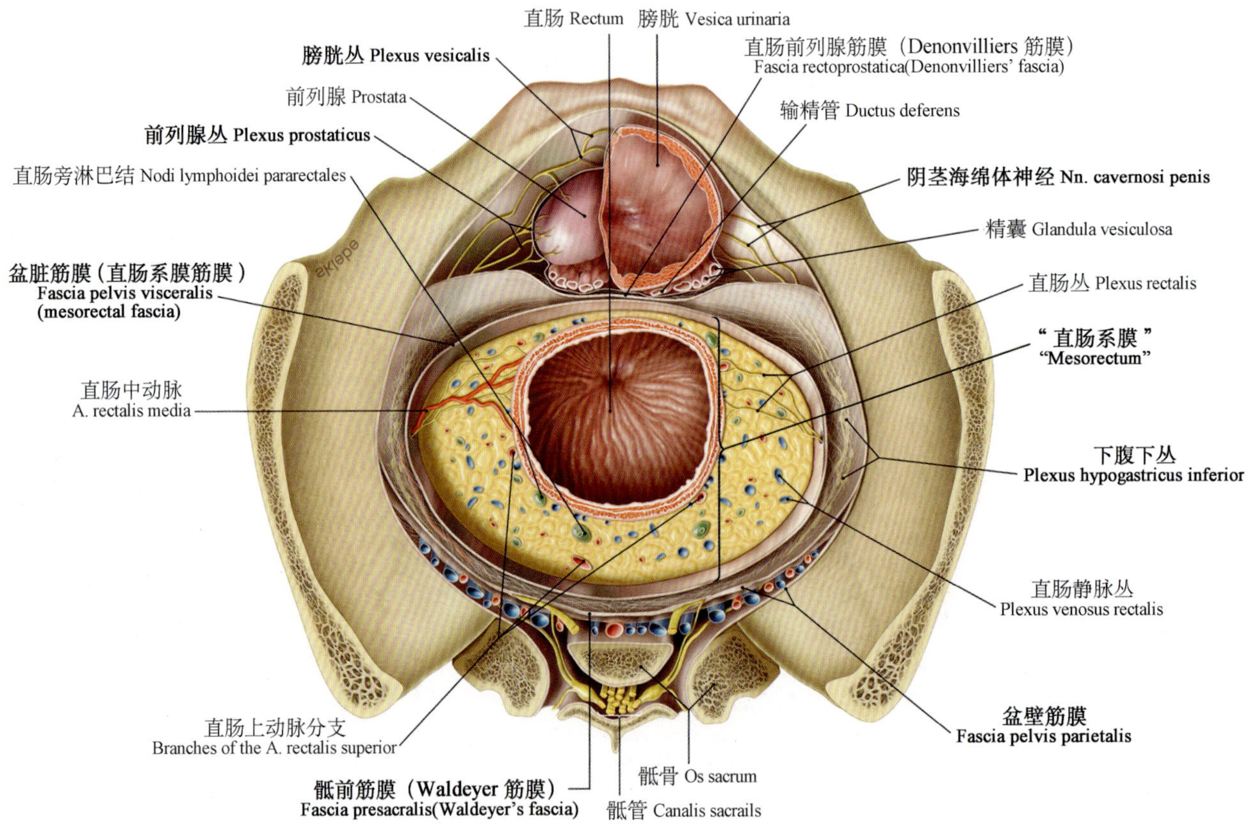

图 7.60 男性骨盆中直肠及周围筋膜的位置关系；半示意图上面观[L238]

小骨盆内具有包括**筋膜**在内多种类型的结缔组织，具有重要的临床意义，但很难通过传统福尔马林固定标本显示，故用该示意图说明各筋膜的位置关系。

盆壁筋膜覆盖于骨盆壁内面，其后部位于骶骨的前方，称为**骶前筋膜**（临床术语为Waldeyer **筋膜**）。盆腔各脏器都被一层盆脏筋膜覆盖，而直肠周围的盆脏筋膜被称为**直肠系膜筋膜**，该筋膜包绕着直肠及其周围脂肪、神经血管等。临床上，通常将直肠系膜筋膜包裹的间隙称为"**直肠系膜**"，但此命名在解剖学上是错误的，因为"系膜"指的是腹腔内形成的双层腹膜结构，而"直肠系膜"存在于腹膜下间隙，即位于腹膜外。直肠系膜外侧有**下腹下丛**分布，其被盆壁筋膜及结缔组织覆盖，管理所有盆腔脏器的自主神经活动。被系膜包裹的直肠，在男性上部与膀胱后壁和精囊（Glandulae vesiculosa）相邻，而下部与前列腺仅由一个更薄的**直肠前列腺筋膜**（临床术语：Denonvilliers **筋膜**）分隔。

临床要点

直肠系膜在结直肠外科手术中有重要的作用。在**直肠癌**手术中，借由直肠系膜筋膜形成的边界，可不出血切除直肠及其区域淋巴结（**全直肠系膜切除术，TME**）。下腹下丛位于直肠系膜筋膜外，其对排尿、排便及男性勃起和射精，女性阴蒂海绵体充血和 Bartholin 腺分泌有着重要作用，因其走行于盆壁筋膜内，在实施 TME 时不会被损伤。

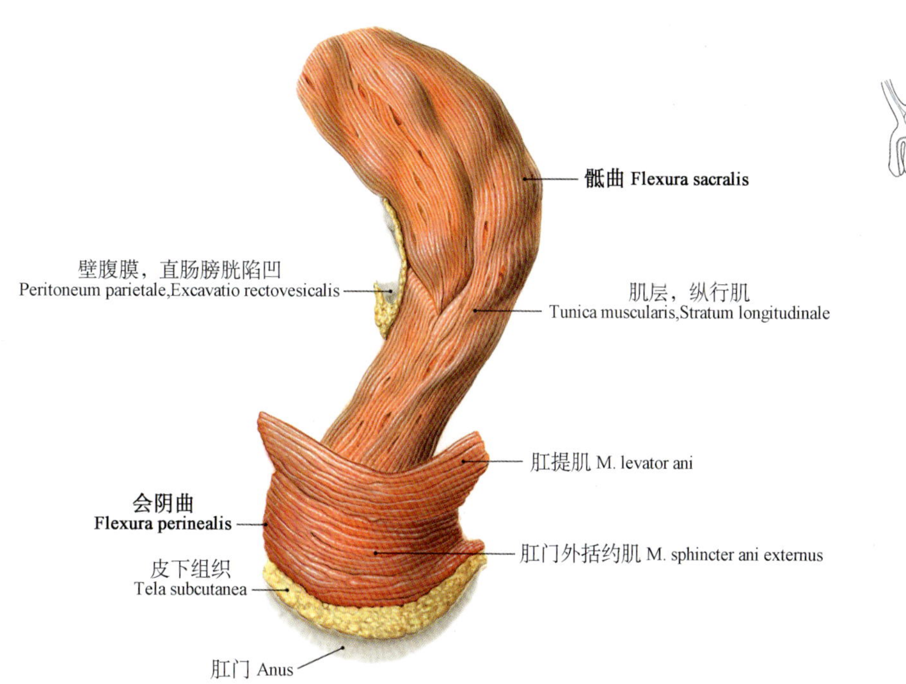

图 7.61 直肠(左侧面观)

直肠上段形成突向后的**骶曲**，直肠下段通过盆底肛提肌，形成突向前的**会阴曲**。

与结肠不同，直肠肌层既有环行肌(Stratum circulare)也有连续的纵行肌(Stratum longitudinale)。

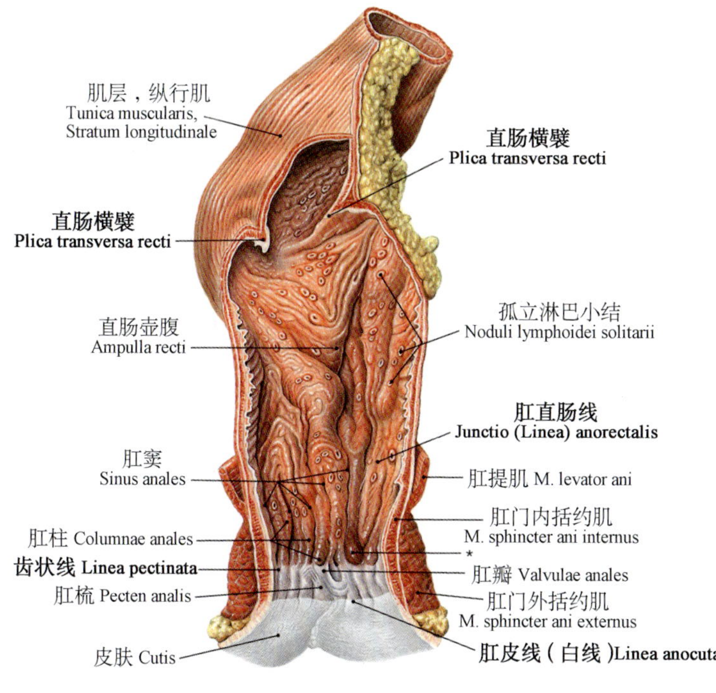

图 7.62 直肠和肛管(前面观)

直肠内面有横行皱襞，即直肠横襞。直肠 3 条横襞，其中一条较为明显，位置恒定，距离肛门 6～7cm(又称**Kohlrausch 襞**)。此皱襞以下，直肠膨大，称直肠壶腹。肛直肠线是直肠与肛管的过渡和分界，是由直肠横行皱襞移行为肛管纵行皱襞所形成的，与其说肛直肠线是一条分界线，不如说是一个过渡区域(Junctio anorectalis)。

肛管可分为3 段。

- **柱状区**：由直肠/肛门海绵体形成的纵行黏膜皱襞(肛柱)组成。
- **白色区**：由非角化的复层鳞状上皮形成，黏膜呈灰白色。此过渡带又称为**肛梳**，其上界为**齿状线**，是肛瓣在肛柱底端汇合形成“锯齿状”环形线。灰白色的鳞状上皮从上向下沿纵行皱襞分布。
- **皮肤区**：外部皮肤覆盖，以肛皮线(译者注：国内的肛皮线指齿状线，此处国内称白线)为界。

* 痔(核)。

肛管的解剖结构

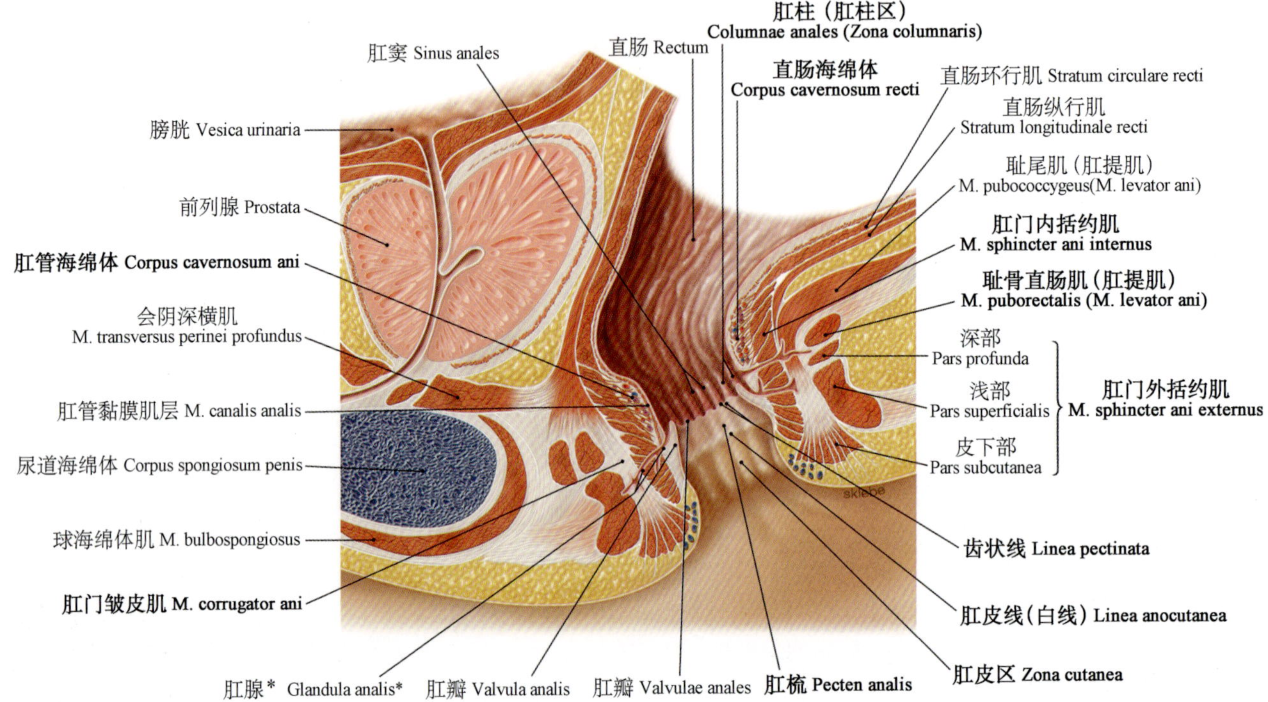

图 7.63 男性直肠和肛管（正中矢状面，左侧面观）[L238]

该图阐明了肛管分部及肛管的分段和控便元件的结构。肛管可分为**三段**（→图 7.62）。

齿状线：是胚胎发育时后肠与原肛的边界线，也是成人肛管肛柱区和肛梳的分界线。与结肠左曲相似，肛管齿状线为血管神经分布的分水岭，是临床的重要标志。因此，在临床上齿状线具有重要的定位作用。

肛管控便元件：包括肛门、括约肌和直肠海绵体（肛垫），受中枢神经系统支配。除排便外，肛门因肛门内括约肌持续收缩所闭合。直肠上动脉供应的直肠海绵体也可确保其气密性闭合。

括约肌包括：

- **肛门内括约肌**（平滑肌，受非随意性的交感神经支配）：为肠壁连续的环行肌。
- **肛门皱皮肌**（平滑肌）：直肠纵行肌的延续。
- **肛门外括约肌**（横纹肌，受随意性的阴部神经支配）：分为皮下部、浅部和深部。
- **耻骨直肠肌**（受随意性的阴部神经和骶丛直接分支支配）：属于肛提肌的一部分，在直肠后部成环将其牵拉向前方，形成直肠会阴曲。

淋巴引流（见第 151 页）

* 肛（道）腺。

→T20

临床要点

当肠管从肛门脱出时，可通过肉眼观察有无横襞（直肠横襞）或纵襞（肛柱）来判定是**直肠脱垂**还是**肛管脱垂**，但无论何种脱垂，都会导致大便失禁。由于齿状线上下血液供应和神经支配均不同，所以齿状线是**肛管肿瘤手术**时重要的标志线。直肠近端肿瘤常转移至盆腔淋巴结，直肠远端肿瘤首先转移至腹股沟淋巴结，然而，目前临床主要依据肿瘤至肛皮线的距离分类。直肠海绵体（肛垫）充血肥大称之为**痔**（→图 7.69 和图 7.70）。肛瓣后方凹陷的隐窝为肛窦（Sinus anales），有肛腺（Glandulae anales）的开口。肛腺穿过括约肌，发生炎症时导致**肛瘘**形成，并扩散至坐骨肛门窝。

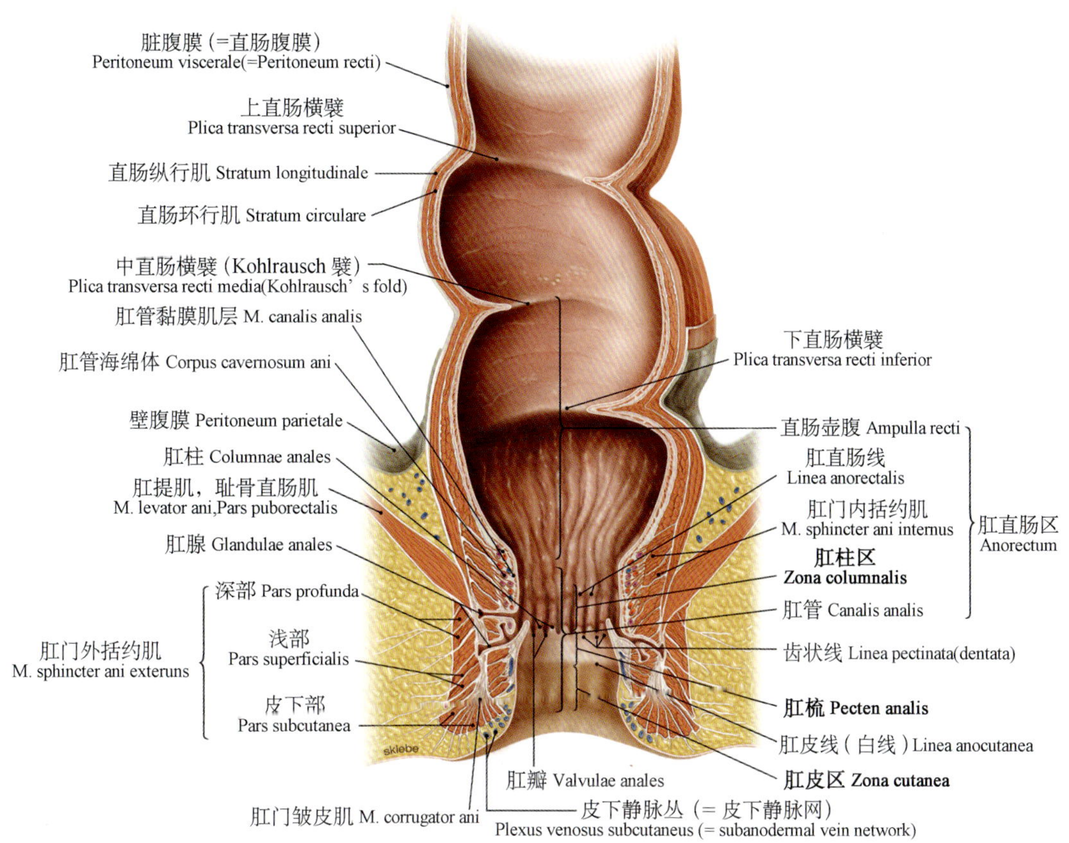

图 7.64 **直肠和肛管及控便元件（冠状面，前面观）**［L238］

直肠和肛管的**控便元件**从直肠壶腹向下延伸至肛门。当直肠壶腹充盈时，因肛门内括约肌短暂松弛引起盆内脏神经的传入、传出冲动，触发**直肠肛管松弛反射**，反射性引起所有括约肌张力增加。

随意肌可以有意识地控制排便。

- **耻骨直肠肌**：该部分肛提肌处于持续收缩状态。
- **肛门外括约肌**：具有调节功能，可诱导肛门内括约肌协同收缩，阻止排便。

此外，不随意肌不受意识支配，可使控便元件闭合：

- **肛门内括约肌**：肛门内括约肌是**控便元件的主体**，在不排便时起到近 70％的控制功能。肛门内括约肌部分肌纤维交织至直肠管海绵体内，并锚定至肛管黏膜上，故此部分肌纤维被单独命名为**肛管肌**。
- **肛门皱皮肌**：直肠纵肌延伸至肛门周围皮肤，可皱缩肛周皮肤。

肛门括约肌并不能完全闭合肛门，因此需要**直肠/肛管海绵体**（Corpus cavernosum recti/ani）的参与。直肠/肛管海绵体位于黏膜下，由直肠上动脉供应，其与肛管黏膜肌层的肌纤维形成一种血管平滑肌闭合结构，具有气密性闭合作用（负责静息状态不排便时另外 10％的控便功能）。直肠海绵体与肛管肌交错的肌纤维构成**血管肌性闭合装置**。

直肠和肛管的动脉

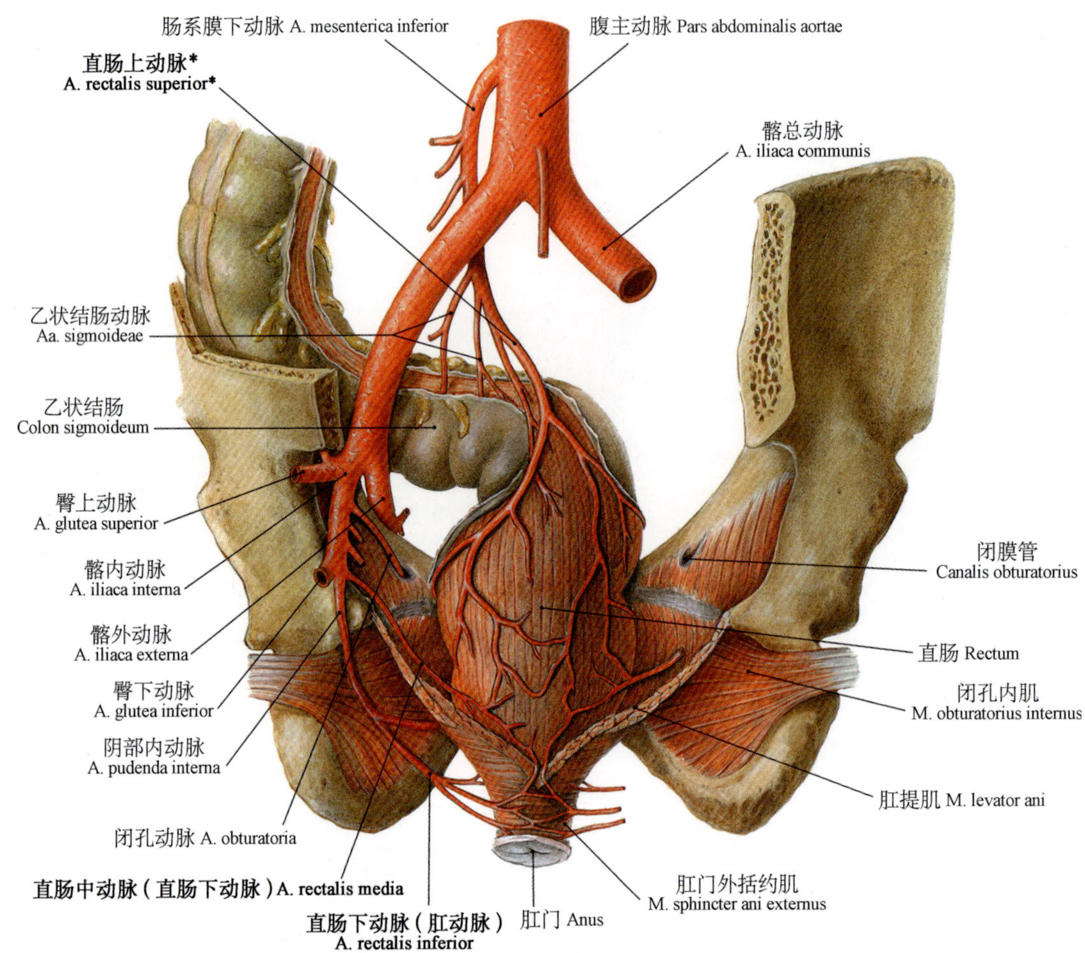

图 7.65 **直肠的动脉(后面观)**

直肠和肛管由 3 条动脉供应。

- **直肠上动脉**(不成对):来源于肠系膜下动脉,供应大部分直肠和齿状线以上的肛管,其对**直肠/肛管海绵体**(肛垫)的充盈有重要作用。
- **直肠下动脉**(成对,大多数位于一侧或缺如):位于盆底(肛提肌)上方,是髂内动脉的分支,只供应小部分下段直肠。
- **肛动脉**(成对):位于盆底下方,起于阴部内动脉,从外侧供应**肛管括约肌**及齿状线下的肛管黏膜。

肠系膜下动脉和髂内动脉发出的上述动脉以**齿状线**为界,各动脉间存在丰富吻合。

直肠上动脉是肠系膜下动脉的终末支,其与乙状结肠动脉存在血管吻合,该区域[临床术语:Sudeck 点(＊)]动脉为终末动脉。

直肠海绵体的血供来源于直肠上动脉,故直肠海绵体扩张成痔时,出血为鲜红色。

髂总静脉 V. iliaca communis
下腔静脉 V. cava inferior
肠系膜下静脉
V. mesenterica inferior
乙状结肠静脉
Vv. sigmoideae
乙状结肠
Colon sigmoideum
直肠上静脉
V. rectalis superior
臀上静脉
V. glutea superior
髂内静脉 V. iliaca interna
闭膜管 Canalis obturatorius
髂外静脉 V. iliaca externa
臀下静脉 V. glutea inferior
闭孔静脉 V. obturatoria
阴部内静脉 V. pudenda interna
闭孔内肌 M. obturatorius internus
直肠中静脉（直肠下静脉）
V. rectalis media
肛提肌 M. levator ani
直肠 Rectum
直肠静脉丛 Plexus venosus rectalis
直肠下静脉（肛静脉） Vv. rectales inferiores
肛门 Anus
肛门外括约肌 M. sphincter ani externus

直肠上动脉
A. rectalis superior
髂总静脉
V. iliaca communis
下腔静脉 V. cava inferior
乙状结肠静脉
V. sigmoidea
骶正中静脉 V. sacralis mediana
直肠上静脉 V. rectalis superior
髂外静脉
V. iliaca externa
髂内静脉
V. iliaca interna
直肠壶腹 Ampulla recti
直肠中静脉
（直肠下静脉）
Vv. rectales mediae
直肠静脉丛
Plexus venosus rectalis
阴部内动脉
A. pudenda interna
肛提肌 M. levator ani
肛柱 Columnae anales
肛门内括约肌
M. sphincter ani internus
直肠下静脉（肛静脉）
Vv. rectales inferiores
肛门外括约肌
M. sphincter ani externus
肛门 Anus

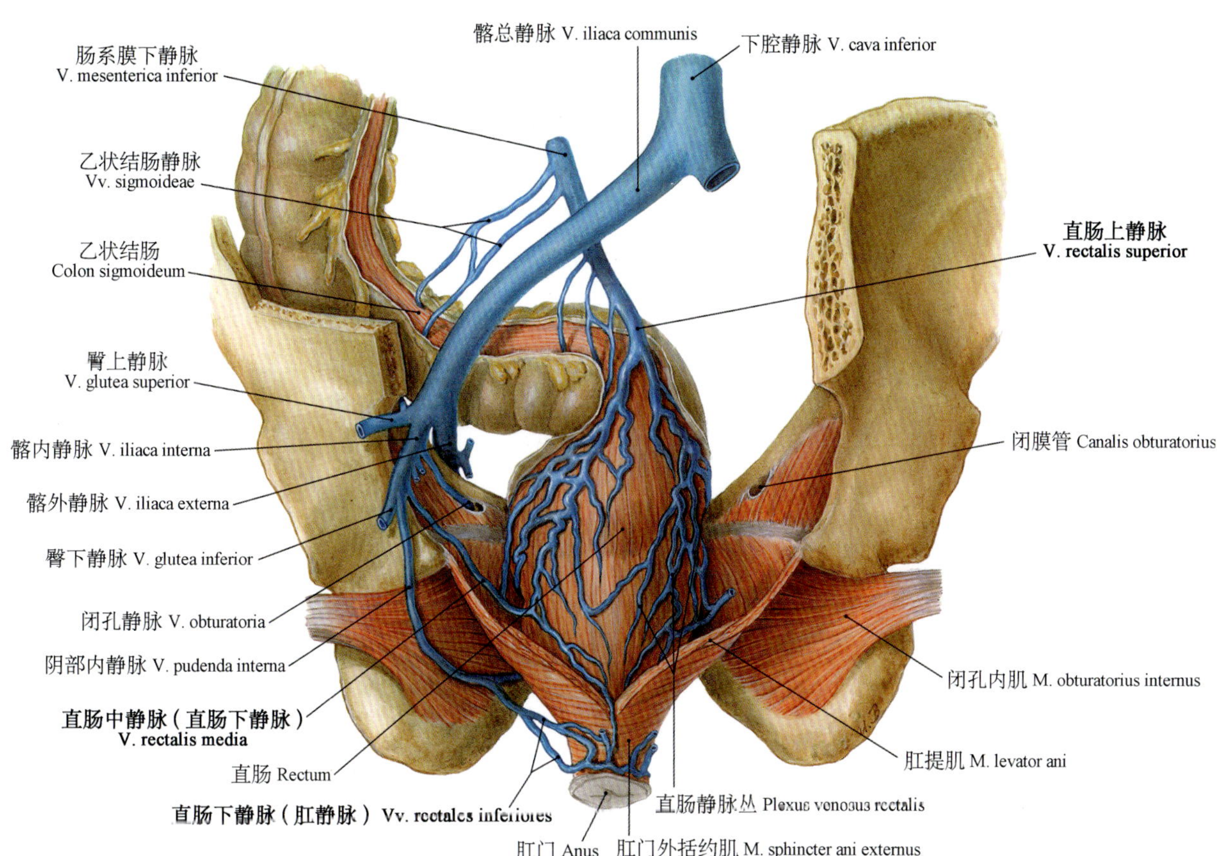

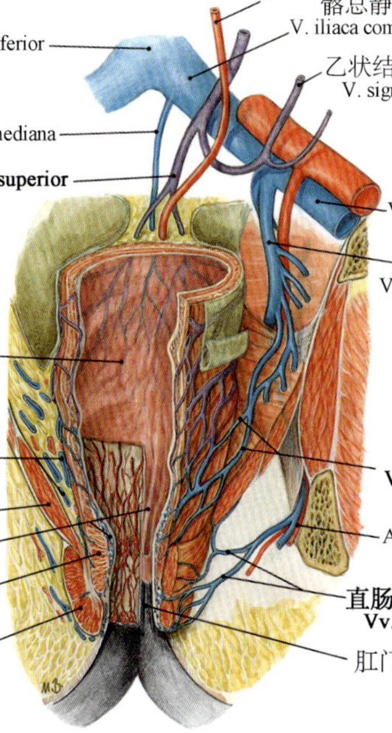

图 7.66　直肠的静脉(后面观)

与动脉相似，直肠和肛管的静脉血主要由 3 条静脉收集。

- **直肠上静脉**(不成对)：经肠系膜下静脉汇入肝门静脉(V. portae hepatis)。
- **直肠下静脉**(成对)：经髂内静脉汇入下腔静脉。
- **肛静脉**(成对)：依次经阴部内静脉和髂内静脉汇入下腔静脉。

肝门静脉和下腔静脉回流以齿状线为界，但各静脉间存在丰富吻合。

图 7.67　直肠和肛管的静脉回流；前面观，肝门静脉(紫色)和下腔静脉(蓝色)的属支

该图说明肝门静脉和上腔静脉之间存在大量的门腔静脉吻合交通。当肝门静脉系压力增高(**门脉高压**)时，如肝硬化，肝门静脉系的血液会通过吻合支(**门腔吻合**)回流至下腔静脉。痔与门脉高压无关，故上述吻合通路在痔中没有临床意义。

直肠和肛管的神经支配

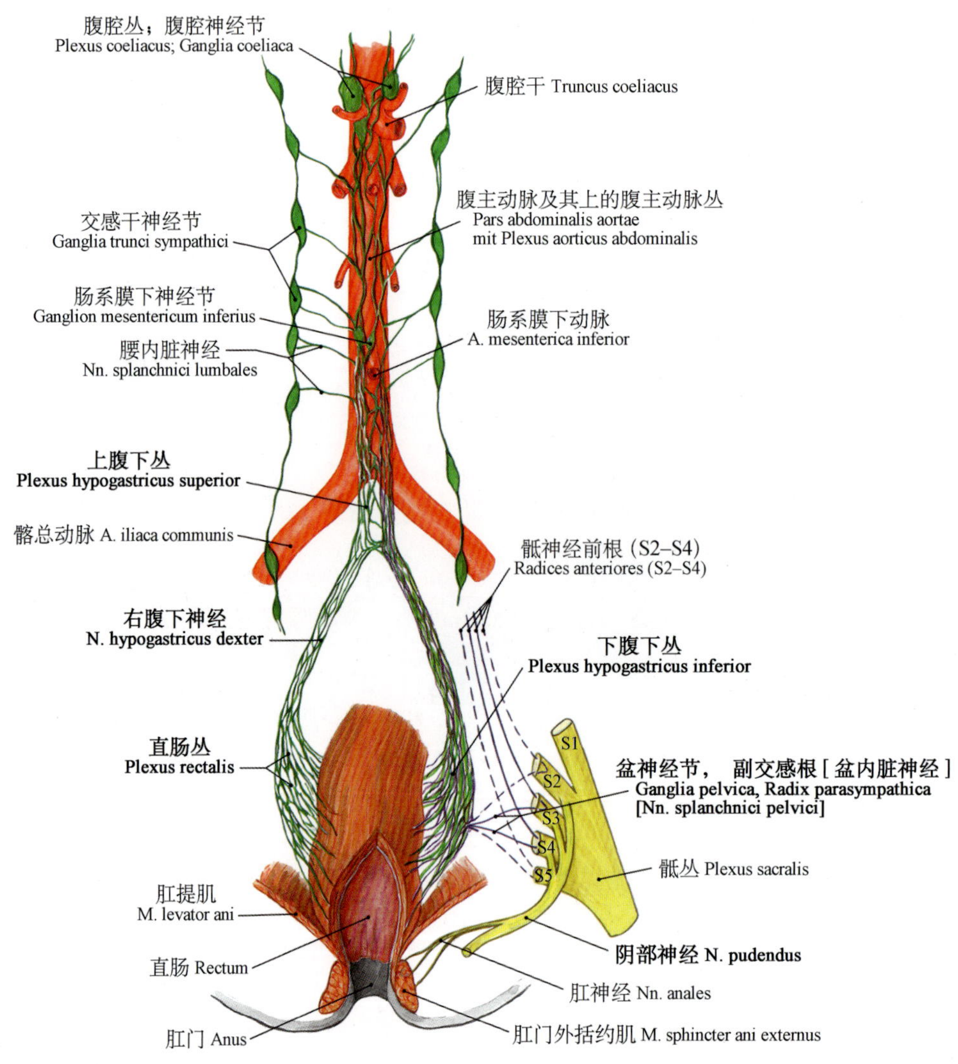

图 7.68　**直肠和肛管的神经支配示意图（前面观）**

直肠丛包括交感（绿色）和副交感（紫色）神经纤维，是下腹下丛的延续。来自脊髓 T10-L3 节段的**交感神经**节前纤维自腹主动脉丛下降至上腹下丛、由骶交感干神经节发出的交感神经节前纤维经骶内脏神经，二者均与**下腹下丛**的节后神经元形成突触；**直肠丛**支配直肠和肛管，兴奋可使括约肌收缩。

副交感节前纤维从脊髓**骶副交感神经核**S2-S4 节段发出，经由**盆内脏神经**至**下腹下丛**神经节。在此处或肠腔壁内的副交感神经节交换神经元形成节后纤维，增加肠蠕动，抑制括约肌（肛门内括约肌）收缩，促进排便。

自主神经的支配范围以齿状线为界，肛管下部由躯体来源的**阴部神经**的感觉纤维支配。因此，齿状线以下的肛管肿瘤痛感强烈，齿状线以上的则不然。此外，阴部神经的运动纤维支配肛门外括约肌和耻骨直肠肌，控制肛门的随意闭合。

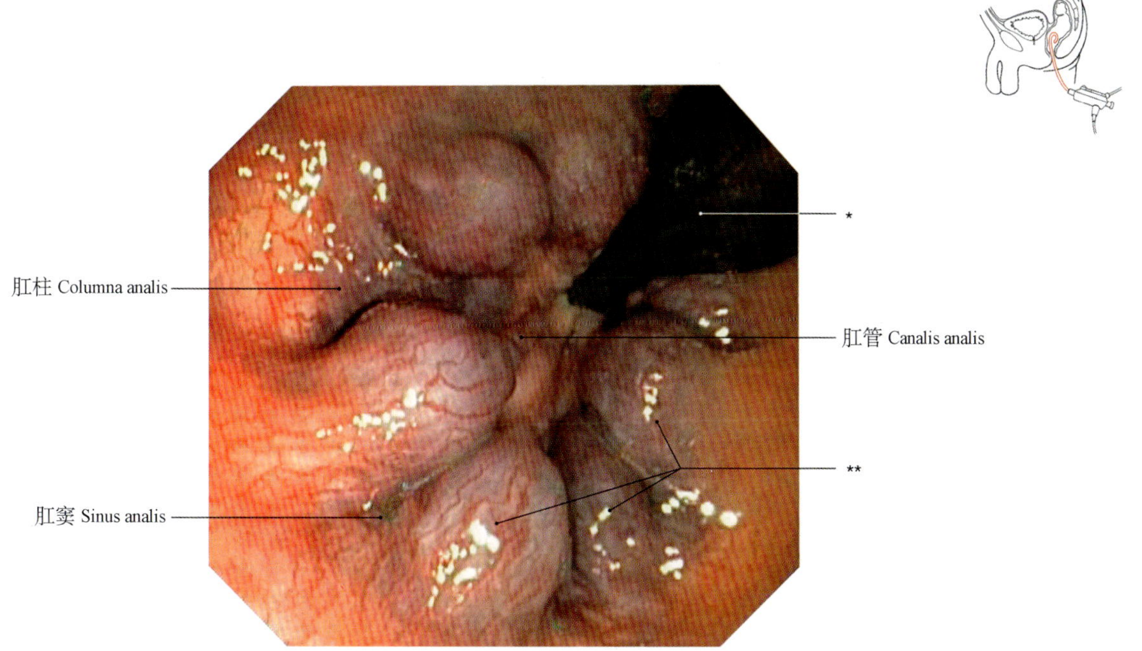

图 7.69　**肛管结肠镜(上面观)[T901]**

可见 6 个较大的直肠海绵体团块(痔),即内痔(核)。

* 结肠镜。

** 3 个痔。

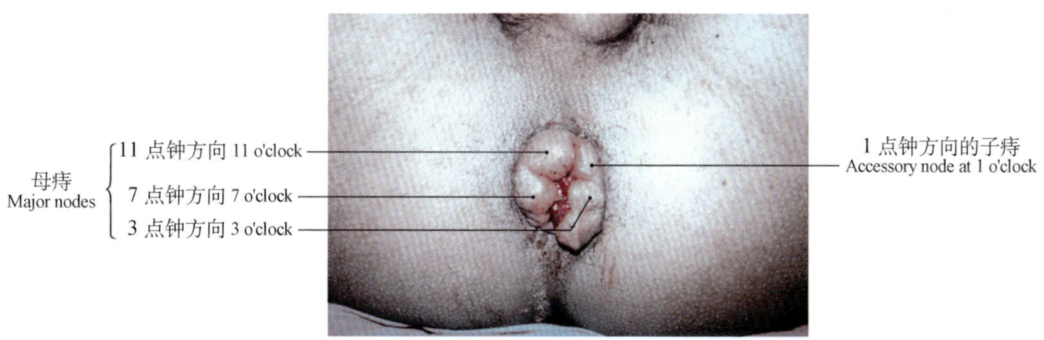

图 7.70　**Ⅳ期内痔**

患者仰卧,取截石位,检查者从下面观察会阴[O892,M526]。

每个痔的位置可用时针的指向定位。由于直肠上动脉的分支进入到直肠海绵体有一定规律,主痔好发于 3 点、7 点和 11 点钟方向,而相应子痔的血供可能来源于其他小动脉分支。图中患者子痔位于 1 点钟方向。

临床要点

痔是一种常见疾病,是直肠海绵体病理性肥大所致,但起病原因尚不明确,可能与工业化国家的不良饮食习惯有关(脂肪摄入太多,膳食纤维摄入太少)。

内痔有不同的分期。

- Ⅰ期:仅内镜检查可见。
- Ⅱ期:排便时有痔脱出,便后可自行还纳回肛管。
- Ⅲ期:常自发性脱出,但可手动还纳。
- Ⅳ期:无法还纳。

Ⅱ期以上的内痔需要治疗:Ⅱ期内痔的治疗可选用硬化剂疗法或胶圈套扎疗法,Ⅲ期和Ⅳ期的内痔可行手术切除。

男性外生殖器

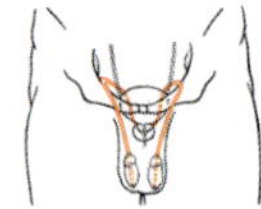

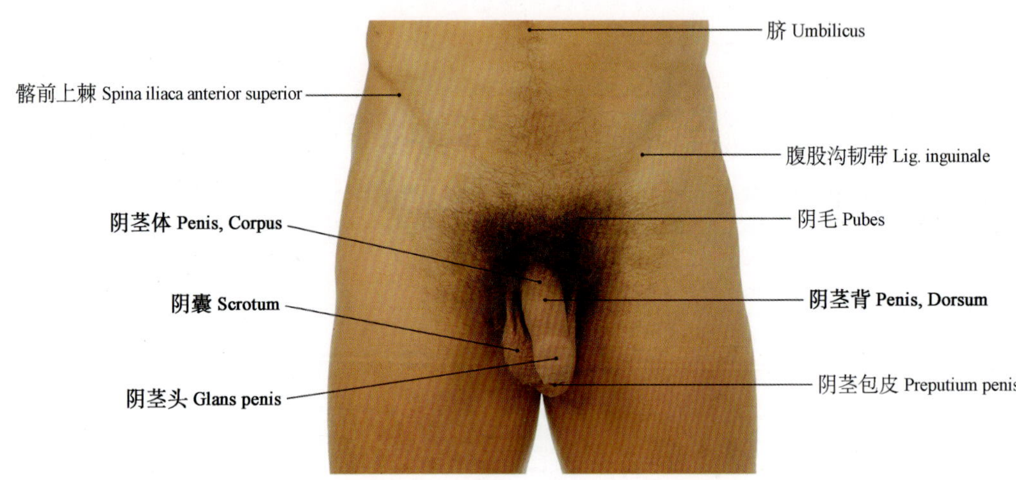

图 7.71 男性外生殖器(前面观)

在男性生殖器中,区分外生殖器(Organa genitalia masculina externa)和内生殖器(Organa genitalia masculina interna)非常重要(→图 7.79)。

外生殖器包括:

- 阴茎。
- 男性尿道。
- 阴囊。

外生殖器是**性器官**,阴茎用于性交。

男性尿道与泌尿系统一起叙述。(图 7.50 至图 7.57)。

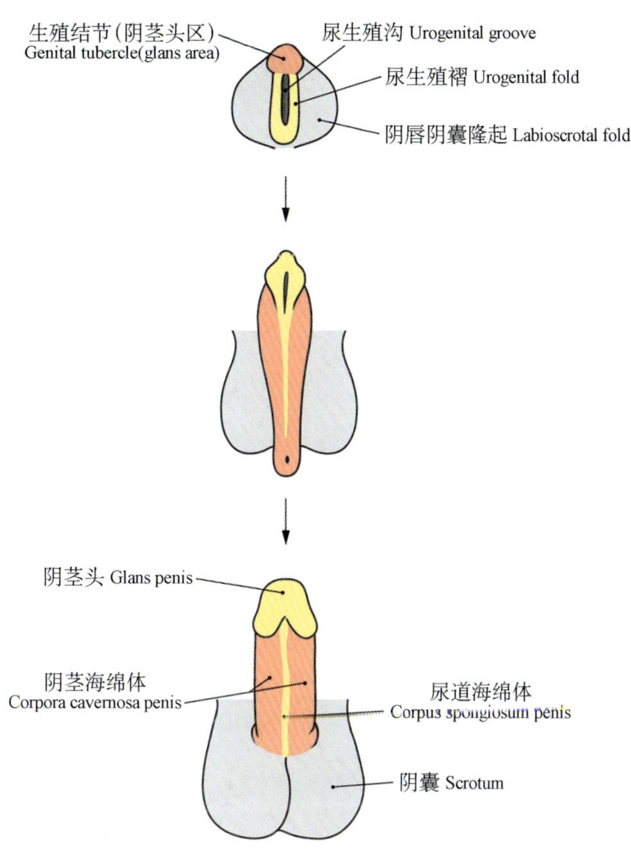

图 7.72 **男性外生殖器的发生**[L126]

男性外生殖器是由尿生殖窦下段演变而来，而后者是由后肠的泄殖腔分化的，其还会发育为膀胱和部分尿道(→图 7.22)。尿生殖窦周围还有外胚层及结缔组织(间质细胞)。起初外生殖器的发生在两性是一致的(未分化性腺)。尿生殖窦的前壁收缩形成**尿生殖沟**，两侧边界为**尿生殖褶**。上述结构两侧为**阴唇阴囊隆起(生殖隆起)**，尿生殖沟前方为生殖结节。

随后，受睾丸产生的睾丸激素的影响，**生殖结节**形成**阴茎体**(阴茎海绵体)。两侧**生殖褶**在尿道沟上方融合成尿道海绵体和**阴茎头**，形成**男性尿道**的海绵体部，而前列腺部和膜部由尿生殖窦近端发生。两侧**阴唇皱褶**增大并愈合，形成**阴囊**。

临床要点

如果两侧尿道褶发生融合不全，尿道不能开口于阴茎头尖部，而是在阴茎头下方。**尿道下裂**时，尿道开口于阴茎头至阴囊间的阴茎腹侧。**尿道上裂时**，尿道开口成嵴状，位于阴茎背侧。除排尿异常外，上述尿道发生异常可能合并阴茎畸形，需在出生后 1 年内进行手术矫正。

阴茎

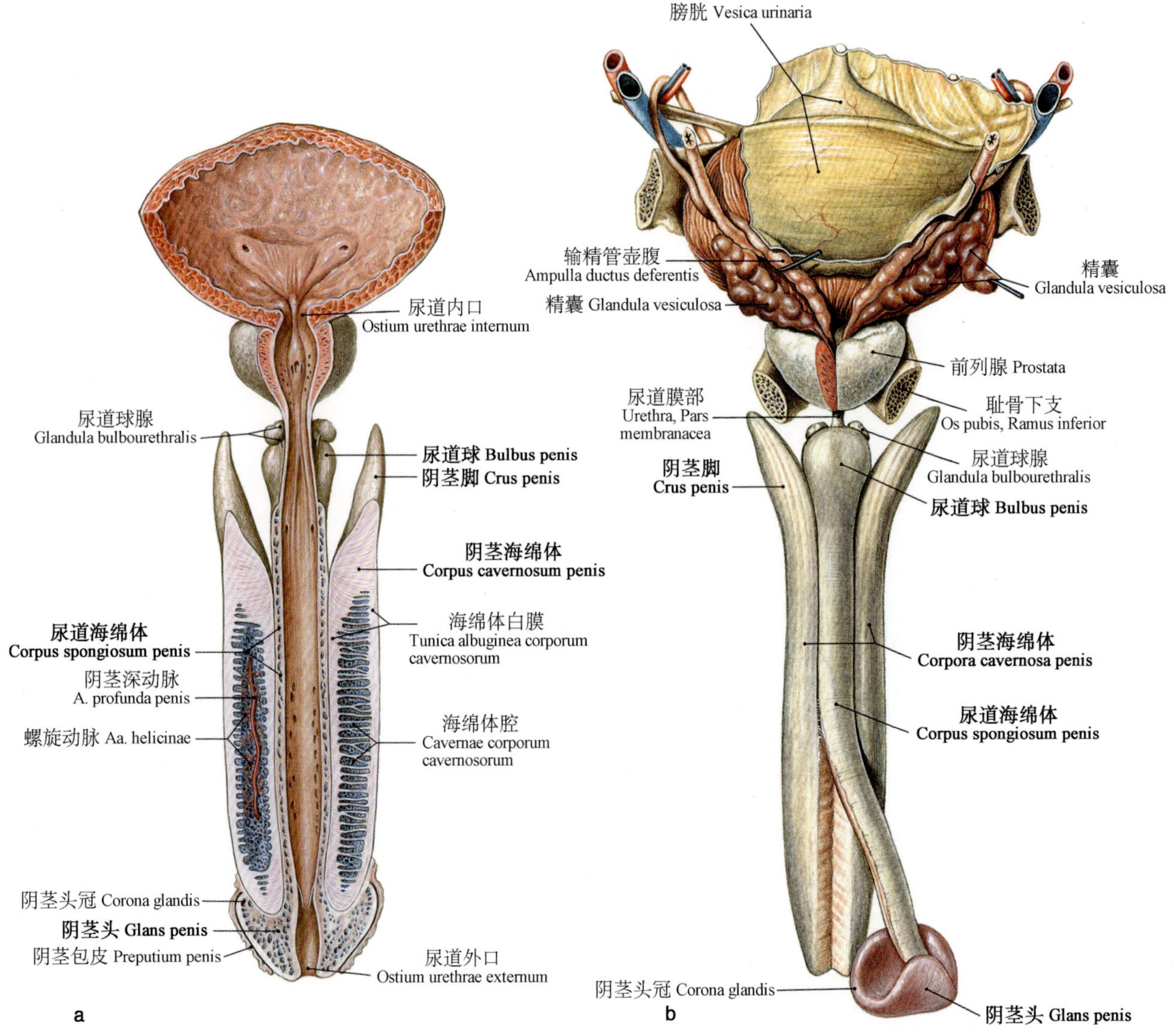

图 7.73a、b **膀胱，前列腺，阴茎和暴露的海绵体组织**

前面观，剖开的膀胱和尿道(a)和后面观(b)。

阴茎在松弛状态下长约 10cm，可分为**阴茎头**，**阴茎体**和**阴茎根**(Radix Penis)。阴茎由成对的**阴茎海绵体**和一条**尿道海绵体**组成，前者被致密纤维膜(**白膜**)包裹，并被阴茎隔分开；后者有尿道贯穿其中。**阴茎海绵体**的近端(阴茎脚)附于耻骨下支。尿道海绵体的近端膨大为阴茎球，远端形成阴茎头。所有的海绵体均被**阴茎筋膜**(**Fascia penis**)包裹，但在本图中已去除。

男性尿道的结构见图 7.51 和图 7.52。

临床要点

如果包皮过紧(**包茎**)，不能翻起，可能会引起排尿问题及感染，应行包皮环切术。

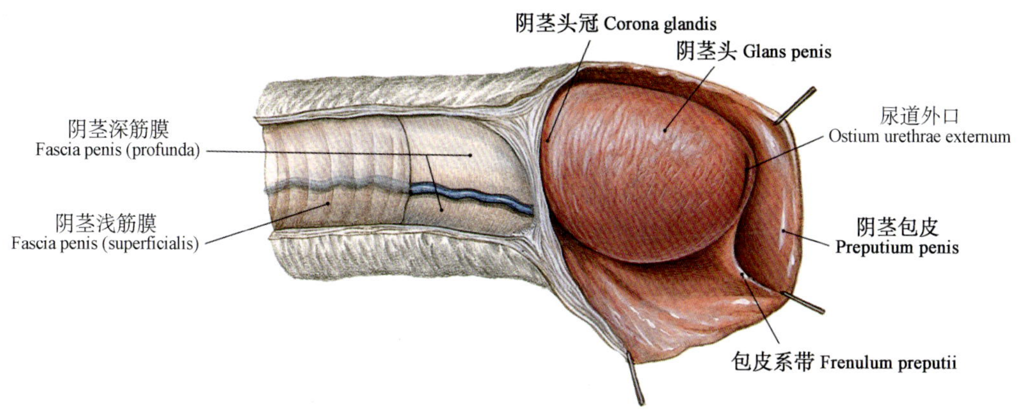

图 7.74 阴茎头和包皮(右侧面观)

阴茎远端膨大为**阴茎头**,并在头的底部呈现隆起(阴茎头冠)。

在松弛状态下,阴茎头被**包皮**(Preputium penis)所覆盖,并有条状系带(包皮系带)连接其腹侧。

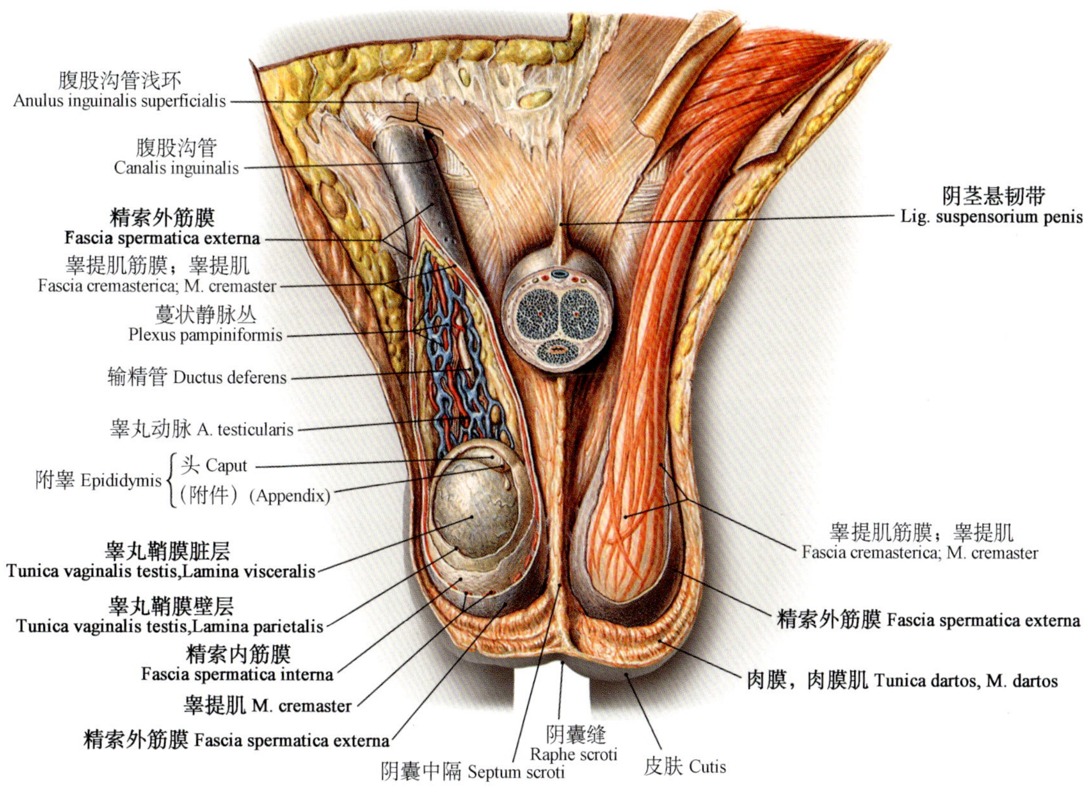

图 7.75 阴囊

前面观;阴囊切开,阴茎前段切除。

阴茎根部通过浅层的**阴茎系韧带**及深层的**阴茎悬韧带**连于腹壁。阴囊内有中隔分隔阴囊,对应于皮肤表面的阴囊缝(Raphe scroti)。

睾丸和**精索**有以下的**被膜**包被。

- 阴囊皮肤。
- 肉膜:含有平滑肌纤维的皮下层。
- 精索外筋膜:为腹外斜肌腱膜的延续。
- 睾提肌和睾提肌筋膜。
- 精索内筋膜:为腹肌筋膜的延续。

睾丸表面还有**睾丸鞘膜**包被,分为鞘膜壁层(periorchium)和鞘膜脏层(epiorchium)。脏、壁两层借睾丸系膜折返移行,二者之间的腔隙为**鞘膜腔**。

阴茎的血管和神经

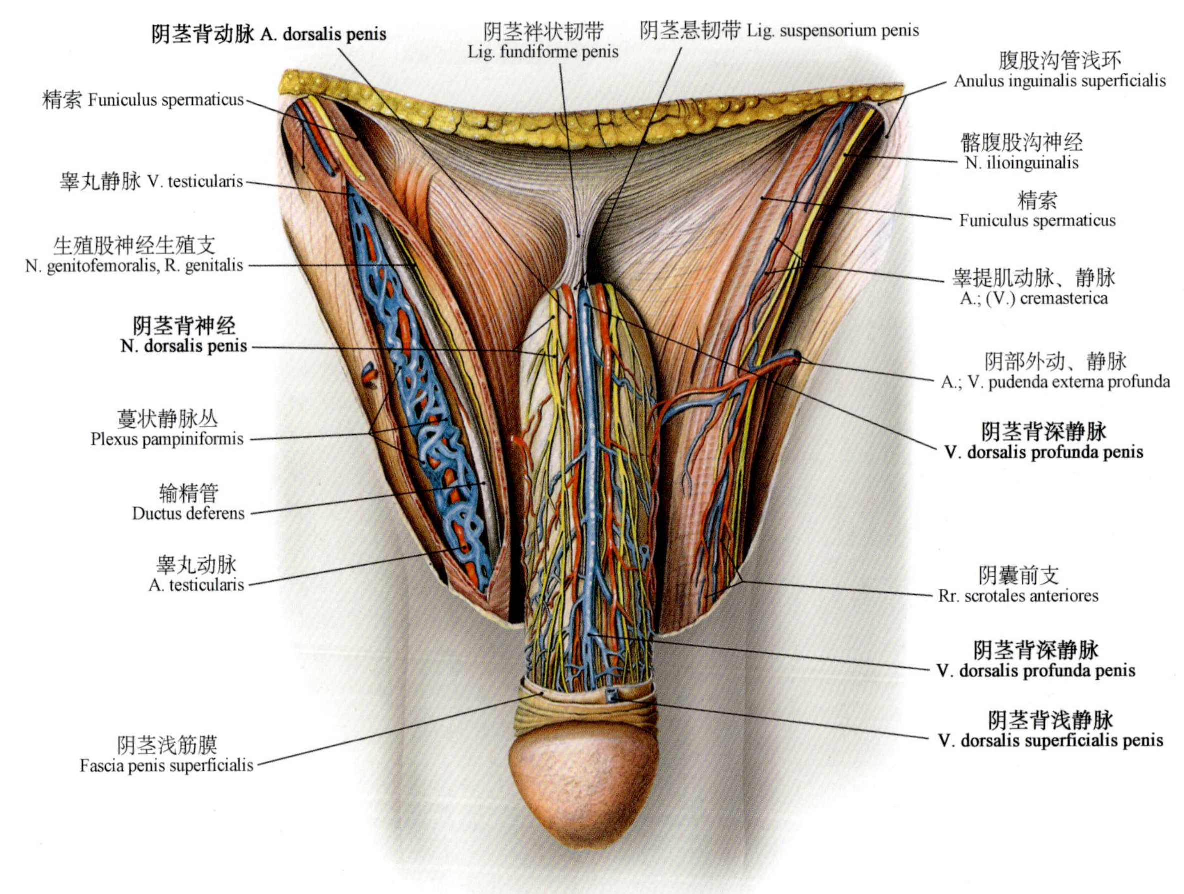

图 7.76 男性外生殖器的血管和神经(前面观,去除阴茎筋膜)

阴茎的血供来自阴部内动脉发出的3 **对动脉**,其静脉血液由3 **个静脉系统**收集(→图 7.77)。在本图中阴茎筋膜被去除,故仅可见筋膜下血管。

阴茎背动脉成对发出,分布至阴茎的皮肤和阴茎头。两阴茎背动脉之间是不成对的**阴茎背深静脉**,其将海绵体的血液回流至前列腺静脉丛。

本图还显示**阴茎的神经**。

- 感觉神经:阴茎背神经(发自阴部神经)。
- 自主神经:主要是副交感性质的阴茎海绵体神经(发自下腹下丛),穿过盆底加入阴茎背神经并随之分布。副交感神经兴奋引起血管舒张和持续勃起,而交感神经兴奋引起血管收缩。

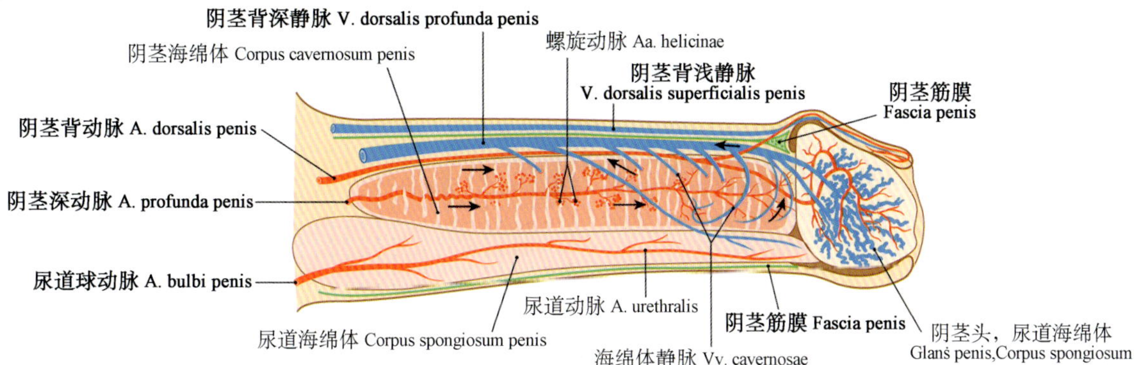

图 7.77 阴茎的血管(正中矢状面,右侧面观)[L126]

阴茎的血供来自阴部内动脉发出的3 **对动脉**。

- 阴茎背动脉:在筋膜下走行,供应阴茎皮肤和阴茎头。
- 阴茎深动脉:行于尿道海绵体内,负责注入血液,充盈海绵体。
- 尿道球动脉:穿过尿道球并移行为尿道动脉,分布至尿道球腺,延续为尿道动脉至尿道和尿道海绵体。

阴茎的静脉血由3 **个静脉系统**收集。

- 阴茎背浅静脉:成对或不成对,在筋膜外走行,收集阴茎皮肤的静脉血至阴部外静脉。
- 阴茎背深静脉:不成对,在筋膜下走行,将海绵体的血液回流至前列腺静脉丛。
- 尿道球静脉:成对,将尿道球的静脉血回流至阴茎背深静脉。

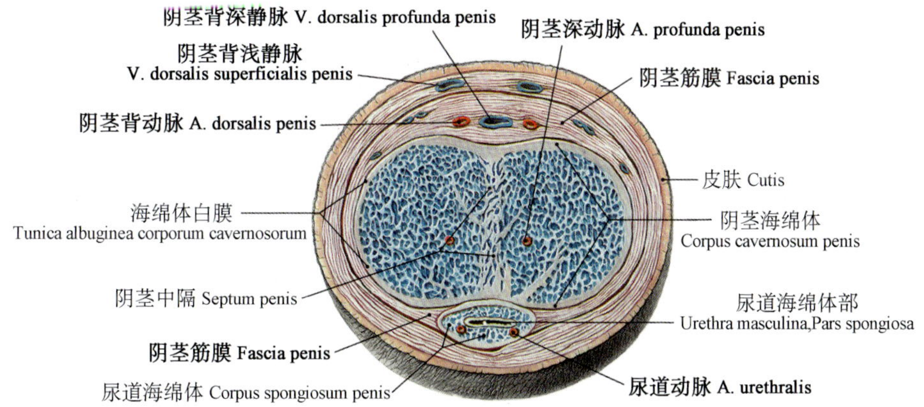

图 7.78 阴茎;阴茎体中心区横截面(前面观)

血管的位置对阴茎**勃起**至关重要。副交感神经兴奋时,**阴茎深动脉**扩张,海绵体充血膨胀,使得**阴茎背静脉**在收紧的阴茎筋膜下受压,限制静脉回流。此外,**坐骨海绵体肌**(受阴部神经支配)的收缩也有助于阴茎勃起。

临床要点

副交感神经纤维可释放一氧化氮(NO),NO 通过增加第二信使环磷酸鸟苷(cGMP),抑制血管平滑肌收缩。**磷酸二酯酶抑制药**(如万艾可®)可延缓 cGMP 的降解,增强**勃起**。

(吕叶辉 译)

男性内生殖器

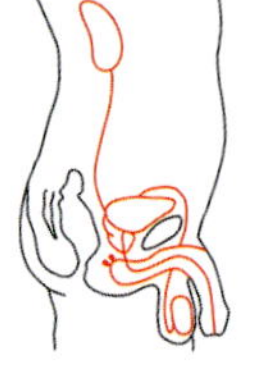

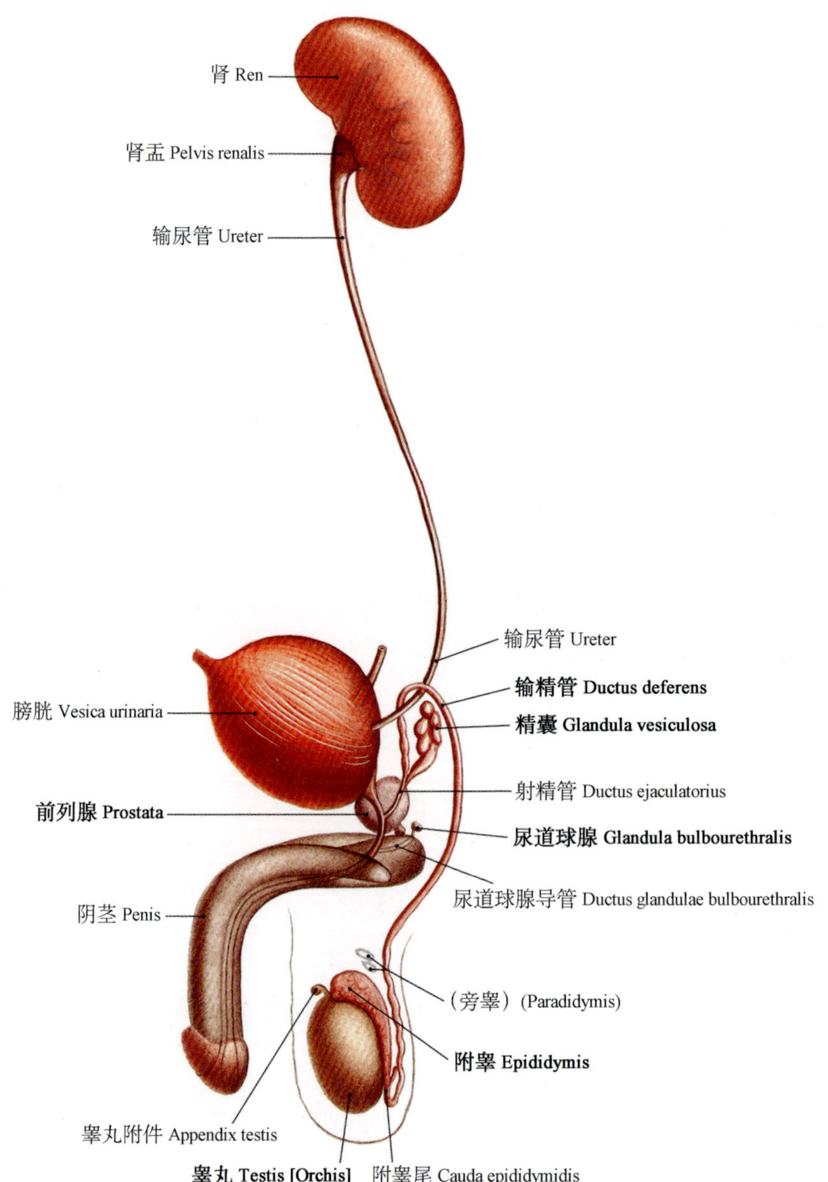

图 7.79 **男性泌尿生殖器官(右侧面观)**

男性内生殖器

- 睾丸。
- 附睾。
- 输精管。
- 精索(Funiculus spermaticus)。
- 男性附属腺
  - 前列腺。
  - 成对的精囊。
  - 成对的尿道球腺(Cowper 腺)。

睾丸和附睾属内生殖器，因两者在发生过程中重新定位，由腹腔下降至阴囊(Cavitas serosa scroti)内，并因此形成阴囊的鞘膜腔。

内生殖器为**生殖器官**，具有产生、成熟和运送精子及生成精液的功能。睾丸还可生成男性性激素(睾酮)。

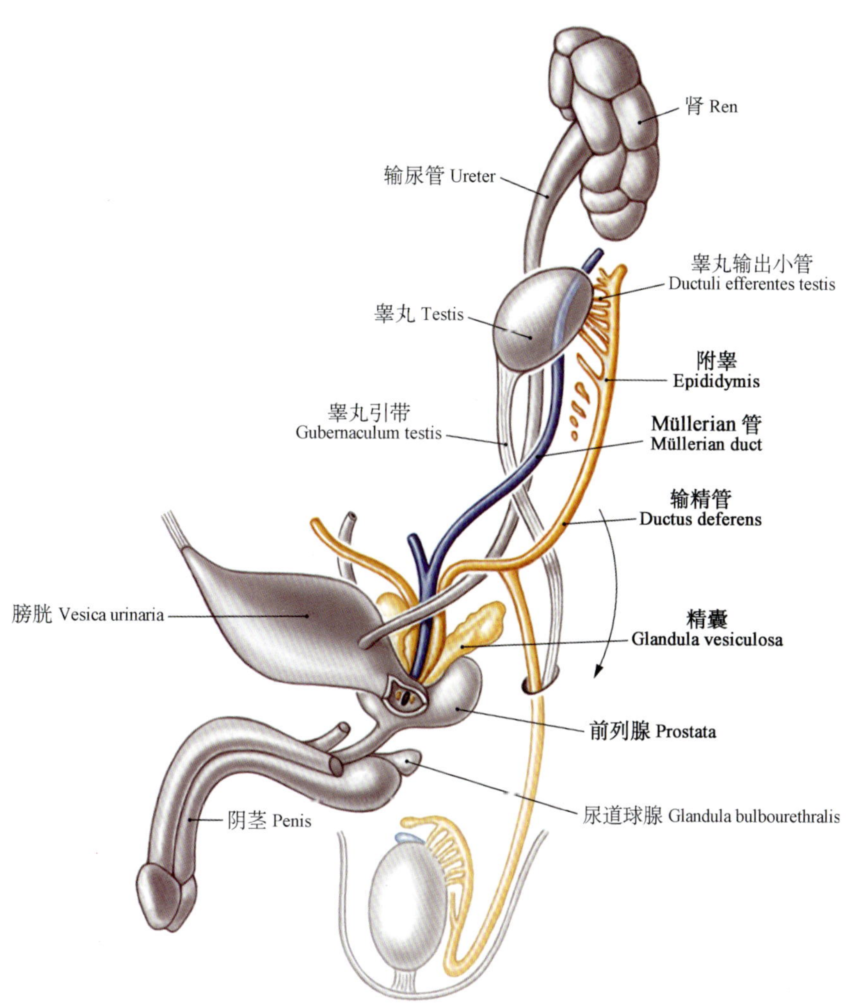

图 7.80 **男性内生殖器的发生**[L126]

胚胎第 7 周之前，男性及女性内生殖器的发生过程相同，均为未分化性腺（→图 7.22）。此后，男性原始性腺发育成为睾丸。起初，睾丸位于腰部中肾水平，由中肾发生出多个微管以连接睾丸及附睾。随着发生过程的继续，睾丸及其血管神经逐渐向下移动，即为**睾丸下降**。沿下方的间充质引带（睾丸引带）形成一腹膜间隙，即为腹膜鞘突，其向下延伸至未来的阴囊以引导睾丸下降。睾丸下降多在出生前完成，此时，精索内的部分腹膜鞘突闭锁，腹膜鞘突的远侧端保留并形成部分睾丸被膜，即睾丸鞘膜。

睾丸所生成的性激素（主要为睾酮）诱导**Wolffian 管分化**，最终分化为男性内生殖器（附睾、输精管）。精囊及其他附属腺（前列腺、Cowper 腺）源自泌尿生殖窦。抗 Müllerian 激素抑制女性生殖器 Müllerian 管的分化。

临床要点

睾丸下降解释了睾丸血管源自于肾水平，以及引流睾丸淋巴的局部淋巴结位于腹膜后隙同一水平的原因。因此，**睾丸癌**患者出现的早期淋巴结转移更多见于腹膜后隙，而非腹股沟区域。如出生后的几年内，睾丸下降依然未能彻底完成，则称为**睾丸未降**或**隐睾**，此种情况可导致不育。此外，隐睾也使睾丸癌的风险增加。最近的研究表明，生后第 1 年给予激素或手术治疗，可预防不育的发生。然而，并无确切证据表明，这些治疗可降低睾丸癌的风险。如腹膜鞘突未能闭锁，可致阴囊内液体蓄积（**睾丸鞘膜积液**）。此种情况，即便是在成年期，也可发生。再者，腹膜鞘突未能退化，也可导致腹腔器官突入至阴囊，即**先天性腹股沟疝**。

睾丸和附睾

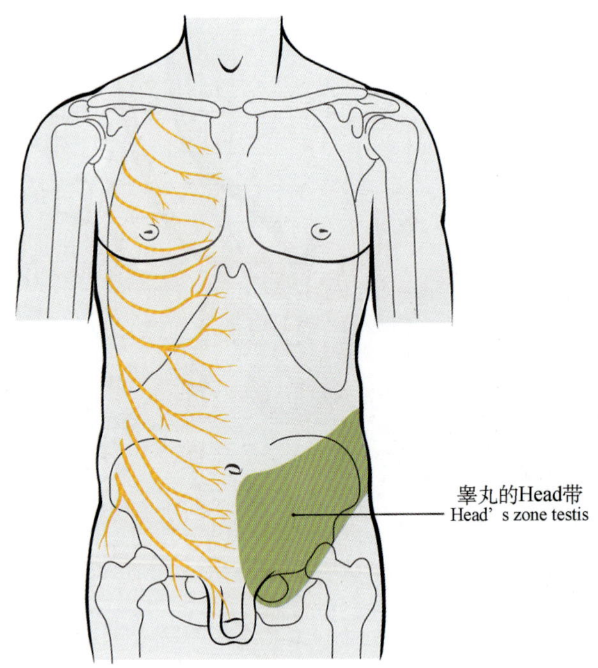

图 7.81 睾丸[Orchis]的 Head 带(前面观)[L126]

睾丸的器官相关区域(**Head 带**)投射至 T10-L1 皮节,与肾的 Head 带重叠。这是因为睾丸与其血管神经共同由腰部下降至阴囊,其中包含有支配睾丸的自主神经(睾丸丛)。睾丸疾病,如睾丸炎或睾丸扭转可导致 T10-L1 皮节的剧烈疼痛(牵涉痛)。

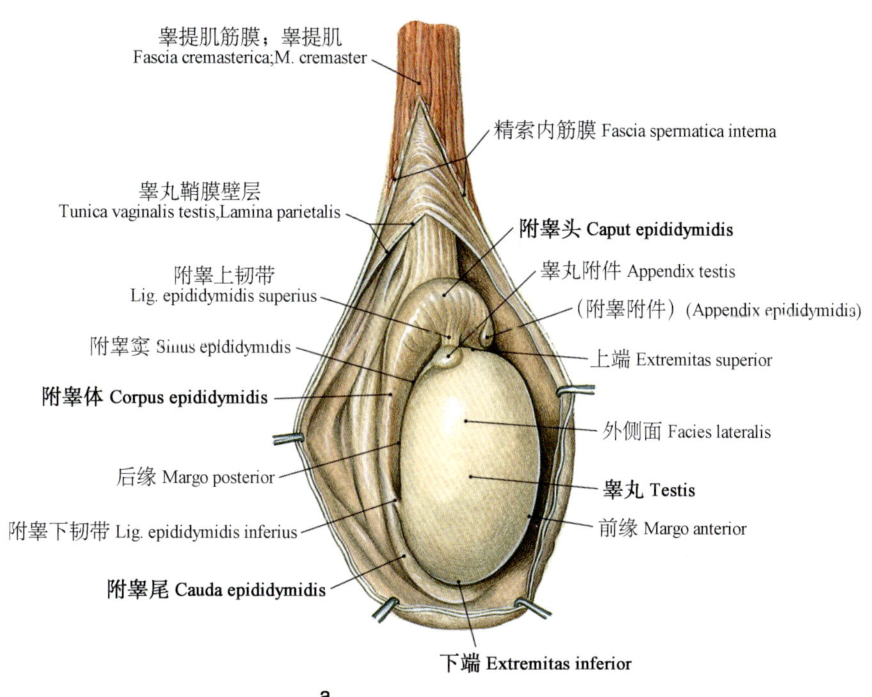

a

附睾头 Caput epididymidis
精索 Funiculus spermaticus
睾丸纵隔 Mediastinum testis
睾丸小叶 Lobuli testis
睾丸小隔 Septula testis
白膜 Tunica albuginea
附睾尾 Cauda epididymidis

b

图 7.82a、b　**睾丸和附睾[右侧面观(a)，右矢状切面观(b)]**

睾丸呈 4cm×3cm 大小的卵圆形，质量为 20～30g，有**上、下两端**(Extremitas superior and inferior)。致密的白膜包裹睾丸，并伸入至睾丸实质内形成睾丸小隔，并借此将睾丸实质分为 370 个**睾丸小叶**(Lobuli testis)。在睾丸小叶内，**生精小管**产生精子。在生精小管之间的实质内，有睾酮生成细胞(Leydig 细胞)。生精小管亦存在于**睾丸纵隔**区，睾丸纵隔内有血管神经出入，借此与附睾头相连。**附睾**位于睾丸的上方和背面，并借附睾上下韧带与睾丸相贴。附睾分为**头**、**体**和**尾**，并续于输精管。

睾丸和附睾

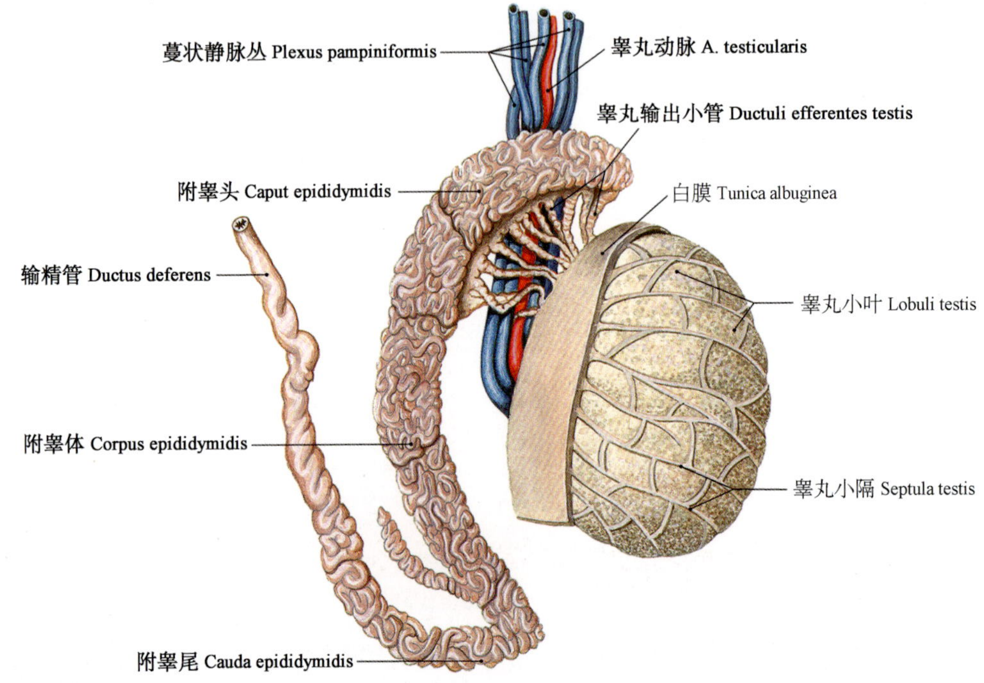

图 7.83　睾丸和附睾及其血管(右侧面观)

睾丸与附睾头通过睾丸输出小管相连。**附睾**由一长约6m迂曲的附睾管组成，其在附睾尾续为**输精管**。输精管长35～40cm、直径为3mm的肌性管道，经精索行至腹股沟管，进而至膀胱底，与精囊的输出管汇合而成射精管，开口于尿道的前列腺部。

睾丸和附睾的动脉营养来自**睾丸动脉**，静脉血经**蔓状静脉丛**回流。

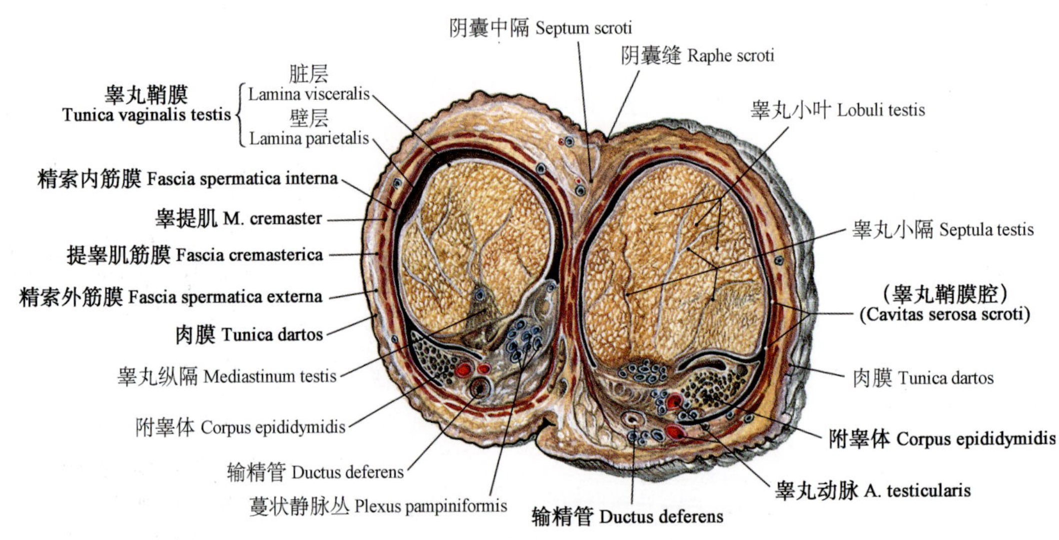

图 7.84　睾丸和附睾的横断面(上面观)

除睾丸被膜外(→图 7.87)，此图还显示了血管神经和输精管的横断面。

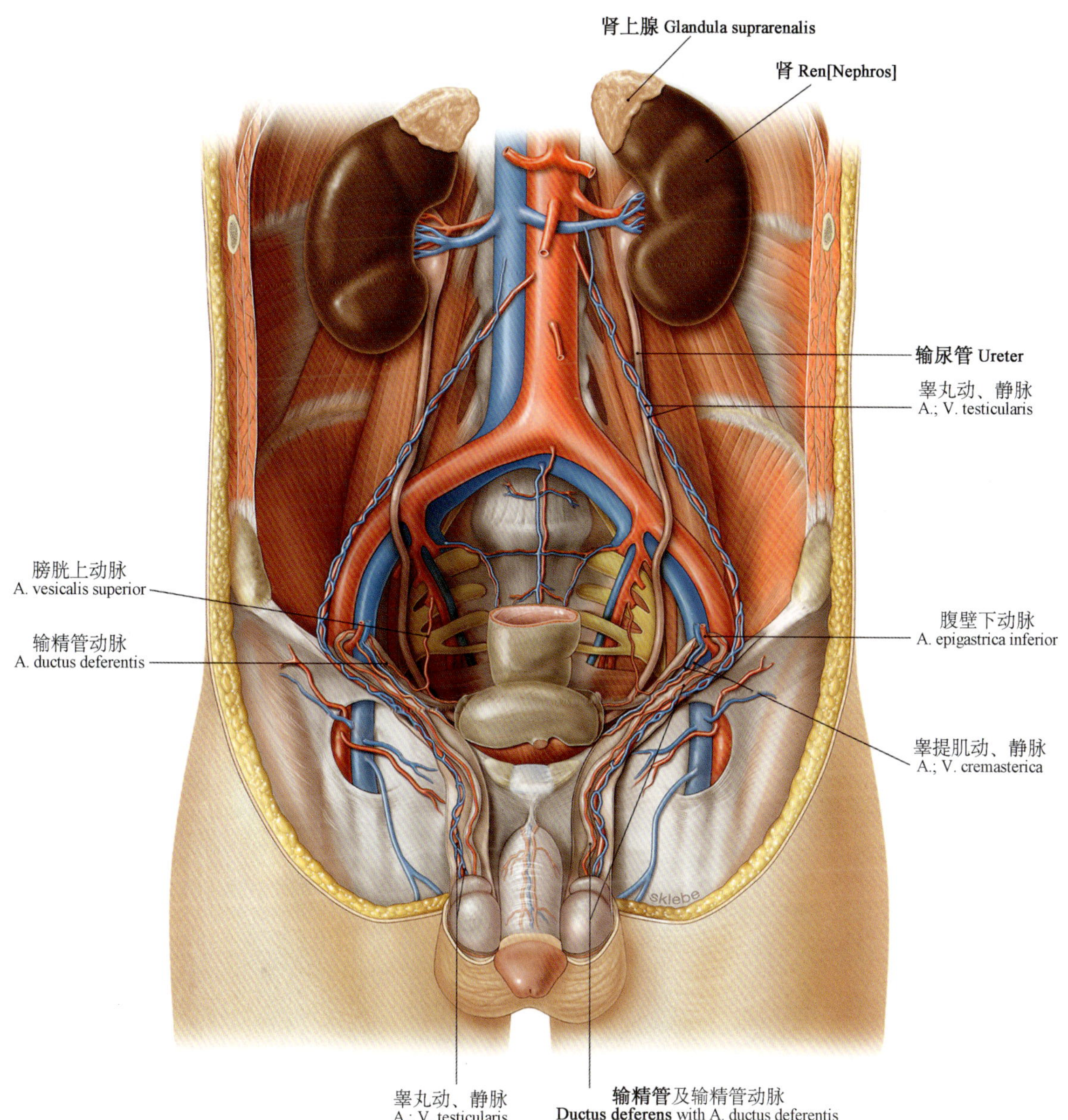

图 7.85 输精管的分部及行程

腹壁及所有腹腔内和腹膜后器官均被切除，输精管完全打开(前面观)[L238]。

输精管长 35～40cm，直径约 3mm。输精管始于附睾尾，而后上升至阴囊内(**阴囊部**)。此后，输精管走行于精索内(**精索部**)，继而经腹股沟管(**腹股沟管部**)行至盆腔内(**盆部**)。在盆腔内，输精管经输尿管前方行至膀胱底。在此处，输精管膨大形成**输精管壶腹**，而后与精囊的排泄管汇合形成**射精管**。输精管穿前列腺，并开口于尿道前列腺部的精阜处(→图 7.51 和→图 7.52)。射精活动中，精子经此进入尿道。输精管内含有较厚的平滑肌层(→图 7.86)。

生殖器官

精索

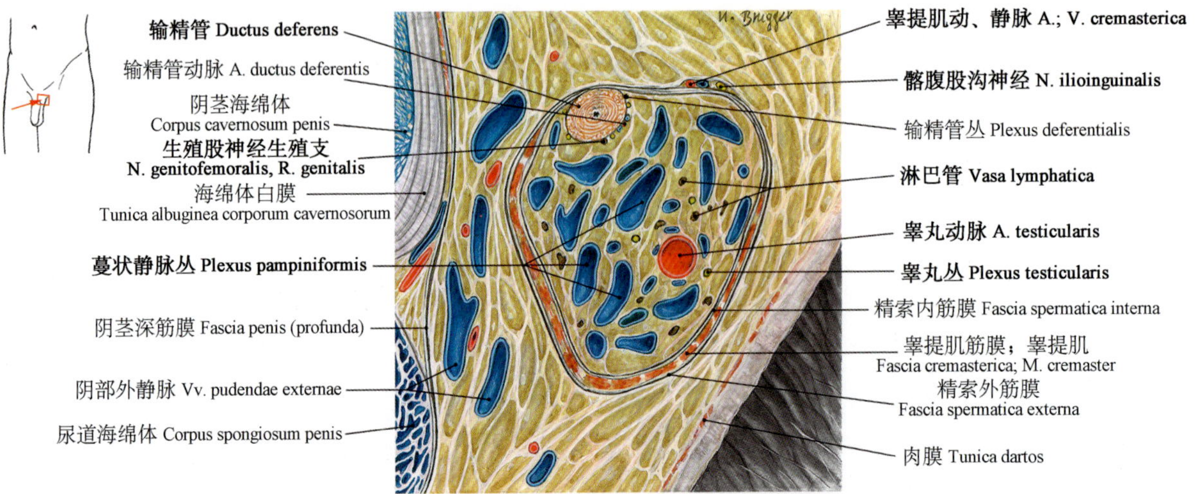

图 7.86 左侧精索

冠状切面，前面观，放大 2.5 倍。

精索包括以下结构。

• 输精管与源自脐动脉的输精管动脉。
• 来自腹主动脉的睾丸动脉、蔓状静脉丛及伴行静脉。
• 生殖股神经的生殖支(→图 7.76)。
• 回流至腰淋巴结的淋巴管(Vasa lymphatica)。
• 来自主动脉丛的自主神经纤维(睾丸丛)。

此外，髂腹股沟神经和**睾提肌动静脉**紧贴于精索外面走行(→图 7.76 和→图 7.87)。

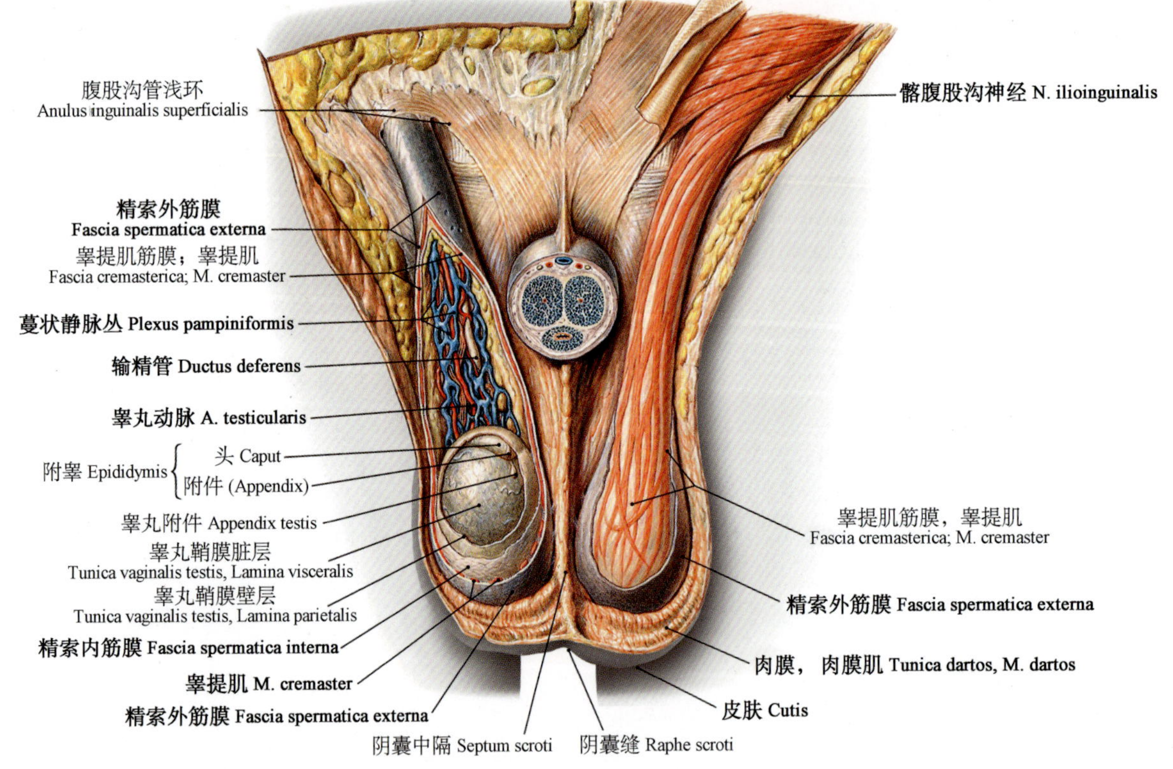

图 7.87 精索被膜和睾丸

前面观；阴囊已开放。

睾丸和**精索**的**被膜**有：

• 精索外筋膜：为腹外斜肌腱膜的延续。
• 睾提肌和睾提肌筋膜。
• 精索内筋膜：为腹横筋膜的延续。

在**阴囊**区，两外层结构只包裹睾丸。

• 阴囊皮肤(cutis)。
• 肉膜：含平滑肌纤维的皮下组织。

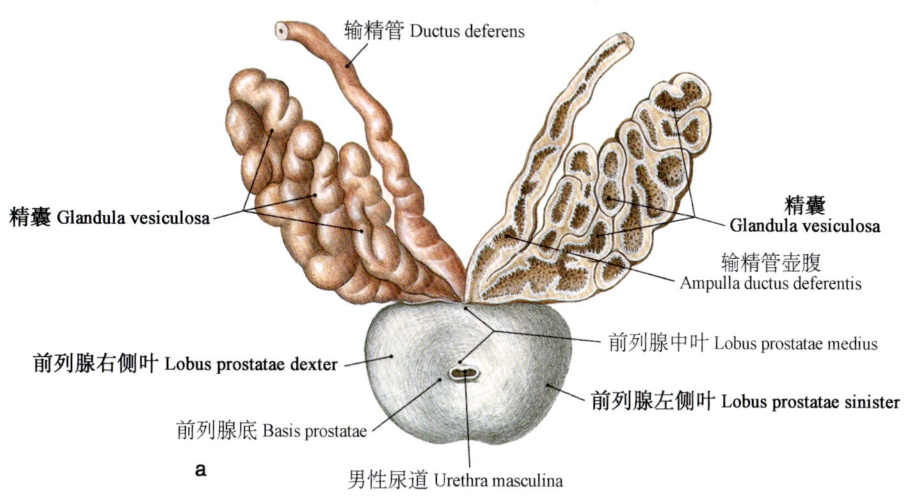

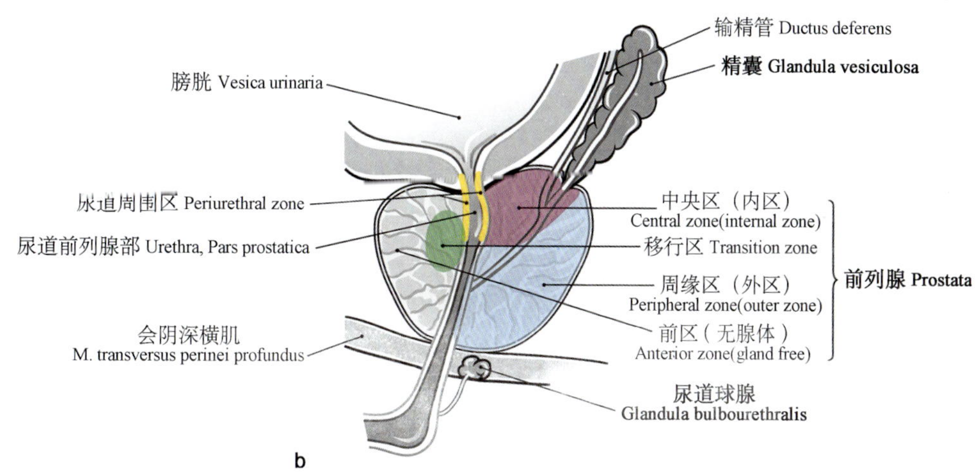

图 7.88a、b **精囊与前列腺**

上面观(a)，正中切面，左侧面观(b)［L126］。

男性内生殖器还包括**附属腺体**，其产生的分泌物参与形成精液，并在性交过程中润滑女性生殖器。

附属腺体包括：

- **前列腺**：位于膀胱底部的不成对腺体，大小为 4cm×3cm×2cm，质量为 20g，包括上方的前列腺底和下方的前列腺尖。前列腺借一浅沟分为左侧叶和右侧叶(Lobus dexter and sinister)。此外，前列腺还可分为中叶(Lobus medius)。前列腺的分泌物借其排泄管排入穿行于其内的尿道(尿道前列腺部)。组织学上，前列腺由 35～50 个独立的腺体组成，所有腺体都通过排泄管将其分泌物输送至**尿道前列腺部**。排泄管的开口位于精阜的两侧。
- **精囊**：位于膀胱后方的成对腺体(→图 7.50)，呈细长的椭圆形(5cm×1cm×1cm)，由一条长约 15cm 的盘曲管道组成。精囊的每个排泄管与输精管汇合成为射精管，开口于**尿道前列腺部**的精阜。
- Cowper **腺**(尿道球腺)：为位于会阴肌内的豌豆大小(约 1cm)的成对腺体(→图 7.51)。Cowper 腺的排泄管长约 3cm，开口于**尿道海绵体部**。

精囊和前列腺的分泌物为精液的重要组成部分，具有营养精子的作用。射精之前，Cowper 腺产生分泌物，发挥润滑的功能。

男性附属腺体

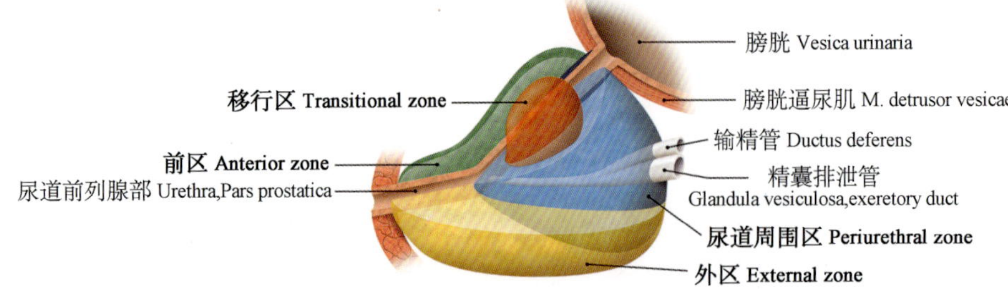

图 7.89　前列腺分区结构示意图

仰卧位（常用于直肠检查），左侧面观[L127]。

大体结构上，**前列腺**可分为左、右侧叶和中叶。此外，前列腺还可依据其组织学特征分为多个**区**，此种分法具有重要的临床意义：

- **中央区或内区**（占腺体组织的 25%）：为射精管与尿道之间的楔形部分。
- **周缘区或外区**（占腺体组织的 70%）：于后面包裹中央区。
- **尿道周围区**：为尿道近端周围狭窄的组织带。
- **移行区**（占腺体组织的 5%）：位于尿道周围区的两侧与内区之间的移行部分。
- **前区**：为尿道腹侧无腺体区，仅含有结缔组织间质和平滑肌。

需要指出的是，在以前的出版物中，只划分内区和外区。移行区被视为内区的一部分。

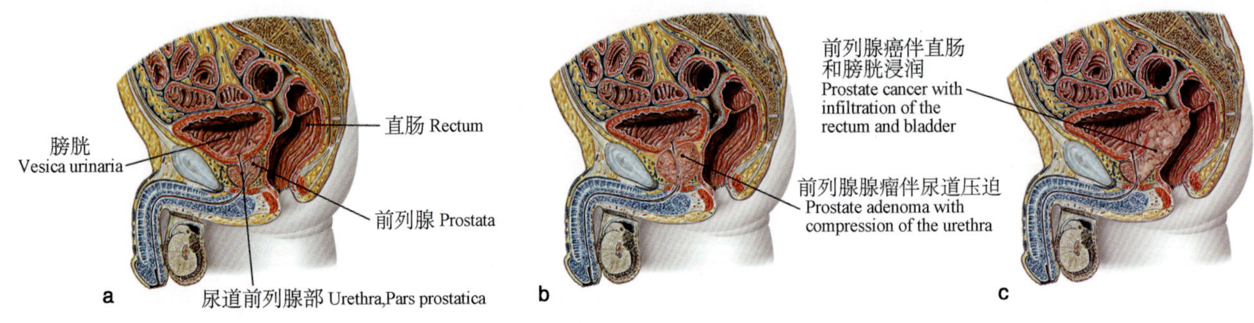

图 7.90　与前列腺分区相关的肿瘤；男性盆腔矢状切面（左侧面观）[L266]

a 正常前列腺。

b 来自移行区的前列腺腺瘤压迫尿道。

c 源自外周区的前列腺癌浸润至直肠和膀胱。

临床要点

良性前列腺肥大或腺瘤（BPH；**前列腺增生**）为前列腺的一种良性肿瘤，肥大的前列腺最高可达 100g，可见于几乎所有 70 岁以上的男性。前列腺腺瘤源自于**移行区**（→图 7.90b）。近年来，医学界已将移行区与中央区进行了区分。因此，病程早期即可出现排尿及尿潴留的问题。

前列腺癌是男性最常见的三种恶性肿瘤之一，通常发病于**前列腺周缘区**（→图 7.91c），此区可在显微镜下与其他区带区分。因此，前列腺癌患者的症状出现较迟。前列腺借薄薄的直肠前列腺筋膜（也称 Denonvilliers 筋膜；→图 7.59）与直肠相邻，临床上，可经直肠检查（DRE）前列腺肿瘤组织。因此，直肠指检是 50 岁以上的男性全面体检的重要环节。

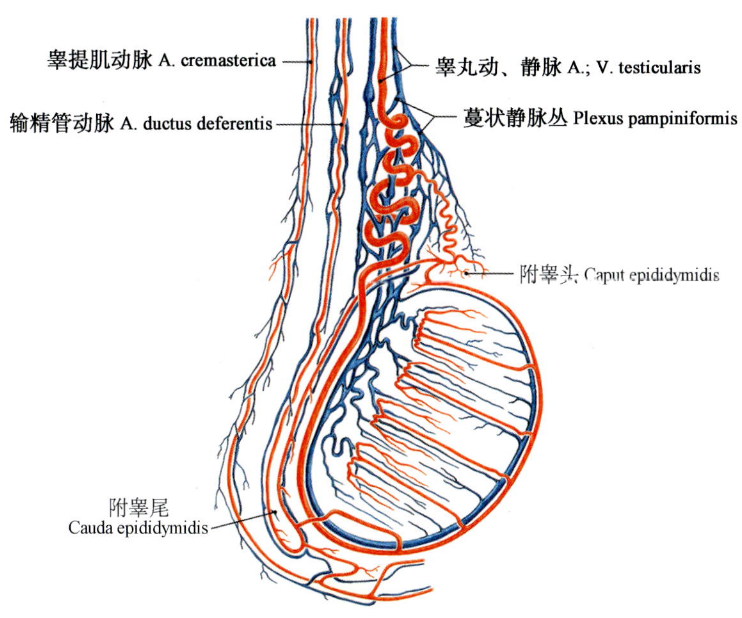

图 7.91　男性内生殖器的血管(右侧面观)
睾丸和附睾血供来自**睾丸动、静脉**。睾丸静脉的远端扩张成为静脉丛(蔓状静脉丛)。输精管由**输精管动脉**营养，精索由**睾提肌动脉**营养。

男性内生殖器的血管		
	器官	**血管**
动脉	睾丸和附睾	睾丸动脉(来自腹主动脉)
	输精管	输精管动脉(主要来自脐动脉)
	精索(睾提肌)	睾提肌动脉(来自腹壁下动脉)
	附属腺体	膀胱下动脉和直肠中动脉(来自髂内动脉)
静脉	睾丸，附睾，输精管和精索	蔓状静脉丛：静脉丛及其小静脉汇合成为睾丸静脉，右睾丸静脉注入下腔静脉，左睾丸静脉回流至左肾静脉
	附属腺体	经膀胱静脉丛和前列腺静脉丛回流至髂内静脉

临床要点

左睾静脉与左肾静脉汇合处的**流出道梗阻**或肾静脉内**肾肿瘤**可造成血液反流，进而导致阴囊左侧半出现肉眼可见，并可触及的蔓状静脉丛扩张(**精索静脉曲张**)。因此，左侧精索静脉曲张的患者需排除肾肿瘤。此外，较长的静脉曲张可致不育。

男性内生殖器的血管

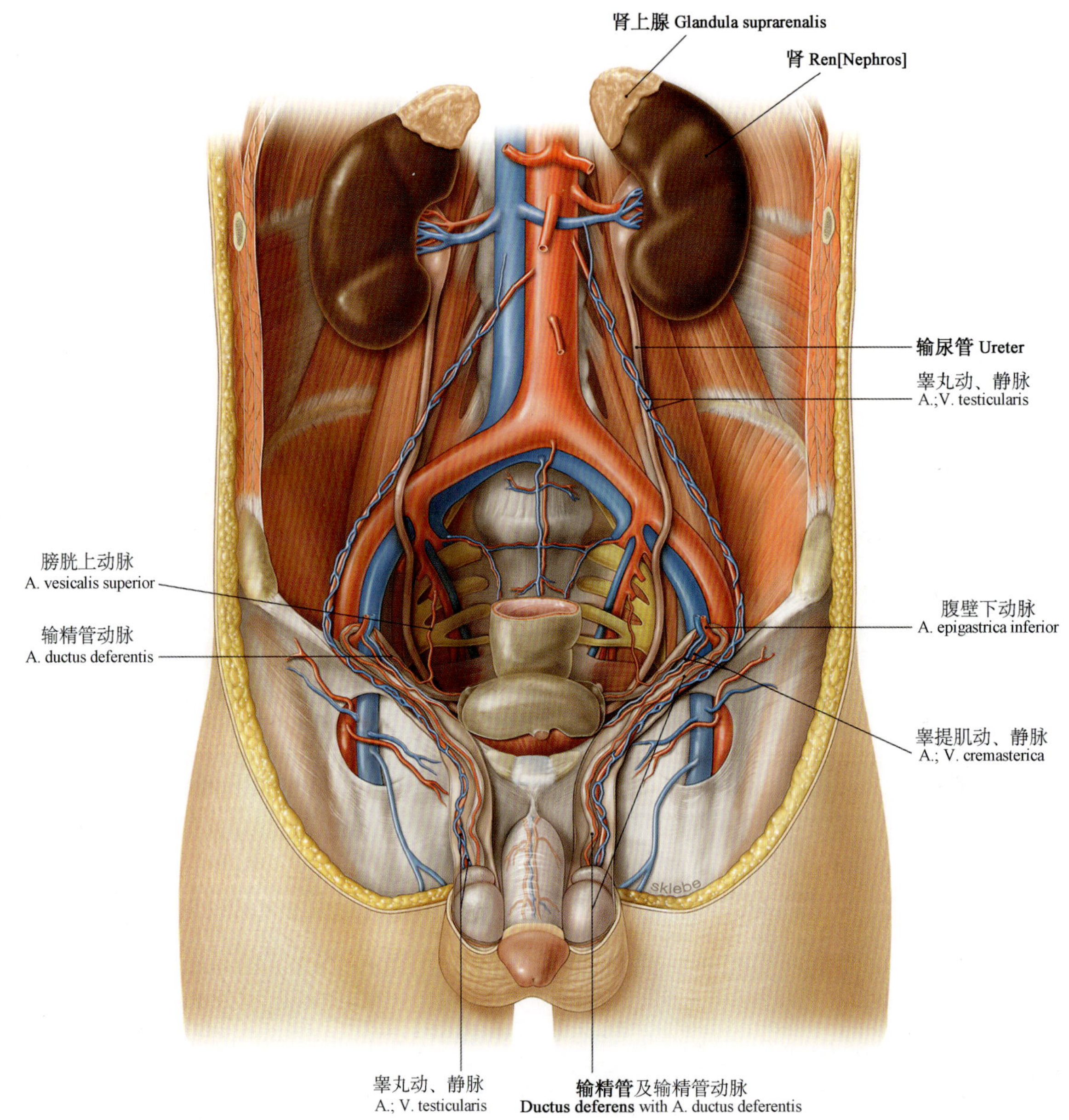

图 7.92 男性内生殖器的血管

腹壁及所有腹腔内和继发性腹膜后脏器已移除；精索全长剖开；前面观[L238]。

睾丸和附睾的血供来自于腹主动脉的脏支——**睾丸动脉**。睾丸动脉于腹膜后间隙内下行，随精索进入腹股沟管，最终至阴囊。**睾丸静脉**与同名动脉伴行。右睾丸静脉回流至下腔静脉，而左睾丸静脉回流至左肾静脉。**输精管**由细小的**输精管动脉**营养，此动脉可直接发自脐动脉，也可源自膀胱上动脉。输精管动脉紧贴输精管下行，直至附睾的起始处。

精索被膜的动脉营养来自于腹壁下动脉的分支——**睾提肌动脉**，此动脉先行于精索外，而后穿精索被膜行于被膜之间。

此图未显示**男性附属腺体**的血供，它由髂内动脉所发出的**膀胱下动脉**和**直肠中动脉**营养。只有 Cowper 腺由**阴部内动脉**营养，此动脉及其深支穿行于会阴间隙。

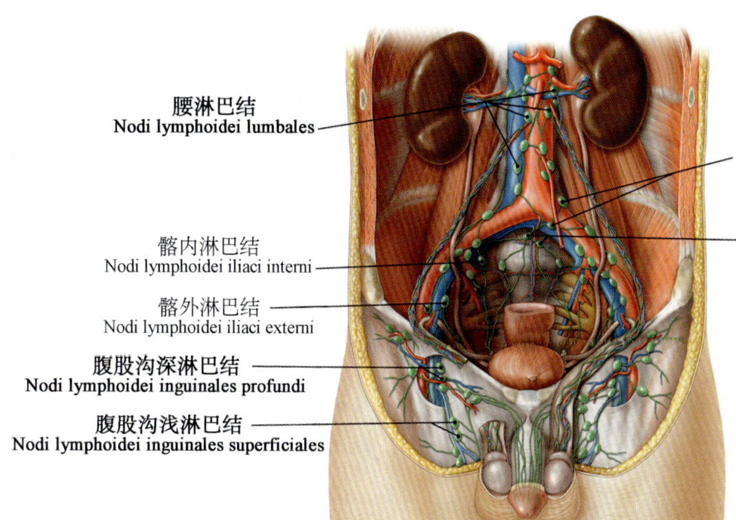

图 7.93 **男性外生殖器和内生殖器的淋巴管及淋巴结(前面观)**[L238]

男性外生殖器的局部淋巴结为**腹股沟淋巴结**(Nodi lymphoidei inguinales)。相反,引流睾丸和附睾的第一级局部淋巴结位于腹膜后间隙内、肾平面(**腰淋巴结**)。

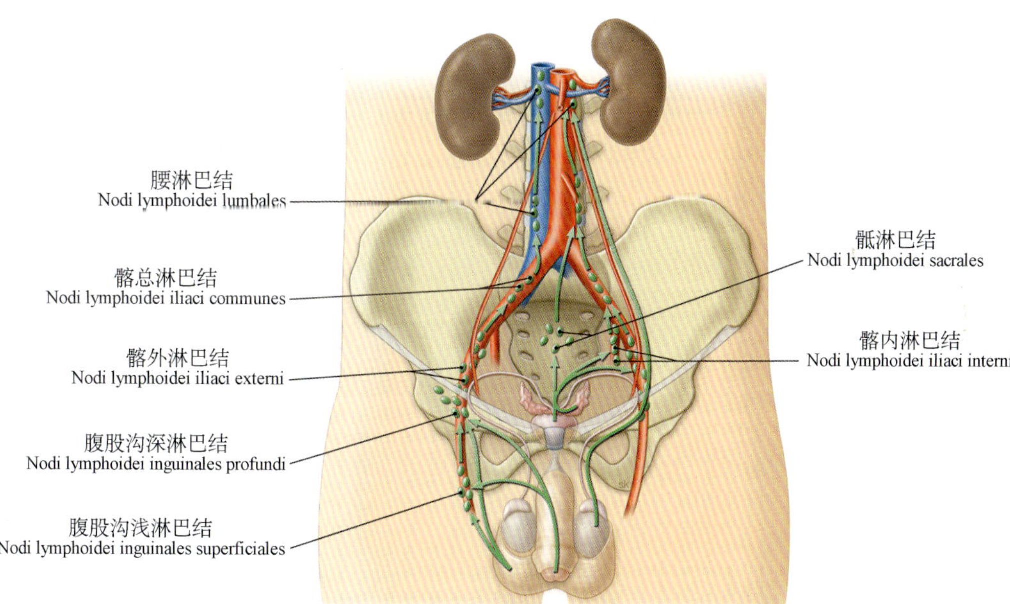

图 7.94 **男性外生殖器和内生殖器的淋巴引流途径(前面观)**[L238]

男性外生殖器和内生殖器的淋巴引流途径完全不同。

男性外生殖器

- 阴茎和阴囊:引流至腹股沟淋巴结。

男性内生殖器

- 睾丸和附睾:引流至位于肾平面的腰淋巴结。
- 输精管、精索及附属腺体:引流至髂内淋巴结/髂外淋巴结和骶淋巴结。

临床要点

由于淋巴引流途径不同,阴茎癌的初始**淋巴结转移**发生在腹股沟区,而睾丸癌的初始淋巴结转移则发生于腹膜后间隙。由于男性内、外生殖器的淋巴引流途径并无交通,因此对于疑似**睾丸肿瘤**的患者,不能**经阴囊穿刺活检**,因为此操作可导致肿瘤细胞经淋巴管扩散至腹股沟淋巴结。这种情况下,活检须始终从腹股沟管进行。

男性内生殖器的神经支配

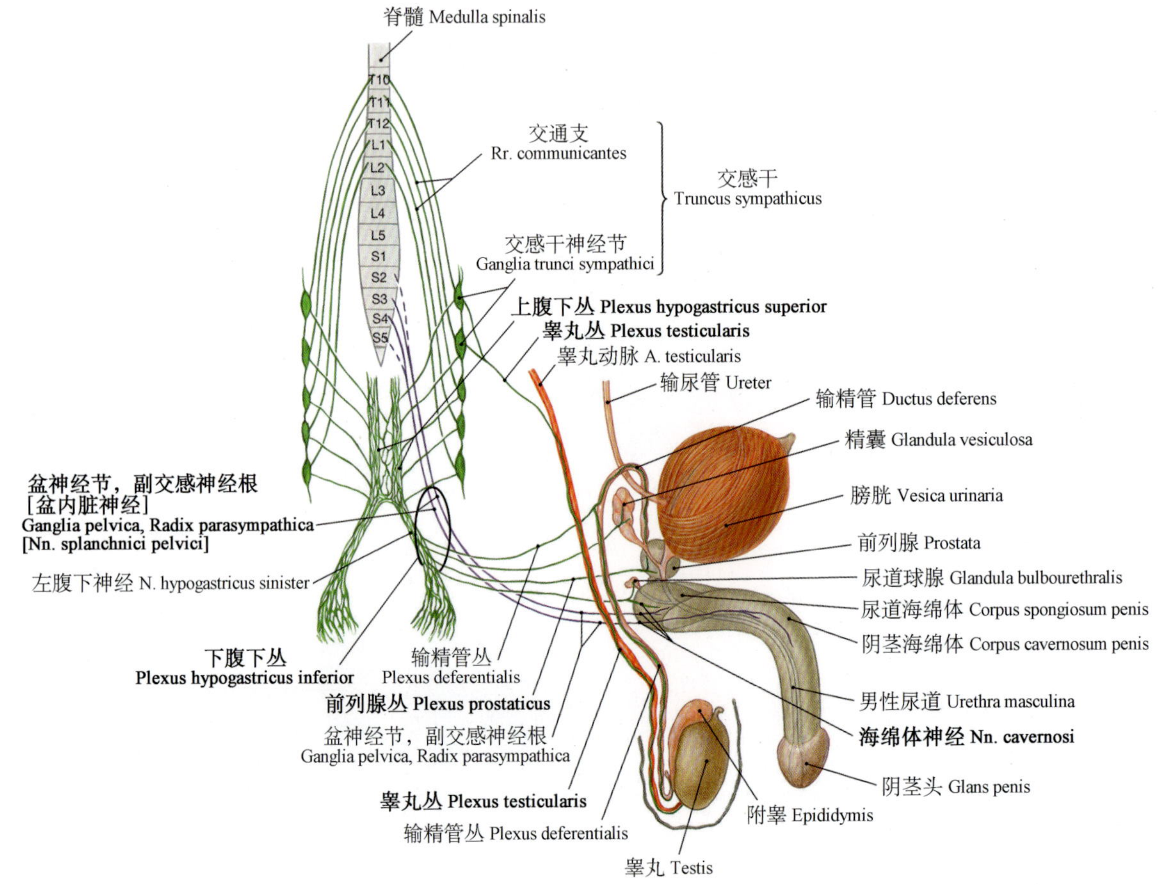

图 7.95 男性生殖器的神经支配示意图

前面及外侧面观；下腹下丛内含交感神经纤维（绿色）和副交感神经纤维（紫色）。

来自腹主动脉丛的**交感神经节前纤维**（T10-L2）经上腹下丛下行，与来自骶交感干经骶内脏神经下行的交感神经的节前纤维一起至**下腹下丛**，与神经节内的神经元形成突触，发出的节后纤维分布至包括附属腺体在内的盆腔脏器。射精过程中，支配输精管的交感神经纤维（**输精管丛**）兴奋，使得平滑肌收缩，从而将精子**排入**尿道。输精管丛的部分纤维加入阴茎海绵体神经，穿盆底至阴茎海绵体。大部分支配睾丸和附睾的交感神经节后纤维行于**睾丸丛**内，沿睾丸动脉至其靶器官，此部分的节后纤维由位于主动脉肾神经节和上腹下丛内的神经元发出。

骶副交感核（S2-S4）发出的**副交感神经节前纤维**经**盆内脏神经**至**下腹下丛**，与丛内的节后神经元或盆腔脏器周围的神经节（如此图显示的盆神经节）的神经元形成突触，节后纤维分布至附属腺体。**阴茎海绵体神经**穿盆底，随后（部分加入至阴茎背神经）进入海绵体，以控制阴茎**勃起**。

躯体神经来自于**阴部神经**，其所含感觉性纤维形成阴茎背神经分布于阴茎，阴茎背神经与会阴神经发出的球海绵体肌支和坐骨海绵体肌支相伴行于会阴区。阴部神经控制精液由尿道的排出，即**射精**。

副交感神经兴奋引发**勃起**，**交感神经**兴奋启动**排精**，而**阴部神经**兴奋引发**射精**。

临床要点

在诸如睾丸癌和降结肠癌手术切除主动脉旁淋巴结的过程中，或主动脉与髂动脉相关的手术操作过程中，可能会造成交感神经纤维损伤，从而无法启动排精和射精（**生育不能**）。在诸如前列腺癌或重度前列腺增生而施行的前列腺手术过程时，可能会切断阴茎的副交感神经纤维，从而造成不能勃起（**交媾不能**）。

（姬瑞娟 译）

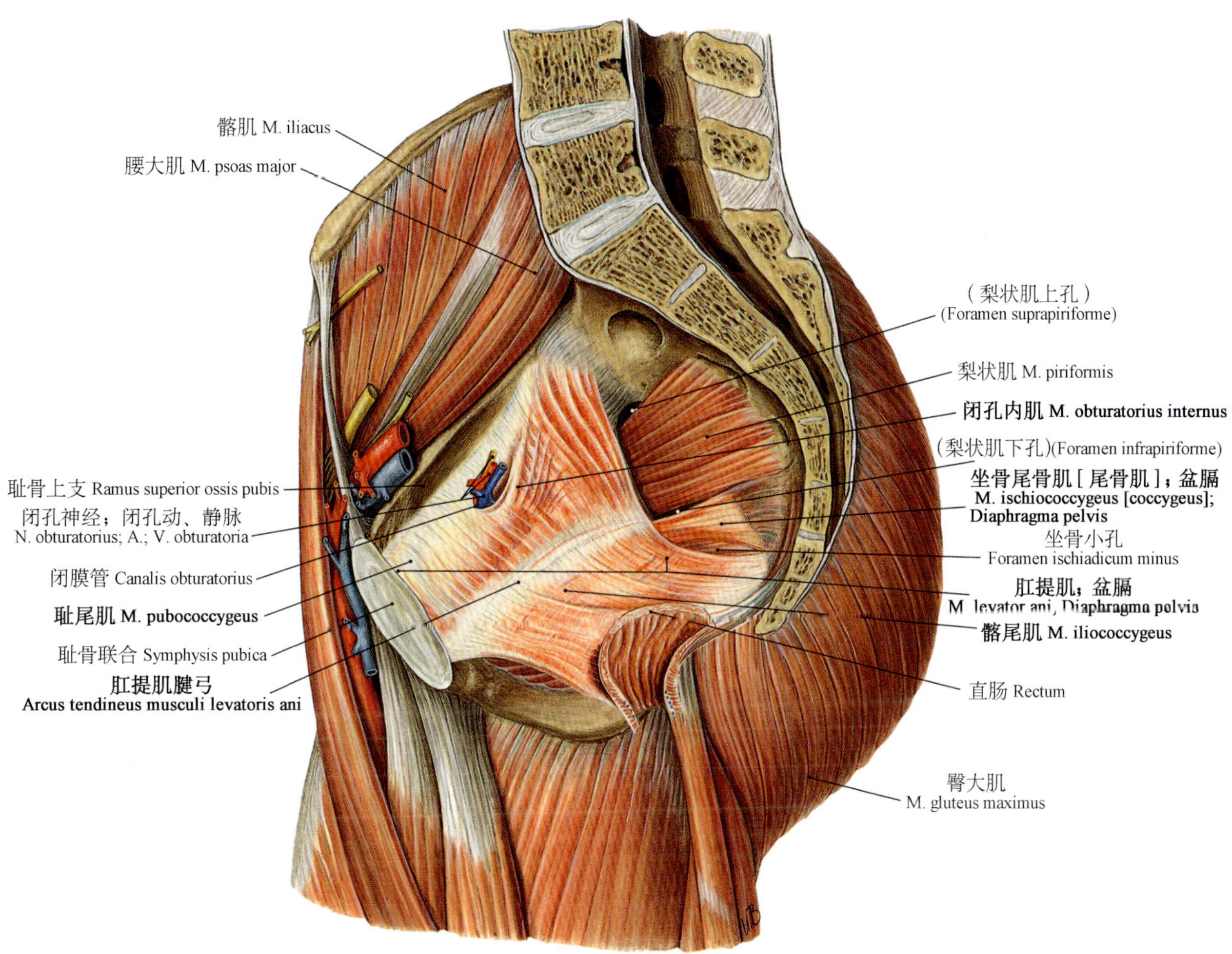

图 7.96　**男性盆底肌，大腿和臀部（左侧面观）**

盆底从下面封闭盆腔。

结构

- **肛提肌**，由耻尾肌、髂尾肌和耻骨直肠肌构成。
- **坐骨尾骨肌**。

与耻尾肌和坐骨尾骨肌不同，髂尾肌不是起于髋骨，而是起自加强闭孔内肌筋膜的**肛提肌腱弓**。

两侧肌间有肛提肌裂孔（Hiatus levatorius）（→ 图 7.128）。该裂孔被会阴结缔组织（会阴中心腱）分成有尿道通过的**尿生殖裂孔**（译者注，国内一般称盆膈裂孔）（前方）和有直肠通过的**肛裂孔**（后方）。

盆底由骶丛（S3-S4）的直接分支支配。

功能：盆底保持盆部器官位置的稳定，因此对控制排尿和排便是必需的。由于不像女性分娩时有重复性拉伤造成的损害，男性盆底缺陷伴随尿失禁相对少见。

→ T 20a

男性会阴肌

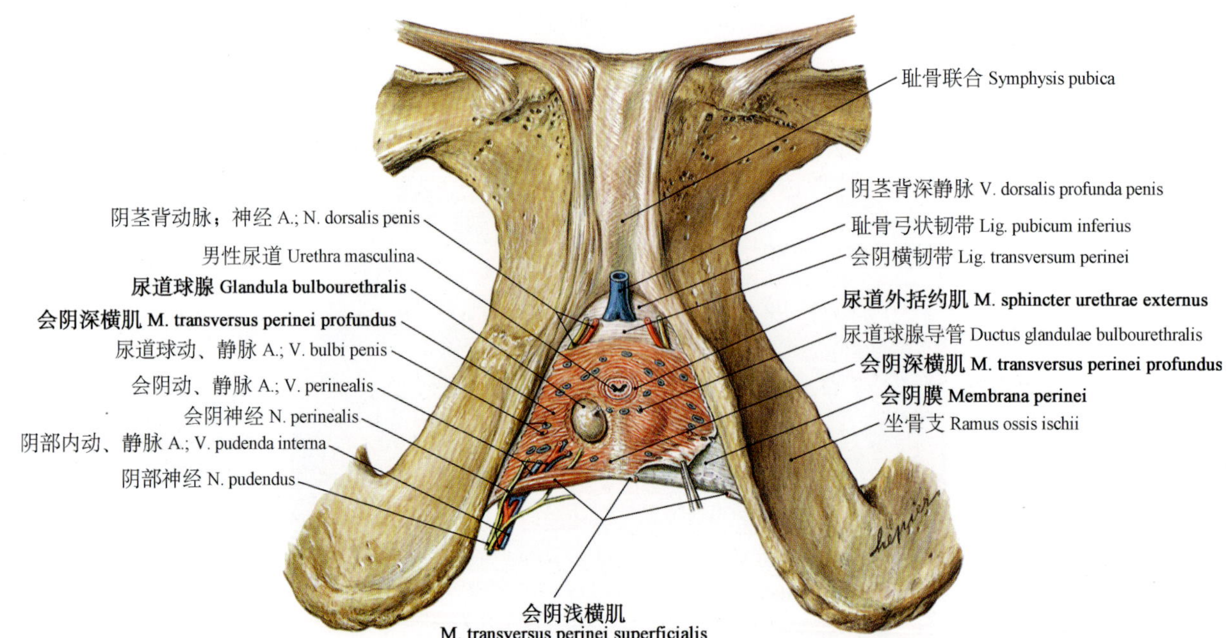

图 7.97 男性会阴肌

下面观；去除其他肌。

在男性，肛提肌裂孔几乎全被会阴肌下的结缔组织封闭，仅有男性尿道保持自由、通畅。

男性的会阴肌包括相对强壮的**会阴深横肌**，该肌位于薄弱的**会阴浅横肌**的后缘。由于这些肌形成了一种肌板，所以常用"尿生殖膈"这一术语对应于盆膈。然而，女性并没有真正的隔膜和类似的肌板，所以这个术语已经不再使用。

会阴深横肌也参与形成尿道外括约肌，作为随意性的膀胱括约肌。

在会阴深横肌的顶部和下面，均有筋膜覆盖。底部的筋膜明显增强，称为**会阴膜**。

两层筋膜之间的间隙是**会阴深隙**（Spatium profundum perinei），几乎完全被会阴深横肌填充。在男性，包含尿道旁的 Cowper 腺（尿道球腺），这里有到达阴茎根部的阴部神经和阴部内动、静脉深支横贯通过。

会阴浅隙（Spatium superficiale perinei）位于会阴膜的下面，其内有会阴浅横肌。

→T20b

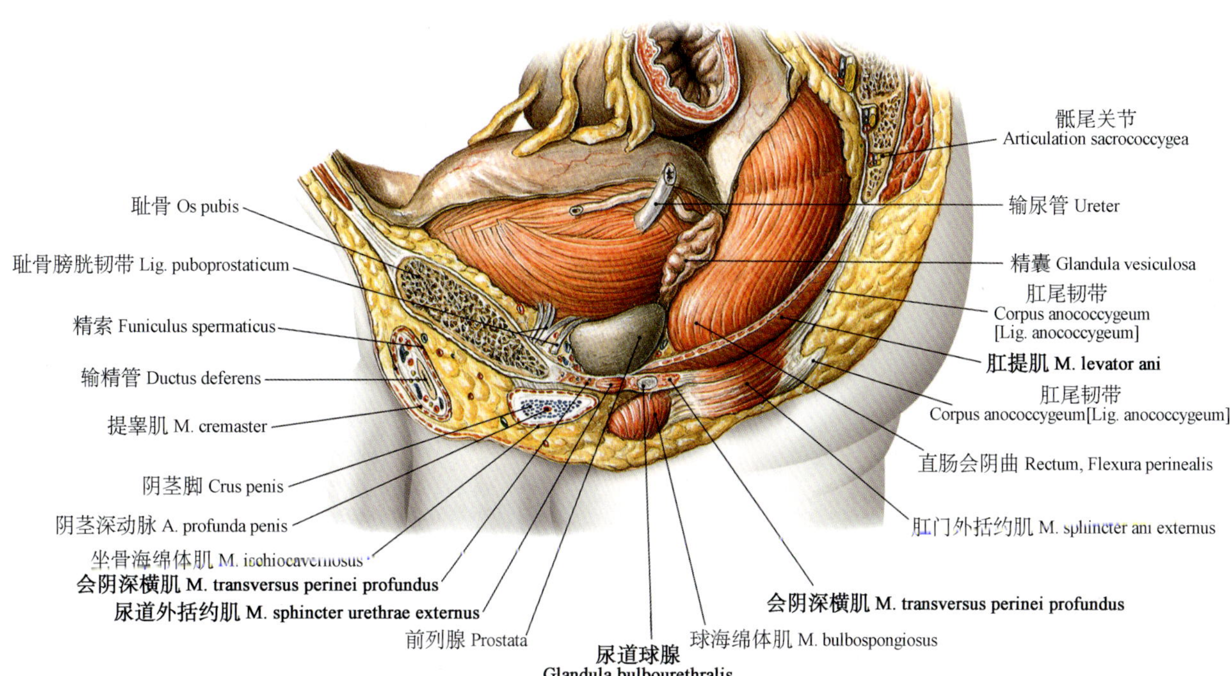

图 7.98　**男性盆底和会阴肌(左侧面观)**

在盆底的前面和后面，分别由**肛提肌**和**坐骨尾骨肌**构成。在盆底的下面是会阴肌系统的**会阴深横肌**，该肌也参与形成膀胱的括约肌即**尿道外括约肌**。在会阴深横肌中含有 Cowper 腺(尿道球腺)。

→T20

男性会阴区

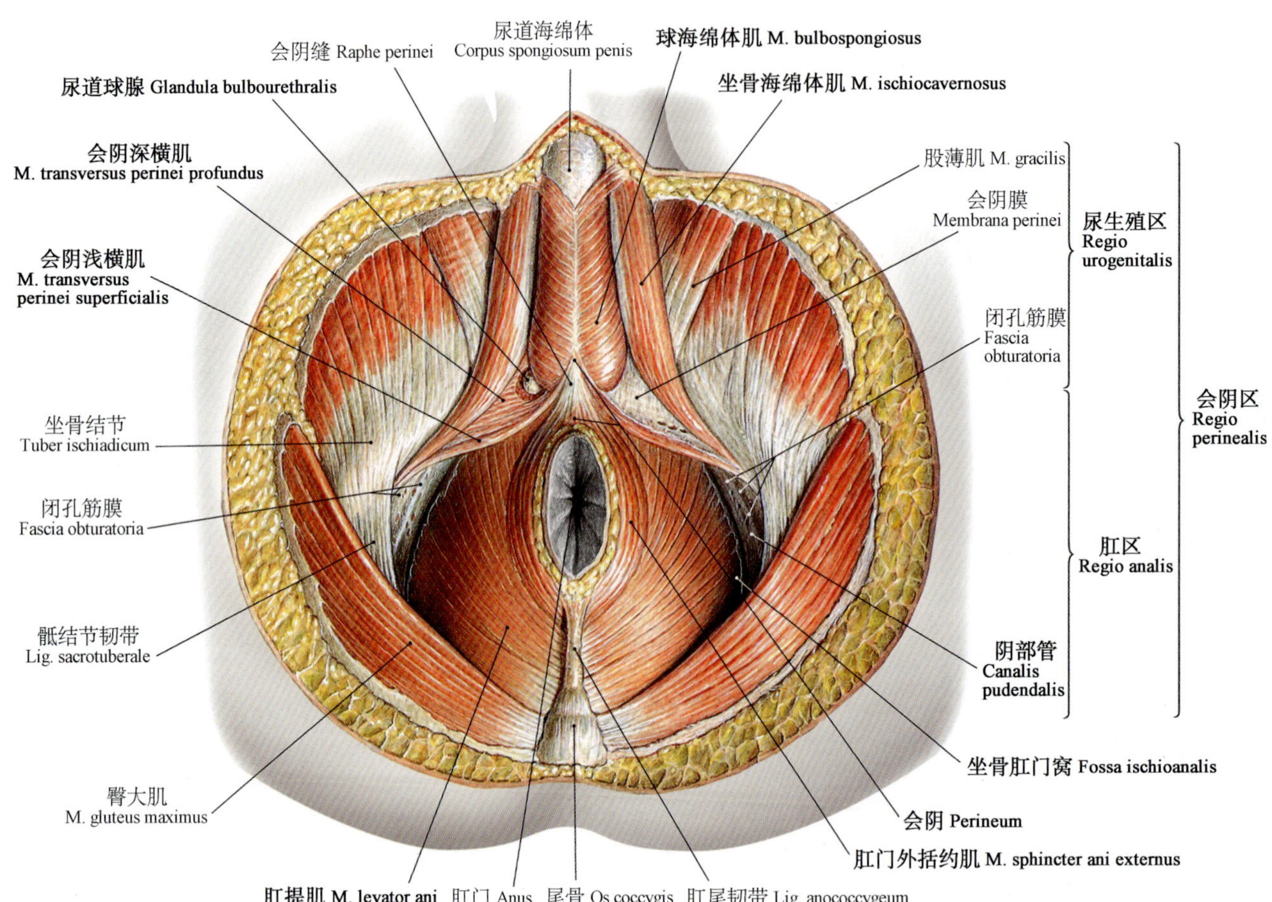

图 7.99 **男性会阴区**

下面观；去除所有神经血管。

会阴区范围从耻骨联合下缘延伸至尾骨（Os coccygis）尖。然而，在男性，狭义**会阴**专指阴茎根部与肛门之间的结缔组织。会阴区可分为前面的**尿生殖区**（包括外生殖器和尿道），以及后面肛门周围的**肛区**。这两个区域包括以下内容。

- 肛区包含**坐骨肛门窝**（见表），即肛门两侧形成的锥形间隙。该间隙的上壁以盆底的肛提肌为界，外侧壁上有闭孔内肌筋膜（闭孔筋膜）皱褶形成的阴部管（Alcock 管），管内的阴部内动、静脉和阴部神经由臀区穿过坐骨小孔而来。

尿生殖区含有两个**会阴间隙**。

- **会阴深隙**主要被会阴深横肌占据，还有 Cowper 腺（尿道球腺）。
- 在**会阴浅隙**内有会阴浅横肌、球海绵体肌和坐骨海绵体肌，起到稳定阴茎根海绵体和射精的作用。

坐骨肛门窝的界限	
内侧壁和上壁	肛门外括约肌和肛提肌
外侧壁	闭孔内肌
后壁	臀大肌和骶结节韧带
前壁	会阴浅、深隙的后缘，前隐窝达耻骨联合
下壁	会阴部的筋膜和皮肤

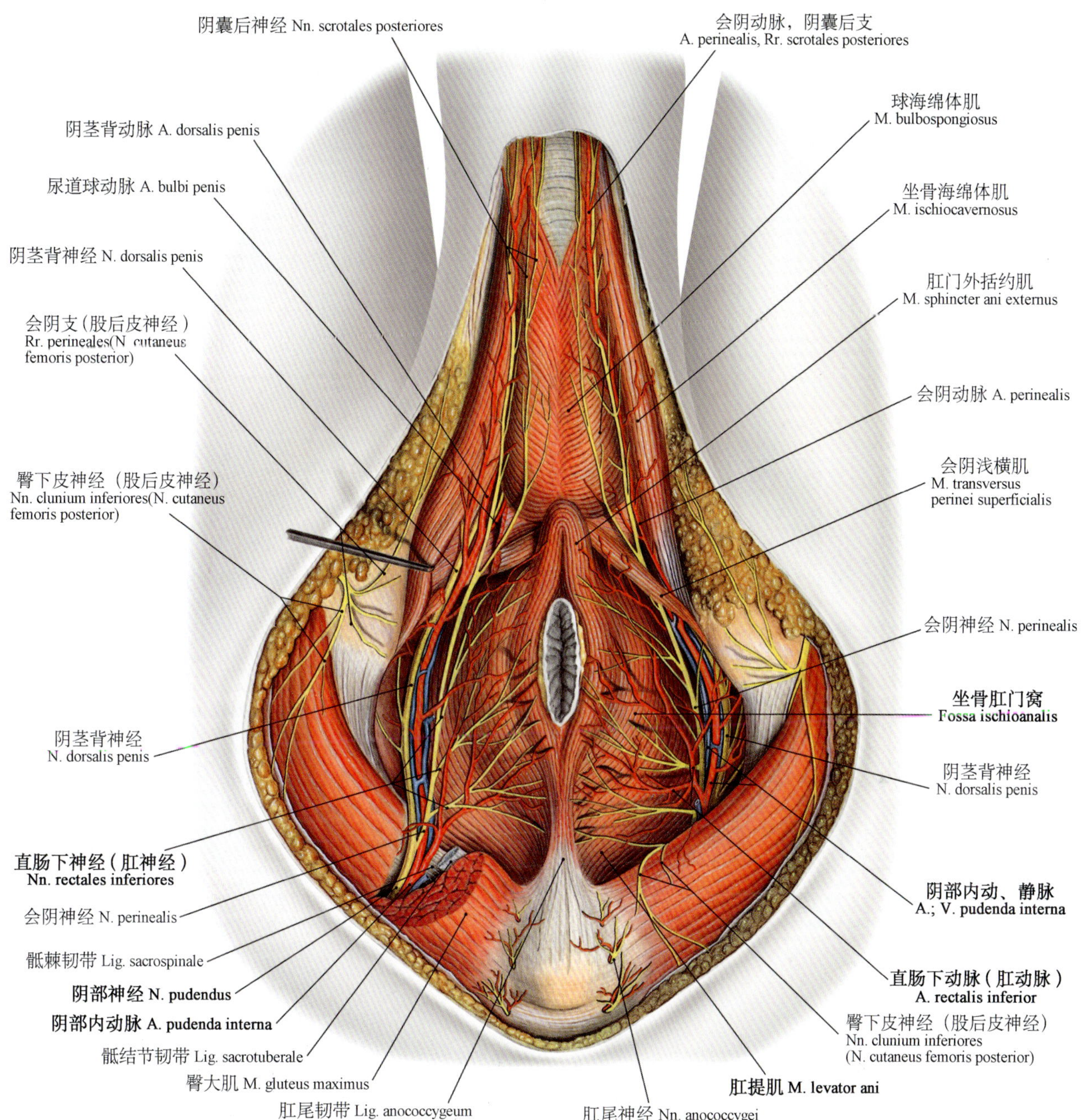

图 7.100 **男性会阴区的血管和神经(下面观)**

血管神经在后外侧的阴部管(Alcock 管)进入被脂肪组织填充的锥形的**坐骨肛门窝**，其中阴部管由闭孔内肌筋膜形成。之后，其发出分支到达肛门和肛管，向前横穿两个会阴间隙到达阴茎根部。

坐骨肛门窝内容物

- 阴部内动、静脉和阴部神经：在阴部管(Alcock 管)内。
- 肛动、静脉和肛神经：分布到肛管。

临床要点

坐骨肛门窝扩展到肛门两侧，具有重要的临床意义，肛管瘘管，**聚集的脓液**(脓肿)可通过坐骨肛门窝向前蔓延到耻骨联合，不仅产生非特异性炎症症状，还导致会阴区剧烈疼痛。

男性会阴间隙

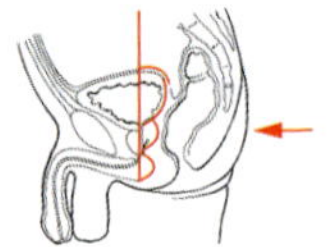

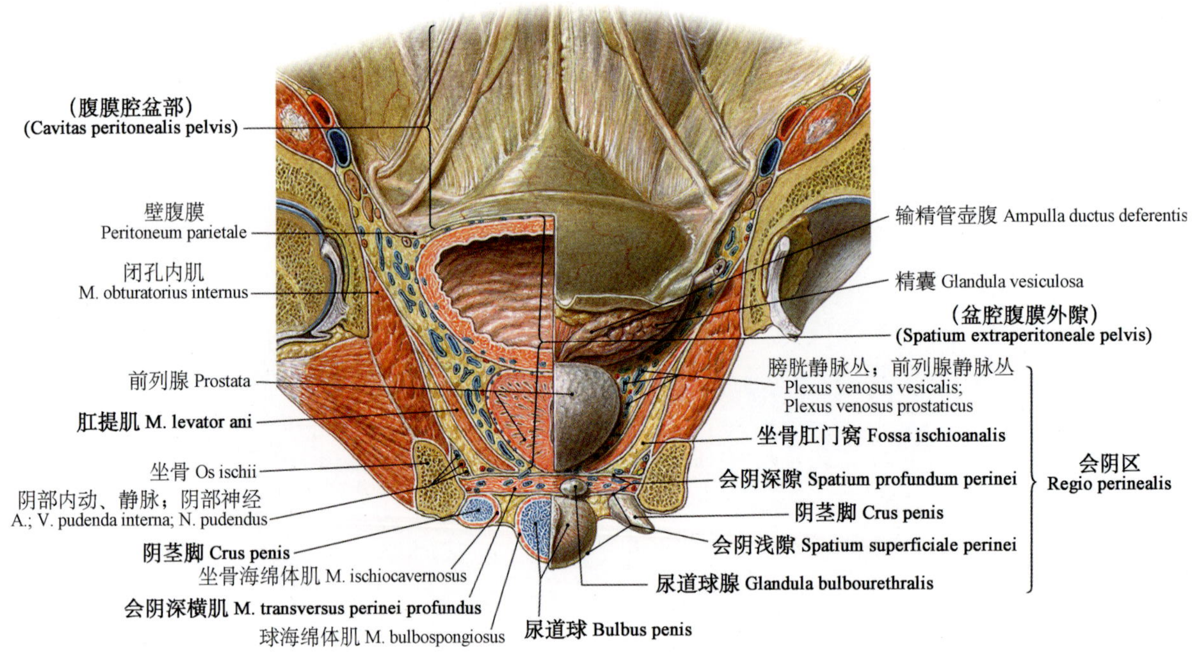

图 7.101　男性会阴间隙

左侧，股骨头水平冠状切面；右侧：后面观(→图 7.142a)。冠状切面示男性骨盆的**三个水平**。

- **腹膜腔盆部**(Cavitas peritonealis pelvis)，其下界为壁腹膜。
- **盆部腹膜下间隙**(Spatium extraperitonale pelvis)，下行至盆底的肛提肌。
- 盆底下方的**会阴区**。前部通常被两个会阴间隙占据；然而，它还包含坐骨肛门窝内多变的前隐窝(此处在左、右两侧分别展示)。

会阴深隙几乎完全被会阴深横肌填充，还有 Cowper 腺(尿道球腺)和尿道。在到达阴茎根部之前，阴部神经和阴部内动、静脉深支(尿道球动脉、阴茎背动脉、阴茎深动脉)从其内穿过。阴茎海绵体神经穿过会阴进入阴茎海绵体。

会阴浅隙位于会阴深横肌下部表面的会阴膜和体筋膜(会阴浅筋膜)之间。除了会阴浅横肌，还含有阴茎海绵体的近端部分。尿道球被球海绵体肌包绕，而两侧阴茎脚被坐骨海绵体肌包绕。阴部神经浅支(会阴神经和阴囊后神经)和阴部内动、静脉的浅支(会阴动脉和阴囊后支)通过此间隙到达阴囊。

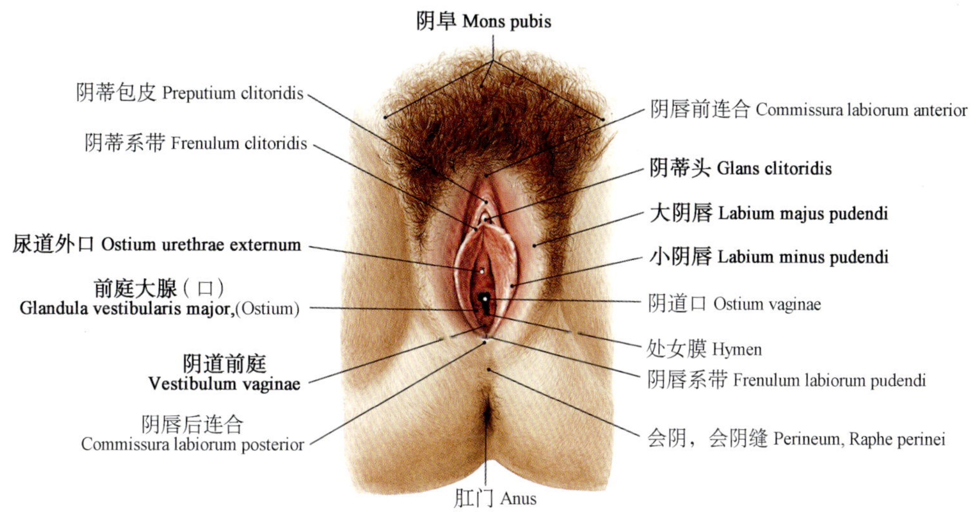

图 7.102 **女性外生殖器(下面观)**

女性生殖器中，区分女性的外生殖器(Organa genitalia feminina externa)和内生殖器(Organa genitalia feminina interna，图 7.105)很重要。

女性的**外生殖器**组成**女阴**。

- 阴阜。
- 大阴唇。
- 小阴唇。
- 阴蒂。
- 阴道前庭。
- 前庭大腺(Bartholin 腺)和小腺体。

阴道前庭延伸至阴道口(Ostium vaginae)边缘的处女膜，前方为尿道外口(Ostium urethrae externum)。

外生殖器是**性器官**，有性交功能。

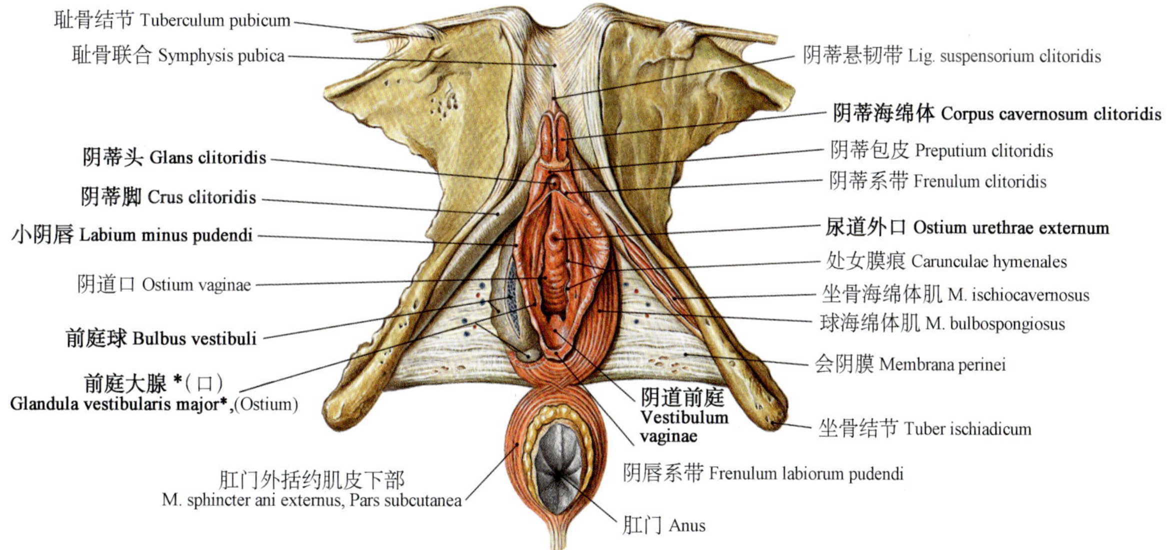

图 7.103 **女性外生殖器**

下面观：去除筋膜和神经血管。

大阴唇(已切除)中有前庭球(Bulbus vestibuli)，在它们之间是**小阴唇**，包绕阴道前庭，其两侧有**前庭腺**(**前庭大腺和小腺体**)开口。在前面，小阴唇通过带状组织(阴蒂系带)连于阴蒂头(Glans clitoridis)。阴蒂是性兴奋的感觉器官。两个海绵体(阴蒂海绵体)形成一个短的阴蒂体，海绵体尾端在分离形成两个阴蒂脚之前形成阴蒂头，固定于坐骨耻骨支的下面。阴蒂脚被坐骨海绵体肌包绕。球海绵体肌稳定**前庭球**。

阴蒂也有包皮，与阴茎的结构在发生上有相似之处。此外，男性和女性的勃起组织和勃起机制也相似。

* 临床术语：Bartholin 大腺。

女性外生殖器的发生

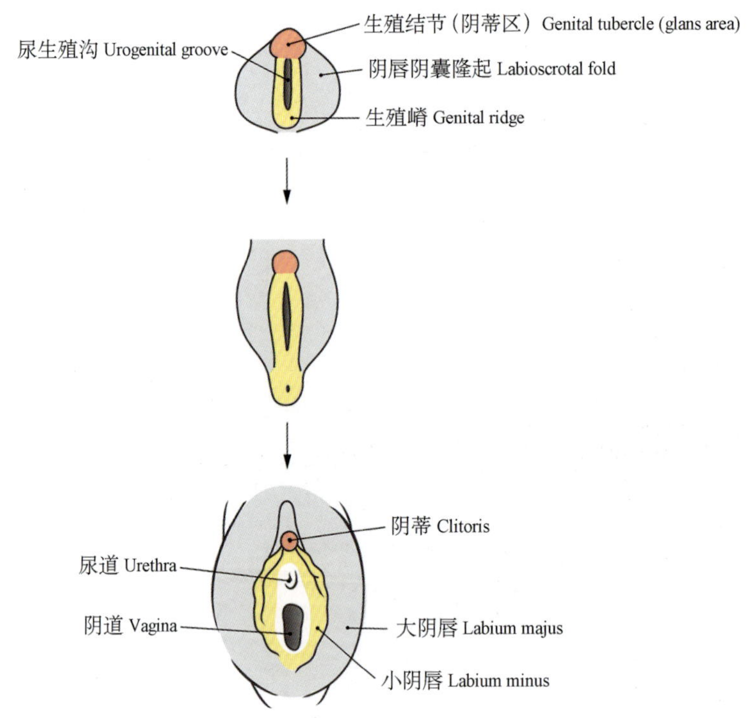

图 7.104 **女性外生殖器的发生**[L126]

外生殖器由尿生殖窦的尾部发育而来。尿生殖窦从后肠的泄殖腔发育而来，形成膀胱和部分尿道（→图 7.22）。两侧还有外胚层和其下层的结缔组织（间质）。两性外生殖器发生的第一阶段相同（尚未分化的性腺）。尿生殖窦前壁凹陷形成**尿生殖沟**，两侧有**尿生殖褶**。其外侧为**阴唇阴囊隆起**，前方为**生殖结节**。

随后，生殖结节在卵巢产生的雌激素的影响下发育成**阴蒂**（阴蒂海绵体）。与男性不同，尿生殖褶和阴唇阴囊隆起不闭合。尿生殖褶形成**小阴唇**，阴唇阴囊隆起形成**大阴唇**。女性短小的尿道和前庭大腺由**尿生殖窦**发育而来。

临床要点

两性外生殖器具有共同发生阶段解释了在男性性激素产生过多的情况下，阴蒂出现的阴茎样增生现象，如**肾上腺生殖综合征**（肾上腺皮质产生雄激素）。

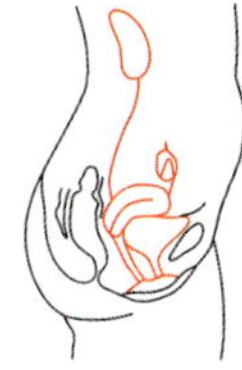

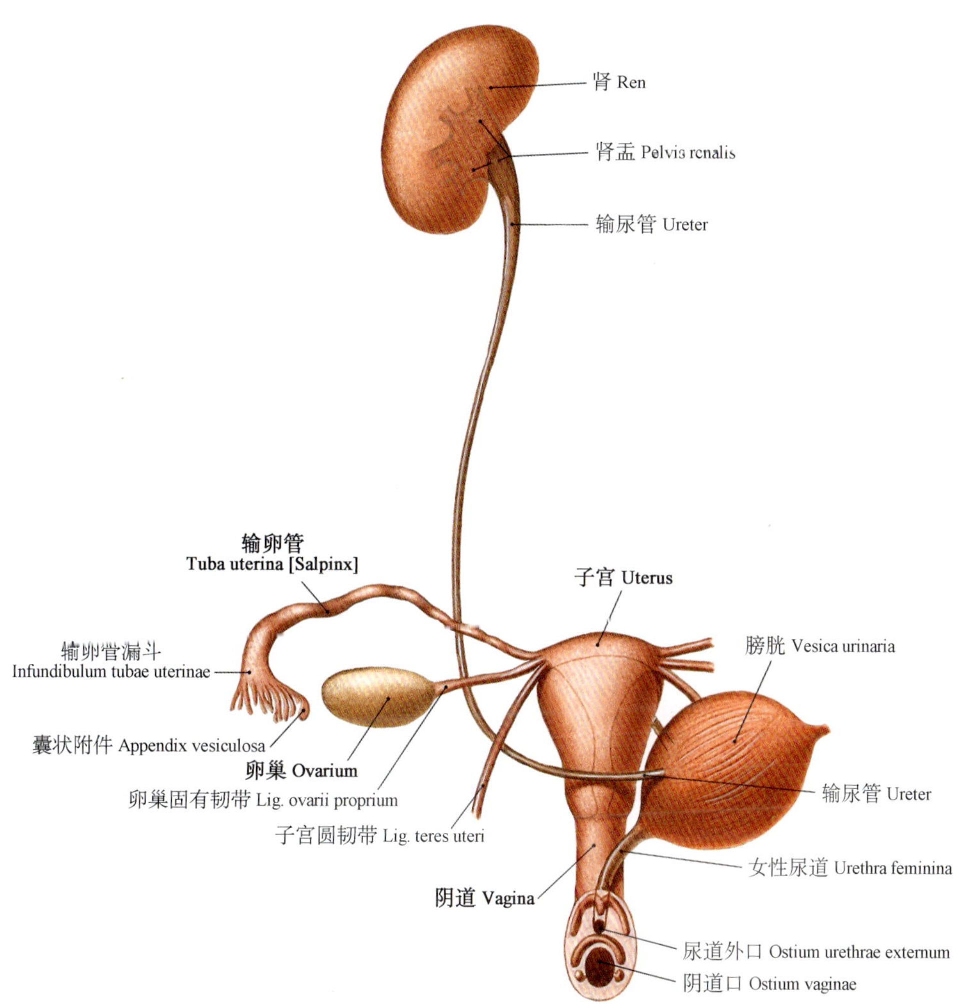

图 7.105　**女性泌尿和生殖器官(前面观)**

内生殖器官包括：

- 阴道。
- 子宫。
- 输卵管(Tuba uterina)。
- 卵巢。

输卵管和卵巢是成对的器官，统称为子宫**附件**。

女性内生殖器既是**生殖器官**，也是**性器官**。卵巢具有促进卵泡成熟(和排卵)和产生女性性激素(雌激素和黄体酮)的功能。输卵管是受精的场所，将卵细胞运送到子宫，怀孕期间胎儿将在此发育。阴道具有性交功能，也是胎儿娩出的通道。

女性内生殖器的发生

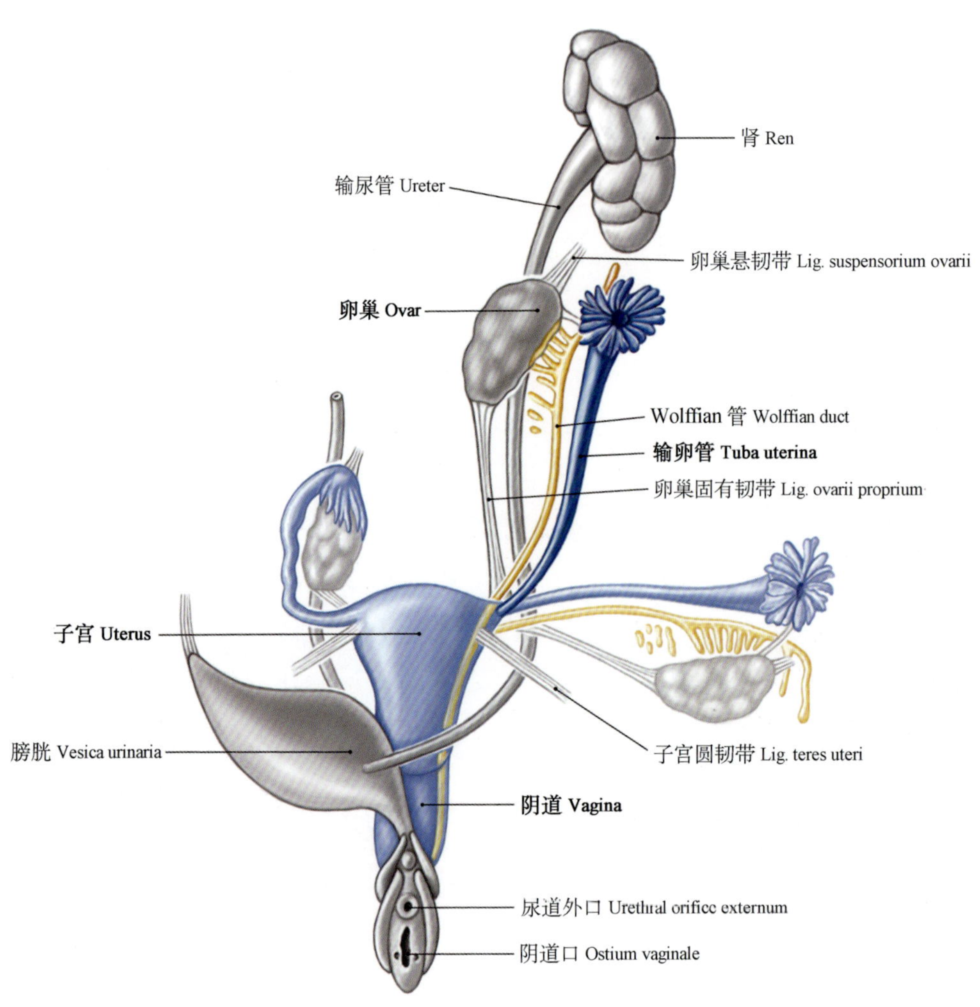

图 7.106 女性内生殖器官的发生[L126]

两性内生殖器官的发生直到胚胎第 7 周是以相同的方式进行的(未分化性腺,见图 7.22),女性性腺的原基发育成卵巢。与睾丸的发生相似,卵巢也发生在腰部中肾水平。随着身体的生长发育,卵巢移动到小骨盆,但不离开腹膜腔。因此,卵巢及其附件属于**腹膜内位器官**。

没有睾丸分泌的抗 Müllerian 激素的抑制作用,Müllerian 管分化成女性生殖器官。从第 12 周起,其形成输卵管,远端融合形成子宫和阴道。阴道下部由尿生殖窦发育而来。若 Müllerian 管没有融合,会出现子宫内腔的**分隔**(子宫纵隔或不全中隔子宫),甚至出现**双子宫**(uterus duplex)。

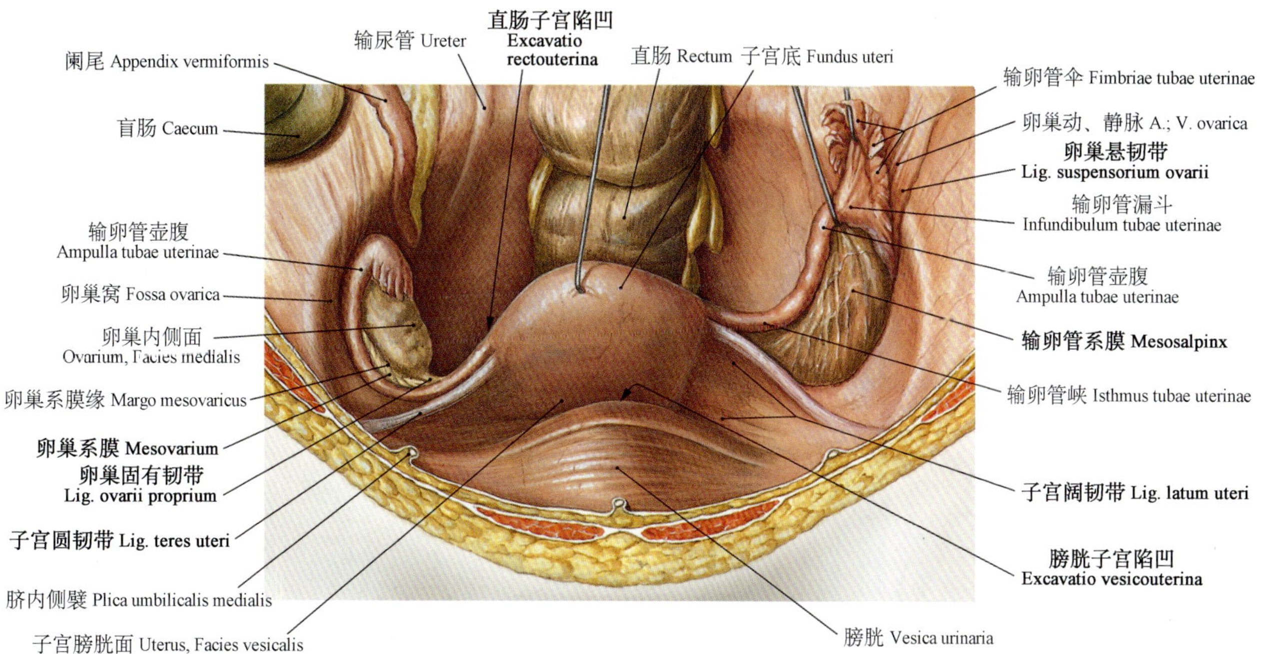

图 7.107 **子宫、卵巢、输卵管及腹膜反折(前面观)**

子宫、输卵管和卵巢位于腹膜腔内，其腹膜形成的反折(子宫阔韧带、输卵管系膜、卵巢系膜)在小骨盆内形成一横向皱襞。子宫圆韧带是从子宫角部至骨盆侧壁前端，进入腹股沟管，最后终于大阴唇的结缔组织。卵巢固有韧带也起于子宫输卵管交界处，连接着子宫和卵巢。卵巢嵌入髂总动、静脉分支形成的凹陷内(卵巢窝)。卵巢悬韧带附行向外侧附于盆壁，内含卵巢动脉和静脉。

子宫附件(卵巢和输卵管)和阑尾(Appendix vermiformis)之间密切的解剖位置关系解释了阑尾炎症(阑尾炎)和输卵管炎症(输卵管炎)会引起右下腹相似的疼痛。在子宫和膀胱之间是腹腔扩大的**膀胱子宫陷凹**，子宫后方的**直肠子宫陷凹**(Douglas 腔)是女性腹膜腔最下部的延伸，在下腹部炎症时可聚集液体和脓液。

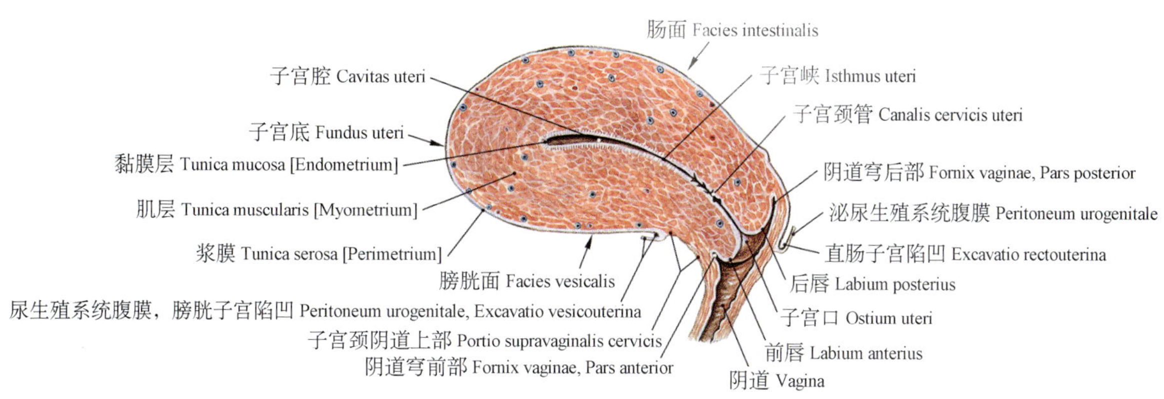

图 7.108 **子宫壁的层次(矢状切面，左侧面观)**

子宫内壁由一层黏膜(**子宫内膜**)构成，黏膜的结构和厚度随着女性月经周期而变化，协助卵子受精后的着床。它附于一层较厚的**平滑肌**(**子宫肌层**)上，平滑肌纤维有着不同的排列方式。外面为脏腹膜包裹(**子宫外膜**)。

各部分的韧带按子宫壁的层次来命名。**子宫阔韧带**(**子宫系膜**)是腹膜的延续，主要是腹腔内子宫体与两侧小骨盆侧壁之间形成双层的腹膜反折。**子宫主韧带**(**子宫旁组织**)则将子宫颈固定于骨盆侧壁的腹膜下位置。

内生殖器:结构

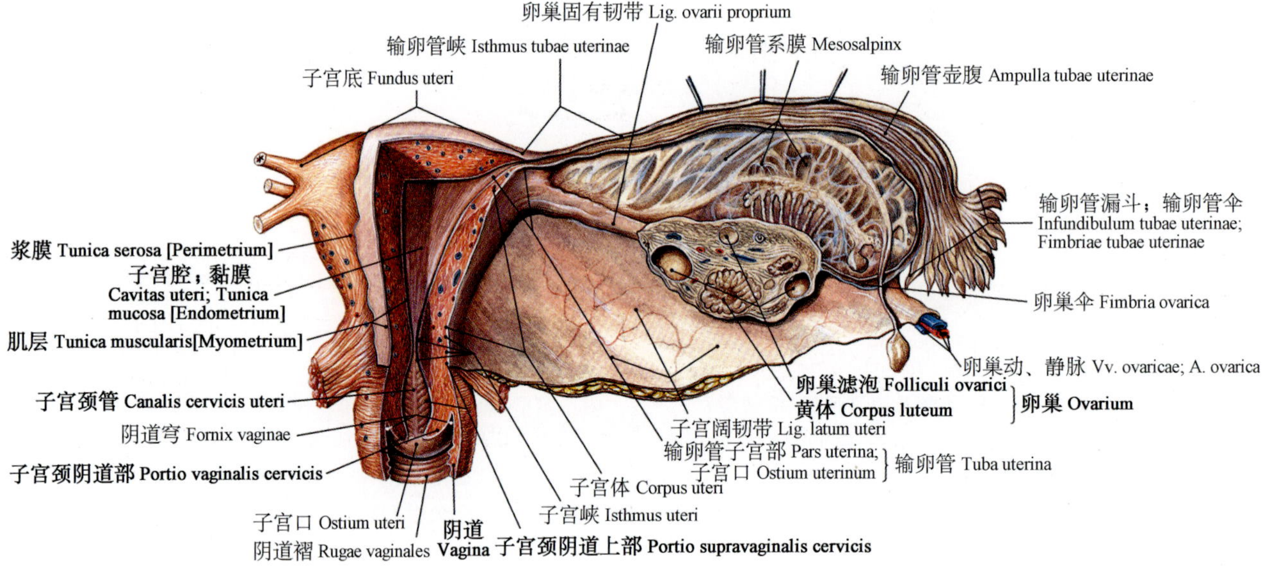

图 7.109 子宫、阴道、卵巢、输卵管(冠状切面,后面观)

子宫内的腔隙分为子宫体内的子宫腔和子宫颈内的子宫颈管。子宫颈的下部突入阴道,称为子宫颈阴道部。子宫颈的上部称为子宫颈阴道上部。**阴道**是**腹膜下**的中空、肌性器官,长约 10 cm。阴道穹(Fornix vaginae)与子宫颈阴道部相邻。在阴道前、后壁(Paries anterior and Paries posterior)的内表面均有横向的黏膜皱襞(阴道褶)。

冠状切面也显示了**子宫壁**的结构:黏膜内层(黏膜层,子宫内膜),中间是牢固的平滑肌层(肌层,子宫肌层)和最外面的腹膜内衬(浆膜层,子宫外膜)。

卵巢基质内有卵泡(Folliculi ovarici),含卵细胞,在女性月经周期后期转变成黄色小体称为黄体。卵泡和黄体产生女性激素(雌激素和孕激素),调节子宫内膜的周期性变化。

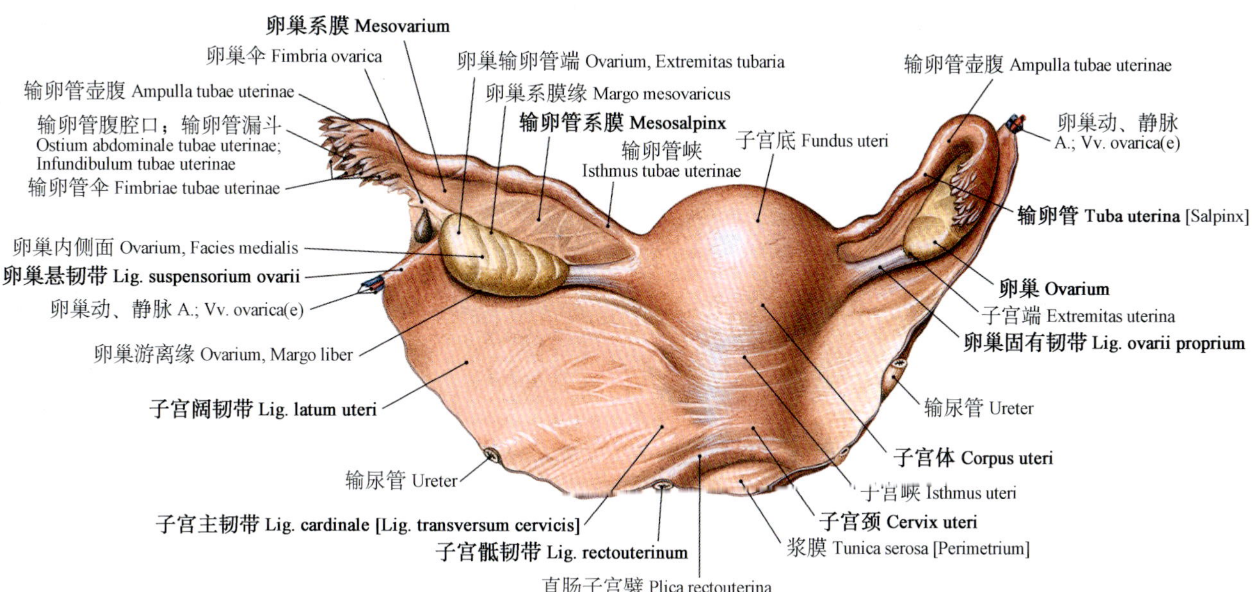

图 7.110　**子宫，卵巢，输卵管及其腹膜反折（前面观）**

子宫长 8 cm，宽 5 cm，厚 2～3 cm。子宫分为子宫体（Corpus uteri）和子宫颈（Cervix uteri），两者通过缩窄部（子宫峡）相连接，子宫体的上面为基底（子宫底）。**输卵管**附着于子宫体的两侧，与卵巢相连。输卵管长 10～14 cm，分为几个部分。

- **输卵管漏斗部**：长 1～2 cm，包含腹腔开口（输卵管腹腔口）和伞状附件（输卵管伞），在排卵时俘获卵子。
- **输卵管壶腹部**：长 7～8 cm，呈新月形围绕卵巢。
- **输卵管峡部**：长 3～6 cm，向子宫过渡时的缩窄。
- **输卵管子宫部**：进入子宫（子宫口）。

卵巢（Ovarium）：呈椭圆形，大小为 3 cm×1.5 cm×1 cm。分为上端（输卵管端）和下端（子宫端）。卵巢系膜附着在前缘（卵巢系膜缘），而后缘保持游离（游离缘）。子宫、输卵管和卵巢在**腹膜**内，因此它们的**腹膜反折**在外面形成一层**浆膜覆盖**，并形成一些**小韧带**，这在妇科手术中具有临床意义。

- **子宫阔韧带**：腹膜折叠形成的冠状位皱襞。
- **卵巢系膜**和**输卵管系膜**：卵巢和输卵管的双层腹膜连于子宫阔韧带。
- **子宫主韧带**（**子宫颈横韧带**）：连接子宫颈和盆腔侧壁的结缔组织。
- **子宫骶韧带**（**临床术语：骶子宫韧带**）：附着于子宫颈后方的结缔组织。
- **子宫圆韧带**（临床术语：圆韧带）：圆韧带从子宫输卵管交界处经腹股沟管至大阴唇。
- **卵巢固有韧带**：连接卵巢和子宫。
- **卵巢悬韧带**（临床术语：骨盆漏斗韧带）：将卵巢连接于盆腔侧壁，引导卵巢动、静脉。

韧带及其毗邻关系

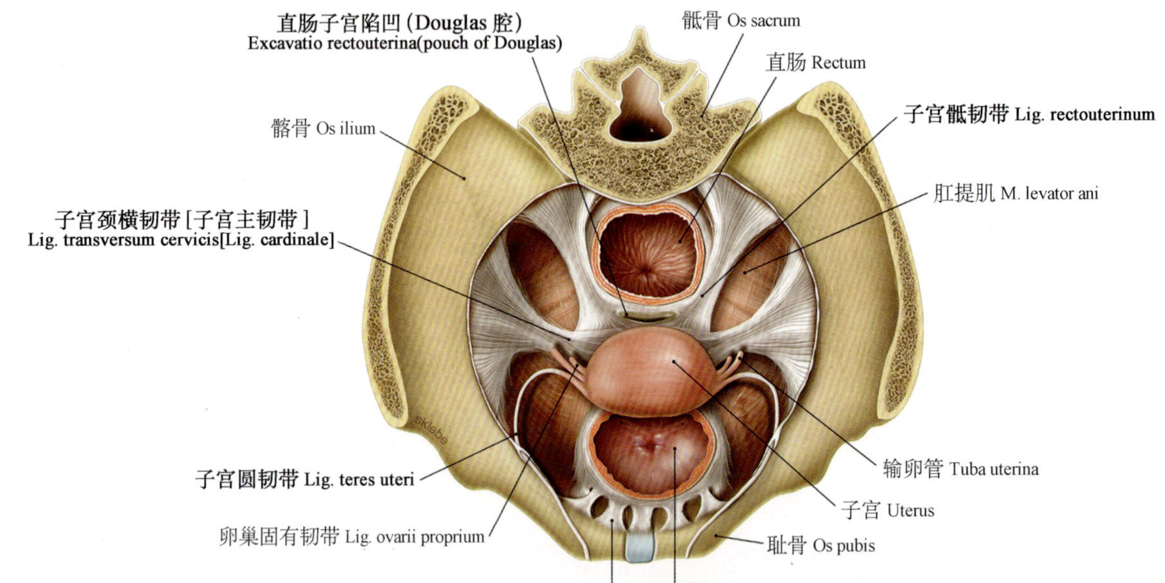

图 7.111 子宫的韧带;子宫颈水平横断面;半示意图(上面观)[L238]

小骨盆中的结缔组织在某些部位变得致密形成所谓的韧带。这些韧带将子宫的各个部分固定在适当的位置。**子宫颈横韧带(子宫主韧带)**将子宫颈阴道上部固定于骨盆两侧。**子宫骶韧带**(临床术语:**骶子宫韧带**)从子宫颈绕过直肠两侧,到达骶骨内面。而**子宫圆韧带**是引带的残余结构,起自子宫卵巢连接处,经腹股沟管到达大阴唇上方的结缔组织,其内常伴有到达腹股沟淋巴结的淋巴管。这些韧带对固定子宫的位置很重要,因为它们能使子宫处于相对稳定的前倾位,从而防止子宫因腹内压增高如咳嗽和打喷嚏等发生的子宫脱垂(→图 7.114)。

Douglas 腔(**直肠子宫陷凹**)是腹膜腔最深的间隙,可深达小骨盆的结缔组织中。

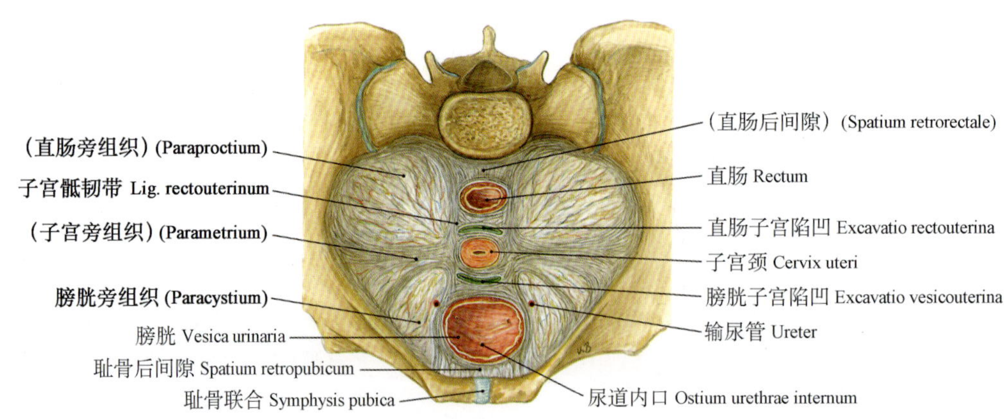

图 7.112 子宫的韧带和结缔组织间隙;半示意图(子宫颈水平横断面、上面观)

从临床角度来看,小骨盆的结缔组织在各个器官附近是分开的;单独的纤维被称为条带,尽管这样的区分在解剖学上显然是不可能的。

- **子宫旁组织**:将子宫颈固定于盆腔侧壁的纤维(子宫主韧带)。
- **直肠旁组织**:直肠周围的结缔组织。
- **膀胱旁间隙**:膀胱周围的结缔组织。
- **阴道旁组织**:阴道周围的结缔组织。

只有**子宫骶韧带**在子宫颈的后方清晰可见,在妇科手术中也需要显露出来,以便保留下腹下丛的神经纤维。

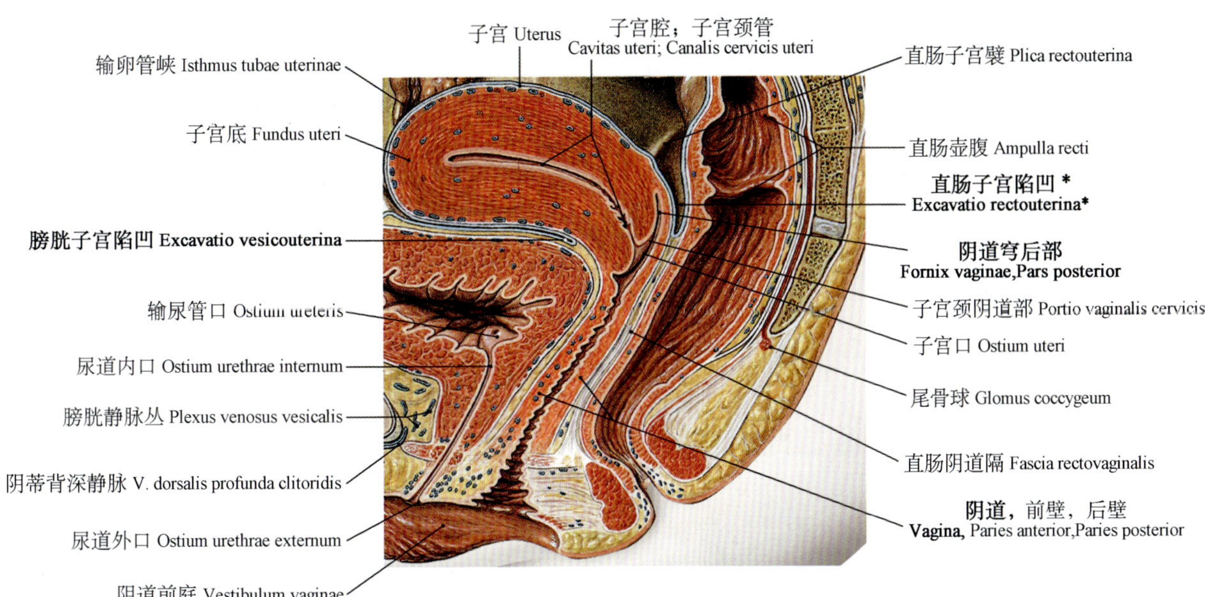

图 7.113 **阴道和子宫(正中矢状切面,左侧面观)**

子宫颈分为两部分:下部(子宫颈阴道部)伸入阴道穹,并与其内腔(子宫颈管)一起在子宫颈外口(子宫口)伸入阴道。上部(子宫颈阴道上部)通过宫颈内口(子宫内口)处的缩窄(子宫峡部)续接子宫腔(Cavitas uteri)。**阴道**有前壁和后壁,均有横向皱襞(阴道褶)。它最终到达前庭(阴道前庭),阴道前庭被视为外生殖器的一部分。在上端,子宫颈阴道部被阴道以阴道穹包绕,阴道穹分为侧部、后部和前部。阴道穹后部与腹膜腔下部膨大的 Douglas 腔(*)直接接触。

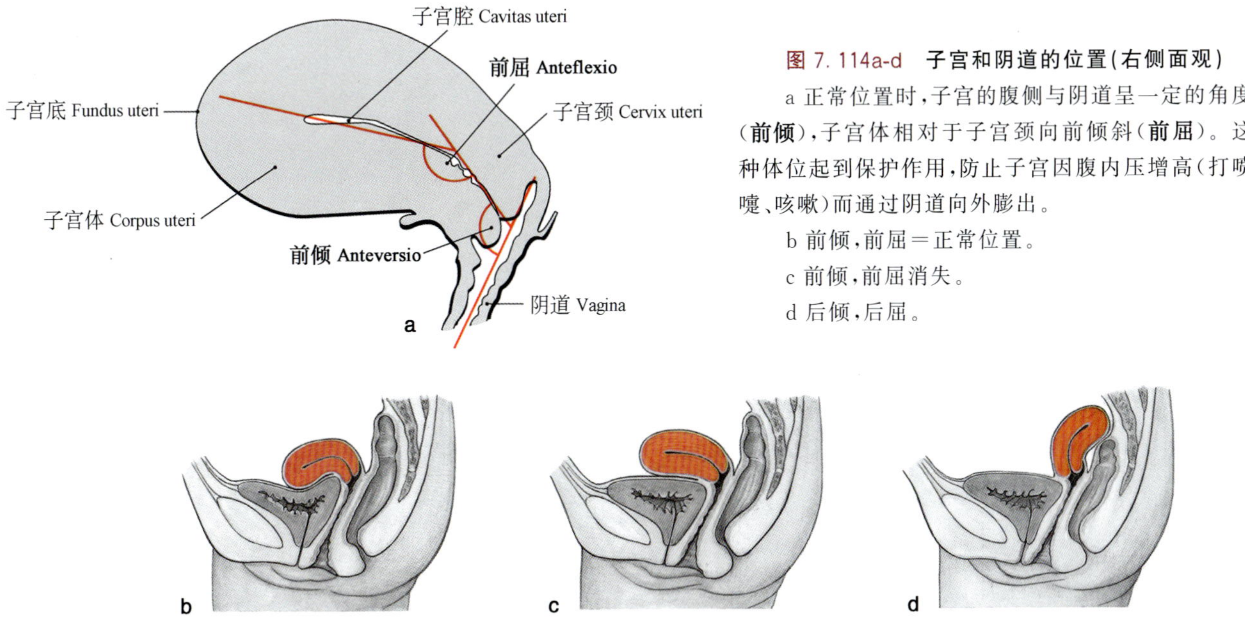

图 7.114a-d **子宫和阴道的位置(右侧面观)**

a 正常位置时,子宫的腹侧与阴道呈一定的角度(**前倾**),子宫体相对于子宫颈向前倾斜(**前屈**)。这种体位起到保护作用,防止子宫因腹内压增高(打喷嚏、咳嗽)而通过阴道向外膨出。

b 前倾,前屈=正常位置。

c 前倾,前屈消失。

d 后倾,后屈。

内生殖器:结构和位置

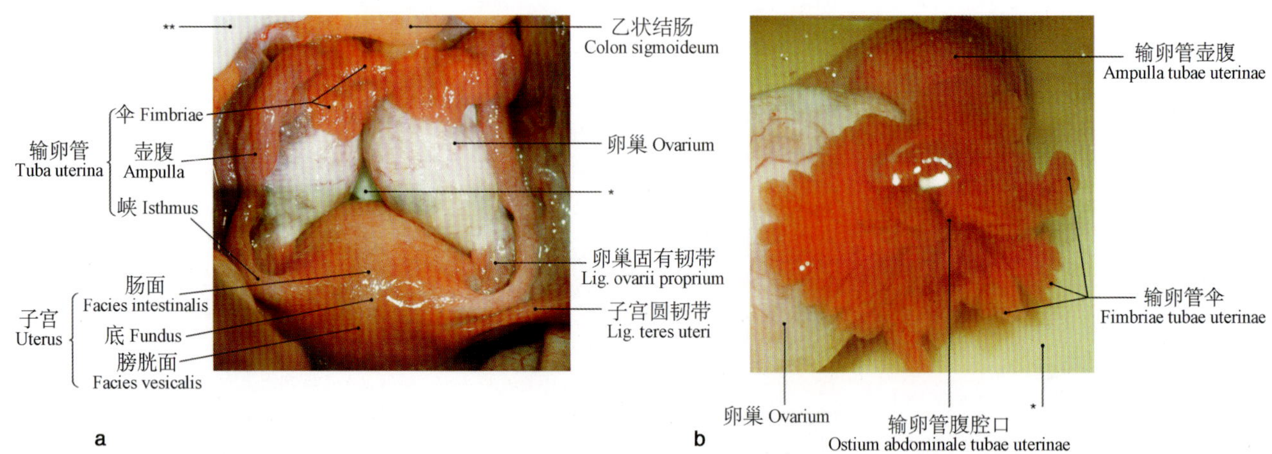

图 7.115a、b　卵巢，输卵管和子宫；年轻女性的术中位置［T911］

a 通过敷料(＊)将卵巢从内侧抬起；前面观。

b 为显示输卵管漏斗，盆腔注满生理盐水；后面观。

位于输卵管末端的**输卵管漏斗**开口于腹膜腔。围绕着输卵管开口排列的输卵管伞与卵巢表面相接触，在卵巢排卵时能接收有活力的卵子。如条件合适，在输卵管中可以受精。通过输卵管蠕动可将卵子运送到子宫。如果完成受精，则受精卵在子宫着床。应当注意这是典型的年轻女性卵巢的大小，教科书中的大多数图像主要来自老年女性的解剖，其中卵巢和子宫往往已经萎缩。

＊＊ 纱布。

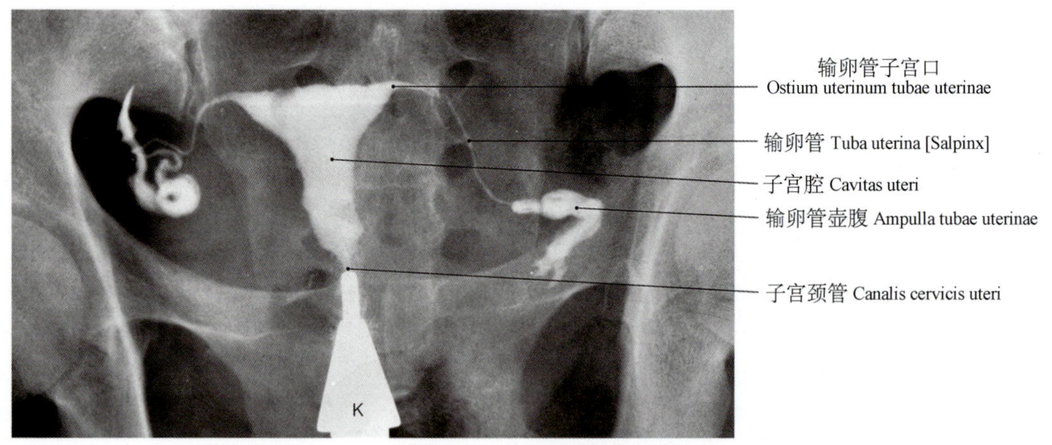

图 7.116　子宫和输卵管 X 线造影剂成像(前面观)

输卵管的通畅性可用 X 线子宫输卵管造影(**子宫输卵管碘油造影术**)来检查，以排除不孕症是由于输卵管炎症等导致输卵管狭窄引起的。如今主要通过造影剂超声成像来进行输卵管通畅性的检查。

K＝造影剂注射探头的端口适配器。

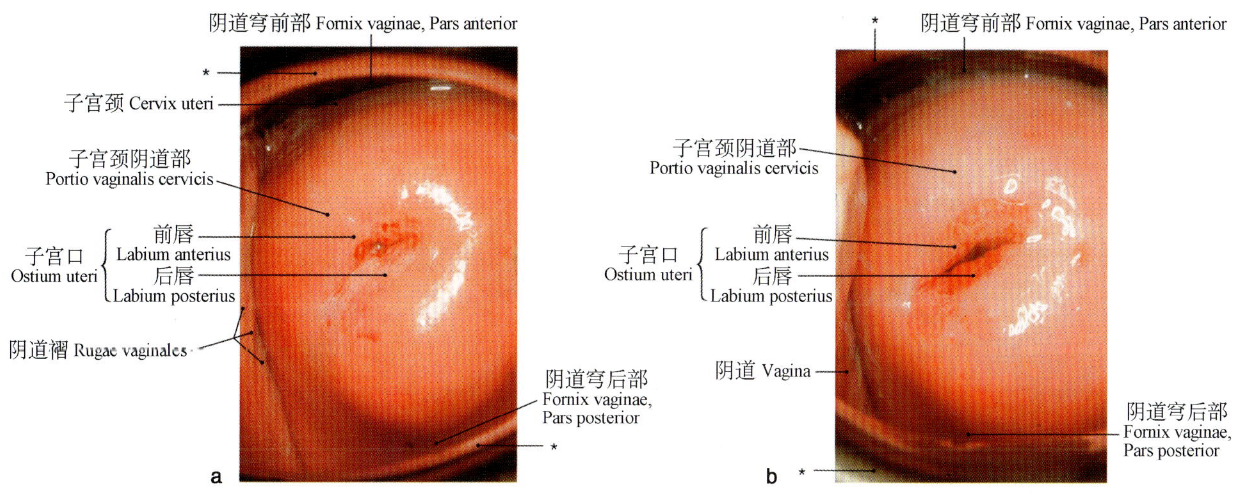

图 7.117a、b 子宫颈阴道部(下面观)

a 尚未分娩的年轻女性的子宫颈阴道部(未产妇)。

b 分娩过两个孩子的年轻妇女的子宫颈阴道部。

为检查子宫颈阴道部,用两个扩张器将其从正常的裂隙状拉开放大。

* 扩张器。

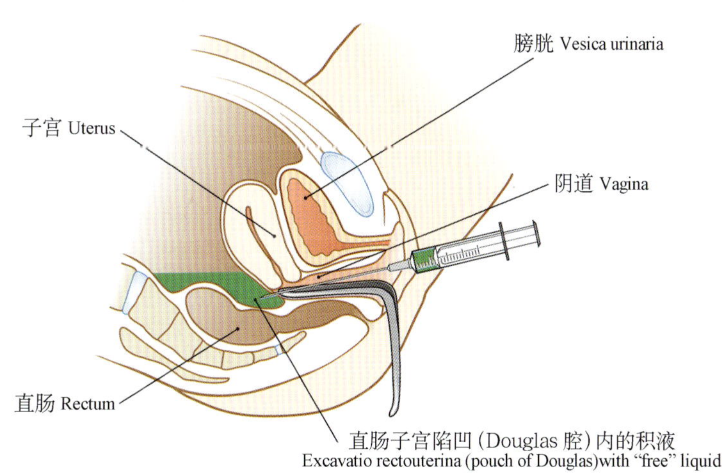

图 7.118 直肠子宫陷凹穿刺正中矢状切面示意图(截石位,右侧面观)[L126]

由于**直肠子宫陷凹**(Douglas 腔)与阴道穹后部直接接触,因此可通过超声从阴道检查腹膜腔或穿刺抽取 Douglas 腔中的积液。

临床要点

针对 20 岁以上妇女进行子宫颈涂片检查已被纳入公共卫生系统的常规妇科检查项目,并由妇女健康保险基金支付。这样的检查每年应该至少进行一次,以便早期发现和切除一些恶性肿瘤(**宫颈癌**)前兆变性。宫颈癌是 40 岁以下女性最常见的恶性肿瘤之一。由于宫颈癌可能是由人乳头状瘤(HPV)病毒家族引发的,因此已经开发出了一种推荐用于青春期女孩接种的疫苗。接种疫苗是预防感染的一种相对可靠的方法。然而,由于迄今经验有限,目前尚不清楚可以预防多少癌症的发生,相关接种疫苗的益处正在讨论中。

由于直肠子宫陷凹是腹膜腔的最低点,在患者站立时,其是腹膜炎症(**腹膜炎**)或肿瘤细胞扩散的聚集地,例如,由于卵巢癌(**腹膜癌**)形成的积液常常聚集于 Douglas 腔处。同样,**脾破裂**的血液也可以通过超声波在此处检测出来。通过影像学可以鉴别疾病发生的原因,因此对直肠子宫陷凹进行穿刺诊断已经逐渐失去意义,如果影像学不能成功诊断,可以通过对穿刺得到的积液进行白细胞、细菌和肿瘤细胞的筛查,从而对疾病进行辅助诊断。

妊娠中的子宫

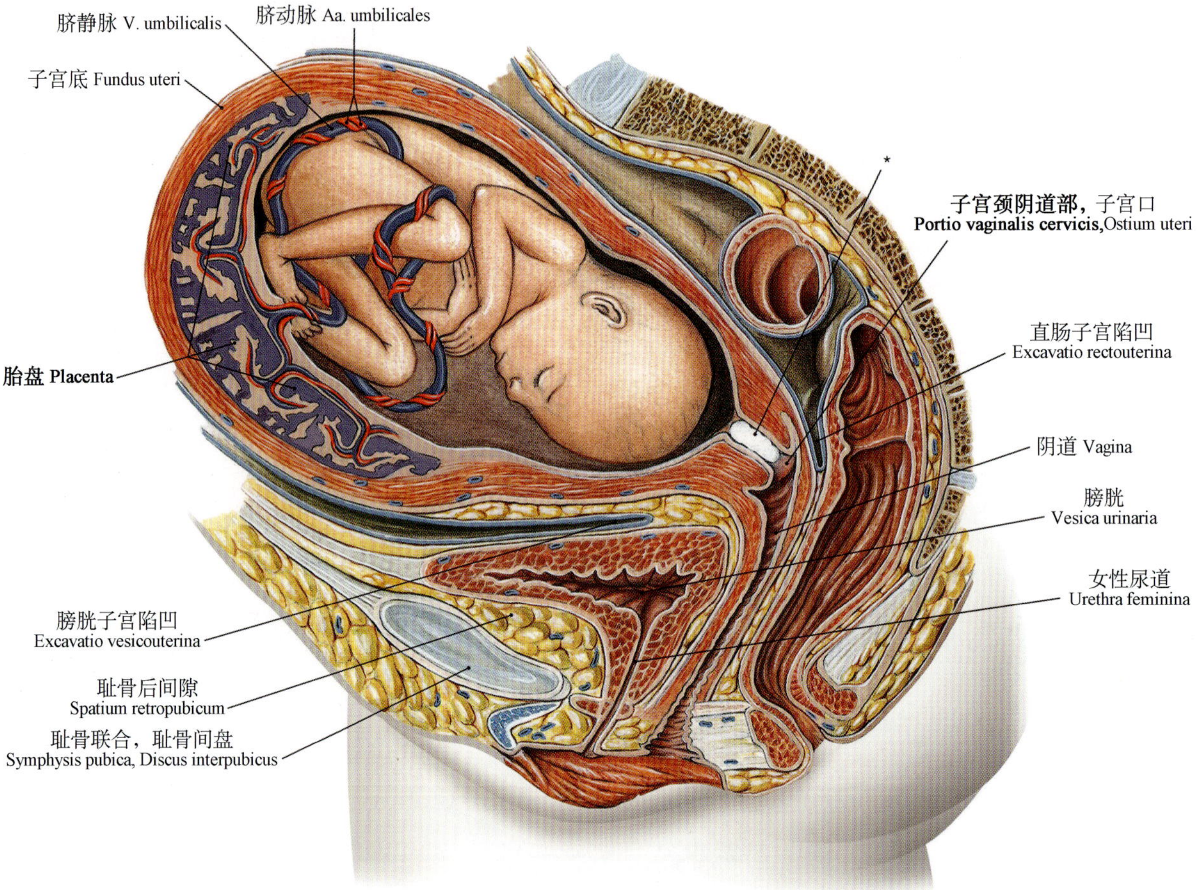

脐静脉 V. umbilicalis
脐动脉 Aa. umbilicales
子宫底 Fundus uteri
*
子宫颈阴道部，子宫口
Portio vaginalis cervicis,Ostium uteri
直肠子宫陷凹
Excavatio rectouterina
胎盘 Placenta
阴道 Vagina
膀胱
Vesica urinaria
女性尿道
Urethra feminina
膀胱子宫陷凹
Excavatio vesicouterina
耻骨后间隙
Spatium retropubicum
耻骨联合，耻骨间盘
Symphysis pubica, Discus interpubicus

图 7.119　有胎盘和胎儿的子宫

除外胎儿的骨盆正中切面，左侧面观。

受精卵着床后母体和胎儿组织发育为胎盘，由此来提供子宫内胎儿发育所需要的营养。妊娠期间，子宫颈被 Kristeller 黏液栓（*）封闭。

胸骨剑突
Sternum, Proc. xiphoideus
肋弓 Arcus costalis
髂前上棘 Spina iliaca anterior superior
9
8
10
10
7
6
5
4
3

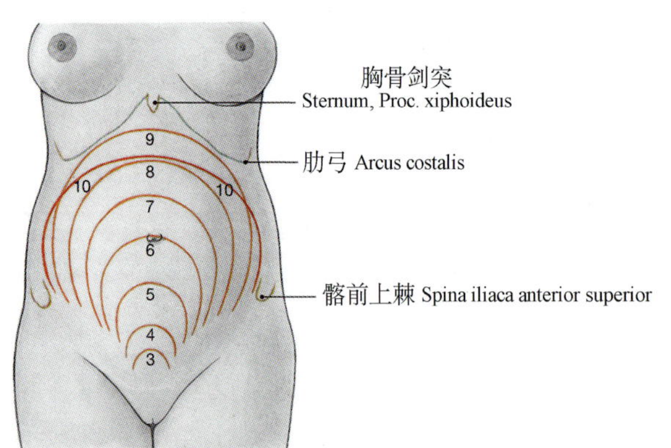

图 7.120　妊娠期宫底水平（前面观）

数字代表相应的妊娠月份。在妊娠第 6 个月（24 周），子宫底在脐水平处；第 9 个月（36 周）子宫底在肋弓处。到分娩时，子宫体积增加 800～1200 倍，子宫重量由 30～120g 增至 1000～1500g。

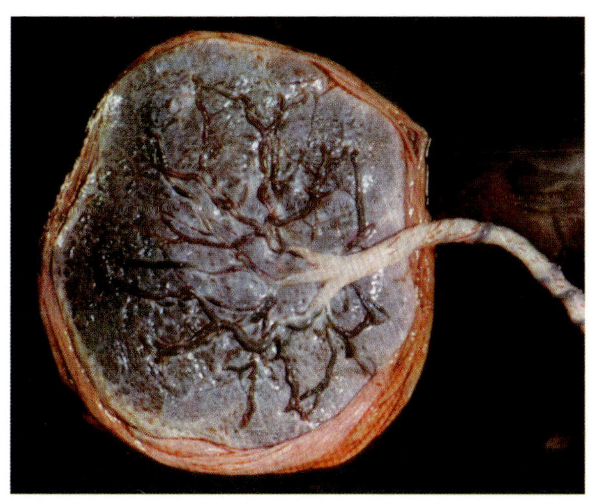

a

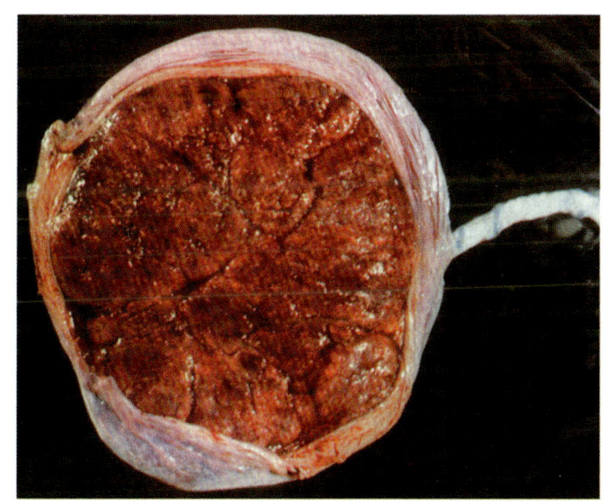

b

图 7.121a、b **出生后的胎盘和脐带[胎儿面观(a),母体面观(b)]**

胎盘在胎儿出生后排出母体。在胎儿面,**脐带**(Funiculus umbilicalis)插入胎盘的绒毛膜板处。在此处,两条发自胎儿髂内动脉(A. iliaca interna)的脐动脉(Aa. umbilicales),将缺乏氧和营养物质的血液运送至胎盘。在气体和营养物质交换后,血液通过脐带中的单一静脉(脐静脉)返回供给胎儿。在母体面,胎盘锚定在子宫的黏膜内。图中可见胎盘分为 10～40 个**功能性褶皱(胎盘小叶)**。出生后,必须通过检查确保胎盘完整,因为任何残留在子宫内的胎盘均可导致严重出血和感染。

(于振海 译)

女性内生殖器的动脉

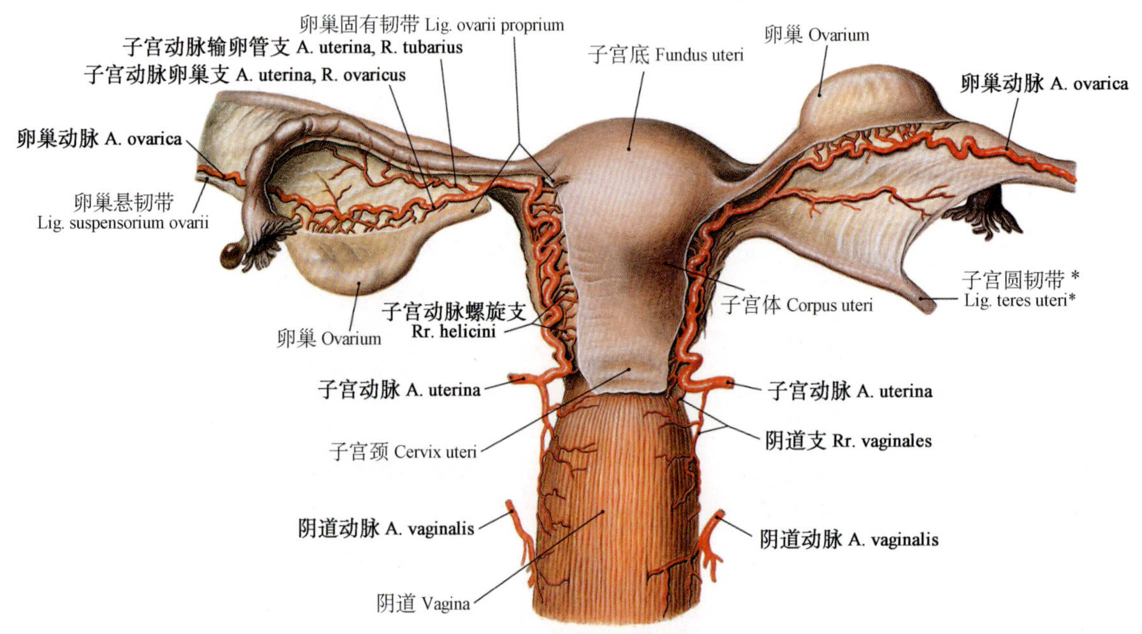

图 7.122　女性内生殖器的动脉(后面观)
女性内生殖器由3对动脉供应。
- **子宫**:子宫动脉(起自髂内动脉)及其螺旋支。
- **卵巢**:卵巢动脉(起自腹主动脉)和子宫动脉卵巢支。
- **输卵管**:子宫动脉输卵管支和卵巢动脉。
- **阴道**:阴道动脉(起自髂内动脉)和子宫动脉阴道支。

* 临床术语:圆韧带。

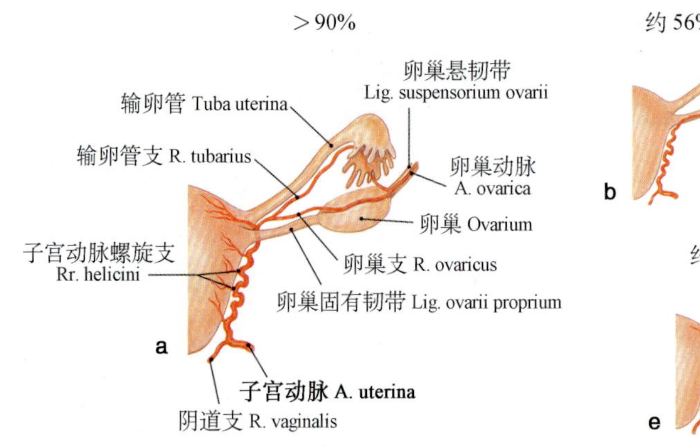

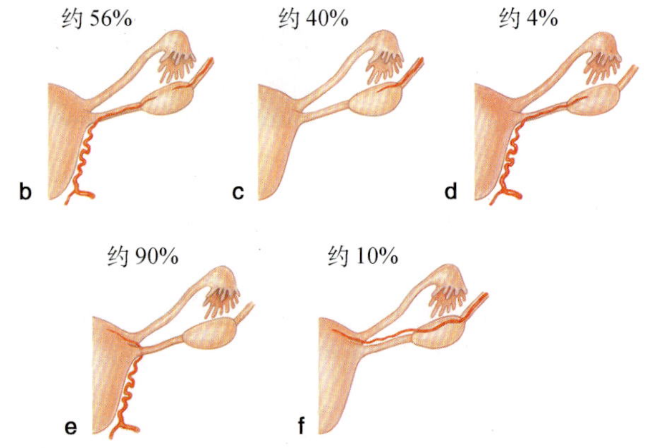

图 7.123a-f　女性内生殖器的动脉变异;后面观
a 子宫的动脉供应(教科书案例)。
b,c 和 d 卵巢的动脉供应(b 为教科书案例)。
e 和 f 子宫底的动脉供应(e 为教科书案例)。

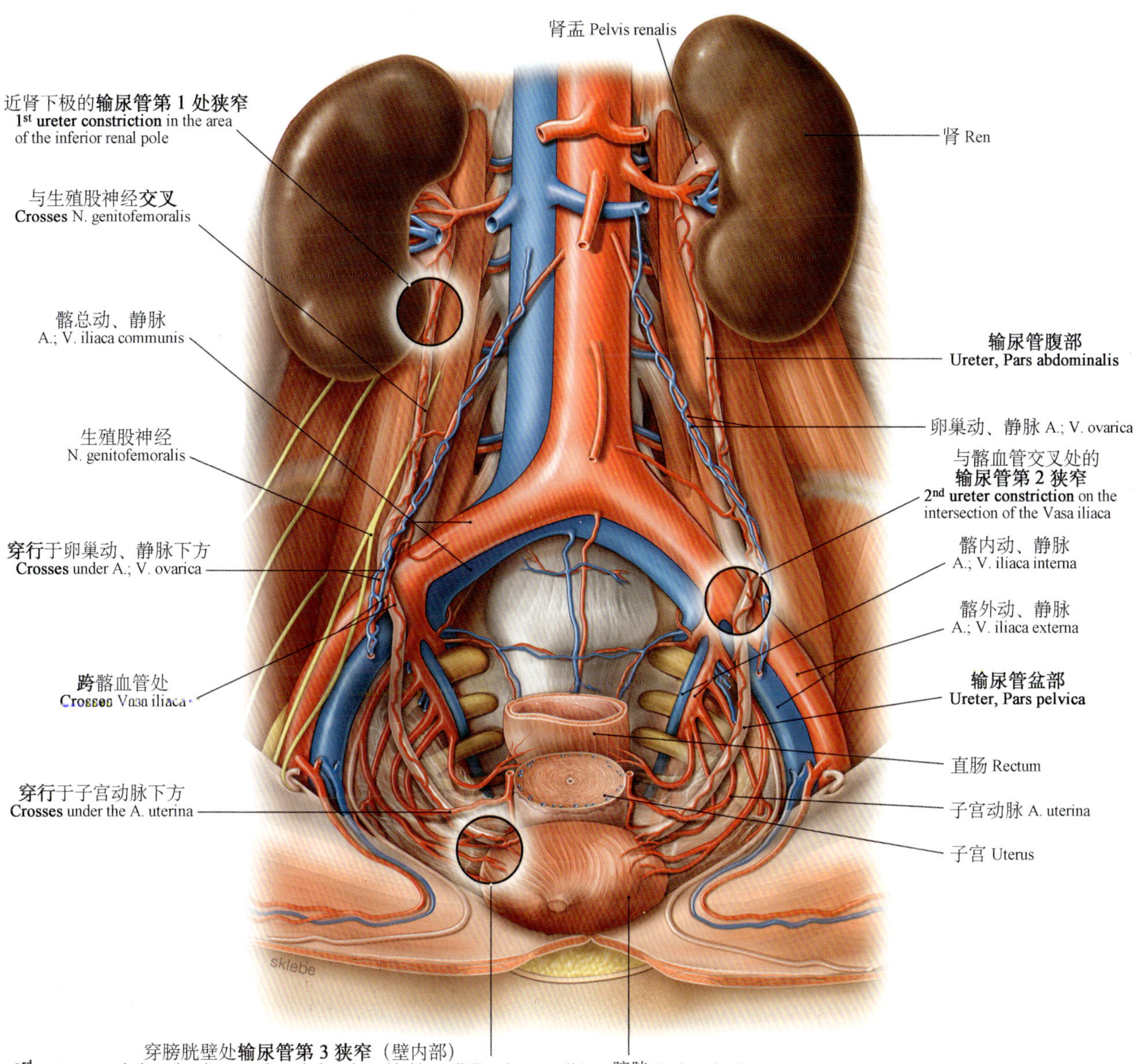

图 7.124 女性内生殖器的动脉(前面观)[L238]

女性内生殖器由3 对动脉供应。**卵巢动脉**起自于腹主动脉，首先在腹膜后间隙内下降，接着通过卵巢悬韧带进入小骨盆。除卵巢外，还供应邻接部位的输卵管。**子宫动脉**是髂内动脉的脏支，在子宫阔韧带内到达子宫颈的远端，在此跨过输尿管，发出供应阴道的**阴道支**，接着上升到子宫体，发出**螺旋支**供应子宫。输卵管接受子宫动脉发出的**输卵管支**供应，该支在**子宫动脉终支-卵巢支**与卵巢动脉吻合之前发出。

静脉回流通过**两套静脉系统**。

- 与髂内静脉相连的位于骨盆内的静脉丛(**子宫静脉丛和阴道静脉丛**)。
- **卵巢静脉**，右侧注入下腔静脉，左侧注入左肾静脉。

女性内生殖器的淋巴管

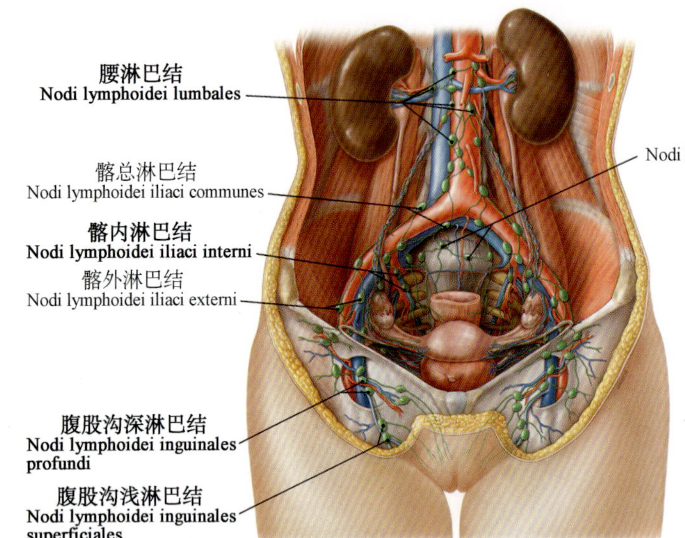

图 7.125 **女性内、外生殖器的淋巴管和淋巴结（前面观）**[L238]

女性外生殖器的**局部淋巴结**是腹股沟淋巴结。相比之下，卵巢的第 1 级局部淋巴结位于腹膜后的肾水平（**腰淋巴结**），子宫的局部淋巴结位于骨盆（**髂内淋巴结**）。

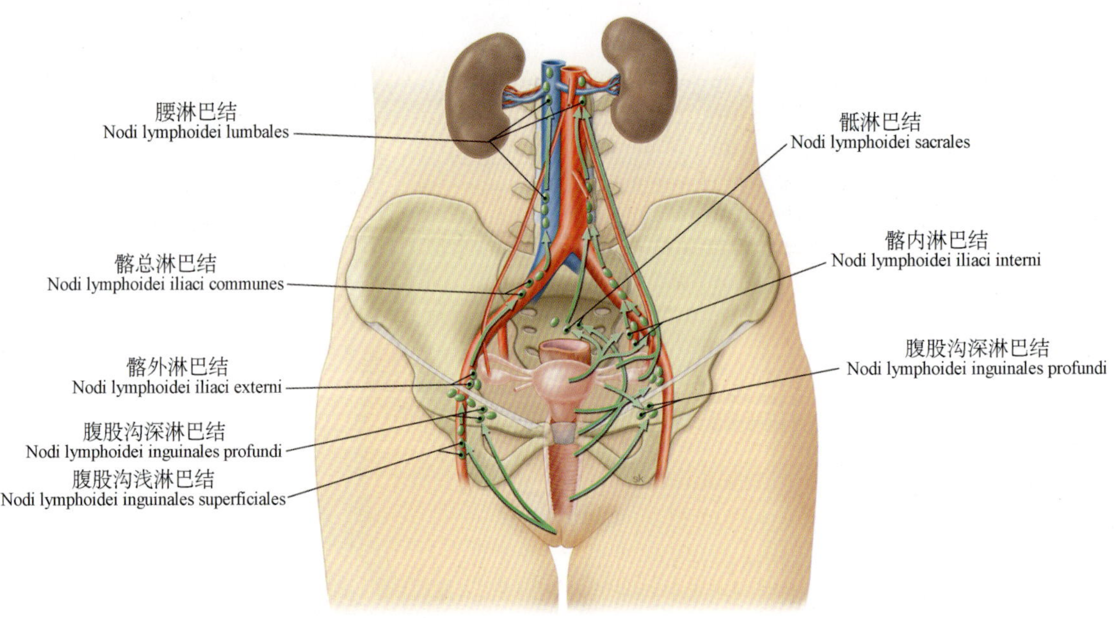

图 7.126 **女性内、外生殖器的淋巴引流途径（前面观）**[L238]

与男性不同，由于部分内生殖器的淋巴也回流到腹股沟淋巴结，女性内、外生殖器的淋巴引流并未完全分开。

外生殖器

- 腹股沟淋巴结：外阴。

内生殖器

- 位于肾水平的**腰淋巴结**：卵巢、输卵管、子宫（子宫输卵管交界处），淋巴管在卵巢悬韧带内。
- **髂内/外淋巴结**和**骶淋巴结**：子宫、阴道、输卵管。
- **腹股沟淋巴结**：阴道下部、子宫（子宫输卵管交界处），淋巴管在子宫圆韧带内。

临床要点

由于淋巴回流途径不同，外阴部癌的第一级**淋巴结转移**发生在腹股沟；子宫内膜癌和宫颈癌转移至小骨盆；卵巢癌转移至腹膜后间隙。

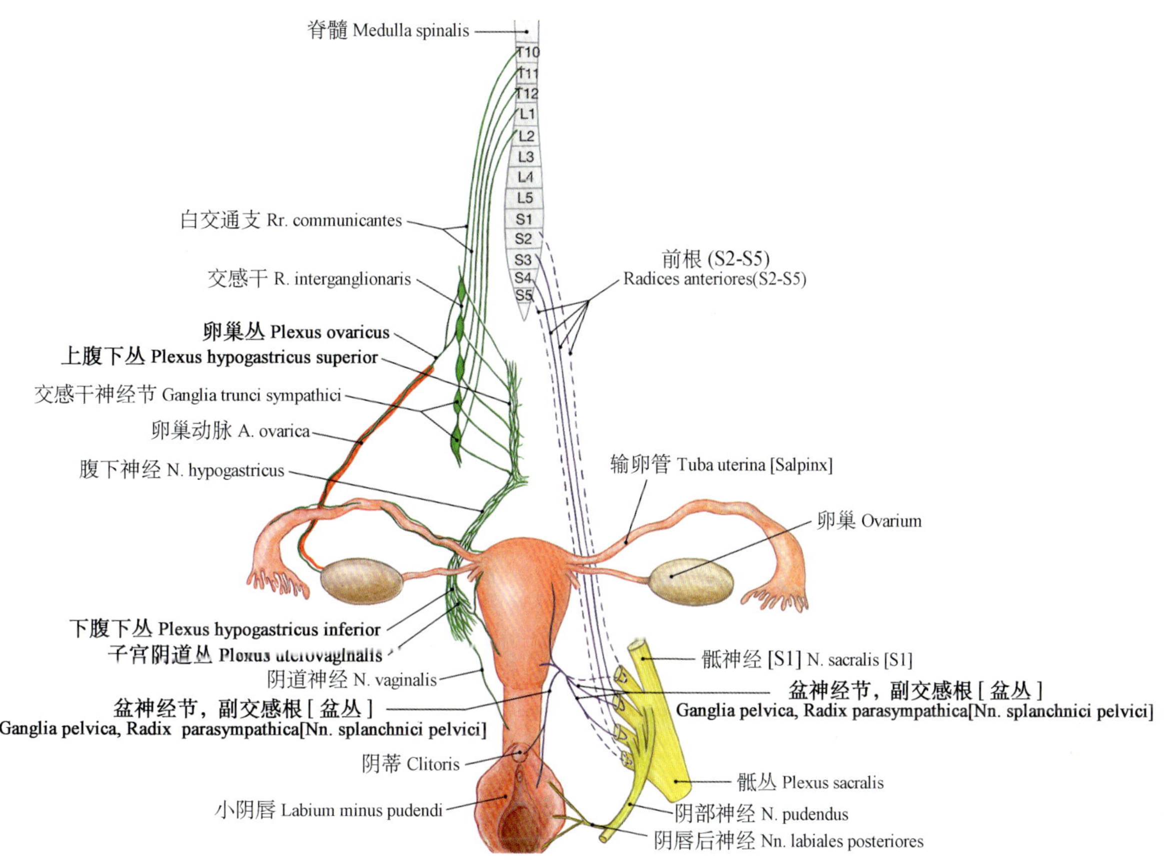

图 7.127 女性生殖器的神经支配示意图(前面观)

下腹下丛和子宫阴道丛包含交感(绿色)和副交感(紫色)神经纤维。

交感神经节前纤维(T10-L2)由腹主动脉丛通过上腹下丛下行,及经骶内脏神经由骶交感干下降,在**下腹下丛**神经节内与节后神经元形成突触。其轴突到达盆腔内脏器,并延续为**子宫阴道丛**(Frankenhäuser 丛),支配子宫、输尿管和阴道。大部分交感神经节后纤维在主动脉肾神经节或上腹下丛形成突触后通过卵巢丛伴随卵巢动脉到达卵巢。

副交感神经节前纤维从骶副交感核(S2-S4)发出,通过盆内脏神经到达下腹下丛神经节,在此或在盆腔脏器附近(盆神经节)与节后神经元形成突触,支配子宫、输卵管和阴道。

躯体神经由**阴部神经**传递感觉神经分布在阴道中下部、阴道前庭,由阴唇后支分布到大、小阴唇,阴蒂背神经分布到阴蒂。

女性盆底

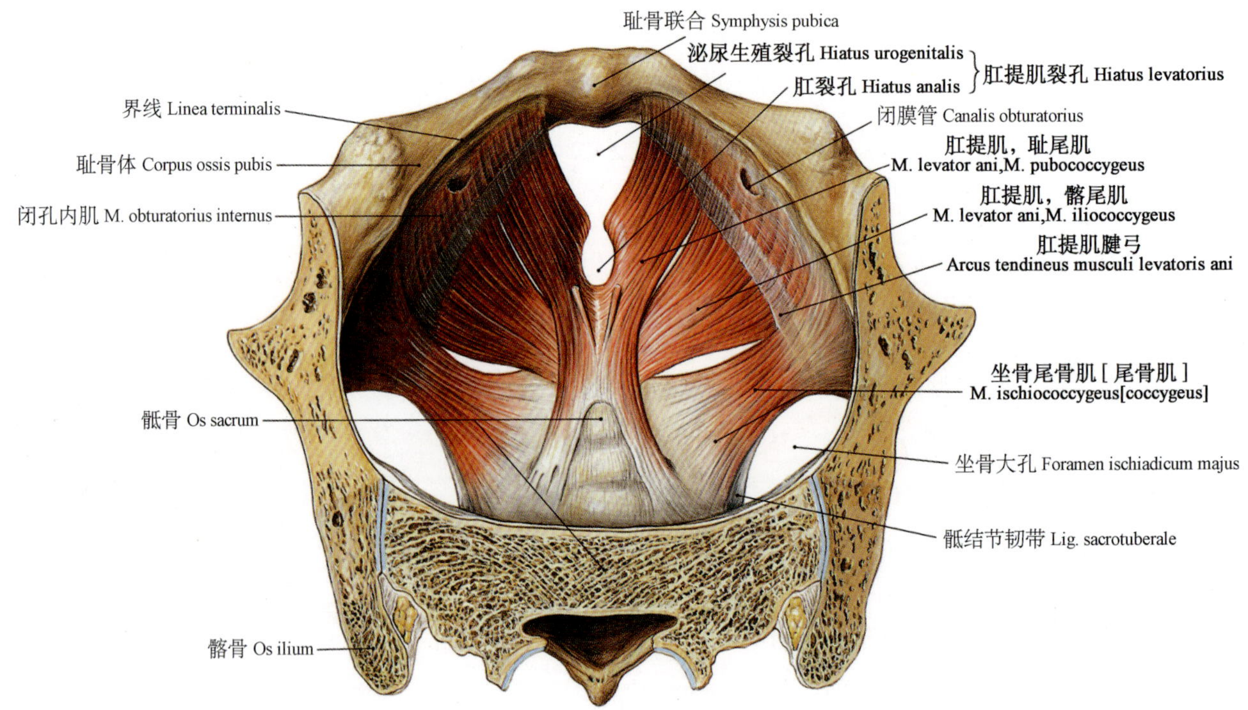

图 7.128　女性盆底（上面观）

女性盆底结构与男性相似，封闭盆腔底部。

结构

- **肛提肌**，包含耻尾肌、髂尾肌和耻骨直肠肌。
- **坐骨尾骨肌**。

与耻尾肌和坐骨尾骨肌不同，髂尾肌不是起于髋骨，而是起自加强闭孔内肌筋膜的肛提肌腱弓。

两侧肌间有**肛提肌裂孔**（Hiatus levatorius）（→图7.129），该裂孔被会阴结缔组织（会阴中心腱）分为前方的**泌尿生殖裂孔**（盆膈裂孔），有尿道和阴道通过，后方的**肛裂孔**有直肠通过。

盆底由骶丛的直接分支支配（S3-S4）。

功能：盆底保持盆部器官位置稳定，因而对控制排尿和排便是必需的。

→T20a

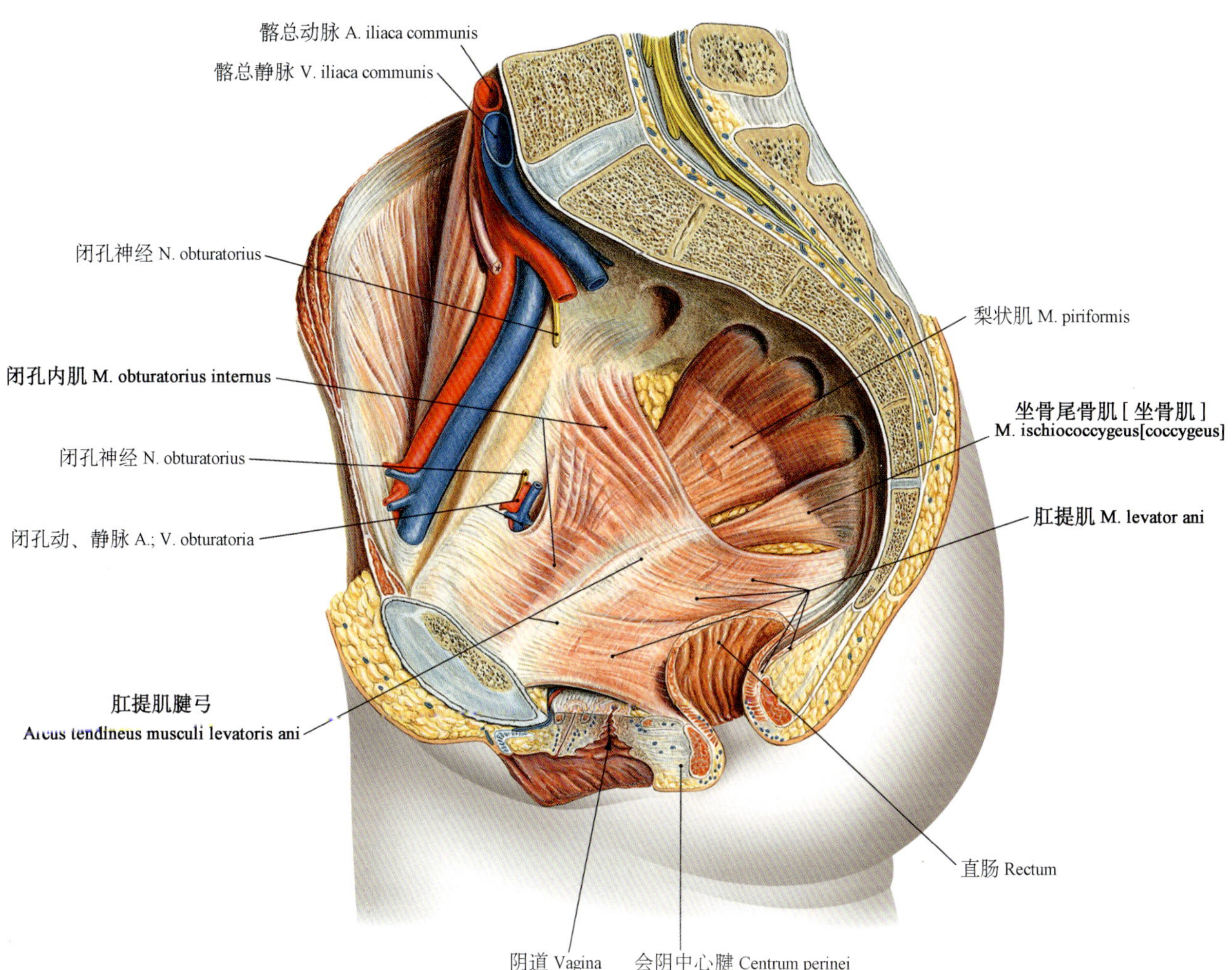

图 7.129 **女性盆底(左侧面观)**

盆底包括**肛提肌**和**坐骨尾骨肌**。肛提肌中的髂尾肌起自增强的闭孔内肌筋膜——**肛提肌腱弓**。闭孔内肌起自于耻骨上支前面，因含有闭孔动、静脉及闭孔神经的闭孔管穿过而清楚可辨。在肛提肌腱弓处，闭孔内肌转向外侧经坐骨小孔穿出骨盆，肛提肌向骶骨、尾骨扩展并封闭骨盆下口。

→T 20a

女性盆底功能不全

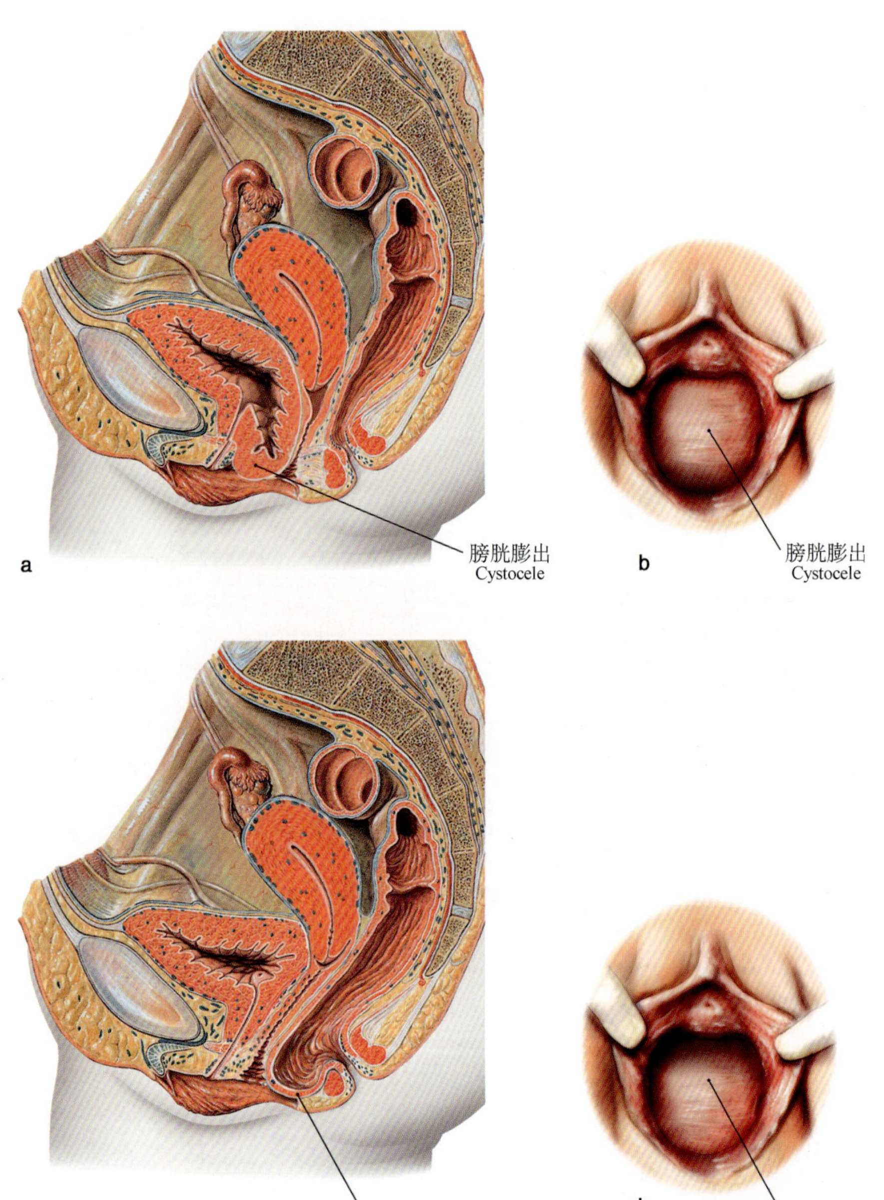

图 7. 130a-d **女性盆底功能不全(正中矢状切面,左侧面观)**[L266]

如果盆底稳定性功能衰退将导致盆底功能不全。在此情况下,膀胱的后壁(a、b)或直肠前壁(c、d)可膨出。**膀胱膨出**和**直肠膨出**都可从阴道见到突出物,它们在外观上通常无明显差异。此处通过阴影强调脱垂组织中膀胱后方膨出(b)和直肠前方膨出(d),显示它们的位置关系。

临床要点

由于阴道分娩时盆底紧张而肛提肌被显著牵拉,女性盆底缺陷(**盆底功能障碍**)更加多见。此时盆底**下降**(下垂)可能发生,导致子宫或阴道**脱垂**。因子宫连于膀胱后壁,阴道连于直肠前壁,常伴发膀胱膨出(cystocele)和直肠膨出(rectocele)发生**尿失禁**和**大便失禁**。

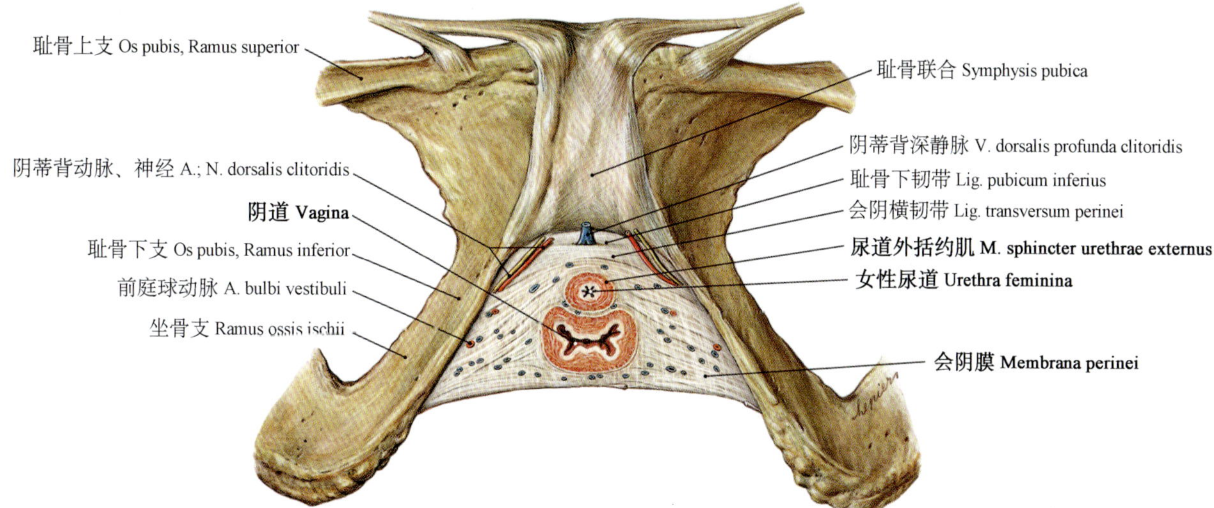

图 7.131　女性会阴肌(下面观,去除其他肌肉)

女性肛提肌裂孔大部分被结缔组织封闭,仅留有阴道和尿道(女性尿道)通道的开口。与男性不同,女性会阴肌薄弱(→图 7.97),因为**会阴深横肌**仅由嵌入结缔组织的单层肌纤维组成(→图 7.132),以及**会阴浅横肌**菲薄,没有构成肌板,旧术语“尿生殖膈”已经弃用。

男性会阴深隙很大程度上与会阴深横肌的范围对应,而女性会阴间隙的界线较难确定。**男性会阴深隙**的下界为**会阴膜**(→图 7.136)。在女性,此间隙还包含阴道及尿道,有阴部神经和阴部内动、静脉发往外阴的深支穿过。

→T20b

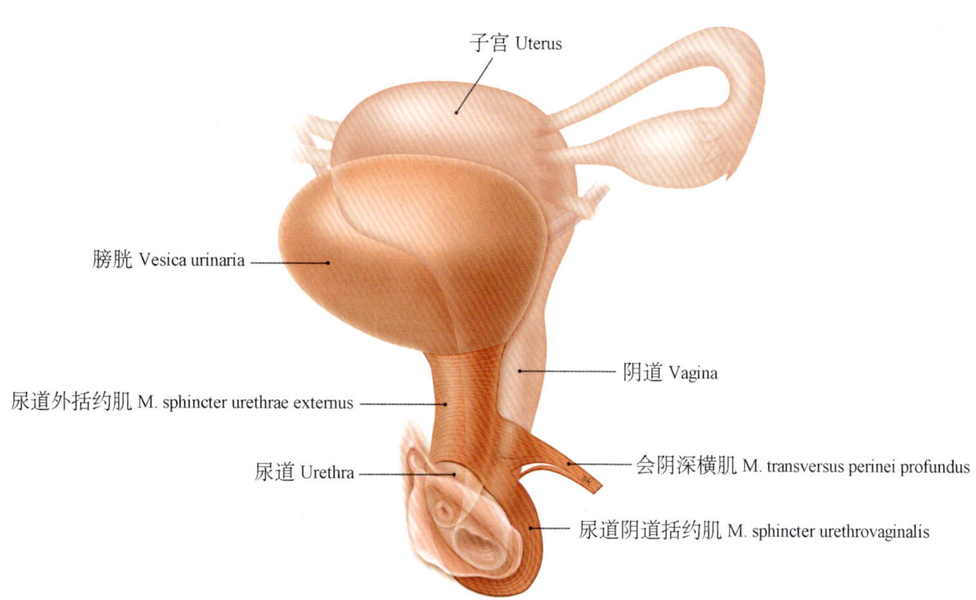

图 7.132　膀胱的随意括约肌[L238]

女性盆底下方会阴深横肌未形成结实的肌板。相反,在尿道区由特殊的横纹肌束形成**尿道外括约肌**,构成膀胱的随意括约肌(→图 7.131),部分肌束环绕阴道末端,称为**尿道阴道括约肌**。

→T20b

女性会阴肌

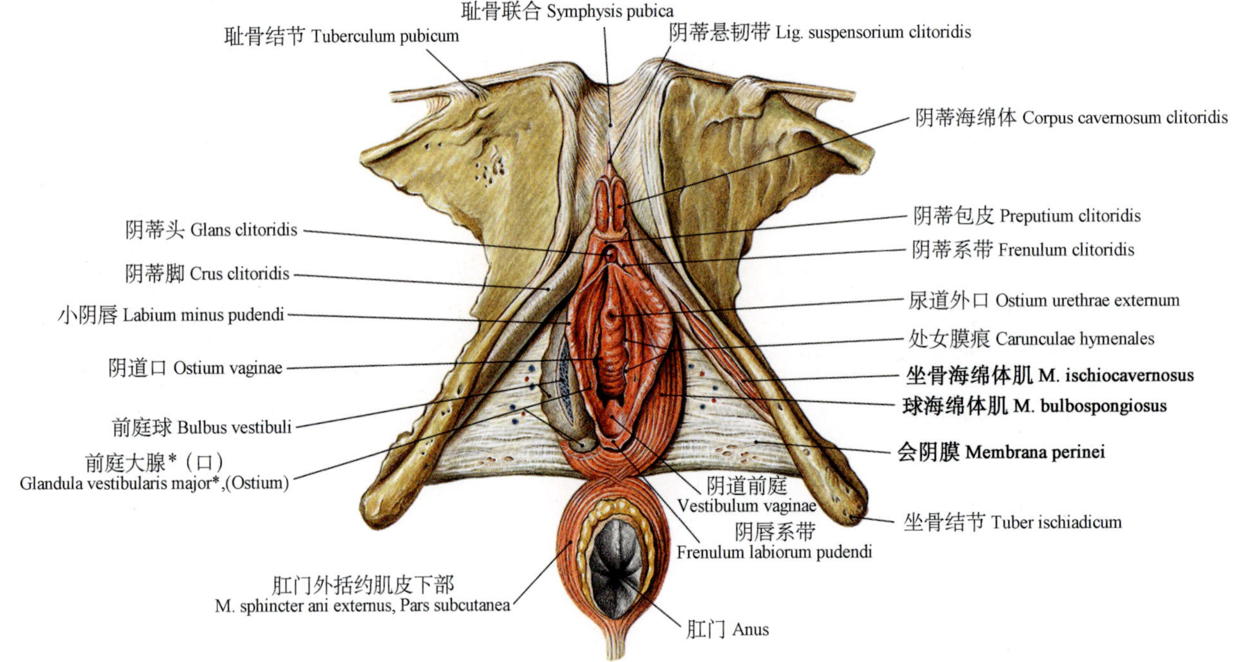

图 7.133　女性会阴肌浅层(下面观)

会阴膜为会阴深隙的下方的边界，其下方与**会阴浅隙**相接(→图 7.136)。会阴浅隙含会阴浅横肌，与外生殖器合称为女外阴，女外阴的两个海绵体也被会阴肌浅层覆盖。两侧阴蒂脚与**坐骨海绵体肌**共同附着于耻骨下支，前庭球被**球海绵体肌**覆盖。

* 临床术语：Bartholin 腺。

→T20b

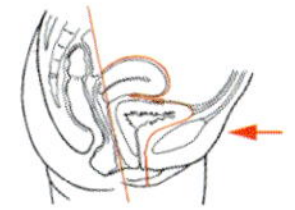

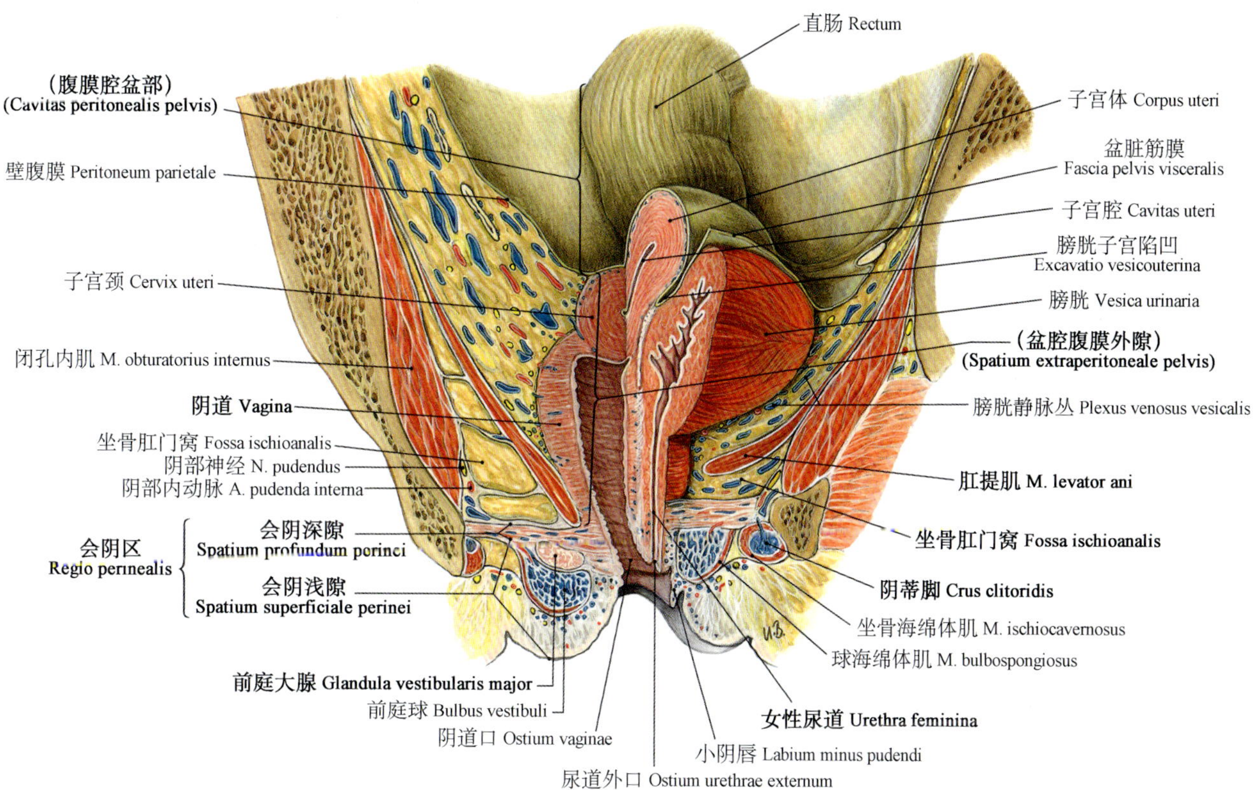

图 7.134　女性会阴间隙

正中矢状切面、右侧冠状切面（前面观）。断面见图 7.143b。冠状切面示女性盆部的**三个水平**。

- **腹膜腔盆部**，其下界为壁腹膜。
- **盆部腹膜下间隙**，下方至盆底的肛提肌。
- 盆底下方的**会阴区**，前部通常被两个会阴间隙占据，然而，它还包含坐骨肛门窝内复杂的前隐窝（此处在左、右两侧分别展示）。

会阴深隙含结缔组织和会阴深横肌的单个肌束，还有阴道和尿道通过。阴部神经深支（阴蒂背神经），阴部内动、静脉深支（前庭球动脉、阴蒂背动脉、阴蒂深动脉）横穿会阴深隙到达外阴。阴蒂海绵体神经穿过会阴进入阴蒂海绵体。

会阴浅隙位于会阴膜与会阴浅筋膜之间。除了会阴浅横肌和阴蒂海绵体近侧部之外，**会阴浅隙**还包含前庭大腺（Bartholin 腺）和前庭球。两侧前庭球被球海绵体肌包绕，阴蒂脚被坐骨海绵体肌包绕，阴部神经浅支（会阴神经和阴唇后神经）和阴部内动、静脉浅支（会阴动脉和阴唇后动脉）穿过此间隙延续至阴唇。

女性会阴区

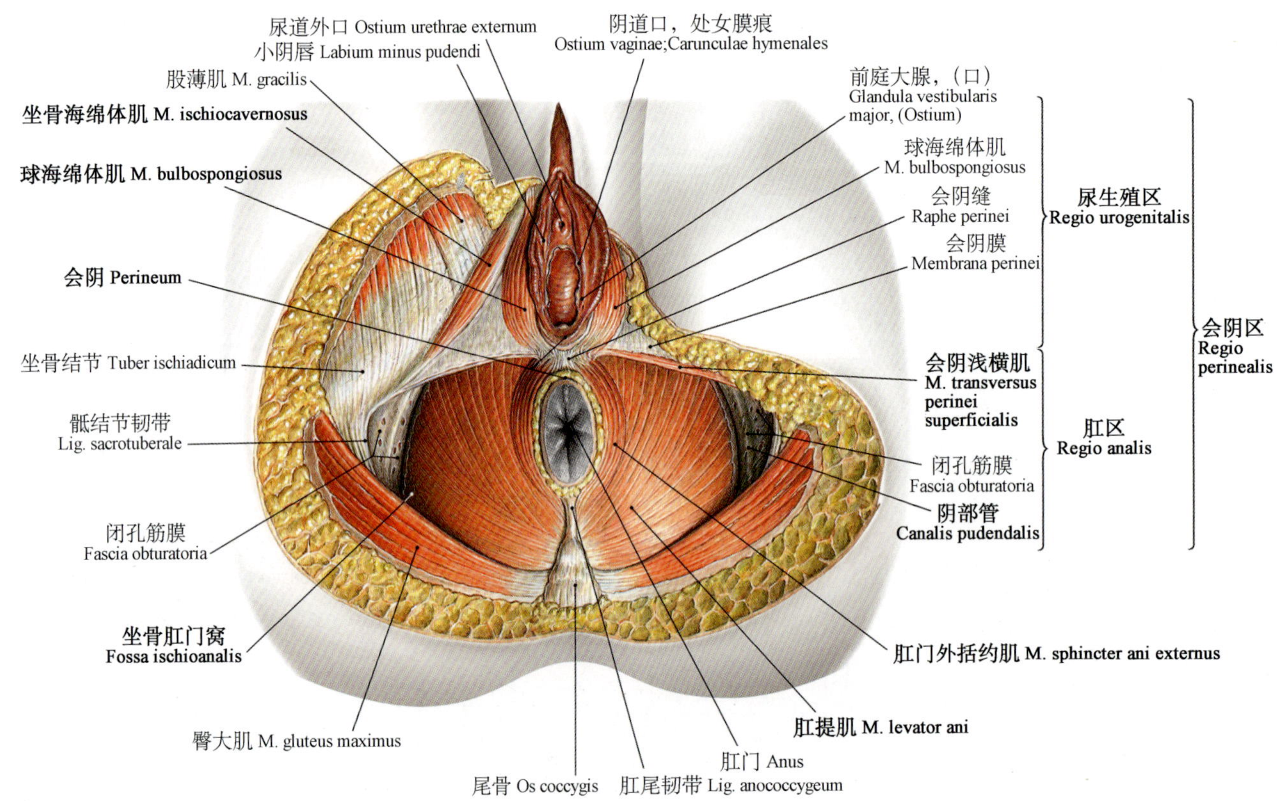

图 7.135 **女性会阴区(下面观)**

去除所有神经血管。

会阴区范围从耻骨联合下缘到尾骨尖。不过，在女性，狭义**会阴**专指大阴唇后缘和肛门之间的少量结缔组织桥。会阴区可分成前方包含外生殖器和尿道的**尿生殖区**和后方环绕肛门的**肛区**。两个区都含有间隙。

- 肛区有**坐骨肛门窝**(见表)，即**肛门**两侧形成的锥形间隙，其外侧壁闭孔内肌筋膜(闭孔筋膜)皱褶中有阴部管(Alcock 管)，管内有阴部内动、静脉和阴部神经由臀区穿过坐骨小孔到达此处。
- 尿生殖区含有两个**会阴间隙**。
  - 会阴深隙在下方以会阴膜为界；女性有薄弱的会阴深横肌和尿道外括约肌。
  - 会阴浅隙在会阴膜与体筋膜(会阴浅筋膜)之间，有会阴浅横肌、球海绵体肌和坐骨海绵体肌，它们固定前庭区的海绵体、阴蒂和前庭大腺(Bartholin 腺)。

坐骨肛门窝的界限	
内侧壁和上壁	肛门外括约肌和肛提肌
外侧壁	闭孔内肌
后壁	臀大肌和骶结节韧带
前壁	会阴浅、深隙的后缘，前隐窝达耻骨联合
下壁	会阴部的筋膜和皮肤

临床要点

分娩可导致会阴区皮肤和肌内至肛门外括约肌的意外撕裂(**会阴撕裂**)，有时行外侧或正中定向切开会阴(会阴切开术)则可以避免。

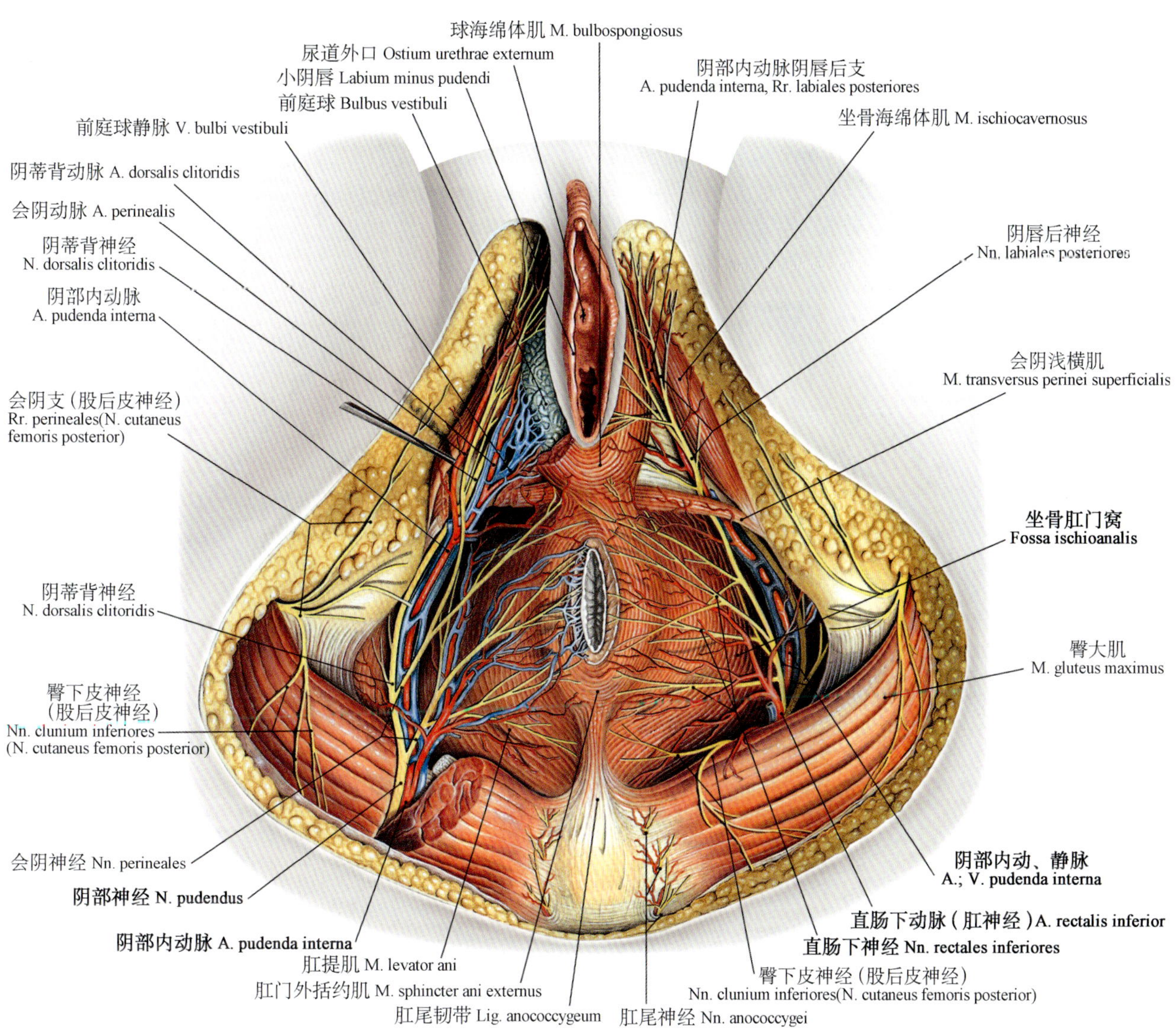

图 7.136　女性会阴区的血管和神经（下面观）

男性和女性的**坐骨肛门窝**相似，血管神经由后外侧穿过闭孔内肌筋膜皱褶内的阴部管（Alcock 管），进入被脂肪组织填满的锥形的坐骨肛门窝，接着其发出分支分布到肛门和肛管，并向前穿过坐骨直肠窝和两个会阴间隙到达外阴。

坐骨肛门窝内容物

- 阴部内动、静脉和阴部神经：在阴部管（Alcock 管）内。
- 肛动、静脉和神经：分布到肛管。

临床要点

与男性一样，坐骨肛门窝扩展到肛门两侧，具有重要的临床意义。如肛管瘘管时，**聚集的脓液**可通过坐骨肛门窝向前蔓延到耻骨联合，不仅产生非特异性炎症症状，还导致会阴区剧烈疼痛。

男性盆部，正中矢状切面

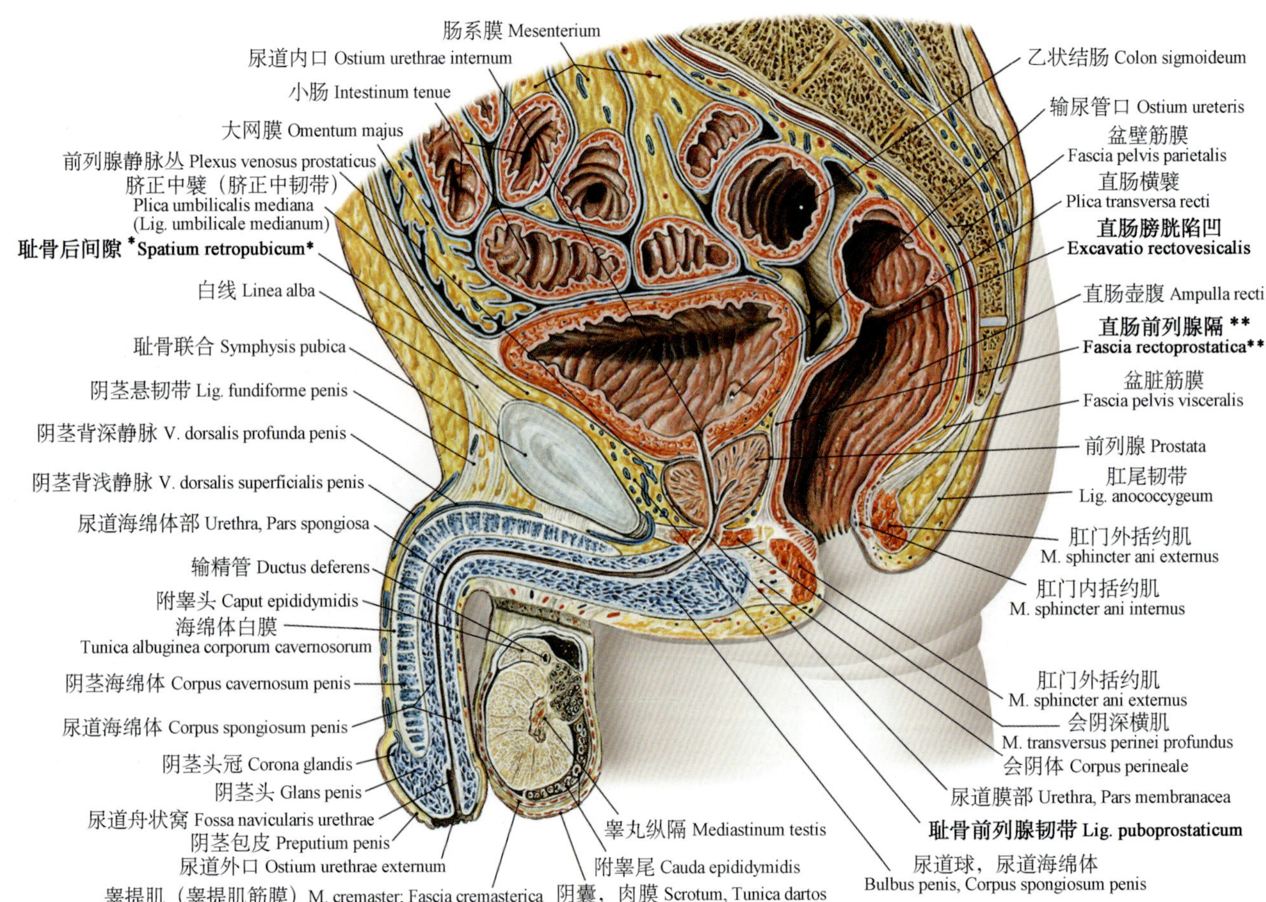

图 7.137　男性盆部(正中矢状切面,左侧面观)

男性腹膜腔最下方的陷凹是**直肠膀胱陷凹**,两侧界为内有下腹下丛的**直肠膀胱皱襞**。下方为位于腹膜下间隙的**直肠前列腺筋膜**(** 临床术语:Denonveilliers 筋膜),以分隔直肠和前列腺。耻骨联合后方有一结缔组织填充的间隙(**耻骨后隙**,* 临床术语:Retzius 间隙),其内有薄薄的耻骨前列腺韧带将前列腺和膀胱连接于骨盆。在耻骨后隙的下部,**阴茎背深静脉**开口于与髂内静脉相连的**前列腺静脉丛**,引流阴茎海绵体的血液。

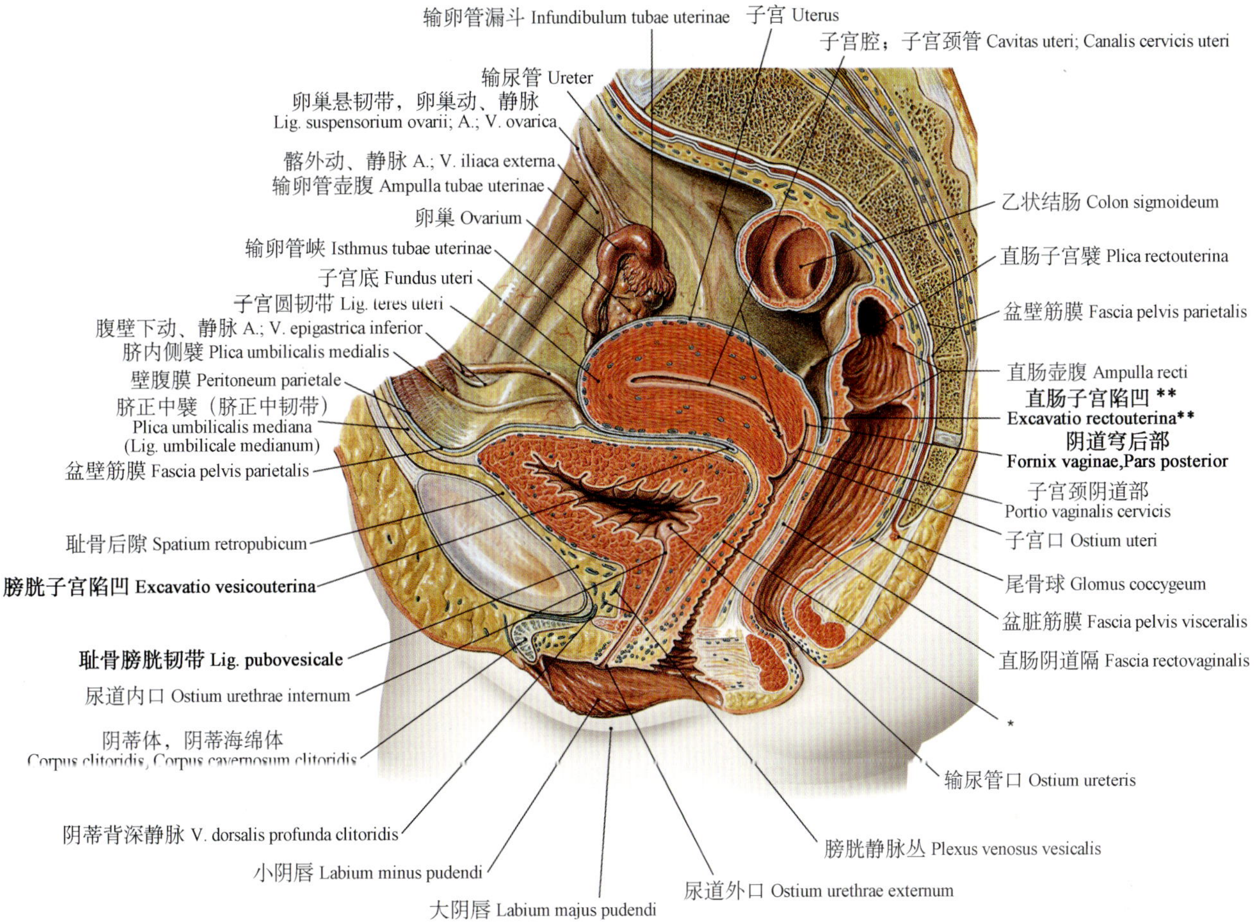

输卵管漏斗 Infundibulum tubae uterinae
子宫 Uterus
子宫腔；子宫颈管 Cavitas uteri; Canalis cervicis uteri
输尿管 Ureter
卵巢悬韧带，卵巢动、静脉
Lig. suspensorium ovarii; A.; V. ovarica
髂外动、静脉 A.; V. iliaca externa
输卵管壶腹 Ampulla tubae uterinae
卵巢 Ovarium
输卵管峡 Isthmus tubae uterinae
子宫底 Fundus uteri
子宫圆韧带 Lig. teres uteri
腹壁下动、静脉 A.; V. epigastrica inferior
脐内侧襞 Plica umbilicalis medialis
壁腹膜 Peritoneum parietale
脐正中襞（脐正中韧带）
Plica umbilicalis mediana
(Lig. umbilicale medianum)
盆壁筋膜 Fascia pelvis parietalis
耻骨后隙 Spatium retropubicum
膀胱子宫陷凹 Excavatio vesicouterina
耻骨膀胱韧带 Lig. pubovesicale
尿道内口 Ostium urethrae internum
阴蒂体，阴蒂海绵体
Corpus clitoridis, Corpus cavernosum clitoridis
阴蒂背深静脉 V. dorsalis profunda clitoridis
小阴唇 Labium minus pudendi
大阴唇 Labium majus pudendi
尿道外口 Ostium urethrae externum
膀胱静脉丛 Plexus venosus vesicalis
输尿管口 Ostium ureteris
*
直肠阴道隔 Fascia rectovaginalis
盆脏筋膜 Fascia pelvis visceralis
尾骨球 Glomus coccygeum
子宫口 Ostium uteri
子宫颈阴道部
Portio vaginalis cervicis
阴道穹后部
Fornix vaginae,Pars posterior
直肠子宫陷凹 **
Excavatio rectouterina**
直肠壶腹 Ampulla recti
盆壁筋膜 Fascia pelvis parietalis
直肠子宫襞 Plica rectouterina
乙状结肠 Colon sigmoideum

图 7.138　女性盆部（正中矢状切面，左侧面观）

因子宫嵌于膀胱与直肠之间，女性腹膜腔下部有两个陷凹，最下部的是**直肠子宫陷凹**（** 临床术语：Douglas 腔），其延伸到阴道穹后部（Fornix vaginae，Pars posterior），两侧界为**直肠子宫襞**，内含下腹下丛。腹膜下间隙下方有隔开直肠和阴道的**直肠阴道筋膜**。膀胱和子宫之间的**膀胱子宫陷凹**深度不足以覆盖膀胱阴道隔。耻骨联合后方有一结缔组织填充的间隙（**耻骨后隙**），其内有薄薄的耻骨膀胱韧带将膀胱连接于骨盆。在耻骨后隙的下部，**阴蒂背深静脉**开口于与髂内静脉相连的**膀胱静脉丛**，引流阴蒂海绵体的血液。

* 临床术语：膀胱阴道隔。

子宫 Uterus
子宫颈 Cervix uteri
阴道 Vagina
耻骨 Os pubis
膀胱 Vesica urinaria
肛管 Canalis analis
乙状结肠
Colon sigmoideum
直肠子宫陷凹
Excavatio rectouterina
尾骨 Os coccygis
直肠 Rectum

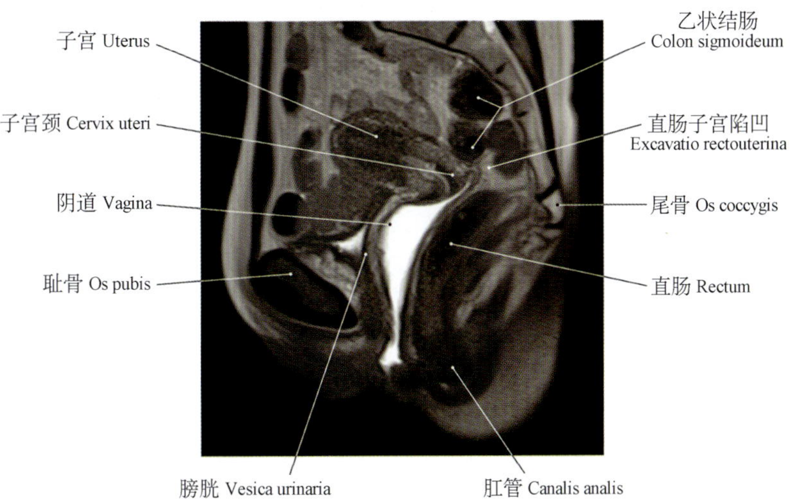

图 7.139　女性盆部磁共振成像矢状切面

为获得更好的对比，阴道内注入超声导电乳胶[T832]。

男性盆部，横切面

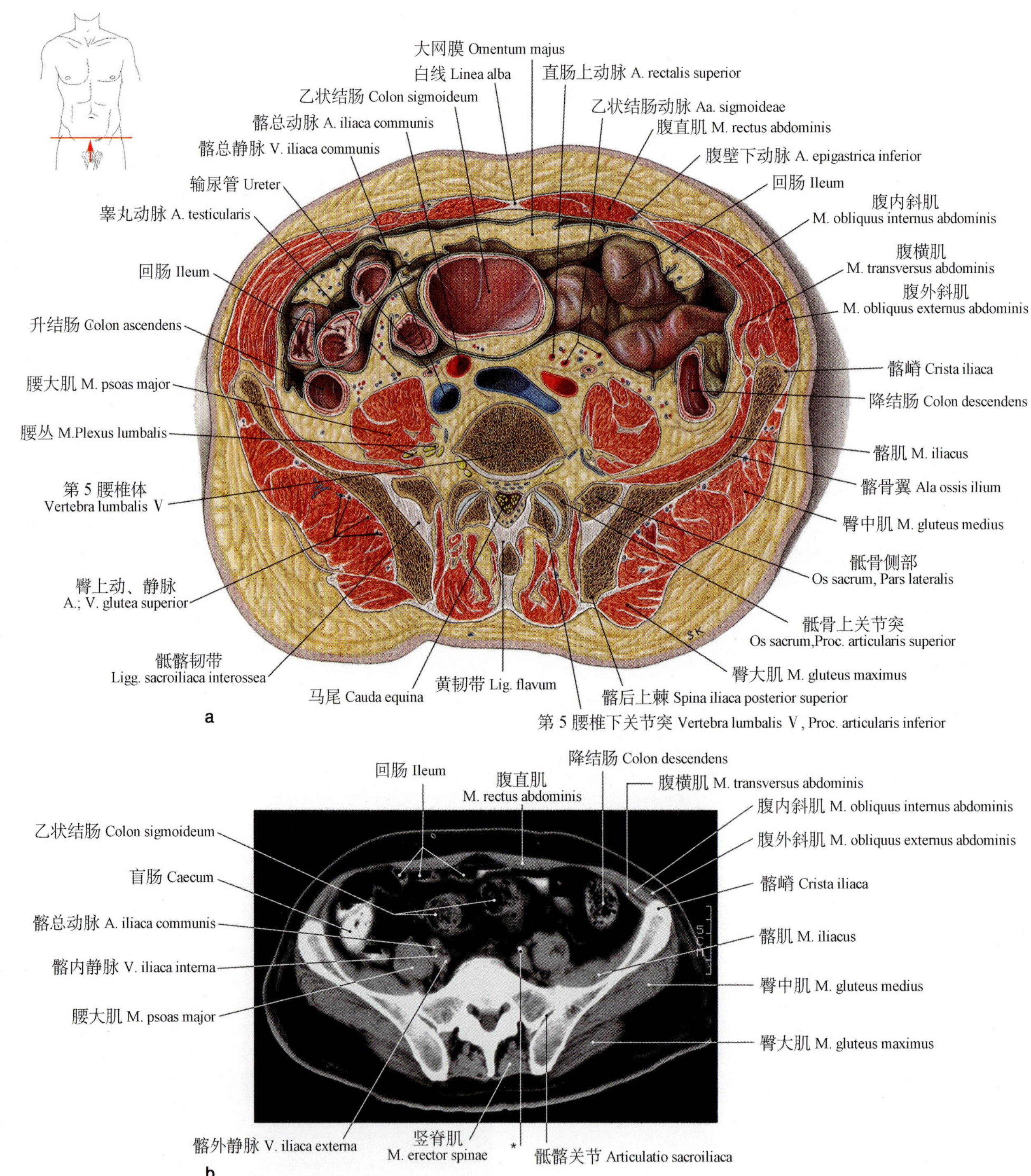

图7.140a、b 男性盆部；第5腰椎水平横切面(a)和相应的CT扫描(b)；(下面观) a[L238]；b[T893]

根据惯例，CT扫描通常从下面观察。因为断面在**大骨盆**水平，见不到实际的盆腔内器官。然而，髂骨(Os ilium)及其髂骨翼(Alae ossis ilii)清晰可见，围绕回肠的小肠袢和乙状结肠，乙状结肠在正中切面上呈S形环，向下在第2～3骶椎水平移行为直肠。

*髂总动脉壁钙化。

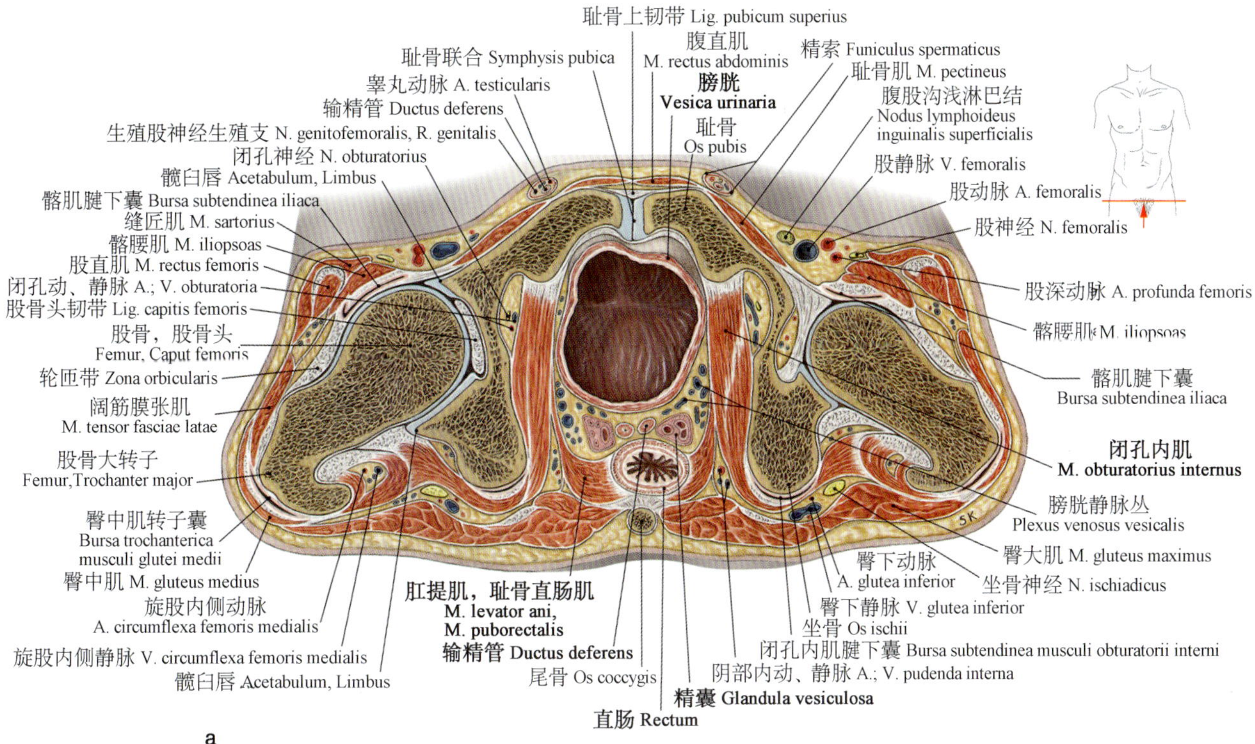

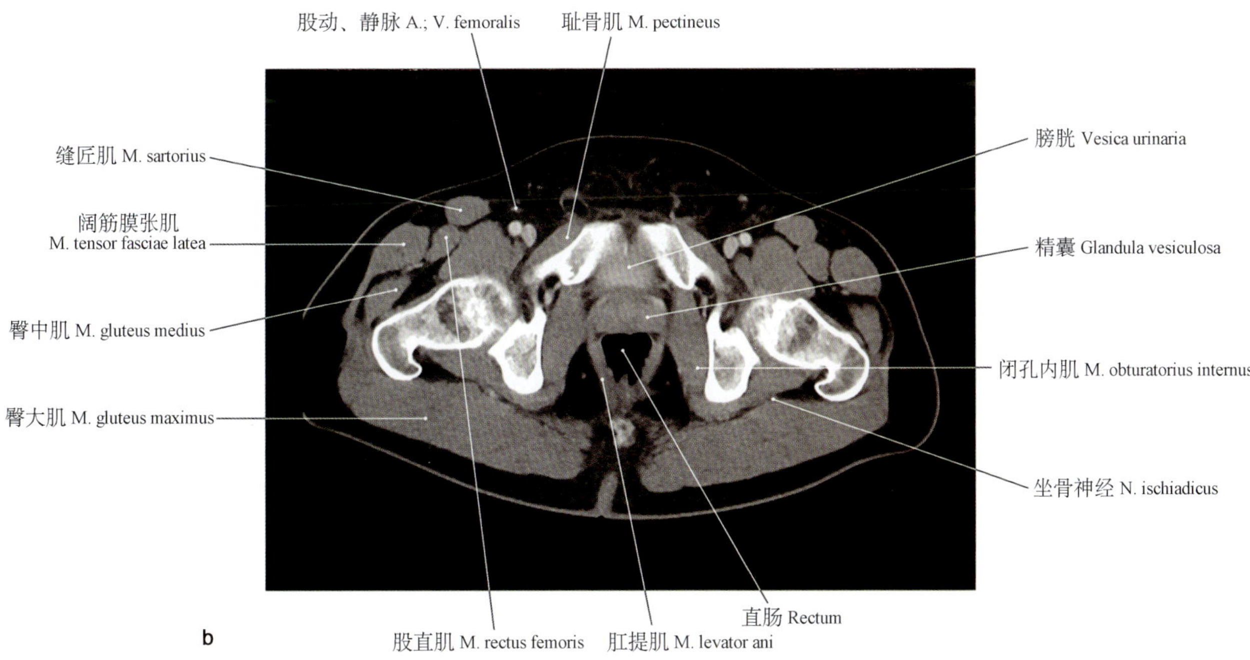

图 7.141a、b　男性盆部；小骨盆水平横切面(a)和相应的门静脉期男性骨盆 CT 扫描(b)(下面观) a[L238]；b[T832]

横切面可以显示多个肌的起止，如可见肛提肌的耻骨直肠肌在直肠后形成一个环，并拉其向前。由此形成直肠的会阴曲，有助于直肠闭合，对排便至关重要。此外，闭孔内肌的复杂起止非常容易理解：其起自髋骨内侧面，向后方走行，接着以坐骨为支点转向，止于大结节内侧面。

女性盆部，横切面

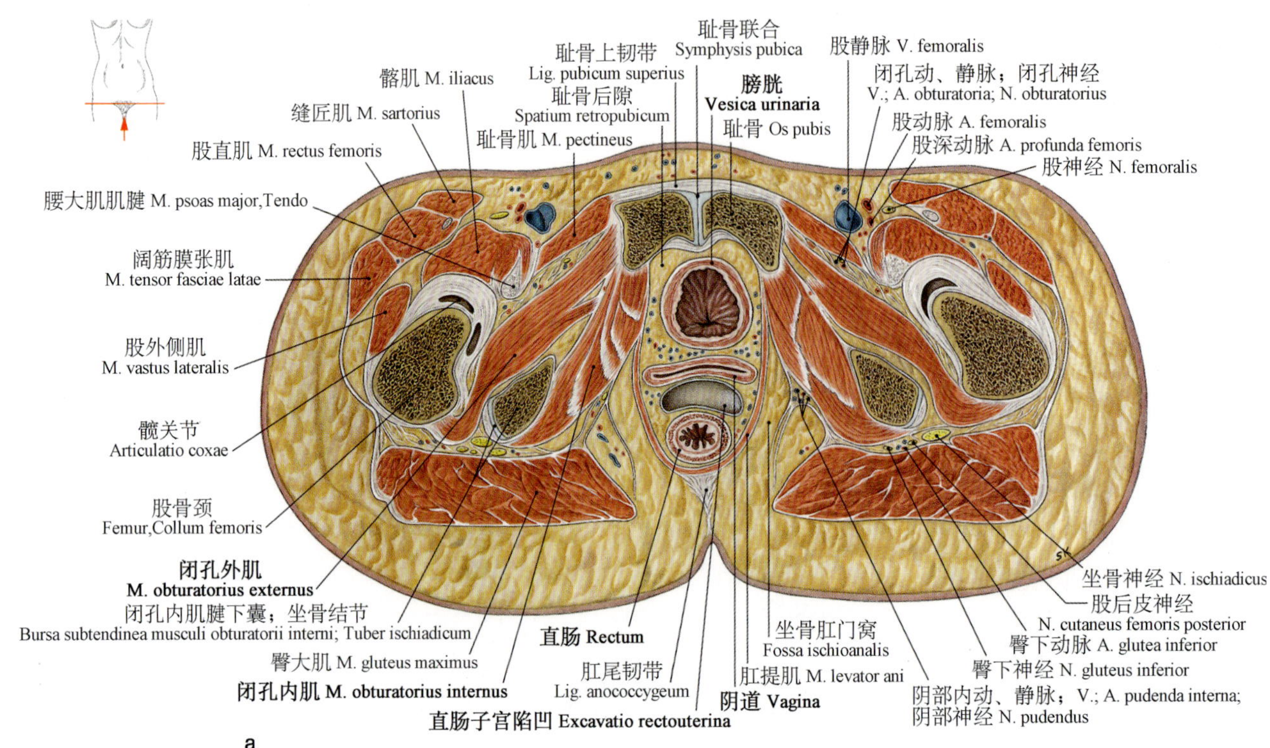

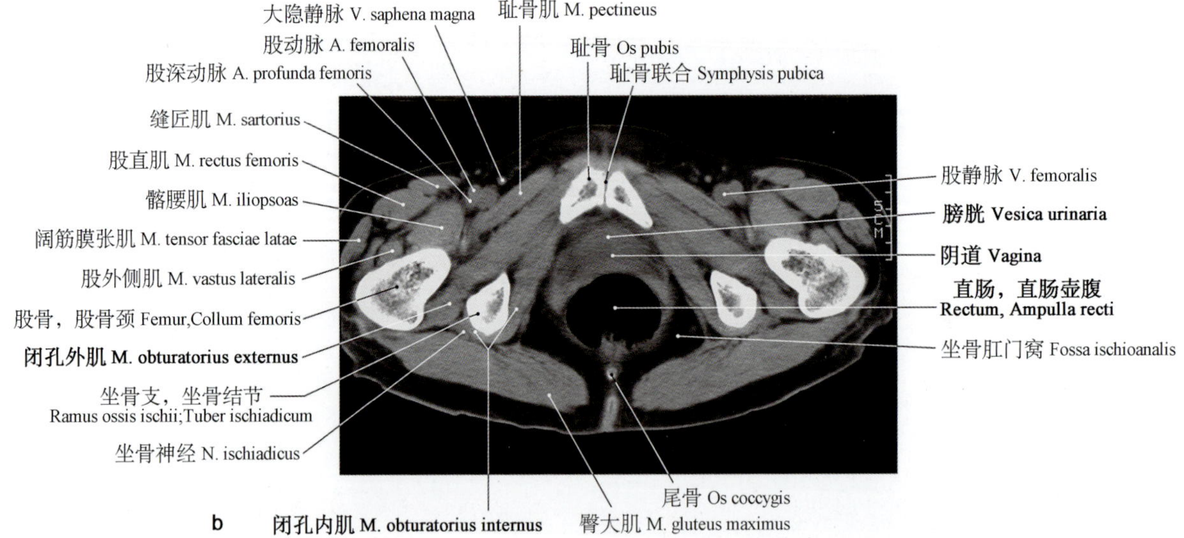

图 7.142a、b 女性盆部；小骨盆水平横切面(a)和相应的 CT 扫描(b)(下面观) a[L238]；b[T893]

可辨认出下列盆腔脏器：膀胱、直肠和它们之间的阴道，以及腹膜腔最深的部位直肠子宫陷凹(Douglas 腔)。与男性骨盆横切面(→图 7.114a)相比，此切面更靠近下方。因此，除了闭孔内肌外，在髋骨对面前方可见闭孔外肌。

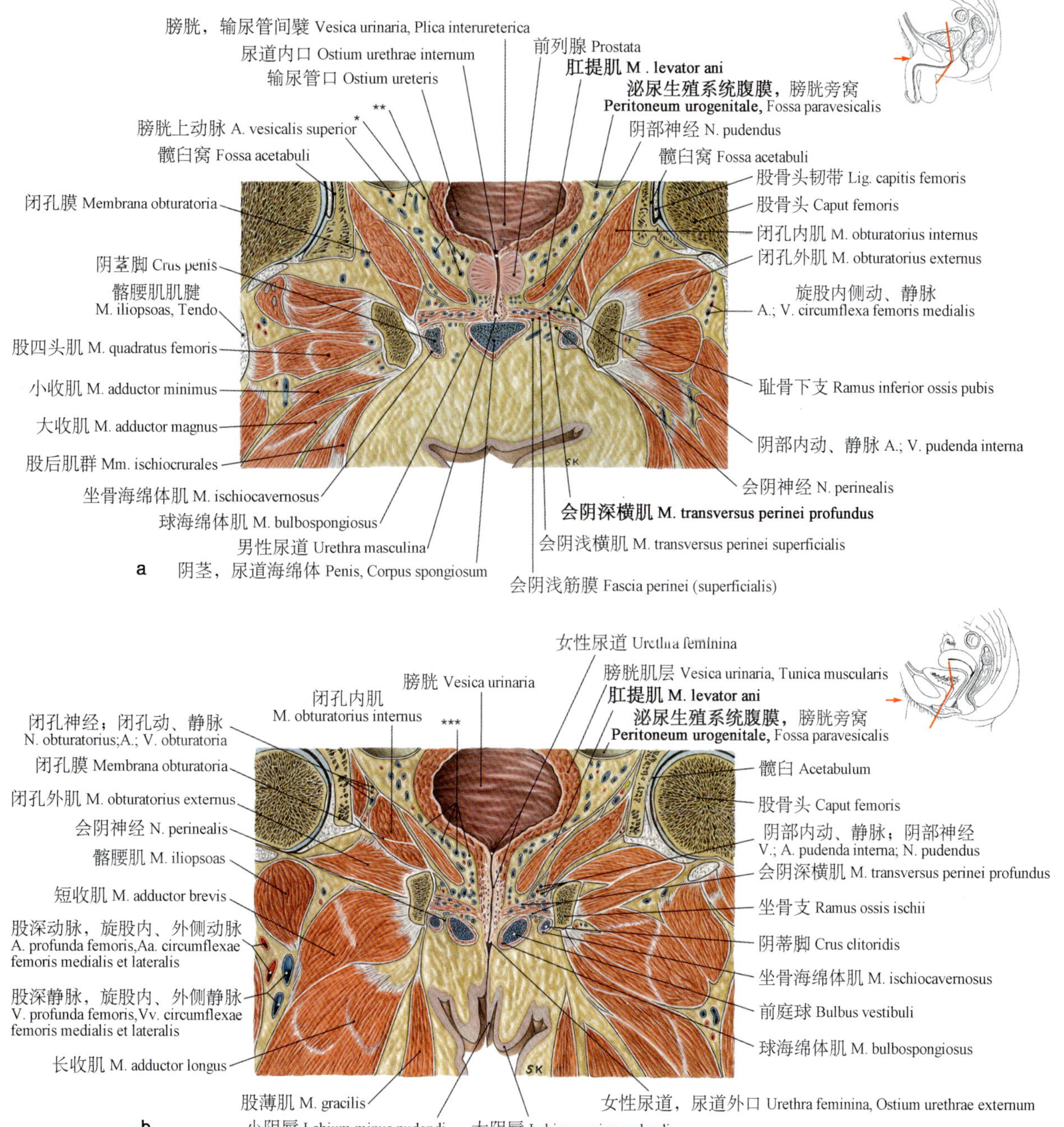

图 7.143a、b　男性(a)和女性(b)盆部(一定角度经膀胱的冠状切面)[L238]

切面显示男性(→图 7.101)和女性(→图 7.136)盆底、会阴肌及会阴间隙，清晰地显示了盆腔下部。**壁腹膜**(此处为泌尿生殖系统的腹膜)的下部，腹膜下间隙扩展至**肛提肌**形成的盆底，下方与**会阴区**相连。**在男性**，会阴深横肌形成结实的肌板充填会阴深隙。肌下会阴膜的下方是会阴浅隙。**在女性**，会阴间隙以相似的方式排列，但会阴深横肌明显地被结缔组织掺杂，因此通常没有结实的肌板出现。

* 临床术语：膀胱旁组织。

** 临床术语：前列腺静脉丛。

*** 膀胱旁组织及静脉丛。

男性盆部，冠状切面

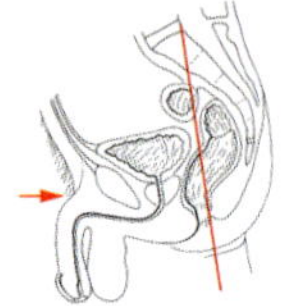

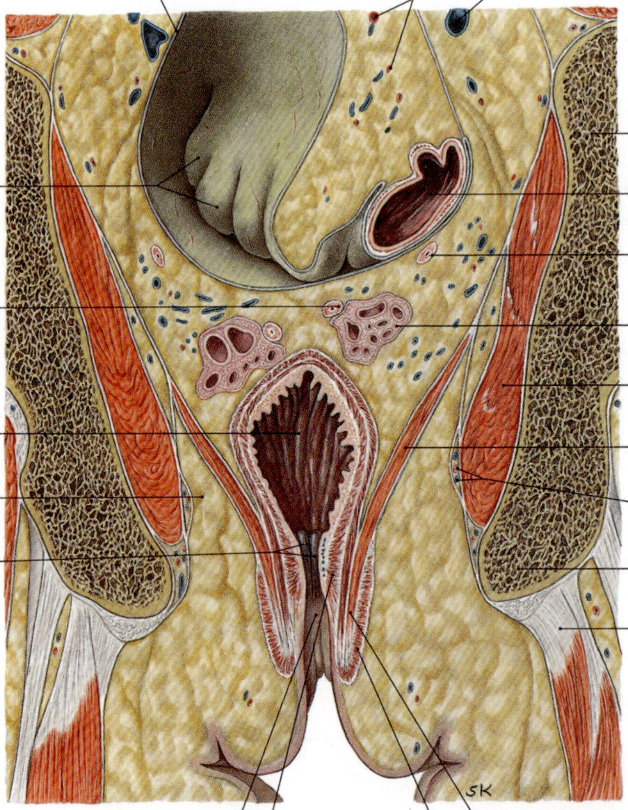

壁腹膜 Peritoneum parietale
乙状结肠动脉 Aa. sigmoideae
髂内静脉 V. iliaca interna
肠脂垂［网膜］ Appendices omentales[epiploicae]
髂骨 Os ilium
乙状结肠 Colon sigmoideum
输尿管 Ureter
输精管 Ductus deferens
精囊 Glandula vesiculosa
闭孔内肌 M. obturatorius internus
直肠壶腹 Ampulla recti
肛提肌 M. levator ani
坐骨肛门窝 Fossa ischioanalis
阴部内动、静脉 V.; A. pudenda interna
肛柱 Columnae anales
坐骨结节 Tuber ischiadicum
股二头肌；M. biceps femoris; 半腱肌；M. semitendinosus; 半膜肌 M. semimembranosus
皮肤 Cutis
肛门内括约肌 M. sphincter ani internus
肛提肌，耻骨直肠肌 M. levator ani, M. puborectalis
肛门外括约肌 M. sphincter ani externus

图 7.144 男性盆部（通过小骨盆的斜冠状切面）［L238］
阴部内动、静脉伴随阴部神经在坐骨肛门窝内的闭孔内肌筋膜皱褶（临床术语：Alcock 管）内走行。

练习题

为检查是否完全熟悉本章内容，此处列出口头练习题

腹膜后间隙(Retroperitoneum)有哪些器官？

• 简述盆腔内脏器的位置关系。

肾是如何发生的？其结构如何？

肾上腺分哪几部？它们在功能及调节方面有何差异？

肾有何功能？

在肾周围有哪些筋膜系统？

供应肾和肾上腺的血管有哪些？你知道哪些变异？

泌尿系统有哪些部分？

• 它们从何发生而来？

输尿管有哪些狭窄？

膀胱是如何闭合的？

肛管的结构如何？

• 在标本上指出其分区。

控便元件的结构是怎样的？

供应直肠和肛管的动脉有哪些？

各部的局部淋巴结在哪里？

女性生殖器是如何发生的？其与男性生殖器官有何差异？

在标本上解释阴茎的血管供应。

什么是精索？

供应睾丸的神经血管有哪些？

• 局部淋巴结在何处？

你知道哪些性附属腺？

• 在标本上指出来。

前列腺分区如何？

固定子宫韧带有哪些？

直肠子宫陷凹(Douglas 腔)在何处，其有何意义？

子宫的血液供应如何？

卵巢的局部淋巴结在哪里？

盆底的结构如何？

• 神经是怎样分布的？

指出会阴肌。

• 它们有哪些功能？

(张乃丽　译)

附　录

图片来源

图片来源

本图谱每个图片的来源均在图题末尾的方括号内给出，所有未注明出处的图片及表格来源于 Elsevier GmbH，Munich。

衷心感谢以下同事在超声成像、计算机断层扫描成像、磁共振成像、内镜摄影和术中摄片方面的贡献。

E282 Kanski, J.: Clinical Ophthalmology: A Systemtic Approach. 5th Ed., Butterworth-Heinemann, 2003
E347-09 Moore, K.L./Persaud, T.V.N./Torchia, M.G.: The Developing Human. 9th Ed., Elsevier/Saunders 2013
E402 Drake, R.L./Vogl, A. W./Mitchell A.W.M./Tibbitts, R.M./ Richardson, P.E.: Gray's Anatomy for Students. 1st Ed., Elsevier/Churchill Livingstone, 2005
E460 Drake, R.L./Vogl, A. W./Mitchell A.W.M./Tibbitts, R.M./ Richardson, P.E.: Gray's Atlas of Anatomy. 1st Ed., Elsevier/ Churchill Livingstone, 2008
E838 Mitchell, B./Sharma, R.: Embryology. An Illustrated Colour Text. Elsevier/Churchill Livingstone, 1st Ed., 2005
E943 Kanski, J.: Clinical Ophthalmology: A Systemic Approach. 6th Ed., Butterworth-Heinemann, 2007
F885 Senger, M./Stoffels, HJ./Angelov DN: Topography, syntopy and morphology of the human otic ganglion: A cadaver study. Ann Anat 2014;196(5):327–35
G159 Forbes, A. et al.: Atlas of Clinical Gastroenterology. 3rd Ed., Mosby 2004
G198 Mettler, F.: Essentials of Radiology. 2nd Ed., Saunders 2005
G210 Standring, S.: Gray's Anatomy. 40th Ed., Elsevier/Churchill Livingstone, 2008
G617 Folkerth, R.D./Lidov H.: Neuropathology, Elsevier 2012
J803 Biederbick & Rumpf, Adelsdorf
L106 Henriette Rintelen, Velbert
L107 Michael Budowick, USA
L126 Dr. med. Katja Dalkowski, Erlangen
L127 Jörg Mair, München
L131 Stefan Dangl, München
L141 Stefan Elsberger, Planegg
L157 Susanne Adler, Lübeck
L238 Sonja Klebe, Löhne
L240 Horst Ruß, München
L266 Stephan Winkler, München
L271 Matthias Korff, München
L275 Martin Hoffmann, Neu-Ulm
L280 Johannes Habla, München
L281 Luitgard Kellner, München
L284 Marie Davidis, München
L285 Anne-Katrin Hermanns, „Ankats Art", Maastricht, NL
M502 Prof. Dr. med O. Trentz, Zürich
M519 Prof. Dr. med. G. A. Wanner, Zürich
M526 Prof. Dr. med. T.H.K. Schiedeck, Ludwigsburg
O548 Prof. Dr. med. Andreas Franke, Kardiologie, Klinikum Region Hannover
O892 PD Dr. med. habil. L. Mirow, Landkreis Mittweida Krankenhaus GmbH
P319 Frau Dr. med. Berit Jordan, Uniklinik Halle
P320 Prof. Dr. med. Frank Hanisch, Uniklinik Halle
R132 Classen, M./Diehl, V./Kochsiek, K.: Innere Medizin. 5. A., Elsevier/Urban & Fischer, 2003
R170 Welsch, U.: Sobotta Lehrbuch der Histologie. 2. A., Elsevier/Urban & Fischer, 2006
R235 Böcker, W./Denk, H./Heitz, P./Moch, H.: Pathologie. 4. A., Elsevier/Urban & Fischer, München 2008
R236 Classen, M./Diehl, V./Kochsiek, K.: Innere Medizin. 6. A., Elsevier/Urban & Fischer, 2009
R242 Franzen, A.: Kurzlehrbuch Hals-Nasen-Ohren-Heilkunde. 3. A., Elsevier/Urban & Fischer, 2007
R247 Deller, T./Sebestény, T.: Fotoatlas Neuroanatomie. 1. A., Elsevier/Urban & Fischer, 2007
R252 Welsch, U.: Sobotta: Atlas Histologie: 7. A., Elsevier/Urban & Fischer, 2005
R254 Garzorz, N.: Basics Neuroanatomie. 1. A., Elsevier/Urban & Fischer, 2009
R316-007 Wicke, L.: Atlas der Röntgenanatomie. 7. A., Elsevier/Urban & Fischer, 2005
R317 Trepel, M.: Neuroanatomie. 5. A., Elsevier/ Urban & Fischer, 2011
R331 Fleckenstein, P./Tranum-Jensen, J.: Röntgenanatomie. Elsevier/Urban & Fischer, 2004
R349 Raschke, M. J./Stange, R.: Alterstraumatologie – Prophylaxe, Therapie und Rehabilitation. 1. A., Elsevier/Urban & Fischer, 2009
S002-7 Lippert, H.: Lehrbuch Anatomie. 7. A., Urban & Fischer, 2006
S008-3 Kauffmann, G. W./Moser, E./Sauer, R.: Radiologie. 3. A., Elsevier/Urban & Fischer, 2006
S010-2-16 Benninghoff, A./Drenckhahn, D.: Anatomie. 16. A. Band 2, Urban & Schwarzenberg, 2004
S010-1-17 Benninghoff, A./Drenckhahn, D.: Anatomie. 17. A., Band 1, Elsevier/Urban & Fischer, 2008
T534 Prof. Dr. med. Matthias Sitzer, Klinik für Neurologie, Klinikum Herford
T127 Prof. Dr. med. Dr. Peter Scriba, München
T719 Prof. Dr. med. Norbert Kleinsasser, HNO-Klinik, Universität Würzburg
T720 PD Dr. med. Hannes Kutta, Universitätsklinikum Hamburg-Eppendorf
T786 Dr. med. Stephanie Lescher/Prof. Dr. med. Joachim Berkefeld, Institut für Neuroradiologie, Klinikum der Goethe Universität Frankfurt
T832 PD Dr. med. Frank Berger, Institut für Klinische Radiologie der LMU München
T863 Dr. med. C. Markus, Uniklinik Würzburg
T867 Prof. Dr. med. Gerd Geerling, Düsseldorf
T872 Prof. Dr. med. M. Uder, Erlangen
T882 Prof. Dr. med. Christopher Bohr, Erlangen
T884 Dr. med. dent. Tobias Wicklein, Erlangen
T887 Prof. Dr. med Stephan Zierz, Uniklinik Halle
T890 Prof. Dr. med. Jakob Altaras†, Zentrum Radiologie, Universität Gießen
T891 Prof. Dr. med. Hartmut Brückmann/PD Dr. med. Jennifer Linn, Neuroradiologie, Institut für radiologische Diagnostik, Universität München
T892 Prof. Dr. med. Werner Daniel, Abteilung Kardiologie, Universität Erlangen
T893 Prof. Dr. med. Michael Galanski/Dr. Schäfer, Abteilung Diagnostische Radiologie, Med. Hochschule Hannover
T894 Prof. Dr. med. Michael Gebel, Abteilung Gastroenterologie und Hepatologie, Med. Hochschule Hannover
T895 Dr. Gabriele Greeven, St.-Elisabeth-Krankenhaus, Neuwied
T896 Prof. Dr. med. Dr. rer. nat. Matthias Hoffmann/Prof. Dr. med. Hüseyin Bektas, Klinik für Viszeral- und Transplantationschirurgie, Med. Hochschule Hannover
T897 Prof. Dr. med. Jens Hohlfeld, Klinik für Pneumologie, Med. Hochschule Hannover
T898 Prof. Dr. med. Udo Jonas, Urologie, Med. Hochschule Hannover
T899 Prof. Dr. med. Anselm Kampik/Prof. Dr. med. Arthur Müller, Augenklinik, Universität München
T900 PD Dr. med. Tim Kirchhoff/Dr. med. Jürgen Weidemann, Abteilung Diagnostische Radiologie, Med. Hochschule Hannover
T901 Dr. Meyer, Abteilung Gastroenterologie und Hepatologie, Med. Hochschule Hannover
T902 Prof. Pfeifer, Radiologie Innenstadt, Institut für radiologische Diagnostik, Universität München
T903 Prof. Dr. med. Kurt Possinger/Prof. Dr. med. Ulrich Bick, Medizinische Klinik und Poliklinik II mit Schwerpunkt Onkologie und Hämatologie, Charité Campus Mitte, Berlin
T904 Prof. Dr. Alfred Ravelli†, ehem. Institut für Anatomie, Universität Innsbruck
T905 Prof. Dr. med. Dr. med. dent. Rudolf H. Reich, Klinik für Mund-Kiefer-Gesichtschirurgie, Universität Bonn
T906 Prof. Dr. med. Maximilian Reiser/Dr. Wagner, Institut für radiologische Diagnostik, Universität München
T907 Dr. Scheibe, Chirurgische Abteilung, Rosmann-Krankenhaus Breisach
T908 Prof. Dr. med. Georg F. W. Scheumann, Klinik für Viszeral- und Transplantationschirurgie, Med. Hochschule Hannover
T909 Prof. Dr. med. Helmut Schillinger, Frauenklinik, Universität Freiburg
T910 Prof. Dr. med. Dr. med. dent. Henning Schliephake, Mund-Kiefer-Gesichtschirurgie, Universität Göttingen
T911 Prof. Dr. med. Hans Walter Schlößer, Zentrum Frauenheilkunde, Med. Hochschule Hannover
T912 cand. med. Carsten Schröder, Kronshagen
T916 Prof. Dr. med. Thomas J. Vogl, Radiologische Poliklinik, Universität München
T917 Prof. Witt, Klinik für Neurochirurgie, Universität München

A

Abdomen 腹 196-201
Abdominal cavity 腹腔 199,205
- computed tomography 腹腔计算机断层扫描 202-204
- cross-section 腹腔横切面 202-204
- - computed tomography 腹腔横切面断层扫描 202-204
- organs 腹腔器官 96-206
Abdominal imaging (laparoscopy) (腹腔镜)腹腔影像 171
Abdominal surgery, liver segments 腹部手术,肝段 160
Abdominal viscera 腹部脏器 98-206
- arteries 腹部脏器的动脉 112
- autonomic innervation 腹部脏器的自主神经支配 114
- parasympathicus 腹部脏器的副交感神经 114
- sympathicus 腹部脏器的交感神经 114
Abscess, ischioanal fossa 脓肿,坐骨肛门窝 283
Absolute cardiac dullness 绝对心浊音 26
Accessory sex glands 附属性腺 266,273
Accessory spleen 副脾 193
- peritoneal duplicatures 副脾腹膜反折 189
Acetabulum 髋臼 313,315
Acinus(-i) 泡,腺泡,肺泡
- pancreatici 胰腺腺泡 181
- pulmonis 肺泡 64,70
Acromion 肩峰 92
Addison's disease Addison 病 235
Adrenal arteries 肾上腺的动脉 236
- variations 肾上腺动脉的变异 236
Adrenal glands 肾上腺 180,223,230,235
- arterial supply 肾上腺的动脉供应 238
- autonomic innervation 肾上腺的自主神经支配 239
- insufficiency, shock 肾上腺功能不全,休克 235
- position in the retroperitoneal space 肾上腺在腹膜后间隙的位置 228
- steroidhormones 肾上腺类固醇激素 235
Adrenal veins 肾上腺静脉 236
Adrenaline 肾上腺素 235
Ala ossis ilii 髂骨翼 312
Alcock's canal (Canalis pudendalis) Alcock 管(阴部管) 220,282-283,308-309,316
Ampulla 壶腹
- ductus deferentis 输精管壶腹 245,262,271,273,284
- duodeni 十二指肠壶腹 125,137,139-140
- hepatopancreatica 肝胰壶腹 173,187
- - arterial blood supply 肝胰壶腹动脉供应 173
- recti 直肠壶腹 196,247,253,255,257,310-311,314,316
- tubae uterinae 输卵管壶腹 143,289-291,294,311
Anal canal 肛管 142,147,253,255
- carcinoma 肛管肿瘤 254
- in man 男性肛管 254
- innervation 肛管的神经支配 258
- projection onto the body surface 肛管的体表投影 250
- rectoscopy 肛管直肠镜检查 259
- sections 肛区 253
- sphincter 肛门括约肌 254
- veins 肛管的静脉 257
Anal fistula 肛瘘 254
Anal prolapse 肛门脱垂 254
Anal-rectal relaxation reflex 直肠肛门舒张反射 255
Anal sinuses (Sinus anales) 肛窦 254
Anastomosis/anastomoses 吻合
- arteries of abdominal organs 腹腔器官的动脉吻合 112
- arteriovenous 动静脉吻合 166
- cavocaval 腔-腔静脉吻合 15
- of Bühler Bühler 吻合 112
- of Drummond Drummond 吻合 119-121,149
- portocaval 门腔静脉吻合 81,129,158,165,167,257
Anatomic dead space, reanimation 解剖无效腔,复苏 64
Androgens 雄激素 235
Angina pectoris 心绞痛 58
- coronary artery stenosis 冠状动脉狭窄型心绞痛 51
- Head's zone 心绞痛的 Head 带 25
Angustia(Oesophagus) 食管的狭窄 77
- aortica 食管主动脉弓狭窄 77
- cricoidea 食管环状软骨狭窄 77
- diaphragmatica 食管膈肌狭窄 77
Anorectum 肛直肠区 255
Ansa subclavia 锁骨下袢 17,23
Anteflexion, uterus 子宫前屈 293
Anterior myocardial infarction 前壁心肌梗死 58

Anteversion, uterus 子宫前倾 293
Anti-Müllerian hormone (AMH) 抗 Müllerian 管激素 227,288
- differentiation of the Müllerian ducts Müllerian 管的分化 267
Antrum pyloricum 幽门窦 123,125,133,139,201
Anulus 环
- fibrosus 纤维环
-- dexter 右纤维环 43
-- sinister 左纤维环 41,43
Anulus
- inguinalis 腹股沟环
-- profundus 腹股沟深环 218
-- superficialis 腹股沟浅环 263-264,272
- umbilicalis 脐环 143,196
Anus 肛门 134,227,253,256-258,282,285,306,308
Aorta 主动脉 24-25,29,39,46,48,52,54,88,92,98,155,196,203,211,217,226
- abdominalis/thoracica 腹主动脉/胸主动脉,参见 Pars abdominalis/thoracica aortae
- ascendens/descendens 升主动脉/降主动脉,参见 Pars ascendens/descendens aortae
- branches 主动脉分支 16
- overriding aorta 主动脉骑跨 32
- sections 主动脉各部 13
-- with outlets of the great arteries 主动脉各部及大动脉分支 13
Aortic arch 主动脉弓 11-13
- with outlets of the great arteries 主动脉弓及大动脉分支 11-12
Aortic constriction of esophagus 食管主动脉狭窄 77
Aortic ring 主动脉环 43
Aortic valve 主动脉瓣 42-43,45
- auscultation 主动脉瓣听诊 46
- insufficiency 主动脉瓣功能不全 27
- projection onto the anterior chest wall 主动脉瓣的胸前壁体表投影 46
- stenosis, hypertrophy of the left ventricle 主动脉瓣狭窄,左心室肥大 39
Apex 尖
- cordis 心尖 25,27,34,36-37,39-41,44,46
- pulmonis 肺尖 4,66-67,84
- vesicae 膀胱尖 244-245
Appendicitis 阑尾炎 99,143,145
- pain from touching McBurney's point or Lanz's point 阑尾炎 McBurney 点或 Lanz 点压痛 143
- perforation, peritonitis 阑尾炎穿孔,腹膜炎 145
Appendix(-ces) 附件
- epididymidis 附睾附件 269,272
- epiploicae[omentales] 肠脂垂 106,144,316
- fibrosa hepatis 肝纤维附件 156-157
- testis 睾丸附件 266,269,272
- vermiformis 阑尾 107-110,118-120,122,134,142-143,145-146,148-149,153,176,188,204,224,250,263,289
-- positional variants 阑尾位置变异 143
-- projection 阑尾的投影
--- onto the body surface 阑尾的体表投影点 154
--- onto the ventral abdominal wall 阑尾腹前壁的投影点 136,143
-- topography 阑尾的毗邻 146
- vesiculosa 囊状附件 287
Arcus 弓,弧
- aortae 主动脉弓 10-11,13,16,19,27-28,30-31,33,35-37,53-54,59,70,72-73,75-76,82,86,90,92
-- outlets of the great arteries 主动脉弓的大动脉分支 12
- costalis 肋弓 296
- tendineus musculi levatoris ani 肛提肌腱弓 209,279,302-303
Area(-ae) 区
- cribrosa 筛区 231
- gastricae 胃区 125-126
- nuda 裸区 156-158,196
Arrhythmia, ECG 心律失常,心电图 50
Arteria(-ae) 动脉
- appendicularis 阑尾动脉 112,118,120,148-150
- arcuata(Ren) (肾)弓形动脉 231,233
- axillaris 腋动脉 22-23,86,90,92
- brachialis 肱动脉 24
- bulbi 球动脉
-- penis 阴茎(尿道)球动脉 265,280,283
-- vestibuli 前庭球动脉 305
- caecalis anterior 盲肠前动脉 120,148-149
- carotis 颈动脉
-- communis 颈总动脉 7,9-13,17,22-24,28,33,36-37,70,75-76,80,82,84-86,92
-- externa 颈外动脉 11-13
-- interna 颈内动脉 11-13
- caudae pancreatis 胰尾动脉 112
- cervicalis 颈部动脉

-- ascendens 颈升动脉 12,22-23
-- profunda 颈深动脉 16
- circumflexa 旋动脉
-- femoris 旋股动脉
--- lateralis 旋股外侧动脉 315
--- medialis 旋股内侧动脉 313,315
-- humeri posterior 旋肱后动脉 92
-- scapulae 旋肩胛动脉 33,92
- colica 结肠动脉
-- dextra 右结肠动脉 112,118-120,148-149
-- media 中结肠动脉 112,118-121,148-149
-- sinistra 左结肠动脉 112,119-121,149

Arteria(-ae) *动脉*
- coronaria(-ae) 冠状动脉 54
-- balanced circulation 均衡型冠状动脉循环 56-57
-- branches 冠状动脉分支 55
-- dextra 右冠状动脉 19,36-37,40,44-45,53-59,89-90
--- branches 右冠状动脉分支 54
--- CT angiography 右冠状动脉 CT 血管造影 55
-- infarction patterns in occlusion 冠状动脉闭塞的梗死类型 58
-- left-dominant circulation 左优势型冠状动脉循环 56-57
-- right-dominant circulation 右优势型冠状动脉循环 56-57
-- sinistra 左冠状动脉 19,37,42,45,54-59,89-90
--- branches 左冠状动脉分支 54
--- CT angiography 左冠状动脉 CT 血管造影 55
-- supply areas 冠状动脉供血区域 57
- corticalis radiata （肾皮质）小叶间动脉 233
- cremasterica 睾提肌动脉 218,264,271-272,275-276
- cystica 胆囊动脉 112,115-116,128,156,162,171,174,194
- dorsalis 背动脉
-- clitoridis 阴蒂背动脉 305,309
-- penis 阴茎背动脉 219,264-265,280,283
-- scapulae 肩胛背动脉 33
- ductus deferentis 输精管动脉 219,271-272,275-276
- epigastrica inferior 腹壁下动脉 211,217-219,271,276,311-312
- facialis 面动脉 12
- femoralis 股动脉 313 314
- gastrica(-ae) 胃的动脉
-- breves 胃短动脉 102,112,115,117,128,162,194-195
-- dextra 胃右动脉 96,102-103,112,115-116,128,131,162,194
-- posterior 胃后动脉 115,128,162,195
-- sinistra 胃左动脉 80,96,102,112,115-117,128,131,148,162,183,194,198,203
--- branches 胃左动脉分支 116
-- superior 胃上动脉 194
- gastroduodenalis 胃十二指肠动脉 102,112,115-117,128,131,148,162,174,180,183,194-195,198
- gastroomentalis 胃网膜动脉
-- dextra 胃网膜右动脉 96,103,112,115-117,128,131,162,183,194
-- sinistra 胃网膜左动脉 112,115-117,128,131,162,189,194-195
- glutea 臀部动脉
-- inferior 臀下动脉 218,256,313-314
-- superior 臀上动脉 218,256,312
- helicinae 螺旋动脉 262,265
- hepatica 肝动脉
-- communis 肝总动脉 96,102,112,115-117,128,148,162,174,180,183,194,203
--- branches 肝总动脉分支 116
-- propria 肝固有动脉 96,102,112,115-116,128,131,148,156,160,162,174,180,183,194-195,197-198,203
- ileales 回肠动脉 112,118-119,148,204
- ileocolica 回结肠动脉 112,118-120,148-149
- iliaca 髂动脉
-- communis 髂总动脉 13,30,196-197,210-211,214,217-218,242,258,299,303,312
--- calcification in the wall 髂总动脉壁钙化 312
-- externa 髂外动脉 13,30,147,211,217-220,242,256,299,311
-- interna 髂内动脉 13,30,147,211,217-220,242,256,299
--- parietal branches 髂内动脉壁支 218
--- visceral branches 髂内动脉脏支 218
---- in man 男性髂内动脉脏支 219
---- in woman 女性髂内动脉脏支 220

- iliolumbalis　髂腰动脉 211，218
- intercostalis(-es)　肋间动脉 20,70,89-90
- - posteriores　肋间后动脉 6-7,13,15-16,33
- - suprema　肋间最上动脉 16，22-23
- interlobaris　（肾）叶间动脉 231-233
- interlobularis　（肝）小叶间动脉 158
- jejunales　空肠动脉 112,118-119,121,148,198
- laryngea superior　喉上动脉 78
- ligamenti teretis uteri　子宫圆韧带动脉 220
- lingualis　舌动脉 12
- lobaris superior　上叶动脉 87
- lobi caudati　尾状叶动脉 156
- lumbales　腰动脉 13,210-211
- lusoria　畸形(lusoria)动脉 11
- mesenterica　肠系膜动脉
- - inferior　肠系膜下动脉 13，112，120-121，149，204，210-211,217-218,226,256,258
- - - branches　肠系膜下动脉分支 120
- - - course　肠系膜下动脉的走行 121

Arteria(-ae) mesenterica　肠系膜动脉
- - superior　肠系膜上动脉 13，112，117-121，128，148-149，162，180-181，183，186-187，194-198，204，210-211，214，217,234,239
- - - branches　肠系膜上动脉分支 118,150
- - - course　肠系膜上动脉的走行 119
- - - origin　肠系膜上动脉的起源 117
- obturatoria　闭孔动脉 209，217-219,256,279,303,313-315
- occipitalis　枕动脉 12
- ovarica　卵巢动脉；13，146-147，211，214，220，242，289-291,298-299,301,311
- pancreatica　胰动脉
- - dorsalis　胰背动脉 112,183
- - inferior　胰下动脉 183
- - magna　胰大动脉 112
- pancreaticoduodenalis　胰十二指肠动脉
- - inferior　胰十二指肠下动脉 112，117-118，121，148，183，186
- - posterior　胰十二指肠后动脉 186
- - superior　胰十二指肠上动脉
- - - anterior　胰十二指肠上前动脉 117,148,162,183
- - - posterior　胰十二指肠上后动脉 112,115,148,162,173,183,186
- pericardiacophrenica　心包膈动脉 6-7,10,35,53
- perinealis　会阴动脉 280，283,309
- phrenica　膈动脉
- - inferior　膈下动脉 13，210-211,214,236-239
- - superior　膈上动脉 13
- profunda　深动脉
- - cervicis　颈深动脉 22-23
- - femoris　股深动脉 313-315
- - penis　阴茎深动脉 219,262，265,281
- pudenda　阴部动脉
- - externa profunda　阴部外动脉 264
- - interna　阴部内动脉 209，218-220，256-257，276，280，283-284,307,309,313-316
- pulmonalis　肺动脉 21
- pulmonalis(-es)　肺动脉 6,24，30-31,70,72
- - dextra　右肺动脉 19,21,34-37,39,59,67,76,87
- - sinistra　左肺动脉 7,28,34-37,59,67,72,76,85
- rectalis　直肠动脉
- - inferior　直肠下动脉（肛动脉）112，219-220，256，283，309
- - media　直肠中动脉（直肠下动脉）218-220,252,256,275-276
- - superior　直肠上动脉 112，120-121，149，220，252，256-257,312
- renalis　肾动脉 13，196-197，204，210-211，214，217，226，228,230-231,234,236-239,242
- - accessoria　副肾动脉 211,228，237
- - course　肾动脉的走行 237
- - polaris　肾极动脉
- - - inferior　肾下极动脉 236
- - - superior　肾上极动脉 236
- sacralis　骶动脉
- - lateralis　骶外侧动脉 218
- - mediana　骶正中动脉 13，210-211,218-220
- sigmoideae　乙状结肠动脉 112，120-121,149,256,312,316
- splenica　脾动脉 96,102-103，112，115-117，128，131，148，162，180，183，186-187，189-195,198-199,202-203
- - branches　脾动脉分支 116
- subclavia　锁骨下动脉 9-13，16-17,22-24,28,33,36-37,70，75-76,80,82,84-86,90
- subcostalis　肋下动脉 13,15
- submentalis　颏下动脉 12
- subscapularis　肩胛下动脉 33，

86
- supraduodenalis 十二指肠上动脉 112
- suprarenalis(-es) 肾上腺动脉 236
-- inferior 肾上腺下动脉 210, 228,230,236-239
-- media 肾上腺中动脉 13, 210,230,236-239
-- superiores 肾上腺上动脉 214,230,236,238-239
- suprascapularis 肩胛上动脉 12,22-23,90
- testicularis 睾丸动脉 13,146-147, 204, 210-211, 214, 217, 237,263-264,270-272,275-276, 278,313
- thoracica interna 胸廓内动脉 6,10,12,16,22-23,33,53,86, 88,90
- thoracoacromialis 胸肩峰动脉 90
- thoracodorsalis 胸背动脉 33, 86
- thyroidea 甲状腺动脉
-- ima 甲状腺最下动脉 11
-- inferior 甲状腺下动脉 12, 22-23,80
-- superior 甲状腺上动脉 12
- transversa 横动脉
-- cervicis 颈横动脉 22-23
-- colli 颈横动脉 12
- umbilicalis(-es) 脐动脉 30, 218-220,296
- urethralis 尿道动脉 265
- uterina 子宫动脉 218,220, 298-299
- vaginalis 阴道动脉 220,298
Arteria(-ae) *动脉*
- vertebralis 椎动脉 11-12,22-23,80,90
- vesicalis 膀胱动脉
-- inferior 膀胱下动脉 218-220,275-276
-- superior 膀胱上动脉 218-219,271,276,315
Arteriosclerosis, coronary artery disease(CAD) 动脉粥样硬化,冠状动脉疾病 58
Arteriovenous anastomoses 动静脉吻合 166
Articulatio(-nes) 关节
- acromioclavicularis 肩锁关节 92
- coxae 髋关节 314
- humeri 肩关节 92
- sacrococcygea 骶尾关节 281
- sacroiliaca 骶髂关节 312
Aschoff-Tawara node(AV node, Nodusatrioventricularis) Aschoff-Tawara 结(房室结) 48-49
Aspiration, foreign bodies 吸入,异物 60
Asthmabronchiale, hypertrophy of the left ventricle 支气管哮喘,左心室肥大 39
Atrial septation 房间隔 29
Atrioventricular bundle(Fasciculus atrioventricularis, bundle of His) 房室束(His 束)43, 48-49,54
Atrium cordis 心房
- dextrum 右心房 11,19,24-25,27-31,34,36-37,39-40,44, 49,53-54,59,73,89-90,197-198
- sinistrum 左心房 11,19,24, 28-31,37,39,41,54,59,88-89
Auricula atrii 心耳
- dextra 右心耳 36,40,44
- sinistra 左心耳 11,27,36-37, 39,41,53-54,59,73,88
Auscultation 听诊
- diastole/systole 舒张期/收缩期听诊 47
- of heart sounds/murmurs 心音/杂音听诊 47
Autochthonous muscles of the back 背部固有肌 229
Autonomic nervous system 自主神经系统 215
Autosomal dominant polycystic kidney disease(ADPKD) 常染色体显性遗传多囊肾病 230
AV node(node of Tawara, Nodus atrioventricularis) 房室结(Tawara 结)48-49,55
Axilla 腋窝 92
Azygos system 奇静脉系统 14
- veins 奇静脉系统 15

B

Barrett's oesophagus Barrett 食管 79
Bartholin's glands(Gll. vestibulares majores) Bartholin 腺(前庭大腺)285-286,306-308
Basis 底
- prostatae 前列腺底 273
- pulmonis 肺底 66-67
Bauhin's valve(ileocaecal valve, Valva ileocaecalis) Bauhin 瓣(回盲瓣)136,145
Bifurcatio 杈
- aortae 主动脉杈 121
- tracheae 气管杈 19,64-65,73, 75-76
- trunci pulmonalis 肺动脉干杈 35
Bile ducts 胆管
- ERCP 经内镜逆行胰胆管造影术 187
- extrahepatic 肝外胆管 170
- lymph vessels and lymph nodes 胆管淋巴管和淋巴结 163
- variations 胆管变异 172
Bovine heart(cor bovinum) 巨心症 26
Bradycardia, ECG 心动过缓,

心电图 50
Bronchial buds 支气管芽 62-63
Bronchial carcinoma 支气管肺癌 73
Bronchial constriction, parasympathicus 支气管收缩,副交感神经 72
Bronchial dilatation, sympathicus 支气管扩张,交感神经 72
Bronchial tree, neurovascular pathways 支气管树,神经血管 72
Bronchioli 细支气管 64
- respiratorii 呼吸性细支气管炎 70
- terminales 终末细支气管 64, 70
Bronchopulmonary segments 支气管肺段 68-69
Bronchoscopy 支气管镜 64,69
Bronchus(-i) 支气管 64-65,73
- bronchoscopy 支气管镜 69
- intrasegmentalis (Pulmo sinister) (左肺)段内支气管 90
- lingularis 舌段支气管
- - inferior 下舌段支气管 64, 69
- - superior 上舌段支气管 64, 69
- lobaris 叶支气管
- - inferior 下叶支气管 88
- - - dexter 右肺下叶支气管 60,64-65,67,72
- - - sinister 左肺下叶支气管 60,64-65
- - medius 中叶支气管 60,64-65, 67,72,88
Bronchus(-i) lobaris 肺叶支气管
- - superior 上叶支气管
- - - dexter 右肺上叶支气管 60,64-65,67,75
- - - sinister 左肺上叶支气管 60, 64-65,69
- principalis 主支气管
- - dexter 右主支气管 6,16-17,21,60,64-65,67,70,72-73,75-77,85,87
- - sinister 左主支气管 7,16-17,60,64-65,67,70,72-73, 75-76,85,87
- segmentalis 段支气管
- - anterior 前段支气管 64,69, 92
- - apicalis 尖段支气管 64
- - apicoposterior 尖后段支气管 64,69
- - basalis 基底段支气管
- - - anterior 前底段支气管 64, 69
- - - lateralis 外侧底段支气管 64,69,89
- - - medialis 内侧底段支气管 64
- - - posterior 后底段支气管 64,69
- - inferior 下段支气管 72
- - lateralis 外侧段支气管 64
- - medialis 内侧段支气管 64
- - posterior 后段支气管 64
- - (Pulmo dexter) (右肺)段支气管 72
- - superior 上段支气管 64,72
Brunner's glands (Gll. duodenales) Brunner 腺(十二指肠腺)139
Bühler's anastomosis Bühler 吻合动脉 112
Bülau's method Bülau 方法 5
Bulbus 球
- aortae 主动脉球 45
- penis 尿道球 262,284,310
- vestibuli 前庭球 220,285,306-307,309,315
Bulla duodeni 十二指肠球,参见 Ampulla duodeni
Bundle branches(Crus dextrum/sinistrum, Tawara's branches) 束支(右束支/左束支,Tawara 支) 48
Bundle of His (atrioventricular bundle, Fasciculus atrioventricularis) 希氏束(房室束) 43,48-49,54
Bursa 囊
- omentalis 网膜囊 98, 103-105,111,196,201-203
- - development 网膜囊的发生 98
- subtendinea 腱下囊
- - iliaca 髂肌腱下囊 313
- - musculi obturatorii interni 闭孔内肌腱下囊 313-314
- trochanterica musculi glutei medii 臀中肌转子囊 313

C

Caecum 盲肠 100, 106-110, 118-120, 134, 142-143, 145-146, 148-149, 153, 204, 289, 312
- topography 盲肠的毗邻 146
Calices renales 肾盏 233
- majores 肾大盏 204, 231, 241,243
- minores 肾小盏 204, 231-232,241,243
Calot's triangle (Trigonum cholecystohepaticum) Calot 三角(胆囊三角) 115,162,174
Canalis 管
- analis 肛管 134,142,250,253-255,257-259,311
- atrioventricularis 房室管 28
- cervicis uteri 子宫颈管 289-290,294,311
- inguinalis 腹股沟管 263
- obturatorius 闭膜管 209,256-

257,279,302
- pudendalis (Alcock's canal) 阴部管(Alcock 管) 209, 220, 282-283,308-309,316
- pyloricus 幽门管 123, 125, 139,182
- sacralis 骶管 252
Cannon-Böhm point Cannon-Böhm 点 114,152
Capsula 囊
- adiposa (Ren) (肾)脂肪囊 199,203,228-230,237,240
- fibrosa (Ren) (肾)纤维囊 228-232
Caput 头 263
- epididymidis 附睾头 269-270,272,275,310
- femoris 股骨头 313,315
- humeri 肱骨头 84,92
- longum (M. biceps brachii) (肱二头肌)长头 92
- medusae 海蛇头 165,167
-- liver cirrhosis 肝硬化海蛇头 167
- pancreatis 胰头 117, 143, 176,178,180-182,187,197-198
-- projection onto the ventral abdominal wall 胰头的腹前壁投影 136
Cardia [Pars cardiaca] 贲门(贲门部)75,79,91,101,122-123, 125,128,196,201
Cardiac dullness, absolute/relative 心浊音,绝对心浊音/相对心浊音 26
Cardiac muscle 心肌 37
- dilatation 心肌扩张 27,37
- hypertrophy 心肌肥大 27,37, 39
Cardiac tamponade 心包压塞 35
Cardiac veins 心静脉 59
Cardiovascular system 心血管系统 24
Carina tracheae 气管隆嵴 19
Cartilago(-ines) 软骨
- bronchiales 支气管软骨 64
- costalis 肋软骨 87,89
- cricoidea 环状软骨 64-65
- thyroidea 甲状软骨 64-65
- tracheales 气管软骨 19, 64-65
Carunculae hymenales 处女膜痕 285,306
Catecholamine 儿茶酚胺 223, 235
Catheterisation of the urinary bladder 膀胱置管术 248
Cauda 尾
- epididymidis 附睾尾 266, 269-270,275,310
- equina 马尾 196,204,312
- pancreatis 胰尾 110-111, 146, 176, 178, 180, 182, 187, 189,193,198,203
-- projection onto the ventral abdominal wall 胰尾的腹前壁投影 136
Cava-gallbladder line 下腔静脉胆囊底连线(肝正中裂)160
Cavea thoracis 胸腔 27
- X-ray in posteroanterior (PA) beam projection 胸腔 X 线后前正位摄影 27,73
Cavernae corporum cavernosorum 海绵体腔 262
Cavitas 腔
- abdominalis 腹腔 199,202-204
-- computed tomography 腹腔计算机断层扫描 204
- extraperitonealispelvis 盆部腹膜下间隙(腔) 284,307
- glenoidalis 关节盂 92
- nasi 鼻腔 60
- oris propria 固有口腔 74
- pericardiaca 心包腔 19,87
- peritonealis 腹膜腔 111,196-198,201-204
-- pelvis 腹膜腔盆部 284,307
- pleuralis 胸膜腔 4, 6-8, 26, 88,91,202-203
- serosa scroti 睾丸鞘膜腔 263,270
- thoracis 胸腔 5, 19, 86-89, 92,199
-- frontal section 胸腔冠状切面 90-91
- uteri 子宫腔 289-290, 293-294,307,311
Cavocaval anastomoses 腔-腔静脉吻合 15
CEA (carcinoembryonic antigen), colon carcinoma 癌胚抗原、结肠癌 97
Central arteries, spleen 中央动脉,脾 191
Central venous catheter (CVC) 中心静脉置管术 67,84
- pneumothorax 中心静脉置管术并发气胸 67
Centrum 中心,中枢
- perinei 会阴中心腱 303
- tendineum (Diaphragma) 膈肌中心腱 6,75,196,200
Cervical cancer 宫颈癌 295
- gynecology routine examination 宫颈癌妇科筛查 295
- lymph node metastases 宫颈癌淋巴结转移 300
Cervix uteri 宫颈 291-293, 295,298,307,311
Chest cavity 胸腔 5,8-93
- cross-section 胸腔横切面 86-89
-- computed tomography 胸腔横切面计算机断层扫描 87
- frontal section 胸腔冠状切面 90-91
- organs 胸腔器官 1-7

- X-ray imaging 胸腔 X 线影像 27,73
Cholangiocarcinoma 胆管癌 175
Cholecystectomy 胆囊切除术 172,174
Cholecystitis 胆囊炎 174
Cholecystolithiasis 胆囊结石 172-173
Cholestasis 胆汁淤积 172-173, 175
- pancreatic cancer 胆汁淤积性胰腺癌 173
Chordae tendineae 腱索 40-42, 44-45
Circulation 循环
- large (systemic circulation) 大循环(体循环)24
- postnatal 出生后循环 31
- prenatal 出生前循环 30
- small (pulmonary circulation) 小循环(肺循环)24
Cisterna chyli 乳糜池 15,151, 212
Clavicula 锁骨 10,27,84-85,92
Clitoris 阴蒂 285-286,301
Cloaca 泄殖腔 226
Closed circulation, spleen 闭式循环,脾 191
Coarctation of the aorta 主动脉瓣缩窄 33
Collateral circulation, liver cirrhosis 侧支循环,肝硬化 167
Collecting duct 集合管 233
Colliculus seminalis 精阜 244-245
Collum 颈
- femoris 股骨颈 314
- vesicae biliaris 胆囊颈 137, 170-172,175
Colon 结肠 122,176,188,224, 240,250
- 参见 *Large intestine* 大肠
- ascendens 升结肠 96,100, 102-103, 106, 109-110, 120, 129,134,142-143,145-146,148-150,153,164,198,204,243,312
Colon 结肠
- descendens 降结肠 102,106, 109-110,120-121,129,134,142-143, 146-147, 149-150, 153, 164,194,198,204,243,312
- projection 结肠的投影
- - onto the body surface 结肠的体表投影 154
- - onto the ventral abdominal wall 结肠的腹前壁投影 136
- sigmoideum 乙状结肠 100, 106,108-111,119-121,134,142-143, 147, 149, 153, 196, 198, 204, 210, 251, 256-257, 310-312,316
- topography 结肠的毗邻 146
- transversum 横结肠 98,100-101,103,105-106,108-110,119-120, 134, 142-143, 146, 149, 153,171,196-198,200-201,203-204
- - positional variations 横结肠的位置变异 153
Colon carcinoma 结肠癌 97, 153
- CA19-9/CEA 结肠癌 CA19-9/癌胚抗原 97
- lymphatic drainage 结肠癌淋巴引流 151
Colonoscopy 结肠镜 140
Columnae 柱
- anales 肛柱 253-255,257, 259,316
- renales 肾柱 231,241
Commissura labiorum anterior/posterior 阴唇前/后连合 285
Computed tomography 计算机断层扫描(CT)
- abdominal cavity, cross-section 腹腔横切面计算机断层扫描 202-204
- chest cavity, cross-section 胸腔横切面计算机断层扫描 87
- kidney 肾计算机断层扫描 240
- pelvis 盆部计算机断层扫描
- - of a man, cross-section 男性盆部横切面计算机断层扫描 313
- - of a woman, cross-section 女性盆部横切面计算机断层扫描 314
- upper thoracic aperture 胸廓上口计算机断层扫描 85
Congenital heart defects 先天性心脏病 32
Congenital inguinal hernia 先天性腹股沟疝 267
Continence organ 控便元件 254-255
Conus 圆锥
- arteriosus 动脉圆锥 28,36, 54
- septum 圆锥间隔 29
Cor 心 2,5,11,36-37,88,122, 176,188,223-224
- bovinum (bovine heart) 巨心症 26
- location in the thorax 胸部心的位置 34
- projection 心的投影
- - onto the body surface 心的体表投影 154
- - onto the ventral thoracic wall 心在胸前壁的投影 5,25-26, 136
- septation of the outflow tract 心流出道的分隔 29
Corona 冠
- glandis 阴茎头冠 262-263, 310

- mortis 死亡冠 217
Coronary arteries 冠状动脉 42,54
- balanced circulation 均衡型冠状动脉循环 56
- branches 冠状动脉分支 55
- left-dominat circulation 左优势型冠状动脉循环 56
- right-dominant circulation 右优势型冠状动脉循环 56
Coronary artery disease (CAD) 冠心病 58
- arteriosclerosis 粥样硬化性冠心病 58
- stenosis 狭窄性冠心病 51
Corpus(-ora) 体
- adiposum pararenale 肾旁脂肪体 240
- anococcygeum [Lig. anococcygeum] 肛尾韧带 251,281-283,308-310,314
- cavernosum 海绵体
- - ani 肛管海绵体 255
- - clitoridis 阴蒂海绵体 285,306,311
- - penis 尿道海绵体 245-246,261-262,265,272,278,286,310
- - recti 直肠海绵体 254,256
- clitoridis 阴蒂体 311
- epididymidis 附睾体 269-270
- gastricum 胃体 91,100-101,104,122-123,125,133,199
- luteum 黄体 290
- ossis pubis 耻骨体 197,302
- pancreatis 胰体 105,110,117,176,178,180-182,187
- - projection onto the ventral abdominal wall 胰体腹前壁投影 136
- penis 阴茎体 260,262
- pineale 松果体 223
- spongiosum penis 尿道海绵体 245-246,254,261-262,265,272,278,282,310,315
- sterni 胸骨体 86-88
- uteri 子宫体 290-291,293,298,307
- vertebrae 椎体 240
- vesicae 膀胱体 244-245
- - biliaris 胆囊体 137,170-172,17
Corpusculum renale 肾小体 232
Cortex 皮质 235
- glandulae suprarenalis 肾上腺皮质 235
- renalis 肾皮质 204,231-232,240-241
Costa 肋 86-89,92
Cotyledons 胎盘小叶 297
Cowper's glands (Gll. bulbourethrales) Cowper 腺(尿道球腺)222,245,251,262,266,273,278,280-282,284
Crista 嵴
- iliaca 髂嵴 61,146,216,225,312
- terminalis 界嵴 40,44,49
- urethralis 尿道嵴 244-245
Critical heart weight 临界心重量 26,37
Crohn's disease Crohn 病 145
Crus 脚,支
- clitoridis 阴蒂脚 285,306-307,315
- dextrum 右脚(支)
- - (Diaphragma) 膈肌右脚 203
- - (Fasciculus atrioventricularis) 房室束右支 48-49
- - (Pars lumbalis diaphragmatis) 右脚(膈肌腰部)15,75
- penis 阴茎脚 262,281,284,315
- sinistrum 左脚(支)
- - (Diaphragma) 膈肌左脚 202
- - (Fasciculus atrioventricularis) 房室束左支 48-49
- - (Pars lumbalis diaphragmatis) 左脚(膈肌腰部)15
Cryptorchidism 隐睾症 267
Cupula pleurae 胸膜顶 4,61,73,84,92
Curvatura 弯曲
- major 大弯 100-101,104,123,125
- minor 小弯 101,104,123-125,140
Cuspidal valves 尖瓣 43
- stenosis,auscultation 尖瓣狭窄,听诊 47
Cuspis 尖
- anterior 前尖
- - (Valva atrioventricularis dextra) 右房室瓣前尖 40,43-44
- - (Valva atrioventricularis sinistra) 左房室瓣前尖 42-43,45,88
- commissuralis dextra/sinistra 后内侧/前外侧连合 43
- posterior 后尖
- - (Valva atrioventricularis dextra) 右房室瓣后尖 40,43-44
- - (Valva atrioventricularis sinistra) 左房室瓣后尖 41,43,45,88
- septalis (Valva atrioventricularis dextra) 隔侧尖(右房室瓣)40,43-44
Cutis 皮肤 272
Cystitis 膀胱炎 247
Cystocele 膀胱膨出 209,304
Cystoscopy,ureteric orifice 膀胱镜,输尿管口 244

D

Deep perineal space 会阴深隙 280,282,284,307-308
Deep vein thrombosis,with pulmonary embolism 深静脉血

栓形成,伴有肺栓塞 3
Denonvilliers' fascia(Fascia rectoprostatica) Denonvilliers 筋膜(直肠前列腺筋膜) 34, 251-252,274,310
Dermatomes,Head's zones 皮节,Head 带 135
Descensus 下降
- testis 睾丸下降 267
- Uterus/Vagina 子宫/阴道脱垂 304
Diabetes mellitus 糖尿病 181
- hepatic steatosis 糖尿病肝脂肪变性 154
Diaphragma 膈肌 5-6,10,17, 21,27,73,75-77,79-80,82,90-91,101,122,156,169,171, 176,180,188,196,199,203, 211,224,240
- contact areas of the anterior and posterior wall of the stomach 胃前后壁膈肌接触区 127
- pelvis 盆膈 209,279,281
- - in woman 女性盆底 302-303
- projection 膈肌的投影
- - onto the body surface 膈肌的体表投影 154
- - onto the ventral abdominal wall 膈肌的腹前壁投影 136
Diaphragmatic constriction, oesophagus 膈肌狭窄,食管 77
Diastole 舒张期
- auscultation 舒张期听诊 47
- semilunar valves are opened 舒张期半月瓣打开 43
Digestive system 消化系统
- organs 消化系统器官 134
- overview 消化系统概述 74
Discus interpubicus 耻骨间盘 296
Diverticulum(-a) 憩室
- ampullae 壶腹憩室 245
- ilei 回肠憩室 141
- of oesophagus 食管憩室 77
Divisio 部、叶
- lateralis 外侧部
- - dextra(Hepar) 肝右外侧部 159
- - sinistra(Hepar) 肝左外侧部 159
Divisio 部、叶
- medialis 内侧部、叶
- - dextra(Hepar) 肝右前叶 159
- - sinistra(Hepar) 肝左内叶 159
Dorsal mesenterium 肠背系膜 155,178
Dorsal pancreatic bud 背胰芽 155,178
- fusion with the ventral pancreatic bud 背胰芽和腹胰芽融合 178
Dorsum penis 阴茎背 260
Douglas,pouch of(Excavatio rectouterina) Douglas 腔(直肠子宫陷凹) 110-111,289,292-293,296,311,314
- punction 直肠子宫陷凹穿刺 295
Drummond's anastomosis - Drummond 吻合 119-121,149
Ductuli 小管
- efferentes testis 睾丸输出小管 267,270
- prostatici 前列腺小管 244-245
Ductus 管,导管
- arteriosus(Botalli) 动脉导管(Botalli 管)28,30
- choledochus [biliaris] 胆总管 116,137,155-156,160,170,172-175,178,181-182,187,194-195, 197,203
- - arterial blood supply 胆总管的动脉血供 173
- - variations of the junction 胆总管汇合形式的变异 182
- cysticus 胆囊管 115,137, 160,162,170,172,174-175, 180-181,187,203
- deferens 输精管 197,219, 222,245,252,263-264,266-267,270-273,276,278,281, 310,313,316
- ejaculatorius 射精管 244-245,266,271
- excretorius(Pancreas) 主胰管 181
- glandulae bulbourethralis 尿道球腺管 245,266,280
- hepaticus 肝管
- - communis 肝总管 115,137, 160,162,170,172,175,180-181,187
- - - variations 肝总管变异 172
- - dexter 肝右管 170,175
- - sinister 肝左管 170,175
- lymphaticus 淋巴导管 22
- - confluence 淋巴导管汇入处 71
- mesonephricus(Wolffian duct) 中肾管(Wolffian 管) 29,226-227,288
- pancreaticus(duct of Wirsung) 胰管(Wirsung 管)137,139, 170,172-173,178-179,181-182, 187,196-197
- - accessorius(Santorini's duct) 副胰管(Santorini 管)137, 172,178-179,182
- - variations of the junction 胰管汇合形式的变异 182
- paramesonephricus (Müllerian duct) 副中肾管(Müllerian 管)227,267
- thoracicus 胸导管 2,7,15-16,18,20-21,23,53,71-72,86-

89,151,194-195,199,202-203,212
- venosus(Arantii) 静脉导管(Arantii管) 30
- vitellinus 卵黄管 99
Duodenal ulcer 十二指肠溃疡 140
- helicobacter pylori 幽门螺杆菌性十二指肠溃疡 126
Duodenoscopy, duodenal ulcer 十二指肠镜,十二指肠溃疡 140
Duodenum 十二指肠 5,17,98,107, 109-111, 122-125, 128-129, 133-134, 137, 139-140, 143, 146-147, 150, 155, 164, 171-173, 175-176, 178, 180-182, 187-188, 194-195, 197-198,203,224
- arteries 十二指肠动脉 148
- endoscopy 十二指肠镜 140
- inner surface 十二指肠腔面 139
- parts 十二指肠的分部 137
- projection 十二指肠的投影
-- onto the body surface aerea 十二指肠的体表投影 154
-- onto the ventral abdominal wall 十二指肠的腹前壁投影 136,176
- structure of the wall 十二指肠壁的结构 139
- topography 十二指肠的毗邻 46
- X-ray image 十二指肠 X 线影像 140
Dysphagia, Zenker's diverticulum 吞咽困难,Zenker 憩室 78

E

Echocardiography, transoesophageal 超声心动图,经食管 19,88
Ejaculation, N. pudendus 射精,阴部神经 278
Electrical stimulation and conducting system of the heart 心的电兴奋和传导系统 48-49
Electrocardiogram(ECG) 心电图
- anatomical fundamentals 心电图的解剖学基础 50
- limb lead 心电图肢体导联 50
- P,Q,R,S and T wave 心电图 P,Q,R,S 和 T 波 50
- ST segment 心电图 ST 段 50
Emission 排精 278
- Sympathicus 交感性排精 278
Endocardial tube 心内膜管 29
Endocardium 心内膜 38
Endocrine organs in man and in woman 男性和女性内分泌器官 223
Endometrial carcinoma, lymph node metastases 子宫内膜癌,淋巴结转移 300
Endometrium 子宫内膜 289-290
Endoscopic retragrade Cholecystopancreaticography, endoskopische,retrograde 内镜下逆行性胰胆管造影术,内镜、逆行,参见 ERCP
Endoscopy 内镜检查术
- duodenum 十二指肠镜 140
- gastric ulcer 胃溃疡内镜检查 126
Enteric nervous system 肠神经系统 114
Epicardium 心外膜 19,35-36,38,40-41,44,90
Epididymis 附睾 222, 263, 266,269-270,272,278
- blood vessels 附睾的血管 270
Epigastrium 上腹部
- organs 上腹部器官 5,134
- position of the viscera 上腹部脏器的位置 100-101,104-105
- retroperitoneal organs 上腹部腹膜后器官 180,195
- surgical interventions 上腹部手术 105
Epiorchium 睾丸外膜 263
Epiphrenic diverticulum 膈上憩室 77
Episiotomy 会阴切开术 308
Epispadias 尿道上裂 261
Epithelium 上皮
- (Gaster) 胃上皮 126
- (Intestinum tenue) 小肠上皮 138,144
ERCP(endoscopic retrograde cholangiopancreaticography) 内镜下逆行性胰胆管造影术 180
- bile ducts ERCP 下的胆管 187
- pancreas ERCP 下的胰 187
Erectile dysfunction, inhibitors of phosphodiesterase 勃起功能障碍,磷酸二酯酶抑制药 265
Erection 勃起 278
- parasympathicus 副交感性勃起 278
Excavatio 陷凹
- rectouterina (pouch of Douglas) 直肠子宫陷凹(Douglas 腔) 110-111,289,292-293,296,311,314
-- puncturing 直肠子宫陷凹穿刺 295
- rectovesicalis 直肠膀胱陷凹 110,197,249,251,253,310
- vesicouterina 膀胱子宫陷凹 111,289,292-293,296,307,311
External female genitalia 女性外生殖器 285
- development 女性外生殖器

的发生 286
- lymphatic drainage pathways 女性外生殖器的淋巴引流途径 300
- lymph nodes and lymph vessels 女性外生殖器的淋巴结和淋巴管 300
External male genitalia 男性外生殖器 260-266
- development 男性外生殖器的发生 261
- lymph nodes and lymph vessels 男性外生殖器的淋巴结和淋巴管 277
- lymphatic drainage pathways 男性外生殖器的淋巴引流途径 277
- neurovascular pathways 男性外生殖器的神经血管 264
Extrahepatic bile ducts 肝外胆管 170,172
- X-ray imaging 肝外胆管 X 线影像 175
Extremitas 肢、端
- acromialis (Clavicula) (锁骨)肩峰端 92
- anterior (plen) (脾) 前缘 190
- inferior 下肢
-- (Ren) (肾)下端 240,243
-- (Testis) (睾丸)下端 269
- posterior (Splen) (脾) 后缘 190
- superior 上端
-- (Ren) (肾)上端 240
-- (Testis) (睾丸)上端 269
- tubaria (Ovarium) (卵巢)输卵管端 291
- uterina 子宫端 291

F

Facies 面
- anterior 前面
-- (Gl. suprarenalis) (肾上腺)前面 235
-- (Ren) (肾)前面 240
- colica (Splen) (脾)结肠面 190
- costalis 肋面
-- (Pulmo dexter) (右肺)肋面 66
-- (Pulmo sinister) (左肺)肋面 66-67
- diaphragmatica 膈面
-- (Cor)(心) 膈面 26,34
-- (Hepar) (肝)膈面 101,104,156-158
-- (Pulmo) (肺)膈面 67
-- (Splen) (脾)膈面 190-191
- gastrica (Splen) (脾)胃面 190-191
- intestinalis (Uterus) (子宫)肠面 294
- medialis (Ovarium) (卵巢)内侧面 289,291
- mediastinalis (Pulmo sinister) (左肺)纵隔面 67
- posterior 后面
-- (Prostata) (前列腺)后面 245
-- (Ren) (肾)后面 240
Facies
- pulmonalis (Cor) (心)肺面 26,34
- renalis (Splen) (脾)肾面 190-191
- sternocostalis (Cor) (心)胸肋面 26,34
- vesicalis (Uterus) (子宫)膀胱面 289,294
- visceralis 脏面
-- (Hepar) (肝)脏面 101,157-158
-- (Splen) (脾)脏面 190
Faecal incontinence 大便失禁 304
Fallot's tetralogy Fallot (法洛)四联症 32
Fascia 筋膜
- cremasterica 睾提肌筋膜 263,269-270,272,310
- obturatoria 闭孔筋膜 282,308
- pelvis 盆筋膜
-- parietalis 盆壁筋膜 311
-- visceralis 盆脏筋膜 252,307,310
- penis 阴茎筋膜 262,265
-- profunda 阴茎深筋膜 263,272
-- superficialis 阴茎浅筋膜 263-264
- perinei 会阴筋膜 315
- presacralis (Waldeyer's fascia) 骶前筋膜(Waldeyer 筋膜)252
- rectoprostatica (Denonvilliers' fascia) 直肠前列腺筋膜(Denonvilliers 筋膜) 34,251-252,274,310
- rectovaginalis 直肠阴道筋膜 293,311
- renalis (Gerota's fascia) 肾筋膜(Gerota 筋膜) 200-201,228-229,240
- spermatica 精索筋膜
-- externa 精索外筋膜 263,270,272
-- interna 精索内筋膜 263,269-270,272
Fasciculus 束,纤维束
- atrioventricularis (atrioventricular bundle, bundle of His) 房室束(His 束) 43,48-49,54
- lateralis, medialis et posterior (Plexus brachialis) 外侧束、内侧束和后束(臂丛) 92
Female genitalia 女性生殖器 285-288,298-301
Femur 股骨 313-314
Fimbria(-ae) 伞
- ovarica 卵巢伞 290-291

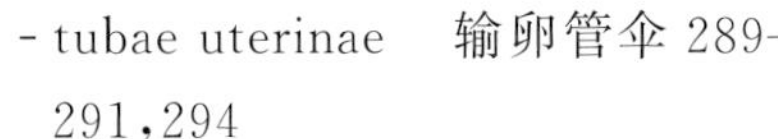

- tubae uterinae 输卵管伞 289-291,294
Fissura 裂
- horizontalis (Pulmo dexter) (右肺)水平裂 61,66-67,90
- ligamenti teretis hepatis 肝圆韧带裂 156-157
- obliqua (Pulmo) (肺)斜裂 61,66-67,86-91
- umbilicalis 脐裂 159
Flexura 曲
- anorectalis 肛直肠曲 281
- coli 结肠曲
-- dextra 结肠右曲 106,142,146,153,171,229
-- sinistra 结肠左曲 90-91,106,142,146-147,153
- duodenojejunalis 十二指肠空肠曲 108,111,139-140,176,182,198
-- projection onto the ventral abdominal wall 十二指肠空肠曲的腹前壁投影 136
- perinealis 会阴曲 250-251,253
- sacralis 骶曲 250-251,253
Foetal circulation 胎儿血液循环 30
Folliculi ovarici 卵泡 290
Foramen(-ina) 孔
- infrapiriforme 梨状肌下孔 279
- interventriculare 室间孔 29
- ischiadicum 坐骨孔
-- majus 坐骨大孔 302
-- minus 坐骨小孔 209,279
- omentale 网膜孔 101,104
- ovale 卵圆孔 28-31
- papillaria 乳头孔 231
- suprapiriforme 梨状肌上孔 279
- venae cavae 腔静脉孔 75
- venarum minimarum 心最小静脉孔 40,44
Fornix 穹隆
- gastricus 胃穹隆 125,196,201
- vaginae 阴道穹 289-290,293,295,311
Fossa 窝
- acetabuli 髋臼窝 315
- ischioanalis 坐骨肛门窝 282-284,307-309,314,316
-- abscess 坐骨肛门窝脓肿 283,309
-- contents 坐骨肛门窝内容物 283,309
-- delimitation 坐骨肛门窝界限 282,308
- jugularis 颈静脉窝 122
- navicularis urethrae 尿道舟状窝 245-246,310
- ovalis 卵圆窝 31,40,44
- paravesicalis 膀胱旁窝 315
Foveolae gastricae 胃小凹 126
Frankenhäuser's plexus (Plexus uterovaginalis) Frankenhäuser 丛(子宫阴道丛)301
Frenulum 系带
- clitoridis 阴蒂系带 285,306
- labiorum pudendi 阴唇系带 285,306
- ostii ilealis 回盲口系带 145
- preputii 包皮系带 263
Fundoplication after Nissen - Nissen 胃底折叠术 123
Fundus 底
- gastricus 胃底 79,90,101,123-125,171
- uteri 子宫底 111,289-291,293,296,298,311
-- level during pregnancy 妊娠期宫底水平 296
- vesicae 膀胱底 111,244
-- biliaris 胆囊底 100,107,110,137,170-172
Funiculus 索状细带
- spermaticus 精索 251,264,266,269,272,281,313
-- arteries 精索的动脉 276
-- coverings 精索被膜 263,272
- umbilicalis 脐带 297
Fusion fascia of Toldt Toldt 融合筋膜 111,229

G

Gallbladder 胆囊 170,172
- arteries 胆囊的动脉 162
- developmental stages 胆囊的发生阶段 155
- Head's zone 胆囊的 Head 带 154
- laparoscopy 胆囊腹腔镜检查 171
- projection onto the ventral abdominal wall 胆囊的腹前壁投影 169
- veins 胆囊的静脉 164
- X-ray imaging 胆囊 X 线影像 175
-- intravenous contrast medium 胆囊 X 线成像静脉造影剂 175
Gallstones 胆结石 173
- pancreatitis 胆结石性胰腺炎 182
Ganglion(-ia) 神经节
- aorticorenale/-renalia 主动脉肾节/肾节 152,214,217,239
- cardiaca 心神经节 51-53,72
- cervicale 颈神经节
-- inferius 颈上神经节 21,72
-- medium 颈中神经节 17,51,53,72
-- superius 颈上神经节 51
- cervicothoracicum [stellatum] 颈胸神经节[星状神经节]17,21-23,51,114
- coeliaca 腹腔神经节 132,

152,186,195,203,214,216-217,239,258
- impar 奇神经节 216
- inferius (Ganglion nodosum) (N. vagus[Ⅹ]) 下(结状)神经节(迷走神经[Ⅹ]) 215
- mesentericum 肠系膜神经节
-- inferius 肠系膜下神经节 114,152,214,216-217,258
-- superius 肠系膜上神经节 114, 152, 186, 214, 216-217, 239
- oticum 耳神经节 114
- pelvica 盆神经节 214,258,278,301
- pterygopalatinum 翼腭神经节 114
- spinale 脊神经节 20
- stellatum [cervicothoracicum] 星状神经节[颈胸神经节]17,21-23,51,114
- submandibulare 下颌下神经节 114
- thoracica 胸神经节 6-7,17
- trunci sympathici 交感干神经节 15-16,258,278,301
Gaster 胃 5,17,74-75,79-80,91,96,98,100-102,104,110,115-116, 122-126, 128-134,137,140,143,150,153,155,162,164,167,176,188,194,196-198,200-204,223-224
- 参见 stomach
- Head's zone 胃的 Head 带 122
- projection 胃的投影
-- onto the body surface 胃的体表投影 154
-- onto the ventral abdominal wall 胃的腹前壁投影 136
Gastric cancer 胃癌
- lymphatic drainage stations 胃癌淋巴引流分站 82,130
- lymph nodes and lymph vessels 胃癌淋巴结和淋巴管 130
- perforation into adjacent organs 胃癌穿孔进入邻近器官 127
Gastric ulcer 胃溃疡 126
- endoscopy 胃溃疡内镜检查 126
- helicobacter pylori 胃溃疡,幽门螺杆菌 126
- perforation 胃溃疡穿孔 127
- selective proximal or total vagotomy 胃溃疡选择性近端或全迷走神经切断术 132
Gastroendoscopy 胃镜检查术 133
- tissue biopsies 胃镜组织活检 133
Gastrointestinal bleedings 胃肠出血 139
Gastroscopy 胃镜检查术 133
Gastrostomy, percutaneous endoscopic(PEG) 胃造口术,经皮内镜 122
Genital folds 生殖褶 261,286
Genital organs 生殖器官
- in man 男性生殖器官 266
- in woman 女性生殖器官 287
Genital tubercles 生殖结节 227-228,261,286
- nephrectomy 生殖结节肾切除术 229
Gerota's fascia (Fascia renalis) Gerota 筋膜(肾筋膜)200-201,228-229,240
- nephrectomy 肾筋膜肾切除术 229
Glandula(-ae) 腺
- analis(proctodeal gland) 肛腺 254-255
- bulbourethrales (Cowper's glands) 尿道球腺(Cowper 腺)222,245,251,262,266,273,278,280-282,284
- duodenales(Brunner's glands) 十二指肠腺(Brunner 腺)139
- gastricae 胃腺 126
- intestinales 肠腺 138,144
- mammaria 乳腺 87-88
- oesophageae 食管腺 76
- parathyroideae 甲状旁腺 223
- pinealis 松果体 223
- pituitaria 垂体 223
- suprarenalis 肾上腺 111, 127, 180, 199, 203, 210-211, 223-224, 228, 230, 235, 237-239,271,276
-- contact area on the posterior wall of the stomach 胃后壁肾上腺接触区 127
- thyroidea 甲状腺 9-10, 19, 53,78,82,223-224
- tracheales 气管腺 65
- vesiculosa 精囊腺 196-197, 219, 222, 245, 251-252, 262, 266-267, 273, 278, 281, 284, 313,316
- vestibulares 前庭腺
-- majores(Bartholin's glands) 前庭大腺(Bartholin 腺)285-286,306-308
-- minores 前庭小腺 285
Glandular stomach(upper abdomen) 腺胃腹部(上腹部) 100
- organs 上腹部器官 5,134
- position of the viscera 上腹部脏器的位置 100-101,104-105
- retroperitoneal organs 上腹部腹膜后的器官 180,195
- situs of the organs 上腹部器官的位置 194-195
- surgical interventions 上腹部手术 105
Glans 龟头
- clitoridis 阴蒂头 285,306

- penis　阴茎头 245，260-263，265，278，310

Glisson's triad　Glisson 三联体 158

Glomus coccygeum　尾骨球 311

Glucocorticoids　糖皮质激素 235

Gubernaculum testis　睾丸引带 267

H

Haemorrhoidal knots　痔(核) 253，259

Haemorrhoids　痔 254，259

Haustra coli　结肠袋 144-145，153

Head' zone(s)　Head 带(海德带)

- angina pectoris　心绞痛的 Head 带 25
- gallbladder　胆囊的 Head 带 154
- heart　心的 Head 带 25，74
- kidneys　肾的 Head 带 224
- large intestine　大肠的 Head 带 135
- liver　肝的 Head 带 154
- oesophagus　食管的 Head 带 74
- pancreas　胰的 Head 带 177
- small intestine　小肠的 Head 带 135
- spleen　脾的 Head 带 189
- stomach　胃的 Head 带 122
- testis　睾丸的 Head 带 268
- urinary system/tract　泌尿系统的 Head 带 241

Heart　心 2，5，11，36-37

- construction of the wall　心壁的结构 38
- critical weight　心的临界重量 26，37
- CT angiography　心 CT 血管造影 55
- electrical stimulation and conducting system　心的电活动和传导系统 48-49
- Head's zone　心的 Head 带 25，74
- innervation　心的神经支配 51
- location in the thorax　心在胸腔中的位置 34
- percussion　心叩诊 26
- projection onto the thorax　心的胸壁投影 25-26
- septation of the outflow tract　心流出道的分隔 29
- skeleton　心纤维骨骼 43
- stages of development　心的发生阶段 28
- ultrasound image　心超声图像 88
- veins　心的静脉 59

Heart contour　心的外形

- left and right margins，X-ray image　心的左、右边缘，X 线影像 27
- projection　心的投影
- - onto the anterior thoracic wall　心的胸前壁投影 46
- - onto the ventral thoracic wall　心的胸前壁投影 25
- X-ray imaging　心的 X 线影像 27

Heart failure，aortic coarctation　心力衰竭，主动脉狭窄 33

Heart murmurs/sounds，auscultation　心脏杂音/声音，听诊 47

Heart valves　心瓣膜 43

- auscultation　心瓣膜听诊 46
- pathological changes　心瓣膜病理改变 47
- projection onto the anterior chest wall　心瓣膜的前胸壁投影 46

Heister's valve(Plica spiralis)　Heister 瓣(螺旋襞) 137，170，172，175

Helicobacter pylori infection　幽门螺杆菌感染

- acid blockade　幽门螺杆菌感染酸阻断 132
- gastric and duodenal ulcers　幽门螺杆菌感染性胃和十二指肠溃疡 126

Hepar　肝 5，19，30-31，74，90-91，96，98，103，115，122，129，134，150，155-159，161-162，164，168-169，171，176，178，187-188，194，196-198，200-204，224，240

- arteries　肝的动脉 162
- contact areas to the anterior and posterior wall of the stomach　肝的胃前壁和后壁接触区 127
- determining the seize　肝大小的检查 154
- development　肝的发生 98，155
- foetus　胎肝 30
- Head's zone　肝的 Head 带 154
- laparoscopy　肝腹腔镜 171
- lobule structure of the parenchyma　肝实质的小叶结构 158
- lymph nodes and lymph vessels　肝的淋巴结和淋巴管 130，163
- projection　肝的投影
- - onto the body surface　肝的体表投影 154
- - onto the ventral abdominal wall　肝的腹前壁投影 169
- sagittal section　肝的矢状切面 158
- segments　肝段 159-161

- sonography 肝的超声检查 168
- variations in blood supply 肝血供的变异 162
- veins 肝的静脉 164
- - ultrasound image 肝静脉的超声图像 168
Hepatic diverticulum 肝憩室 155
Hepatic lobules 肝小叶 158
Hepatic steatosis 肝脂肪变性
- alcohol abuse 酒精性脂肪肝 154
- diabetes mellitus 糖尿病性脂肪肝 154
Hepatitis 肝炎 154,169
- ultrasound imaging 肝炎超声图像 168
Hepatocytes 肝细胞 158
Hiatus 空隙、裂隙;
- analis 肛裂孔 279,302
- aorticus 主动脉裂孔 75
- levatorius 肛提肌裂孔 209,302
- oesophageus 食管裂孔 75-76,82
- urogenitalis 泌尿生殖裂孔(盆膈裂孔)279,302
Hilar lymph nodes 肺门淋巴结 71,73
Hilum 门 230
- pulmonis 肺门 67
- renale 肾门 204,230
- splenicum 脾门 190-191,203
Hip muscles 髋肌 279
His, angle of His 角(贲门切迹)123
His, bundle of (atrioventricular bundle, Fasciculus atrioventricularis) His 束(房室束)43,48-49,54
Horseshoe kidney 马蹄肾 226
Humerus 肱骨 86
Hydrocele testis 睾丸鞘膜积液 267
Hymen 处女膜 285
Hypertension 高血压 27
- increased sympathetic tone 交感神经紧张性高血压 51
Hypophysis 垂体 223
Hypospadias 尿道下裂 261
Hypothalamic-pituitary axis 下丘脑垂体轴 223
Hypothalamus 下丘脑 223
Hysterectomy, ureter injuries 子宫切除术,输尿管损伤 243
Hysterosalpingography 子宫输卵管造影 294

I

Icterus(jaundice) 黄疸 173
Ileocaecal valve(Valva ileocaecalis, Bauhin's valve) 回盲瓣(Bauhin 瓣)145
Ileum 回肠 100,106-107,110,118-119,122,134,141-143,145,148,176,188,196-198,204,224,250,312
- arteries 回肠的动脉 148
- projection 回肠的投影
- - onto the body surface 回肠的体表投影 154
- - onto the ventral abdominal wall 回肠的腹前壁投影 136
- terminal 回肠末端 145
Ileus, malrotations 回肠旋转不良 99
Iliac arteries 髂动脉 13
Impotentia 阳痿
- coeundi 交媾不能 278
- generandi 生育不能 278
Impressio 压迹
- cardiaca (Pulmo dexter/sinister) (左肺/右肺)心压迹 67
- colica(Hepar) (肝)结肠压迹 156
- duodenalis 十二指肠压迹 156
- gastrica(Hepar) (肝)胃压迹 156
- oesophagea 食管压迹 67,156
- renalis 肾压迹 156
- suprarenalis 肾上腺压迹 156
Incisura 切迹
- angularis 角切迹 123,125,140
- cardiaca(Pulmo sinister) (左肺)心切迹 4,8,26,61,66-67
- cardialis 贲门切迹 79,123,125
- ligamenti teretis 肝圆韧带切迹 156
Infectious mononucleosis (kissing disease) 传染性单核细胞增多症(接吻病) 190
Infundibulum tubae uterinae 输卵管漏斗 287,289-291,311
Inguinal hernia, congenital 腹股沟疝,先天性 267
Inguinal region, nephrolithioasis or pyelonephritis causes pain radiating 腹股沟区,肾结石或肾盂肾炎引起放射性痛 225
Injection, intracardiac 心内注射 26
Insulae pancreaticae 胰岛 181,223
Intermediate tubulus 中间管(细段)233
Internal female genitalia 女性内生殖器 287
- arterial blood supply 女性内生殖器动脉的血供 298-299
- development 女性内生殖器的发生 288
- innervation 女性内生殖器的神经支配 301
- lymphatic drainage pathways 女性内生殖器的淋巴引流途径 300

- lymph nodes and lymph vessels 女性内生殖器的淋巴结和淋巴管 300

Internal hernias 内疝 105

Internal male genitalia 男性内生殖器 266

- blood vessels 男性内生殖器的血管 37,275-276
- development 男性内生殖器的发生 267
- innervation 男性内生殖器神经的支配 278
- lymphatic drainage pathways 男性内生殖器淋巴的引流途径 277
- lymph nodes and lymph vessels 男性内生殖器的淋巴结和淋巴管 277

Internal organs, projection onto the body surface 内脏器官，体表投影 122,154,176,188,224

Interventricular septum 室间隔

- arterial blood supply 室间隔的动脉血供 57
- defects 室间隔缺损 29

Intestinal abdomen (so-called lower abdomen) 肠道腹部(下腹部)100

- location of the viscera 下腹部脏器的位置 106-108

Intestinal blood flow 肠血流

- parasympathicus 肠副交感神经 152
- sympathicus 肠交感神经 152

Intestinal rotation 肠旋转 99

- malrotations 肠旋转不良 99

Intestinal tube, development 肠管,发生 98

Intestine 肠 226

Intestinum 肠 223

- crassum 大肠 74,109,134,142,144,149-153
- - 参见 Large intestine 大肠
- tenue 小肠 74,98,108,134,138,150-152,188,250,310
- - 参见 Small intestine 小肠

Intracardiac injection 心内注射 26

Intrahepatic bile ducts, X-ray imaging 肝内胆管,X 线影像 175

Intubation 插管 60

Ischiocrural muscles 股后肌群 315

Isthmus 峡部

- bursae omentalis 网膜囊峡部 104
- tubae uterinae 输卵管峡部 289-291,294,311
- uteri 子宫峡部 289-291

J

Jaundice(icterus) 黄疸 173

Jejunum 空肠 5,106-107,109,118-119,122,134,137,139-141,148,176,180,187-188,196,198,201,204,224

- arteries 空肠的动脉 148
- projection 空肠的投影
- - onto the body surface 空肠的体表投影 154
- - onto the ventral abdominal wall 空肠的腹前壁投影 136

Junctio (Linea) anorectalis 肛直肠线 253

K

Keith-Flack, node of (sinus node, Nodus sinuatrialis) Keith-Flack 结(窦房结)48-49

Kerckring's folds (Plicae circulares) Kerckring 皱襞(环状襞)125,139-141,182

Kidney 肾 180,229-231

- 参见 Ren [Nephros]肾

Kidney

- arterial blood supply 肾的动脉血供 238
- ascensus 肾的上升 226
- autonomic innervation 肾的自主神经支配 239
- capsule of adipose tissue 肾脂肪囊 229
- computed tomography 肾计算机断层扫描 240
- contact areas 肾毗邻接触面 234
- - of the posterior wall of stomach 肾的胃后壁接触区 127
- cross-section 肾横切面 232
- development 肾的发生 226
- fascial systems 肾的筋膜系统 229
- Head's zone 肾的 Head 带 224
- organ capsule 肾囊 229
- pain sensitivity 肾痛感 224
- position in the retroperitoneal space 肾在腹膜后间隙的位置 228-229
- projection onto the dorsal body wall 肾的腹后壁投影 225
- stones 肾结石 243
- ultrasound image 肾超声图像 240

Killian's triangle Killian 三角(环咽肌上三角)77-78

Kissing disease (infectious mononucleosis) 接吻病(传染性单核细胞增多症)190

Koch's triangle Koch 三角 40,44,48

Kohlrausch's fold (Plica transversa recti) Kohlrausch 皱襞(直肠横襞) 253,255

Kristeller's mucous plug Kristeller 黏液栓 296

L

Labioscrotal folds/swellings 阴唇阴囊褶/隆起 261,286

Labium 唇

- anterius(Ostium uteri) (子宫颈管外口)宫颈前唇 289,295
- majus pudendi 大阴唇 285-286,311,315
- minus pudendi 小阴唇 285-286,301,306-309,311,315
- posterius(Ostium uteri) (子宫颈管外口)宫颈后唇 289,295

Lacunae urethrales 尿道陷窝 245

Laimer's triangle Laimer 三角(环咽肌下三角)78

Lamina 薄层

- muscularis mucosae (Intestinum tenue) 黏膜肌层(小肠) 126,138,144
- parietalis 壁层
- - (Pericardium serosum) 浆膜心包壁层 19,36-37
- - (Tunica vaginalis testis) 睾丸鞘膜壁层 263,270,272
- propria mucosae 黏膜固有层 126,138,144
- visceralis 脏层
- - (Pericardium serosum) 浆膜心包脏层 19,36-37,40-41,44
- - (Tunica vaginalis testis) 睾丸鞘膜脏层 263,270,272

Langerhans, islets of Langerhans 岛(胰岛) 181

Lanz's point Lanz 点 143

Laparoscopy (abdominal imaging) 腹腔镜(腹部成像)171

- gallbladder 胆囊腹腔镜(腹部成像) 171
- liver 肝腹腔镜(腹部成像) 171

Large circulation (systemic circulation) 大循环(体循环)2,24

Large intestine 大肠 109,134

- 参见 Colon 结肠或 Intestinum crassum 大肠
- arteries 大肠的动脉 149
- autonomic innervation 大肠的自主神经支配 152
- Head's zones 大肠的 Head 带 134-135
- lymph vessels and regional lymph nodes 大肠的淋巴管和局部淋巴结 151
- projection onto the ventral abdominal wall 大肠的腹前壁投影 142
- structural features 大肠的结构特征 144
- structure 大肠的结构 142
- topography 大肠的毗邻 146
- - left-sided parts 大肠左侧部 147
- - right-sided parts 大肠右侧部 146
- veins 大肠的静脉 150
- X-ray image 大肠 X 线影像 153

Laryngeal inlet, primitive 原始喉口 63

Laryngotracheal groove 喉气管沟 62

Laryngotracheal primordium 喉气管原基 63

Larynx 喉 60,64-65,77

Lateral myocardial infarction 侧壁心肌梗死 58

Left atrioventricular valve 左房室瓣 45

Left atrium 左心房 41

Left main bronchus 左主支气管 63

Left-sided heart failure 左心衰竭 4

Left-to-right shunt 左向右分流 32

- ventricular septal defect 左向右分流的室间隔缺损 32

Left ventricle 左心室 40,42,45

Left-ventricular hypertrophy 左心室肥厚 39

Leucaemia 白血病 190

Ligamentum(-a) 韧带

- anococcygeum [Corpus anococcygeum] 肛尾韧带 251,281-283,308-310,314
- anularia 环状韧带 64-65
- arteriosum 动脉韧带 7,11,31,33-34,36-37,72

Ligamentum(-a) 韧带

- capitis femoris 股骨头韧带 313,315
- cardinale [Lig. transversum cervicis] 主韧带(子宫颈横韧带)289,291-292
- coronarium 冠状韧带 98,101,111,156-158
- - development 冠状韧带的发生 98
- epididymidis 附睾韧带
- - inferius 附睾下韧带 269
- - superius 附睾上韧带 269
- falciforme hepatis 肝镰状韧带 100-101,110,155-157,159-160,172,197,202-203
- - development 肝镰状韧带的发生 98
- flavum 黄韧带 312
- fundiforme penis 阴茎襻状(系)韧带 263-264,310
- gastrocolicum 胃结肠韧带 100-105,116-117,194,197,201
- gastrophrenicum 胃膈韧带 111
- gastrosplenicum 胃脾韧带 98,

101-102,105,111,116,189-190,193,199,201
-- development 胃脾韧带的发生 98
- hepatoduodenale 肝十二指肠韧带 101,103-104,110-111,116,160,172,203
- hepatogastricum 肝胃韧带 101,103-104,116,128,203
- infundibulopelvicum [Lig. Suspensorium ovarii] 骨盆漏斗韧带(卵巢悬韧带)288-289,291,298,311
- inguinale 腹股沟韧带 260
- latum uteri 子宫阔韧带 289-291
- longitudinale anterius 前纵韧带 15,86
- ovarii proprium 卵巢固有韧带 287-292,298
- phrenicocolicum 膈结肠韧带 101-102,194
- phrenicooesophageale 膈食管韧带 79
- phrenicosplenicum 膈脾韧带 201
- pubicum 耻骨韧带
-- inferius 耻骨下韧带 280,305
-- superius 耻骨上韧带 313-314
- puboprostaticum 耻骨前列腺韧带 246,251,281,310
- pubovesicale 耻骨膀胱韧带 244,292,311
- pulmonale 肺韧带 67
- rectouterinum [Lig. sacrouterinum] 直肠子宫韧带[骶子宫韧带]291-292
- rotundum [Lig. teres uteri] 圆韧带[子宫圆韧带]220,287-289,291,298,311
- sacroiliaca interossea 骶髂韧带 312
- sacrospinale 骶棘韧带 218,221,283
- sacrotuberale 骶结节韧带 209,218,282-283,302,308
- sacrouterinum [Lig. rectouterinum] 骶子宫韧带[直肠子宫韧带]291-292
- splenorenale 脾肾韧带 98,189-190,193,199
-- development 脾肾韧带的发生 98
- suspensorium 悬韧带
-- clitoridis 阴蒂悬韧带 285,306
-- duodeni 十二指肠悬韧带 139
-- ovarii [Lig. infundibulopelvicum] 卵巢悬韧带[骨盆漏斗韧带]288-289,291,298,311
-- penis 阴茎悬韧带 263-264
- teres 圆韧带
-- hepatis 肝圆韧带 31,100-101,104,110,156,159-160,169,187,194,203-204
--- development 肝圆韧带的发生 98
-- uteri [Lig. rotundum] 子宫圆韧带 220,287-289,291,298,311
- transversum 横韧带
-- cervicis [Lig. cardinale] 子宫颈横韧带(主韧带)289,291-292
-- perinei 会阴横韧带 280,305
- triangulare 三角韧带
-- dextrum 右三角韧带 156
-- sinistrum 左三角韧带 111,156,198-199
- umbilicale 脐韧带
-- mediale 脐内侧韧带 31
-- medianum 脐正中韧带 31,244-245,310-311
- venae cavae 腔静脉韧带 156-157
- venosum 静脉韧带 30-31,156
Limb lead electrocardiogram 肢体导联心电图 50
Limbus 边缘
- acetabuli 髋臼缘 313
- fossae ovalis 卵圆窝缘 31,40,44
Linea 线
- alba 白线 202-204,310,312
- anocutanea 肛皮线 253-254
- anorectalis 肛直肠线 255
- pectinata canalis analis [Linea dentata] 齿状线 253-255
- terminalis 界线 302
Lingula pulmonis (Pulmo sinister) (左肺)肺小舌 4,8,66-67
Liver 肝,参见 Hepar 肝
Liver cirrhosis 肝硬化 154,158,166
- caput medusae 肝硬化海蛇头 167
- collateral circulation 肝硬化侧支循环 167
- formation of nodes 肝硬化结节形成 166
- formation of pseudo-lobules 肝硬化假小叶形成 166
Liver cirrhosis 肝硬化
- life-threatening haemorrhage 肝硬化大出血 167
- morphological changes 肝硬化的形态学改变 166
- oesophageal varices 肝硬化食管静脉曲张 83,167
- portal hypertension 肝硬化门脉高压 150
- portocaval anastomoses 肝硬化门腔静脉吻合 167
- splenomegaly 肝硬化脾大 167

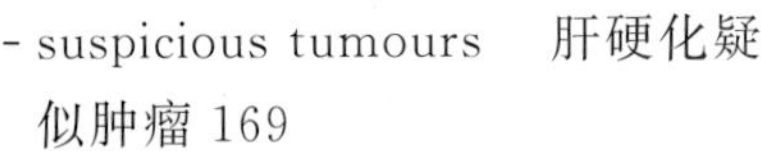

- suspicious tumours 肝硬化疑似肿瘤 169
- ultrasound image 肝硬化超声图像 168

Liver punction 肝穿刺 154,169
- referred pain in the right shoulder 肝穿刺后右肩牵涉性疼痛 154

Lobar bronchi 肺叶支气管 72

Lobuli testis(lobules of testis) 睾丸小叶 246,269-270

Lobus 叶
- caudatus 尾状叶 104,156-157,160-161,198,203
- dexter 右叶
- - (Gl. thyroidea) (甲状腺)右叶 78,82
- - (Thymus) (胸腺)右叶 9
- hepatis 肝叶
- - dexter 肝右叶 100-101,104,107,110,116,130,143,156-157,161,169,171-172,198-200,202-204,240
- - sinister 肝左叶 100-101,104,110,128,130,156-157,161-162,169,171-172,187,196-197,199,201-204
- inferior 下叶
- - (Pulmo dexter) (右肺)下叶 4,8,10,26,60-61,66-68,87-89,91,197,199-200
- - (Pulmo sinister) (左肺)下叶 4,8,26,60-61,66-68,89,199,201
- medius(Pulmo dexter) (右肺)中叶 4,8,26,60-61,66-68,88-89,199
- prostatae 前列腺叶 273
- quadratus 方叶 156,161,203
- renalis 肾叶 231
- sinister 左叶
- - (Gl. thyroidea) (甲状腺)左叶 78
- - (Thymus) (胸腺)左叶 9
- superior 上叶
- - (Pulmo dexter) (右肺)上叶 4,8-10,26,60-61,66-68,86-87
- - (Pulmo sinister) (左肺)上叶 4,8,10,26,60-61,66,68,86,88-89,199

Lower abdomen(so-called intestinal abdomen) 下腹部(亦称肠道腹部)100
- location of the viscera 下腹部脏器的位置 106-108

Lower respiratory tract 下呼吸道 60,64-65
- development 下呼吸道的发生 62

Lung boundaries 肺下界
- midaxillary line 腋中线肺下界 61
- midclavicular line 锁骨中线肺下界 61
- paravertebral line 脊柱旁线肺下界 61
- projection 肺下界的投影
- - onto the back 肺下界的背部投影 61
- - onto the ventral abdominal wall 肺下界的腹前壁投影 61
- scapular line 肩胛线肺下界 61
- sternal line 胸骨肺下界 61

Lung buds 肺芽 62

Lung development 肺的发生
- alveolar,canalicular and pseudoglandular phase 肺泡期,小管期和假腺期 63
- stages 肺的发生阶段 63

Lungs 肺 2,4,60,122,169,176,188,224
- acini 肺腺泡 70
- alveoli 肺泡 70
- arteries 肺的动脉 72
- floating test 肺浮力试验 62
- lymph nodes and vessels 肺的淋巴结与淋巴管 71
- projection onto the body surface 肺的体表投影 154
- respiratory mobility 肺呼吸动度 61
- size 肺的大小 61
- Vasa privata/publica 肺营养/功能血管 70
- veins 肺的静脉 41

Lunula valvulae semilunaris 半月瓣 45

Lymph drainage,colon carcinoma 淋巴引流,结肠癌 151

Lymph follicle,spleen 淋巴滤泡,脾 191

Lymph node metastasis 淋巴结转移
- cervical cancer 宫颈癌淋巴结转移 300
- endometrial carcinoma 子宫内膜癌淋巴结转移 300
- pancreatic carcinoma 胰腺癌淋巴结转移 185
- penile carcinoma 阴茎癌淋巴结转移 277
- vulvar carcinoma 外阴癌淋巴结转移 300

Lymphoma 淋巴瘤 190

M

Macrocirculation 宏循环 24

Magnetic resonane imaging (MRT) 磁共振成像 85
- pelvis in woman 女性盆部磁共振成像 311
- upper thoracic aperature 胸廓上口磁共振成像 85

Main bronchus/bronchi 主支气管 63,72
- projection onto the anterior chest wall 主支气管的前胸

壁投影 60

Male genitalia 男性生殖器官 37,260-261,264,266-267,275-278

Malrotation 旋转不良 99

Manubrium sterni 胸骨柄 86

Margo 缘

- anterior 前缘

- - (Pulmo dexter) (右肺)前缘 4,66-67

- - (Pulmo sinister) (左肺)前缘 4,66-67

- - (Testis)(睾丸) 前缘 269

- inferior 下缘

- - (Hepar) (肝)下缘 156,158

- - (Pulmo dexter) (右肺)下缘 66-67

- - (Pulmo sinister) (左肺)下缘 4,66-67

- - (Splen) (脾)下缘 190

- lateralis(Ren) (肾)外侧缘 230

- liber 游离缘 291

- medialis 内侧缘

- - (Gl. suprarenalis) (肾上腺)内侧缘 235

- - (Ren) (肾)内侧缘 230

- mesovaricus 卵巢系膜缘 289,291

- posterior 后缘

- - (Pulmo dexter) (右肺)后缘 66

- - (Pulmo sinister) (左肺)后缘 66

- - (Testis) (睾丸)后缘 269

- superior 上缘

- - (Gl. suprarenalis) 肾上腺上缘 235

- - (Ren) (肾)上缘 230

- - (Splen) (脾)上缘 104-105,190

McBurney's point McBurney 点 143

Meckel's diverticulum Meckel 憩室 99,141

Mediastinum 纵隔 2,6-7,26

- anterius 前纵隔 6-7

- inferius 下纵隔 6-7

- lymph vessels and nodes/lymphatic trunks 纵隔的淋巴管和淋巴结/淋巴干 18

- medium 中纵隔 6-7,10

- posterius 后纵隔 6-7,20 21,91

- - lymph nodes 后纵隔的淋巴结 82

- - nerves 后纵隔的神经 17

- structure 纵隔的结构 6

- superius 上纵隔 6-8

- testis 睾丸纵隔 269-270,310

Medioclavicular line 锁骨中线 61

- boundaries of the lung 锁骨中线肺下界 61

Medulla 髓质

- glandulae suprarenalis 肾上腺髓质 235

- renalis(medulla of kidney) 肾髓质 61,200,204,231-232,240-241

- spinalis 脊髓 19,84,202-203,278,301

Medullary pyramids 延髓锥体 231

Membrana 膜

- obturatoria 闭孔膜 315

- perinei 会阴膜 280,282,285,305-306,308,310

Mesenterium 肠系膜 108-110,138,141,310

- diverticuli 肠系膜憩室 141

Mesentery of the small and large intestines 小肠和大肠系膜 109

Mesoappendix 阑尾系膜 107-111

Mesocolon 结肠系膜

- sigmoideum 乙状结肠系膜 111

- transversum 横结肠系膜 104-105, 107, 109, 111, 117, 119,121,144

- - contact areas of the posterior wall of stomach 胃后壁的横结肠系膜接触区 127

Mesogastrium dorsale 胃背系膜 98,155

Mesometrium 子宫系膜 289

Mesonephros 中肾 226-227

Mesorectal fascia 直肠系膜筋膜 252

Mesorectum 直肠系膜 252

Mesosalpinx 输卵管系膜 289-291

Mesothelium epicardiale 心外膜间皮 38

Mesovarium 卵巢系膜 289,291

Metanephros 后肾 226

Meyer-Weigert rule, crossing of both ureters Meyer-Weigert 规则,两个输尿管交叉 243

Microcirculation 微循环 24

Midaxillary line 腋中线 61

- boundaries of the lungs 腋中线肺下界 61

Mineralocorticoids 盐皮质激素 235

Mitral insufficiency 二尖瓣关闭不全 27,47

Mitral stenosis 二尖瓣狭窄 47

Mitral valve(Valva atrioventricularis sinistra) 二尖瓣(左房室瓣)28,41-43,45-46,88-89

- auscultation 二尖瓣听诊 46

- projection onto the anterior chest wall 二尖瓣的胸前壁投影 46

Moderator band 节制索,隔缘肉柱 40

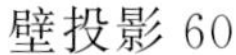

Monaldi's drainage　Monaldi 引流法 5
Mons pubis　阴阜 285
Müllerian duct(Ductus paramesonephricus)　Müllerian 管(副中肾管)227,267
- Anti-Müllerian hormone　抗 Müllerian 激素 267
Musculus(-i)　肌
- adductor　内收肌
- - longus　长收肌 315
- - magnus　大收肌 315
- - minimus　小收肌 315
- biceps　二头肌
- - brachii　肱二头肌 92
- - femoris　股二头肌 316
- bulbospongiosus　球海绵体肌 254,281-285,306-309,315
- coccygeus [ischiococcygeus] 尾骨肌[坐骨尾骨肌]209,218-219,279,281-285,302-303,306-309,315
- constrictor pharyngis　咽缩肌
- - inferior　咽下缩肌 78
- - medius　咽中缩肌 78
- - superior　咽上缩肌 78
- coracobrachialis　喙肱肌 92
- corrugator ani　肛门皱皮肌 254-255
- cremaster　睾提肌 263,269-270,272,281,310
- dartos　肉膜肌 263,272
- deltoideus　三角肌 84,92
- detrusor vesicae　膀胱逼尿肌 244
- erector spinae　竖脊肌 87,92,197,200-202,204,240,312
- gluteus　臀肌
- - maximus　臀大肌 197,279,282-283,308-309,312-314
- - medius　臀中肌 312-313
- - minimus　臀小肌 313
- gracilis　股薄肌 282,308,315
- iliacus　髂肌 146-147,216,279,312,314
- iliococcygeus　髂尾肌 197,279,302
- iliocostalis thoracis　胸髂肋肌 203
- iliopsoas　髂腰肌 313-315
- infraspinatus　冈下肌 84,86
- intercostales　肋间肌 90
- - externi　肋间外肌 16,86,88-89,169,202-203
- - interni　肋间内肌 15-16,90,92,169,202-203
- ischiocavernosus　坐骨海绵体肌 315
- ischiococcygeus [coccygeus] 坐骨尾骨肌[尾骨肌]209,218-219,279,281-285,302-303,306-309,315
- ischiocrurales　股后群肌、腘绳肌 315
- latissimus dorsi　背阔肌 88-89,202-204,229
- levator ani　肛提肌 196-197,209,219-221,251,253-258,279,281-284,292,302-303,307-309,313-316
- longissimus thoracis　胸最长肌 203
- multifidi　多裂肌 203
- obliquus　斜肌
- - externus abdominis　腹外斜肌 202,204,229,312
- - internus abdominis　腹内斜肌 204,229,312
- obturatorius　闭孔肌
- - externus　闭孔外肌 314-315
- - internus　闭孔内肌 218,256-257,284,302-303,307,313-316
- omohyoideus　肩胛舌骨肌 84
- papillaris　乳头肌
- - anterior　前乳头肌 40-42,44-45,49
- - posterior　后乳头肌 40-42,44-45
- - septalis　隔侧乳头肌 40,44
- pectinati　梳状肌 40,44
- pectineus　耻骨肌 313-314
- pectoralis　胸肌
- - major　胸大肌 84-89
- - minor　胸小肌 85-86,90
- pharyngis　咽肌 77
- piriformis　梨状肌 147,197,218-219,279,303
- psoas major　腰大肌 146-147,201,204,213,228-229,240,243,279,312,314
- pubococcygeus　耻尾肌 196-197,254,279,302
- puborectalis　耻骨直肠肌 254,313,316
- quadratus　方肌
- - femoris　股方肌 315
- - lumborum　腰方肌 200-201,204,213,216,228-229
- rectus　直肌
- - abdominis　腹直肌 100,201-204,312-313
- - femoris　股直肌 313-314
- sartorius　缝匠肌 313-314
Musculus(-i)　肌
- scalenus　斜角肌
- - anterior　前斜角肌 10,22-23,84
- - medius　中斜角肌 90,92
- semimembranosus　半膜肌 316
- semitendinosus　半腱肌 316
- serratus　锯肌
- - anterior　前锯肌 84,86-90,92
- - posterior inferior　下后锯肌 203
- sphincter　括约肌
- - ampullae(Oddi)　壶腹括约肌

（Oddi 括约肌）172-173
- - ani 肛门括约肌
- - - externus 肛门外括约肌 196，251，253-258，281-283，285，306，308-310，316
- - - internus 肛门内括约肌 196，253-255，257，310，316
- - ductus 管道括约肌
- - - choledochi 胆总管括约肌 173
- - - pancreatici 胰管括约肌 173
- - pyloricus 胃幽门括约肌 125，139，182
- - urethrae 尿道括约肌 251
- - - externus 尿道外括约肌 249，280-281，305
- - urethrovaginalis 尿道阴道括约肌 305
- splenius capitis 头夹肌 92
- sternocleidomastoideus 胸锁乳突肌 84
- sternohyoideus 胸骨舌骨肌 84
- sternothyroideus 胸骨甲状肌 86
- stylopharyngeus 茎突咽肌 78
- subclavius 锁骨下肌 84，92
- subscapularis 肩胛下肌 85-86，92
- supraspinatus 冈上肌 84，92
- suspensorius duodeni（muscle of Treitz）十二指肠悬肌（Treitz 肌）137
- tensor fasciae latae 阔筋膜张肌 313-314
- teres major 大圆肌 86-87，92
- trachealis 气管肌 65
- transversus 横肌
- - abdominis 腹横肌 146-147，203-204，213，229，312
- - perinei 会阴横肌
- - - profundus 会阴深横肌 196，249，251，254，273，280-282，284，305，310，315
- - - superficialis 会阴浅横肌 280，282-283，305，308-309，315
- - thoracis 胸横肌 89
- trapezius 斜方肌 84，86-88，92
- vastus lateralis 股外侧肌 314
Myocardial infarction 心肌梗死 25，58，192
- anterior，lateral or posterior wall 前壁、侧壁或后壁心肌梗死 58
- coronary heart disease 冠心病心肌梗死 51
Myocardium 心肌 37-38，40-41，44
Myometrium 子宫肌层 289-290

N

Nephrectomy，Gerota's fascia 肾切除术，Gerota 筋膜（肾周筋膜）229
Nephrolithiasis，pain radiating into the inguinal region 肾结石，腹股沟区放射性疼痛 225
Nephron 肾单位 233
Nervus(-i) 神经
- anales 肛神经 258
- anococcygei 肛尾神经 283，309
- axillaris 腋神经 92
- cardiacus cervicalis 颈心神经
- - inferior 颈下心神经 21-23，51
- - medius 颈中心神经 51，53
- - superior 颈上心神经 51，53
- cavernosi penis 阴茎海绵体神经 217，252，278
- clunium inferiors 臀下皮神经，股后皮神经臀支 283，309
- cutaneus femoris 股皮神经
- - lateralis 股外侧皮神经 146-147，213，216
- - posterior 股后皮神经 283，309，314
- dorsalis 背神经
- - clitoridis 阴蒂背神经 305，309
- - penis 阴茎背神经 217，264，280，283
- facialis［Ⅶ］ 面神经 114
- femoralis 股神经 146-147，211，213，216，313-314
- genitofemoralis 生殖股神经 146-147，213，216，218，225，228，242，264，272，299，313
- glossopharyngeus［Ⅸ］ 舌咽神经 114
- gluteus inferior 臀下神经 314
- hypogastricus 腹下神经 152，217，258，278，301
- iliohypogastricus 髂腹下神经 146-147，213，216，225，228
- ilioinguinalis 髂腹股沟神经 146-147，213，216，225，228，264，272
- intercostalis 肋间神经 6-7，15-17，20，22-23，86，89，202，216
- ischiadicus 坐骨神经 313-314
- labiales posteriores 阴唇后神经 301，307，309
Nervus(-i) 神经
- laryngeus 喉神经
- - recurrens 喉返神经 2，7，9-10，16-17，20-23，34-35，51，53，78
- - superior 喉上神经 78
- obturatorius 闭孔神经 147，209，213，216，218，279，303，313-315
- oculomotorius［Ⅲ］ 动眼神经

114
- pelvici 盆神经 152,214
- perineales 会阴神经 283,309,315
- phrenicus 膈神经 6-7,9-10,16,22-23,35,53,86-89,214,239
-- course 膈神经的走行 10
- pudendus 阴部神经 217-218,258,280,283-284,301,307,309,314-315
-- ejaculation 阴部神经兴奋引发射精 278
- rectales inferiores 直肠下神经(肛神经)283,309
- sacralis 骶神经 301
- scrotales posteriores 阴囊后神经 283
- spinalis 脊神经 204
- splanchnicus(-i) 内脏神经 132,213,314
-- imus 内脏最小神经 217
-- lumbales 腰内脏神经 214,258
-- major 内脏大神经 6-7,15-17,20,72,152,194,199,203,213-217,239
-- minor 内脏小神经 7,16-17,20-21,114,152,194,199,203,214-215,217,239
-- pelvici 盆内脏神经 214,217,258,278,301
-- sacralis 骶内脏神经 214
- subcostalis 肋下神经 147,213,216,225,228
- suprascapularis 肩胛上神经 84
- thoracicus(-i) 胸神经 6,15-17,203,216
-- longus 胸长神经 86-88,92
- thoracodorsalis 胸背神经 92
- vaginalis 阴道神经 301
- vagus [X] 迷走神经[X]6-7,9-10,16-17,21-23,34-35,51,53,72,84,86-89,114,215-216
-- preganglionic parasympathetic neurons 迷走神经内副交感神经的节前神经元 152
Nissen's fundoplication Nissen 腹腔镜胃底折叠术 123
Nodulus(-i) 小结
- lymphoidei 淋巴结
-- aggregati (Peyer's plaques) 集合淋巴结(Peyer 斑)141,145
-- solitarii 孤立淋巴小结(滤泡)126,138,141,144,253
- valvulae semilunaris 半月瓣小结 45
Nodus(-i)结
- atrioventricularis(AV node, node of Aschoff-Tawara) 房室结(Aschoff-Tawara 节)48-49
- lymphoideus(-i) 淋巴结
-- aortici 主动脉淋巴结 49
-- axillaris 腋窝淋巴结 86,92
-- bronchopulmonales 支气管肺门淋巴结 21,71-73,87-89
-- cervicales 颈淋巴结
--- laterales 颈外侧淋巴结 90
--- profundi 颈深淋巴结 82
-- coeliaci 腹腔淋巴结 131,163,184-185,194
-- colici dextri, medii et sinistri 结肠右、中、左淋巴结 151
-- cystici 胆囊淋巴结 163,194
-- gastrici 胃淋巴结 130-131,194
-- gastroomentales 胃网膜淋巴结 130-131,194,203
-- hepatici 肝淋巴结 130,163,184,194
-- ileocolici 回肠淋巴结 151
-- iliaci 髂淋巴结
--- communes 髂总淋巴结 210,212,221,277,300
--- externi 髂外淋巴结 212,221,277,300
--- interni 髂内淋巴结 151,212,221,277,300
-- inferiores 下淋巴结 67
-- inguinales 腹股沟淋巴结 151,163,277,300
--- profundi 腹股沟深淋巴结 212,277,300
--- superficiales 腹股沟浅淋巴结 212,277,300,313
---- inferiores 腹股沟下浅淋巴结 212
---- superolaterales 腹股沟上外侧浅淋巴结 212
---- superomediales 腹股沟上内侧浅淋巴结 212
-- intercostales 肋间淋巴结 18
-- intrapulmonales 肺内淋巴结 71-72
-- juxtaintestinales 肠管旁淋巴结 151
-- juxtaoesophageales 食管旁淋巴结 18,21,82,89
-- laterales 外侧淋巴结 221
-- lumbales 腰淋巴结 18,151,185,212,221,277,300
--- intermedii 中间腰淋巴结 212
-- mediastinales 纵隔淋巴结
--- anteriores 前纵隔淋巴结 9,18,23,34
--- posteriors 后纵隔淋巴结 82,199
-- mesenterici 肠系膜淋巴结
--- inferiors 肠系膜下淋巴结 96,151
--- superiores 肠系膜上淋巴结 151,184-185,194-195
-- mesocolici 结肠系膜淋巴结 151
-- pancreatici 胰淋巴结 204
Nodus(-i) lymphoideus(-i) *淋*

巴结
- - pancreaticoduodenales 胰十二指肠淋巴结 184,194-195
- - - inferiores 胰十二指肠下淋巴结 184
- - - superiores 胰十二指肠上淋巴结 184,194-195
- - paracolici 结肠旁淋巴结 151
- - pararectales 直肠旁淋巴结 221,252
- - parasternales 胸骨旁淋巴结 18
- - paratracheales 气管旁淋巴结 18,22,71,86,90,92
- - pericardiaci 心包淋巴结 18
- - phrenici 膈淋巴结
- - - inferiores 膈下淋巴结 18,163,212
- - - superiors 膈上淋巴结 18,34,163
- - preaortici 主动脉前淋巴结 204,221
- - precavales 腔静脉前淋巴结 221
- - pylorici 幽门淋巴结 130-131
- - rectales 直肠淋巴结
- - - superiors 直肠上淋巴结 221
- - retroaortici 主动脉后淋巴结 221
- - sacrales 骶淋巴结 277,300
- - splenici 脾淋巴结 130-131,184,192,194-195,199,203
- - supraclaviculares 锁骨上淋巴结 18
- - thoracis 胸部淋巴结 90
- - tracheobronchiales 气管支气管淋巴结 7,18,67,92
- - - inferiores 气管支气管下淋巴结 19,21,71-72,82,89
- - - superiores 气管支气管上淋巴结 19,71,82
- sinuatrialis(sinus node,node of Keith-Flack) 窦房结(Keith-Flack 结)48-49
Noradrenaline 去甲肾上腺素 235
Nucleus(-i) 核
- dorsalis nervi vagi 迷走神经背核 215
- tractus solitarii 孤束核 215

O

Oesophageal atresia 食管闭锁 62
Oesophageal carcinoma 食管癌 79
- lymphatic drainage 食管癌的淋巴引流 82
Oesophageal diverticula 食管憩室 77
Oesophageal pouches 食管憩室 77
Oesophageal varices 食管静脉曲张 81,129,165
- bleedings/haemorrhage 食管静脉曲张伴出血 83,167
- liver cirrhosis 肝硬化性食管静脉曲张 165,167
- portal hypertension 门静脉高压性食管静脉曲张 83
- portocaval anastomoses 食管静脉曲张的门腔静脉吻合 165
Oesophagoscopy 食管镜检查术 83,133
- oesophagal varices 食管静脉曲张食管镜检查术 83
Oesophagus 食管 2,6-7,15-17,19,21,62,72,74-77,79-80,82,84-89,96,122-125,129,133-134,150,164,194,196,199,216,224
- adenocarcinoma 食管腺癌 79
- anchoring 食管锚定 79
- aortic constriction 食管主动脉狭窄(第二狭窄)77
- arteries 食管的动脉 80
- constrictions 食管狭窄 77
- diaphragmatic constriction 食管膈肌狭窄(第三狭窄)77
- foreign bodies 食管异物 77
- Head's zones 食管的 Head 带 74
- lymphatic drainage 食管的淋巴引流 82
- oesophagoscopy 食管镜检查术 83
- pharyngooesophageal constriction 咽食管狭窄 77
- structure of the wall 食管壁的结构 76
- upper sphincter 食管上括约肌 78
- veins 食管的静脉 80-81
- Z line 食管 Z 线(黏膜边界)79
Omentum 网膜
- majus 大网膜 91,96,98,100-110,115-116,128,130,143-144,162,171,194,196-197,200-201,203,310,312
- - development 大网膜的发生 98
- - neurovascular pathways 大网膜的神经血管 102-103
- minus 小网膜 98,101,103-104,110,128,155,178,203
Omphalocele 脐疝 99
Open circulation,spleen 开放循环,脾 191
Organa 器官
- genitalia 生殖器官
- - feminina 女性生殖器官
- - - externa 女性外生殖器 285-286
- - - interna 女性内生殖器 222
- - masculina 男性生殖器官

--- externa 男性外生殖器 260-261,264

--- interna 男性内生殖器 222,266-267

- urinaria 泌尿器官 222

- urogenitalia 泌尿生殖器官

-- feminina 女性泌尿生殖器官 287

Organa urogenitalia 泌尿生殖器官

-- masculina 男性泌尿生殖器官 266

Oris 口孔 74

Os 骨

- coccygis 尾骨 196,282,308,311,313-314

- ilium 髂骨 198,302,316

- ischii 坐骨 284,313

- pubis 耻骨 196,198,251,262,281,292,305,311,313-314

- sacrum 骶骨 196-197,302,312

Ostium 口

- abdominale tubae uterinae 输卵管腹腔口 291,294

- appendicis vermiformis 阑尾口 145

- atrioventriculare 房室口

-- dextrum 右房室口 29,31,40,44

-- sinistrum 左房室口 29,41-42,45,88

- cardiacum 贲门 91,110-111,125,198-199,201

- ileale 回盲口 145

- primum 原发孔 29

- pyloricum 幽门口 139

- secundum 继发孔 29

- sinus coronarii 冠状窦口 31,40,44,54

- ureteris 输尿管口 244,246-247,293,310-311,315

- urethrae 尿道口

-- externum 尿道外口 245-247,262-263,285,287,293,306-311,315

-- internum 尿道内口 244-247,262,292-293,310-311,315

- uteri 子宫口 289-290,293,295-296,311

- uterinum tubae uterinae 输卵管子宫口 290,294

- vaginae 阴道口 285,287-288,306-307

- venae cavae inferioris 下腔静脉口 49

Ovarium 卵巢 111,143,220,222-223,287-291,294,298,301,311

- peritoneal duplicatures 卵巢腹膜反折 289,291

- small ligaments 卵巢小韧带 291

- surgical situs 卵巢术中位置 294

P

Pancreas 胰 5,74,91,96,98,102,104,107-108,116,121-122,130,134,173,176,178,180-182,184-188,194-196,199,203-204,224

- anulare 环状胰 179

- arteries 胰的动脉 183

- autonomic innervation 胰的自主神经支配 186

- contact areas of the dorsal wall of the stomach 胰的胃后壁接触区 127

- divisum 胰腺分裂 179

- ERCP 内镜下逆行胰胆管造影 187

- excretory duct system 胰的导管系统 182

- Head's zone 胰的 Head 区 177

- histology 胰组织学 181

- inflammation 胰腺炎 177

- lymph vessels and lymph nodes 胰的淋巴管和淋巴结 184

- lymphatic drainage 胰的淋巴引流 185

- parasympathetic trunk 胰的副交感神经干 186

- projection 胰的投影

-- onto the body surface 胰的体表投影 154

-- onto the ventral abdominal wall 胰的腹前壁投影 136,176

- sagittal section 胰的矢状面 103

- sympathetic trunk 胰的交感神经干 186

- ultrasound image 胰的超声图像 187,203

Pancreatic bud 胰芽 155

- dorsal 背胰芽 155,178

-- fusion with the ventral bud 背胰芽与腹胰芽融合 178

- ventral 腹胰芽 155,178

Pancreatic carcinoma 胰腺癌 175

- cholestasis 胰腺癌胆汁淤积 173

- lymph node metastases 胰腺癌淋巴结转移 185

Pancreatic development 胰的发生

- malformations 胰发生畸形 179

- stages 胰的发生阶段 178

Pancreatic disaese 胰腺疾病 182

Pancreatitis 胰腺炎 177,181

- gall stones 胆结石型胰腺炎,胆源性胰腺炎 182

- ultrasound image 胰腺炎超声成像 203

Papilla 乳头
- duodeni 十二指肠乳头
- - major (ampulla of VATER) 十二指肠大乳头(肝胰管壶腹)137,139,170,172-173,182
- - - endoscopy 十二指肠大乳头内镜检查 180
- - minor 十二指肠小乳头 137,172,182
- mammaria 乳头 89
- renalis 肾乳头 231-232,241,243
Papillary muscles 乳头肌 40,42,44-45
Paracystium 膀胱旁组织 292
Paradidymis 旁睾 266
Parametrium 子宫旁组织 289,292
Paraproctium 直肠旁组织 292
Parasympathicus 副交感神经系统 214
- abdominal organs 腹腔脏器副交感神经 114
- bronchoconstriction 副交感神经的支气管收缩作用 72
- erection 副交感神经的勃起作用 278
- innervation of the heart 心的副交感神经支配 51
- intestinal blood flow 肠血管的副交感神经 152
- pancreas 胰的副交感神经 186
- sacral part 副交感神经系统骶部 152,216
Paravertebral line 脊柱旁线 61
- lung boundaries 脊柱旁线肺下界 61
Paries 壁
- anterior 前壁
- - (Gaster) (胃)前壁 101,104,133
- - (Vagina) (阴道)前壁 293
- membranaceus (Trachea) 膜壁(气管)19,65
- posterior 后壁
- - (Gaster) (胃)后壁 133
- - (Vagina) (阴道)后壁 293
Pars 部
- abdominalis 腹部
- - aortae [Aorta abdominalis] 腹主动脉 13,16-17,31,75,112,121,168,187,196,199,204,210-214,217-219,221,225,229,234,236,238-240,258
- - (Oesophagus) (食管)腹部 17,75,77,80,123,125
- - (Ureter) (输尿管)腹部 242,299
- anterior 前部
- - (Facies diaphragmatica, Hepar) (肝膈面)前部 157
- - (Fornix vaginae) (阴道穹)前部 295
- ascendens 升部
- - aortae [Aorta ascendens] 主动脉升部[升主动脉]11,13,16-17,19,34,37,40,44,49,53-55,59,85,87-88,90
- - duodeni 十二指肠升部 109,137,139-140,143,146,172,176,182
- - - projection onto the ventral abdominal wall 十二指肠升部的腹前壁投影 136
- buccopharyngea (M. constrictor pharyngis superior) (咽上缩肌)颊咽部 78
- cardiaca [Cardia] 贲门部[贲门]75,79,91,101,122-123,125,128,196,201
- ceratopharyngea (M. constrictor pharyngis medius) (咽中缩肌)大角咽部 78
- cervicalis (Oesophagus) (食管)颈部 19,75-76,80,82
- chondropharyngea (M. constrictor pharyngis medius) (咽中缩肌)小角咽部 78
- convoluta (Tubulus distalis/proximalis) (远/近端小管)曲部 233
- costalis 肋部
- - diaphragmatis 膈肌肋部 168,200-204
- - (Pleura parietalis) (壁胸膜)肋部 4,6-7,86,91,200-204
- cricopharyngea (M. constrictor pharyngis inferior) (咽下缩肌)环咽部 78
- descendens 降部
- - aortae [Aorta descendens] 主动脉降部[降主动脉]11-13,16,21,37,77,82,85,87-89
- - duodeni 十二指肠降部 123,125,137,139-140,143,146,172,176,180-182,187
- - - projection onto the ventral abdominal wall 十二指肠降部的腹前壁投影 136
- diaphragmatica (Pleura parietalis) (壁胸膜)膈部 4,10,35,199,202-204
- glossopharyngea (M. constrictor pharyngis superior) (咽上缩肌)舌咽部 78
- horizontalis duodeni 十二指肠水平部 107,109,111,136-137,139-140,172,176,180-182
- - projection onto the ventral abdominal wall 十二指肠水平部的腹前壁投影 136
- intramuralis (Urethra) (尿道)壁内部 245-246
- intrasegmentalis v. anterioris lobi superioris pulmonis dextri 右肺上叶前段静脉段内部 90
- laryngea pharyngis 喉咽部 60,74

- lumbalis diaphragmatic 膈肌腰部 15-16,19,75,91,116,168,196-197,199,202-204
- mediastinalis(Pleura parietalis) (壁胸膜)纵隔部 6,9,35,67
- membranacea 膜部
- - (Septum interventriculare) (室间隔)膜部 28-29,42,45
- - (Urethra) (尿道)膜部 245-246,262,310
- muscularis (Septum interventriculare) (室间隔)肌部 28-29,40-41,44
- mylopharyngea (M. constrictor pharyngis superior) (咽上缩肌)下颌咽部 78
- nasalis pharynges 鼻咽部 60
- oralis pharyngis 口咽部 60,74
- pelvica(Ureter) (输尿管)盆部 242,299

Pars 部
- posterior (Fornix vaginae) (阴道穹)后部 293,295,311
- profunda(M. sphincter ani externus) (肛门外括约肌)深部 254-255
- prostatica(Urethra) (尿道)前列腺部 244-246,273
- pterygopharyngea(M. constrictor pharyngis superior) (咽上缩肌)翼咽部 78
- puborectalis (M. levator ani) (肛提肌)耻骨直肠部 255
- pylorica [Pylorus] 幽门部[幽门]17,100,105,110,122-125,128,133,137,139-140,201
- recta (Tubulus distalis/proximalis) (远/近端小管)直部 233
- spongiosa(Urethra) (尿道)海绵体部 245-246,265,310
- sternalis diaphragmatic 膈肌胸骨部 19
- subcutanea (M. sphincter ani externus) (肛门外括约肌)皮下部 254-255,285,306
- superficialis (M. sphincter ani externus) (肛门外括约肌)浅部 254-255
- superior duodeni 十二指肠上部 110-111,123,125,137,139-140,146,171-172,176,181,198
- - projection onto the ventral abdominal wall 十二指肠上部的腹前壁投影 136
- terminalis ilei 回肠末端 107,145
- thoracica 胸部、胸段
- - aortae [Aorta thoracica] 主动脉胸部[胸主动脉]7,11-13,16-17,20,33,70,75-77,80,86,91,180,202
- - (Ductus thoracicus) 胸导管胸部 7,15-16
- - (Oesophagus) 食管胸部 7,15-17,19,75-77,80,82,91,199
- thyropharyngea (M. constrictor pharyngis inferior) (咽下缩肌)甲咽部 78
- transversa(M. constrictor pharyngis inferior) (咽下缩肌)横部 78
- uterina 子宫部 290

Patent ductus arteriosus (Botalli) 动脉导管(Botalli 管)未闭 31
Pecten analis [Canalis analis] 肛梳[肛管]253-254
PEG (percutaneous endoscopic gastrostomy) 经皮内镜下胃造口术 122
Pelvic cavity, autonomic nerves 盆腔,自主神经 217
Pelvic floor 盆底
- function 盆底功能 279
- insufficiency 盆底功能障碍 209,304
- muscles 盆底肌 279
- of a man 男性盆底 281
- of a woman 女性盆底 302-303

Pelvic kidney 盆腔肾 226
Pelvic viscera 盆腔脏器
- of a man, blood supply 男性盆腔脏器,血供 219
- of a woman, blood supply 女性盆腔脏器,血供 220

Pelvis 骨盆、盆部、肾盂 196-198,221,310-311,313-314
- of a man 男性骨盆(盆部) 196-198,246,310
- - cross-section, computed tomography 男性骨部第 5 腰椎横切面,计算机断层扫描 312-313
- - frontal section 男性盆部冠状切面 315-316
- of a woman 女性骨盆(盆部) 247,311
- - cross-section, computed tomography 女性盆部横切面,计算机断层扫描 314-315
- - frontal section 女性盆部冠状切面 315
- - lymph nodes and lymph vessels 女性盆腔淋巴结和淋巴管 221
- - MRI 女性盆部磁共振成像 311
- renalis 肾盂 222,230-232,240-241,243,266,299

Penile cancers, lymph node metastases 阴茎癌,淋巴结转移 277
Penis 阴茎 260,262-263,265-267,315
- arteries 阴茎的动脉 265
- blood vessels 阴茎的血管 265
- Corpora cavernosa 阴茎海绵

体 262
- shaft 阴茎体 261
- spongy tissues 阴茎海绵体组织 262
Percussion, heart 叩诊，心脏 26
Percutaneous endoscopic gastrostomy(PEG) 经皮内镜下胃造口术(PEG)122
Peribronchial lymph vessels 支气管旁淋巴管 71
Pericardial cavity 心包腔 62, 98
Pericardial effusion 心包积液 35
Pericarditis 心包炎 35
Pericardium 心包 2, 4, 8, 10, 21, 26, 35, 37, 53, 72, 76, 201
- fibrosum 纤维心包 6-7, 9, 35, 82
- serosum 浆膜心包 2, 19, 35-37, 40-41, 44
Perimetrium 子宫浆膜、子宫外膜 289-290
Perineal muscles 会阴肌
- in man 男性会阴肌 280-281
- in woman 女性会阴肌 305-306
Perineal region 会阴区
- in man 男性会阴区 282
- - nerves and vessels 男性会阴区的神经和血管 283
- in woman 女性会阴区 308
- - nerves and vessels 女性会阴区的神经和血管 309
Perineal space 会阴间隙
- deep 会阴深隙 280, 282, 284, 307-308
Perineal space 会阴间隙
- in man 男性会阴间隙 284
- in woman 女性会阴间隙 307
- superficial 会阴浅隙 280, 282, 284, 307-308
Perineal tearing 会阴撕裂 308
Perineum 会阴 282, 285, 308
Periorchium 睾丸鞘膜 263
Peritoneal cancer 腹膜癌 105
- free fluid in the pouch of Douglas Douglas 腔腹膜癌积液 295
Peritoneal cavity 腹膜腔 98, 196
- dorsal wall 腹膜腔后壁 111
- recesses 腹膜隐窝 111
Peritoneal duplicatures 腹膜反折
- accessory spleen 副脾腹膜反折 189
- omentum majus 大网膜腹膜反折 100
- ovarium 卵巢腹膜反折 289, 291
- spleen 脾腹膜反折 189
Peritoneum 腹膜 157, 211
- parietale 壁腹膜 90, 100, 171, 189, 193, 196, 202-204, 229, 249, 251, 253, 255, 284, 307, 311, 316
- recti 直肠腹膜 255
- urogenitale 泌尿生殖系统腹膜 289, 315
- viscerale 脏腹膜 79, 90, 138, 196, 200, 202-204
Peritonitis 腹膜炎 105
- free fluid in the pouch of Douglas Douglas 腔腹膜炎积液 295
- perforation of appendicitis 阑尾穿孔腹膜炎 145
Peyer's plaques (Noduli lymphoidei aggregati) Peyer 斑(集合淋巴滤泡)141, 145
Pharyngeal arch arteries 咽弓动脉 28-29
Pharyngooesophageal constriction 咽食管狭窄 77
Pharynx 咽 60, 74, 133
Phimosis 包茎 262
- circumcision 包皮环切术 262
Phosphodiesterase inhibitors, erectile dysfunction 磷酸二酯酶抑制药，勃起功能障碍 265
Pilomotor effect 竖毛效应 215
Placenta 胎盘 30, 296-297
Pleura 胸膜
- mediastinalis 纵隔胸膜 53
- parietalis 壁胸膜 4, 6-7, 9-10, 35, 67, 84, 86, 90-91, 199-204
- visceralis (pulmonalis) 脏胸膜(肺外膜)4, 20, 84, 86, 90-92, 200-201
Pleural boundaries 胸膜边(下)界
- projection 胸膜的投影
- - onto the anterior chest wall 胸膜边(下)界的胸前壁投影 61
- - onto the back 胸膜边(下)界的背部投影 61
Pleural cavities 胸膜腔 2, 4-8, 26
Pleural dome, cross-section at the level of the shoulder joint 胸膜顶，经肩关节的横断面 84
Pleural effusion 胸腔积液 4, 61, 73
Pleuritis 胸膜炎 4, 73
Plexus (血管、淋巴管、神经等形成的)丛
- aorticus 主动脉丛
- - abdominalis 腹主动脉丛 114, 214, 216, 258
- - thoracicus 胸主动脉丛 7, 17, 35
- brachialis 臂丛 9, 22-23, 84, 86, 90, 92
- cardiacus 心丛 7, 10, 17, 51-

53
- - ganglia　心神经节丛 52
- coeliacus　腹腔丛 152，186，194，214，216-217，258
- deferentialis　输精管丛 272，278
- hepaticus　肝丛 152
- hypogastricus　下腹丛
- - inferior　下腹下丛 114，152，214，217，252，258，278，301
- - superior　上腹下丛 114，152，214，216-217，258，278，301
- intermesentericus　肠系膜间丛 152，216
- lumbalis　腰丛 213，225，228，312
- - branches　腰丛分支 213
- mesentericus　肠系膜丛
- - inferior　肠系膜下丛 152，214，216
- - superior　肠系膜上丛 152，186，214，216
- oesophageus　食管丛 6，17，21，216
- ovaricus　卵巢丛 214，301
- pampiniformis　蔓状静脉丛 263-264，270，272，275
- prostaticus　前列腺丛 217，252，278
- pulmonalis　肺丛 6-7，21，72
- rectalis　直肠丛 217，252，258
- renalis　肾丛 152，214，239
- sacralis　骶丛 216-218，258，301
- splenicus　脾丛 152，189，192
- testicularis　睾丸丛 214，217，272，278
- uretericus　输尿管丛 152，217

Plexus　*（血管、淋巴管、神经等形成的）丛*
- uterovaginalis(Frankenhäuser's plexus)　子宫阴道丛(Frankenhäuser 丛) 301
- venosus　静脉丛
- - prostaticus　前列腺静脉丛 219，275，284，310
- - rectalis　直肠静脉丛 219-220，257
- - subcutaneous（subanodermal vein network）　皮下静脉丛(皮下静脉网)255
- - submucosus　黏膜下静脉丛 81，165
- - uterinus　子宫静脉丛 220，299
- - vaginalis　阴道静脉丛 220，299
- - vertebralis internus　椎内静脉丛 19，84
- - vesicalis　膀胱静脉丛 217，219-220，252，275，284，293，307，311，313

Plica(-ae)皱襞
- caecalis vascularis　盲肠血管襞 107
- circulares（Kerckring's folds）　环状襞(Kerckring 襞)125，139-141，182
- duodenalis inferior　十二指肠下襞 109，111
- gastricae　胃襞 125，133
- gastropancreatica　胃胰襞 104-105，111，116
- hepatopancreatica　肝胰襞 104-105，111，116
- ileocaecalis　回盲襞 107，111
- interureterica　输尿管间襞 244，315
- longitudinalis duodeni　十二指肠纵襞 182
- mucosae（Vesica biliaris）　黏膜皱襞(胆囊)170
- rectouterina　直肠子宫襞 291，311
- rectovesicalis　直肠膀胱襞 310
- semilunares coli　结肠半月襞 144-145，153
- spiralis（Heister）　螺旋(Heister)襞 137，170，172，175
- transversa recti　直肠横襞 196，247，253-255，310
- umbilicalis　脐襞
- - lateralis　脐外侧襞 211，219
- - medialis　脐内侧襞 211，219，289，311
- - mediana　脐正中襞 310-311

Pneumonia　肺炎 73

Pneumothorax　气胸 61，84
- central venous catheter（CVC）　中心静脉置管术并发气胸 67，84

Polycystic kidney disease　多囊性肾病 230
- autosomal dominant（ADPKD）　常染色体显性遗传多囊肾病 230

Porta hepatis　肝门 156

Portal hypertension　门静脉高压症 81，129，150，158，257
- liver cirrhose　门静脉高压肝硬化 150
- oesophageal varices　门静脉高压食管静脉曲张 83
- portocaval anastomoses　门静脉高压门腔静脉吻合术 83

Portal vein　门静脉 113，129，194
- pressure increase　肝门静脉压力增高 129
- ultrasound imgaing　门静脉超声图像 168
- with major tributaries　门静脉及其主要属支 113

Portio　部分
- supravaginalis cervicis　子宫颈阴道上部 289-290
- vaginalis cervicis　子宫颈阴道部 290，293，295-296，311

Portocaval anastomoses 门腔静脉吻合 80-81,129,150,158,165,167,257
- bleedings of the oesophageal varices 食管静脉曲张出血的门腔静脉吻合术 165
- liver cirrhosis 肝硬化门腔静脉吻合术 167
- portal hypertension 门静脉高压的门腔静脉吻合术 83
Posterior myocardial infarction 后壁心肌梗死 58
Pouch of Douglas(Excavatio rectouterina) Douglas 腔(直肠子宫陷凹)110-111,289,292-293,296,311,314
- punction Douglas 腔穿刺 295
Preganglionic neurons,parasympathetic 节前神经元,副交感神经 152
Preganglionic neurons, sympathetic 节前神经元,交感神经 152
Prenatal circulation 出生前的血液循环 30
Preputium 包皮 263
- clitoridis 阴蒂包皮 285,306
- penis 阴茎包皮 260,262-263,310
Prevertebral ganglia 椎前节 215
Primary intestinal loop 原始肠襻 99
Primitive laryngeal inlet 原始喉口 63
Primordial ovary 原始卵巢 227
Primordial testis 原始睾丸 227
Processus 突起
- articularis superior 上关节突 202
- coracoideus 喙突 92
- papillaris 乳头突 203
- spinosus 棘突 84,86,89,240
- uncinatus 钩突 117,181-182,197
- xiphoideus 剑突 19,89,122,296
Proctodeal glands(Gll. anales) 肛腺(直肠腺)254-255
Prolapse of uterus and vagina 子宫和阴道脱垂 304
Promontorium 岬 196
Pronephros 前肾 226
Prostata 前列腺 196-197,219,222, 244-245, 249, 251-252,254, 262, 266-267, 273, 278,281,284,310,315
- digital rectal examination 前列腺直肠指检 251
- structure 前列腺的结构 274
- zones 前列腺的分区 273-274
Prostate cancer 前列腺癌 274
Prostate gland 前列腺,参见 Prostata 前列腺
Prostatic adenoma or hypertrophy(benign prostatic hypertrophy) 前列腺腺瘤或肥大(良性前列腺肥大)274
Pseudolobule formation, liver cirrhosis 假小叶形成,肝硬化 166
Pubes 阴毛、阴部 260
Pulmo 肺 5, 122, 169, 176,188,224
- dexter 右肺 4,8-10,21,35,60,66-68,84-89,91,197,199-200
- projection 肺的投影
- - onto the body surface 肺的体表投影 154
- - onto the ventral abdominal wall 肺的腹前壁投影 136
- sinister 左肺 4,9-10,21,26,35,60,66-68,84,86,88-89,91-92,199,201
Pulmonary circulation(small circulation) 肺循环(小循环)2,24
Pulmonary diseases,chronic obstructive,right ventricular hypertrophy 肺病,慢性阻塞性肺疾病,右心室肥大 39
Pulmonary embolism 肺栓塞
- deep vein thrombosis 深静脉血栓肺栓塞 3
- right ventricular hypertrophy 右心室肥大肺栓塞 39
Pulmonary hypertension 肺动脉高压
- incresed sympathetic tone 交感神经张力增高肺动脉高压 51
- right ventricular hypertrophy 右室肥大肺动脉高压 39
Pulmonary ring 肺动脉瓣环 43
Pulmonary valve 肺动脉瓣 43
- auscultation 肺动脉瓣听诊 46
- projection onto the anterior chest wall 肺动脉瓣的胸前壁投影 46
- stenosis 肺动脉瓣狭窄 32
- - right ventricular hypertrophy 肺动脉瓣狭窄右心室肥大 39
Pulmonary veins 肺静脉 41
Pulpa splenica 脾髓 191
Puncture,CT-guided CT 引导下的穿刺 87
Pyelonephritis, referred pain 肾盂肾炎,牵涉痛 225
Pylorus[Pars pylorica] 幽门[幽门部]17,100,105,110,122-125,128,133,137,139-140,201
Pyramides renales 肾锥体 231-232,240-241

R

Radix 根

- mesenterii　肠系膜根 111
- parasympathica　副交感神经根 258,278,301
- penis　阴茎根 262
- pulmonis　肺根 21
Ramus(-i)　分支
- anterior　前支
- - (A. pancreaticoduodenalis inferior)　(胰十二指肠下动脉)前支 148,183
- - (A. renalis)　(肾动脉)前支 230
- - (V. portae hepatis)　(肝门静脉)前支 168
- atriales　心房支
- - (A. coronaria dextra)　(右冠状动脉)心房支 55-56
- - (A. coronaria sinistra)　(左冠状动脉)心房支 55-56
- atrioventriculares　房室支
- - (A. coronaria dextra)　(右冠状动脉)房室支 55-56
- - (A. coronaria sinistra)　(左冠状动脉)房室支 56
- bronchiales　支气管支
- - (A. thoracica interna)　(胸廓内动脉)支气管支 72
- - (Aorta)　(主动脉)支气管支 6,13,16,70
- - (N. laryngeus recurrens)　(喉返神经)支气管支 72
- - (N. vagus [Ⅹ])　(迷走神经)支气管支 16-17,21,72
- - (Pars thoracica aortae)　(胸主动脉)支气管支 16
- cardiacus(-i)　心支
- - cervicalis inferior (N. vagus [Ⅹ])　(迷走神经[Ⅹ])颈下心支 51,53
- - cervicalis superior (N. vagus [Ⅹ])　(迷走神经[Ⅹ])颈上心支 53
- - thoracici　胸心支
- - - (N. vagus [Ⅹ])　(迷走神经[Ⅹ])胸心支 6-7,10,51,53
- - - (Truncus sympathicus)　(交感干)胸心支 7
- circumflexus (A. coronaria sinistra)　(左冠状动脉)旋支 37,54-56,59
- coeliacus (Truncus vagalis)　(迷走神经干)腹腔支 132
- colicus(A. ileocolica)　(回结肠动脉)结肠支 118,120,148-149
- communicans(-tes)　交通支
- - albus　白交通支 20
- - griseus　灰交通支 20
- - (Truncus sympathicus)　(交感干)交通支 6,17,278,301
- coni arteriosa　动脉圆锥支
- - (A. coronaria dextra)　(右冠状动脉)动脉圆锥支 54-56
- - (A. coronaria sinistra)　(左冠状动脉)动脉圆锥支 54
- dexter　右支
- - (A. hepatica propria)　(肝固有动脉)右支 115,203
- - (V. portae hepatis)　(肝门静脉)右支 113,168,198,202-203
- femoralis (N. genitofemoralis)　(生殖股神经)股支 213
- gastrici anteriores(Truncus vagalis anterior)　(迷走神经前干)胃前支 17,132
- genitalis (N. genitofemoralis)　(生殖股神经)生殖支 213,218,264,272,313
Ramus(-i)分支
- helicini(A. uterina)　(子宫动脉)螺旋支 298-299
- hepatici (Truncus vagalis)　(迷走神经干)肝支 132
- ilealis(A. ileocolica)　(回结肠动脉)回肠支 118,148
- iliacus(A. iliolumbalis)　(髂腰动脉)髂支 211
- inferior ossis pubis　耻骨下支 262,305,315
- interganglionaris (Truncus sympathicus)　(交感干)节间支 301
- interventricularis(-es)　室间支
- - anterior (A. coronaria sinistra)　(左冠状动脉)前室间支 36,42,53-59,89
- - posterior (A. coronaria dextra)　(右冠状动脉)后室间支 37,54-58,90
- - septales　室间隔支
- - - (A. coronaria dextra)　(右冠状动脉)室间隔支 56-57
- - - (A. coronaria sinistra)　(左冠状动脉)室间隔支 54,56-57
- - - anteriores (A. coronaria sinister)　(左冠状动脉)室间隔前支 55
- labiales posteriores(A. pudenda interna)　(阴部内动脉)阴唇后支 309
- lateralis (clinical term: R. diagonalis, A. coronaria sinistra)　外侧支(临床术语:对角支,左冠状动脉)54-56,58
- marginalis　缘支
- - dexter (A. coronaria dextra)　(右冠状动脉)右缘支 54-56
- - sinister(A. coronaria sinistra)　(左冠状动脉)左缘支 54-56
- mediastinales　纵隔支
- - (Aorta)　(主动脉)纵隔支 13
- - (Pars thoracica aortae)　(胸主动脉)纵隔支 16
- nodi　结支
- - atrioventricularis (A. coronaria dextra)　(右冠状动脉)房室结支 48,54-56
- - sinuatrialis　窦房结支

--- (A. coronaria dextra) (右冠状动脉)窦房结支 48,54-56
--- (A. coronaria sinistra) (左冠状动脉)窦房结支 54-55
- obturatorius (A. epigastrica inferior) (腹壁下动脉)闭孔支 218
- oesophageales 食管支
-- (A. gastrica sinistra) (胃左动脉)食管支 21,80,102,112,194-195
-- (A. thyroidea inferior) (甲状腺下动脉)食管支 80
-- (Aorta) (主动脉)食管支 13
-- (N. laryngeus recurrens) (喉返神经)食管支 16,128
-- (Pars thoracica aortae) (胸主动脉)食管支 16,80
-- (V. cava inferior) (下腔静脉)食管支 81
-- (V. portae hepatis) (肝门静脉)食管支 81
- omentales 网膜支
-- (A. gastroomentalis dextra) (胃网膜右动脉)网膜支 115,128,162
-- (A. gastroomentalis sinistra) (胃网膜左动脉)网膜支 102,115-116,128,162
- ossis ischii 坐骨支 280,305,314-315
- ovaricus (A. uterina) (子宫动脉)卵巢支 298-299
- pancreatici (A. splenica) (脾动脉)胰支 183
- pericardiacus (N. phrenicus) (膈神经)心包支 10
- perineales (N. cutaneus femoris posterior) (股后皮神经)会阴支 283,309
- phrenicoabdominales (N. phrenicus) (膈神经)膈腹支 10,214,239
- posterior 后支
-- (A. pancreaticoduodenalis inferior) (胰十二指肠下动脉)后支 148,183
-- (A. renalis) (肾动脉)后支 230
-- (V. portae hepatis) (肝门静脉)后支 168,202
-- ventriculi sinistri (A. coronaria sinistra) (左冠状动脉)左室后支 54-56
- posterolateralis dexter (A. coronaria dextra) (右冠状动脉)右后外侧支 54-56
- pubicus 耻骨支
-- (A. epigastrica inferior) (腹壁下动脉)耻骨支 218
-- (A. obturatoria) (闭孔动脉)耻骨支 218
- pulmonales (Truncus sympathicus) (交感干)肺支 21,72
- scrotales 阴囊支
-- anteriores (V. dorsalis profunda penis) (阴茎背深静脉)阴囊前支 264
-- posteriors 阴囊后支
--- (A. perinealis) (会阴动脉)阴囊后支 283
--- (A. pudenda interna) (阴部内动脉)阴囊后支 219
--- (V. pudenda interna) (阴部内静脉)阴囊后支 219
- sinister 左支
-- (A. hepatica propria) (肝固有动脉)左支 115
-- (V. portae hepatis) (肝门静脉)左支 168,187
- splenici (A. splenica) (脾动脉)脾支 115,117
- subendocardiales 心内膜下支 48
- superior ossis pubis 耻骨上支 279,305
- tubarius (A. uterina) (子宫动脉)输卵管支 298-299
- vaginales (A. uterina) (子宫动脉)阴道支 298-299
- ventricularis (A. coronaria dextra) (右冠状动脉)心室支 55
Raphe 缝
- perinei 会阴缝 282,285,308
- scroti 阴囊缝 263,270,272
Reanimation, anatomic deep space 急救(复苏),解剖深(无效)腔 64
Recessus 隐窝
- axillaris 腋隐窝 92
- costodiaphragmaticus 肋膈隐窝 4,8,10,26-27,61,73,90-91,200-202,204
- costomediastinalis 肋纵隔隐窝 4,8,25-26,86,89
Recessus *隐窝*
- duodenalis 十二指肠隐窝
-- inferior 十二指肠下隐窝 108,111
-- superior 十二指肠上隐窝 108,111
- ileocaecalis 回盲隐窝
-- inferior 回盲下隐窝 107-109,111
-- superior 回盲上隐窝 107,109,111
- inferior (Bursa omentalis) (网膜囊)下隐窝 103-105
- intersigmoideus 乙状结肠间隐窝 108,111
- phrenicomediastinalis 膈纵隔隐窝 4
- pneumatoentericus 肺肠隐窝 98
- sigmoideus 乙状结肠隐窝 111
- splenicus (Bursa omentalis) (网膜囊)脾隐窝 104-105,111,

203
- superior (Bursa omentalis)(网膜囊)上隐窝 103-104,111,203
- vertebromediastinalis 椎纵隔隐窝 4,86,88
Rectal cancer, total mesorectal excision(TME) 直肠癌,全直肠系膜切除术 252
Rectal prolapse 直肠脱垂 254
Rectoanal relaxation reflex 直肠肛管松弛反射 255
Rectocele 直肠膨出,脱肛 304
Rectoscopy, anal canal 直肠镜,肛管 259
Rectum 直肠 109-110, 120-122, 129, 134, 142, 149-150, 153, 164, 176, 197, 213, 217, 221, 224, 242, 249-258, 279, 281, 289, 292, 299, 303, 307, 311, 313-314
- arteries 直肠的动脉 256
- in the pelvis of a man 男性骨盆中的直肠 251-252,254
- innervation 直肠的神经支配 258
- lymph nodes and lymph vessels in the pelvis of a woman 女性盆腔内直肠的淋巴结及淋巴管 221
- positional relationship 直肠的位置关系 252
- projection onto the body surface 直肠的体表投影 250
- topography 直肠的毗邻 147
- veins 直肠的静脉 257
Red pulpa, spleen 红髓,脾 191
Referred pain 牵涉痛 25,169
- in the right shoulder 右肩牵涉痛
-- cholecystitis 胆囊炎右肩牵涉痛 154
-- liver punction 肝脏穿刺后右肩牵涉痛 154
- inguinal region 腹股沟区牵涉痛 225
Reflux oesophagitis 反流性食管炎 74,79,123
Regio 区,部
- analis 肛区 282,308
- perinealis 会阴区 282, 284, 307-309
-- in a man 男性会阴区 282, 283
- urogenitalis 尿生殖区 282, 308
Relative cardiac dullness 心相对浊音 26
Ren [Nephros] 肾 5,101,108, 110-111, 121-122, 146-147, 155, 176, 180, 187-188, 194-195, 199-201, 203-204, 210, 222-232, 234, 237-240, 242-243, 266-267, 271, 276, 287-288
- 参见 Kidney 肾
- projection onto the ventral abdominal wall 肾的腹前壁投影 136
Renal arteries 肾动脉
- course 肾动脉的行程 233
- variations 肾动脉的变异 236
Renal biopsy, CT-guided CT 引导下的肾活检 240
Renal calix 肾盏 231
Renal carcinoma 肾癌
- invading the renal vein 肾癌侵犯肾静脉 237
- outflow obstructions 肾癌流出道梗阻 275
Renalcolic, kidney stones 肾绞痛,肾结石 243
Renal corpuscles 肾小体 233
Renal cortex 肾皮质 231
- microscopy 肾皮质的镜下观 232
Renal lobe 肾叶 231
Renal pelvis 肾盂 231,241
- X-ray image 肾盂 X 线影像 243
Renal segments 肾段 234
Renal veins, course 肾静脉,行程 233
Renal volume, normal 正常肾体积 230
Renin-angiotensin-aldosterone system (RAAS) 肾素-血管紧张素-醛固酮系统 223
Respiratory distress syndrome (RDS) 呼吸窘迫综合征 62
Respiratory tract 呼吸道 62-65
- air conducting system 呼吸道的导气部 64
- development 呼吸道的发生 62-63
Rete testis 睾丸网 227
Retroflexion of the uterus 子宫后屈 293
Retroperitoneal organs of the epigastrium 上腹部的腹膜后位器官 180,195
Retroperitoneal organs 腹膜后位器官 195
- secondary 110 继发性的腹膜后位器官
Retroperitoneum 腹膜后(间隙)
- autonomic nervous system 腹膜后间隙内的自主神经系统 216
- blood vessels 腹膜后间隙内的血管 210-211
- lymph nodes and vessels 腹膜后间隙内的淋巴结和血管 212
Retroperitoneum 腹膜后(间隙)
- somatic nervous system 腹膜后间隙内的躯体神经系统 213

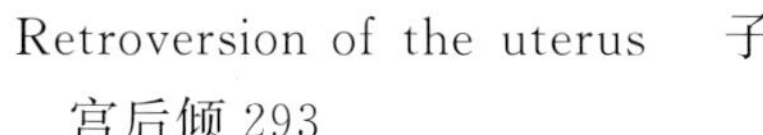

Retroversion of the uterus　子宫后倾 293

Retzius' space(Spatium retropubicum)　Retzius 间隙(耻骨后间隙)292,296,310-311,314

Right atrium　右心房 40,44

- of a newborn　新生儿右心房 31

Right ventricle　右心室 40,44

Right ventricular hypertrophy　右心室肥大 32,39

Right-to-left shunting　右向左分流 32

- ventricular septal defect　右向左分流室间隔缺损 32

Rima oris　口裂 74

Riolan's anastomosis　Riolan 动脉弓(横结肠肠系膜动脉弓) 112,118-121,149

Root of the lung(Radix pulmonis)　肺根 21

Rugae vaginales　阴道褶 290,295

S

Saccus aorticus　主动脉囊 28-29

Salpinx [Tuba uterina]　输卵管 111, 220, 222, 287-291, 298, 301

Santorini's duct(Ductus pancreaticus accessorius)　Santorini 管(副胰管)137,172,178-179,182

Scalene gap　斜角肌间隙 22

Scapula　肩胛骨 27,84,86-87,92

Scapular line　肩胛线 61

- boundaries of the lung　肩胛线肺下界 61

Scrotum　阴囊 260-261, 263, 310

Segmental bronchi　肺段支气管 68,72

- bronchoscopy　肺段支气管镜 69

Segmentum(-a)　节,段

- anterius　前段

- - inferius(Ren)　(肾)下前段 234

- - laterale dextrum/sinistrum(Hepar)　(肝)右后叶下段/左外叶下段 160

- - mediale dextrum (Hepar)　(肝)右前叶下段 160

- - (Pulmo dexter)　(右肺)前段 68

- - (Pulmo sinister)　(左肺)前段 68

- - superius(Ren)　(肾)上前段 234

- apicale(Pulmo dexter)　(右肺)尖段 68

- apicoposterius(Pulmo sinister)　(左肺)尖后段 68

- basale　底段

- - anterius　前底段

- - - (Pulmo dexter)　(右肺)前底段 68

- - - (Pulmo sinister)　(左肺)前底段 68

- - laterale　外侧底段

- - - (Pulmo dexter)　(右肺)外侧底段 68

- - - (Pulmo sinister)　(左肺)外侧底段 68

- - mediale(cardiacum)(Pulmo dexter)　(右肺)内侧(心)底段 68

- - posterius　后底段

- - - (Pulmo dexter)　(右肺)后底段 68

- - - (Pulmo sinister)　(左肺)后底段 68

- bronchopulmonalia　支气管肺段 68-69

- inferius(Ren)　(肾)下段 234

- laterale(Pulmo dexter)　(右肺)外侧段 68

- lingulare　舌段

- - inferius(Pulmo sinister)　(左肺)下舌段 68

- - superius (Pulmo sinister)　(左肺)上舌段 68

- mediale　内侧段

- - (Pulmo dexter)　(右肺)内侧段 68

- - sinistrum(Hepar)　(肝)左内叶 160

- posterius　后段

- - (Hepar)　(肝)后段 160

- - laterale dextrum/sinistrum(Hepar)　(肝)右后叶上段/左外叶上段 160

- - mediale dextrum (Hepar)　(肝)右前叶上段 160

- - (Pulmo dexter)　(右肺)后段 68

- - (Ren)　(肾)后段 234

- renalia　肾段 234

- superius　上段

- - (Pulmo dexter)　(右肺)上段 68

- - (Pulmo sinister)　(左肺)上段 68

- - (Ren)　(肾)上段 234

Semilunar valves　半月瓣 42,45

- auscultation　半月瓣听诊 47

- diastole　半月瓣舒张、开放 43

- systole　半月瓣收缩、关闭 43

- stenosis　半月瓣狭窄 43

Seminal vesicle(Glandula vesiculosa)　精囊(精囊腺)245,266,273

Septal lymph vessels　间隔淋巴管 71

Septula testis　睾丸小隔 269-270

Septum　隔、隔膜

- aorticopulmonale　主动脉肺动脉隔 29
- atrioventriculare（Pars membranacea）　房室隔(膜部)29
- interatriale　房间隔 24,31,40-41,44
- interventriculare　室间隔 24,28-30,40-42,44-45,48,88

Septum interventriculare　室间隔
- - arterial blood supply　室间隔的动脉供血 57
- -（Pars membranacea）　室间隔(膜部)29
- -（Pars muscularis）　室间隔(肌部)29
- oesophagotracheale　气管食管隔 63
- - development　气管食管隔的发生 63
- penis　阴茎中隔 265
- primum　原发隔,第一房间隔 29
- scroti　阴囊隔 263,270,272
- secundum　继发隔,第二房间隔 29
- spurium　假隔 29
- transversum　原始横隔,横中隔 98
- vesicovaginale　膀胱阴道隔 311

Shock,insufficiency of the adrenal glands　休克,肾上腺功能不全 235
Shoulder joint　肩关节 92
Sinus　窦
- anales(anal crypts)　肛窦(肛门隐窝)253-254,259
- aortae　主动脉窦 42,45,89
- coronaries　冠状窦 37,39,52,59
- epididymidis　附睾窦 269
- obliquus pericardii　心包斜窦 35,37,52
- paranasales　鼻旁窦 60
- prostaticus　前列腺窦 244
- renalis (-es)　肾窦 204,230-232,240-241
- transversus pericardii　心包横窦 19,35,37,52,88
- trunci pulmonalis　肺动脉窦 39
- urogenitalis　泌尿生殖窦 227
- venarum cavarum　腔静脉窦 59

Sinus node（Nodus sinuatrialis,node of Keithflack）　窦房结(Keithflack 结)48-49,55
Sinus septum　窦隔 29
Sinus valves　窦瓣 29
Situs　位置,部位
- cordis　心的位置 34
- inversus　内脏反位、内脏转位 99
- of the upper abdominal organs　上腹部器官的位置 194-195
- - development　上腹部器官的发生 98
- viscerum　内脏的位置 100-101,104-108

Small intestine　小肠 134
- 参见 Intestinum tenue 小肠
- autonomic innervation　小肠的自主神经支配 152
- cross-section　小肠横断面 138
- Head's zones　小肠的 Head 带 134-135
- lymph vessels and regional lymph nodes　小肠的淋巴管和局部淋巴结 151
- structure of the wall　小肠壁的结构 138
- veins　小肠的静脉 150

Somatic afferent fibres　躯体传入纤维 215
Somatic efferent fibres　躯体传出纤维 215
Somatic nervous system　躯体神经系统 215
Spatium　隙,间隙
- epidurale　硬膜外隙 202
- profundum perinei　会阴深隙 280,282,284,305,307-308
- retropubicum（space of Retzius）　耻骨后间隙(Retzius 间隙)292,296,310-311,314
- retrorectale　直肠后间隙 292
- subarachnoideum　蛛网膜下隙 84
- superficiale perinei　会阴浅隙 280,282,284,307-308

Spermatic cord　精索 272
- 参见 Funiculus spermaticus 精索
- coverings　精索被膜 272

Spermatic duct　输精管 271
- 参见 Ductus deferens 输精管
- arteries　输精管的动脉 276
- sections and course　精索管的分部及行程 271

Sphincter Oddi　Oddi(壶腹)括约肌 173
Spina　棘
- iliaca　髂棘
- - anterior superior　髂前上棘 122,143,260,296
- - posterior superior　髂后上棘 225,312
- scapulae　肩胛冈 61,84

Spinal ganglia　脊神经节 21
Spleen［Splen,Lien］　脾 5,96,98,101-102,104-105,111,115-116,122,128-129,143,146-147,150,155,162,164,167,176,178,188-191,193-195,199,201-203,224
- accessorius　副脾 189,193
- blood vessel system　脾的血管系统 191

- contact area of the posterior wall of the stomach 脾的胃后壁接触区 127
- Head's zone 脾的 Head 带 189
- neurovascular pathways 脾的神经和血管 192
- peritoneal duplicatures 脾的腹膜反折 189
- projection 脾的投影
-- onto the body surface 脾的体表投影 154
-- onto the ventral abdominal wall 脾的腹前壁投影 136
- segments 脾段 192-193

Splenectomy 脾切除术 189, 192

Splenic infarction 脾梗死 193

Splenic niche 脾窝 188

Splenic pulp 脾髓 191

Splenic rupture 脾破裂 193

Splenomegaly, liver cirrhosis 脾肿大,肝硬化 167

Spontaneous breathing 自主呼吸 62

Sternal line 胸骨线 61
- boundaries of the lung 胸骨线肺(下)界 61

Sternum 胸骨 9,19,89,122,296

Steroid hormones 甾体类激素,类固醇激素 223
- adrenal gland 肾上腺类固醇激素 235

Stomach 胃 62,123,125,133-134
- 参见 Gaster 胃
- arteries 胃的动脉 128
- autonomic innervation 胃的自主神经支配 132
- contact areas 胃接触区
-- of the anterior wall 胃前壁接触区 127
-- of the posterior wall 胃后壁接触区 127
-- with adjacent organs 胃与相邻器官接触区 127
- curvatures, arteries 胃大、小弯,动脉 128
- development 胃的发生 98
- Head's zone 胃的 Head 带 122
- inner muscular layers 胃内肌层 124
- lymph nodes and lymph vessels 胃的淋巴结和淋巴管 130
- lymphatic stations 胃的淋巴站 131
- parasympathetic fibers 胃的副交感神经纤维 132
- projection onto the ventral abdominal wall 胃的腹前壁投影 122
- regional lymph nodes 胃的局部淋巴结 131
- sagittal section 胃矢状面 103
- structure of the wall 胃壁的结构 126
- sympathetic fibers 胃的交感神经纤维 132
- veins 胃的静脉 129

Stratum (组织的)层,肌层
- circulare 环行
-- recti 直肠环行肌 254
--(Tunica muscularis, Duodenum) (十二指肠)环行肌 139
--(Tunica muscularis, Gaster) (胃)环行肌 124,126
--(Tunica muscularis, Intestinum crassum) (大肠)环行肌 138,144
--(Tunica muscularis, Intestinum tenue) (小肠)环行肌 138
--(Tunica muscularis, Oesophagus) (食管)环行肌 76
- longitudinale 纵行,纵行层
-- recti 直肠纵行肌 253-254
--(Tunica muscularis, Duodenum) (十二指肠)纵行肌 139
--(Tunica muscularis, Gaster) (胃)纵行肌 126
--(Tunica muscularis, Intestinum crassum) (大肠)纵行肌 138,144
--(Tunica muscularis, Intestinum tenue) (小肠)纵行肌 138
--(Tunica muscularis, Oesophagus) (食管)纵行肌 76

Stroke 卒中,中风 192
- coarctation of the aorta 主动脉狭窄卒中 33

Subanodermal venous network (Plexus venosus subcutaneus) 皮下静脉网 255

Subperitonealspace 腹膜下间隙 315

Subpleural lymph vessels 胸膜下淋巴管 71

Sudeck's point Sudeck 点 256

Sudomotor effect 促汗效应 215

Sulcus 沟,槽
- aorticus 主动脉沟 67
- arteriae subclaviae 锁骨下动脉沟 67
- coronarius 冠状沟 36-37,39,59
- interventricularis 室间沟
-- anterior 前室间沟 36,39
-- posterior 后室间沟 36-37,39,59
- terminalis 界沟 37
- venae brachiocephalicae 头臂静脉沟 67

Superficial perineal space 会阴

浅隙 280,282,284,307-308
Suprarenal arteries 肾上腺动脉 236
- variations 肾上腺动脉的变异 236
Suprarenal glands 肾上腺 180,223,230,235
- arterial supply 肾上腺的动脉血供 238
- autonomic innervation 肾上腺的自主神经支配 239
- insufficiency,shock 肾上腺功能不全,休克 235
- position in the retroperitoneal space 肾上腺在腹膜后间隙内的位置 228
- steroidhormones 肾上腺类固醇激素 235
Suprarenal veins 肾上腺静脉 236
Surfactant 表面活性剂,表面活性剂的 62
Sympathetic nervous system 交感神经系统 223
Sympathetic trunk 交感干 17,214-215
- ganglia 交感干神经节 215
Sympathicus 交感神经(系统) 17,214-215
- abdominal organs 腹部器官的交感神经 114
- bronchodilatation 交感性支气管扩张 72
- emission 交感神经性排精 278
- hypertony/tachycardia 交感性高血压/心动过速 51
- increased tone 交感神经张力增高 51
- innervation of the heart 心的交感神经支配 51
- intestinal blood flow 交感性肠血流量 152
Sympathicus
- pancreas 胰的交感神经 186
- paraganglionic neurons 胰的交感副神经节神经元 152
Symphysis pubica 耻骨联合 122,198,209,218,249,279-280,285,292,296,302,305-306,310,313-314
Systemic circulation(large circulation) 体循环(大循环) 2
Systole 心收缩,心缩期 43
- auscultation 心缩期听诊 47

T

Tachycardia 心动过速
- ECG 心动过速心电图 50
- increased sympathetic tone 交感神经张力增高性心动过速 51
Taenia 带,带状结构
- libera 独立带,游离带 100,106,144-145
- mesocolica 结肠系膜带 144-145
- omentalis 网膜带 100,144-145
Tawara's branches (bundle branches,Crus dextrum/sinistrum) Tawara 支(左、右束支)48
Tela 组织
- submucosa 黏膜下组织,黏膜下层
- - (Duodenum) (十二指肠)黏膜下层 139
- - (Gaster) (胃)黏膜下层 126
- - (Intestinum crassum) (大肠)黏膜下层 144
- - (Intestinum tenue) (小肠)黏膜下层 138
- - (Oesophagus) (食管)黏膜下层 76
- subserosa 浆膜下组织
- - (Gaster) (胃)浆膜下组织 126
- - (Ileum) (回肠)浆膜下组织 141
- - (Intestinum crassum) (大肠)浆膜下组织 144
- - (Intestinum tenue) (小肠)浆膜下组织 138
- - (Jejunum) (空肠)浆膜下组织 141
- - (Peritoneum viscerale) (脏腹膜)浆膜下组织 138
Terminal ileum 回肠末端 145
Testicular cancer/tumor 睾丸癌/肿瘤 267
- transscrotal biopsy 睾丸癌经阴囊穿刺活检 277
Testis [Orchis] 睾丸 222-223,266-267,269-270,272,278
- arteries 睾丸动脉 276
- coverings 睾丸被膜 263,272
- Head's zone 睾丸的 Head 带 268
Testosteron, differentiation of the Wolffian duct 睾丸激素,Wolffian 管(中肾管)的分化 227
Tetralogy of Fallot Fallot(法洛)四联症 32
Thoracic cage 胸廓 199
- X-ray in posteroanterior (PA) beam projection 胸廓 X 线后前位摄影 27,73
Thoracic drainage according to Bülau or Monaldi Bülau 或 Monaldi 法胸腔引流,闭式胸腔引流 5
Thoracic wall,layers 胸壁,层次 169
Thymus 胸腺 4,6-9,223
- of an adolescent 青少年胸腺 9
- of a newborn 新生儿胸腺 9,51

TME (total mesorectal excision), rectal carcinoma 全直肠系膜切除术,直肠癌 252
Todaro's tendon Todaro 腱 40,43-44,48
Toldt's fusion fascia Toldt 融合筋膜 111,229
Trabecula(-ae) 小梁、柱、骨小梁
- carneae 肉柱 41
- septomarginalis 隔缘肉柱,节制索 40,44,49
- splenicae 脾小梁 191
- - arteries and veins 脾小梁的动脉和静脉 191
Trachea 气管 2,9-10,15-17,19,22,27,60,62-65,70,72,75,77,80,82,84-86,90,224
- projection onto the anterior chest wall 气管的胸前壁投影 60
Tracheooesophageal fistula 气管食管瘘 62
Traction diverticulum 牵引性憩室 77
Transoesophageal echocardiography 经食管超声心动图 19,88
Transposition of the great vessels 大血管错位 29
Treitz' hernias Treitz 疝(十二指肠旁疝)108
Treitz, musle of (M. suspensorius duodeni) Treitz 肌(十二指肠悬肌)139
Tricuspidal valve (Valva atrioventricularis dextra) 三尖瓣(右房室瓣)19,28,40,43-46,89
- auscultation 三尖瓣听诊 46
- projection onto the ventral thoracic wall 三尖瓣的胸前壁投影 46
Trigone of bladder (Trigonum vesicae) 膀胱三角 244
Trigonum 三角,三角区
- cholecystohepaticum [Calot's triangle] 肝胆三角,胆囊三角[Calot 三角]115,162,174
- fibrosum 纤维三角
- - dextrum 右纤维三角 43
- - sinistrum 左纤维三角 43
- pericardiacum 心包三角 4,25-26
Trigonum 三角,三角区
- thymicum 胸腺三角 4,8,26
- vesicae (trigone of the urinary bladder) 膀胱三角 244
Truncus 干
- arteriosus 动脉干 28
- brachiocephalicus 头臂干 9-11,13,16,19,33,36-37,75-77,82,86
- bronchomediastinalis 支气管纵隔干 22-23,53,71,82
- coeliacus 腹腔干 13,80,102,112,116-117,128,148,155,162,180,183,186,194-195,210-211,216-217,234,239,258
- - branches 腹腔干的分支 115
- - origin 腹腔干的起源 117
- - topography 腹腔干的毗邻 116
- costocervicalis 颈肋干 16,22-23
- inferior 下干 22-23
- intestinalis 肠干 82,151,194-195,212
- jugularis 颈干 22,53,82
- lumbalis 腰干 151,185,212
- lumbosacralis 腰骶干 213,216-218
- pulmonalis 肺动脉干 11,27-34,36-37,39,42,45,49,52-54,59,73,85,87-88,90
- subclavius 锁骨下干 23,53
- sympathicus 交感干 6-7,15-17,20-23,53,86-87,89,114,152,199,202,204,213-217,239,278
- thyrocervicalis 甲状颈干 22-23
- vagalis 迷走神经干
- - anterior 迷走神经前干 17,114,132,152,186,194-195,214,216-217,239
- - posterior 迷走神经后干 21,114,132,152,186,194-195,214,216-217,239
Trunk septum 干隔 29
Tuba uterina [Salpinx] 输卵管 111,220,222,287-292,294,298,301
- peritoneal duplicatures 输卵管腹膜反折 289,291
- surgical situs 输卵管术中位置 294
- suspensory ligaments 输卵管悬韧带 291
- X-ray image with contrast medium 输卵管 X 线造影 294
Tuber ischiadicum 坐骨结节 282,285,306,308,314,316
Tuberculum pubicum 耻骨结节 285,306
Tubulus 小管,细管
- distalis 远端小管 232-233
- proximalis 近端小管 232-233
Tunica 膜
- adventitia 外膜
- - (Intestinum crassum) (大肠)外膜 144
- - (Oesophagus) (食管)外膜 76
- - (Trachea) (气管)外膜 65
- albuginea 白膜
- - corporum cavernosorum 海绵体白膜 262,265,272,310
- - (Testis) 269-270 (睾丸)白

膜
- dartos 肉膜 263,270,272,310
- fibrosa(Splen) (脾)纤维膜 191
- mucosa 黏膜
- -(Gaster) (胃)黏膜 126
- -(Intestinum crassum) (大肠)黏膜 144
- -(Intestinum tenue) (小肠)黏膜 138
- -(Oesophagus) (食管)黏膜 76
- -(Trachea) (气管)黏膜 65
- -(Uterus) (子宫)黏膜 290
- -(Vesica biliaris) (胆囊)黏膜 170
- -(Vesica urinaria) (膀胱)黏膜 244
- muscularis 肌层
- -(Duodenum) (十二指肠)肌层 139
- -(Gaster) (胃)肌层 124,126
- -(Intestinum crassum) (大肠)肌层 144
- -(Intestinum tenue) (小肠)肌层 138
- -(Jejunum) 空肠肌层 141
- -(Oesophagus) (食管)肌层 76,124
- -(Rectum) (直肠)肌层 253
- -(Uterus) (子宫)肌层 290
- -(Vesica urinaria) (膀胱)肌层 244-245
- serosa 浆膜
- -(Gaster) (胃)浆膜 126
- -(Ileum) (回肠)浆膜 141
- -(Intestinum crassum) (大肠)浆膜 144
- -(Intestinum tenue) (小肠)浆膜 138
- -(Jejunum) (空肠)浆膜 141
- -(Lobus hepatis dexter) (肝右叶)浆膜 157
- -(Lobus hepatis sinister) (肝左叶)浆膜 157
- -(Oesophagus) (食管)浆膜 76
- -(Perimetrium) 子宫浆膜 291
- -(Splen) (脾)浆膜 191
- -(Uterus) (子宫)浆膜 290
- -(Vesica biliaris) (胆囊)浆膜 170
- vaginalis testis 睾丸鞘膜 263,269-270,272

U

Ultrasound imaging 超声图像
- hepatic veins 肝静脉超声图像 168
- kidney 肾超声图像 240
- liver 肝超声图像 168
- liver veins 肝静脉超声图像 168
- pancreas 胰超声图像 187,203
- pancreatitis 超声显像胰腺炎 203
- portal vein 肝门静脉超声图像 168

Umbilical cord 脐带 31,297

Umbilical hernia, physiologica 脐疝,生理性 99

Umbilicus 脐 260

Undescended testicles 睾丸未降,隐睾症 267

Upper abdomen(so-called glandular stomach) 上腹部(所谓的腺胃腹部)100
- organs 上腹部器官 5,134
- position of the viscera 上腹部脏器的位置 100-101,104-105
- retroperitoneal organs 上腹部的腹膜后位器官 180,195
- situs of the organs 上腹部器官的位置 194-195
- surgical interventions 上腹部手术 105

Upper oesophageal sphincter 食管上括约肌 78

Upper respiratory tract 上呼吸道 60

Upper thoracic aperture 胸廓上口
- contrast enhanced CT 经胸廓上口的增强 CT 85
- neurovascular pathways 胸廓上口的神经和血管 22-24

Ureter 输尿管 111,146-147,194,204,210-211,217,219-222,225-228,230-231,234,237,239,241-243,245,247,251,266-267,271,276,278,281,287-289,291-292,299,311-312,316
- constrictions 输尿管狭窄 242
- course 输尿管的行程 242
- crossing over, Meyer-Weigert rule 输尿管交叉,Meyer-Weigert 规则 242
- duplex 双输尿管 243
- fissus 输尿管分叉,分叉(裂)型输尿管 243
- injuries after hysterectomy 子宫切除术后输尿管损伤 243
- sections 输尿管的分部 242
- variations, X-ray imaging 输尿管变异,X 线影像 243

Ureteric aperture 输尿管口 227
- cystoscopy 膀胱镜下的输尿管口 244

Ureteric bud 输尿管芽 226

Urethra 尿道 246,262,273,286,305,310
- bends 尿道弯曲 246
- feminina 女性尿道 222,247,249,287,296,305,307,315

- masculina 男性尿道 222, 244-245, 249, 265, 273, 278, 280,315
Urethral folds 尿道褶 261,286
- incomplete fusion 尿道褶融合不全 261
Urethral groove 尿道沟 261, 286
Urinary bladder 膀胱 245,262
- 参见 Vesica urinaria 膀胱
- catheterisation in man and woman 男性和女性膀胱导尿术 248
- voluntary sphincter muscles 膀胱的随意括约肌 305
Urinary incontinence 尿失禁 304
Urinary organs 泌尿器官
- development 泌尿器官的发生 227
- in man 男性泌尿器官 266
- in woman 女性泌尿器官 287
Urinary pole 尿极 232
Urinary tract/system 尿路/泌尿系统
- Head's zones 泌尿系统的 Head 带 241
- in man and woman 男性和女性泌尿系统 222
Uterus 子宫 143,220-222,242, 287-292, 294, 296, 299, 305, 311
- anteflexion 子宫前屈 293
- anteversion 子宫前倾 293
- connective tissue spaces 子宫的结缔组织间隙 292
- descensus 子宫下降 304
- duplex 双子宫 288
- with foetus 妊娠子宫 296
- layers of the wall 子宫壁的层次 289
- ligaments 子宫的韧带 291-292
- location 子宫的位置 293
- peritoneal duplicatures 子宫腹膜反折 289,291
- prolapse 子宫脱垂 304
- retroflexion 子宫后屈 293
- retroversion 子宫后倾 293
- septation of the lumen 子宫内腔的分隔 288
- septus 子宫间隔,子宫中隔 288
- subseptus 不全子宫间隔,不全子宫中隔 288
- surgical situs 子宫术中位置 294
Utriculus prostaticus 前列腺小囊 244
Uvula vesicae 膀胱垂 244

V

Vagina 阴道,鞘 220,222,247, 286-290, 293, 296, 298, 303, 305,307,311,314
- descensus 阴道下降 304
- location 阴道的位置 293
- musculi recti abdominis 腹直肌鞘 203
- prolapse 阴道脱垂、阴道膨出 304
Vaginal vestibule (Vestibulum vaginae) 阴道前庭 285
Vagotomy, selectively proximal or total, gastric ulcer 迷走神经切断术,选择性近端或全部,胃溃疡 132
Valva(-ae) 瓣膜
- aortae 主动脉瓣 19, 28, 42-43,45-46,52,88-90
- atrioventricularis 房室瓣
-- dextra [Valva tricuspidalis] 右房室瓣[三尖瓣] 19,28,31, 40-46,89-90
-- sinistra [Valva mitralis] 左房室瓣[二尖瓣] 28, 41-43, 45-46,88-89
- cordis 心瓣膜 43
- ileocaecalis (ileocaecal valve, Bauhin's valve) 回盲瓣(Bauhin 瓣) 136,145
- mitralis [Valva atrioventricularis sinistra] 二尖瓣[左房室瓣] 28,41-43,45-46,88-89
- tricuspidalis [Valva atrioventricularis dextra] 三尖瓣[右房室瓣]19,28,31,40-46,89-90
- trunci pulmonalis 肺动脉瓣 28,43,46,52
Valvula(-ae)瓣
- anales 肛瓣 253-255
- foraminis ovalis 卵圆孔瓣 29,41
- semilunaris 半月瓣
-- anterior 前半月瓣 43
-- dextra 右半月尖,右半月瓣
--- (Valva aortae) (主动脉瓣)右半月瓣 43,88
--- (Valva trunci pulmonalis) (肺动脉瓣)右半月瓣 43,45
-- posterior 后半月瓣
--- (Valva aortae) (主动脉瓣)后半月瓣 19,43,88
--- (Valva trunci pulmonalis) (肺动脉瓣)后半月瓣 45
-- sinistra 左半月瓣
--- (Valva aortae) (主动脉瓣)左半月瓣 42-43,45,88
--- (Valva trunci pulmonalis) (肺动脉瓣)左半月瓣 43,45
- sinus coronarii 冠状窦瓣 29, 40,44,49
- venae cavae inferioris 下腔静脉瓣 29,40,44,49
Varicocele 精索静脉曲张 237, 275
Vasa 管、血管
- lymphatica 淋巴管 138,272
- privata/publica(Pulmo) (肺)

附录

营养/功能血管 70
- recta 直小血管,直血管 233
Vasomotor effect 缩血管效应 215
Vater,ampulla of(Papilla duodeni major) Vater 壶腹(肝胰壶腹),(十二指肠大乳头)壶腹 173
Veins 静脉
- gallbladder 胆囊的静脉 164
- large intestine 大肠的静脉 150
- liver 肝的静脉 164
- small intestine 小肠的静脉 150
- stomach 胃的静脉 129
Vena(-ae) 静脉
- anterior lobi superioris pulmonis dextri 右上肺前段静脉 90
- appendicularis 阑尾静脉 113,164
- arcuata(Ren) (肾)弓形静脉 233
- atriales 心房静脉 59
- axillaris 腋静脉 22-23, 86, 90,92
- azygos 奇静脉 6, 14-16, 20, 72,80-82,86-89,165,203
-- parietal and visceral branches 奇静脉的壁属支和脏属支 14
- brachialis 肱静脉 24
- brachiocephalica 头臂静脉 4, 6-8,22,26
-- dextra 右头臂静脉 9-10, 15,37
-- sinistra 左头臂静脉 9-10, 15,19,23,37,80
- bronchiales 支气管静脉 6, 15,72
- bulbi 球静脉
-- penis 尿道球静脉 280
-- vestibuli 前庭球静脉 309
- cardiaca(-ae)(cordis) 心静脉
-- magna 心大静脉 36-37,41, 59,89
-- media (V. interventricularis posterior) 心中静脉(后室间静脉) 19,37,59
-- minimae(Vasa Thebesii) 心最小静脉(Thebesii 管) 59
-- parva 心小静脉 36,59
- cava 腔静脉
-- inferior 下腔静脉 11, 14-15, 24, 27-28, 30-31, 35, 37, 39-40, 44, 52, 59, 72, 80-81, 91,98,113,117,129,150,156-157, 159-160, 164-165, 167-168, 180, 187, 194-195, 197-198, 202-204, 210-213, 225, 228-229, 234, 236-237, 239-240,257
--- tributaries 下腔静脉的属支 14
-- superior 上腔静脉 6,9-11, 14-15,25,27-28,30-31,34-37, 39-40, 44, 46, 48-49, 52, 55, 59,76,80,82,86-88,90
Vena(-ae) cava superior 上腔静脉
--- tributaries 上腔静脉的属支 14
- centralis 中央静脉
-- (Gl. suprarenalis) (肾上腺)中央静脉 235
-- (Hepar) (肝)中央静脉 158
- cephalica 头静脉 92
- circumflexa femoris lateralis 旋股外侧静脉 315
- colica 结肠静脉
-- dextra 右结肠静脉 113, 119,150,164
-- media 中结肠静脉 113, 119,121,150,164
-- sinistra 左结肠静脉 113, 119,121,150,164-165
- cordis 心静脉 59
- corticales radiatae 皮质辐射静脉(小叶间静脉)233
- cremasterica 睾提肌静脉 264, 271-272,276
- cystica 胆囊静脉 113, 116, 150,164,171,194
- dorsalis 背静脉
-- profunda 背深静脉
--- clitoridis 阴蒂背深静脉 293,305,311
--- penis 阴茎背深静脉 219, 264-265,280,310
-- superficialis penis 阴茎背浅静脉 264-265,310
- ductus interlobularis 小叶间静脉、胆管 158
- epigastrica 腹壁静脉
-- inferior 腹壁下静脉 165, 219,311
-- superficialis 腹壁浅静脉 15,165
-- superior 腹壁上静脉 15
- femoralis 股静脉 313-314
- gastrica(-ae) 胃静脉 167
-- breves 胃短静脉 113,128-129,150,164,194-195
-- dextra 胃右静脉 96, 103, 113,128-129,150,164,194
-- posterior 胃后静脉 195
-- sinistra 胃左静脉 80-81,96, 113, 116, 128-129, 150, 164-165,194,198,203
-- superior 胃上静脉 194
- gastroomentalis 胃网膜静脉
-- dextra 胃网膜右静脉 96, 102-103, 113, 116-117, 128-129,150,164,194
-- sinistra 胃网膜左静脉 80, 102, 113, 116-117, 128-129, 150,164,189,194
- glutea 臀静脉
-- inferior 臀下静脉 257,313
-- superior 臀上静脉 257,312

- hemiazygos 半奇静脉 7,14-15,19-20,80-81,165,203
-- accessoria 副半奇静脉 7,14-15,20,80
- hepatica(-ae)肝静脉 24,30-31,90-91,113,150,157-158,164-165,194-195,210-211
-- dextra 肝右静脉 160,197,202
-- intermedia 肝中静脉 160
-- sinistra 肝左静脉 160,197-198
-- ultrasound image 肝静脉超声图像 168
- ileales 回肠静脉 113,119,150,164,204
- ileocolica 回结肠静脉 113,150,164
- iliaca 髂静脉
-- communis 髂总静脉 14,165,196-197,210-211,218,242,257,299,303,312
-- externa 髂外静脉 14,147,211,219-220,242,257,299,311-312
-- interna 髂内静脉 14,147,165,211,220,242,257,299,312,316
- iliolumbalis 髂腰静脉 211
- intercostales 肋间静脉 14,20
-- posteriores 肋间后静脉 6-7,15-16,80,88-89
- interlobaris(Ren)(肾)叶间静脉 233
- interventricularis 室间静脉
-- anterior 前室间静脉,心大静脉 36,59
-- posterior(V. cardiaca [cordis] media) 后室间静脉(心中静脉)37,59
- jejunales 空肠静脉 113,119,121,150,164
- jugularis 颈静脉
-- externa 颈外静脉 14,53
-- interna 颈内静脉 10,14,22-24,53,71,76,80,92
- laryngea superior 喉上静脉 78
- lumbalis(-es) 腰静脉 14,210-211
-- ascendens 腰升静脉 14-15
- marginalis 缘静脉,边缘静脉
-- dextra 右缘静脉 59
-- sinistra 左缘静脉 59
- medialis 内侧静脉 313,315
- mediastinales 纵隔静脉 15
- mesenterica 肠系膜静脉
-- inferior 肠系膜下静脉 113,121,129,146,150,164-165,167,194,257
--- branches 肠系膜下静脉的属支 150,164
--- retroperitoneal course 肠系膜下静脉腹膜后间隙内的走行 121
Vena(-ae) mesenterica 肠系膜静脉
-- superior 肠系膜上静脉 113,117,119,121,129,148,150,164-165,167,180-181,194-198,204
--- branches 肠系膜上静脉的属支 164
--- course 肠系膜上静脉的走行 119
- obliqua atrii sinistri 左房斜静脉 59
- obturatoria 闭孔静脉 209,219,257,279,303,313-315
- oesophageales 食管静脉 15,21,80-81,113,129,150,164-165,194-195
- ovarica(-ae) 卵巢静脉 146-147,165,220,242,289-291,299,311
-- dextra 右卵巢静脉 234
-- sinistra 左卵巢静脉 230,234,237
- pancreaticae 胰静脉 113,150,164
- pancreaticoduodenalis(-es) 胰十二指肠静脉 150,164
-- superior posterior 胰十二指肠上后静脉 113
- paraumbilicales 附脐静脉 164-165,167,194
- pericardiacae 心包静脉 15
- pericardiacophrenica 心包膈静脉 6-7,9-10,35
- perinealis 会阴静脉 280
- phrenica inferior 膈下静脉 80-81,165,194-195,210-211,237
- portae hepatis 肝门静脉 30-31,81,96,102,113,115-117,128-129,150,156,160,162,164-165,168,174,180-181,187,194-195,197-198,202-204
- profunda femoris 股深静脉 315
- pudenda(-ae) 阴部静脉
-- externae 阴部外静脉 264,272
-- interna 阴部内静脉 209,219-220,257,280,283-284,309,313-316
- pulmonalis(-es) 肺静脉 6,24,70,72-73
-- dextra(-ae) 右肺静脉 34,37,39,41,59,67,76
--- inferior 右下肺静脉 35,88
--- superior 右上肺静脉 35,88,90
-- sinistra(-ae)左肺静脉 7,19,21,31,37,39,59,72,76
--- inferior 左下肺静脉 19,34-35,41,67,88-89
--- superior 左上肺静脉 19,34-35,41,67,87

- rectalis(-es) 直肠静脉
- - inferiores 直肠下静脉(肛静脉)113,165,219-220,257
- - mediae 直肠中静脉(直肠下静脉)113,167,219-220,257
- - superior 直肠上静脉 113,121,150,164-165,167,220,257
- renalis(-es) 肾静脉 204,210-211,228,230-232,234,237,242
- - course 肾静脉走行 237
- - dextra 右肾静脉 196-197,234,236,240
- - sinistra 左肾静脉 165,187,234,236
- sacralis mediana 骶正中静脉 14,210,257
- saphena magna 大隐静脉 314
- sigmoideae 乙状结肠静脉 113,121,150,164-165,257
- splenica [lienalis] 脾静脉 102-103, 113, 117, 121, 129, 150,164-165,180-181,187,189-195,199,202-204
- - branches 脾静脉的属支 164,167
- stellata(Ren) (肾)星形静脉,星形小静脉 233
- subclavia 锁骨下静脉 9-10,14-15,24,53,76,84-85
- - dextra 右锁骨下静脉 10,22,71,80
- - sinistra 左锁骨下静脉 23,71
- subcostalis 肋下静脉 15
- suprarenalis(-es) 肾上腺静脉 211,230,236
- - dextra 右肾上腺静脉 210,228,236-237
- - media 肾上腺中静脉 228
- - sinistra 左肾上腺静脉 210,228,234,236-237
- testicularis 睾丸静脉 146-147, 165, 204, 210-211, 230, 234,237,264,271,275-276
- thoracica interna 胸廓内静脉 4,8-9,14,26,86
- thoracoepigastricae 胸腹壁静脉 15
- thyroidea inferior 甲状腺下静脉 9,80
- umbilicalis 脐静脉 30,155,296
- uterina 子宫静脉 220
- ventriculi 心室静脉
- - dextri anteriores 右室前静脉 59
- - sinistri posteriores 左室后静脉 59
- vertebralis 椎静脉 80
- vesicalis inferior 膀胱下静脉 219
Venous angle 静脉角 24
Venous sinusoids,spleen 静脉窦,脾 191
Ventral mesenterium 肠腹系膜 155
Ventral pancreatic bud 腹胰芽 155,178
- fusion with the dorsal pancreatic bud 腹胰芽与背胰芽融合 178
Ventricular defects 心室缺损 29
Ventricular septal defect 室间隔缺损 32
- Left-to-right shunting 室间隔缺损左向右分流 32
Ventriculus cordis 心室
- dexter 右心室 11,24-25,28,30-31,34,36-37,39-40,44,59,88-90,198
- sinister 左心室 11,24-25,27-31,34,36-37,39-42,45,59,73,76,88-90
Vertebra 椎骨
- lumbalis 腰椎 204
- thoracica 胸椎 84,86-89,92,202
Vesica 囊,膀胱
- biliaris [fellea] 胆囊 30,74,96,101,103-104,116,128-129,134, 143, 150, 154-156, 159-160, 162, 164, 169-172, 174-175,178,187,194,204
- - projection 胆囊的投影
- - - onto the body surface 胆囊的体表投影 154
- - - onto the ventral abdominal wall 胆囊的腹前壁投影 136
- - X-ray imaging 胆囊的 X 线影像 175
- urinaria 膀胱 30,109-111,143,196-197,211,217,219-222,226,242,244-245,249,251-252,254,262,266-267,273,278,287-289,292,296,305,307,311,313-315
- - in man 男性膀胱 249
- - in woman 女性膀胱 249
- - regional lymph nodes 膀胱的局部淋巴结 221
- - voluntary sphincter muscle 膀胱的随意括约肌 305
Vestibular glands 前庭腺 285
Vestibulum 前庭
- bursae omentalis 网膜囊前庭 104-105
- nasi 鼻前庭 60
- oris 口腔前庭 74
- vaginae 阴道前庭 247,285,293,306
Villi intestinales 肠绒毛 138
Visceral afferent neurons 内脏传入神经元 215
Visceral efferent neurons 内脏传出神经元 215
Vortex cordis 心涡,心尖涡形心肌 39
Vulvar carcinoma 外阴癌
- lymph node metastases 外阴癌淋巴结转移 300

W

Waldeyer's fascia(Fascia presacralis) Waldeyer 筋膜(骶前筋膜)252
White pulpa,spleen 白髓,脾 191
Wirsung's duct(Ductus pancreaticus) Wirsung 管(胰管) 137, 139, 170, 172-173, 178-179,181-182,187,196-197
- variations of the junction 胰管汇合形式的变异 182
Wolffian duct (Ductus mesonephricus) Wolffian 管(中肾管) 226-227,288
- differentation 中肾管的分化 227
Wolff-Parkinson-White syndrome, ECG Wolff-Parkinson-White 综合征(预激综合征),心电图 50

X

X-ray imaging X线影像
- duodenum 十二指肠 X 线影像 140
- extra-/intrahepatic bile ducts 肝外/内胆管 X 线影像 175
- gallbladder 胆囊 X线影像 175
- heart contours 心 X 线影像 27
- large intestine 大肠 X 线影像 153
- renal pelvis 肾盂 X线影像 243
- thoracic cage 胸廓 X线影像 73
- thoracic viscera 胸部脏器 X 线影像 73
- ureter 输尿管 X 线影像 243
- with contrast medium X 线造影
- - duodenal ulcer 十二指肠溃疡 X 线造影 140
- - gallbladder 胆囊 X 线造影 175
- - uterine tube 输卵管 X 线造影 175,294

Z

Zenker's diverticulum Zenker 憩室(咽食管憩室)77-78
Z-line,oseophagus 食管 Z 线、齿状线 79
Zona 带、区
- alba(Canalis analis) (肛管)白色区,肛梳 253
- columnaris (Canalis analis) (肛管)肛柱(区)253-255
- cutanea(Canalis analis) (肛管)肛皮区 253-255
- orbicularis 轮匝带 313

(何潇敏 庞庆阳 译)